U0908703

国家科学技术学术著作出版基金资助出版

神经再生

NEUROREGENERATION

主　编　顾晓松

编　委　（以姓氏笔画为序）

丁　斐　于　彬　王晓冬　吕广明
孙华林　严美娟　杨宇民　吴　红
张　琦　陈　霞　金国华　胡　文
胡　楠　姚　健　顾　芸　顾晓松
高宜录　程　琼

科学出版社

北　京

内 容 简 介

神经科学是21世纪发展最为活跃的学科,神经再生则是神经科学中最具潜力的领域之一,其目的是揭示神经损伤后再生的奥秘和机制。本书以近十年来神经再生、神经修复与功能重建的机制与影响因素为重点,收集国内外最新研究资料并结合编者自身研究成果,从形态与结构、组织与功能、分子调控与蛋白功能、干细胞与组织工程、基础与临床等角度,对神经再生进行了较为系统、深入的阐述。本书共7章,涉及周围神经再生、视神经再生、脊髓再生、干细胞与神经再生、糖生物学与神经再生、中药与神经再生、失神经肌萎缩及其保护,共60多万字,配有大量彩图。

本书内容新颖、丰富、实用,适用于从事生物、医学及其他生命科学相关学科基础研究和临床应用的科学工作者、教师和学生。

图书在版编目(CIP)数据

神经再生=NEUROREGENERATION / 顾晓松主编. —北京:科学出版社,2013.1

ISBN 978-7-03-036075-5

Ⅰ.神…　Ⅱ.顾…　Ⅲ.神经-再生-研究　Ⅳ.R741

中国版本图书馆CIP数据核字(2012)第278561号

责任编辑:胡治国 / 责任校对:林青梅
责任印制:赵　博 / 封面设计:范璧合

科学出版社 出版
北京东黄城根北街16号
邮政编码:100717
http://www.sciencep.com
北京建宏印刷有限公司印刷
科学出版社发行　各地新华书店经销
*
2013年1月第　一　版　　开本:787×1092　1/16
2024年8月第五次印刷　　印张:25
字数:593 000
定价:568.00元
(如有印装质量问题,我社负责调换)

前　言

神经科学是21世纪发展最活跃的学科，神经再生则是神经科学中最具潜力的方向。科学家们预计，今后的十年将是神经科学金色的年代。编者认为：未来十年左右的时间，人类神经科学将在人工组织神经和脊髓损伤后修复与功能重建方面获得重大进展，新理论、新技术、新方法及新产品将问世于民，造福人类。

20多年来，以我为学科带头人的江苏省神经再生重点实验室的团队，始终执著追求，坚持从事神经再生研究，先后受到国家杰出青年科学基金、国家973计划课题、国家863计划课题和国家自然科学基金等资助，在探索神经再生的规律与如何应对神经损伤后的功能修复与重建方面取得可喜的进展，在神经再生研究方面形成了鲜明的特色。为了促进我国乃至国际神经科学事业的发展，我组织学术团队的同仁，以近十年来从事的神经再生工作进展与研究成果为主，结合国内外最新研究进展与发展趋势，从形态与结构、组织与功能、分子调控与蛋白功能、干细胞与组织工程、基础与临床等角度，对神经再生进行了较为系统、深入的阐述。

本书分为7章，共60多万字，配有大量彩图，内容新颖、丰富、实用，适用于从事生物、医学及生命科学相关领域的科学工作者、医生、教师和学生。

随着现代科学技术的发展和人类社会的不断进步，编者相信，神经科学将越来越受到社会的关注，神经科学一定会日新月异，更加灿烂辉煌！

知识无止境，认识无止境。在我们的编写过程中可能存在许多不足，编者恳请广大读者多提宝贵意见与建议，为繁荣中华民族的科技与文化，共同努力，携手前进！

衷心感谢我的学术团队的每一位成员，因为本书全稿的完成，靠的是大家的辛勤劳动与智慧。衷心感谢钟世镇院士、曹谊林教授、柏树令教授、李和教授和周国民教授，是他们推荐、鼓励、支持我出版本书。本书受国家科学技术学术著作出版基金和江苏高校优势学科建设项目资助。衷心感谢科学出版社，是科学出版社给予我大力的支持。衷心感谢所有关心与支持我的人！

顾晓松

2012年夏于中国南通

目　录

第1章　周围神经再生

周围神经损伤包括一切对周围神经形态结构或生理功能的损害，致伤原因可分为物理性、化学性、生物性和机体自身因素四大类，其中以创伤性周围神经损伤在临床上最为常见。若无特别说明，本篇所讲的周围神经损伤特指创伤性周围神经损伤，是指周围神经干或其分支遭受创伤所致的一种临床病征，主要表现为神经支配区域运动、感觉及自主神经功能障碍，骨骼肌萎缩等。作为神经解剖学术语，"神经"特指周围神经系统中由神经纤维集结成束并由结缔组织鞘膜包裹所形成的结构。周围神经损伤实质是对神经纤维损伤，直接受损的是神经元的突起部分。周围神经再生(peripheral nerve regeneration)本质上不是神经细胞的再生，而是受损神经突起的再生长与神经纤维结构完整性和功能的重建。周围神经再生是一个复杂的病理生理过程，涉及从分子、细胞到生物机体等不同水平的多种变化，并受多种因素影响。神经修复方式直接影响神经再生效果，研制组织工程化神经来代替自体神经移植是修复长段周围神经缺损的一个重要研究领域。

第1节　周围神经结构与功能

周围神经包括脑神经(cranial nerve)和脊神经(spinal nerve)，其主要功能是将神经冲动传入中枢(脑、脊髓)以形成躯体或内脏感觉，并将中枢的神经冲动传出，支配躯体或内脏运动。此外，周围神经对其靶结构具有一定营养支持作用。周围神经损伤后，其靶骨骼肌失神经支配，不但会丧失其收缩功能，还会发生萎缩、变性、纤维化等一系列变化。由于从发育上看，视神经属于中枢神经系统，其损伤反应和再生特点不同于周围神经，将另行介绍。

一、周围神经结构

周围神经由许多外形、大小各异的神经纤维束(nerve fiber bundle)组成，有的小神经可只包含单束。神经纤维束简称神经束(fascicle)，又是由许多纵行排列的有髓神经纤维和无髓神经纤维所组成的。神经纤维、神经束由结缔组织包裹、分隔，形成三个层次的鞘膜(图1-1，表1-1)。在神经纤维外面包裹的、由纤细结缔组织形成的薄膜，称为神经内膜(endoneurium)。神经内膜中含有胶原纤维、成纤维细胞、均质状基质和毛细血管。神经内膜形成的容纳神经纤维和施万细胞的管道，称为神经内膜管(endoneurial tube)或神经内膜鞘(endoneurial sheath)。

表1-1　周围神经鞘膜结构比较

鞘膜	组成	内容	功能
神经外膜	疏松排列的长胶原纤维束、血管、淋巴管、脂肪	神经束	支持神经束，形成神经
神经束膜	外层为致密结缔组织，胶原纤维平行于神经长轴走行；内层为神经束膜上皮	神经纤维、血管、神经内膜	支持作用；扩散屏障
神经内膜	胶原纤维、成纤维细胞、血管	有髓和无髓神经纤维	参与构成血-神经屏障；参与维持神经的弹性

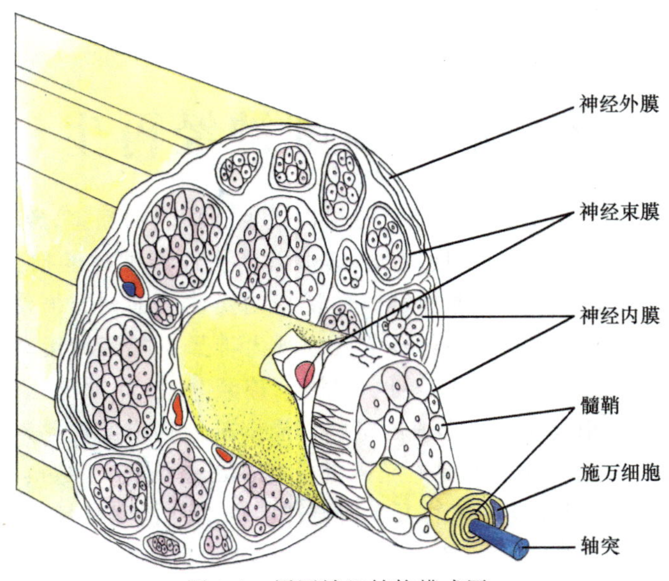

图 1-1 周围神经结构模式图

包绕在神经束外面的一层较致密的膜称为神经束膜(perineurium),其外层为结缔组织,由多层纵行胶原纤维及其间少量成纤维细胞和巨噬细胞构成。神经束膜内层为15～20层扁平的神经束膜上皮细胞构成,上皮细细胞之间有紧密连接,而且细胞内、外两面都有基膜(basal lamina),形成一道屏障,对进出神经束的物质具有选择性通透作用,有利于维持神经纤维的适宜内环境。在一些较大的神经束中,常可见到束膜结缔组织穿行其间,形成束隔。

神经束聚集在一起,外面包绕一层较为疏松的结缔组织膜,就构成了神经。这层结缔组织膜称为神经外膜(epineurium)。其中除了纤维外,还含有成纤维细胞、脂肪细胞、血管和淋巴管等。神经外膜和神经束膜的结缔组织相互延续,并无截然界限。

神经干中的神经纤维常常在不同神经束之间呈丛状穿梭、交织,形成束间交通枝,在神经修复手术中游离神经束时,须注意尽量避免对其造成损伤。

除了神经纤维和结缔组织外,神经的构成成分还有血管和淋巴管等。供给神经营养的血管穿行于神经外膜内,沿途分支进入神经束膜和神经内膜,形成毛细血管网,且常有侧枝吻合,故而当神经局部的小动脉发生阻塞时,一般不会影响血供。神经外膜内有淋巴管,负责神经的淋巴回流。

二、神经纤维

神经纤维是周围神经的基本结构成分,由神经元的长突起及其周围的胶质细胞成分所构成。构成神经纤维的神经元长突起包括运动神经元轴突和脊神经节假单极神经元的周围突,统称为轴索(axis cylinder)。脊神经节中假单极神经元(感觉神经元)的中枢突相当于轴突,而周围突细而长,虽然在功能上是将神经冲动传向胞体的,但习惯上也称为"轴突"。为方便起见,本章中用"轴突"泛指运动神经元的轴突和假单极神经元的周围突。

(一) 有髓神经纤维与无髓神经纤维

根据轴突外髓鞘结构的有无,神经纤维可分为有髓神经纤维(myelinated nerve fibers)

和无髓神经纤维(unmyelinated nerve fibers)两大类。

作为神经纤维的一个主要组成部分,轴突结构本质上是神经元胞体的延续。轴突处细胞膜称为轴膜,神经冲动(动作电位)沿其传导。轴突内的细胞质称为轴质或轴浆(axoplasm),绝大部分为蛋白质成分,其中20%为骨架蛋白,包括微管、神经丝和微丝,它们维持轴突结构并参与物质运输。研究表明轴突内的物质是流动的,称为轴质流或轴浆流(axoplasmic flow)。物质通过轴突进行运输的过程称为轴突运输(axonal transport)。轴突运输可分为快速运输(fast transport)和慢速运输(slow transport)两类。慢速运输的速度约为0.1～0.2mm/d,是从胞体向终末的顺行性单向运输,主要运输骨架蛋白。快速运输速度可达100～400mm/d,主要运输有膜包被的细胞器、酶类以及神经递质囊泡等。

在周围神经系统中,髓鞘是由施万细胞形成的。有髓神经纤维的轴索除起始段和终末外都包有髓鞘。髓鞘呈节段性,相邻髓鞘节段之间的环形缩窄部分称郎飞结(node of Ranvier),此处轴突外仅有施万细胞基底膜,没有髓鞘包裹,神经冲动通过此处轴膜传导,轴突侧枝也自此处发出。相邻两个郎飞结之间的一段有髓神经纤维称为结间体(internode),有髓神经纤维神经冲动传导是以结间体为单位进行的。不同类型神经纤维的结间体长度存在较大差别,从50～1000μm不等。一般说来,轴突越粗,其髓鞘越厚,结间体越长。每个结间体由一个施万细胞所包绕,在结间体中段可见施万细胞核;反过来,每个施万细胞也仅包绕一根轴突,形成一个结间体,这与中枢神经系统少突胶质细胞形成髓鞘的特点不同。

有髓神经纤维的轴突除起始段、终末和郎飞结处以外,绝大部分有髓鞘包裹。髓鞘含有疏水性的高浓度类脂物质,可阻隔带电离子通过,具有电阻高、电容低的特点,可起到绝缘作用,因而通过轴突的动作电位所产生的电流只能使郎飞结处轴膜发生去极化而出现兴奋。所以,有髓神经纤维上神经冲动呈跳跃式传导(saltatory conduction)。神经纤维越粗,结间体越长,每次跳跃的距离就越长,传导速度也就越快。

与有髓神经纤维不同的是,无髓神经轴突外面没有髓鞘包裹,而是被不同程度地直接包埋于施万细胞表面凹陷所形成的纵沟内。一个施万细胞可形成多个凹沟,包埋数根轴突。由于缺少髓鞘结构,无髓纤维的轴突至少部分地暴露于细胞外,因此神经冲动在轴膜上呈连续传导,传导速度较慢。

在神经纤维周围包绕着一层厚20～30nm、较致密的膜状结构,称为基膜(basement membrane),由细胞外基质沉积并有序而紧密地排列形成。基膜也称为基底膜或基板(basal lamina),因为包绕在施万细胞外面,所以又称为施万细胞基膜(图1-2)。基膜起支持施万细胞,连接施万细胞与神经内膜结缔组织的作用,同时具有半透膜特性。基膜的构成成分主要包括层黏连蛋白(laminin)、纤维连接蛋白(fibronectin)、Ⅳ型胶原(collagen type Ⅳ)、硫酸肝素蛋白多糖(heparin sulfate proteoglycan, HSPG)、内皮黏连素(entactin)等。有髓神经纤维即便在郎飞结处基膜也是完整的,轴突不与细胞外间隙直接接触。因此,有髓神经纤维的基膜实际上形成一个完整的管状结构,容纳轴突、髓鞘及施万细胞,称作基膜管或基膜管(basal lamina tube)。施万细胞基膜在周围神经再生中

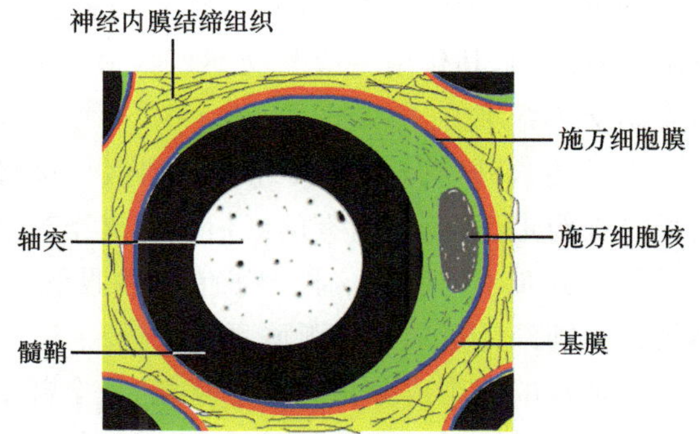

图1-2 施万细胞基膜结构示意图

占有举足轻重的地位,能引导和促进神经轴突再生,而这种作用的发挥主要是通过其中的层黏连蛋白来实现的。许多文献中将基膜管作为神经内膜管的一部分看待,认为前者构成后者的内壁,是周围神经再生的重要通道,所以"神经内膜管"和"基膜管"这两个概念在文献中经常混用,但严格说来二者是有区别的。另外,施万细胞不但形成髓鞘而成为有髓神经纤维的一部分,而且其髓鞘外胞质、胞膜及其基膜形成包裹神经纤维的鞘状结构,有学者将其称为施万鞘(Schwann sheath)或者神经膜(neurolemma),并认为该结构是周围神经再生的通道。无髓神经轴突的外面也有施万鞘包裹。无论是神经内膜管、基膜管还是施万鞘,其中起再生通道作用的主要结构都是基膜。

(二)周围神经功能性纤维成分

脊神经是混合神经,由粗细不同、功能各异的神经纤维组成。脊神经中主要有四种功能性纤维成分:躯体传入纤维(somatic afferent fibers)、躯体传出纤维(somatic efferent fibers)、内脏传入纤维(visceral afferent fibers)和内脏传出纤维(visceral efferent fibers)。

躯体传出纤维又称为躯体运动纤维,由运动神经元的轴突与其髓鞘构成。运动神经元胞体位于脊髓灰质前角,发出的轴突构成脊神经的腹侧根(ventral root,或称前根),在椎间孔处与脊神经后根合为一干。躯体传出纤维分布于骨骼肌,通过支配梭外肌控制骨骼肌的随意收缩运动,还通过支配梭内肌维持骨骼肌的张力。

躯体传入纤维又称为躯体感觉纤维,由脊神经节假单极感觉神经元的周围突与施万细胞成分构成。脊神经节(spinal ganglion)是位于脊神经背侧根(dorsal root,或称后根)上呈纺锤形膨大的神经节,也称为背根神经节(dorsal root ganglion, DRG),常简称为背根节。背根节内的假单极神经元有两类,一类是大神经细胞,发出粗大的有髓纤维,另一类是较小的神经细胞,发出细小的有髓或者无髓纤维。假单极神经元的中枢突经背侧根入脊髓后角,周围突加入脊神经,分布于骨骼肌、关节、韧带以及皮肤等处,传导触觉、痛觉、温觉以及本体感觉等。

内脏传出纤维包括交感纤维和副交感纤维两类。交感纤维的节前神经元胞体位于脊髓 $T_1 \sim L_3$ 灰质侧柱的中间外侧核内,节前纤维依次途径腹侧根及白交通支至交感干上相应的神经节(椎旁神经节),在此交换神经元,发出较长的节后纤维,循灰交通支返回脊神经,并随该神经及其分支分布于脉管、腺体及平滑肌,发挥调节血管舒缩、汗腺分泌、平滑肌运动等作用。一部分节前纤维只通过相应椎旁神经节而到交感干上其他神经节或者椎前神经节换元。副交感纤维的节前神经元胞体位于中脑、延髓以及脊髓骶部($S_{2\sim4}$)灰质内,其节前纤维较长,主要分布于胸腔、腹腔内各脏器,在脏器壁内的神经节内交换神经元,参与支配脏器运动,其作用一般与交感纤维相互拮抗。分布于四肢的脊神经仅含交感纤维,而不含副交感纤维。

内脏传入纤维来自脊神经节中的假单极神经元,其中枢突自背侧根入脊髓,周围突有的循脊神经走行和分布,有的经白交通支至交感干,但不交换神经元,而是直接随交感神经节后纤维分布于内脏。这种内脏传入性假单极神经元的中枢突进入脊髓后,可与躯体或交感性传出神经元形成反射弧联系。

脑神经的纤维成分比脊神经复杂,从全部脑神经看,共有七种纤维成分,除具有上述脊神经的四种纤维成分以外,还有特殊躯体传入(嗅觉、视觉等)、特殊内脏传入(味觉)和特殊内脏传出(支配表情肌、咽缩肌、斜方肌、胸锁乳突肌等)三种纤维成分,在此不赘述。

（三）神经纤维的电生理学分类

根据动作电位形态、传导速度等电生理特性不同，可将神经纤维分为A、B、C三类，其中A类又可分为Aα、Aβ、Aγ和Aδ四个亚类（表1-2）。A纤维直径最粗，传导速度最快，损伤后恢复较慢；B纤维直径较细，传导速度较慢，损伤后较易修复；C纤维均为无髓纤维，直径最细，传导速度最慢，损伤后再生能力强，容易修复。

表1-2　神经纤维的电生理学分类

类别		直径分类	纤维直径(μm)	传导速度(m/s)	分布
A类	有髓躯体传入纤维	Ⅰ	13～22	50～120	Ⅰa 肌梭传入 Ⅰb 腱器官传入
		Ⅱ	8～13	20～70	表皮机械感受器（触、压、毛）肌梭梭内肌传入纤维
		Ⅲ	1～4	5～30	痛、温觉传入纤维血管感觉神经末梢
	有髓躯体传出纤维	α	9～20	50～100	骨骼肌纤维
		β	9～15	30～85	梭外肌（慢肌）、梭内肌
		γ	4.5～8.5	20～40	梭内肌 γ1 支配快肌 γ2 支配慢肌
B类（有髓纤维）			＜3	3～15	自主神经节前纤维
C类（无髓纤维）		Ⅳ	0.2～1.5	0.3～1.6	自主神经的节后纤维后根中的痛觉传入纤维内脏传入纤维

研究表明，神经纤维的传导速度与其直径密切相关，有髓神经纤维的传导速度与其直径成正比，无髓神经纤维的传导速度则与其直径的平方根成正比。因此有学者提出神经纤维的直径分类，据直径大小将传入纤维分为Ⅰ、Ⅱ、Ⅲ、Ⅳ四类。其中Ⅰ类相当于Aα，又可分为Ⅰa和Ⅰb两个亚类；Ⅱ类相当于Aβ；Ⅲ类相当于Aδ；Ⅳ类相当于C类。

（四）周围神经的神经末梢

神经末梢(nerve endings)是神经轴突的终末部分。周围神经的神经末梢包括运动神经纤维末梢(motor nerve endings)、感觉神经末梢(sensory nerve endings)以及交感神经末梢(sympathetic nerve endings)等。

周围神经的运动神经纤维末梢与骨骼肌纤维形成神经-肌接头(neuromuscular junction)，又称为运动终板(motor end-plate)。较粗的Aα和Aβ型纤维分布于梭外肌，而较细的Aγ纤维分布于梭内肌。在运动终板处，通过化学性突触传递方式，将神经冲动转化为肌膜的动作电位，引起肌纤维收缩。

感觉神经末梢又称为感受器(receptor)，周围神经的感觉神经末梢包括分布于皮肤的游离神经末梢(free nerve endings)、被囊神经末梢(encapsulated nerve endings)、分布于骨骼肌上的神经肌梭(neuromuscular spindle)以及分布于肌腱上的神经腱梭(neurotendinous spindle)等。游离神经末梢主要分布于黏膜上皮、浆膜、深筋膜、肌肉以及结缔组织等处，大都为Aδ型或C型纤维，主要感受痛觉。被囊神经末梢均有结缔组织被囊包被，包括真皮乳头中的触觉小体和皮下组织中的环层小体等，分别感受触觉和深压觉。神经肌梭简称为肌梭，是分布于骨骼肌肌腹上的感受器，内含Aα和Aβ两种纤维，主要感受牵张性刺激。神经腱梭又称腱器(tendon organ)，是位于肌腱上的感受器，属于Aβ纤维，可能感受强的牵张性刺激。

四肢的交感神经末梢主要分布于血管平滑肌、立毛肌和汗腺，调节血管平滑肌、立毛肌舒缩运动以及汗腺的分泌。

三、周围神经功能

周围神经的主要功能是感受刺激和传导神经冲动（本质上是一种动作电位），支配肌肉运动和腺体分泌。感受器或感觉神经末梢接受刺激后形成的神经冲动，经传入（感觉）神经纤维传入中枢，形成感觉。运动和交感神经元发出的神经冲动，经传出（运动）神经纤维传至效应器（骨骼肌、平滑肌、腺体等），支配效应器活动，引起肌纤维收缩、腺体分泌等。周围神经一旦损伤，效应器即失神经支配（denervation），其功能丧失。

神经传导冲动的速度即神经传导速度（nerve conduction velocity, NCV），是衡量周围神经功能的重要指标，包括感觉神经传导速度（sensory nerve conduction velocity, SNCV）和运动神经传导速度（motor nerve conduction velocity, MNCV）。周围神经内含有许多神经纤维，在神经上记录到的动作电位为复合动作电位（compound action potentials），所测得的传导速度为综合速度。神经传导速度与神经纤维结构、神经的特点及部位、环境温度、年龄等因素有关。神经纤维髓鞘有无、髓鞘厚度、结间体长度、轴突直径乃至整个神经纤维的直径等结构特点，直接影响神经传导速度。如直径 22μm 的神经纤维传导速度可达 120m/s，而直径 2μm 者则仅有 0.4～2.3m/s。不同神经以及同一神经的近段和远段，神经传导速度亦不同。经皮肤测定人体桡神经的传导速度为 58～72m/s，腓总神经为 47～51m/s。温度也影响神经传导速度，温度升高可以使钠离子电导增加，使去极化过程易化，传导速度增大。研究表明，在 28～39 ℃之间，温度每升高 1℃，传导速度增加 5%，加快 2～3m/s，几乎呈线性关系。

除了传导神经冲动以外，周围神经对其靶结构还具有一定营养作用。效应细胞（包括肌细胞、腺细胞等）形态结构的维持有赖于运动神经元不断发放冲动。运动纤维切断后，骨骼肌细胞逐渐出现萎缩、变性，结缔组织增生，最终纤维化。神经损伤后的成功再生是十分重要的，若神经及时有效再生，骨骼肌细胞的变性可以被阻止或逆转。

第 2 节　周围神经损伤

周围神经损伤的范围包括神经纤维损伤与结缔组织鞘膜结构损伤两部分。周围神经系统对损伤的反应及再生随损伤的原因和程度不同而不同，临床上对损伤的处理也因损伤原因和程度而异。

一、周围神经损伤原因

周围神经损伤的原因比较复杂，包括锐器切割伤、火器伤、捻挫伤、撕脱伤、牵张性损伤、压迫性缺血以及医源性损伤等。

（一）锐器切割伤

锐器切割是外科临床最为常见的一种周围神经损伤原因。由于锐器切割造成开放性损伤，神经干可能完全离断，也可能不全离断。神经损伤范围多比较局限而且明确，但常常合并肌腱、血管、肌腹等组织器官的损伤。

（二）火器伤

火器伤及神经，致伤机制复杂，特别是速度和局部瞬时空腔效应，可致使神经功能即刻丧失。神经干可能保持其连续性，也可能断裂，前者可望有部分神经功能恢复，后者应于清创术后进行二期手术修复。

（三）捻挫伤与撕脱伤

由于局部受到强烈撞击或捻压所致，损伤范围常比较广泛，一般需在清创后留待3～4周，神经损伤范围明确后再行二期处理。

（四）牵张性损伤

骨折、脱位时神经受到不同程度的牵拉，超过了神经生物弹性的耐受范围，可造成不同程度的损伤，出现神经失用或者轴突断裂，神经损伤范围一般比较广泛。

（五）压迫和缺血

神经受到压迫时，其血液循环也受到影响。严重且持续缺血可使神经脱髓鞘、变性甚至广泛纤维化。四肢神经压迫性缺血造成不可逆损伤的时间阈值约为8小时。

（六）医源性损伤

造成周围神经损伤的医源性因素很多，主要包括：①骨折手术中的牵拉和压迫；②电凝时过热且靠近神经；③神经吻合时微循环破坏过多；④高张力神经缝合；⑤注射性损伤。其中注射性损伤是医疗过程中常见的神经损伤，损伤机制比较复杂，可能包括注射针头直接损伤，瘢痕挛缩引起的继发损害，以及化学药物对神经的毒性作用等。损伤的严重性取决于损伤部位和药物的化学成分。最容易引起注射性损伤的药物包括青霉素钾盐、苯唑西林、地西泮以及氯丙嗪等。

二、周围神经损伤类型

神经损伤严重性不同，给再生的挑战就不一样，对神经进行修复的方法及要求也就有所不同。适当的分类对于指导神经损伤临床治疗、预后判断等十分重要，同时也有利于开展神经损伤及修复的实验研究。

（一）临床分类

临床上常常按损伤程度对周围神经损伤进行分类，经典的方法包括Seddon分类法和Sunderland分类法。

1. Seddon分类

1943年Seddon提出此分类法，按神经损伤程度将周围神经损伤简单地分为三类，如图1-3所示。

(1) 神经失用(neurapraxia)：神经传导功能障碍为暂时性的生理功能阻断，而神经轴突和神经内膜管完整，神经纤维不出现形态上的明显改变或者仅出现轻微的病理改变，表现为局限性脱髓鞘，而损伤远侧段神经纤维不出现退行性变化。神经失用通常由于神经受压迫或者挫伤所致，运动纤维功能比感觉纤维和交感纤维更易受累，其机制尚未阐明。去除病因，神经功能可在数天或数周之内恢复。如果病变初期传导速度的减慢与脱髓鞘有关，随着髓鞘的修复，传导速度也恢复正常。若神经功能恢复不完全，提示有更严重的损伤。

(2) 轴突断裂(axonotmesis)：神经轴突断裂，但神经内膜管保持完整，损伤远端神经纤

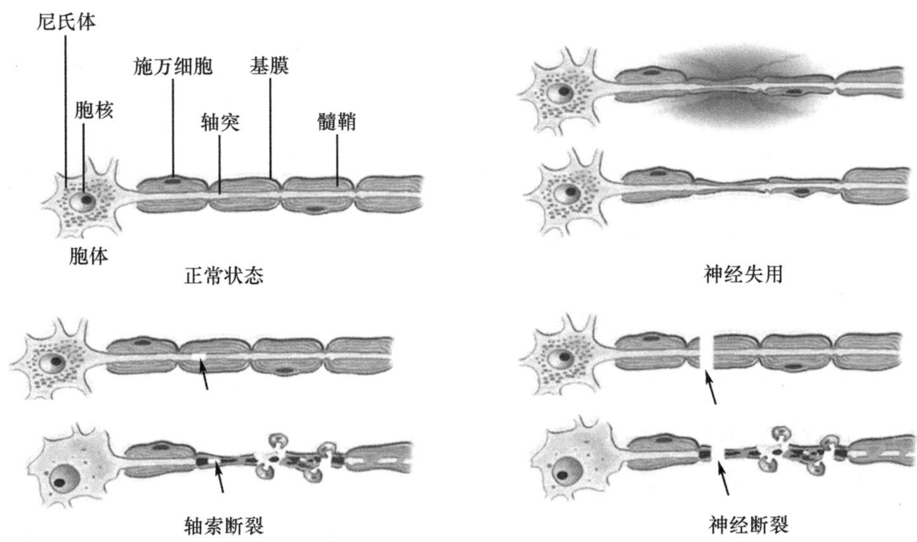

图 1-3 三类神经损伤模式图

维发生瓦勒变性。损伤后远侧纤维很快出现神经传导阻滞，相应骨骼肌出现失神经的纤颤电位(fibrillation potentials)。再生轴突被限定在原来的神经内膜管内，因而神经对靶器官的支配被精确重建，经过一段时间后可实现完全的功能恢复，神经功能恢复过程一般历时数月。

(3) 神经断裂(neurotmesis)：神经束或神经干完全断裂，或为瘢痕组织分隔，需要通过手术缝合神经。由于轴突、神经内膜管甚至神经束膜和神经外膜都断裂，再生轴突不能被限定于原来的神经内膜管内，神经再生一般不完全，神经功能无法恢复或者仅有部分恢复。

2. Sunderland 分类

1951 年，Sunderland 对 Seddon 分类进行了扩展，将神经损伤程度分为五度：

Ⅰ度损伤：出现传导阻滞，神经纤维的连续性保持完整，无瓦勒变性。通常在 3～4 周内自行恢复。

Ⅱ度损伤：轴突中断，但神经内膜管完整，损伤远端发生瓦勒变性。

Ⅲ度损伤：神经纤维(包括轴突和神经内膜管)横断，而神经束膜完整。有自行恢复的可能性，但功能恢复不完全。

Ⅳ度损伤：神经束遭到严重破坏或断裂，但神经干通过神经外膜组织保持连续。很少能自行恢复，需手术修复。

Ⅴ度损伤：整个神经干完全断裂。需手术修复才能恢复。

Sunderland 分类法中的第Ⅲ、Ⅳ、Ⅴ度损伤与 Seddon 分类法中的神经断裂相当，只是神经损伤程度上有所差异。Sunderland 分类较 Seddon 分类更细，对临床治疗的指导意义更大，是目前临床上应用较广的周围神经损伤分类方法。1997 年，Mackinnon 等根据临床实践需要提出在 Sunderland 分类的基础上增加“第Ⅵ度损伤”，即混合型损伤，为 Sunderland Ⅰ～Ⅴ度中多层次损伤的混合，并有神经瘤形成，治疗上需先切除神经瘤。

需要指出的是，周围神经损伤分类的主要目的是指导临床治疗。在临床实践中注意到，从损伤到治疗的时间长短、损伤范围、损伤部位距离靶器官距离以及神经元胞体、神经纤维和靶器官的变化等因素都会影响神经再生和功能恢复，而目前常用的 Seddon 分类和

Sunderland 分类都没能兼顾到上述各个方面，因此，更为满意的分类方法有待进一步总结。Seddon 分类由于比较简单，在动物实验中建立损伤模型简便易行，因而对于实验性周围神经损伤及再生研究具有重要指导意义。

（二）实验性神经损伤类型

在对周围神经损伤及再生的实验研究中，基本的神经损伤类型有三种：挤压伤或神经钳夹伤（nerve crush）、横断伤（nerve transection）和缺损伤（nerve defect），如图 1-4 所示。这三种损伤的严重程度和再生的难度和复杂程度各不相同，应根据研究需要进行选择。

（1）挤压伤：也称为神经夹伤，一般通过用止血钳对神经进行钳夹造成，挤压处神经变得透明。挤压伤造成轴突断裂，神经内膜管保持完好，是一种完全可逆的神经损伤。

（2）横断伤：较挤压伤严重，损伤局部神经内膜管严重紊乱，这对再生提出较大的挑战。损伤以后功能恢复的程度不一，很难完全恢复。

（3）缺损伤：损伤最严重，近、远侧神经断端之间存在一段缺乏内膜管的缺损空间，这对再生的挑战更大。若缺损距离较大，源自近侧端的再生神经纤维往往难以逾越，这时需用桥接物作为桥梁帮助其通过缺损，从而达到修复目的。

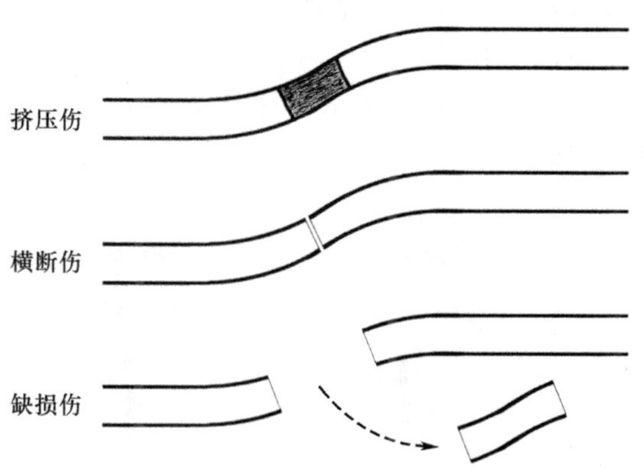

图 1-4　实验性神经损伤基本类型示意图

其他的实验性神经损伤还有结扎伤（nerve ligation）、牵张性损伤（nerve stretch）、放射性损伤、化学性损伤等，在此不赘述。

三、周围神经损伤的病理生理

周围神经损伤后的病理变化取决于损伤的严重程度。Sunderland 分类中的Ⅰ度损伤（或神经失用）可不出现组织学上的变化，或者仅出现局限性脱髓鞘改变，而Ⅱ度及以上损伤均出现神经纤维的病理过程，包括轴突变性、脱髓鞘反应以及神经元胞体的变化。神经元包括其轴突和胞体损伤后的病理反应称为神经元溃变（neuronal degeneration）。不同类型神经损伤后的病理和病理生理变化各有特点。

（一）病理及病理生理变化过程

Ⅱ度及及其以上神经损伤的病理过程可以分为三个方面的病理变化：远侧段神经纤维的变性、神经元胞体的变化以及损伤近侧神经纤维的变化。

1. 损伤远侧段神经纤维变性

轴突断裂后，受损处远侧神经纤维脱离了胞体这一营养和代谢中心，其全程包括神经末梢都会发生溃变，这一溃变过程称为瓦勒变性或者瓦勒溃变（Wallerian degeneration），主要包括轴突和髓鞘变性、崩解，施万细胞增生，巨噬细胞和肥大细胞浸润，以及轴突和髓鞘碎屑的清除等一系列变化。该现象最早由英国神经生理学家 Waller 观察和描述，1850 年他在切断蛙的舌下神经和舌咽神经后观察到，轴突中断后远段神经纤维全长直至终末都发生了变性。后人为了纪念他的功绩，就将损伤远侧段神经纤维的变性称为瓦勒变性。20 世纪初，西班牙神经病理学家 Cajal 等更系统地研究了瓦勒变性的过程，并于 1928 年出版专著《神经系统的溃变与再生》(*Degeneration and Regeneration of the Nervous System*)，该著作至今仍然具有重要参考价值。

(1) 轴突和髓鞘的变化：轴突乃至整个纤维断裂后，受损处远侧段神经纤维包括其轴突和髓鞘迅速发生变性。变性的速度取决于神经纤维的粗细，较粗(髓鞘较厚)的神经纤维，瓦勒变性的速度较快。轴突的变化稍早于髓鞘，但二者在时间上有重叠。

神经纤维断裂后轴突的变化发生十分迅速，轴突变性的第一个征象是线粒体变化。线粒体局部堆积在郎飞结和损伤处，数小时内线粒体、微管、神经丝等细胞器均发生崩解，轴浆内充满颗粒状物质，堆积成碎片状。约在损伤后的第 2 天，变性轴突呈现肿胀与狭窄交替的念珠状形态，随后在狭窄部发生断裂，轴突溃变成颗粒状，这些溃变轴突随后被吞噬细胞清除，经 6～10 天后几乎完全被吞噬和清除(图 1-5)。

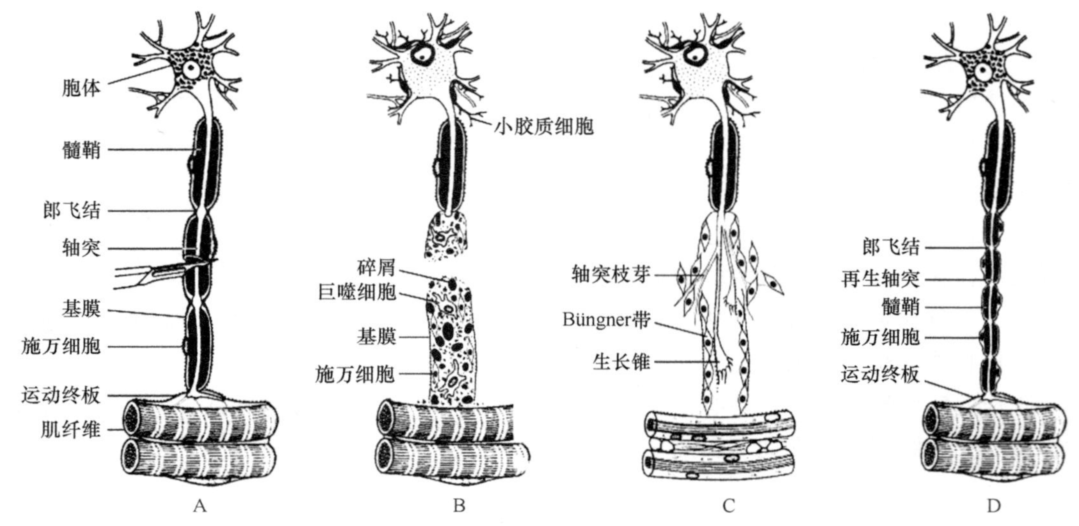

图 1-5　周围神经损伤后变性与再生示意图

髓鞘破坏的最早征象见于损伤后数小时内，郎飞结两端结旁区的髓鞘收缩，使郎飞结的间隙增宽，结间体内出现大量类似髓鞘切迹的结构，髓鞘板层松开。损伤后约 36～48 小时，髓鞘迅速溃变(此时轴突也出现曲张)，沿着轴突呈现不规则的梭形肿胀。大约在伤后第 4 天，变性髓鞘在缩窄处断裂，形成一系列失去板层结构的椭圆体，包绕在轴突碎片周围。此后椭圆体可再断裂成卵圆形或球形小滴，形成的髓鞘碎片被吞噬细胞吞噬。

无髓神经纤维没有髓鞘，损伤后没有髓鞘变性反应，但轴突变性过程与有髓神经纤维类似，且比有髓纤维早而快。需要指出的是，瓦勒溃变的最早变化不是发生在损伤附近，而是在发生在轴突终末，称为终末溃变(terminal degeneration)。损伤早期轴突终末的细微变化需要借助电子显微镜来观察，伤后 12～24 小时，轴突终末出现肿胀，其内突触小泡数量明显减少，相反，神经丝则明显增多，使溃变的轴突终末嗜银性增强，此时可以采用 Nauta 银染方法进行显示。随后，整个突触终末都充满神经丝，在 Nauta 银染标本上呈现一个肿胀的溃变终球。随着残余突触小泡的消失，线粒体变致密和破裂，轴突终末轴质的基质密度增大。经历 2～3 周后溃变的神经终末萎缩、塌陷，与所联系的突触后膜分离，最后被吞噬、清除。

（2）施万细胞变化：虽然在瓦勒变性期由施万细胞形成的髓鞘发生溃变崩解，但该细胞极少死亡，反而于损伤24小时后开始发生显著分裂、增殖。施万细胞表面及其周围的细胞外基质中层黏连蛋白、神经细胞黏附分子（neural cell adhesion molecules，NCAM）等在神经损伤处都出现表达增高现象。在损伤远端神经纤维的溃变过程中，伴随着施万细胞的反应性增殖，巨噬细胞也聚集于受损神经纤维处，与施万细胞一起活跃地吞噬、清除变性的轴突和髓鞘碎片。施万细胞的增殖高峰期出现于损伤后第1周末或第2周。基膜管内的轴突和髓鞘碎片被吞噬细胞清除后，不断增殖的施万细胞在基底膜管内沿神经纤维长轴平行排列呈带状，形成细胞索，称为宾格内带（band of Büngner），如图1-5所示。一般认为，在神经再生时宾格内带能引导由损伤纤维近侧断端发出的新生轴突枝芽向靶结构延伸。

（3）巨噬细胞和肥大细胞的变化：损伤后第3天，在整个变性纤维中出现活跃的巨噬细胞，并群集呈“菜花状”，有人称之为“清道夫细胞”，巨噬细胞与施万细胞一起参加吞噬清除神经基底膜管内变性的轴突和髓鞘碎片。瓦勒变性的第1周属于物理性碎裂，第2周开始出现化学性改变，磷脂被分解为中性脂肪，最后被巨噬细胞和施万细胞吞噬而消化殆尽。从伤后第4天开始变性神经纤维内肥大细胞数量大量增加，持续到伤后第15天才减少。此期间肥大细胞发生快速球样变，释放血管活性物质组胺和5-羟色胺，致使毛细血管通透性增高，以利于血液中单核细胞透过毛细血管而募集到局部，此时会引起局部神经组织肿胀。

瓦勒变性实际上是周围神经再生过程的必要准备。研究表明，瓦勒变性是周围神经对损伤的天然免疫反应（innate immune response），变性轴突和髓鞘碎屑的快速清除有利于轴突再生。采用瓦勒变性延缓的转基因小鼠（C57BL/Wld^s）和大鼠（表达Ube4b/Nmnat1嵌合基因）研究发现，与野生型相比，其神经损伤后轴突再生速度和质量均明显受抑。

2. 神经元胞体变化

周围神经的轴突来源于脑神经核、脊髓灰质前角或者脑/脊神经节的神经元。切断或者挤压轴突会引起神经元损害，损伤后的神经元反应决定胞体能否存活，涉及结构、生化以及功能的变化，还涉及轴突再生所需的变化。反应的最终结果决定胞体的三种可能命运：细胞死亡；胞体在结构、生化和功能上完全恢复；胞体不全恢复。轴突损伤引起的神经元胞体反应称为轴突反应（axonal reaction），是一种综合反应，其典型形态学表现为染质溶解（chromatolysis）和核偏位，并伴随生物化学和电生理改变。1892年，Nissl切断家兔的面神经后，发现脑干内面神经核神经元发生胞体肿胀，核偏位以及胞质内尼氏体消失（染质溶解）等变化。他认为这些变化是神经元轴突受损而逆行引起胞体变性的表现。后来发现神经元轴突被切断后，胞体都会发生染质溶解现象，但其归宿不同，有的神经元经过一段时间后又恢复到原来的状态，而有的神经元却趋于缩小，乃至死亡、崩溃和消失。

神经元胞体在伤后6小时出现变化，进展迅速，第1周末达高峰。最显著的初期变化是细胞核与尼氏体的变化：胞核移位到周边部，尼氏体碎裂呈纤细的灰样小颗粒，散布于细胞质内，呈弥散状、弱碱性。尼氏体可被常用的碱性染料明显染色，轴突切断后，尼氏体分散，引起染色变浅，因此称为染质溶解。伤后第4天所有致密尼氏体消失（图1-6）。若神经元不死亡，一般于伤后2～3周内开始恢复，早期征象为核复位至细胞中央，致密的尼氏体再次出现，经过2～3周继续完成恢复过程（图1-6），但也有伤后数月不能达到正常状态的。若损伤严重，可导致神经元在第1周内迅速发生变性并死亡（通常为凋亡），死亡神经元由小胶质细胞或施万细胞吞噬，将其清除。

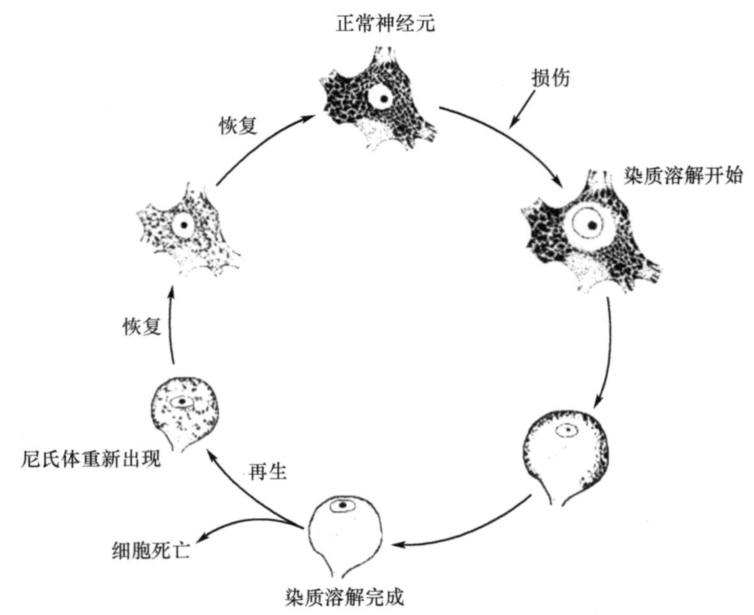

图 1-6　神经元染质溶解及归宿示意图

损伤部位与胞体的距离直接影响神经元胞体反应，距离越近，胞体损伤越严重，死亡、消失的神经元数量也就越多。胞体是整个神经元的营养中心，它的死亡意味着该神经元功能的彻底丧失，也就不再具备轴突再生的基础，而只有在轴突反应过程中不发生死亡的那部分神经元才有轴突再生可能。

神经元胞体发生变性时，神经胶质细胞也发生相应的变化。小胶质细胞聚集于变性神经元胞体周围，胞体一旦死亡（凋亡），其残片（凋亡小体）将被小胶质细胞吞噬。与此同时，周围的星形胶质细胞迅速增生而发生胶质化，形成胶质瘢痕（glial scar），占据变性神经元原来的位置。

3. 损伤近侧段神经纤维变化

周围神经损伤后，近侧段神经纤维发生逆行性变性（retrograde degeneration）。这种变性多数局限于损伤平面以上数毫米之内（或从损伤处向上至第一侧支处为止），即变性一般不超过一个郎飞结，其形态改变与发生在远侧段的瓦勒变性相同，但方向相反，故称逆行性变性。轴突连续性中断后短时间内，轴浆自近端流出，轴突因轴浆及其内细胞器的流动而稍显肿胀。不久轴突自断端处退缩，轴膜在断端处生长并封盖断端，阻止轴浆外流。损伤后 12～24 小时内可见近断端处轴突明显肿胀膨大形成回缩球，其内堆积了各种细胞器，如神经细丝、囊泡和线粒体等。回缩球的命运取决于被切断的轴突能否再生。若相应细胞体变性死亡，则损伤平面近端整个神经纤维出现变性；若相应细胞体在轴突反应中能存活，则损伤平面近端神经纤维发生的变性只局限于离断端数毫米范围内，存活的轴突断端可出现再生，长出新的轴突枝芽向损伤平面延伸。

（二）不同类型神经损伤的病理变化特点

Ⅰ度损伤仅出现神经传导阻滞，一般不出现病理变化，或者仅有轻微的、局限性的脱随髓鞘反应。无典型的变性过程，也不涉及神经再生。

对于Ⅱ度损伤，损伤部位及近侧段纤维病变轻微，主要变化表现为远侧段的瓦勒变性，轴突、髓鞘变性崩解并被巨噬细胞和施万细胞吞噬清除，施万细胞沿神经内膜管排列成Büngner带。早期神经内膜管肿胀，2周后管径减小。变性过程一般历时5～8周完成，而此时轴突已经长入神经内膜管中并与施万细胞形成联系。

Ⅲ度损伤后，损伤局部反应较为严重，因为神经内膜的弹性，神经纤维断端回缩，局部血管损伤导致出血、水肿，引发剧烈的炎症反应。成纤维细胞增生，断端肿胀呈纺锤状。同时，束间也出现瘢痕增生，神经干局部增粗。由于连续性中断，远侧神经内膜管由于等待轴突长入的时间较长而出现皱缩（直径减小到2～4μm），内膜管皱缩约在伤后4个月时达到顶峰。在此过程中，随着胶原在施万细胞基膜外面不断堆积，内膜管逐渐增厚。此时若还没有轴突长入，纤维化将进一步加重，最终使内膜管闭塞。

Ⅳ度及Ⅴ度损伤的病理变化特点相似。神经束膜遭到严重破坏或者断裂，局部反应更为严重。由于神经内膜管及神经束均被破坏，施万细胞和轴突的生长不受限制。24小时内损伤神经外膜中反应性成纤维细胞出现，同时施万细胞以及束膜、内膜的成纤维细胞也增生，这些细胞活跃增殖在1周内达高峰，并持续较长时间。肥大细胞脱颗粒引起血管通透性增高，导致局部水肿，巨噬细胞浸润。由于增生的施万细胞、毛细血管、成纤维细胞、巨噬细胞以及胶原纤维在神经断端无序地排列，致使断端形成瘢痕，这将障碍神经轴突的再生。近侧段长出的轴突枝芽往往难以逾越近侧断端的瘢痕组织，有的在其中形成螺旋弯曲，有的返回近侧段，有的长入神经周围的结缔组织中，仅少部分能越过瘢痕组织长到远侧断端。与Ⅲ度损伤一样，远侧段的神经内膜管也经历肿胀、皱缩等变化，没有轴突长入者终将闭塞。胞体反应大小及转归取决于损伤的严重程度以及损伤部位距离胞体的远近，胞体若死亡，整个近侧段纤维也将出现变性。及时切除断端瘢痕组织并进行神经缝合，将有利于神经再生。

第3节　周围神经再生

周围神经再生是指周围神经的轴突甚至整个神经断裂后，变性轴突和髓鞘被清除，再生微环境建立，损伤近侧段轴突发出新生枝芽沿再生通道长到靶器官并与其建立联系，实现靶器官的神经重支配，同时轴突重新髓鞘化并不断成熟的过程。这是一个十分复杂的病理生理过程，涉及分子、细胞到生物机体等不同水平，涉及生理、病理、生物化学、生物物理、生物信息等多种反应。

一、周围神经再生基本过程

周围神经损伤后再生的基本过程可分为以下四个方面：轴突再生通道和再生微环境的建立、轴突枝芽长出和延伸、靶结构的神经重支配、再生轴突髓鞘化和成熟。

（一）轴突再生通道和再生微环境的建立

周围神经损伤后神经纤维的溃变过程是对损伤的反应，同时也是为轴突再生作准备的过程。损伤远侧段全程以及近侧端局部轴突和髓鞘发生变性、崩解并被吞噬、清除，同时施万细胞增殖并沿保留的基底膜管规则排列形成Büngner带，这就构成了轴突再生的通道。同时，施万细胞分泌神经营养因子、黏附分子、细胞外基质分子（如Laminin）等，为轴突再生营造适宜的微环境。对于断端之间距离较短的神经断裂伤，移行到间隙中的施万细胞借胞质突起首尾相连，形成细胞索带，起到桥梁作用（图1-7），将两断端连接起来，引导和支持新

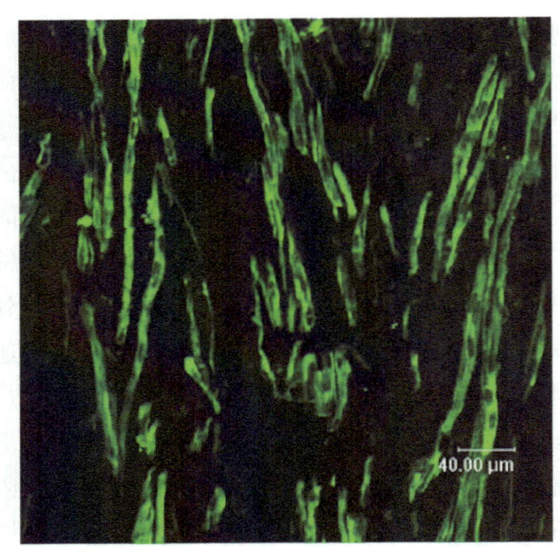

图 1-7　施万细胞桥(抗 S-100 免疫荧光组织化学染色)

生轴突跨越断端间隙。

(二) 轴突枝芽长出与延伸

如果损伤反应中神经元胞体幸免于难而继续存活,那么相应轴突就会出现再生。恢复中的神经元胞体不断合成新的蛋白质及其他物质,源源不断地向轴突输送,为轴突再生提供物质基础。在再生通道和再生微环境建立的同时或紧随其后,在损伤神经近侧轴突末梢的回缩球表面形成牙胚,长出许多新生轴突枝芽,或称为丝足。因为这种再生发生在近侧端轴突的末梢,又称为终端再生(terminal regeneration)。新生轴突枝芽会反复分支,最多的甚至达到 50 多支。在合适的条件下,轴突枝芽沿断端之间的施万细胞桥长入远侧端的 Büngner 带内,而后循着 Büngner 带向靶细胞延伸。起初轴突枝芽位于神经内膜管的周边,紧贴施万细胞表面生长,以后有的轴突移到管的中央并为施万细胞质膜包绕。研究表明,损伤远侧神经对近侧轴突枝芽的生长具有导向作用。顾晓松、Thomas 等研究发现,将背根节组织与溃变的神经远端组织及正常神经组织共培养时,背根节神经元突起选择性地长入溃变神经组织,而不长入正常神经组织,进而提出神经趋化性再生的学术观点。卢世璧等国内外学者研究显示,神经轴突趋化性再生的物质基础与施万细胞、靶细胞分泌的神经营养因子以及神经基底膜密切相关。

溃变和再生在时间上是彼此重叠的,当损伤远侧段的变性轴突及髓鞘碎屑尚未被完全清除时,近侧段的新生轴突枝芽已经开始发出。轴突切断数小时后即开始出现再生反应,新生轴突枝芽起初比较细,以后循神经内膜管向前生长并逐渐增粗。

据文献报道,轴突再生的速度变异很大,每天 1 毫米到数毫米。一般认为,轴突在神经内膜管内向靶部位延伸的平均速度为 1～2mm/d。轴突再生速度因物种、神经、宿主年龄以及损伤类型而异,而且随着新生轴突不断向前延伸,轴突前沿(生长锥)距胞体的距离逐渐增大,再生速度呈递减趋势。

(三) 靶结构的神经重支配

轴突枝芽不断向靶结构(即原来神经末梢的终末处)生长延伸,最终到达目的地并与靶结构形成突触联系,比如运动神经纤维末梢与骨骼肌细胞形成运动终板,从而实现靶细胞的神经重支配(或再支配,re-innervation)。当然,对于混合神经,再生情况会比单纯感觉神经复杂,如果到达目的地的再生神经轴突性质(感觉、运动或者交感)与“靶结构”不匹配(mismatch),比如感觉神经轴突长到了原来骨骼肌运动终板处,或者运动神经轴突长到原来的触觉小体处,那么该神经轴突就会发生溃变,不能实现重支配。

(四) 再生轴突髓鞘化和成熟

如前所述,新生轴突往往形成许多枝芽向靶细胞生长延伸,其中有的轴突枝芽还被施万细胞质膜所包围,这为轴突的髓鞘化奠定了基础。在众多的轴突枝芽中,往往只有一条并且通常是最粗的一条能到达目的地,与靶细胞形成突触联系,其他的轴突枝芽逐渐溃变消失，而且也只有到达目的地的那条轴突才重新形成髓鞘(remyelination)，成为有髓神经纤维。与靶细胞建立联系并被髓鞘化的再生轴突，起初比较细，髓鞘也比较薄。随着时间的推移，轴突逐渐增粗，髓鞘也逐渐增厚，从而使有髓神经纤维不断趋于成熟。

神经纤维损伤时，不但其自身出现损伤和再生反应，临近的正常神经轴突也会长出侧支进入受损纤维的神经内膜管内，这种现象称为侧支神经再生(collateral nerve regeneration)，也称为侧支发芽(collateral sprouting)或终末前轴突发芽(pre-terminal axonal sprouting)，如图 1-8 所示。皮神经被切断后，支配区域出现皮肤感觉丧失，但过一段时间后，该皮肤麻木区域逐渐减小，这就是一种侧支神经再生现象；又如支配骨骼肌的神经受损后，其临近纤维可以发出侧支可生长到失神经变性的肌纤维中，恢复其功能。

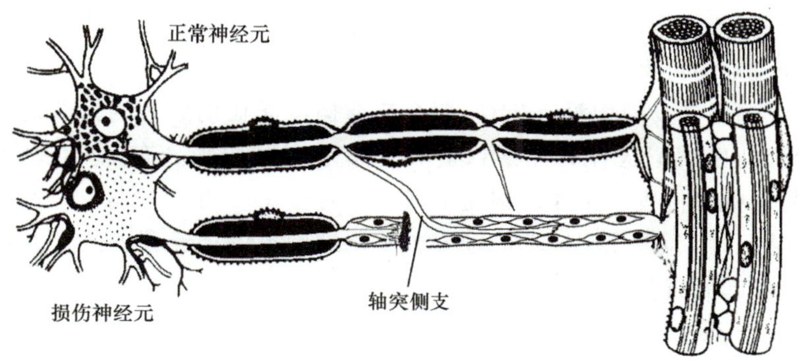

图 1-8 侧支神经再生示意图

一般来说，再生神经具有如下特点：①轴突较细，髓鞘较薄，因而有髓神经纤维直径较小(图 1-9)。②早期再生轴突数量往往较多，可达正常的数倍，随着时间的推移，错配轴突逐渐变性，轴突数量逐渐减少。③神经传导速度较慢，这可能与有髓神经纤维较细、髓鞘较薄、结间体较短等因素有关。

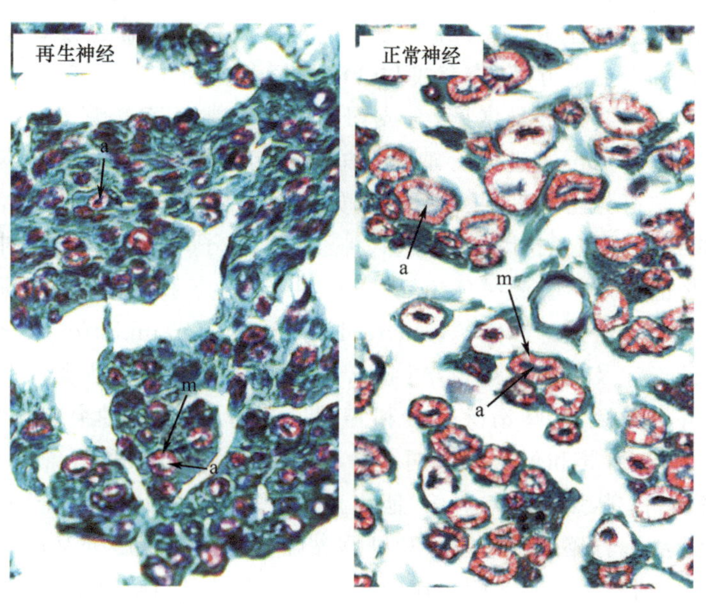

图 1-9 犬坐骨神经缺损修复 6 个月时再生神经纤维与正常神经纤维的比较

改良 Meyer 三色染色(a 轴突；m 髓鞘)

二、周围神经再生的影响因素

影响周围神经再生的因素是十分复杂的,包括受损神经元本身及再生微环境方面的因素,也包括靶细胞方面的因素,还包括神经损伤的原因和类型、神经修复的时间窗和修复方法、患者年龄等方面的因素。

（一）神经元

胞体是神经元的营养中心,成功的神经再生首先取决于保持存活而且代谢尚且正常的胞体,只有在神经元没有死亡的条件下才有神经轴突再生的可能。神经元作为一种终末分化细胞,本身并不具有分裂增殖能力。周围神经的再生能力实际上是指神经元的一部分——轴突在一定范围内所具有的可塑性,而这种可塑性的基础是其营养中心胞体没有死亡,并且能够合成轴突再生所需的物质。

如果神经元在损伤反应中没有死亡,那么其结构可能在伤后大约第 3 周开始恢复。首先在核周质内重新出现尼氏体并逐渐恢复其正常形态结构和分布,胞体肿胀程度逐渐减轻,胞核也恢复至中央位置。胞体结构完全恢复历时较长,一般需要 3～6 个月,此时间取决于轴突重建的情况,因为重支配成功的轴突会从靶细胞摄取神经营养因子并逆向运输到胞体,反过来对胞体起到营养和保护作用。

（二）再生微环境

轴突再生不但需要合适的通道,还需要适宜的微环境,该微环境是由神经营养因子、细胞黏附分子、细胞外基质分子以及其他理化因子所构成的。在营造再生微环境过程中,施万细胞以及细胞外基质扮演着十分重要的角色。

1. 施万细胞在周围神经再生中的作用

施万细胞是周围神经系统特有的胶质细胞,它不但形成有髓神经纤维的髓鞘,还为无髓神经纤维提供支持,在周围神经系统的发生、发育、形态和功能维持方面起着重要作用。周围神经损伤后的再生过程中,施万细胞在构建再生微环境方面也发挥至关重要的作用,其作用主要表现在以下几个方面:①合成和分泌神经营养因子。研究表明,神经损伤后,施万细胞即由静止期重新开始大量增殖,合成和分泌多种神经营养因子,这些因子通过轴膜的胞饮作用,进入轴突内,再通过逆行轴浆运输转运到神经元胞体,进而发挥生物学作用。目前已发现施万细胞可分泌十多种营养因子,如神经生长因子、脑源性神经营养因子、睫状神经营养因子、成纤维细胞生长因子等,这些神经营养因子可以起到维持神经元胞体存活,促进神经轴突再生的作用。②激活免疫反应,有利于再生。研究发现,周围神经损伤后,施万细胞可分泌巨噬细胞游走抑制因子(macrophage migration inhibitory factor, MIF),它是神经系统中重要的炎症及免疫反应调节因子,可激活巨噬细胞调节炎性反应,巨噬细胞在损伤处大量聚集并被激活,吞噬清除轴突和髓鞘崩解物,为新生轴突生长提供通道。③增殖迁移形成细胞索带,引导和促进轴突再生。周围神经损伤后,施万细胞在原来的神经内膜管内形成宾格内带,能引导轴突生长、延伸。④分泌细胞外基质分子促进轴突延长。周围神经损伤后施万细胞分泌细胞外基质和细胞黏附因子等。细胞外基质能形成基膜,提供轴突再生通道,引导轴突生长。⑤趋化作用。有实验证据表明施万细胞对再生轴突有趋化作用,表现为损伤神经远端施万细胞分泌的营养因子和相关分子对轴突的诱导作用。⑥形成再生髓鞘。在神经损伤后,髓鞘再形成是有髓神经纤维功能恢复的重要基础,对有髓神经轴突起着绝缘作用，加速神经冲动传导。

2. 细胞外基质

细胞外基质是由动物细胞合成并分泌到胞外，分布于细胞外空间的蛋白和多糖等大分子物质所构成的网状结构。构成 ECM 的主要成分有多糖、结构蛋白和黏合蛋白。在周围神经中，ECM 的主要成分包括层黏连蛋白、纤维连接蛋白、Ⅳ型胶原、硫酸肝素蛋白多糖等，这些成分多由施万细胞产生，而且主要位于包绕神经纤维的施万细胞基膜内。实验表明，在采用药物去除部分施万细胞后，残存施万细胞和完整的基膜管仍能很好地引导神经再生，轴突基本上全部进入施万细胞基膜管内，这说明基膜管本身具有吸引并维持轴突良好生长的作用，而这一作用就是通过细胞外基质主要是层黏连蛋白来实现的。实验发现，层黏连蛋白可以使神经轴索定向地沿着基质膜生长，保持生长锥的稳定性，被认为是周围神经再生最有效的促进物质之一。卢世璧等通过动物体内及体外系列研究发现，再生周围神经纤维具有趋化性生长的特性，基膜层黏连蛋白是神经趋化性生长的重要物质基础。除了层黏连蛋白之外，纤维连接蛋白和胶原在瓦勒变性和神经再生过程中也具有重要的作用。

3. 神经营养因子

神经营养因子是机体产生的能够促进神经细胞存活、生长、分化的一类多肽或蛋白质因子，来源于靶细胞而逆向营养神经元，通过突触后成分、突触前成分、相关卫星（胶质）细胞和血流到达特定细胞，与特定受体相结合，产生不同的生理作用。神经营养因子不仅在发育过程中调节神经元的存活，在生化和生理上激活酶的活性和发挥生理功能，而且能阻止成体神经元损伤后的死亡，促进神经元的修复，促进轴突再生，调节突触可塑性等多种功能。

研究表明，周围神经损伤后靶区神经生长因子水平增高，该因子通过神经末梢摄取并逆行运输到神经元胞体发挥作用，主要是有利于维持感觉神经元和交感神经元的存活，引导再生神经轴突长入靶区，促进再生。周围神经损伤后，骨骼肌中脑源性神经营养因子的表达亦增高，可维持脊髓运动神经元的存活，防止其凋亡以及促进其轴突再生，同时还具有提高感觉神经元的存活率等作用。此外，神经营养素-3、神经营养素-4/5、胶质细胞源性神经营养因子等神经营养因子对周围神经再生都具有一定促进作用。

（三）靶器官

靶器官失神经后的结构与功能变化程度直接影响神经再生。靶器官受神经支配，在神经变性和再生过程中也会经历特征性变化。比如，骨骼肌在失神经支配后迅速发生萎缩，2个月后重量及肌纤维横截面积约减少70%，细胞核由正常的细胞周边肌膜下移位到细胞中部。虽然肌纤维萎缩，但肌膜形成的运动终板接头褶（junctional fold）会继续保留较长时间，有时可达1年之久。另一方面，骨骼肌失神经后成纤维细胞大量增生，胶原纤维沉积于肌内膜及肌束膜，萎缩的肌纤维被分隔于增厚的结缔组织之间，但在早期肌纤维一般不会被结缔组织替代，同时肌纤维内部构造基本保留，若失神经时间更久（如6～12个月后），部分肌纤维发生死亡，为结缔组织替代。失神经支配时间越长，靶器官的变性程度就越重，神经再生效果就越差。另外，靶细胞还可能通过分泌一些具有保护神经元及促进再生作用的因子来影响神经再生过程。研究表明，采取适当措施延缓骨骼肌失神经萎缩的进展，可为神经再生赢得时间，从而增加骨骼肌再支配机会。顾玉东等在这方面做了大量工作，他们研究发现，银杏叶提取物、心脏营养素-1、通过 RNA 干扰下调蛋白酶体 RC2 亚基活性、神经干细胞移植物结合神经营养素 NT-3 基因治疗等措施对失神经肌萎缩都具有较好的保护作用。其中，银杏叶提取物 EGb761 能有效增强失神经骨骼肌 Ca^{2+}-ATP 酶和 Na^{+}-K^{+}-ATP 酶的活力，因而具有保护失神经骨骼肌的作用。失神经后肢体被动活动能增加失神经骨骼肌的代谢，改善其电生理特性，延缓其萎缩，从而发挥较好的失神经肌萎缩保护作用。这些研究工作为临床失神经肌萎缩的保护与防治提供了重要依据。

（四）其他影响因素

神经再生的水平随神经损伤的类型和严重程度而异。神经挤压伤造成轴索断裂，但神经基膜管的完整性和连续性保持良好，损伤后一般能够完全再生。而整个神经的横断损伤，虽然能够进行无张力的神经缝合，但很难保证神经内膜管按原有结构一一对应，因而再生往往不完全。对于长段缺损的神经损伤，由于缺损段再生通道完全缺失，再生面临的挑战更大，这时一般需要用神经或其替代品进行移植来引导再生。

神经本身的特点、损伤部位与靶器官的距离以及神经所支配靶肌的特点等，往往会影响神经再生的效果。比如，桡神经主要含运动神经纤维，所支配的靶肌均为较大的肌肉，修复后再生效果较好；相反，尺神经除了运动纤维外还具有较多感觉纤维，且所支配的肌肉又主要是一些小肌肉（如手内在肌），这些肌肉失神经支配后很容易变性、萎缩，再生效果就差些。

神经修复对神经再生影响较大。从神经损伤到修复的时间、修复手术方法与操作技术、神经保护剂及神经生长促进剂的应用以及其他促进再生的方法等，都对再生产生影响。患者年龄也影响神经再生的效果。一般来说，年龄越小，神经再生能力越强，神经修复后功能恢复越好；年龄越大，神经再生能力越弱，再生效果也就越差。

三、周围神经再生与功能重建的评价

构筑重建和功能恢复是衡量实验性周围神经再生效果缺一不可的两个方面；神经、靶器官和中枢是评价再生的三个重要环节。实验性周围神经再生的评价就是运用形态学、电生理学等方法和手段，对神经再生的各个方面和环节进行综合评价。而周围神经修复效果的临床评价则主要考察神经功能的重建，对神经再生的形态学评价不便开展。本章着重讨论实验性周围神经再生效果的评价。

（一）研究周围神经再生的动物模型选择

1. 损伤模型的种类

如前所述，研究周围神经再生有三种标准的损伤模型：神经夹伤、神经横断/显微缝合（nerve transection/microsurgical repair）和神经缺损/移植物桥接（nerve defect/grafting）。这三种损伤的严重程度和再生的复杂性各不相同，应根据研究的实际需要进行选择。神经夹伤仅造成轴突断裂，神经内膜管完好，是一种完全可逆的神经损伤。神经夹伤模型是最常用的模型，可用于研究周围神经系统本身结构和功能蛋白的作用；研究轴突内的物质转运；研究药物、理化或生物因子对神经再生的影响等（图 1-10）。

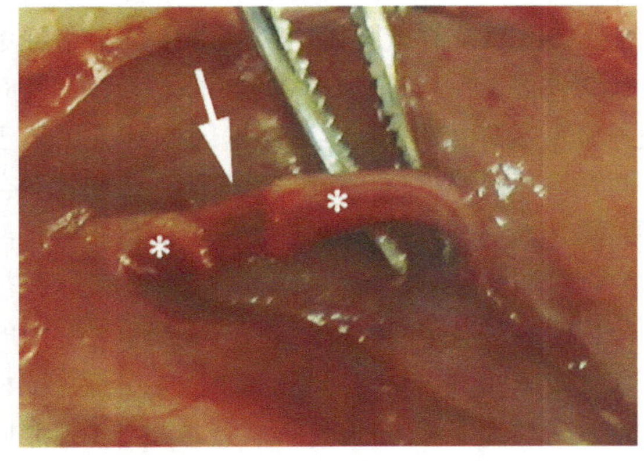

图 1-10　大鼠坐骨神经钳夹伤

*示坐骨神经；箭头所指为钳夹伤段

神经横断伤后内膜管紊乱，对再生的挑战较大，其修复常采用神经显微缝合。神经横断/显微缝合模型可用于研究物质沿轴突的运输、药物或神经因子对神经再生的作用、显微外科技术等。

神经缺损后一般需用桥接物辅助修复，桥接物可以是自体神经、自体非神经组织或其他神经移植代用品。神经缺损移植物桥接修复模型——包括再生小室(nerve regeneration chamber)模型——已经广泛用于研究神经及其代用品移植的疗效、探讨神经再生微环境等(图1-11)。

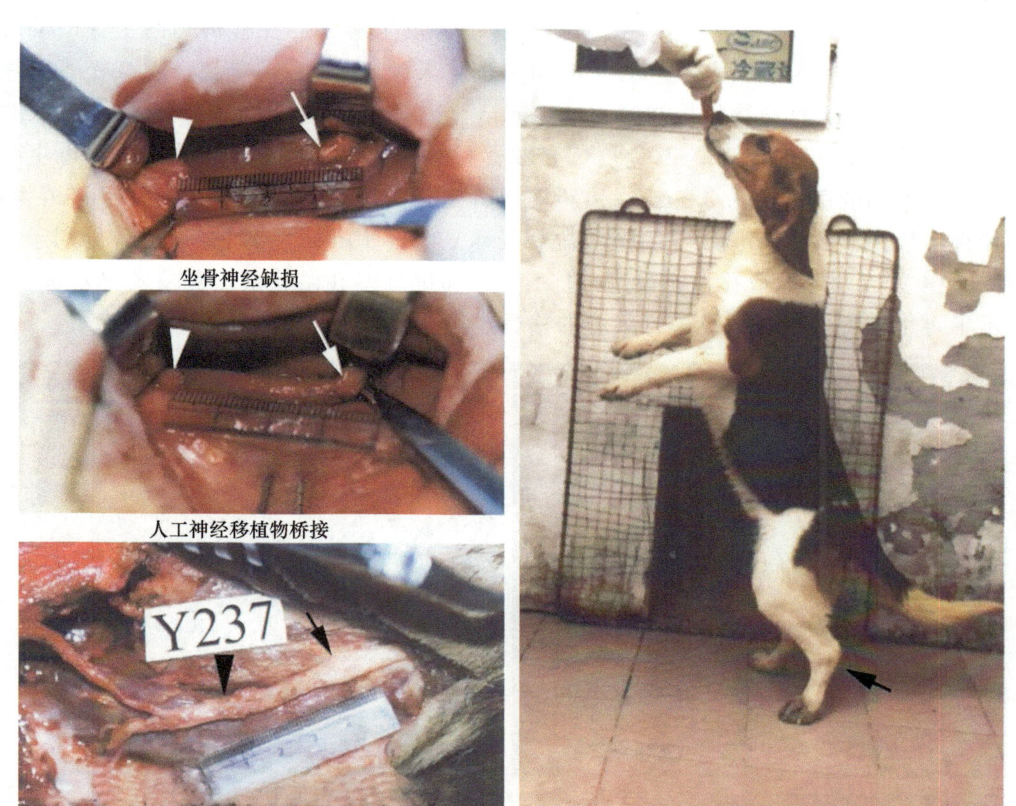

图1-11　壳聚糖/PGA人工神经移植物桥接修复犬坐骨神经30mm缺损(引自Wang, et al., Brain 2005)

2. 实验动物的选择

啮齿类动物价格低廉，其中近交系动物对实验因素的反应又比较一致，目前普遍使用此类动物特别是大鼠来建立模型研究周围神经再生。大鼠通常用于建立10～15mm的神经缺损模型，小鼠则用于10mm以下的缺损。值得指出的是采用近交系Lewis大鼠可以避免神经缺损以后普遍存在的动物自残现象。Chamberlain等用63只Lewis大鼠进行移植物桥接修复神经缺损实验，术后未见动物自残。

啮齿类动物体形较小，不适于建立较长距离的神经缺损模型。一般20mm以上的缺损模型当考虑用较大型的实验动物，如兔、猫、绵羊、猪、犬、猴等。这些动物可分别用于建立以下长度的神经缺损模型：兔10～40mm，猫25～50mm，猪和犬20～80mm，非人灵长类动物(猴)5～50mm。Beagle犬是一种专门的实验用犬，该犬种体形大小适中，对同种实验因素的反应比较一致，而且温顺便于实验操作，但其价格昂贵，饲养要求高，到目前为止，使用这种犬研究周围神经损伤修复的文献报道还不多。

3. 评价的时间选择

再生轴突的生长速度往往因不同的神经、动物以及不同性质的损害而异，如兔运动神经纤维切断后再生的速度是 1～2mm/d，夹伤后为 3mm/d 左右。再生轴突的增长与增粗是不断产生新轴质的结果。神经损伤后约 8 天，再生轴突开始形成髓鞘，髓鞘的形成是由近及远缓慢进行的，其厚度的增加很缓慢，约需 1 年才能完成。因此，对于实验性周围神经再生评价时间的选择，应当根据不同的实验目的、动物、神经以及损伤类型而决定。

若需评价某些因素对神经再生速度的影响，或者要了解神经在移植物内生长的动态过程，常常选用短期的损伤修复模型，评价时间可选 4 天到 4 周左右。胡文、顾晓松等采用壳聚糖/PGA 人工神经移植物桥接修复大鼠 10mm 坐骨神经缺损，于术后 4、7、14、28 天对移植物段进行抗 S-100 和抗 NF-200 免疫荧光双标（图 1-12），结果显示术后 14 天，再生神经组织长入移植物的距离约为 3.5mm，28 天时部分生长最快的再生神经轴突贯穿移植物，长入远侧神经段内。Hashimoto 等用藻酸盐凝胶修复大鼠 10mm 坐骨神经缺损，分别于术后 4、6、8 和 14 天以及 4 周取移植物段进行抗 S-100 和抗Ⅲ型 β-微管蛋白免疫荧光双标，动态地显示了再生轴突的生长以及施万细胞的移行过程。

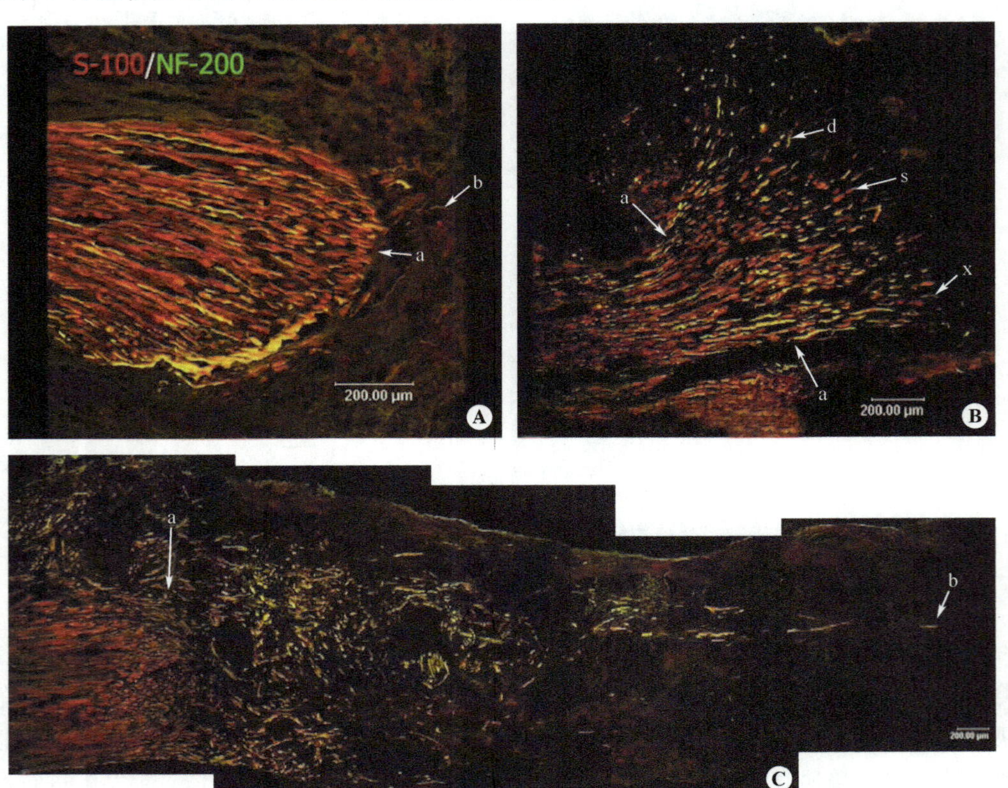

图 1-12　壳聚糖/PGA 人工神经移植物桥接大鼠坐骨神经 10mm 缺损早期神经组织的再生
（引自胡文等，神经解剖学杂志 2006）
A. 术后 4 天；B. 术后 7 天；C. 术后 14 天
a. 神经近侧断端；b. 再生神经组织前沿；s、x 和 d. 分别示单独的施万细胞、轴突和双标

若需评价再生神经纤维的成熟程度（如轴突直径、髓鞘厚度等）及神经功能的恢复水平，一般选择较长期的损伤修复模型。对于大鼠模型，历时 6 周到 1 年余，一般为 3～6 个

月。对于较大动物如兔、犬、猪等的神经缺损修复模型，评价时间一般选择2个月到1年，更长时间的模型使用较少。顾晓松、王晓冬等采用犬坐骨神经30mm缺损人工神经移植物修复模型，术后6个月，再生神经的形态结构和电生理功能恢复良好，动物术肢运动功能恢复接近自体神经移植水平(图1-11，图1-13)。

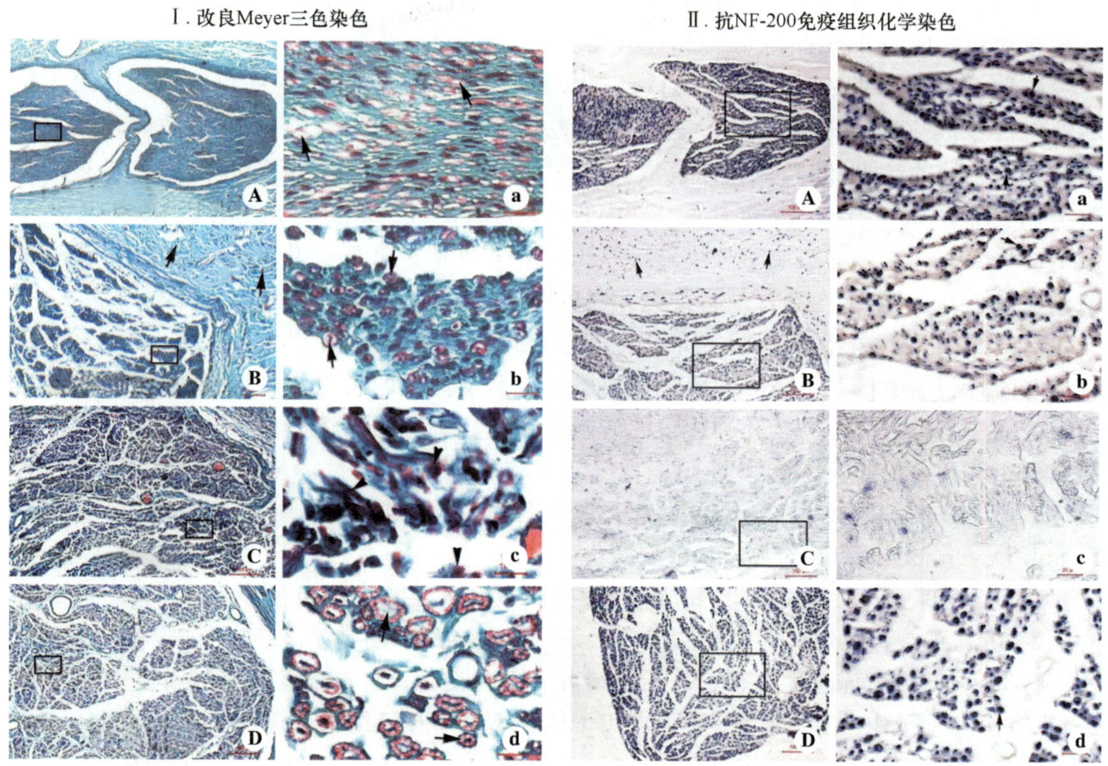

图1-13 壳聚糖/PGA人工神经移植物桥接修复犬坐骨神经30mm缺损术后6个月再生神经组织形态学分析(引自Wang，et al.，Brain 2005)

A. 人工神经移植物组；B. 自体神经桥接组；C. 缺损组；D. 正常神经；图中a、b、c、d分别为A、B、C、D的局部放大图

(二) 形态学评价方法

1. 有关再生神经干构筑重建的评价体系

神经干本身构筑重建的形态学评价是周围神经再生评价的一个重要方面，目前绝大多数实验研究都着眼于此。周围神经外表由致密结缔组织构成的神经外膜包裹，内部则由结缔组织和上皮层构成的神经束膜分隔成束，神经束内由许多神经纤维所构成，多数神经同时含有髓和无髓两种神经纤维。每条神经纤维周围有薄层疏松结缔组织包裹，这层结缔组织称为神经内膜。周围神经的神经纤维由神经元的长轴突外包施万细胞所构成。施万细胞形成有髓神经纤维的髓鞘，外面有一层基膜，髓鞘最外面的一层施万细胞胞膜与基膜一起构成光镜下可见的神经膜。而对于无髓纤维，施万细胞虽不形成髓鞘，也无郎飞结，但轴突不同程度地被包埋于施万细胞表面凹陷所形成的纵沟内，并且施万细胞沿着轴突一个接一个连接、排列，每个施万细胞可包裹多条轴突。再生神经的形态学评价就是从神经的构建入手，结合形态学观察和形态计量学分析，全面系统地对神经组织的数量和质量进行评价。

(1) 形态学观察：形态学观察是了解神经再生情况的第一步。首先进行大体观察，了解再生神经的形状、粗细、色泽、质地、有无神经横纹、表面血管生长及分布情况、吻合处有无膨大或神经瘤形成、是否分支、神经组织与周围组织有无粘连、有否受嵌压或牵拉变细等(图 1-11C)。组织制片并经适当染色后观察其显微结构和超微结构,了解再生神经纤维的数量、组织性、轴突直径分布、髓鞘形成情况等。常规 HE 染色中虽然可以观察到神经纤维的全貌,但细微的结构和某些特殊的成分显示不佳,因此显示再生神经常需特殊的染色法,包括正常和变形的神经轴突、髓鞘和胶质细胞的染色等。

最常用的神经轴突特殊染色法是镀银法,其基本原理是把固定后的组织或切片浸入银溶液中,再用还原剂中性甲醛(Bielschowsky 法)或焦性没食子酸(Cajal 法)处理,使银颗粒沉着于轴突的轴浆中,使之呈深棕色或黑色。具体的镀银染色方法又有许多种,可根据需要适当选择,如对于石蜡切片可采用 Bielschowsky 改良法,新鲜组织标本可采用 Bielschowsky 冷冻切片法或组织块染法等。对于沃勒溃变神经可用 Nauta 银浸法,溃变的轴突呈黑色,而正常结构和背景呈黄色。也可用 Gless 银浸法显示纤细的溃变轴突。

神经髓鞘主要由脂类和蛋白质构成,脂类虽然在石蜡切片过程中会丢失一部分,但还有足够的磷脂能够保存下来。髓鞘染色实质上就是脂蛋白的染色。髓鞘染色的原理有二:①髓鞘脂质与媒染剂的结合物被氧化的苏木素染为蓝黑色("色沉");②锇酸被髓鞘还原并与髓鞘相结合而使之呈黑色。髓鞘染色分正常髓鞘染色和变性髓鞘染色两类,前者包括 Luxol 坚牢蓝-焦油紫染色法、Loyes 苏木素染色法、变色酸 2R-亮绿染色法等;后者包括 Swank-Davenport 改良法、Marchi 锇酸染色法等。

Meyer 等采用了一种改良的特殊神经三色染色法(主要染料包括苏木素、固绿 FCF 和变色素 2R),正常神经组织通过此法染色后,轴突呈蓝绿色,髓鞘呈红色,而细胞核染成紫蓝色;神经纤维发生病理改变时其着色反应则可能出现变化。王晓冬等对此法作了进一步改进,不但使染色操作更容易掌握,还可以用于体外培养的神经组织染色(图 1-13)。

许多学者采用甲苯胺蓝(toluidine blue)染色法来显示有髓神经纤维。甲苯胺蓝是一种人工合成的煤焦油染料,属醌亚胺类。神经组织半薄切片后经甲苯胺蓝法染色,髓鞘染成深蓝色,轴突不着色,故横切面上有髓神经纤维呈较规则的环状结构(图 1-14)。甲苯胺蓝染色法操作简便,结构显示较清晰,因而可用于有髓轴突的计数及直径测量。除此以外,也有学者采用半薄切片焦油紫或次甲基蓝染色来显示有髓神经纤维。

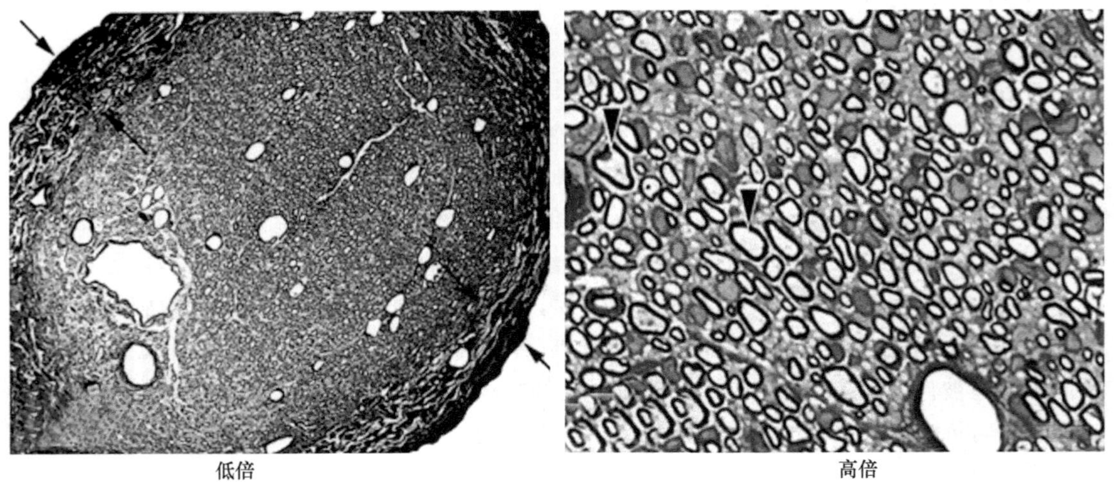

图 1-14 再生神经半薄横切面甲苯胺蓝染色显示有髓神经纤维(引自 Fine,et al.,Eur J Neurosci 2002)

神经组织化学染色虽然具有操作简单、快速、灵敏等优点，但往往特异性不够好，免疫组织化学染色则可以特异地显示组织中某种或某些结构成分，既可以用免疫酶组织化学染色（图 1-13），也可以采用免疫荧光标记（图 1-15）。目前较常使用的轴突标记物有神经丝蛋白（neurofilament，NF）、Ⅲ型β微管蛋白（β-tubulin class Ⅲ）和生长相关蛋白-43（GAP-43）；常用的施万细胞标记有 S-100 蛋白、神经生长因子低亲和力受体（$p75^{NTR}$）等。

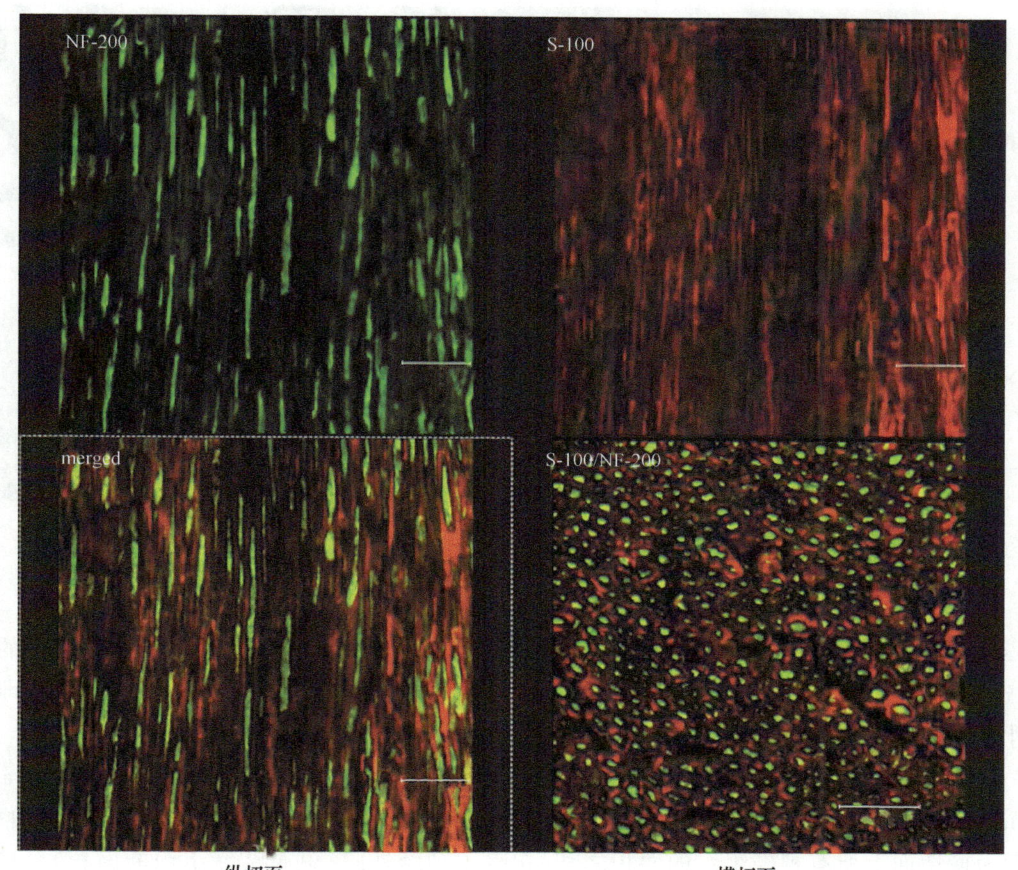

图 1-15 大鼠坐骨神经抗 NF-200（轴突）、抗 S-100（施万细胞）免疫荧光双标染色（比例尺＝40μm）

轴突经抗 NF 或抗 GAP-43 免疫组化法特异性标记后，背景染色浅（尤其是免疫荧光标记），便于用数字图像分析方法进行轴突计数（图 1-15）。神经丝蛋白是只在神经元中表达的一类中间丝蛋白，是神经丝的主要结构成分。神经丝直径约 10 nm，与微管一起构成神经原纤维，从而形成神经元的细胞骨架系统，在神经元轴突的轴质内也有许多神经丝和微管，沿轴突的长轴平行排列，参与物质的运输。神经丝蛋白由分子量为 68 kD、150 kD 和 200 kD 三种亚单位构成，分别称为 NF-L、NF-M 和 NF-H。神经丝蛋白是较常用的神经元标记之一，以 NF-200 最常用，可以用于标记神经轴突，也可以标记神经元的胞体。GAP-43 则可以用来标记新生的轴突。另外，蛋白基因产物 9.5（PGP 9.5）是一种泛素 C 末端水解酶，在神经元中尤为丰富，也可作为神经元（包括其突起）的一个表型标志，常用于标记神经末梢。由于施万细胞在周围神经再生过程中发挥着非常重要的作用，某些实验中需要了解该细胞的结构和生物学特征，此时可进行抗 S-100 免疫电镜染色观察。进行双重或多重免疫荧光标记后用激光共聚焦显微镜观察和扫描，可以较特异和清晰地显示再生神经纤维的形态结构，还可以了解再生早期神经组织生长的动态过程。

神经组织电镜标本一般采用超薄横切面，进行常规铀-铅染色，髓鞘被重金属浸染呈高电子密度，而轴突呈低电子密度，从而使有髓神经纤维包括髓鞘板层结构显示清晰，还可显示无髓神经纤维（图 1-16）。

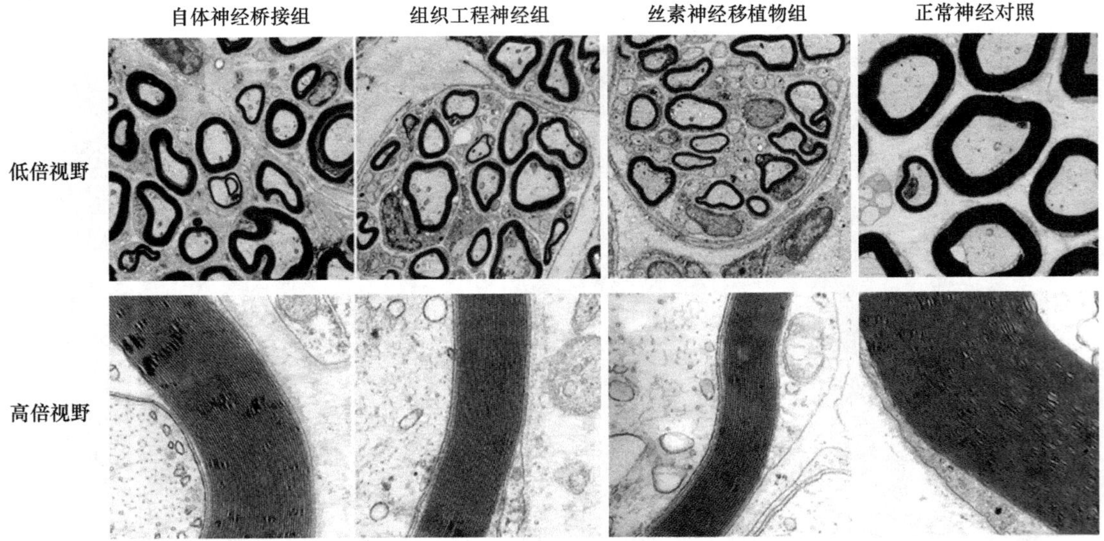

图 1-16　骨髓间充质干细胞-丝素组织工程神经修复大鼠坐骨神经缺损 3 个月再生神经横切面投射电镜观察（引自 Yang，et al.，Tissue Eng Part A 2011）

（2）形态计量学分析：再生神经组织通过组织学（或病理学）观察只能作出主观的评价，这种评价往往会受到观察者的经验以及主观愿望的影响，因此必须进行量化评估，即形态计量学分析。常用的形态计量指标有以下几种。

1）神经干横截面积及相关指标：这方面的指标有神经干横截面积（cross-sectional area of nerve cable）和神经组织面积（area of neural tissue）。前者为横切面上神经干的总面积，后者为横切面上所有神经组织的面积之和（扣除了神经外膜、束膜结缔组织的面积）。神经损伤后，受损部位结缔组织增生，神经的外膜和束膜增厚。受其影响，神经干的横截面积可能会显著增加，而神经组织的面积则受影响较小。有学者采用相对值神经组织面积百分比（percentage of neural tissue），即神经组织面积占神经干横截面积的百分比。另一个相对值指标是 *N* 比值（*N* ratio）。*N* 比值是指有髓轴突的面积与神经干总面积的比值，更能反映再生的水平。

2）轴突数量及其构成：再生神经组织中轴突的数量（axon counts）是反映再生水平的一项重要指标，一般取神经横切面经特殊的染色以后进行轴突计数。

周围神经的神经纤维分有髓和无髓两大类。初级肌梭传入纤维、皮肤触压觉和痛温觉传入纤维、自主神经节前纤维、支配梭内肌以及梭外肌的传出纤维均属于有髓神经纤维，这类纤维的直径 1～22μm 不等，由轴突和厚薄不等的髓鞘构成。如上所述，最常用、也能较好地显示有髓神经纤维的方法是半薄切片甲苯胺蓝染色。目前多数学者采用此法染色后计数有髓轴突的数目（myelinated axon counts），或者测定有髓轴突的密度（myelinated axon density）（单位面积内的有髓轴突数目）。

无髓神经包括自主神经节后纤维和脊髓后根中传导痛觉的传入纤维，这类纤维直径较小(0.3～1.3μm),不形成髓鞘,而且一个施万细胞往往包裹多条轴突。由于无髓轴突细小,光镜下分辨困难,多用透射电镜观察和计量,常用的计量指标是无髓轴突密度(unmyelinated axon density),即单位面积内无髓轴突的数目,还可根据此密度和神经组织的总面积推算出无髓轴突的总数。需要指出的是,即便在电镜下,无髓轴突仍难以跟施万细胞的突起相区别(常规铀-铅染色中均呈低电子密度),故无髓轴突密度和总数常为估计值。

另外,也可以采用特异性较好的抗NF或抗GAP-43免疫组化染色,对轴突进行标记后计数。

3) 轴突直径分布:不同直径的神经纤维往往具有不同的传导速度,一般说来,神经纤维的直径越大,其传导速度就越快,有髓神经纤维的传导速度与直径成正比。因此,有髓神经轴突的直径分布可在一定程度上反映再生神经组织的质量。Fine等采用半薄切片对苯二胺(*p*-phenylenediamine)染色,用数字图像分析系统测量有髓轴突的横截面积。由于样品制备过程(固定、脱水等一系列处理)的影响,有髓轴突横截面往往不呈规则的圆形(图1-16)。为便于测量和比较,可以将其当作则规的圆形看待(图1-17),测量轴突的面积。根据公式计算轴突直径,从而绘制出再生有髓轴突的直径分布图。计算公式如下:$D=2\times(A/\pi)^{1/2}$。其中D为轴突直径,A为轴突的面积,π为圆周率。

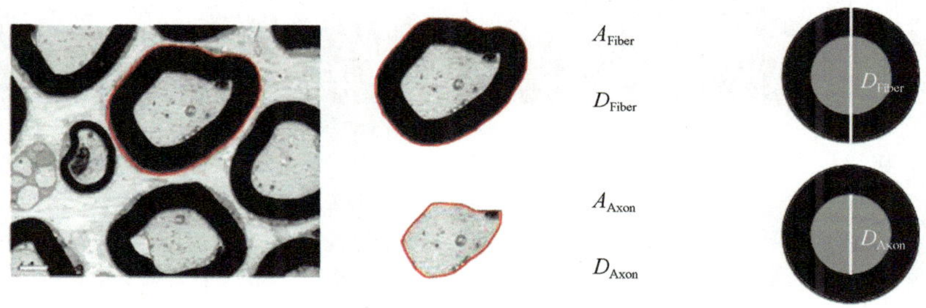

图1-17　轴突直径和髓鞘厚度测量示意图

A. 面积;*D*. 等效圆直径

有髓神经纤维的直径是指包括轴突和髓鞘在内的总直径,而轴突直径与总直径的比值(G比值)与传导速度又有密切关系,最适宜的比例为0.6左右。*G*比值(*G* ratio)是反映再生有髓神经纤维成熟度的一个指标。

4) 髓鞘厚度与髓鞘板层数:再生有髓神经纤维髓鞘厚度也是反映再生轴突成熟度的一个指标。可以采用半薄切片甲苯胺蓝染色及数字图像分析测量有髓轴突的横截面积(A_{Axon})及有髓神经纤维的横截面积(A_{Fiber})。若将有髓神经纤维及其轴突横截面皆看作规则的圆形,则髓鞘厚度为两者半径之差($R_{Fiber}-R_{Axon}$)(如图1-16所示)。可用以下公式计算再生髓鞘的厚度:

$$\text{Myelin Thickness}=(A_{Fiber}/\pi)^{1/2}-(A_{Axon}/\pi)^{1/2}$$

也可用软件直接测量有髓神经纤维的等效圆直径(D_{Fiber})和有髓纤维中轴突的等效圆直径(D_{Axon}),通过计算得到髓鞘厚度(图1-17)。计算公式为:髓鞘厚度$=(D_{Fiber}-D_{Axon})/2$。

另外,还可以将神经组织超薄横切,透射电镜拍摄后测量再生髓鞘厚度,计数髓鞘的板层数,从而对再生髓鞘的成熟度进行定量评价(图1-16)。

2. 有关神经末梢的评价方法

周围神经纤维的末梢部分终止于各种组织或器官内,形成各式各样的神经末梢。其中感觉神经元周围突的终末部分称为感觉神经末梢,有的为游离神经末梢,有的与其他结构共同形成感受器，如触觉小体、环层小体、肌梭等。运动神经末梢是运动神经元的长轴突分布于肌组织和腺体内的终末结构，支配肌组织的收缩和腺体的分泌。运动神经末梢与临近组织共同组成效应器。

(1) 运动终板：轴突断伤以后，相应运动终板变性，若神经再生成功，运动神经末梢可与肌纤维重新形成突触联系。运动终板的常用计量分析指标是面积和平均光密度。运动终板处乙酰胆碱酯酶(AChE)丰富，因此可以用胆碱酯酶组织化学染色法予以显示(图 1-18)，常用的方法是 Karnovsky-Roots 铁氰化铜法和 Snell-Garrett 胆碱铜法。胆碱酯酶组化染色需用新鲜组织冷冻切片。显示运动终板另一种常用的方法是氯化金法，即将骨骼肌纤维进行氯化金染色后压片观察，该法尚可清晰地显示运动神经末梢。近年来不少学者采用荧光标记的银环蛇毒(α-bungarotoxin)特异性结合运动终板突触后膜的乙酰胆碱受体(图 1-19)，此法操作简便，且运动终板显示清晰，值得推广使用。

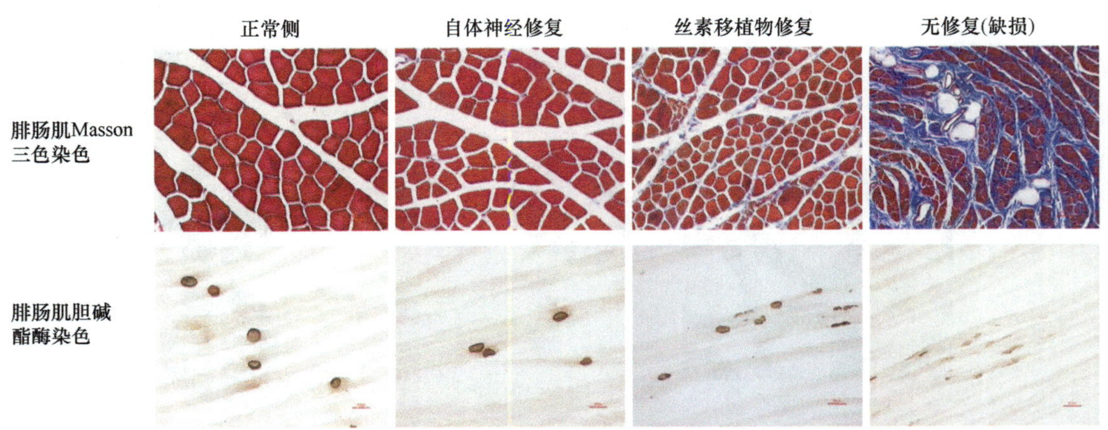

图 1-18 仿生型蚕丝丝素人工神经移植物修复大鼠坐骨神经缺损 6 个月后腓肠肌 Masson 三色染色和胆碱酯酶组织化学染色(引自 Yang，et al.，Biomaterials 2007)

Jacob 等采用了一种特别的方法来显示运动终板，其原理是利用一种与突触小泡相关的膜蛋白 synaptobrevin-2(VAMP-2)，由于该蛋白参与构成 SNARE(可溶性 NSF 附着蛋白受体)突触小泡停泊/融合复合体(SNARE synaptic vesicle docking/fusion complex)，在物质运输过程中定位到运动终板处。作者构建了重组腺病毒载体，该载体包含 VAMP-2 和绿色荧光蛋白(GFP)融合序列。将包含融合序列的腺病毒载体显微注射到脊髓腰段特定位置的运动神经元区域，原位转染神经元，表达融合蛋白并沿轴突运输，经坐骨神经到达靶肌内的运动终板处(实际上标记突触前膜)。该法借助 GFP 的荧光直接显示运动终板，无需染色，还可用作顺行示踪试验。

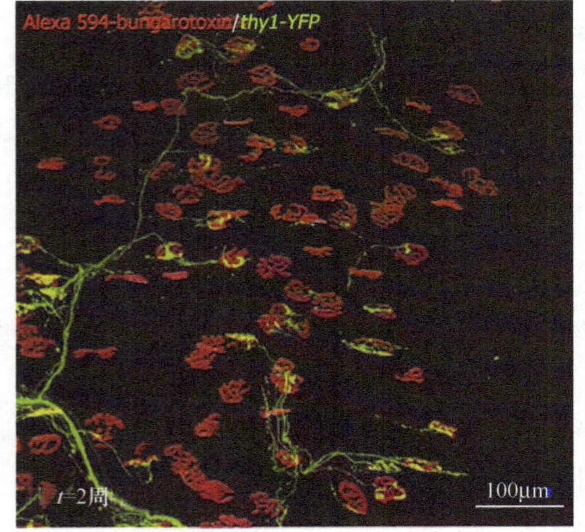

图 1-19 荧光标记的 α-bungarotoxin 染色显示运动终板(比例尺＝100μm)(引自 Magill，et al.，Exp Neurol 2007)

(2) 感觉神经末梢：感觉神经末梢可以通过抗 PGP 9.5 或 NF 免疫组化来显示，也可以用镀银染色法，目前这方面的评价较少。

3. 靶器官神经重支配的评价

脊神经中坐骨神经最粗大，也最常用于周围神经损伤和修复实验。虽然在不同种属和个体之间变异较大，坐骨神经一般在腘窝上方分为胫神经、腓总神经和腓肠神经，主要分布于小腿肌、足底肌以及足、趾和小腿外侧的皮肤。

脊神经干损伤尤其是离断以后，神经纤维的连续性以及与靶器官的联系受到破坏，相应骨骼肌就会失神经支配，运动终板变性，骨骼肌会萎缩、退行性变，表现为肌腹变小、重量减轻、质地变韧，肌细胞的体积变小，结缔组织增生等；相应的皮肤感觉器变性、消失，相关功能丧失；同时，有关平滑肌和腺体的结构和功能也会发生相应改变。神经再生靶器官重支配以后，上述改变可以得到一定程度的阻止或逆转。最常用于坐骨神经再生评价的靶肌是腓肠肌、比目鱼肌和胫前肌。其中腓肠肌和比目鱼肌属小腿后群肌，由胫神经支配；胫前肌属小腿前群肌，由腓深神经支配。除用光、电镜进行形态学观察外，还可作形态计量学分析，有以下指标可供选择。

(1) 靶肌湿重比：除大体观察其色泽、质地外，称量靶肌湿重并计算湿重比(wet weight ratio)是评价骨骼肌失神经/重支配改变的一个简单易行的方法。简言之，取下新鲜完整的靶肌，称其湿重，比较各组之间的湿重差异。为了消除动物个体差异的影响，可计算靶肌湿重与动物体重的比值(或称为相对湿重)，或者计算实验侧与对侧(非实验侧)的湿重比。大鼠坐骨神经缺损(无有效再生)6个月后，腓肠肌及胫前肌湿重比仅为15%左右，若进行自体神经桥接修复，这一比值可达70%以上。

(2) 骨骼肌纤维的横截面积、胶原纤维面积构成比：骨骼肌纤维的横截面积、胶原纤维面积构成比也能较好地反映神经重支配的水平。常用Masson三色染色法，肌纤维染成红色，胶原纤维呈蓝色，细胞胞核呈黑蓝色(图1-18)。对于胶原纤维面积构成比，先测量一定区域的胶原纤维面积和肌纤维面积，计算二者的总面积，胶原纤维面积与总面积的比值即为胶原纤维面积构成比，该指标能较好地反映胶原纤维的增生情况。

(3) Ⅱ型肌纤维构成比：骨骼肌纤维分三型：红肌纤维、白肌纤维和中间型肌纤维。骨骼肌多由三种肌纤维混合组成，在横断面上呈镶嵌分布。其中红肌纤维(Ⅰ型肌纤维)富含肌红蛋白、线粒体和脂滴，能量来源靠有氧氧化，收缩缓慢而持久，为慢缩纤维；白肌纤维(Ⅱ型肌纤维)中肌球蛋白ATP酶丰富，能量来源主要靠无氧酵解，收缩快但持续时间短，为快缩纤维。三型肌纤维的构成比变化对于失神经性肌萎缩以及重支配的评价有一定的参考意义。可用Dubowitz-Brooke钙激活酶法染新鲜腓肠肌区分红肌纤维和白肌纤维，神经缺损后Ⅱ型肌纤维的构成比明显增加，神经重支配后则趋于正常水平。

4. 有关神经中枢的评价方法

轴突作为神经元的一部分，其损伤必定影响到胞体。轴突切断以后，尼氏体、线粒体、高尔基体等亚细胞结构会发生一系列变化，以尼氏体融解消失和核偏位为典型，称为轴突反应，严重的将导致神经元死亡，甚至引起跨神经元溃变。张烽等研究表明，成年大鼠坐骨神经损伤会引起损伤侧相应背根神经节和脊髓前角运动神经元的凋亡，凋亡数目与损伤的程度呈正相关。因此脊髓前角运动神经元数目可以间接反映脊神经再生的水平。由于背根节神经元计数操作较困难，不便应用。

为了进行脊髓前角运动神经元计数，可将脊髓标本进行HE染色、尼氏染色或其他染色处理。需要说明的是，由于胞体的变化(轴突反应)一般见于轴突损伤后的短期之内，例如脊髓前角运动神经元尼氏体溶解始于轴突损伤后48小时左右，15～20天达最高峰，而后若神经元没有死亡，胞体形态结构经 3～6 个月可完全恢复正常，因此，对中枢的形态学评价目前应用较少。

（三）电生理学评价方法

神经的主要功能是传导电信号，因而电生理学检测是反映再生神经功能恢复状况的较好方法。检测前需对动物进行适当的麻醉，一般采用 3%戊巴比妥钠溶液腹腔注射。由于记录受温度等多种因素的影响，必要时采取保温措施，甚至监控动物的 $PaCO_2$ 和 PaO_2（如记录 SCEP 时），使之在正常范围内。用于评价神经再生的常用指标有再生神经干动作电位、传导速度、复合肌动作电位、诱发肌电图、体感诱发电位、运动诱发电位等。各种指标的检测方法和意义简述如下：

1. 再生神经干动作电位

动物麻醉，暴露损伤（或移植物）近、远侧神经段，在近侧段施加电刺激，在远侧段记录复合动作电位（compound nerve action potentials，CNAP），可测量潜伏期和振幅。用术侧记录的动作电位参数与对侧比较，可计算恢复指数（recovery index，RI），公式如下：

潜伏期 RI＝术侧最长潜伏期/对侧最长潜伏期

振幅 RI＝术侧最大振幅/对侧最大振幅

神经损伤以后，神经干动作电位的潜伏期延长，振幅减小；再生神经纤维的连续性逐渐得到恢复，动作电位的潜伏期就会缩短至正常水平，振幅增大，恢复指数逐渐向 1 接近。

2. 神经传导速度

神经传导速度受轴突直径、髓鞘厚度、温度、机体内环境等多种因素影响，当适当控制测定条件并与正常对照相比较时，传导速度能在一定程度上反映再生的质量。神经干的传导速度测定方法同前，根据刺激电极与记录电极之间的距离和潜伏期可计算得出。运动神经传导速度测定方法同复合肌动作电位。

3. 复合肌动作电位

复合肌动作电位（compound muscle action potentials，CMAP）是目前国内外学者普遍采用的反映周围神经再生水平的电生理学指标。一般用双极不锈钢电极在坐骨切迹处刺激坐骨神经，在胫前肌或腓肠肌记录 CMAP。CMAP 综合反映损伤神经中运动神经纤维的再生及靶肌功能恢复情况，其振幅与支配靶肌的再生神经纤维数目成正比。若在坐骨神经的不同位置给予刺激，测量两点间的距离，根据两次 CMAP 的潜伏期求得传导时间，可计算出运动神经传导速度（图 1-20）。

4. 诱发肌电图

诱发肌电图（evoked electromyogram）用骨骼肌的收缩功能来反映运动功能的恢复情况，借以反映神经重支配的水平。其记录方法是刺激坐骨神经，在腓肠肌等靶肌处记录肌电图。

5. 体感诱发电位

体感诱发电位（somatosensory evoked potentials，SEP）的记录方法是在胫前肌分支处给予电刺激，在体感皮质上方的头颅处记录 SEP。记录时要求刺激强度、记录电极放置的位置以及姿势体位保持一致，以保证结果的可重复性。SEP 记录的第一峰振幅和潜伏期用来评价恢复水平。由于记录 SEP 技术要求较高，影响因素复杂，结果可能不太稳定，因而较少采用。

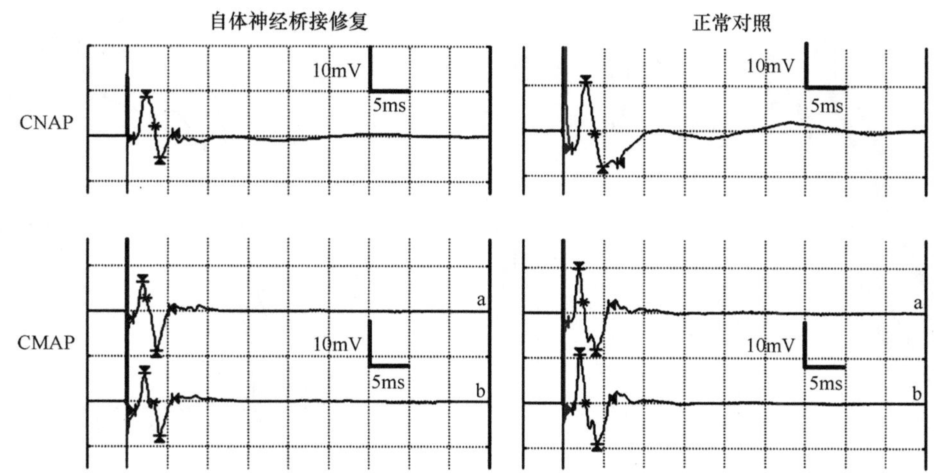

图 1-20　大鼠坐骨神经缺损修复 6 个月 CNAP、CMAP 检测(引自 Hu,et al. , Microsurgery 2012)

6. 其他指标

除以上指标以外,还有文献报道采用运动诱发电位(motor evoked potentials, MEP)、脊髓诱发电位(spinal cord evoked potentials, SCEP)以及细胞内记录(intracellular recordings)等来评价神经再生的情况。

(四) 功能行为学评价方法

对于神经再生后功能恢复的评价,整体观察是不可或缺的。在神经损伤/修复的不同时期观察动物的姿势、步态、术肢的运动及肌萎缩情况,并借助照片、视频图像等手段将以上情况记录下来,加以分析,了解动态变化及恢复水平。此方法仅能定性,且一般应用于大动物(如犬)。

然而,整体观察仅仅是定性的评价,神经再生后功能恢复的定量评价相对较难。对于大、小鼠,目前广泛采用足迹试验(walking track analysis)。足迹试验是衡量坐骨神经(或其分支)损伤后靶肌运动功能恢复水平的非侵入性方法。简言之,将动物术侧与非手术侧后肢涂上颜料,让其走过特制的足迹试验跑道,在宣纸(或胶片)上留下双后肢的足迹(图 1-21),采用同样的度量单位测量术侧及对侧的足长(foot print length, PL)、趾宽(toe spread, TS)和中间趾宽(intermediate toe spread, IT),计算足长因子(PLF)、趾宽因子(TSF)和中间趾宽因子(ITF),进而计算出坐骨神经功能指数(sciatic functional index, SFI)、胫神经功能指数(tibial functional index, TFI)和腓神经功能指数(peroneal functional index, PFI)。大鼠神经功能指数计算公式(Bain 公式)如下:

$$\text{PLF}=(\text{实验侧 PL}-\text{正常侧 PL})/\text{正常侧 PL}$$

$$\text{TSF}=(\text{实验侧 TS}-\text{正常侧 TS})/\text{正常侧 TS}$$

$$\text{ITF}=(\text{实验侧 IT}-\text{正常侧 IT})/\text{正常侧 IT}$$

$$\text{SFI}=-38.3\ \text{PLF}+109.5\ \text{TSF}+13.3\ \text{ITF}-8.8$$

$$\text{TFI}=-37.2\ \text{PLF}+104.4\ \text{TSF}+45.6\ \text{ITF}-8.8$$

$$\text{PFI}=-174.9\ \text{PLF}+80.3\ \text{TSF}-13.4$$

采用小鼠模型研究神经再生效果时,中间趾宽由于不便测量可被忽略,神经功能指数计算公式与大鼠略有不同,如下:

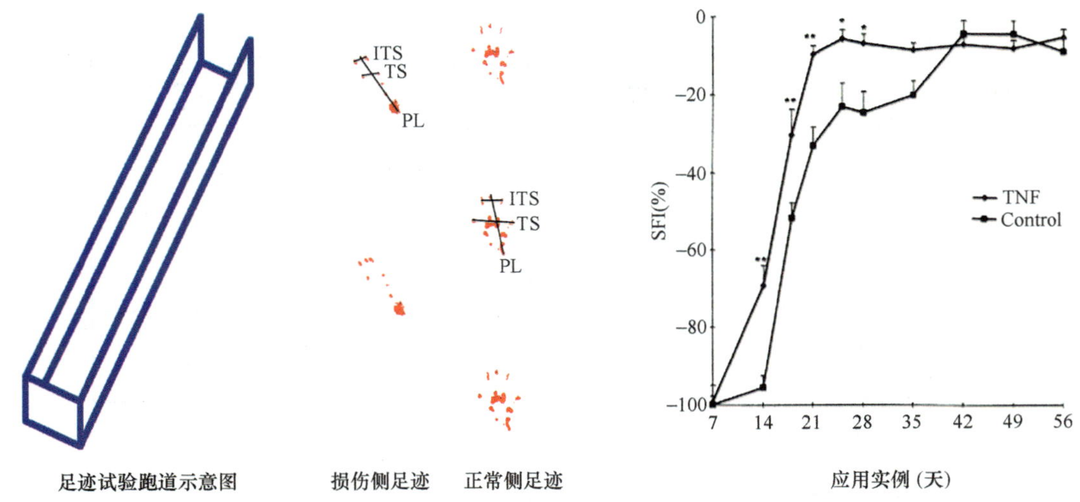

图 1-21　大鼠足迹试验参数测量及应用实例（右图引自 Chen，et al.，Neurochem Int 1996）

SFI＝118.9 TSF－51.2 PLF－7.5

TFI＝－109.9 PLF－7.2

PFI＝191.1 TSF－9.86

若实验中用坐骨神经损伤模型，则选取 SFI 评价。正常大、小鼠 SFI 为 0，坐骨神经完全损伤后，SFI 为-100，SFI 越接近 0，功能恢复越好。由于动物个体之间变异较大，所以在进行足迹试验时，应有足够的样本含量。若实验中仅用胫神经（或腓神经）损伤模型，则评价时选择 TFI（或 PFI）。足迹试验对神经钳夹伤模型最为适用，用于神经断裂或缺损修复模型时最常碰到的问题包括术肢溃疡、足趾自残缺失、术肢挛缩等，可导致足迹无法记录，SFI 无法计算，因而有学者仅选用足长因子等反应神经功能。也有学者报道采用视频辅助的大、小鼠神经功能评定方法，如 CatWalk 分析，但需特殊仪器设备。若要评价大、小鼠的感觉-运动协调性，可采用转棒试验（rota-rod test）。

足迹试验是经典和成熟的功能学评价方法，但仅适用于大、小鼠，对于较大型动物的评价方法，尚有待人们去摸索和探讨。最近，顾晓松等报道采用步态分析仪评价犬坐骨神经缺损修复后功能恢复水平，该方法可对足底压力分布变化特点、各时相时间长短等参数进行测量，可综合评定犬肢体运动功能。

与运动功能的评价不同，动物感觉功能的不易评定，方法较少。虽然有学者采用过针刺试验（pin-prick test）和感觉神经挤压试验（sensory pinch test），但并未得到公认，定量则更为困难。目前采用较多的是红外热痛觉测定、单丝触觉测定、震动痛觉测定等，但都需借助特殊仪器才可完成。自主（植物）神经功能恢复的评价较为困难，可采用碘-淀粉实验，但在实验性周围神经再生效果评价方面的应用至今仍鲜有报道。胡文、顾晓松等新近研究结果显示，靶皮肤区域的血流灌注调节功能重建可在一定程度上反映植物神经功能的恢复。

（五）其他评价指标

神经元的轴突具有顺向和逆向运输物质的功能，轴突损伤以后这种功能会丧失，再生以后运输物质的功能又会得到重建，因此可以采用神经示踪试验（neuronal tracing）来反映再生的情况。神经示踪试验最初被神经科学家用来进行神经束路的追踪，后来用于周围神经再生的评价，其原理是将某些小分子物质注射到神经纤维（或神经元胞体）的周围，神经细胞（突起或胞体）摄取这些物质后，沿轴突逆行运输（retrograde transport）/顺行运输（anterograde transport）到胞体（或神经末梢），采用适当的方法显示这些物质在目标部位（胞体或神经末梢）的存在来进行分析。科学家们曾使用辣根过氧化物酶（HRP）来进行神经示踪，但是由于需要显色，操作繁琐。目前常用的神经示踪剂是一些荧光（或带有荧光标记的）物质，如荧光金（Fluoro-Gold，FG）、真蓝（true blue，TB）、快蓝（fast blue，FB）、荧光红（Fluoro-Ruby）、荧光素标记的霍乱毒素 B(cholera toxin B，CTB)等，这些示踪剂本身能在适当激发下发出荧光，从而直接显示目标部位，无需显色，操作简便，因而得到了广泛的应用（图 1-22）。此外，前文提到的 Jacob 等显示神经-肌接头的方法，可用于顺行神经示踪试验。

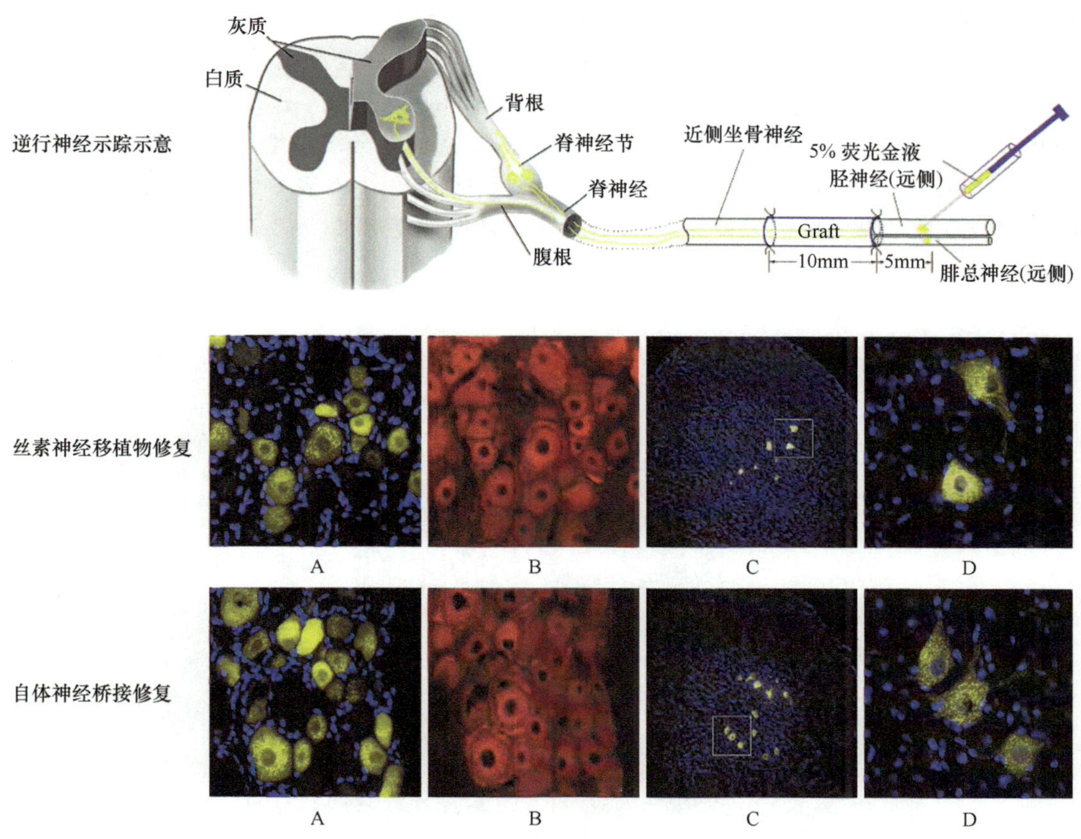

图 1-22　仿生型蚕丝丝素人工神经移植物修复大鼠坐骨神经缺损 6 个月后再生神经荧光金逆行示踪试验（红、蓝色分别为 DiD 和 Hoechst 33342 衬染；引自 Yang，et al.，Biomaterials 2007）

以上从形态学、电生理学等方面对实验性周围神经再生效果的评价指标作了简要概括，还就动物模型建立以及评价再生的时间选择作了总结。总的来说，对于周围神经再生的评价，目前还没有放之四海而皆准的“金标准”。构筑重建和功能恢复是评价周围神经再生水平的两个重要的方面。形态学、电生理和神经示踪试验等虽然都能提供再生的证据，但最终要以整体功能的恢复程度为标准。随着科学日新月异的发展，新方法、新技术不断涌现，将会有更多客观易行的方法来评价周围神经的再生。

与实验性周围神经再生的评价不同，对周围神经损伤临床修复后再生效果的评价侧重在功能重建上，神经本身特性决定不宜做组织学检查分析。周围神经损伤临床修复后功能恢复评价指标视所修复神经类别而定，对于感觉皮神经主要评价感觉功能，同时做植物神经功能评价；对于神经肌支的修复主要评价运动功能；对于混合神经则可分别评定感觉、运动和植物神经功能。

简便易行的感觉功能评定方法是针刺试验，但此法难以定量，且可能造成患者皮肤损伤。现在常用特定仪器（图 1-23）进行单丝触觉测定和两点辨别觉测定（two-point discrimination，2PD），前者用不同粗细的单丝触压损伤神经专属支配区皮肤，以患者能感受的最小单丝规格或对应的压力判定触觉恢复水平；后者用两点辨别觉测量仪上一定间距的两根金属杆触压皮肤，以患者能感受的最小两点间距代表其两点辨别能力。2PD 包括静止两点辨别觉（s2PD）和运动两点辨别觉（m2PD），前者测定时触压皮肤而不移动，后者测定时触压皮肤同时移动测定器，理论上同一区域 m2PD 测定值小于或等于 s2PD。上述感觉功能试验需依赖患者的主观感觉，因此评定时应罩住患者眼睛避免视觉影响，同时还采用一定技巧防止患者心理因素等的干扰。运动功能评价主要采用肌力测定，手功能可用握力计、捏力计（图 1-23）测定握力和捏力。感觉和运动神经功能恢复的分级一般采用英国医学研究会（British Medical Research Council，BMRC）的分级标准（表 1-3，表 1-4），对于既支配骨骼肌运动，又支配皮肤感觉的混合神经，可综合评价其功能恢复水平（表 1-5）。

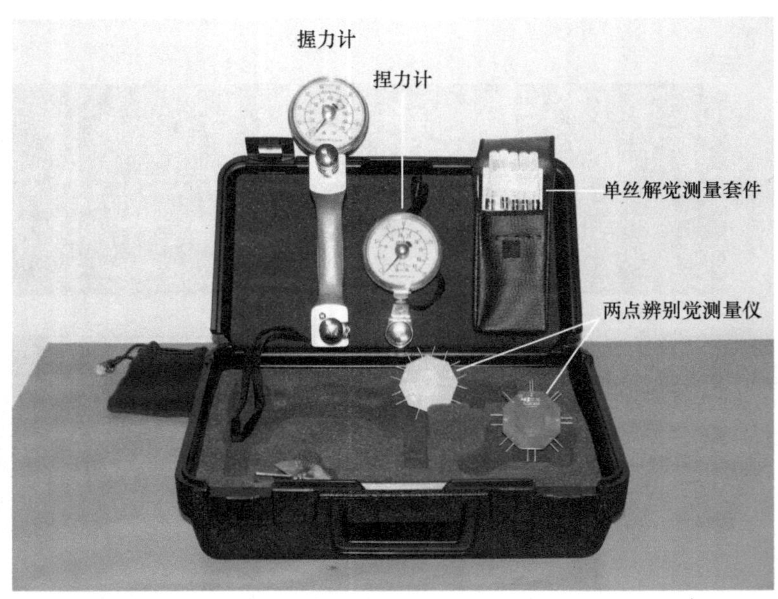

图 1-23　手运动和感觉功能评定的常用仪器

表 1-3　感觉功能恢复的 BMRC 评定标准（Mackinnon 和 Dellon 1988 年修订）

感觉功能级别	评定依据
S_0	神经专属支配区无感觉恢复
S_1	神经专属支配区皮肤痛觉恢复
S_2	神经专属支配区皮肤痛觉恢复，同时恢复部分触觉
S_3	s2PD 超过 15mm，m2PD 超过 7mm；痛觉恢复与触觉恢复，感觉过敏现象消失
S_3^+	s2PD 7～15mm，m2PD 4～7mm；痛觉恢复与触觉恢复同 S_3，但对刺激的定位更好，而两点辨别觉部分恢复
S_4	s2PD 2～6mm，m2PD 2～3mm；感觉完全恢复

表 1-4　运动功能恢复的 BMRC 评定标准

运动功能级别	评定依据
M_0	肌肉无收缩
M_1	近端肌肉有可察觉的收缩
M_2	远、近两端肌肉有可察觉的收缩
M_3	远、近两端肌肉收缩达到主要肌肉可以对抗阻力的程度
M_4	同上，另外有协同肌群和独自的运动
M_5	完全恢复至正常水平

表 1-5　前臂中远段正中神经功能恢复评定级别标准

拇指外展对掌功能	BMRC 感觉评级	Semmes-Weinstein 单丝触压觉	评级
拇指指间关节横纹中点至第三掌骨远端与掌横纹交点的距离(D)≤10mm	$S_{3^+,4}$	4、5 级（可感受规格 3.61、2.83 的单丝触觉）	优
10mm<D≤25mm	S_3	2、3 级（可感受规格 4.31、4.56 的单丝触觉）	良
25mm<D≤40mm	S_2	1 级（可感受规格 6.65 的单丝触觉）	可
D>40mm	$S_{0,1}$	0 级（对规格 6.65 的单丝触压无感觉）	差

神经传导与肌电图检测是评价神经功能恢复较客观的定量评价方法，可记录复合肌动作电位、运动单位电位、纤颤电位、感觉神经电位等，可通过测定动作电位振幅、潜伏期、神经传导速度等指标来反映神经再生质量（图 1-24，图 1-25）。植物神经功能恢复主要通过出汗功能来反映，评价方法有碘-淀粉试验、茚三酮试验等（图 1-25）。

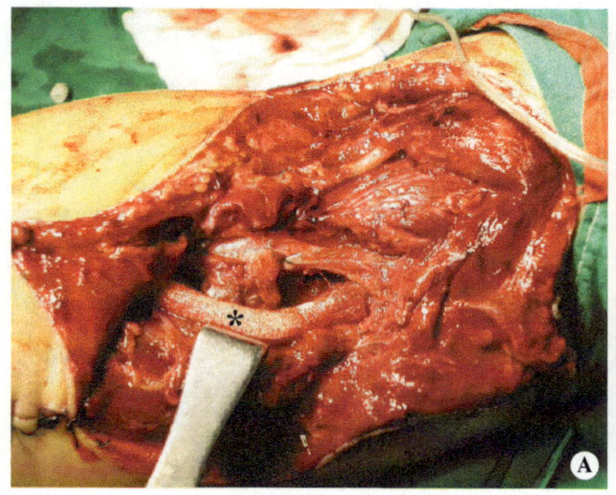

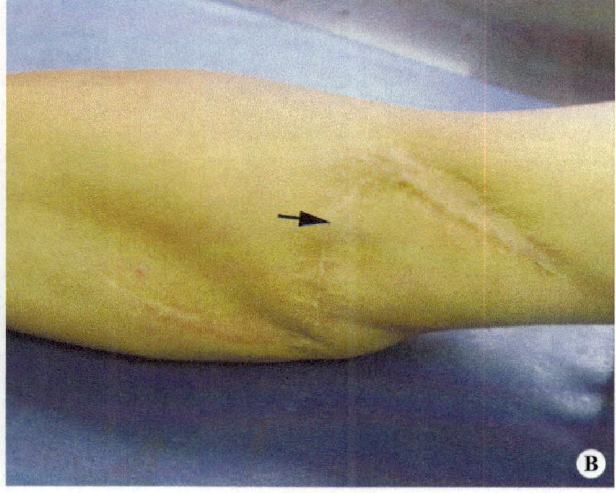

图 1-24　壳聚糖/PGA 人工神经移植物桥接修复成人肘部 35mm 正中神经缺损
（引自 Fan，et al.，Microsurgery 2008）

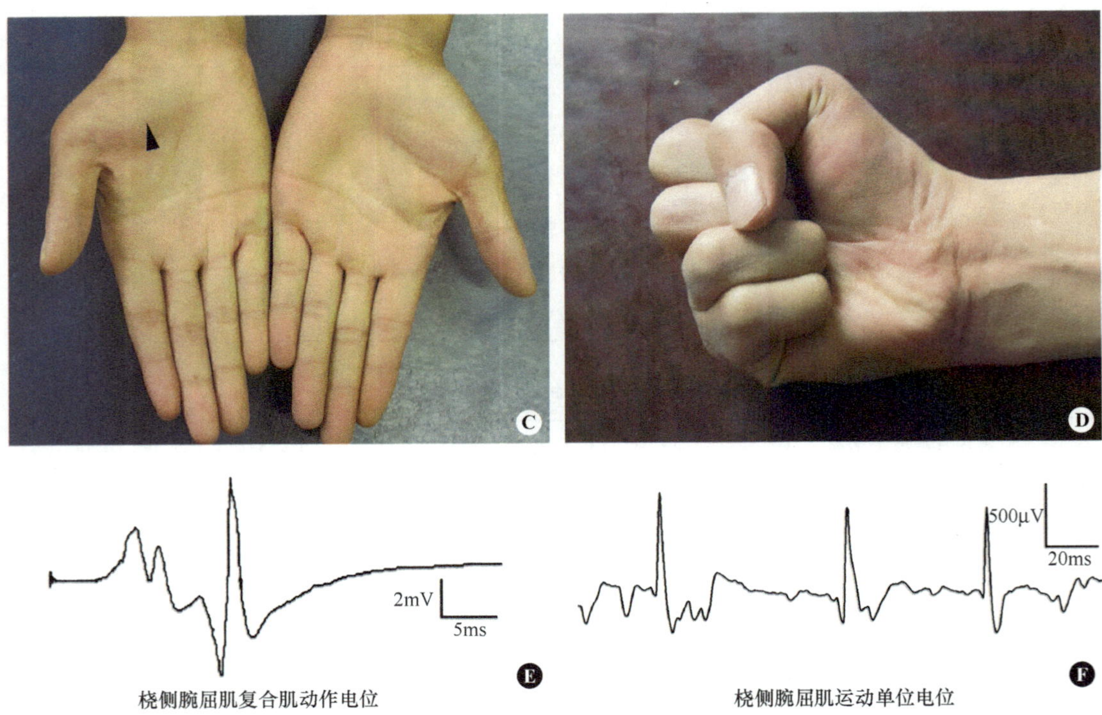

图 1-24　壳聚糖/PGA 人工神经移植物桥接修复成人肘部 35mm 正中神经缺损
（引自 Fan, et al., Microsurgery 2008）（续）

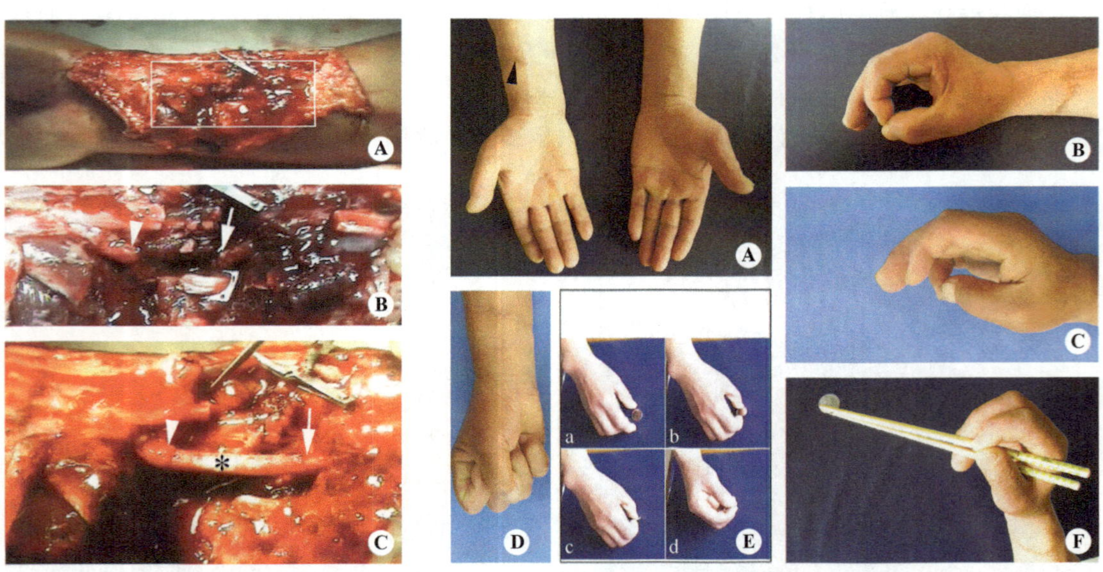

图 1-25　壳聚糖/PGA 人工神经移植物桥接修复成人前臂 33mm 正中神经缺损
（引自 Gu, et al., J Tissue Eng Regen Med 2011）

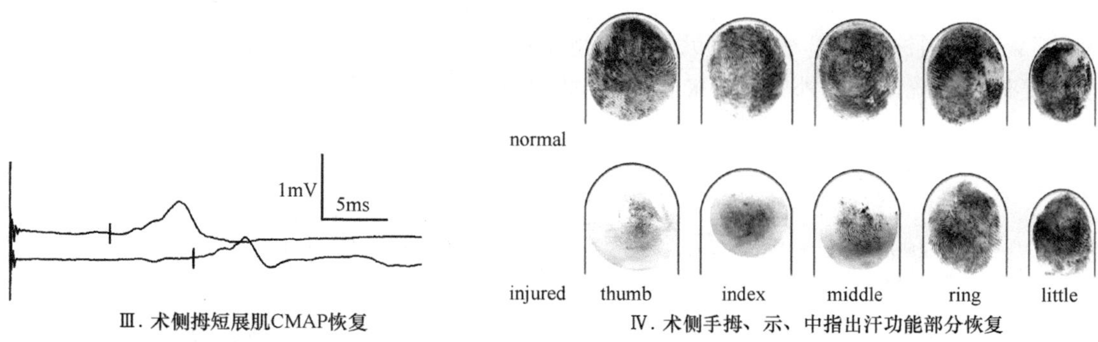

图 1-25 壳聚糖/PGA 人工神经移植物桥接修复成人前臂 33mm 正中神经缺损（引自 Gu,et al.,J Tissue Eng Regen Med 2011)(续)

第 4 节 周围神经修复

神经修复(nerve repair)指对神经损伤进行治疗,为实现成功的神经再生和良好的功能恢复而采取的各种措施。周围神经修复包括手术修复(surgical repair)和非手术修复(non-surgical repair)两大类,但平常所说的神经修复主要指手术修复。

一、手术修复

Sunderland Ⅰ度损伤仅有神经生理学改变或者伴有轻微的、局限性的脱髓鞘改变,神经纤维(特别是轴突)的连续性保持完整,无瓦勒变性,在去除病因(比如解除压迫)后,神经传导功能可在数天到数周内恢复正常,一般不需其他的特别处理。Ⅱ度损伤由于神经内膜管完整,神经可以完全再生,经过一段时间后可自行恢复,治疗上除了去除病因以外,不需要手术修复。Ⅲ度损伤,神经束膜完整,有自行恢复的可能性,一般也不需要手术修复。只有Ⅳ度及以上严重的周围神经损伤,必须进行手术修复。

手术修复方法

根据周围神经损伤的类型和严重程度,可以采用直接神经吻合和桥接修复两种手术修复方法。

1. 直接神经吻合

直接神经吻合就是对断裂的神经进行直接吻合,主要是缝合两断端的神经外膜或者神经束膜。若神经外膜缝合术若使用不当,神经束可能出现错位、卷曲、重叠和间隙等情况,影响神经再生。采用神经束膜缝合则可以避免上述情况。至于采用神经外膜缝合还是神经束膜缝合,要根据神经干的性质、损伤部位等因素决定。需要强调的是,由于神经本身具有生物弹性,而张力又不利于神经再生,因此直接缝合修复须在无张力的条件下进行才能够实现良好的神经再生。此外,还可以采用激光焊接或粘合剂粘接等方式吻合神经断端。

不同性质神经纤维对远端靶结构的再支配准确度是影响神经修复后功能重建的关键因素之一。研究表明,神经修复时在两断端之间“特意”保留较小的间隙(1～3mm,图 1-26),将有利于神经纤维的选择性再生(preferential reinnervation),提高再支配准确率,从而改善功能恢复。国内学者姜保国等对此进行了系列研究,他们采用部分脱乙酰甲壳素导管“小间隙”套接周围神经缺损,通过大鼠及灵长类动物模型研究,结果表明该方法修复后神经功能恢复优于传统的神经外膜直接缝合,提示此项技术具有潜在临床应用价值。

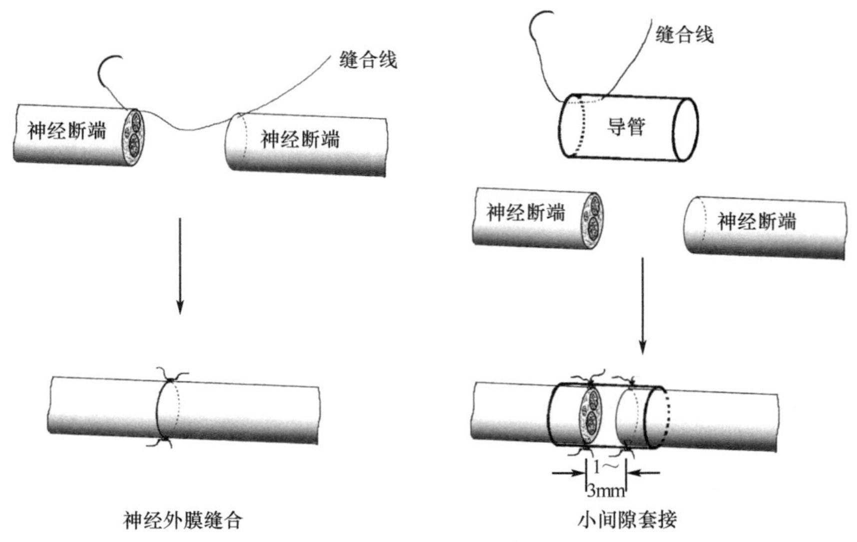

图 1-26 小间隙套接修复神经缺损示意图

2. 神经桥接修复

为了实现神经无张力缝合,临床上可以采取游离神经、改道或者缩短骨关节等措施,但当这些措施仍然无法实现上述目的而存在神经缺损时,就需要进行桥接修复,即采用自体神经或其替代品来桥接缺损神经的两侧断端,引导神经再生。自体神经移植是临床上采用最为广泛的桥接修复缺损周围神经的方法,是目前治疗长距离周围神经缺损的“金标准”。

(1) 神经组织移植

1) 游离神经移植:游离神经移植就是从自体取一段功能相对次要的神经,与两侧断端神经外膜分别进行吻合,对神经缺损进行桥接修复。可作为移植供体的神经一般是感觉皮神经,包括腓肠神经、桡神经浅支、臂内侧皮神经、前臂内侧皮神经、隐神经、股外侧皮神经、肋间神经、股后皮神经等。其中最常用的是腓肠神经,可供神经长度为 30~40 cm,该神经行程中途无分支,比较适合作供体神经,切除后只在踝外侧以及足中部外侧造成小范围麻木区。另一条常用的供体神经是桡神经浅支,可供长度 20~25 cm。如果需要修复的神经比较粗,供移植神经直径不能与之匹配时,可以将供体神经截成多段,进行电缆式神经移植。由于移植的供体神经已经断绝血供,其营养供应需要靠受区的血管长入,使其重新血管化(revascularization),建立血液循环。在血供恢复之前,供体神经的中心区域可能因为缺血而出现坏死,纤维组织增生形成瘢痕,影响神经轴突再生的效率。临床上对游离神经移植术进行改进,比如吻合动、静脉,静脉动脉化等,可以改善其疗效。

2) 带血管蒂神经移植:当并行的两条神经同时存在较长缺损时,可取其中一条连带其血管蒂一起移植修复另一条神经。例如前臂正中神经和尺神经双双缺损时,为了重建正中神经功能,可采用带蒂尺神经段移植。带血管蒂神经移植的优点是移植段血供较好,早期即可恢复血液循环,从而更有利于神经再生和功能恢复。

3) 神经移位修复:所谓神经移位,就是将功能意义相对次要的神经或神经根切断,通过适当方式将其近侧断端与功能意义重要的待修复神经远侧端吻合，达到重建神经功能的目的，这在臂丛等靠近躯干的神经损伤修复中尤为重要(图1-27)。常见的神经移位修复有副神经移位修复肩胛上神经、肋间神经移位修复肌皮神经、成人膈神经移位修复肌皮神经、同侧颈7移位治疗颈5,6根性撕脱伤、健侧颈7移位重建一侧臂丛根性撕脱伤后重要神经功能等。顾玉东等在这方面开展了大量深入、系统的工作，取得了卓有成效的研究成果。他们最近总结了采用健侧颈7移位术重建一侧臂丛根性撕脱伤后重要神经功能的疗效，通过62例患者最长25年的随访观察，修复的神经包括肌皮神经、正中神经、尺神经等，总体修复疗效较满意。

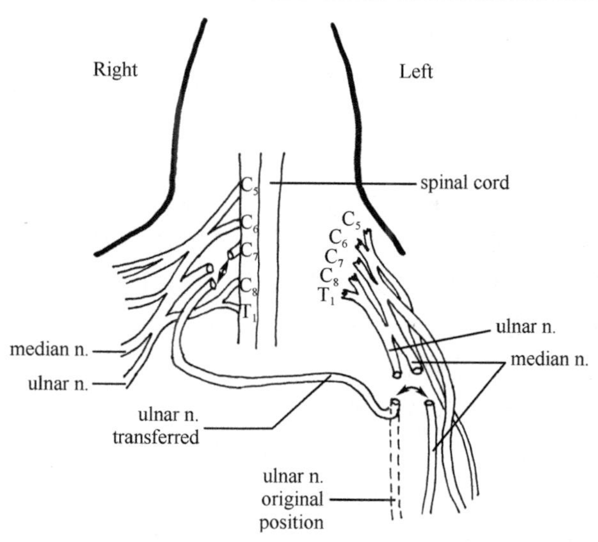

图1-27 健侧颈7移位重建一侧臂丛根性撕脱伤后的正中神经功能(取患侧尺神经作为移植物；引自 Lou, et al., Neuroscience 2006)

4) 异体或异种神经移植：自体神经移植由于供体神经来源有限，其结构和直径大小也难以与待修复神经匹配，而且会造成额外的神经缺损使得供体神经支配区的感觉缺失，使临床应用受到限制。人们很自然地想到用异体甚至异种神经来代替自体神经移植修复神经缺损，但免疫排斥反应极大地限制了它的应用。人们通过一些物理或者化学方法来去除供体神经中的活细胞，可以减小免疫排斥反应，这为神经移植治疗提供了新的思路。

(2) 自体非神经组织桥接：由于自体神经移植及异体和异种神经移植的局限性，人们又想到用自体的一些非神经组织来桥接神经缺损，这些组织包括：静脉、动脉、假性滑膜鞘管、骨骼肌等。这些材料源自患者自身，没有免疫排斥反应问题，基础研究及临床试验发现具有一定的神经修复效果，但是或多或少地存在缺血后塌陷、粘连和瘢痕组织增生等问题，使得功能恢复不够满意，限制了在临床上的使用。

(3) 生物材料移植物或组织工程神经桥接：生物材料是指任何用于或可用于构建与机体活组织直接接触的材料，用其制成生物材料神经移植物进行神经桥接修复的研究，已经称为近年来神经科学基础研究的热点之一。用于桥接修复神经缺损的生物材料神经移植物一般制成管状，称为神经导管(nerve conduit or nerve tube，如图1-26所示)。用导管修复神经损伤有很多优点，它简化外科手术的修复过程；降低缝合线处的张力；可以阻止瘢痕组织的长入；引导神经组织再生；有利于内源性神经活性分子从神经断端释放到管腔内，不至于扩散到外周，在管腔内形成有利于神经再生的微环境；将某些抑制神经再生的分子被隔离在管腔外等等。临床试验也表明，用导管套接修复神经缺损有利于神经功能的恢复。最早被用于制备人造神经导管的材料是硅胶(silicone)，作为一种常用的医用生物材料，它具有良好的生物惰性和柔韧性。但由于硅胶属于不可降解材料，往往会导致毒性、异物反应、阻碍神经生长或者压迫再生的组织等，需要二次手术取出，临床使用受到局限。近年来一般采用可降解生物材料制备的神经移植物或者与适当细胞联合构建的组织工程神经来修复周围神经缺损。对此，本书将作详细的专题介绍。

3. 手术修复中的几个问题

（1）神经断端功能束的鉴别：脊神经属于混合性神经，即在靠近脊柱的主干部分都含有感觉（传入）纤维、运动（传出）纤维以及交感神经纤维，仅部分神经在某些部位分支形成一些感觉皮神经，如桡神经两个终支中的浅支，就属于单纯的感觉神经。在脊神经的神经束中，有的属于感觉纤维束，有的属于运动纤维束，有的则为混合束。脑神经除了嗅神经（仅含特殊内脏传入纤维）和视神经（仅含特殊躯体传入纤维）以外，其他均属于混合神经，而且纤维成分较脊神经更为复杂。我们知道，成功的神经再生有赖于神经纤维长到正确的靶部位并实现重新支配，因此在进行神经缝合时鉴别神经断端功能束，进行同一功能束的吻合就显得尤为重要。

一般而言，越是接近靶部位的神经，功能束的分隔越清楚，纤维成分也相对简单，修复的效果也就越好。断端功能束的鉴别方法有如下几种：

1）利用断面图谱：解剖学家采用对整个人体或部分进行连续组织切片的方法，建立了断面图谱，通过它可以初步了解神经分支及其功能定位，能为临床医生鉴别功能束提供参考。但由于图谱断面很多，难以记忆，应用起来很不方便。

2）电刺激法：在手术过程中用一定强度的直流电刺激神经断端内神经束，刺激近端时患者有痛感的为感觉束，否则为运动束；刺激远端时肌肉收缩的为运动束，反之为感觉束。这种方法简便易行，但需要在局麻条件下进行，还需要患者配合，而且由于患者痛觉反应的个体差异很大，应用受到局限。

3）通过组织化学或者免疫组织化学染色鉴别：由于运动神经纤维中含有丰富的乙酰胆碱酯酶，可以于术中在神经断端切取一小片进行快速冷冻切片和胆碱酯酶组织化学染色，根据染色结果判断神经束的性质：运动纤维（轴索）呈阳性反应；感觉纤维（轴索）呈阴性反应；交感纤维呈强阳性。另外，利用提取的感觉神经特异性蛋白制备的单克隆抗体进行免疫组织化学染色，也有助于鉴别神经束的性质。但由于组织化学/免疫组织化学染色耗时比较长，采用改进的方法最短也需要 1 小时，所以术中应用多有不便。

4）利用自然分束鉴别：神经分支实际上就是在其主干内神经束（或束组）的延续，因而可以利用这一特点，根据自然束（组）的大小、形状、部位进行追踪、配对，达到鉴别神经束或束组之目的。这种方法简便易行，效果也比较可靠，最容易为外科医生所接受。

（2）神经缝合方法的选择：神经缝合有神经外膜缝合和束膜（束组）缝合，具体选择上应根据解剖学特点决定。一是根据神经束的性质，对于运动束（或束组）与感觉束（或束组）已经分开的，宜采用束膜（或束组）缝合，否则应采用外膜缝合。二是根据神经干的部位，神经干近端多为混合束，宜采用外膜缝合；而在神经干的远端，功能束（或束组）已经分开的，应采用束膜（或束组）缝合。另一种方法时根据神经束之间结缔组织的多少，结缔组织少的宜采用外膜缝合，反之宜束膜（或束组）缝合。

（3）神经缝合的张力问题：张力因素是影响神经再生质量的一个重要因素。由于周围神经具有生物弹性，若神经缝合时存在张力，那么在两端的神经束弹性回缩后在断端之间会形成间隙，张力越大间隙越大，间隙处容易产生瘢痕增生，势必障碍神经再生。张力会影响微循环，影响血液供应。神经束受张力作用，其直径会减小，束内压增高，从而妨碍轴浆流，影响轴突生长所需物质的运输。一般来讲，当神经缺损的长度超过神经直径的 4 倍时，就难以实现无张力的缝合。此时就需要进行神经改道或缩短骨关节，或者进行神经桥接修复。

二、非手术修复

所谓周围神经的非手术修复，就是采用一些非手术的手段保护受损神经元，促进神经的再生和成熟，从而促进神经功能恢复。研究发现，神经营养因子、某些中药以及电（电磁）刺激有利于神经再生。

神经营养因子是机体产生的一类能够促进神经细胞存活、生长、分化的多肽或蛋白质，来源于靶细胞而逆向营养神经元，产生生物学作用。神经营养因子包括神经营养素家族（主要有神经生长因子、脑源性神经营养因子、神经营养因子-3和神经营养素-4/5等）、胶质细胞系源性神经营养因子、睫状神经营养因子、成纤维细胞生长因子等。体外及动物体内研究发现，这些神经营养因子具有保护受损神经元、促进神经再生的作用。但可能因为给药途径、药物剂量、副作用等因素的影响，目前神经营养因子的临床疗效尚未得到肯定。

中医中药是中华民族的瑰宝，人们在实践发现，有些中药在神经损伤后功能恢复中具有一定作用，临床上常用某些中药或其复方剂来治疗周围神经损伤，遗憾的是。中药特别是复方剂的复杂性使其难以进行现代科学的研究和证实。近年来有学者通过制备单味中药或复方剂的提取物来研究中药的有效成分、药理作用及作用机制，取得了可喜的进展。如银杏叶提取物、牛膝提取物、复方红芪提取物等已被证实具有神经保护和促进神经再生的作用。

神经组织是一种有极性的组织，良好的神经再生需要神经轴突朝着靶器官方向定向生长。而电场和磁场均具有极性，有研究探讨了二者在周围神经再生中的作用，结果发现适当的电刺激、电磁刺激均能对神经再生起到一定的促进作用，但其作用机制尚未阐明。另外，也有研究认为电刺激有利于保护失神经骨骼肌，延缓其变性，从而为成功的神经再生和重支配赢得时间，但尚存在争议，有待进一步研究证实。

需要说明的是，对于严重的周围神经损伤，最重要和首要的是进行手术修复，而非手术修复仅可作为补充，起辅助治疗作用。

（胡　文　顾晓松）

第5节　组织工程化神经

组织工程学（tissue engineering）的兴起和发展为构建新一代的人工神经移植替代物指明了新的方向。组织工程学是20世纪80年代开始发展起来的一门交叉学科，它应用工程学和生命科学的原理与方法，研究开发生物替代物以修复人体各种组织或器官损伤，或者增进、改善人体组织或器官的功能和形态。组织工程为组织器官缺损和功能障碍性疾病的治疗提供了全新的思路，被认为是21世纪最具应用前景的治疗方法之一。组织工程具有三个要素——支架（scaffolds）、种子细胞（seed cells）和可溶性调节因子（soluble regulators）。组织工程的基本思路是，用活细胞以某种方式与细胞外基质或支架材料相结合，并施加一些可诱导和促进生长的因子，在体外形成人工组织或器官，用以修复或替换机体的受损组织或器官。组织工程涉及四方面内容：建立种子细胞库；制备生物材料支架，提供三维空间支架和组织或器官生长的模板；组织培养，将细胞接种在生物材料支架上培养，实现组织或器官克隆；体内（临床）应用技术。目前对于皮肤、骨、软骨、肌腱、角膜等组织/器官的组织工程研究已经比较深入，部分产品已经实现了商品化。

组织工程神经的支架常见构建模式有四种：中空单通道导管、内置纤维支架的导管、充填基质凝胶(或海绵)的导管、多通道导管(图 1-28)。单通道导管是最普通的神经导管,也有的在单通道神经导管中填充凝胶或者海绵状基质。研究发现,适当内置纤维或者充填基质比用空导管修复神经缺损的效果更好,这可能与纤维或基质引导施万细胞迁移和轴突生长有关。大量基础研究还表明,用适当生物材料制备的神经支架(或称人工神经移植物)对周围神经缺损具有较好的修复作用,部分产品已经过渡到临床试验阶段,其中有的还取得了令人振奋的结果。

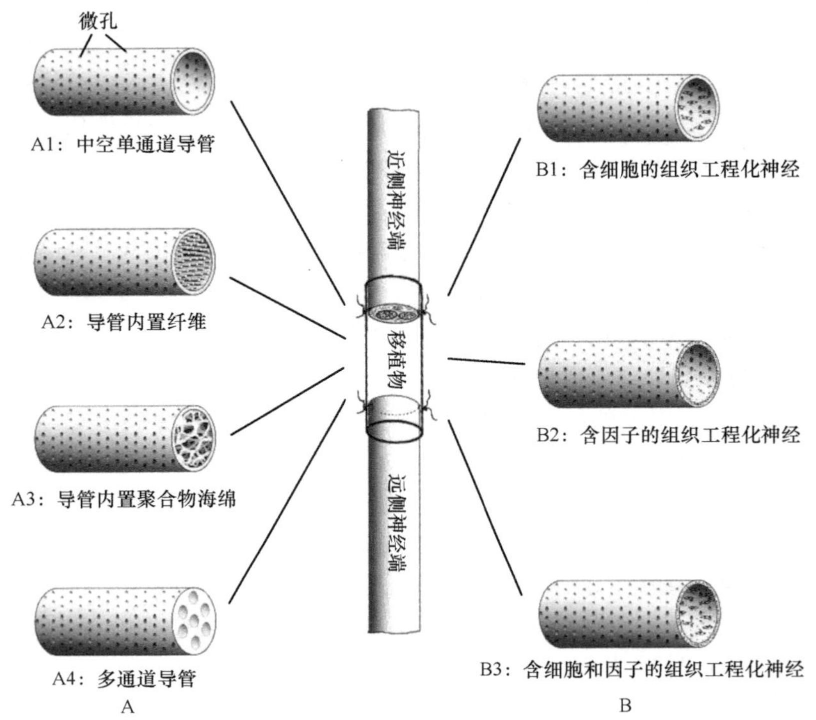

图 1-28 组织工程化神经及其支架的构建模式(引自 Gu, et al., Prog Neurobiol 2010)
A. 人工神经移植物构建模式;B. 组织工程化神经构建模式

一、组织工程化神经与生物材料

组织工程化神经的构建需要合适的生物材料支架,而合适的组织工程化神经支架本身可修复一定距离的周围神经缺损,它在神经断端之间架起一座桥梁,在支持神经再生、引导和促进轴突生长等方面起着重要的作用,有利于再生神经的塑形,因而相关生物材料及支架构建研究依然是研究的焦点。良好的组织工程化神经支架材料应具备以下特性:生物可降解;无毒、无致畸和致突变作用;没有或仅有微弱的免疫原性;与人体组织相容,形成瘢痕组织少;有利于物质交换和血管长入;能引导和促进神经组织生长;材料来源容易,等等。由于可降解材料在体内可被生物组织降解和吸收,支架在完成神经修复的使命后可以降解消失,不会对再生神经造成影响,也无需二次手术取出,因此更受人们关注。可降解生物材料根据来源分为天然材料和人工合成材料两大类。常用的天然可降解材料主要有胶原(collagen)、壳聚糖(chitosan)、海藻酸盐(alginate)等,人工合成高分子材料主要有聚乙醇酸(polyglycolic acid, PGA)、聚乳酸(polylactic acid, PLA)、聚乙交酯-丙交酯(poly lactide-co-glycolide, PLGA)等。

生物材料使用的一个重要前提是具有良好的生物相容性(biocompatibility)。生物材料相容性是指材料与生物机体之间相互作用后产生的各种复杂的生物、物理、化学等反应。长期以来，人们致力于这方面研究，一方面是用各种方法来改善材料的相容性，另一方面研究了材料在与人体接触中的各种生理、生化反应，进行分类并阐述其作用机制。生物相容性反应可分为血液反应、免疫反应、组织反应、生物化学反应等。在人们了解上述反应和机制后，为了保证材料在使用中，尤其是在植入体后能安全使用，并对机体无损害，就必须制定各种医用材料的测试方法、使用标准和相应的法规。我国医疗器械生物学评价标准 GB/T16886 于 1997 采用了国际标准，从而保证了我国生物医用材料和医疗器械使用时的安全性。

构建组织工程化神经的支架材料按来源可分为两大类：天然材料和人工合成的聚合物材料。天然材料是指那些来源于动植物的材料，如自体、同种异体或异种神经，或者其他非神经组织如静脉、骨骼肌、胶原(collagen)、明胶(gelatin)、壳聚糖(chitosan)、丝素蛋白(silk fibroin)、藻酸盐(alginate)等。人工合成聚合物材料按其能否降解又分为可降解和不可降解两种，其中可降解的人工聚合物材料如聚乙醇酸(polyglycolic acid, PGA)、多聚左旋乳酸(poly *L*-lactic acid, PLLA)、聚羟基丁酸盐(poly-3-hydroxybutyrate, PHB)及其共聚物；不可降解的如硅胶(silicon rubber)、多聚四氟乙烯(polytetrafluoroethylene, ε-PTFE)、乙烯-乙烯乙酸酯共聚体(ethylene vinyl acetate copolymer)、聚吡咯(polypyrrole)等。

(一) 天然材料

天然生物材料是一种资源丰富、性能优良的生物材料。可降解的天然生物材料直接取自生物体内，它们的结构和成分与人体组织器官细胞间质中的蛋白质和聚糖相似，与细胞有良好的亲和性、生物相容性和生物可降解性，且降解产物无毒副作用；天然生物材料本身就具有相同或类似于细胞外基质的结构，一般都含有特殊信息(如特殊的氨基酸序列)，可促进细胞黏附、增殖和分化。因此，尽管与聚乳酸等可降解合成高分子材料相比，天然高分子的机械强度和加工性能还有待提高，但是它仍然是一种重要的组织工程支架材料。目前，常用的可降解的天然生物材料有丝素、壳聚糖、甲壳素、胶原、明胶、纤维素、海藻酸盐、水凝胶和生物膜等。

1. 天然生物组织及其衍生物

(1) 同种异体神经与异种神经：自体神经移植是临床上治疗周围神经长距离缺损的“金标准”，目前仍然将此方法作为评价各种神经移植替代物效用的重要参比，但自体神经移植具有来源局限、移植供区失神经功能障碍等缺点。同种异体神经以及异种神经虽然具有神经内膜管结构，含有促进神经生长的物质如层黏连蛋白，有利于引导、容纳神经轴突生长通过，但受到免疫排斥反应的限制，去细胞技术的应用拓宽了这一领域的研究。

构建人工神经移植物的一种思路是应用天然的细胞外基质支架，即采用经去细胞处理的神经移植物。去除同种异体神经组织中的活细胞，其免疫原性大大减弱，而神经基底膜管保存完好，可作为神经纤维再生的通道。去细胞方法有两大类，一类是反复冻融法，另一类是化学萃取法(用 Triton X-100 和脱氧胆酸钠)，后者不但能去除细胞，还能较好地去除髓鞘结构，移植疗效较好。卢世璧等采用化学萃取法制备去细胞同种异体神经移植物，并对其修复周围神经缺损的作用进行了系列实验研究，他们发现用改良化学萃取法(采用 Triton X-200、sulfobetaine-10 和 sulfobetaine-16，替代 Triton X-100 和脱氧胆酸钠)制备的移植物细胞及髓鞘去除彻底且结构保存完好，通过大鼠、犬等动物粗大神经的长段缺损修复研究发现移植后神经再生质量较好，且有利于神经纤维的趋化性生长（图 1-29）；已报道30余例临床神经修复结果，修复神经涉及臂丛神经、副神经、桡神经浅支等，最长随访时间超过6年，结果显示去细胞神经移植物对人长段周围神经缺损的临床修复效果较满意。国内学者刘小林等也对去细胞神经移植物修复周围神经缺损进行了较深入的系列研究，发表了系列研究论文，有关产品目前正在开展临床试验。

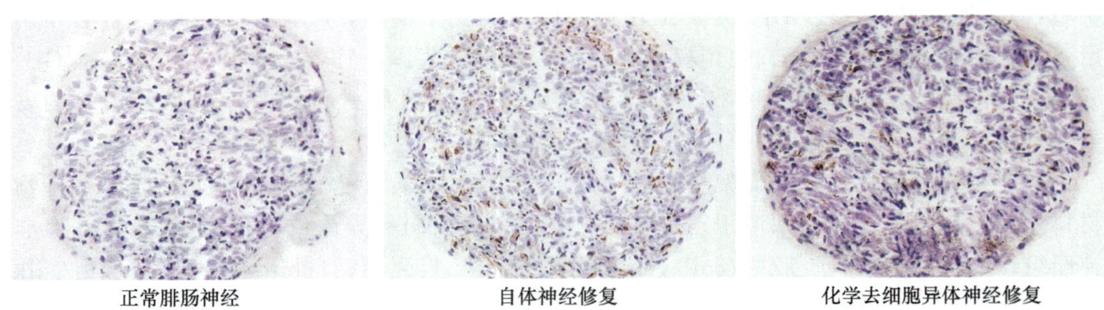

图 1-29　化学去细胞神经修复大鼠坐骨神经缺损有利于运动神经纤维的趋化性生长
（乙酰胆碱酯酶染色；引自王冠军等，中国修复重建外科杂志 2010）

孙慧哲等采用组织工程化低渗脱细胞方法制备同种异体神经移植物，研究发现脱细胞异体神经移植物含有诱导和促进神经再生的相关蛋白，有利于受损神经的再生。张旭等采用组织工程化低渗脱细胞方法制备异体神经移植物，用处理后的兔坐骨神经桥接大鼠10mm坐骨神经缺损。结果术后3个月，大鼠术侧下肢足趾能分开，行走时后蹬有力，足底有反应。光电镜观察移植物对神经再生情况，见有大量再生的神经纤维成束排列，有髓纤维的髓鞘较为成熟，术侧下肢腓肠肌肌纤维上的运动终板呈AChE强阳性，并有成AChE阳性的神经纤维与其相连，表明再生神经纤维又重新实现了对靶器官的再支配，为运动功能恢复奠定了结构基础。Krekoski等将同种异体坐骨神经段经液氮反复冷冻制成去细胞神经移植物，再经降解硫酸软骨素蛋白多糖处理，该移植物由于去除了活细胞，免疫排斥反应微弱，用其桥接大鼠10mm坐骨神经缺损，术后4天就见到施万细胞移行进入，部分再生轴突通过移植物长入远侧神经断端。Li等将经过脱细胞处理的兔胫神经用于修复大鼠坐骨神经10mm缺损，术后6个月通过步态分析、挤捏试验、形态学和形态测定分析等方法对其功能的修复进行评价，结果显示：与自体组相比，坐骨神经的功能恢复指数，再生有髓轴突的总数、直径和髓鞘厚度都无差别，且再生神经纤维的分布、形态和结构都与正常神经相似。Hess等将冻存7天的同种异体尺神经与自体施万细胞结合用于修复灵长类猕猴尺神经6 cm缺损，术后6个月组织学和组织形态测定分析发现：不管是再生神经纤维的总数还是神经密度，与用单纯的同种异体尺神经桥接的相比都有明显差异。但该移植物免疫反应与自体神经修复组相比却无差别。

除了化学去细胞以外，据报道经过甲醛、戊二醛处理的异体或异种神经也能修复周围神经缺损，但其排异反应等问题尚未待进一步研究解决。

（2）静脉：静脉血管管壁较薄，利于营养物质扩散，也利于神经趋化物质发挥作用，并且其组织结构与神经外膜相似，血管内皮细胞的基膜又类似于神经的基膜，有利于神经再生。另外，自体静脉又具有来源广、取材容易、组织相容性好等优点。Strauch等采用自体臀静脉复合施万细胞修复60mm腓神经缺损，结果表明自体静脉神经导管远端神经再生效果好。Zhang等采用自体静脉复合施万细胞修复兔40mm胫神经缺损，术后2个月，电生理学检测显示诱发的肌动作电位，运动神经传导速度是自体组的一半；组织学结果进一步证实观察到新的神经束膜和髓鞘形成。说明静脉管有利于施万细胞的生长，而且这种复合导管有望作为修复长距离神经缺损的替代物。Berenholz 等用静脉移植修复大鼠面神经损伤，发现用精胺注射处理的静脉移植这种综合疗法效果显著，其功能修复包括运动，神经传导速度和再生轴突的数目都表明该疗法可以更完全的促进面神经的修复。Tang 等用自体静脉移植和内膜外翻的静脉移植修复大耳白兔面神经 10 cm 缺损。于术后 16 周的不同时间点进行须运动实验和电生理测试，用组织学方法来评价面神经再生形态的修复。经过观察发现术后 8 周，实验组和对照组在电生理和组织学测试没有显著差异。16 周时，内膜外翻的静脉移植与经典的静脉移植在促进神经再生方面也没有差异。说明两种静脉移植对于神经再生都有促进作用。Acar 等用静脉移植修复大鼠胫-腓神经缺损，以端对端缝合作为对照。术后 90 天，进行电生理学检测，估算有髓神经纤维的数量以及髓鞘厚度。研究发现静脉移植组与端对端缝合组有显著差异，在端对端缝合组中发现空泡和变性材料。3 个月后观察发现静脉移植组具有瘢痕较少，神经外膜较薄，再生的轴突数量都和炎症细胞少等特点，这些都说明静脉移植有利于神经再生。

总的看来，虽然经过各种处理的静脉导管在动物体内实验显示了不同程度的修复神经作用，但是因为管壁太薄，会出现再缺血后会塌陷，出现再生不良、粘连、瘢痕组织增生等问题，因而很难应用于临床，都没有取得突破性进展。

(3) 骨骼肌：骨骼肌具有与神经类似的基底膜管，也被用作组织工程材料进行研究，肌肉神经导管的优点：充足的移植材料供给，能制作成各种形态和尺度适合需要的肌肉移植物；没有供区功能缺陷；与同种异体神经移植物和人工合成的导管相比，自体肌肉移植物具有免疫相容性，无异体排异反应，价格便宜。Fansa 等比较了去细胞肌移植物和静脉管的作用，他们将活的施万细胞分别种入准备好的静脉管腔和去细胞处理的肌移植物中，桥接大鼠 20mm 坐骨神经缺损，6 周后进行组织学和形态计量分析，发现肌-施万细胞移植物组再生的神经更规则、更有序，再生纤维的走向更合理。

研究表明，去细胞肌移植物植入体内后虽然并非完全无免疫排斥反应，但比起未经去细胞处理的肌移植物来排斥反应却小得多，而且反应仅仅局限在移植物的周边部分；移植物植入后 5～7 天开始有新生血管长入，7 天后巨噬细胞开始浸润，能够提供营养物质和生长因子维持施万细胞存活。Kerns 等比较了去细胞神经移植物和去细胞肌移植物修复神经缺损的作用，认为二者修复神经缺损效果相当。高志强等对 2 例面神经鞘瘤患者，在完成肿瘤切除后，切取患者颞肌，修剪成与缺损神经直径相当、长度相同的骨骼肌束，经 250 W 微波持续 120s 干热变性处理后，行神经-肌肉端端吻合，一期修复面神经缺损，从而探讨骨骼肌作为一种非神经材料在修复面神经缺损的临床应用效果。结果经术后 2 年随访，面肌功能恢复满意，临床电生理有显著反应，说明干热变性处理的骨骼肌修复面神经缺损具有较好效果，值得进一步探讨研究。邵国喜等比较用半吻合、半埋入法骨骼肌桥接与神经移植治疗神经缺损的效果，以探讨半吻合、半埋入法骨骼肌桥接的临床应用价值。随机选择每只左侧后肢的坐骨神经造成的神经缺损用半吻合、半埋入法骨骼肌桥接，右侧缺损采用神经束膜端对端缝合移植修复。大鼠分笼饲养。3 个月后，所有动物的双下肢功能均得到恢复，通过肉眼观察、手术显微镜下观察、神经肌电图检查及组织学检查，骨骼肌桥接侧与神经移植侧差异无显著性。半吻合、半埋入法骨骼肌桥接治疗周围神经缺损取得与神经移植相近的结果，是一种具有潜在临床应用价值的神经修复方法。

(4) 小肠黏膜下层：小肠黏膜下层(small intestinal submucosa, SIS)实质上是天然无细胞的细胞外基质，40%干重由纤维状胶原构成，是一种良好的天然半透膜。研究认为小肠黏膜下层含有葡萄糖胺聚糖和糖蛋白，如透明质酸酶、肝素、硫酸乙酰肝素、硫酸软骨素A和硫酸软骨素。肠衣膜是一种良好的半透膜，作为生物支架材料已广泛应用于多种组织缺损修复的实验和临床研究，而且相关的动物研究中也获得了良好的效果。取经过检疫的健康成年猪的新鲜近段空肠经过常规处理、清洗后制得的神经桥接材料。Smith等研究发现小肠黏膜下层是一种可以更好地促进周围神经再生的生物材料，具有许多优点：在近端和远端之间充当天然材料导管，提供良好的再生环境，没有免疫原性等。初步进行了SIS导管桥接大鼠坐骨神经缺损的研究，术后90天用组织学方法观察了远端神经定向生长，进一步的工作还再进行中。Su等研究了体外SIS与施万细胞的相容性。通过用光镜电镜观察细胞的形态，MTT法测定细胞活力，ELISA对NGF-β和BDNF进行定量，以及RT-PCR对NGF-β和BDNF的mRNA进行半定量。结果表明施万细胞在SIS表面状态良好，并分泌相关的因子。说明施万细胞与SIS生物相容性好，而且预先种有施万细胞的SIS有望成为自体移植的替代物用于修复长距离周围神经缺损。Hadlock等先后成功地用SIS桥接大鼠7mm、14mm坐骨神经缺损，且复合单层施万细胞的SIS效果优于单纯SIS，SIS与施万细胞有良好的生物相容性，能够修复长距离周围神经缺损修复。Xei等用SIS修复大鼠周围神经缺损，并用自体移植和膜内侧翻外静脉移植作为对照。发现SIS组优于膜内侧翻外静脉移植组，和自体组相近。因此，SIS是一种有望用于修复周围神经缺损的神经移植物。

(5) 生物膜：生物膜是一种天然高分子生物材料，含胶原、糖蛋白、蛋白多糖、整合素和板层体等多种成分，它表达多种生长因子及mRNA的相关蛋白，能为细胞的增殖、分化提供丰富的营养成分，有利于细胞的生长繁殖。生物膜具有可吸收性、良好的渗透性、取材方便等特点。如：羊膜(amnion)是一种半透膜，具有排异反应小、可降解、可塑性良好、存储方便的特点，更重要的是它本身含有多种胶原和神经生长因子。Mohammad等用羊膜管桥接大鼠10mm坐骨神经缺损，发现神经再生及功能恢复的程度与自体神经移植组相当，明显优于对照组硅胶管组，移植后4个月羊膜管降解。羊膜导管由于其独特的性质，比如包含神经营养因子，可降解，免疫排斥小，弹性好，易制备成不同形状等优点，使其作为一种有效的神经桥接物替代材料，具有潜在的临床应用价值。Mligiliche等将羊膜细胞外基质去细胞后制成管状，用以修复鼠坐骨神经缺损，发现直径1～2mm的导管修复作用最好，能诱导坐骨神经再生。Zhang等将羊膜衍生物制成导管并种植有自体施万细胞用于修复大鼠坐骨神经缺损25mm。术后3个月通过示踪实验，电生理测试，免疫组化分析等手段来评价其修复功能。发现再生轴突丰富，神经肌接头功能恢复，功能恢复达到正常的40%～60%。说明该导管可以用于神经再生。Schroeder等将羊膜与背根神经节共培养，发现羊膜具有定位依赖的神经促长效能，可以影响临床结果，为羊膜移植提供了一定基础。

由于去细胞神经、肌移植物和羊膜的来源均比较有限，不适于大批量生产，有的还具有一定的免疫原性，难以满足临床需求，于是人们不断探索使用天然或人工合成的聚合物在体外构建神经支架。

2. 天然多聚体生物材料

(1) 壳聚糖：壳聚糖(chitosan)是甲壳素脱乙酰化的产物，是一种带正电荷的天然高分子聚合物，属于直链氨基多糖，是自然界大量存在的唯一的碱性多糖。一般而言，甲壳素的*N*-乙酰基脱去50%以上就可以称为壳聚糖。壳聚糖是β-(1, 4)-2-氨基-2-脱氧-*D*-葡聚糖

(分子式为 $C_6H_{11}NO_4$,相对分子质量为161)的聚合体。

壳聚糖生物学特性与甲壳素类似,但比甲壳素更具柔韧性,具有体内组织相容性好,可吸收等良好的生物学特性。

袁颖、顾晓松等将壳聚糖膜和壳聚糖纤维分别在体外与施万细胞共培养,于相应时间点用光镜和扫描电镜进行细胞生长观察(图1-30)。通过免疫细胞化学染色鉴定施万细胞以及MTT法测定细胞活力。结果发现施万细胞可以长在壳聚糖材料上并以两种形态存在:球状和长橄榄状两种生长形态。两种细胞互相延长接触。长梭形细胞倾向于环绕着壳聚糖纤维生长。同时还发现施万细胞容易在壳聚糖构成的立体框架上迁移,而且生长在壳聚糖纤维上的细胞比壳聚糖膜上的细胞迁移更快。壳聚糖和施万细胞生物相容性良好。

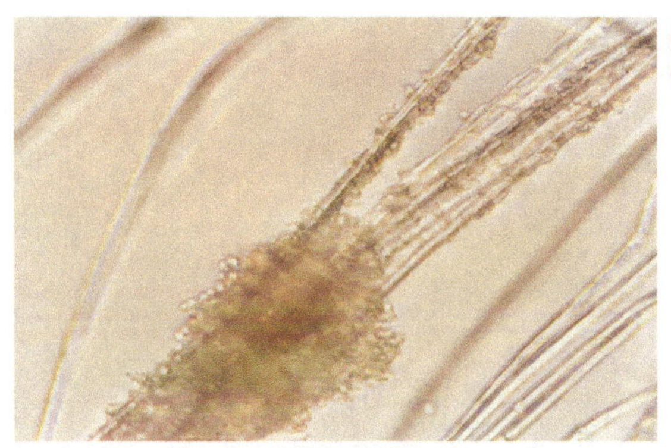
培养7天,光镜

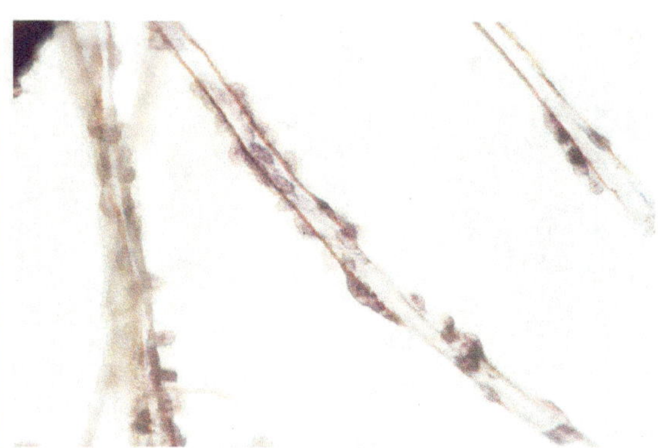
培养7天,抗S-100免疫细胞化学染色

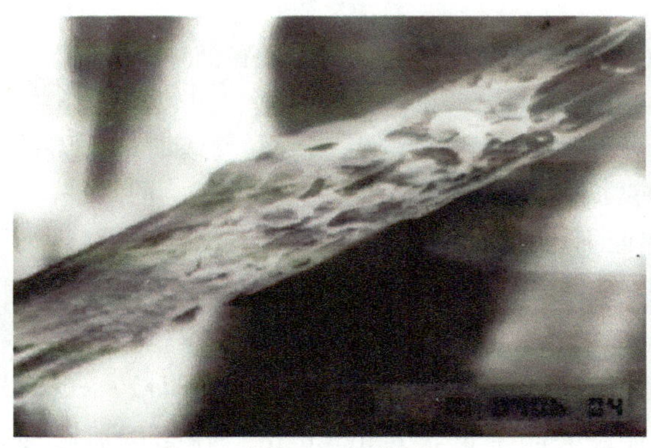
培养7天,扫描电镜

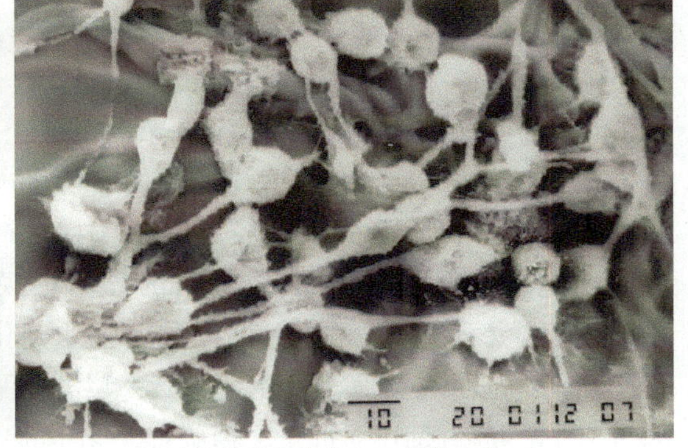

壳聚糖膜上培养7天,扫描电镜

图1-30 施万细胞壳聚糖膜和壳聚糖纤维上黏附和迁移(引自Yuan,et al.,Biomaterials 2004)

杨宇民等将壳聚糖和甲壳素按一定比例混合制得导管用于神经再生的研究,扫描电镜(图1-31)观察该导管结构均匀且具有多孔结构。红外表征图谱说明导管上没有制备过程中的物质残留。而且将壳聚糖中加入甲壳素可以提高机械强度和最大抗拉强度从7.2~9.6 MPa。实验结果说明导管在体内不会发生溶胀而且与周围组织有良好的相容性。

顾晓松等在前人研究的基础上,将壳聚糖和PGA结合使用,用壳聚糖制成多孔的、便于物质交换和血管长入的套管,PGA制成有利于施万细胞和神经突起有序导向生长的纤维支架,二者整合构建成"人工组织神经移植物"。该移植物辅加能促神经生长的中药提取物"神经再生素",桥接大鼠坐骨神经缺损10mm及狗坐骨神经缺损30mm,术后6个月,多项形态、电生理及功能指标显示神经功能恢复良好,与自体神经移植组相近。该壳聚糖/聚羟基

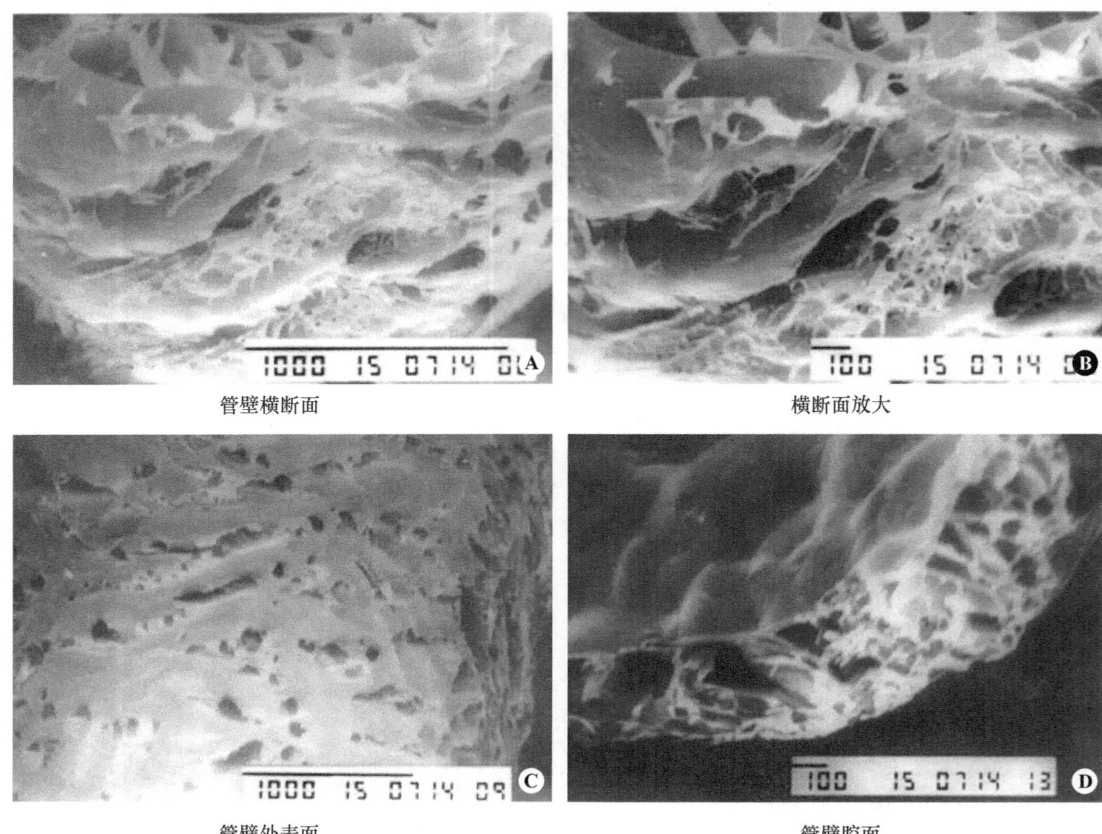

图 1-31　壳聚糖/甲壳素导管扫描电镜像(引自 Yang,et al., Biotechnol Lett 2004)

乙酸人工组织神经管也被应用于临床进行神经损伤的复。Fan 等将其用于修复人肘部正中神经缺损 35mm,经 3 年的随访观察,正中神经的感觉和运动功能恢复达到 M_4 和 $S_3{}^+$ 的水平。

Cheng 等比较了壳聚糖膜及其衍生物对神经细胞的黏附、促分化和促生长的作用,认为混有聚左旋赖氨酸、胶原或白蛋白的壳聚糖膜能更好地黏附神经细胞,其中混有聚左旋赖氨酸的壳聚糖膜能更好地促进神经细胞的分化和生长。Wei 等制备了一种壳聚糖-胶原膜,移植后 12 周明显降解,可用于神经组织工程。Cheng 等研究发现加入适量明胶(wt/wt 60%)的壳聚糖膜比纯的壳聚糖膜能更好地促神经突起生长。Yamaguchi 等用蟹的肌腱加工制备成壳聚糖管,其性质适合于神经组织工程。并用这种壳聚糖管桥接大鼠 15mm 神经缺损,效果良好。他们还发现经共价结合层黏连蛋白肽的蟹腱壳聚糖管也有较好的修复神经缺损的作用,但比起自体神经移植组来,其修复效果尚欠佳。

(2) 甲壳素:甲壳素(chitin)又名几丁质、甲壳质、聚乙酰氨基葡萄糖等,最早由法国人 Braconnol 于 1811 年发现,大量存在于节肢动物,如虾、蟹的甲壳之中,也存在于菌类、昆虫类、藻类细胞膜和高等植物的细胞壁中。甲壳素是一种天然高分子化合物,属于碳水化合物中的多糖,其学名是 β-(1, 4)-2-乙酰胺基-2-脱氧-*D*-葡萄糖是由 *N*-乙酰胺基葡萄糖以 β-1,4 糖苷键连接而成的聚合体。甲壳素具有良好的生物相容性、生物可降解性、无毒、无致畸致突变作用,无免疫原性,能引导和促进神经生长,材料来源广泛等特点。

黄孝文等精制甲壳素制成神经导管修复兔面神经颊支 10mm 缺损,对照组按照传统的方法将切下的神经小段两端颠倒后连接神经缺损,分别于术后 12 和 24 周应用诱发电位仪及光镜、电镜观察再生神经电生理功能和组织形态、超微结构恢复情况，结果显示实验组与自体神经移植对照组再生神经各项电生理和形态结构指标的差异无显著性。

程赛宇等采用硅胶管套接大鼠切断的坐骨神经，硅胶管内给予生理盐水或甲壳素溶液填充，分别于术后 30 天和 90 天，应用电生理检测、HRP 逆行示踪方法及轴突图像分析方法来检测损伤的神经在电传导、轴浆运输及髓鞘再生等方面的恢复情况。结果显示甲壳素对周围神经损伤后的神经再生及修复具有积极的促进作用。

徐靖宏等用 2%水溶性甲壳素以不同速率在钢模上分别浇制成孔为＞ 10mm（全通透）、＜10mm（半通透）和 0（不通透）的三种半透明导管，内径 1.2～1.6mm，壁厚 140mm，长 1.4 cm。再取孔径为 100mm 的医用生物膜，经灭菌后单层粘合于上述 3 种导管的外侧面，分别制备成壁厚为 200mm 的不通透、全通透和半通透性甲壳素复合导管。用此三种导管桥接大鼠坐骨神经 1 cm 缺损。结果 16 周时各组导管基本吸收，与神经愈合时间基本吻合，各导管组与自体神经移植组的神经传导速度无明显差别；其中半通透的复合导管内再生神经纤维形态最佳，炎症反应最轻，瘢痕组织较少；半通透导管是理想的用于神经缺损修复的替代材料。

但是甲壳素导管在管壁脆弱等方面仍存在着问题，所以在制作工艺方面还需要改进，延长其在体内的降解时间和增加其韧性。

（3）丝素蛋白：蚕丝，是最早被利用的动物蛋白质之一，由于具有良好的力学性能，其作为生物材料的应用也具有悠久的历史了，尤其是来自 *Bombyx mori* 蚕属的蚕丝早在一百多年前就被编织成手术缝线应用于生物医学。最近，蚕丝的核心蛋白——丝素，在生物医药领域的研究更为广阔、深入，并且取得了十分显著的成效。目前，丝素已被应用于酶固定化载体、生物传感器、药物控释材料、细胞培养基质、组织工程支撑材料、手术缝合线及人工器官等生物医学领域，并取得了一定成果和实际应用。

丝素蛋白(silk fibroin)是一种源于蚕丝的天然高分子纤维蛋白质，具有良好的生物力学性能。同时，丝素蛋白可以根据需要任意改变其形状，如丝状、海绵状、膜状、粉末状等，这一特性非常有利于丝素蛋白成为局部组织植入物、细胞培养支架、细胞携带材料、生物流体-滤过系统等的良好基质或原料。丝素蛋白具有良好的生物相容性，并有一定的可降解性，降解产物主要为游离氨基酸等。经研究其不仅对组织无毒副作用，还对如皮肤、牙周组织、血管、神经有营养与修复的能力。近年来杨宇民等在这方面进行了初步研究，成功构建了丝素蛋白人工神经导管图。为了验证丝素蛋白纤维构建人工神经导管的可行性，陈雪梅等通过丝素蛋白纤维与大鼠背根神经节共培养观察其与神经组织的相容性。采用丝素蛋白制备，背根神经节与丝素蛋白共培养，免疫细胞化学等方法，发现培养 7 天后大量的细胞从背根神经节爬出，缠绕在丝素蛋白材料上。经免疫细胞化学染色激光共聚焦显微镜观察，显示该类细胞主要为施万细胞。另可见大量的神经纤维从背根神经节发出，沿着丝素蛋白材料延伸。这说明丝素蛋白与背根神经节具有良好的组织相容性，可适用于外周神经修复。汤欣等采用制备丝素蛋白与 SD 大鼠胎鼠海马神经元共培养 7 天，每天倒置显微镜观察，免疫细胞化学染色激光共聚焦显微镜观察、分析。通过光镜观察，发现大鼠海马神经元与丝素蛋白纤维共培养 3 天后，海马神经元附着于丝素蛋白纤维，神经突起沿丝素蛋白纤维向远处生长、延伸；培养 7 天后海马神经元形成神经元网络，包绕丝素蛋白纤维。海马神经元沿着丝素纤维包裹生长，提示丝素蛋白纤维与海马神经元具有良好的生物相容性。Yang 等一方面采用制备丝素蛋白与大鼠背根神经节共培养，通过光镜、电镜以及免疫细胞化学染色激光共聚焦显微镜观察、分析(图 1-32)；另一方面采用制备丝素蛋白浸提液与来自大鼠坐骨神经的施万细胞共培养，采用光镜观察，MTT 比色试验，细胞周期分析等方法，发现用丝素蛋白浸提液培养的施万细胞与 L15 培养的施万细胞在形态、细胞生活力、增殖等都方面没有显著差别。此外，还采用免疫细胞化学，RT-PCR 和 Western 免疫印迹等方法分析，发现由施万细胞分泌的因子如神经生长因子（nerve growth factor，NGF），脑源性神经营养因子（brain-derived neurotrophic factor，BDNF）和 S-100 的表达也无差别。结果表明，丝素蛋白不仅与背根神经节有良好的生物相容性，且有益于施万细胞的生长，是一种很有发展潜能的用于神经损伤修复的生物材料。

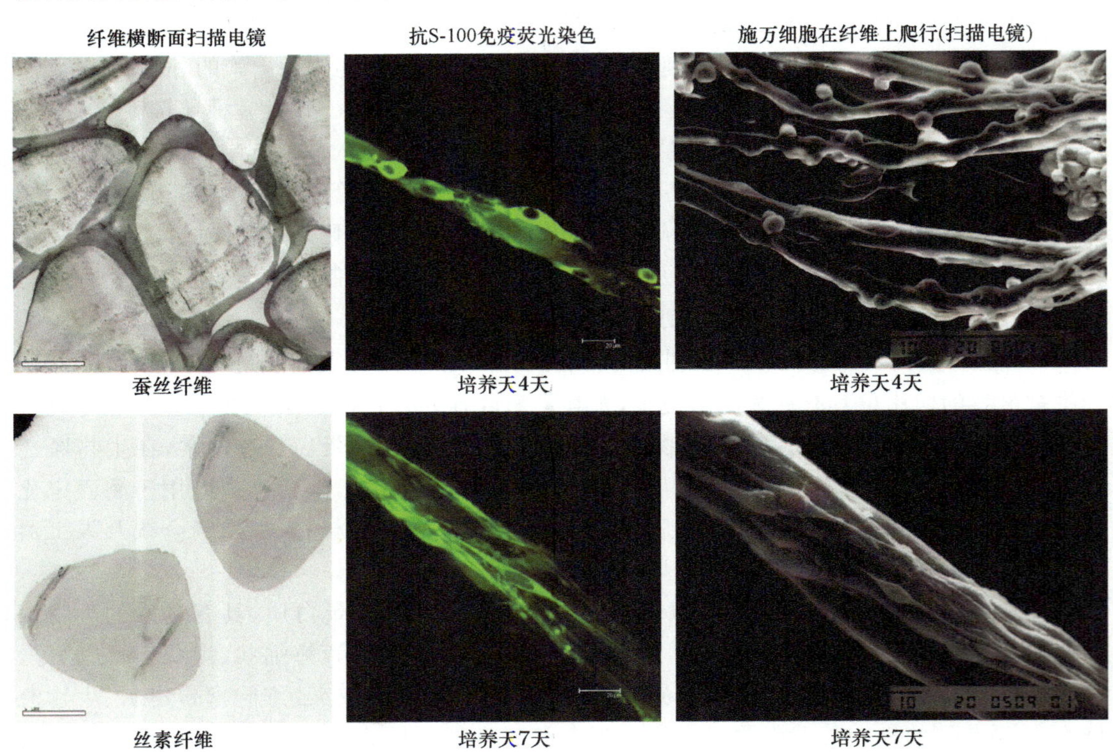

图 1-32 蚕丝丝素纤维结构以及培养的神经组织细胞在丝素纤维上黏附、迁移
（引自 Yang，et al.，Biomaterials 2007）

体外试验的结果表明再生丝素蛋白纤维与周围神经组织和细胞有良好的生物相容性。因而杨宇民等利用仿生学中鸡蛋壳的结构原理构建了丝素蛋白导管（图 1-33，图 1-34）。鸡蛋壳是由有机纤维支架和分布其中的矿物质和蛋白质组成凸曲面的拱形结构，这种拱形结构可以将外压力由有机纤均地分散开，因此有很强的抗压性能。仿照鸡蛋壳的结构，在不添加外源性化学品的前提下，用丝素蛋白纤维作为支架，然后采用溶液浇铸法将丝素蛋白溶液均匀分布在模具的其余空间中，再通过冷冻干燥和交联制得仿生丝素蛋白纤维复合管。

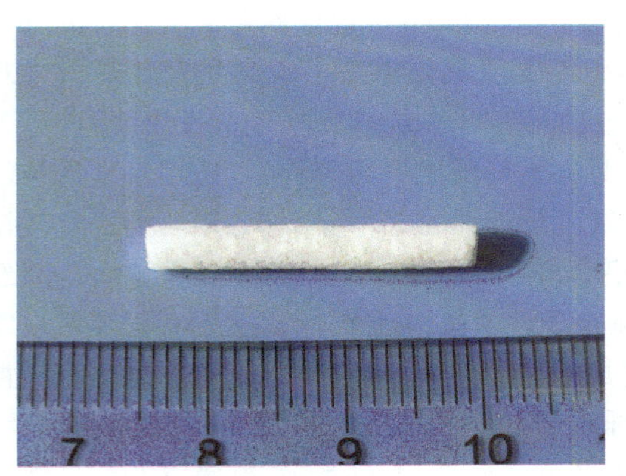

图 1-33 仿生型蚕丝丝素人工神经导管外观

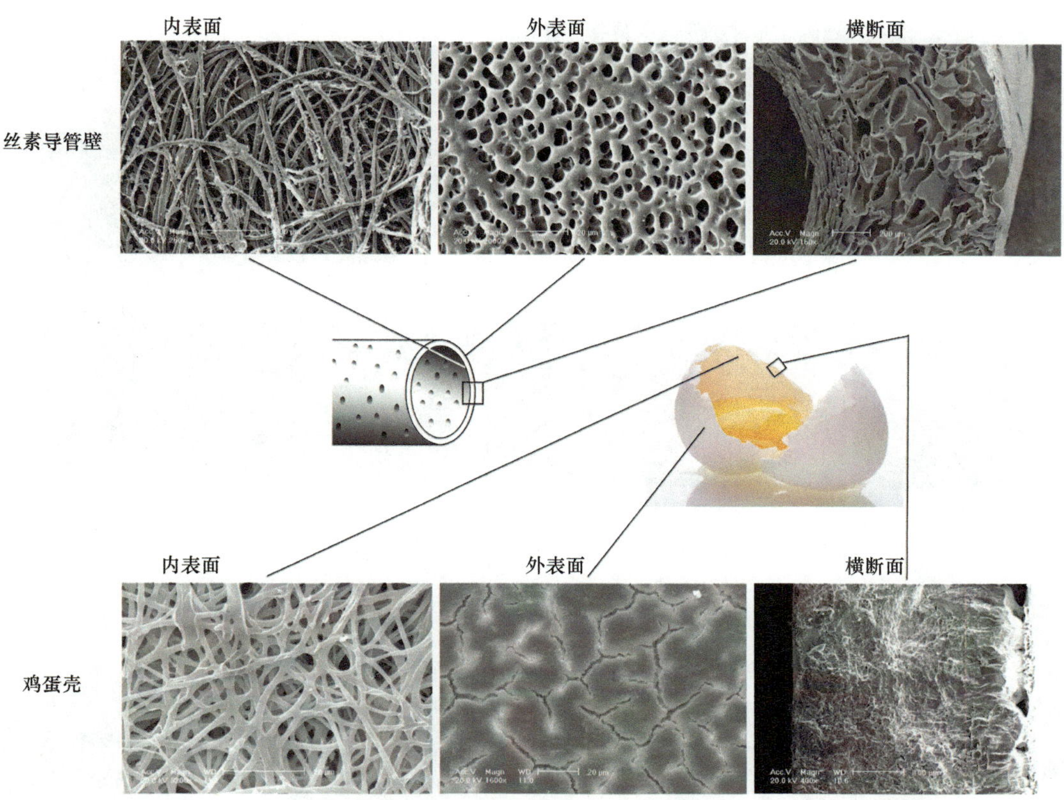

图 1-34　仿生型蚕丝丝素人工神经导管的管壁结构扫描电镜像(引自 Yang,et al.,Biomaterials 2007)

Chen 等一方面采用丝素蛋白导管浸提液与 L929 细胞共培养,MTT 分析显示丝素蛋白导管浸出液对 L929 细胞没有细胞毒性影响;另一方面采用再生丝素蛋白导管和丝素蛋白纤维支架构成的人工组织神经移植物桥接大鼠 10mm 坐骨神经缺损,植入后一到两周大体观察可见导管外包绕了一层结缔组织,4 周以后这层结缔组织没有变薄,且无肿块、无萎缩、无破碎的植入物;血常规检测结果显示其白细胞总数、嗜曙红细胞和中性粒细胞的百分比与正常大鼠无差别;HE 染色观察发现,1 周后在桥接神经的近端和远端丝素蛋白导管管腔中有少量梭形细胞,2～3 周后可见更多的梭形细胞沿着丝素蛋白纤维生长,4 周后可见丝素蛋白管腔中大量梭形细胞交织生长在一起;免疫组织化学观察发现,一周后在管腔中可见有少量轴突细胞且伴有施万细胞的迁移,2～3 周后可见大量轴突细胞 向远端生长,4 周后在远端可以观察到沿着丝素蛋白纤维生长的再生轴突(图 1-35)。所有结果显示,丝素蛋白神经导管无论在体外还是在体内都有良好的生物相容性。

杨宇民等采用再生丝素蛋白导管和丝素纤维支架构成的人工组织神经移植物桥接大鼠 10mm 坐骨神经缺损,并对导管修复神经的能力进行了评价。植入 6 个月后体内大体观察发现,丝素蛋白导管已被外表类似神经的组织代替,在桥接部位无任何炎症细胞的渗出物,且导管已开始降解;尽管与正常组相比,丝素蛋白导管组混合肌肉动作电位幅度明显下降,但与自体组无差别;荧光金逆行示踪追踪研究结果说明了神经再生途径和再生神经纤维轴突运输功能的完整性;神经三色染色、抗 NF-200 免疫组织化学、透射电镜观察(图 1-36)都发现了再生的髓鞘神经纤维的存在,且统计分析发现丝素移植物组再生有髓鞘神经纤维的平均直径和髓鞘平均厚度与自体组无显著差异;腓肠肌横截面 Masson 三色和

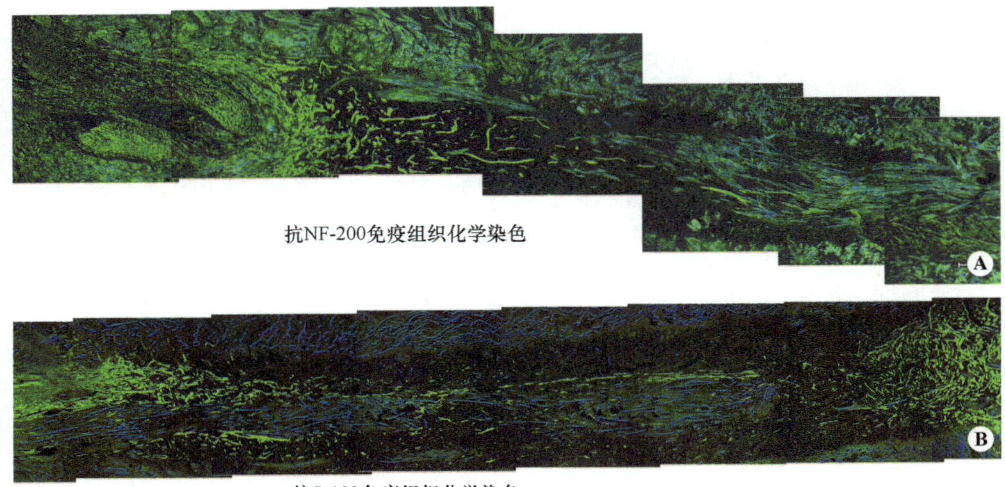

图 1-35 仿生型蚕丝丝素人工神经移植物体内生物相容性良好
(引自 Chen,et al., Prog Nat Sci 2007)

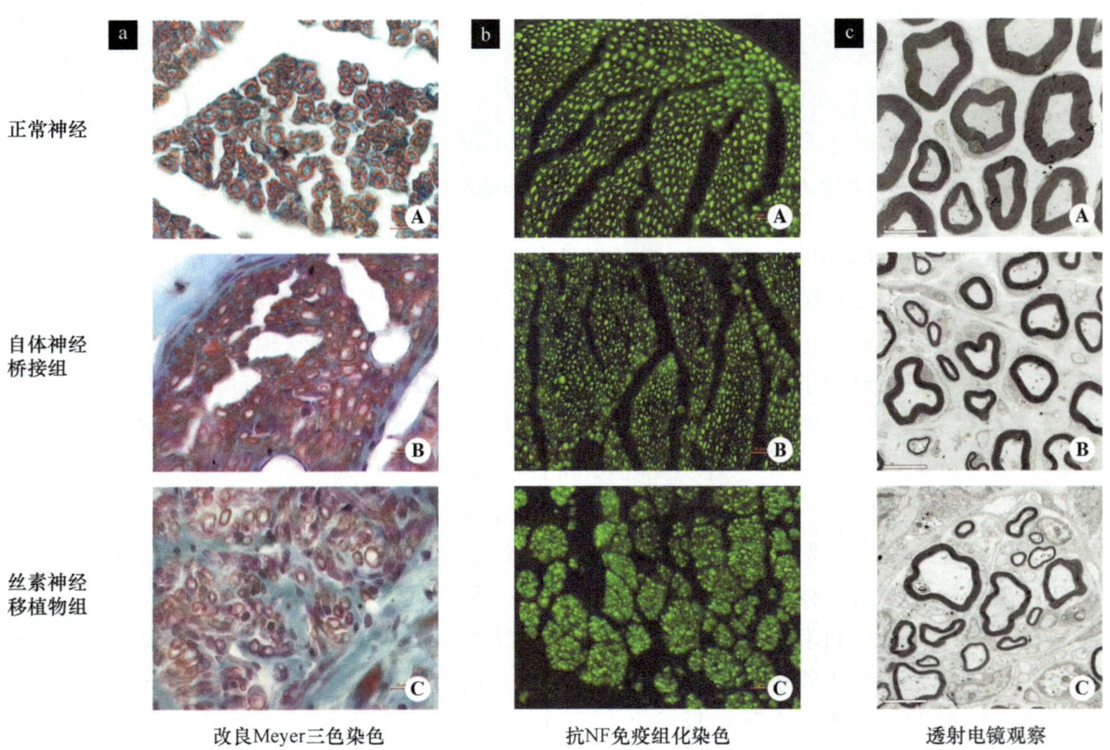

图 1-36 仿生型蚕丝丝素人工神经移植物修复大鼠坐骨神经 10mm 缺损术后 6 个月
再生神经形态学观察(引自 Yang,et al., Biomaterials 2007)

运动终板乙酰胆碱酯酶染色照片(图 1-18)显示:虽然与正常组相比丝素蛋白移植物组肌肉萎缩较严重,但与自体组相比差别不大。这些形态学和功能恢复的研究结果都表明我们自制的丝素蛋白神经导管与自体神经移植物在神经修复方面功能相当,无明显差异。

此外,Lu 等以多孔丝素蛋白作为导管材料修复面神经缺损,术后 HE 染色观察,发现丝素蛋白导管组再生神经2周时就有薄层的纤维包膜形成，新生血管丰富，8周时有较稳定的薄层纤维结构；电生理学检测结果发现在各时间点丝素导管组的潜伏期均短于对照壳聚糖组；而且有髓神经纤维计数结果也显示丝素蛋白导管组对面神经损伤的修复功能不差于对照组。丝素蛋白是一种有效的神经缺损桥接替代物，可以促进和引导再生轴突通过，为神经再生提供适宜的低阻力通道和再生微环境，具有潜在临床应用价值。Uebersax等将PC12细胞与含有神经生长因子的丝素蛋白神经导管共培养，并用相同工艺制造的含有神经因子的乳糖导管作对照组，结果表明在细胞分化过程丝素蛋白导管作为一种基质能持续三周不断释放神经生长因子，能支持PC12细胞黏着和生长代谢活动，且在PC12细胞分化过程中能促进轴突向外生长。

(4) 胶原与明胶：胶原(collagen)是生物体内一种纤维蛋白，主要存在于动物体内。胶原作为医用移植材料最重要的特点在于其免疫惰性，同时还因为其具有良好的生物相容性和理想的弹力强度。胶原是制备神经导管的最好材料之一，是因为它有良好的生物相容性和理想的弹力强度并且具有低免疫原性。胶原蛋白是细胞外基质的结构蛋白质，其分子在细胞外基质中聚集为超分子结构。Ahmed等采用多片层胶原成功制备了胶原导管(图1-37)，并将其用于周围神经损伤修复，且对比研究了不同交联方法对导管修复神经的影响，结果表明胶原导管表面结构有利于断端神经轴突的黏附增殖，其疏松多孔的结构对神经再生过程中营养物质及代谢产物的进出也是有利的。Krarup等研究表明由Ⅰ型牛胶原构成的神经导管用于修复灵长类动物5mm神经缺损，能促进神经再生。Waitayawinyu等通过比较胶原导管和聚乙醇酸导管修复大鼠坐骨神经10mm缺损的能力对比评价两者之间的差异，实验结果显示移植15周后不管是肌肉等长收缩力还是轴突数量和肌肉湿重，胶原导管组都明显优于聚乙醇酸导管组。Dresner等采用胶原导管修复猫的面神经缺损，研究结果表明胶原导管促进了面神经的再生。用胶原制备的导管促进了神经再生，但胶原的机械性能差，降解速度快，给实际运用造成困难。因此，需要在强度方面进行性能改善。

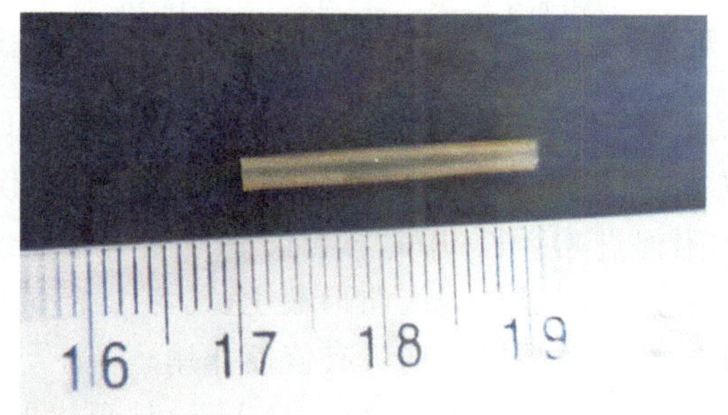

图1-37 胶原神经导管外观(引自Ahmed, et al., Biomaterials 2004)

明胶(gelatin)是胶原蛋白的同类生化物质，是通过对胶原蛋白热变性处理或者是物理化学降解处理而得到的水解产物，结构与其类似，但是，它相对于胶原蛋白更容易从原溶液中提取，因此也更加廉价。与胶原蛋白相似，明胶也是一种吸水性强、生物相容性、和生物黏附性很好的生物降解材料，机械性能和化学性能可以通过适度的交联得到改善，且在明胶分子链骨架上存在的羧基，使其可与神经细胞分子上的氨基相互作用，改善了与神经细胞间的黏附性。明胶中蛋白质的含量占82%以上，是一种较理想的蛋白源。它的物化性能可依据某些官能团的存在而调整，非抗原性，是组织工程生物材料制备的一种理想成分。且使用适当的交联因素可以调整明胶结构，使其具有良好的机械和化学性能，但不同的交联度对明胶的性能影响也有很大。

Lu等研究了交联度对明胶导管修复周围神经的影响，通过将不同交联度的明胶导管用于修复大鼠坐骨神经，评价导管的生物相容性、生物降解速度和修复神经的能力，结果表明

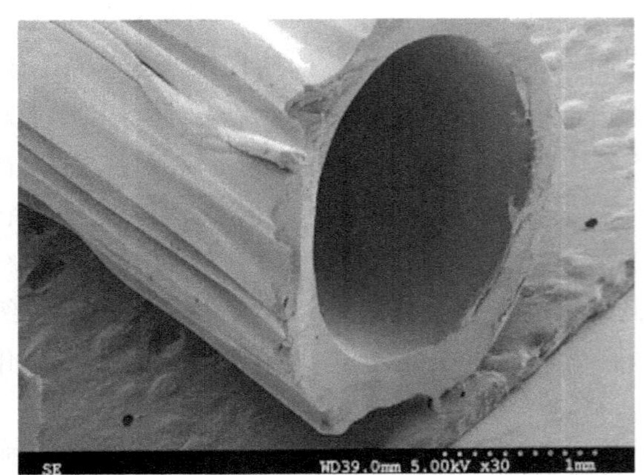

图 1-38 京尼平交联的明胶导管扫描电镜像
（引自 Chen，et al，Biomaterials 2005）

交联 36%的明胶导管修复神经的效果最佳。Chang 等采用经 1-(3-二甲氨基丙基)-3-乙基碳二亚胺盐酸盐(EDC)和 *N*-羟基琥珀酰亚胺(NHS)交联的明胶导管，其在表观上具有平滑的外壁和内腔，小鼠背部皮下包埋实验证明交联后的导管仅有微小的组织排异反应。桥接小鼠 10mm 的坐骨神经，在 4 周的时候就发现受损神经穿越导管并完全结合。并且导管在小鼠体内缓慢降解，与神经生长周期基本吻合。Chen 等研究采用京尼平交联的明胶导管(图 1-38)修复大鼠 10mm 神经缺损，虽然有轻微的免疫排斥反应，但是 8 周后结果显示，所有实验组均能引导神经穿过导管。Liu 等采用天然花青素作为交联剂制得能抵制酶水解的明胶导管，体外研究发现该导管不仅无毒而且能提高施万细胞的生活力支持细胞黏附促进其生长；用此导管修复大鼠坐骨神经 10mm 缺损，组织学切片观察发现 8 周后有再生神经越过缺损区向远端生长，且复合肌动作电位图的峰值和面积都有所增加，说明该明胶导管对神经损伤具有修复作用。

(5) 纤维素：纤维素(cellulose)是自然界最为丰富的可再生资源，来源极为广泛，具有良好的生物相容性；植入体内后，可降解为无毒产物，在体内不易引起异体免疫排斥反应。刘世清等研究开发出一种新型氢氧化钠/硫脲水溶液体系纤维素导管，并将原代培养、纯化的施万细胞植入导管作为移植物，桥接大鼠 10mm 坐骨神经缺损。术后 1 周，扫描电镜观察到施万细胞贴附于导管内壁良好生长；术后 12 周，取桥接物中段，半薄切片光镜及超薄切片电镜观察到管内有大量排列整齐、结构成熟的再生神经纤维。实验结果表明该纤维素组织工程化神经导管与施万细胞具有良好的生物相容性，纤维素组织工程化神经可有效修复长段周围神经缺损。

(6) 海藻酸盐：海藻酸盐(alginate)是取自海洋植物的一种生物可降解的多聚体，它在医学上已经有很长的应用历史。在神经修复方面，毕擎等切除兔一侧坐骨神经的一部分，形成 35mm 缺损，用两片海藻酸盐制成的海绵状材料，不经缝合地植入缺损并桥接两侧断端，术后 6 周起右下肢体出现电生理上的恢复，术后 16 周解剖学检查见原缺损处再生组织连接两断端，组织学检查证实再生组织内有大量有髓及无髓的轴突组织，未发现有海藻酸盐的残留。由此可见，海藻酸盐能促进长距离周围神经缺损的再生。

(7) 水凝胶：水凝胶(hydrogel)是一种高分子网络体系，性质柔软，能保持一定的形状，能吸收大量的水。凡是水溶性或亲水性的高分子，通过一定的化学交联或物理交联，都可以形成水凝胶。这些高分子按其来源可分为天然和合成两大类。天然的亲水性高分子包括多糖类(淀粉、纤维素、海藻酸、透明质酸，壳聚糖等)和多肽类(胶原、聚 *L*-赖氨酸、聚 *L*-谷氨酸等)。合成的亲水高分子包括丙烯酸及其衍生物类(聚丙烯酸，聚甲基丙烯酸，聚丙烯酰胺，聚 *N*-聚代丙烯酰胺等)。作为一种高吸水高保水材料，水凝胶被广泛用于多种领域，如：干旱地区的抗旱，农用薄膜、建筑中的结露防止剂、调湿剂、石油化工中的堵水调剂，原油或成品油的脱水，在矿业中的抑尘剂，食品中的保鲜剂、增稠剂，医疗中的药物载体等等。值得注意的是，不同的应用领域应该选用不同的高分子原料，以满足不同的需求。

水凝胶的特点是与组织的相容性好，无毒性，无刺激，并能促进细胞黏附、增殖。Holmes等设计了一种新的水凝胶（sapeplide）支架，这种支架有利于神经元相互接触、分化，以及轴突的再生，可促进神经元之间功能性突触的形成。另有研究表明在有三维立体结构的琼脂糖水凝胶中神经元轴突再生良好，神经元轴突再生的程度极大地依赖于水凝胶的浓度和孔径。

（二）人工合成材料

1. 不可降解的合成材料

硅胶管是生物惰性的人工合成高分子材料，有很好的生物相容性，被广泛地用于神经再生。它不降解，而且大型分子不可渗透，可防止周围纤维等组织长入，为神经再生建立一个孤立的环境。应用时一般采用空硅胶管或填充满生理盐水的硅胶管。陈德英等采用硅胶管套接切断的大鼠坐骨神经缺损5mm实验模型，治疗组硅胶管内注射嗅被膜细胞悬液，对照组注射生理盐水，发现嗅被膜细胞组治疗侧脊髓前角外侧核大、中型运动神经元的形态结构和存活率与对照组有明显差别。

硅胶管桥也被应用于临床进行神经损伤的修复。Dahlin等发现在感觉及运动神经功能恢复方面差异没有显著性。但是硅胶管修复的神经传导速度仅仅达到正常对照的60%。另外一些报道集中于由纵向排列的不可吸收的聚酰胺或由可吸收材料如胶原或聚（丙交酯）或定向的胶原和层黏连蛋白凝胶填充的硅胶管。据报道通过应用硅胶管桥接，已经有3名神经缺损3～5mm的年轻成年男性病人成功重建了尺神经和正中神经。

然而，不可降解的导管所引发的炎症反应引起导管周围纤维囊化，导致慢性神经压迫。另外有些不可降解的人工神经导管是由丙烯酸聚合物，聚乙烯，弹性体的水凝胶或多孔不锈钢所构造。使用不可降解的人工神经导管由于瘢痕组织的形成，以及由于缺乏弯曲性和缺乏稳定性对机体会有长期的异体反应。

2. 可降解合成材料

为了避免不可降解导管的问题，目前的研究主要集中在可吸收性材料导管，它们在神经再生后可在体内降解吸收，无需二次手术取出，避免了压迫神经的可能，而且材料本身只有轻微的异物反应。可降解性材料有许多优点，比如通过理化修饰其化合物表面可以黏附施万细胞和生物活性分子，并在降解过程中进行传递。化学因子和细胞的释放需要比较长的时间，在临界相和神经生长过程中都可利用。

人工合成材料具有原料来源丰富、结构和性能可人为地修饰和调控等优点，近20年来发展迅速。这类材料从化学结构上分，主要有三类：①侧链带有易水解化学基团的聚合物，水解后生成羧基、氨基等亲水性侧基，这些新的基团使聚合物变得易溶于水；②立体交联固化的水溶性高分子，植入体内后交联基团被水解降解，还原为水溶性聚合物；③主链中含有易水解链段的聚合物，这些链段被水解后，大分子链断开，降解为溶于水的低聚物或单体。第三类是研究最多而且用途最广的可降解生物材料。其优点是：原始分子量可以很高，因而有良好的力学性能；随着聚合物水解变为分子量小的活性片段后，逐步从体内排出，具有可预测的降解吸收速度。

生物可降解性合成聚合物由于其可塑性具有很大的优势，因为其化学或工艺特性的变化就会改变其生物相容性、降解性能、孔隙率和机械强度。其中可吸收性材料，脂肪族聚酯和共聚酯已报告适合神经再生，包括聚乳酸（PLA）、聚左旋乳酸（PLLA）、聚羟基乙酸（PGA）、聚乳酸聚羟基乙酸共聚体(PLGA)、聚己内酰胺(PCL)、乙交酯-丙交酯共聚体(PGLA)。

(1) 聚乳酸(PLA):聚乳酸又称聚丙交酯,一种具有良好生物相容性的生物降解材料,在 20 世纪 70 年代被美国食品与卫生管理局批准用于人体,是目前周围神经组织工程应用最广泛的一种可降解材料,它由丙交酯开环聚合制成,在体内被降解体内可降解成乳酸,降解产生的乳酸即可参与人体代谢三羧酸循环,在体内酶的作用下,最终以二氧化碳和水的形式排出体外。对人体无毒无害,是当前医学上应用最多的合成可降解聚合物之一。它在体内的降解机理为扩散型,即水分首先扩散到聚乳酸材料中,然后再整体水解降解,降解比较快。用聚乳酸制作成导管来桥接周围神经缺损具有以下优点:①具有良好的生物相容性;② 导管材料缓慢降解,管的外形能够保持一定时间;③管壁的通透性有利于吸附和释放,利于髓鞘和轴突生长。

Maquet 等用聚乳酸管移植构建多孔材料,发现泡沫状多孔材料(孔隙率为 84%),孔径 10～75mm 比定向排列的孔道等其他各组更有利于神经节细胞的贴附生长和轴突的再生。材料的半渗透性允许各种促神经生长因子进入植入物内,同时也能抑制有害物质的进入。该材料在植入后 4 周后还保持一定的构型,未塌陷。

王光林等制作了一种孔隙率为 85%、孔径为 100～200mm 的聚乳酸管移植纤维,发现放在混有细胞外基质的施万细胞悬液中可以提高施万细胞的黏附能力。将其插入聚乳酸管移植中空纤维管中,形成立体构架,能桥接大鼠坐骨神经 10mm 的缺损。3 周后,大量的施万细胞贴附爬行生长、存活,明显多于对照组。王光林等还应用辅加细胞和细胞外基质凝胶的聚乳酸管移植多孔材料复合培养形成的支架与聚乳酸管移植中空纤维管组合制成的组织工程化人工神经修复大鼠坐骨神经 10mm 长的缺损,其修复效果接近于自体神经移植。

但是,聚乳酸也存在着缺点,限制了它在周围神经缺损治疗中的应用,即聚乳酸硬度大这一特性,因为用导管桥接缺损的周围神经断端,坚硬且脆性大的材料显然是不适宜的,需选用更为柔软、更具弹性的材料来制作导管。为了改变聚乳酸的这种特性,可以加入某些化合物,通过与不同的基团如羟基酸、氨基酸或聚合物如聚乙二醇等进行共聚可以明显改善其强度、韧性、亲水性与降解性等物化性能,并在改变聚合单元组成的同时也可通过改变共聚物的空间结构,得到线性、梳形、星形或交联以及带有反应性官能团的共聚物,极大地拓宽了乳酸基可降解高分子材料的应用范围。

(2) 聚羟基乙酸:聚羟基乙酸 (polyglycolic acid, PGA)也称为聚乙醇酸,具有简单规整的分子结构,因而形成结晶状聚合物。结晶度一般为 40%～50%,熔点约 225 ℃。它不溶于常用的有机溶剂。只溶于六氟异丙醇这样的强溶剂。PGA 可通过熔融纺加工成高强度纤维、开始是专为可吸收缝线而研究的,由它制成了世界上第一个合成可吸收缝线“Dexon”。Dexon 在体内两周后仍能保留 50%以上的原始强度,4 个月左右可完全吸收。胡文、顾晓松等通过体外和大鼠体内植入研究发现,PGA 纤维与周围神经组织细胞相容性良好,可支持和引导施万细胞有序生长和迁移,形成较规则的细胞索带,类似 Büngner 带,因而对再生轴突生长具有较好的导向作用(图 1-39)。

戴传昌等将直径 15mm 的聚羟基乙酸管移植单丝纤维拉丝制成具有纵向平行排列的、立体构型的纤维条索。施万细胞可以沿着纤维条索贴附生长,类似于 Bungner 带。用它修复大鼠 15mm 的坐骨神经缺损效果近于自体神经移植。Matsumoto 等用聚羟基乙酸导管成功修复毕格犬腓神经缺损 80mm,结果术后 12 个月,电生理学和形态学的指标都说明此神经导管可以引导神经延长和促进功能恢复。聚羟基乙酸管在临床的使用始于 2002 年,用

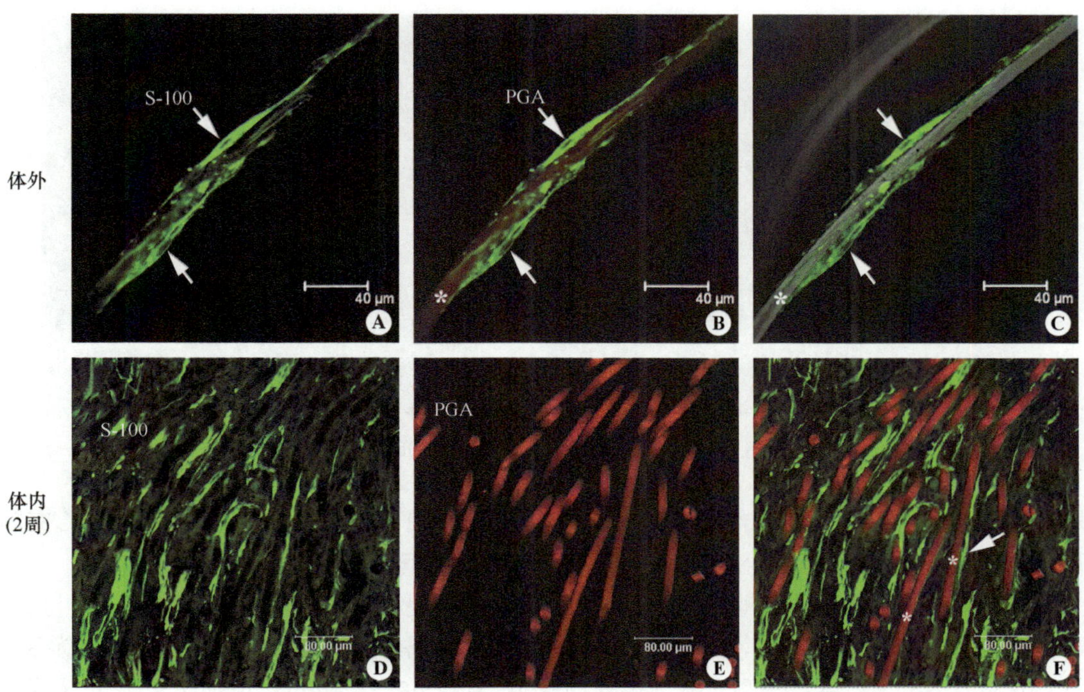

图 1-39　聚羟基乙酸纤维与神经组织相容性良好，可引导施万细胞迁移
（引自 Hu，et al.，Biotechnol Lett 2008）

于修复病人坐骨神经缺损。术后 4 个月发现功能修复良好。Massimo 等将聚羟基乙酸神经导管应用于临床，修复 7 位患者的 1～3cm 面神经缺损，并得到良好的功能恢复。

Nakamura 等发明了一种可降解的聚羟基乙酸-胶原复合导管，用于修复毕格犬腓神经缺损 15mm，并以自体神经移植作为对照。发现术后 2 周在植入部位，导管管形完整，周围结缔组织从接点向中间延伸（图 1-40）。经研究发现该导管有望成为自体神经移植的替代物用于修复外周神经缺损。Inada 等将该聚羟基乙酸-胶原复合（图 1-41）导管用于临床上治疗患者手指的异常性疼痛和手指挛缩，将受损部位相应神经切除分别造成 25mm 和 36mm 缺损，并用该导管进行桥接。术后 6 个月发现灼痛和异常性疼痛消失，手指功能恢复；术后 24 和 18 个月，两个病人手指全都可以使用而且痛觉消失。

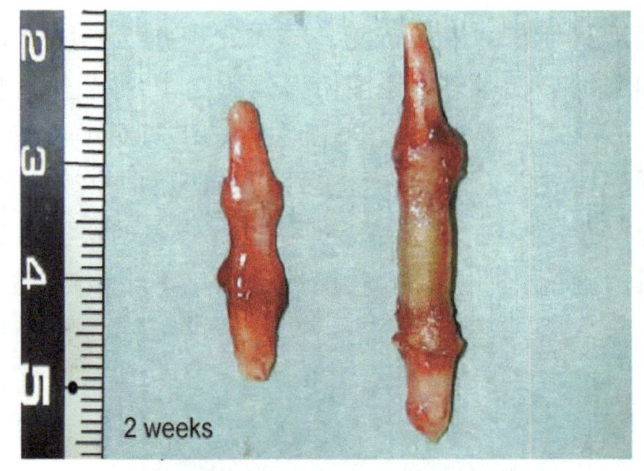

图 1-40　聚羟基乙酸-胶原复合导管修复犬 15mm 腓神经缺损 2 周再生神经大体观（左侧为自体神经修复组，右侧为导管修复组；引自 Nakamura，et al.，Brain Res 2004）

聚羟基乙酸管移植为高结晶度的线型聚合物，结晶度高、熔点高、溶解度低，聚羟基乙酸管移植已被美国食品与药品管理局批准在临床上得到广泛的应用。它的降解速度较快，在植入体内 2～4 周后就失去力学强度。然而，这种材料很脆，难以加工成复杂的植入物，但

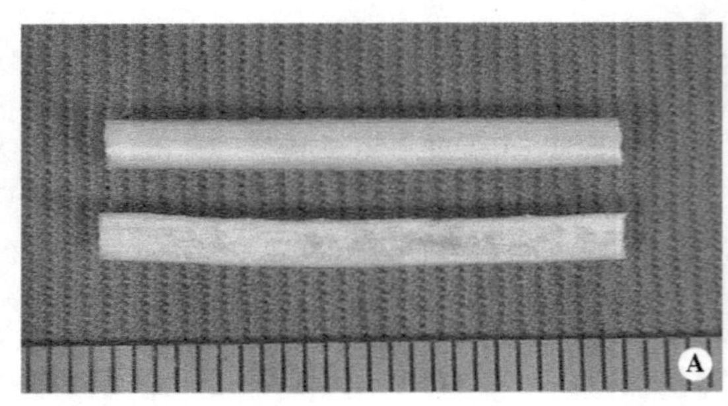

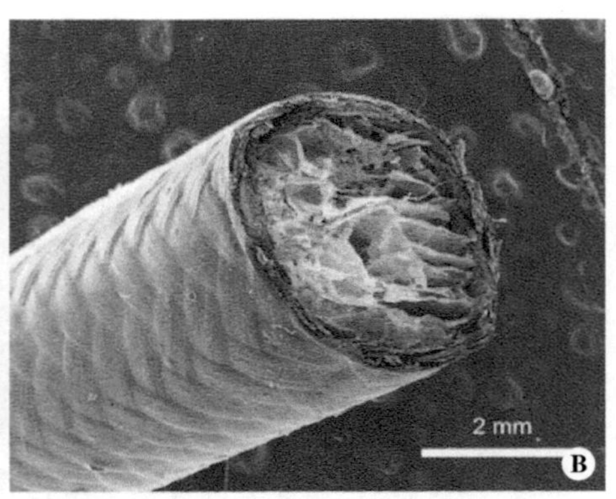

图 1-41　修复人神经缺损的聚羟基乙酸-胶原复合导管外观及扫描电镜像
（引自 Inada，et al.，Pain 2005）

是通过特殊加工方法可以制作成组织工程支架供医学使用。聚羟基乙酸管移植由乙交酯开环聚合制备，降解后生成羟基乙酸，会使周围组织液的酸碱性发生变化。

（3）聚乳酸与聚羟基乙酸共聚物（PLGA）：近来出现了一种可完全生物降解的新材料：聚乳酸与聚羟基乙酸共聚物，相对分子质量为 130 000，聚乳酸与聚羟基乙酸之比可为 85∶15、50∶50、15∶85 等，包含一系列纵行排列的管道，直径 60～550μm。增加了更多的导管内表面积，可以黏附更多的施万细胞。这种独一无二的管道结构增加了施万细胞黏附的表面积，比单独导管的表面积增加了 5 倍，低压注射成型技术可以生产孔隙率达 90% 的导管。聚乳酸与聚羟基乙酸共聚物也是通过美国食品与药品管理局认证的材料。

杜怀栋等应用乳鼠坐骨神经和臂从神经取材进行施万细胞培养，经阿糖胞苷抑制成纤维细胞及差数贴壁纯化，传代增殖至一定数量，将施万细胞与 PLGA 丝复合培养，经扫描电镜观察细胞的生长情况。结果发现施万细胞可以在 PLGA 丝上贴壁生长，随着时间延长，细胞可分裂增殖。说明施万细胞与 PLGA 丝生物相容性好，可进一步应用于神经修复。

吴志伟等通过组织工程方法用 PLGA 导管和 polyglactin 910 纤维负载人胚施万细胞预先构置好人工神经，然后用于修复大鼠 20mm 的坐骨神经缺损，并与神经切断后原位缝合以及用单纯的 PLGA 导管进行修复的实验组进行对照。通过活体肢体功能观察、靶器官肌肉测量、电生理检测、辣根过氧化物酶示踪、连续组织切片图像分析以及透射电镜等检查神经再生情况。发现人工神经修复组神经再生良好，效果接近于神经原位缝合组，明显优于单纯的 PLGA 导管修复组。

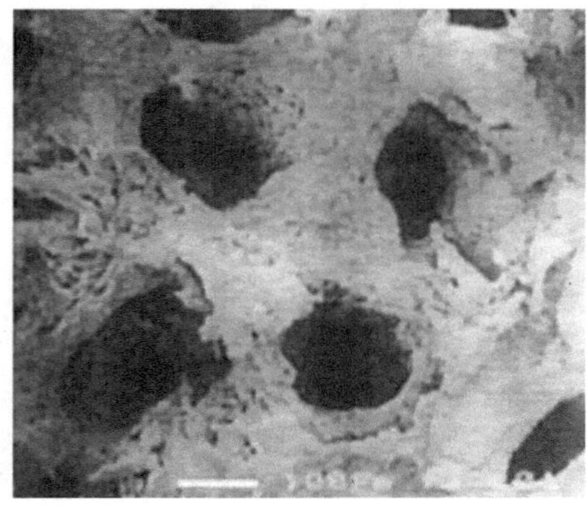

图 1-42　PLGA 多通道导管横断面电镜像
（引自 Hadlock，et al.，Tissue Eng 2000）

Hadlock 等用经发泡处理的 PLGA 通过钢模制成多通道导管（multichannel conduits）（图 1-42），通道的直径随含通道数目和钢丝的粗细不同有 60～500μm 的不同规格，包含有 1、2、4 或 5 级网眼微结构，该管既有一定硬度又能够小幅度弯曲，种植的施万细胞沿着通道生长迁移，以动态种植施万细胞的五通道导管修复大鼠 7mm 神经缺损，恢复指标跟自体神经移植相近。

Chang 等将填充有施万细胞的聚乳酸与聚

羟基乙酸共聚体移植物用于修复大鼠坐骨神经 10mm 缺损，6 周后发现 PLGA 辅加 SCs 组移植物中段有髓轴突较数量多且面积大。将 PLGA（羟基乙酸与乳酸共聚物，相对分子质量 6 万）微球埋在大鼠肌肉后观察到的现象如下：第 1 天微球被巨细胞和吞噬细脑包围；21 天时微球的形态发生变化，边沿不规整，体积变小，1 个月时微球变为碎片并被异物巨细胞吞噬；2 个月基本上被完全吸收。而同样的微球在体外降解试验中，两个月时大部分仍维持较好的形状。可见在体内比在体外降解吸收过程快得多。据认为这是体内其他生物物质（如磷酯、酶等）参与了材料的降解过程。

Li 等将 PLGA 与明胶共混制得人工神经导管（图 1-43），并通过研究其微观结构，机械性能，降解性能和细胞黏附等特征来判断 PLGA 和明胶的比例。发现明胶含量越多，导管的均一性和机械性能越差；而且随着明胶含量的增加，导管的吸水性和质量损耗就越大，但仍有细胞黏附力。结果说明了复合导管具有较好的生物相容性，适当的机械力和持续释放性能等，这些正符合神经支架的要求。

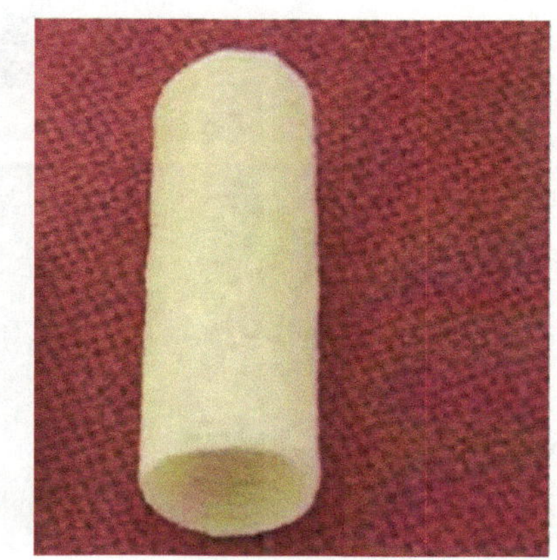

图 1-43　PLGA-明胶导管外观（引自 Li，et al.，Colloids and Surfaces B：Biointerfaces 2007）

（4）ε-己内酯与 γ-丙交酯共聚物：ε-己内酯是一种聚脂肪酸酯，与聚羟基乙酸管移植或聚乳酸管移植相比，它的水解或降解速度慢得多，因此适合做长期植入装置。它的特点是熔点低，只有 57℃。由于它具有良好的药物通透性，常用于药物释放载体。ε-己内酯与 γ-丙交酯共聚物是一种可降解的新材料，作为神经导管具有良好的生物学特性。它的张力系数为 25 MPa，延伸率为 490%，弹性系数为 3 MPa，而且有良好的热特性，几个月未出现任何结晶变化，室温下，1 年以后导管才出现了少部分结晶。Nicoli 等将它制作成内直径为 1.3mm，管壁厚为 175um 的导管桥接大鼠坐骨神经 10mm 的缺损，术后 1，3，6 个月观察，导管在 1 个月时仍保持完好，没有降解的迹象，6 个月时导管已经开始降解，经过组织学和电子显微镜检查，发现导管中的神经再生很好。

（5）聚左旋乳酸（PLLA）：Evans 等用挤压工艺将聚左旋乳酸制作成内直径为 1.6mm，外直径为 3.2mm，长度为 12mm 多孔的导管，导管的孔隙率为 83.5%，平均孔径为 112.1mm，是高度互连的孔状结构。并将此聚左旋乳酸导管桥接大鼠坐骨神经 12mm 的缺损，用同种神经移植作为对照组。术后 8 个月，坐骨神经指数在实验组和对照组之间没有明显差异，每平方毫米的神经纤维数在导管中部对照组比实验组少，在远端实验组和对照组的神经纤维密度也无明显差别。所用的聚左旋乳酸导管，结构保持完整，未出现延长或变形。

Li 等根据趋触性的概念用模具制成三维神经支架，PLLA 管具有多重管腔内壁，而且纵向确切的形态可以通过多种方法得到控制（图 1-44）。扫描电镜观察，PLLA 管透明因子达到 87.9%，与相同大小的中空管相比，表面积增加 4～8 倍。管腔内壁厚度 20mm，其物理性能比如管腔数目，导管长度和直径可以调控。这些都说明导管的结构有利于细胞浸润和生长。

另外，Evans 等用填充有施万细胞聚左旋乳酸导管修复大鼠坐骨神经 12mm 的缺损，以同种神经移植、填充有胶原 PLLA 管以及空硅胶管作为对照组，术后 4 个月，坐骨神经指

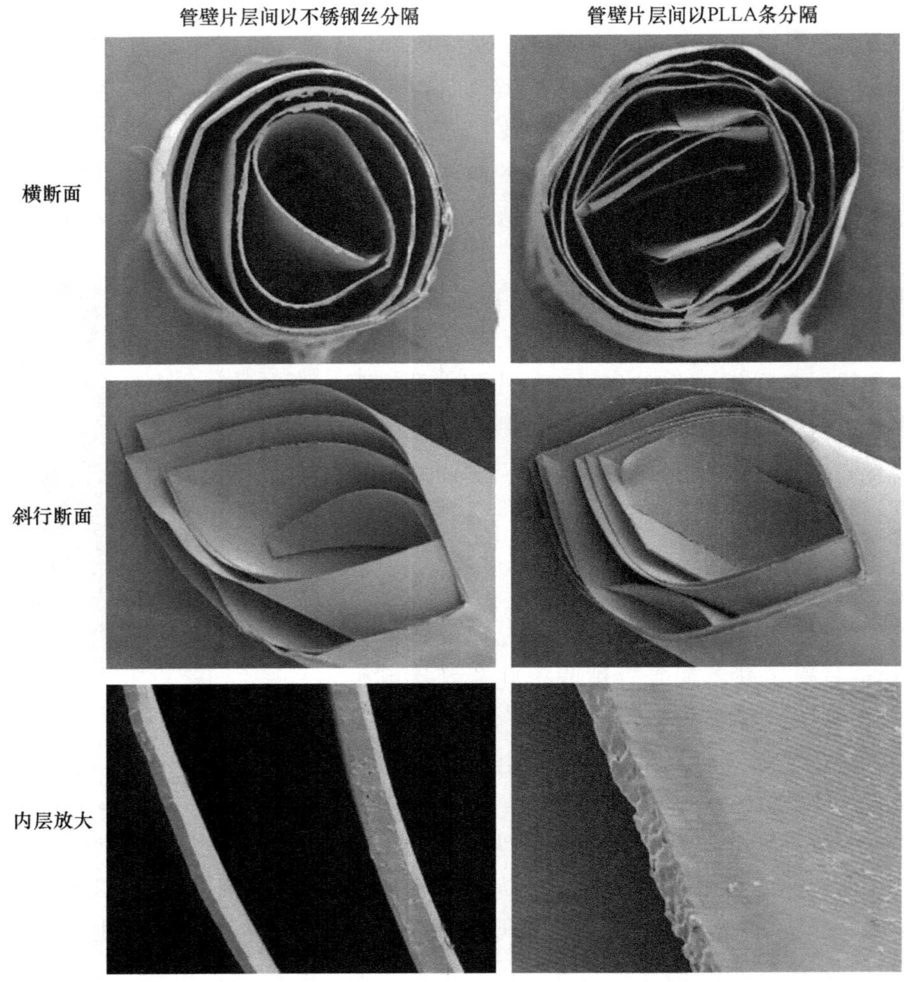

图 1-44　PLLA 导管扫描电镜像(引自 Li,et al.,J Neurosci Methods 2007)

数在实验组和对照组之间无明显差别;而单位面积的神经纤维数在填充有细胞较多和较少组之间有显著差别。

近年来,Koh 等通过静电喷丝法制得 PLLA 纳米纤维,并通过共价结合,物理吸附或者混合静电喷丝将层黏连蛋白偶合到 PLLA 纤维上(图 1-45)。与 PC12 细胞共培养,细胞活力数据和轴突向外延伸的结果说明该复合纤维可以促进轴突的生长。而且,混合静电喷丝法是更为方便有效的方法。通过这些技术可以用层黏连蛋白对纳米纤维进行改良,从而有望用于周围神经再生。

(6) 聚己内酯(PCL):PCL 是一种半结晶性聚合物,是利用有机金属化合进行开环而得来的脂肪族聚酯。自 20 世纪 90 年代以来,PCL 以其优越的生物降解性,良好的生物相容性和力学性能,得到广泛的关注,并获得美国 FDA 的批准。聚己内酯是一种生物相容性很好的材料,同时也具有优良的药物通过性,可以用于药物的控释载体。目前,PCL 在内固定支架材料方面的使用研究较多。用于软骨、扁骨及长骨的缺损修复的研究均有报道。PCL 的热稳定温度较低,这严重影响了它在医药领域的应用。不过,人们已经通过各种方法对它进行改性,以使它能得到真正广泛的应用。

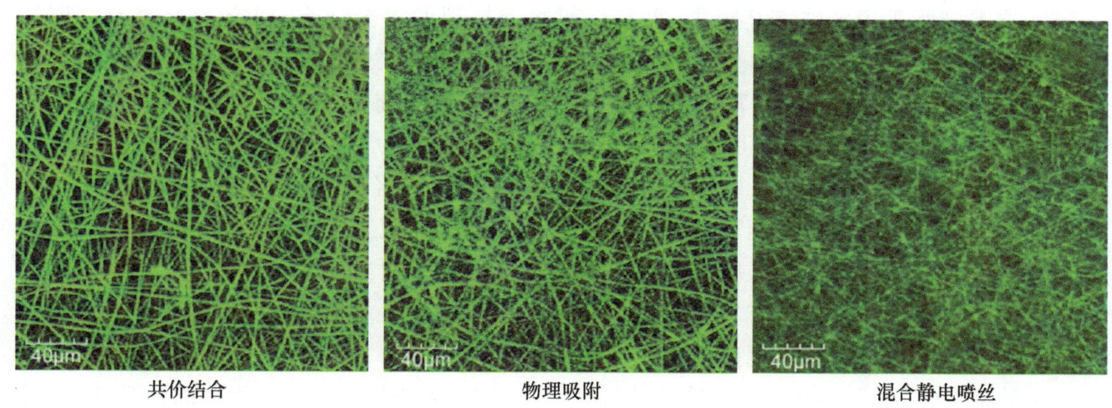

图 1-45　不同方式偶合层黏连蛋白的 PLLA 纳米纤维(引自 Koh,et al.,Biomaterials 2008)

Verreck 等将某种神经生长因子分别与聚乳酸/聚已酸内酯共聚物等 4 种共聚物通过双螺杆挤出机熔融混合,再通过螺杆挤出机从而制成导管状。Luis 等用聚已内酯导管修复大鼠坐骨神经 10mm 缺损,20 周后运动功能和感觉功能得到显著改进,形态学和组织形态学测定结果表明再生轴突数量和大小与对照组没有显著差异,且有一定程度的降解,但是降解产物不会影响神经再生。Bender 将聚已酸内酯制备成多通道导管,该导管可以促进轴突延伸,力学测试及体外降解实验表明该材料是用于神经修复的有应用前景的材料之一。

(7) 聚乳酸与 ε-已内酯共聚物(PLAC):Mligiliche 等用聚乳酸与 ε-已内酯生物降解共聚物 (PLAC)制备成神经导管,用于修复大耳白兔坐骨神经 5 cm 缺损。术后 5 个月发现移植物内和神经远端神经再生情况较好,移植物内神经再生的数量较对侧正常神经高,再生神经纤维延伸到神经远端,有髓神经纤维数量较多。且术后 5 个月移植物组所有动物手术侧肢体均记录到复合肌动作电位。结果显示 PLAC 管可以用于神经再生,并且认为 PLAC 管保护宿主变性肌肉片段过快地降解。

(三) 组织工程化神经材料支架的结构

周围神经一旦断裂,神经内膜管连续性丧失,凭现有技术手段无法实现神经内膜管的精确对位,仅能做到神经外膜或束膜缝合,因此,用于修复周围神经缺损的人工神经移植物通常模拟神经外膜/束膜鞘的结构,即利用生物材料加工成神经导管,有的还在其管腔中添加填充物以增强引导再生的作用。

人工神经移植物的基本结构模式是单通道导管,这也是最早使用生物材料加工成神经导管的模式,研究发现使用适当内径的神经导管套接神经缺损可有效防止神经断端释出的含神经营养因子和细胞外基质的组织液流失,可引导神经组织再生并防止再生神经组织逃逸,还可防止周围纤维结缔组织侵入。美国公司采用 PGA、胶原等大分子聚合物为原料制备的单通道神经导管,已经商品化并开始进入临床应用。人工神经移植物的第二类结构模式是导管内置填充物,如纤维、凝胶、海绵等,以便对神经组织再生起到更好的引导作用。空的单通道神经导管只可修复一定距离的周围神经缺损,该距离在小鼠约为 4mm、大鼠约为 10mm、大型动物及灵长类动物约为 30mm;而管腔内置填充物的人工神经移植物则可修复更长距离的神经缺损,其作用发挥可能在于内置的填充物有助于细胞的导向迁移,更好地起到桥梁作用。人工神经移植物的第三类结构模式是多通道导管(multi-channel conduits)，这类导管采用特殊模具制成，具有纵行同向排列的多个通道，研究者希望通过模拟神经内膜管来支持周围神经再生，动物实验结果提示一定通道数量的导管具有较好的修复效果，但通道数量并非多多益善。多通道导管是否会影响周围神经纤维再生过程中寻路(path-finding)的选择性，仍然是值得进一步探讨的问题，因为有基础和临床研究表明，神经断端之间保留小间隙(5mm 以内)的神经导管桥接术较之神经端-端直接吻合更有利于功能恢复。国内学者姜保国等采用部分脱乙酰甲壳素制备单通道神经导管，对神经断裂伤进行小间隙套接修复，通过大鼠、猴等实验动物的系列体内实验研究发现，利用神经导管进行小间隙套接修复有利于神经"选择性"再生，修复效果较神经端-端吻合好，这提示神经导管套接修复周围神经损伤将会有更广的应用范围。

在微观结构方面，影响神经导管支持神经再生作用的因素主要包括管壁的孔隙率、渗透性、表面形貌等。考虑到周围神经具有复杂的各向异性结构特点和特殊的生物力学特性，研究者尝试了多种加工工艺来制备神经导管。一类是非均一的多孔性导管(asymmetrically porous conduits)，这类多孔导管管壁的孔径是不均一的，其管壁实际上包括两层，外层孔径较大(约50mm)，有利于导管外壁的新生血管形成，而导管内壁孔径较小(约 50 nm)，可以有效阻止纤维组织侵入并防止管腔内神经营养因子弥散，但允许营养成分通透。另一类是内表面微沟化的神经导管(microgrooved conduits)，这类神经导管根据平板印刷术原理，将内壁制备成带有许多纵向平行排列的微沟，后者对神经组织细胞生长起到定向引导作用。

二、组织工程化神经与种子细胞

研究表明，单独使用人工神经移植物只可修复一定距离的周围神经缺损，却难以支持长距离缺损后的再生，其原因可能是因为局部缺乏细胞和神经营养因子的支持作用。但由于缺乏特异性的种子细胞，组织工程化周围神经的构建比较困难。种子细胞是组织工程的要素之一，可增殖并分化形成目标组织以修复缺损。来源广、安全、有效、无伦理和免疫排斥等限制，是理想的组织工程化神经种子细胞的要求。周围神经组织结构特殊，并且其再生本质上为未死亡且合成功能基本正常的神经元轴突部分的再生，此外还包括髓鞘的再生，即新生轴突的再髓鞘化。高度分化的神经元已失去分裂增殖能力，不能作为种子细胞，而周围神经组织的胶质细胞——施万细胞则可以增殖、分化，并且在再生过程中发挥重要作用，因此施万细胞就成为组织工程化神经构建中较为理想的种子细胞。此外，骨髓间充质干细胞、嗅鞘细胞等也被用作组织工程化神经的种子细胞。

因为施万细胞是周围神经的成髓鞘细胞，在周围神经再生过程中地位重要，因此研究中常常采用施万细胞作为种子细胞。施万细胞是周围神经系统中主要的胶质细胞，包绕神经元轴突，起营养、保护、支持和形成髓鞘等作用。在周围神经损伤后，施万细胞形成 Büngner 带，与巨噬细胞共同吞噬清除变性的轴突与髓鞘崩解产物，并能分泌包括如 NGF、BDNF、神经营养素-3(neurotrophin-3, NT-3)、神经营养素-4/5(neurotrophin-4/5, NT-4/5)、胶质细胞系源性神经营养因子(glial cell line-derived neurotrophic factor, GDNF)、睫状神经营养因子(ciliary neurotrophic factor, CNTF)、成纤维细胞生长因子(fibroblast growth factor, FGF)等在内的神经营养因子和细胞因子，为神经再生提供适宜的微环境，因此被广泛用作组织工程化神经的种子细胞。研究表明，预种植施万细胞的神经导管可修复更长距离的神经缺损，神经再生的质量也得到改善。施万细胞移植主要有两种方式，一种是直接注射到桥接神经断端的导管中，研究发现将自体施万细胞移植到大鼠 13mm 缺损坐骨神经 4 周后，移植细胞仍然存活，并包绕再生轴突；另一种是在体外将细胞与人工神经移植物培养构建成工程化组织后再移植到体内，施万细胞不仅可以黏附于神经导管，还能沿着导管迁移，形成类似于 Büngner 带的细胞条带，而这正是支持周围神经轴突再生的关键结构。

虽然施万细胞是组织工程神经中最为理想的种子细胞，但要使用施万细胞作为种子细胞，目前还面临许多困难：自体施万细胞来源有限，取材时还会造成额外损伤，而且很难在体外迅速扩增达到所需的数量；异体来源的施万细胞存在免疫排斥问题，因此较难在临床推广使用。虽然已有建立的永生化施万细胞系，但其植入体内以后的安全性尤其是致瘤性问题尚待进一步观察和评价。因此研究者不得不探寻其他种子细胞来源，许多种类的干细胞或前体细胞因而被尝试用作组织工程化神经的候选种子细胞。

嗅鞘细胞（olfactory ensheathing cells，OECs）是一种分布在嗅球和嗅神经中的神经胶质细胞，具有多分化潜能，能表现为施万细胞或者星形胶质细胞的特性，能通过吞噬作用清除退变神经，为再生轴突提供生长的通道，同时还能释放 NGF、BDNF、PDGF 等多种神经营养因子和神经肽等。与施万细胞相比，嗅鞘细胞具有更强的迁移能力，而且不会使得导致生长锥塌陷的蛋白多糖在局部聚集。OECs 在移植到损伤的坐骨神经后，能整合到修复的神经中，并且包裹轴突形成髓鞘，再生神经传导速度增加，提示 OECs 能促进周围神经的再生和功能恢复。

研究显示骨髓间充质干细胞是一种潜在的组织工程神经种子细胞。顾晓松等系列研究表明，骨髓间充质干细胞不但可在体内、外诱导条件下部分分化为施万细胞样细胞，而且在体外和体内均显示明显的促进施万细胞增殖及表达神经营养因子等作用。在生物材料人工神经移植物中引入骨髓间充质干细胞后，对大鼠坐骨神经缺损的修复效果优于不加细胞者。采用自体骨髓间充质干细胞和壳聚糖/聚乙醇酸-乳酸共聚物人工神经移植物构建成组织工程神经，对犬 50～60mm 坐骨神经缺损具有良好的桥接修复作用，动物术肢功能恢复良好；在犬体内经为期 1 年的血常规、血生化、免疫学等检查以及重要脏器病理组织学观察，均未见明显异常，提示自体骨髓间充质干细胞组织工程神经体内应用的安全性良好。

其他能向神经细胞分化或者分泌营养因子的细胞，如胚胎干细胞来源的神经祖细胞、皮肤来源的干细胞、外胚层间充质干细胞、毛囊干细胞、脂肪干细胞等也可用来修复周围神经损伤。研究者将胚胎干细胞来源的神经祖细胞移植 3 个月后仍然存活并表达 S-100，提示移植细胞在体内分化为成髓鞘细胞，促进坐骨神经的修复。

虽然细胞移植修复周围神经损伤在实验动物中取得了较好的效果，但其临床使用还有很多问题亟待解决，例如如何选择合适的细胞移植数量和途径，如何保证移植细胞的安全性和有效性，如何获得适宜的种子细胞等，因此需要深入的基础研究为临床应用提供理论依据。尽管迄今尚未见到含细胞的组织工程化神经临床试用的报道，人们还是有理由相信随着研究的不断深入，在不久的将来一定会诞生可供临床应用的、含细胞的组织工程化神经产品。

三、组织工程化神经与营养因子

因子也是组织工程的要素之一，可溶性调节因子在组织工程化周围神经移植替代物的构建中具有重要意义，组织工程神经支架荷载神经营养因子也是增加修复神经缺损距离的一种策略。在神经组织工程中，主要采用神经营养因子（neurotrophic factors，NTFs），如

NGF、BDNF、NT-3、GDNF等，此外，其他类型细胞因子如碱性成纤维细胞生长因子(basic fibroblast growth factor, bFGF)、胰岛素样生长因子-1(insulin-like growth factor-1, IGF-1)等也被尝试应用。体外实验及动物体内实验表明，通过适当技术使神经导管缓慢释放某些神经营养因子，可以保护受损神经元，调节种子细胞功能，促进神经突起生长，增强神经修复效果，增加可修复神经缺损的距离，改善再生神经的质量。杨宇民、顾晓松等研究表明，采用生物交联法将神经生长因子固定于壳聚糖神经导管内，可使该因子在释放时具有合适的浓度、良好的释放率和较长的释放时间，从而促进缺损神经的再生。

由于因子在溶液中多不稳定，半衰期较短，因此实现有效剂量因子的持续给药就是成功的关键，早期多采用离子泵局部持续注射，但这增加额外操作，应用不便，目前常通过构建给药系统(drug delivery system, DDS)，采用缓释技术来局部应用因子。如何使神经导管在一定时间内持续释放有效剂量的神经营养因子，已成为各国研究者共同关注的问题。归纳起来，周围神经组织工程研究中因子缓释体系的构建模式主要有以下两大类。一类是神经导管管壁缓释因子，将因子用适当保护剂保护后，与导管材料混合，一起加工成型，这样制备的神经导管管壁本身可通过降解等缓慢释放因子；或者首先用适当材料将因子制备成缓释微球或纤维，然后将其嵌合于神经导管壁，达到缓释目的。另一类是通过管腔内容物缓释因子，如将缓释微球直接加入管腔内的凝胶状基质或者溶液中。

因子给予的另一种策略是使用转基因细胞，将外源性因子的基因转入种子细胞或者支持细胞，这些细胞在修复过程中可持续表达因子来发挥作用。当然，未经过基因修饰的种子细胞也能释放某些因子，只是释放量相对较少。

影响组织工程化神经中神经营养因子作用的因素是多方面的，如固定及缓释因子体系的活性、生物安全性、稳定性、释放速率及其与有效剂量的匹配、延长作用时间、载体降解的有效调控等，这些问题还有待进一步研究探讨，因此要将神经营养因子真正用于临床修复神经缺损尚需时日。

四、组织工程化神经临床研究进展

研制组织工程化神经，借以修复长距离周围神经缺损是组织工程与再生医学、显微外科和修复重建外科领域的研究热点之一。组织工程化神经是人工神经移植物与种子细胞的有机结合，有时还辅加神经营养因子等以促进种子细胞的增殖、分化，促进神经修复。近年来，人们对组织工程化神经进行了广泛研究，在人工神经移植物材料选择、支架构建、种子细胞选择与应用、因子辅加等方面取得了长足进步。由于单独使用人工神经移植物即可修复一定距离的周围神经缺损，因此一部分相关产品已经开始临床试验或应用，本文将就这方面的研究进展作简要总结。

(一) 生物组织支架的临床研究

用于周围神经修复的生物组织支架主要有静脉管、骨骼肌、去细胞神经等几类。临床研究结果表明，自体静脉管可以修复短较距离的神经缺损。Chi等通过前瞻性临床研究认为，自体静脉管对靠近肢端的感觉神经修复有一定效果。Pogrel等通过对下牙槽神经、舌神经共16例的病例系列研究结果分析认为，相对于较长距离神经缺损，自体静脉管更适用于修复短距离神经缺损。对于长距离周围神经缺损修复，在静脉管腔内置入神经组织碎片能防止静脉管壁塌陷，并起到促进神经再生的作用。Tang等在静脉管腔内置入神经组织碎片，修复人神经20～45mm缺损，部分病例神经恢复效果良好。2007年Terzis等报道，采用此法修复产瘫2例，臂丛神经缺损修复长度24～35mm，经过4～5年随访观察，幼儿运动功能恢复较满意。

由于骨骼肌具有与神经类似的基膜管，自体骨骼肌组织也尝试用于修复周围神经缺损。Norris等报道，自体骨骼肌组织移植修复指神经缺损8例，其中1例完全恢复，7例感觉恢复达MRC S_3^+水平。Battiston于2000年报道，采用静脉管内置新鲜自体骨骼肌组织桥接修复神经缺损21例，其中85%功能恢复良好。最近的回顾性研究也表明，静脉管内置新鲜自体骨骼肌组织可修复指神经缺损。Roganovic比较了变性骨骼肌移植与自体神经移植对周围神经缺损的修复作用，发现二者修复效果相当。Battiston及其同事用静脉管结合自体骨骼肌组织桥接修复感觉神经缺损13例，经6～74个月随访观察，其疗效与Neurotube™ PGA神经导管修复效果相当。

去细胞同种异体神经在去处抗原性的同时保留神经基底膜管，可用于修复周围神经缺损。自2005年以来，我国学者卢世璧、唐佩福、郭义柱等报道采用化学去细胞同种异体神经对包括臂丛在内的人体长段周围神经缺损具有较好的桥接修复作用，患者术后运动/感觉功能恢复总体较满意。2009年Karabekmez等报道，用Axogen®去细胞同种异体神经修复30mm以内的感觉神经缺损7例共10支神经，经5～12个月随访观察，所有患者都有两点辨别觉得恢复。

（二）聚合物神经支架的临床研究

1. 不可吸收神经移植物支架

用于修复周围神经缺损的不可吸收神经移植物支架以硅胶管为代表。Lungborg等通过随机对照临床试验比较了硅胶管桥接与传统方法对前臂尺神经/正中神经缺损的修复作用，通过5年的随访观察发现，二者修复效果相当，而硅胶管修复组患者受损神经支配区对冷不耐受的症状较轻。Braga-Silva报道，硅胶管对30mm以内的前臂神经缺损有一定修复作用，且对尺神经缺损的修复效果更好。另一种不可吸收神经移植物支架是膨体聚四氟乙烯导管。Stanec等报道，用膨体聚四氟乙烯导管修复尺神经29mm缺损，感觉、运动功能恢复较好。然而，Pitta等用该导管修复下牙槽神经、舌神经缺损共6例，则未见功能恢复。Pogrel及其同事之前也经历了类似的失败。

2. 可吸收神经移植物支架

已报道用于临床修复的可吸收神经移植物支架主要有PGA、胶原和壳聚糖制成。第一种用于临床修复的可吸收神经移植物支架是用合成聚酯PGA制备的，Neurotube™ PGA神经导管是目前为止临床应用报道最多的神经导管。2000年Weber等报道了一项针对PGA神经导管的随机、对照、多中心临床试验。98例共136支指神经损伤病例随机分为2组：传统修复组和PGA导管修复组。经3～12个月的随访观察，两组总体恢复效果无明显差别，其中对于神经缺损4mm以内的，PGA导管修复后感觉恢复优于神经端-端缝合。2001年，Kim等报道用PGA神经导管成功治疗了足创伤性神经瘤。Rosson等总结了该导管修复运动神经缺损6例，涉及副神经、正中神经和尺神经，平均修复长度为28mm，所有患者运动功能恢复达M_3或以上。Navissano等用Neurotube修复面神经缺损7例，优良率71.4%，其中优14.2%，良57.2%。Dellon和Maloney在利用大足趾重建拇指时，用Neurotube重建感觉神经，术后30个月，感觉功能恢复优良。Donoghoe等采用Neurotube对2例前臂正中神经缺损（长30mm）进行电缆式修复，术后拇短展肌功能及感觉恢复良好。

用Ⅰ型胶原制备的 NeuraGen™ 导管也有较多临床应用报道。Ashley 等用该导管修复产瘫臂丛神经损伤 5 例，其中 3 例于术后 2 年时功能恢复优良。Farole 等用 NeuraGen 修复舌神经与下牙槽神经 9 例，功能恢复良好 4 例，部分恢复 4 例，另 1 例无恢复。Taras 等报道用 NeuraGen 导管修复桡神经感觉支 15mm 和桡侧指神经 20mm 各 1 例，随访 6～8 个月，功能恢复优良。Lohmeyer 等用 NeuraGen 修复指神经缺损 6 例，其中 4 例感觉恢复到优良水平（s2PD≤7mm）。Bushnell 等报道用 NeuraGen 修复指神经缺损后随访 1 年以上，9 例中有 8 例感觉恢复达优良级。近来，Wangensteen 等回顾性总结 NeuraGen 导管修复周围神经缺损 96 例（126 支神经），成功随访 64 例，结果表明该导管修复是安全和有效的。另外，最近 Thomsen 等的回顾性报道（10 例）表明，采用胶原制备的另一种神经导管——Revolnerv® 导管可有效修复指神经缺损，防止创伤性神经瘤形成。

用聚乳酸-聚己内酯共聚物制成的 Neurolac 导管也有一些临床应用报道。Bertleff 等报道了其随机对照临床试验结果，试验纳入 30 例共 34 支指神经缺损，缺损长度 6～8mm，经 3、6、9、12 个月随访观察，Neurolac 导管修复组与传统修复组效果相当。2006 年，Meek 等报道用 Neurolac 导管对 1 例足趾神经缺损进行二期修复，疗效不理想。

上述三种可吸收神经移植物均由单一材料制成，而另一类神经移植物则由多种材料复合而成。顾晓松课题组研制的人工神经移植物由壳聚糖导管和 PGA 纤维支架构成，用其临床修复人上肢神经 25～35mm 缺损，经 3 年随访，患者肢体功能明显恢复，运动和感觉恢复达到 BMRC $M_4S_3^+$ 水平（图 1-24、图 1-25）。日本学者 Inada 等报道，采用 PGA/胶原导管，管腔内置胶原海绵，成功修复指总神经、腓浅神经以及面神经前支的缺损，还用其较好地修复了神经瘤切除后的神经缺损。

五、组织工程化神经展望

近 30 年来，组织工程神经研究广泛开展，正循着从基础研究到产业化的轨迹步步深入，在支架材料研究方面更是取得了令人瞩目的成绩，几种相关产品已经商品化并不断有新产品问世。但应该看到，组织工程神经研究还有许多问题尚待解决，研究的瓶颈是种子细胞，干细胞可能是解决这一问题的出路。人工神经移植物辅加因子后修复神经缺损距离可得到延长，但因子的选择、固定工艺和缓释技术、释放动力学及其与再生关系等问题还有待研究。总的来看，本领域将来的发展趋势是在现有生物材料人工神经移植物产品及研究成果基础上，通过结合种子细胞和（或）因子以及微电子芯片等技术，构建成细胞型组织工程神经、因子型组织工程神经、微电子复合型组织工程神经等，来进一步提高临床疗效。

综上所述，周围神经虽然与中枢神经系统相比结构较简单，也比较容易再生，但也存在严峻的挑战。如损伤仅限于轴突而未累及神经内膜管，一般神经再生完全，功能恢复好。但若损伤造成神经内膜管甚至神经束膜的断裂，神经轴突再生将不能被限定于原来的神经内膜管，造成有髓与无髓神经纤维的轴突生长紊乱，部分再生轴突与靶器官错配，成为无效再生，因而靶器官的功能往往只能达到部分恢复。如何实现周围神经断裂伤后充分而准确的再生，从而实现神经功能的完全恢复，仍然是摆在研究者面前的一大难题。这一问题的最终解决可能有待于神经再生机制的完全阐明以及神经网络调节和中枢可塑性等方面的深入研究。

（杨宇民　胡　文　顾晓松）

第6节 miRNA与神经发育及再生

miRNA (microRNA)是一类内源性的非编码短小单链RNA,长度约为20～23个核苷酸。miRNA的功能极其复杂,主要是通过与靶基因mRNA的3′-UTR(3′-untranslated region)完全或不完全配对,导致靶标mRNA降解或转录后翻译抑制,从而在基因的转录后调控中发挥重要的作用,实现对细胞增殖、细胞凋亡、细胞分化、新陈代谢等过程的调节。一种miRNA可调控数个、数十个,甚至数百个靶基因的表达,同时不同的miRNA可以协同调控同一个基因,这就使得miRNAs与其靶分子组成一个复杂的调控网络,在细胞及生物体的各种活动中发挥重要的作用。近来的研究表明miRNA与神经系统的发育和神经系统损伤修复等有着密切的关系,使miRNA成为神经系统研究又一新的焦点。

一、miRNA参与神经系统胚胎发育的调节

神经系统中表达的miRNA影响着许多与神经有关的基因,其表达呈现高度的进化保守性、表达时序性和组织特异性,因此了解miRNA如何调控神经系统不同的发育阶段及生理功能是至关重要的。

自发现线虫miRNA基因lin-4在胚胎后期发育控制中起关键的作用,对于miRNA在发育中作用的探讨就不断增加。研究表明miRNA在早期胚胎干细胞存活和分化中起重要的作用,通过Dicer基因敲除小鼠发现由于miRNA的作用被抑制而导致胚胎干细胞的分化异常和胚胎早期死亡的发生。Tarantinod等研究发现miR-34a调节其靶基因Sirt1,在小鼠胚胎干细胞分化中具有重要作用。

miRNA在体节、组织确定及个体识别的维持中扮演着重要的角色。胚胎的中枢神经系统发育是按照腹背轴、前后轴和左右轴方向的空间构型生长的,其生长还具有时序性,miRNA参与调控胚胎中枢神经系统的这些生长方式。Hox基因参与中枢神经系统的前后轴生长,在Hox基因簇中的miRNA参与调控Hox基因的表达,从而调控其前后轴生长;研究果蝇胚胎中枢神经系统的前后轴生长时发现miRNA呈现出不同的表达方式,在胚胎头侧周围miRNA-309/3/286/4/5/6簇等被抑制,从而使它们的靶基因得以表达。

斑马鱼中Dicer酶基因的断裂会导致神经系统发育的畸形,如原肠胚形成异常、胚胎致死率增加等,而人为将miR-430导入则可部分扭转此种发育畸形。为进一步探讨miRNA在神经系统发育中的作用,Schaefer等利用Dicer酶基因敲除小鼠研究发现,Purkinje细胞出现死亡、小脑萎缩并出现共济失调。Kim等也发现选择性抑制小鼠脑组织细胞有丝分裂后期多巴胺能神经元Dicer酶,该类神经元即发生凋亡而丢失,小鼠运动也出现障碍。这些发现充分证明了miRNA在调控神经系统胚胎发育功能中的必要性。

二、miRNA参与神经元分化的调节

最近的研究表明miRNA在神经元发育及功能中具有重要的作用,如miR-7通过调节果蝇表皮生长因子受体(epidermal growth factor receptor, EGFR)促进光感受器神经元分化,miR-9a调控感觉神经元发育成熟,miR-200家族成员参与嗅鞘前体细胞终末分化等。lys-6/miRNA-273通路是线虫神经元分化的经典通路,在ASE神经元左右不对称分化中是

必需的。根据线虫化学感受器神经元是否表达 lys-6 将神经元分为 ASEL (ASEL left)和 ASER (ASE right)两种;lys-6 在 ASEL 神经元中受转录调节因子 Die-1 激活而表达,但在 ASER 神经元中,由于 miR-273 抑制 Die-1 的转录功能,lys-6 不表达。在 ASEL 神经元中,lys-6 反过来下调 Cog-1 的表达,导致 Cog-1/Unc-37 复合物的失活,从而 Ceh-36/Lin-49 复合物对 ASEL 的分化促进作用不能被阻断,ASEL 进入分化程序,导致线虫化学感受器的偏侧化。

过表达 miR-124 可以下调转录因子 Sox9,从而增加神经元的分化。miR-124 还通过调节剪切因子多聚嘧啶核苷酸序列结合蛋白(polypyrimide tract binding protein, PTBP)诱导神经系统发生特异性选择性剪切,调节神经元分化。将 miR-124 过表达于 Hela 细胞中发现,该细胞基因组表达模式直接向神经元分化,大约 170 个基因下调,其突出特点是这些基因在脑组织中低表达或不表达,因此推测 miR-124 在神经系统中的作用可能是抑制不需要的基因转录。Visvanathan 等研究发现 miR-124 还可以拮抗 RE-1 沉默转录因子(RE-1 silencing transcription factor, REST),降解非神经性转录产物,使非神经元向神经元样细胞转化。此外,miR-124 能够维持神经元的完整性。

miRNA 在神经突起生长中同样具有重要的调节作用。miR-132 受到 cAMP 反应元件结合蛋白(cAMP response element-binding, CREB)调控表达上调,进一步抑制具有调节神经元分化功能的 Rho 家族 GTPase 激活蛋白 p250GAP 而促进神经突起的生长。

三、miRNA 参与突触塑形的调节

在哺乳动物的大脑中,神经细胞间通过数以亿计的突触进行联系,突触的形成和功能对认知是至关重要的,许多神经系统的疾病都有突触功能的紊乱。突触的发育是内在的、多阶段的过程。miRNA 是突触可塑性、突触功能和形态上动态修饰的重要调节因子,与记忆学习等高级认知功能相关。

神经元树突 mRNA 翻译的调控主要体现在个别的树突或者其棘突上,树突棘位于树突的突触后成分中,它形成和降解的动态变化被认为是突触可塑性的标志。miR-134 是第一个在哺乳动物树突上发现的可以调节局部蛋白合成的 miRNA,它在海马神经元中表达,在成熟的脑组织中表达增多。Schratt 等研究显示 LIM 结构域激酶 1 (LIM-domain kinase 1, Limk1)是 miR-134 的靶基因,Limk1 激酶通过抑制肌动蛋白解聚因子调控肌动肌丝的动态平衡,从而来影响树突棘的结构,当 miR-134 短暂抑制 Limk1 表达时,树突棘大小变小。miR-134 对树突棘形态的调节是动态可逆的,加入脑源性神经营养因子(brain-derived neurotrophic factor, BDNF)可以解除对 Limk1 的抑制作用,树突棘恢复生长。miR-138 是最近发现的一种树突 miRNA,与 miR-134 一样负性调节树突棘的大小。

miRNA 的调节对于树突是否正确地靶向突触配体是必需的,如在黑腹果蝇的嗅觉投射神经元中缺失 miRNA 生物合成的两种关键酶 Dicer 和 Pasha 时,就会导致树突的错误靶向。突触可塑性是学习与记忆的结构与功能基础,miRNA 的激活还有助于突触长期可塑性的形成,参与学习记忆过程的调控,Armitage 是 miRNA 介导基因沉默所必需的解旋酶,而当黑腹果蝇缺失 Dicer 和 Armitage 时会导致嗅区的记忆力缺损。

四、miRNA 参与髓鞘形成的调节

miRNA 在少突胶质细胞分化、中枢神经系统成髓鞘中具有重要的调控作用,而

miRNA 在周围神经系统成髓鞘中也同样具有至关重要的作用，通过调控施万细胞参与髓鞘的形成。

Pereira 等利用基因敲除方法条件敲除小鼠施万细胞中 miRNA 合成所必需的关键酶 Dicer，该研究表明 Dicer 缺失会影响施万细胞的分化，使绝大部分细胞分化停止，处于成髓鞘前阶段；即使克服髓鞘形成阻碍，其形成的髓鞘也出现异常；进一步分析显示在敲除小鼠的坐骨神经中，髓鞘形成相关的转录因子 Krox20 及一些髓磷脂蛋白，如髓磷脂相关糖蛋白（myelin associated glycoprotein，MAG）和周围神经髓鞘蛋白 22（Peripheral myelin protein 22，PMP22）等，表达显著下降，而抑制髓鞘形成的基因如 SOX2、Notch1 和 Hes1 等的表达上调；此外，Dicer 敲除小鼠还出现轴突溃变。Yun 等的研究也表明在施万细胞中，miRNAs 在髓鞘前阶段向成髓鞘阶段转变过程起关键的作用，Dicer 的缺失使大多数施万细胞能继续增殖而不能形成髓鞘；同时髓鞘形成的关键调节分子 Egr2 的表达也急剧下降；进一步研究发现 miR-138 能够抑制非成熟状态施万细胞的基因表达，如 Ccnd1，Jun 和 Sox2 等，而影响施万细胞的髓鞘形成。这些研究充分表明 miRNA 对于施万细胞基因表达的调控、髓鞘形成及轴突维持是必需的。

五、miRNA 与神经再生

在神经损伤后神经再生修复的系统性过程中，神经元、胶质细胞、肌肉细胞等各种细胞的表型和生物学行为会发生显著变化，多种基因表达改变，存在复杂的调控系统，miRNA 调控机制应参与其中。Williams 等报道在肌萎缩性侧索硬化症小鼠中，miR-206 通过靶向组蛋白乙酰基转移酶 4（histone deacetylase 4，HDAC4）并进一步调节 FGF 信号通路来促进神经肌肉接头功能的重建。最近 Rau 等通过 miRNA 芯片发现受压性神经病变大鼠模型的比目鱼肌中存在差异表达的 miRNA。Liu 等在大鼠 T10 脊髓连续性撞击模型中通过 miRNA 芯片发现脊髓损伤 4 小时后存在差异表达的 miRNA，Nakanishi 等通过芯片在小鼠 T11-12 脊髓挤压损伤 6 小时和 12 小时后发现表达改变的 miRNA，Liu 等进一步研究表明大鼠脊髓损伤后会出现一些与细胞凋亡有关的 miRNA，如 miR-15b、miR-16、miR-21 和 let-7a，及其调节的下游靶基因的表达变化，这些发现将有助于进一步理解脊髓损伤继发性病变的机制。

Zhou 等最近的研究表明大鼠坐骨神经缺损早期背根神经节中 miRNA 的表达谱型发生显著改变，并能调节启动内在再生相关的一些信号通路。Li 等进一步通过深度测序发现了在神经损伤后背根神经节中表达差异的一些新的 miRNA 分子。在神经再生修复的系统性过程中，背根神经节和神经组织发生表达变化的 miRNA 与神经系统的发育和多种细胞生物学过程密切相关，它们可以通过调节功能相关的特定靶分子，进一步调节细胞生长迁移与细胞间的相互联系等来参与神经修复与再生的过程（图 1-46）。Yu 等的深入研究发现缺损近端神经中 miR-221/222 表达显著上调，并通过靶向 LASS2，一个细胞生长和迁移的抑制分子，促进施万细胞的增殖和迁移；而在背根节神经元中 miR-222 通过靶向 PTEN，一个主要的神经再生抑制分子，促进神经元的突起生长。进一步在分子及细胞水平阐明这些 miRNA 调节坐骨神经损伤修复的机制，探寻抑制神经再生的因素和挖掘促神经再生的途径，可以为神经再生提出新的理念并提供新的分子干预靶点。

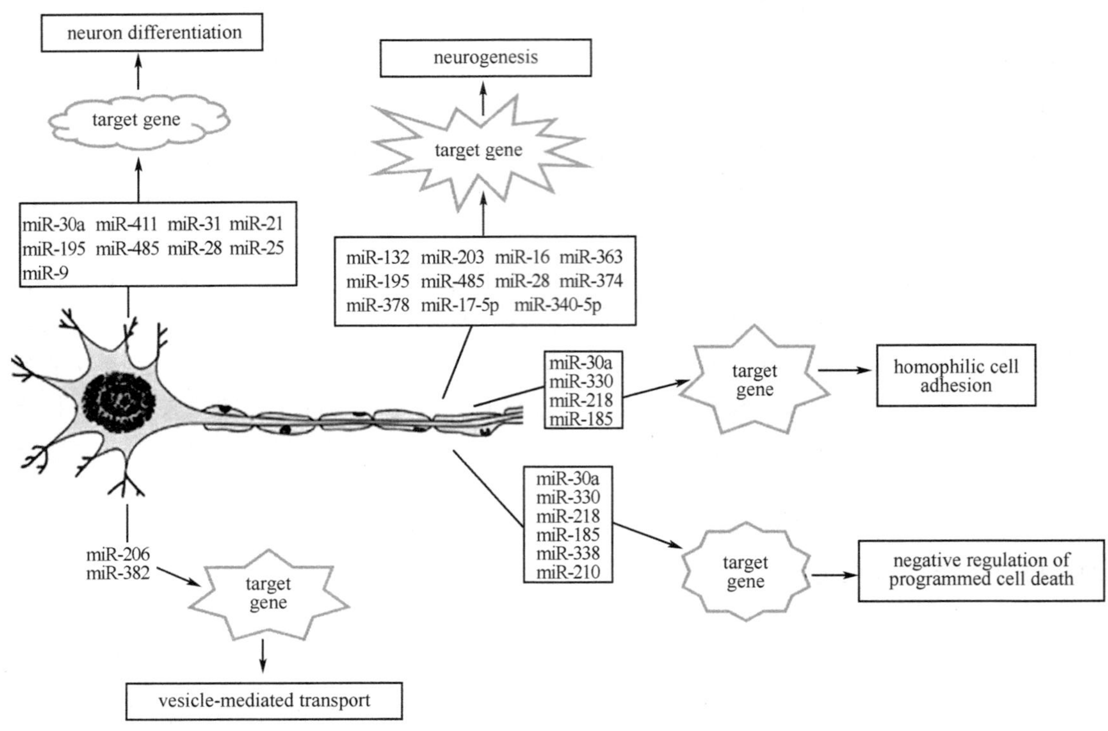

图 1-46 miRNA 参与坐骨神经再生示意图(引自 Yu,et al.,PLoS One 2011)

(于 彬 顾晓松)

参考文献

丁斐．2007. 神经生物学．北京：科学出版社，324～351

冯勇，张高孟，马学晓等．2007. RNA 干扰介导的蛋白酶体亚基 RC2 下调延缓大鼠失神经骨骼肌萎缩．中华手外科杂志，23(3)：172～175

顾其胜，侯春林，徐政．2005. 实用生物医用材料学．上海：上海科学技术出版社，127～128

顾晓松．组织工程神经研究进展．2010. 中国修复重建外科杂志，24(7)：860～863

顾玉东，王澍寰，侍德．2002. 手外科学．上海：上海科学技术出版社，216～217

郭义柱，卢世璧，王岩等．2005. 去细胞同种异体神经移植修复人体长段周围神经缺损．中国临床康复，9(38)：26～27

郭义柱，卢世璧，王岩等．2010. 化学去细胞同种异体神经移植治疗医源性副神经缺损 4 例报告．神经损伤与功能重建，5(6)：426～428

郭义柱，王岩，刘相成等．2011. 同种异体神经移植治疗锐性臂丛神经缺损 5 例临床研究．军医进修学院学报，32(4)：317～318

胡文，顾晓松．2010. 组织工程化神经修复神经缺损的临床研究进展．交通医学，24(6)：596～598

寇玉辉，殷晓峰，张培训等．2011. 小间隙套接修复周围神经技术及新型套接材料．北京大学学报(医学版)，43(5)：647～651

马学晓，张高孟，于腾波等．2008. 心脏营养素-1 延缓失神经骨骼肌萎缩作用机制研究．山东医药，26(3)：210～211

牛晓锋，刘小林，胡军等．2009. 大鼠化学去细胞异体神经再血管化的实验研究．中国修复重建外科杂志，23(2)：235～238

王冠军，卢世璧，匡正达等．2010. 化学去细胞异体神经移植促神经趋化性再生实验研究．中国修复重建外科杂志，24(11)：1288～1292

王冠军，卢世璧，孙明学等．2007. 化学去细胞同种异体神经制备的改良及桥接周围神经缺损效果．第四军医大学学报，28(11)：987～990

吴兵，郭义柱，王岩等．2011. 化学去细胞同种异体神经移植治疗桡神经浅支缺损 6 例临床报告．神经损伤与功能重建，6(3)：187～189

徐建广，顾玉东，屠永全等．2003. 被动活动对失神经支配骨骼肌萎缩的影响．中华显微外科杂志，26(3)：210～211

薛锋，顾玉东，李继峰等．2003. 银杏叶提取物对失神经骨骼肌酶活性的影响．中华外科杂志，41(5)：395～396

张朝佑．2009. 人体解剖学．第 3 版下册．北京：人民卫生出版社

Aberg M, Ljungberg C, Edin E, et al. 2009. Clinical evaluation of a resorbable wrap-around implant as an alternative to nerve repair: a prospective, assessor-blinded, randomised clinical study of sensory, motor and functional recovery after peripheral nerve repair. J Plast Reconstr Aesthet Surg, 62(11):1503～1509

Acar M, Karacalar A, Ayyildiz M, et al. 2008. The effect of autogenous vein grafts on nerve repair with size discrepancy in rats: an electrophysiological and stereological analysis. Brain Res, 1198:171～181

Adalbert R, Gillingwater TH, Haley JE, et al. 2005. A rat model of slow Wallerian degeneration (WldS) with improved preservation of neuromuscular synapses. Eur J Neurosci, 21(1):271～277

Allen TM, Cullis PR. 2004. Drug delivery systems: entering the mainstream. Science, 303(5665):1818～1822

Allmeling C, Jokuszies A, Reimers K, et al. 2008. Spider silk fibres in artificial nerve constructs promote peripheral nerve regeneration. Cell Prolif, 41(3):408～420

Allmeling C, Jokuszies A, Reimers K, et al. 2006. Use of spider silk fibres as an innovative material in a biocompatible artificial nerve conduit. J Cell Mol Med, 10(3):770～777

Altman GH, Diaz F, Jakuba C, et al. 2003. Silk-based biomaterials. Biomaterials, 24(3):401～416

Amoh Y, Li L, Campillo R, et al. 2005. Implanted hair follicle stem cells form Schwann cells that support repair of severed peripheral nerves. Proc Natl Acad Sci U S A, 102(49):17734～17738

Apel PJ, Garrett JP, Sierpinski P, et al. 2008. Peripheral nerve regeneration using a keratin-based scaffold: long-term functional and histological outcomes in a mouse model. J Hand Surg Am, 33(9):1541～1547

Archibald SJ, Shefner J, Krarup C, et al. 1995. Monkey median nerve repaired by nerve graft or collagen nerve guide tube. J Neurosci, 15(5 Pt 2):4109～4123

Ashley WW, Jr., Weatherly T, Park TS. 2006. Collagen nerve guides for surgical repair of brachial plexus birth injury. J Neurosurg, 105(6 Suppl):452～456

Aszmann OC, Korak KJ, Luegmair M, et al. 2008. Bridging critical nerve defects through an acellular homograft seeded with autologous Schwann cells obtained from a regeneration neuroma of the proximal stump. J Reconstr Microsurg, 24(3):151～158

Berdnik D, Fan AP, Potter CJ, et al. 2008. MicroRNA processing pathway regulates olfactory neuron morphogenesis. Curr Biol, 18(22):1754～1759

Bertleff MJ, Meek MF, Nicolai JP. 2005. A prospective clinical evaluation of biodegradable neurolac nerve guides for sensory nerve repair in the hand. J Hand Surg [Am], 30(3):513～518

Bian YZ, Wang Y, Aibaidoula G, et al. 2009. Evaluation of poly (3-hydroxybutyrate-co-3-hydroxyhexanoate) conduits for peripheral nerve regeneration. Biomaterials, 30(2):217～225

Bozkurt A, Deumens R, Beckmann C, et al. 2009. In vitro cell alignment obtained with a Schwann cell enriched microstructured nerve guide with longitudinal guidance channels. Biomaterials, 30(2):169～179

Bushnell BD, McWilliams AD, Whitener GB, et al. 2008. Early clinical experience with collagen nerve tubes in digital nerve repair. J Hand Surg [Am], 33(7):1081～1087

Caplan AI, Dennis JE. 2006. Mesenchymal stem cells as trophic mediators. J Cell Biochem, 98(5):1076～1084

Carthew RW, Sontheimer EJ. 2009. Origins and mechanisms of miRNAs and siRNAs. Cell, 136(4):642～655

Chang CJ. 2009. The effect of pulse-released nerve growth factor from genipin-crosslinked gelatin in schwann cell-seeded polycaprolactone conduits on large-gap peripheral nerve regeneration. Tissue Eng Part A, 15(3):547～557

Chang JY, Lin JH, Yao CH, et al. 2007. In vivo evaluation of a biodegradable EDC/NHS-cross-linked gelatin peripheral nerve guide conduit material. Macromol Biosci, 7(4): 500～507

Chen X, Wang XD, Chen G, et al. 2006. Study of in vivo differentiation of rat bone marrow stromal cells into schwann cell-like cells. Microsurgery, 26(2):111～115

Chen XM, Yang YM, Wu J, et al. 2007. Biocompatibility studies of silk fibroin-based artificial nerve grafts in vitro and in vivo. Prog Nat Sci, 17(9):1029～1034

Chen YS, Chang JY, Cheng CY, et al. 2005. An in vivo evaluation of a biodegradable genipin-cross-linked gelatin peripheral nerve guide conduit material. Biomaterials, 26(18):3911～3918

Cheng CJ. 2009. Synthetic nerve conduits for digital nerve reconstruction. J Hand Surg Am, 34(9):1718～1721

Chew SY, Mi R, Hoke A, et al. 2007. Aligned Protein-Polymer Composite Fibers Enhance Nerve Regeneration: A Potential Tissue-Engineering Platform. Adv Funct Mater, 17(8):1288～1296

Ciardelli G, Chiono V. 2006. Materials for peripheral nerve regeneration. Macromol Biosci, 6(1):13～26

Cui L, Jiang J, Wei L, et al. 2008. Transplantation of embryonic stem cells improves nerve repair and functional recovery after severe sciatic nerve axotomy in rats. Stem Cells, 26(5):1356～1365

de Guzman RC, Ereifej ES, Broadrick KM, et al. 2008. Alginate-matrigel microencapsulated Schwann cells for inducible secretion of glial cell line derived neurotrophic factor. J Microencapsul, 25(7):487～498

de Ruiter GC, Onyeneho IA, Liang ET, et al. 2008. Methods for in vitro characterization of multichannel nerve tubes. J Biomed Mater Res A, 84(3):643～651

Dellon AL. 2001. Polyglycolic acid conduits for digital nerve reconstruction. Plast Reconstr Surg, 107(7):1924～1925

Ding F, Cheng Q, Gu XS. 2008. The repair effects of Achyranthes bidentata extract on the crushed common peroneal nerve of rabbits. Fitoterapia, 79(3):161～167

Ding F, Wu J, Yang Y, et al. 2010. Use of tissue-engineered nerve grafts consisting of a chitosan/poly(lactic-co-glycolic acid)-based scaffold included with bone marrow mesenchymal cells for bridging 50-mm dog sciatic nerve gaps. Tissue Eng Part A, 16(12):3779～3790

Donoghoe N, Rosson GD, Dellon AL. 2007. Reconstruction of the human median nerve in the forearm with the Neurotube. Microsurgery, 27(7):595～600

Ducic I, Maloney CT, Jr., Dellon AL. 2005. Reconstruction of the spinal accessory nerve with autograft or neurotube? Two case reports. J Reconstr Microsurg, 21(1):29～33

Dugas JC, Cuellar TL, Scholze A, et al. 2010. Dicerl and miR-219 are required for normal oligodendrocyte differentiation and myelination. Neuron, 65(5):597～611

Emery B. 2010. Regulation of oligodendrocyte differentiation and myelination. Science, 330(6005):779～782

Evans GR, Brandt K, Katz S, et al. 2002. Bioactive poly (*L*-lactic acid) conduits seeded with Schwann cells for peripheral nerve regeneration. Biomaterials, 23(3):841～848

Fan W, Gu J, Hu W, et al. 2008. Repairing a 35-mm-long median nerve defect with a chitosan/PGA artificial nerve graft in the human: a case study. Microsurgery, 28(4):238～242

Fansa H, Schneider W, Wolf G, et al. 2002. Host responses after acellular muscle basal lamina allografting used as a matrix for tissue engineered nerve grafts1. Transplantation, 74(3):381～387

Farah MH, Pan BH, Hoffman PN, et al. 2011. Reduced BACE1 activity enhances clearance of myelin debris and regeneration of axons in the injured peripheral nervous system. J Neurosci, 31(15):5744～5754

Farole A, Jamal BT. 2008. A bioabsorbable collagen nerve cuff (NeuraGen) for repair of lingual and inferior alveolar nerve injuries: a case series. J Oral Maxillofac Surg, 66(10):2058～2062

Fineberg SK, Kosik KS, Davidson BL. 2009. MicroRNAs potentiate neural development. Neuron, 64(3):303～309

Flores LP. 2010. The use of autogenous veins for microsurgical repair of the sural nerve after nerve biopsy. Neurosurgery, 66(6 Suppl Operative):238～243

Gao FB. 2010. Context-dependent functions of specific microRNAs in neuronal development. Neural Dev, 5:25

Ghasemi-Mobarakeh L, Prabhakaran MP, Morshed M, et al. 2008. Electrospun poly (epsilon-caprolactone)gelatin nanofibrous scaffolds for nerve tissue engineering. Biomaterials, 29(34):4532～4539

Gomez N, Schmidt CE. 2007. Nerve growth factor-immobilized polypyrrole: bioactive electrically conducting polymer for enhanced neurite extension. J Biomed Mater Res A, 81(1):135～149

Gong Y, Gong L, Gu XS, et al. 2009. Chitooligosaccharides promote peripheral nerve regeneration in a rabbit common peroneal nerve crush injury model. Microsurgery, 29(8):650～656

Gu J, Hu W, Deng A, et al. 2012. Surgical repair of a 30mm long human median nerve defect in the distal forearm by implantation of a chitosan-PGA nerve guidance conduit. J Tissue Eng Regen Med, 6(2):163～168

Gu XS, Ding F, Yang Y, et al. 2010. Construction of tissue engineered nerve grafts and their application in peripheral nerve regeneration. Prog Neurobiol, 93(2):204～230

Gu XS, Thomas PK, King RH. 1995. Chemotropism in nerve regeneration studied in tissue culture. J Anat, 186(1):153～163

Gu XS, Yan ZQ, Yan WX, et al. 1992. Rapid immunostaining of live nerve for identification of sensory and motor fasciculi. Chin Med J (Engl), 105(11):949～952

Gu XS, Zhang PY, Wang XD, et al. 2003. Dog sciatic nerve repaired by artificial tissue nerve graft. Prog Nat Sci, 8:578～583

Gu Y, Wang J, Ding F, et al. 2010. Neurotrophic actions of bone marrow stromal cells on primary culture of dorsal root ganglion tissues and neurons. J Mol Neurosci, 40(3):332～341

Guo BF, Dong MM. 2009. Application of neural stem cells in tissue-engineered artificial nerve. Otolaryngol Head Neck Surg, 140(2):159～164

Hattori T, Matsuyama Y, Sakai Y, et al. 2008. Chondrotinase ABC enhances axonal regeneration across nerve gaps. J Clin Neurosci, 15(2): 185～191

Hernandez-Cortes P, Garrido J, Camara M, et al. 2010. Failed digital nerve reconstruction by foreign body reaction to Neurolac nerve conduit. Microsurgery, 30(5):414～416

Hess JR, Brenner MJ, Fox IK, et al, Hunter DA, Rickman SR, Mackinnon SE. 2007. Use of cold-preserved allografts seeded with autologous Schwann cells in the treatment of a long-gap peripheral nerve injury. Plast Reconstr Surg, 119 (1):246～259

Hood B, Levene HB, Levi AD. 2009. Transplantation of autologous Schwann cells for the repair of segmental peripheral nerve defects. Neurosurg Focus, 26(2): E4

Hsu SH, Chang CJ, Tang CM, et al. 2004. In vitro and in vivo effects of Ginkgo biloba extract EGb 761 on seeded Schwann cells within poly (DL-lactic acid-co-glycolic acid) conduits for peripheral nerve regeneration. J Biomater Appl, 19(2):163～182

Hsu SH, Lu PS, Ni HC, et al. 2007. Fabrication and evaluation of microgrooved polymers as peripheral nerve conduits. Biomed Microdevices, 9(5):665～674

Hsu SH, Su CH, Chiu IM. 2009. A novel approach to align adult neural stem cells on micropatterned conduits for peripheral nerve regeneration: a feasibility study. Artif Organs, 33(1):26～35

Hu J, Zhu QT, Liu XL, et al. 2007. Repair of extended peripheral nerve lesions in rhesus monkeys using acellular allogenic nerve grafts implanted with autologous mesenchymal stem cells. Exp Neurol, 204(2):658～666

Hu W, Gu J, Deng A, Gu XS. 2008. Polyglycolic acid filaments guide Schwann cell migration in vitro and in vivo. Biotechnol Lett, 30(11):1937～1942

Hu W, Yang M, Chang J, et al. 2012. Laser doppler perfusion imaging of skin territory to reflect autonomic functional recovery following sciatic nerve autografting repair in rats. Microsurgery, 32(2):136～143

Huang J, Hu X, Lu L, et al. 2009. Electrical regulation of Schwann cells using conductive polypyrrole/chitosan polymers. J Biomed Mater Res A, 93(1):164～174

Hung V, Dellon AL. 2008. Reconstruction of a 4-cm human median nerve gap by including an autogenous nerve slice in a bioabsorbable nerve conduit: case report. J Hand Surg Am, 33(3):313～315

Ide C, Tohyama K, et al. 1998. Long acellular nerve transplants for allogeneic grafting and the effects of basic fibroblast growth factor on the growth of regenerating axons in dogs: a preliminary report. Exp Neurol, 154(1):99～112

Ignatiadis IA, Tsiampa VA, Yiannakopoulos CK, et al. 2007. A new technique of autogenous conduits for bridging short nerve defects. An experimental study in the rabbit. Acta Neurochir Suppl, 100:73～76

Ignazio M, Adolfo V. 2010. Muscle-in-vein nerve guide for secondary reconstruction in digital nerve lesions. J Hand Surg Am, 35(9):1418～1426

Inada Y, Hosoi H, Yamashita A, et al. 2007. Regeneration of peripheral motor nerve gaps with a polyglycolic acid-collagen tube: technical case report. Neurosurgery, 61(5):E1105～1107

Inada Y, Morimoto S, Moroi K, et al. 2005. Surgical relief of causalgia with an artificial nerve guide tube: Successful surgical treatment of causalgia (Complex Regional Pain Syndrome Type Ⅱ) by in situ tissue engineering with a polyglycolic acid-collagen tube. Pain, 117(3):251～258

Inada Y, Moroi K, Morimoto S, et al. 2007. Effective surgical relief of complex regional pain syndrome (CRPS) using a PGA-collagen nerve guide tube, with successful weaning from spinal cord stimulation. Clin J Pain, 23(9):829～830

Jiang BG, Yin XF, Zhang DY, et al. 2007. Maximum number of collaterals developed by one axon during peripheral nerve regeneration and the influence of that number on reinnervation effects. Eur Neurol, 58(1):12～20

Jiang BG, Zhang P, Jiang B. 2010. Advances in small gap sleeve bridging peripheral nerve injury. Artif Cells Blood Substit Immobil Biotechnol, 38(1):1～4

Jiang BG, Zhang P, Zhang D, et al. 2006. Study on small gap sleeve bridging peripheral nerve injury. Artif Cells Blood Substit Immobil Biotechnol, 34(1):55～74

Jiang HL, Kim TH, Kim YK, et al. 2008. Efficient gene delivery using chitosan-polyethylenimine hybrid systems. Biomed Mater, 3(2): 25013

Jiang MR, Zhuge XM, Yang YM, et al. 2009. The promotion of peripheral nerve regeneration by chitooligosaccharides in the rat nerve crush injury model. Neurosci Lett, 454(3):239～243

Jiao H, Yao J, Yang Y, et al. 2009. Chitosan/polyglycolic acid nerve grafts for axon regeneration from prolonged axotomized neurons to chronically denervated segments. Biomaterials, 30(28):5004～5018

Karabekmez FE, Duymaz A, Moran SL. 2009. Early clinical outcomes with the use of decellularized nerve allograft for repair of sensory defects within the hand. Hand (N Y), 4(3):245～249

Kim IY, Seo SJ, Moon HS, et al. 2008. Chitosan and its derivatives for tissue engineering applications. Biotechnol Adv, 26(1):1～21

Kim J, Inoue K, Ishii J, et al. 2007. A microRNA feedback circuit in midbrain dopamine neurons. Science, 317(5842): 1220～1224

Koh HS, Yong T, Chan CK, et al. 2008. Enhancement of neurite outgrowth using nano-structured scaffolds coupled with laminin. Biomaterials, 29(26):3574～3582

Kosik KS. 2006. The neuronal microRNA system. Nat Rev Neurosci, 7(12):911～920

Lau P, Hudson LD. 2010. MicroRNAs in neural cell differentiation. Brain Res, 1338:14～19

Li J, Shi R. 2007. Fabrication of patterned multi-walled poly-l-lactic acid conduits for nerve regeneration. J Neurosci Methods, 165(2):257～264

Li Q, Ping P, Jiang H, et al. 2006. Nerve conduit filled with GDNF gene-modified Schwann cells enhances regeneration of the peripheral nerve. Microsurgery, 26(2):116～121

Li S, Yu B, Wang S, et al. 2012. Identification and functional analysis of novel micro-RNAs in rat dorsal root ganglia after sciatic nerve resection. J Neurosci Res, 90(4):791～801

Li W, Sun H, Xu Z, et al. 2009. Protein expression profile in the differentiation of rat bone marrow stromal cells into Schwann cell-like cells. Sci China C Life Sci, 52(3):267～277

Li XK, Cai SX, Liu B, et al. 2007. Characteristics of PLGA-gelatin complex as potential artificial nerve scaffold. Colloids Surf B Biointerfaces, 57(2):198～203

Li Z, Peng J, Wang G, et al. 2008. Effects of local release of hepatocyte growth factor on peripheral nerve regeneration in acellular nerve grafts. Exp Neurol, 214(1):47～54

Liang H, Li WH. 2007. MicroRNA regulation of human protein protein interaction network. RNA, 13(9):1402～1408

Lin H, Wang H, Chen D, et al. 2007. A dose-effect relationship of Ginkgo biloba extract to nerve regeneration in a rat model. Microsurgery, 27(8):673～677

Lin S, Xu J, Hu S, et al. 2010. Combined application of neutrophin-3 gene and neural stem cells is ameliorative to delay of denervated skeletal muscular atrophy after tibial nerve transection in rats. Cell Transplant, 20(3):381～390

Lin W, Chen X, Wang X, et al. 2008. Adult rat bone marrow stromal cells differentiate into Schwann cell-like cells in vitro. In Vitro Cell Dev Biol Anim, 44(1-2):31～40

Liu BS. Fabrication and evaluation of a biodegradable proanthocyanidin-crosslinked gelatin conduit in peripheral nerve repair. J Biomed Mater Res A, 2008, 87(4):1092～1102

Liu G, Keeler BE, Zhukareva V, et al. 2010. Cycling exercise affects the expression of apoptosis-associated microRNAs after spinal cord injury in rats. Exp Neurol, 226(1):200～206

Liu NK, Wang XF, Lu QB, et al. 2009. Altered microRNA expression following traumatic spinal cord injury. Exp Neurol, 219(2):424～429

Lohmeyer J, Zimmermann S, Sommer B, et al. 2007. Bridging peripheral nerve defects by means of nerve conduits. Chirurg, 78(2):142～147

Lohmeyer JA, Siemers F, Machens HG, et al. 2009. The clinical use of artificial nerve conduits for digital nerve repair: a prospective cohort study and literature review. J Reconstr Microsurg, 25(1):55～61

Lou L, Shou T, et al. 2006. Transhemispheric functional reorganization of the motor cortex induced by the peripheral contralateral nerve transfer to the injured arm. Neuroscience, 138(4):1225～1231

Lu L, Chen X, Zhang CW, et al. 2008. Morphological and functional characterization of predifferentiation of myelinating glia-like cells from human bone marrow stromal cells through activation of F3/Notch signaling in mouse retina. Stem Cells, 26(2):580～590

Lu MC, Hsiang SW, Lai TY, et al. 2007. Influence of cross-linking degree of a biodegradable genipin-cross-linked gelatin guide on peripheral nerve regeneration. J Biomater Sci Polym Ed, 18(7):843～863

Luis AL, Rodrigues JM, Amado S, et al. 2007. PLGA 90/10 and caprolactone biodegradable nerve guides for the reconstruction of the rat sciatic nerve. Microsurgery, 27(2):125～137

Lundborg G, Dahlin LB, Danielsen N, et al. 1982. Nerve regeneration in silicone chambers: influence of gap length and of distal stump components. Exp Neurol, 76(2):361～375

Lundborg G, Rosen B, Dahlin L, et al. 2004. Tubular repair of the median or ulnar nerve in the human forearm: a 5-year follow-up. J Hand Surg [Br], 29(2):100～107

Makeyev EV, Zhang J, Carrasco MA, et al. 2007. The microRNA miR-124 promotes neuronal differentiation by triggering brain-specific alternative pre-mRNA splicing. Mol Cell, 27(3):435～448

Marchesi C, Pluderi M, Colleoni F, et al. 2007. Skin-derived stem cells transplanted into resorbable guides provide functional nerve regeneration after sciatic nerve resection. Glia, 55(4):425～438

Meek MF, Coert JH. 2008. US Food and Drug Administration/Conformit Europe-approved absorbable nerve conduits for clinical repair of peripheral and cranial nerves. Ann Plast Surg, 60(1):110～116

Meek MF, Nicolai JP, Robinson PH. 2006. Secondary digital nerve repair in the foot with resorbable p(DLLA-epsilon-CL) nerve conduits. J Reconstr Microsurg, 22(3):149～151

Mersa B, Agir H, Aydin A, et al. 2004. Comparison of expanded polytetrafluoroethylene (ePTFE) with autogenous vein as a nerve conduit in rat sciatic nerve defects. Kulak Burun Bogaz Ihtis Derg, 13(5-6):103～111

Mi W, Beirowski B, Gillingwater TH, et al. 2005. The slow Wallerian degeneration gene, WldS, inhibits axonal spheroid pathology in gracile axonal dystrophy mice. Brain, 128(Pt 2):405～416

Mligiliche NL, Tabata Y, Kitada M, et al. 2003. Poly lactic acid——caprolactone copolymer tube with a denatured skeletal muscle segment inside as a guide for peripheral nerve regeneration a morphological and electrophysiological evaluation of the regenerated nerves. Anat Sci Int, 78(3):156～161

Moore AM, Kasukurthi R, Magill CK, et al. 2009. Limitations of Conduits in Peripheral Nerve Repairs. Hand (N Y), 4(2):180～186

Nakanishi K, Nakasa T, Tanaka N, et al. 2010. Responses of microRNAs 124a and 223 following spinal cord injury in mice. Spinal Cord, 48(3):192～196

Navissano M, Malan F, Carnino R, et al. 2005. Neurotube for facial nerve repair. Microsurgery, 25(4):268～271

Nie X, Zhang YJ, Tian WD, et al. 2007. Improvement of peripheral nerve regeneration by a tissue-engineered nerve filled with ectomesenchymal stem cells. Int J Oral Maxillofac Surg, 36(1):32～38

Oh SH, Kim JH, Song KS, et al. 2008. Peripheral nerve regeneration within an asymmetrically porous PLGA/Pluronic F127 nerve guide conduit. Biomaterials, 29(11):1601～1609

Pan HC, Chen CJ, Cheng FC, et al. 2009. Combination of G-CSF administration and human amniotic fluid mesenchymal stem cell transplantation promotes peripheral nerve regeneration. Neurochem Res, 34(3):518～527

Pan HC, Chin CS, Yang DY, et al. 2009. Human Amniotic Fluid Mesenchymal Stem Cells in Combination with Hyperbaric Oxygen Augment Peripheral Nerve Regeneration. Neurochem Res, 34(7):1304～1316

Panos I, Acosta N, Heras A. 2008. New drug delivery systems based on chitosan. Curr Drug Discov Technol, 5(4):333～341

Patel M, Mao L, Wu B, et al. 2007. GDNF-chitosan blended nerve guides: a functional study. J Tissue Eng Regen Med, 1(5):360～367

Patel M, Mao L, Wu B, et al. 2009. GDNF blended chitosan nerve guides: an in vivo study. J Biomed Mater Res A, 90(1):154～165

Pereira JA, Baumann R, Norrmén C, et al. 2010. Dicer in Schwann cells is required for myelination and axonal integrity. J Neurosci, 30(19):6763～6775

Pereira L FR, Camargo de M C L, Dias C J Jr, et al. 2006. Bone marrow stromal cells and resorbable collagen guidance tubes enhance sciatic nerve regeneration in mice. Exp Neurol, 198(2):457～468

Piotrowicz A, Shoichet MS. 2006. Nerve guidance channels as drug delivery vehicles. Biomaterials, 27(9):2018～2027

Pitta MC, Wolford LM, Mehra P, et al. 2001. Use of Gore-Tex tubing as a conduit for inferior alveolar and lingual nerve repair: experience with 6 cases. J Oral Maxillofac Surg, 59(5):493～496

Radtke C, Aizer AA, Agulian SK, et al. 2009. Transplantation of olfactory ensheathing cells enhances peripheral nerve regeneration after microsurgical nerve repair. Brain Res, 1254:10～17

Rau CS, Jeng JC, Jeng SF, et al. 2010. Entrapment neuropathy results in different microRNA expression patterns from denervation injury in rats. BMC Musculoskelet Disord, 12(11):181

Roganovic Z, Ilic S, Savic M. 2007. Radial nerve repair using an autologous denatured muscle graft: comparison with outcomes of nerve graft repair. Acta Neurochir (Wien), 149(10):1033～1038

Rooney GE, Moran C, McMahon SS, et al. 2008. Gene-modified mesenchymal stem cells express functionally active nerve growth factor on an engineered poly lactic glycolic acid (PLGA) substrate. Tissue Eng Part A, 14(5):681～690

Rosson GD, Williams EH, Dellon AL. 2009. Motor nerve regeneration across a conduit. Microsurgery, 29(2):107～114

Rotshenker S. 2011. Wallerian degeneration: the innate-immune response to traumatic nerve injury. J Neuroinflammation, 8:109

Schaefer A, O'Carroll D, Tan CL, et al. 2007. Cerebellar neurodegeneration in the absence of microRNAs. J Exp Med, 204(7):1553～1558

Schratt GM, Tuebing F, Nigh EA, et al. 2006. A brain-specific microRNA regulates dendritic spine development. Nature, 439(7074):283～289

Schratt G. 2009. microRNAs at the synapse. Nat Rev Neurosci, 10(12):842～849

Schroeder A, Theiss C, Steuhl KP, et al. 2007. Effects of the human amniotic membrane on axonal outgrowth of dorsal root ganglia neurons in culture. Curr Eye Res, 32(9):731～738

Seo K, Inada Y, Terumitsu M, et al. 2008. One year outcome of damaged lingual nerve repair using a PGA-collagen tube: a case report. J Oral Maxillofac Surg, 66(7):1481～1484

Shen H, Yuan Y, Ding F, et al. 2008. The protective effects of Achyranthes bidentata polypeptides against NMDA-induced cell apoptosis in cultured hippocampal neurons through differential modulation of NR2A-and NR2B-containing NMDA receptors. Brain Res Bull, 77(5):274～281

Shi W, Yao J, Chen X, et al. 2010. The delayed repair of sciatic nerve defects with tissue-engineered nerve grafts in rats. Artif Cells Blood Substit Immobil Biotechnol, 38(1):29～37

Shi Y, Zhou L, Tian J, et al. 2009. Transplantation of neural stem cells overexpressing glia-derived neurotrophic factor promotes facial nerve regeneration. Acta Otolaryngol, 129 (8):906～914

Shimizu S, Kitada M, Ishikawa H, et al. 2007. Peripheral nerve regeneration by the in vitro differentiated-human bone marrow stromal cells with Schwann cell property. Biochem Biophys Res Commun, 359(4):915～920

Smith RM, Wiedl C, Chubb P, et al. 2004. Role of small intestine submucosa (SIS) as a nerve conduit: preliminary report. J Invest Surg, 17(6):339～344

Su Y, Zeng BF, Zhang CQ, et al. 2007. Study of biocompatibility of small intestinal submucosa (SIS) with Schwann cells in vitro. Brain Res, 1145:41～47

Tang J, Wang XM, Hu J, et al. 2008. Autogenous standard versus inside-out vein graft to repair facial nerve in rabbits. Chin J Traumatol, 11(2):104～109

Tang X, Ding F, Yang Y, et al. 2009. Evaluation on in vitro biocompatibility of silk fibroin-based biomaterials with primarily cultured hippocampal neurons. J Biomed Mater Res A, 91(1):166～174

Tang X, Xue C, Wang Y, et al. 2012. Bridging peripheral nerve defects with a tissue engineered nerve graft composed of an in vitro cultured nerve equivalent and a silk fibroin-based scaffold. Biomaterials, 33(15):3860～3867

Tarantino C, Paolella G, Cozzuto L, et al. 2010. miRNA 34a, 100, and 137 modulate differentiation of mouse embryonic stem cells. FABEB J, 24(9):3255～3263

Taras JS, Jacoby SM. 2008. Repair of lacerated peripheral nerves with nerve conduits. Tech Hand Up Extrem Surg, 12(2): 100～106

Terzis JK, Kostas I. 2007. Vein grafts used as nerve conduits for obstetrical brachial plexus palsy reconstruction. Plast Reconstr Surg, 120(7):1930～1941

Thomsen L, Bellemere P, Loubersac T, et al. 2010. Treatment by collagen conduit of painful post-traumatic neuromas of the sensitive digital nerve: A retrospective study of 10 cases. Chir Main, 29(4):255～262

Uebersax L, Mattotti M, Papaloizos M, et al. 2007. Silk fibroin matrices for the controlled release of nerve growth factor (NGF). Biomaterials, 28(30): 4449～4460

Visvanathan J, Lee S, Lee B, et al. 2007. The microRNA miR-124 antagonizes the anti-neural REST/SCP1 pathway during embryonic CNS development. Genes Dev, 21(7):744～749

Waitayawinyu T, Parisi DM, Miller B, et al. 2007. A comparison of polyglycolic acid versus type 1 collagen bioabsorbable nerve conduits in a rat model: an alternative to autografting. J Hand Surg Am, 32(10):1521～1529

Wang D, Liu XL, Zhu JK, et al. 2008. Bridging small-gap peripheral nerve defects using acellular nerve allograft implanted with autologous bone marrow stromal cells in primates. Brain Res, 1188:44～53

Wang DY, Huang YY. 2008. Fabricate coaxial stacked nerve conduits through soft lithography and molding processes. J Biomed Mater Res A, 85(2):434～438

Wang J, Ding F, Gu Y, et al. 2009. Bone marrow mesenchymal stem cells promote cell proliferation and neurotrophic function of Schwann cells in vitro and in vivo. Brain Res, 1262:7～15

Wang M, Li ZY, Xu WD, et al. 2010. Sensory restoration in cortical level after a contralateral c7 nerve transfer to an injured arm in rats. Neurosurgery, 67(1):136～143; discussion 143

Wang X, Gu XS, Yuan C, et al. 2004. Evaluation of biocompatibility of polypyrrole in vitro and in vivo. J Biomed Mater Res A, 68(3):411～422

Wang X, Hu W, Cao Y, et al. 2005. Dog sciatic nerve regeneration across a 30-mm defect bridged by a chitosan/PGA artificial nerve graft. Brain, 128(Pt 8):1897～1910

Wang Y, Kim HJ, Vunjak-Novakovic G, et al. 2006. Stem cell-based tissue engineering with silk biomaterials. Biomaterials, 27(36):6064～6082

Wangensteen KJ, Kalliainen LK. 2009. Collagen Tube Conduits in Peripheral Nerve Repair: A Retrospective Analysis. Hand (N Y), 5(3):273～277

Wayman GA, Davare M, Ando H, et al. 2008. An activity regulated microRNA controls dendritic plasticity by down-regulating p250GAP. Proc Natl Acad Sci USA, 105(26):9093～9098

Wei S, Yin X, Kou Y, et al. 2009. Lumbricus extract promotes the regeneration of injured peripheral nerve in rats. J Ethnopharmacol, 123(1):51～54

Wei SY, Zhang PX, Han N, et al. 2009. Effects of Hedysari polysaccharides on regeneration and function recovery following peripheral nerve injury in rats. Am J Chin Med, 37(1):57～67

Williams AH, Valdez G, Moresi V, et al. 2009. MicroRNA-206 delays ALS progression and promotes regeneration of neuromuscular synapses in mice. Science, 326(5959):1549～1554

Wood MD, Borschel GH, Sakiyama-Elbert SE. 2009. Controlled release of glial-derived neurotrophic factor from fibrin matrices containing an affinity-based delivery system. J Biomed Mater Res A, 89(4):909～918

Xue C, Hu N, Gu Y, et al. 2012. Joint Use of a Chitosan/PLGA Scaffold and MSCs to Bridge an Extra Large Gap in Dog

Sciatic Nerve. Neurorehabil Neural Repair, 26(1):96～106

Yamaguchi I, Itoh S, Suzuki M, et al. 2003. The chitosan prepared from crab tendons: II. The chitosan/apatite composites and their application to nerve regeneration. Biomaterials, 24(19):3285～3292

Yan H, Wu J, Liu W, et al. 2010. MicroRNA-20a overexpression inhibited proliferation and metastasis of pancreatic carcinoma cells. Hum Gene Ther, 21(12):1723～1734

Yang J, Wu H, Hu N, et al. 2009. Effects of bone marrow stromal cell-conditioned medium on primary cultures of peripheral nerve tissues and cells. Neurochem Res, 34(9):1685～1694

Yang Y, Chen X, Ding F, et al. 2007. Biocompatibility evaluation of silk fibroin with peripheral nerve tissues and cells in vitro. Biomaterials, 28(9): 1643～1652

Yang Y, Ding F, Wu J, et al. 2007. Development and evaluation of silk fibroin-based nerve grafts used for peripheral nerve regeneration. Biomaterials, 28(36):5526～5535

Yang Y, Gu XS, Tan R, et al. 2004. Fabrication and properties of a porous chitin/chitosan conduit for nerve regeneration. Biotechnol Lett, 26(23):1793～1797

Yang Y, Hu W, Wang XD, et al. 2007. The controlling biodegradation of chitosan fibers by N-acetylation in vitro and in vivo. J Mater Sci Mater Med, 18(11):2117～2121

Yang Y, Liu M, Gu Y, et al. 2009. Effect of chitooligosaccharide on neuronal differentiation of PC-12 cells. Cell Biol Int, 33(3):352～356

Yang Y, Yuan X, Ding F, et al. 2011. Repair of rat sciatic nerve gap by a silk fibroin-based scaffold added with bone marrow mesenchymal stem cells. Tissue Eng Part A, 17(17-18): 2231～2244

Yang Y, Zhao W, He J, et al. 2011. Nerve conduits based on immobilization of nerve growth factor onto modified chitosan by using genipin as a crosslinking agent. Eur J Pharm Biopharm, 79(3):519～525

Yannas IV, Hill BJ. 2004. Selection of biomaterials for peripheral nerve regeneration using data from the nerve chamber model. Biomaterials, 25(9):1593～1600

Yannas IV, Zhang M, Spilker MH. 2007. Standardized criterion to analyze and directly compare various materials and models for peripheral nerve regeneration. J Biomater Sci Polym Ed, 18(8):943～966

Yu B, Zhou S, Wang Y, et al. 2011. Profile of microRNAs following rat sciatic nerve injury by deep sequencing: implication for mechanisms of nerve regeneration. PLoS One, 6(9):e24612

Yu B, Zhou S, Wang Y, et al. 2012. miR-221/222 promote Schwann cell proliferation and migration by targeting LASS2 following sciatic nerve injury. J Cell Sci, doi:10. 1242/jcs. 098996

Yu H, Peng J, Guo Q, et al. 2009. Improvement of peripheral nerve regeneration in acellular nerve grafts with local release of nerve growth factor. Microsurgery, 29(4):330～336

Yu JY, Chung KH, Deo M, et al. 2008. MicroRNA miR-124 regulates neurite outgrowth during neuronal differentiation. Exp Cell Res, 314(14):2618～2633

Yuan Y, Shen H, Yao J, et al. 2010. The protective effects of Achyranthes bidentata polypeptides in an experimental model of mouse sciatic nerve crush injury. Brain Res Bull, 81(1):25～32

Yuan Y, Zhang P, Yang Y, et al. 2004. The interaction of Schwann cells with chitosan membranes and fibers in vitro. Biomaterials, 25(18):4273～4278

Yun B, Anderegg A, Menichella D, et al. 2010. MicroRNA deficient Schwann cells display congenital hypomyelination. J Neurosci, 30(22):7722～7728

Zhang CG, Gu YD. 2011. Contralateral C7 nerve transfer-Our experiences over past 25 years. J Brachial Plex Peripher Nerve Inj, 6(1):10

Zhang C. Novel functions for small RNA molecules. 2009. Curr Opin Mol Ther, 11(6):641～651

Zhang H, Wei YT, Tsang KS, et al. 2008. Implantation of neural stem cells embedded in hyaluronic acid and collagen composite conduit promotes regeneration in a rabbit facial nerve injury model. J Transl Med, 6:67

Zhang P, Zhang C, Kou Y, et al. 2009. The histological analysis of biological conduit sleeve bridging rhesus monkey median nerve injury with small gap. Artif Cells Blood Substit Immobil Biotechnol, 37(2):101～104

Zhao Z, Wang Y, Peng J, et al. 2011. Repair of nerve defect with acellular nerve graft supplemented by bone marrow stromal cells in mice. Microsurgery, 31(5):388～394

Zhong H, Chen B, Lu S, et al. 2007. Nerve regeneration and functional recovery after a sciatic nerve gap is repaired by an acellular nerve allograft made through chemical extraction in canines. J Reconstr Microsurg, 23(8):479～487

Zhou L, Du HD, Tian HB, et al. 2008. Experimental study on repair of the facial nerve with Schwann cells transfected with GDNF genes and PLGA conduits. Acta Otolaryngol, 128(11):1266～1272

Zhou S, Chen X, Gu XS, et al. 2009. Achyranthes bidentata Blume extract protects cultured hippocampal neurons against glutamate-induced neurotoxicity. J Ethnopharmacol, 122(3):547～554

Zhou S, Yu B, Qian T, et al. 2011. Early changes of microRNAs expression in the dorsal root ganglia following rat sciatic nerve transection. Neurosci Lett, 494(2):89～93

Zhou SL, Yang YM, Gu XS, et al. 2008. Chitooligosaccharides protect cultured hippocampal neurons against glutamate-induced neurotoxicity. Neurosci Lett, 444(3):270～274

第 2 章　视神经再生

视神经(optic nerve)损伤是临床常见的外伤性眼病，常导致患者视力完全丧失。近年来，人们对白内障、角膜病、玻璃体视网膜疾病等所致的视力障碍已有了很好的治疗方法，但在视神经损伤尤其是视神经断裂伤的治疗方面却进展甚微。使视神经损伤者视功能得以恢复的关键是受损视神经的修复和再生，并与其中枢的靶组织建立正确的联系，这一领域的研究成果可以指导眼科医生制定临床治疗方案，并为今后“全眼球移植”这一梦想的实现奠定基础。

从胚胎发育看，视网膜神经节细胞(retinal ganglion cells，RGCs)是由视杯(optic cup)神经上皮分化而来的，而视杯是脑组织的一部分，因此，视神经属于中枢神经系统，其再生具有中枢神经再生的特点。由于 RGCs 的轴突集束成视神经，便于暴露，易建立各种损伤模型而不致影响其余脑组织，对 RGCs 本身可进行定量分析，同时对视神经的功能恢复可用电生理及行为学的方法进行检测，研究视神经再生不仅对视神经损伤后视功能的恢复具有重要意义，也为研究中枢神经系统再生提供了有效的模型。

第 1 节　视神经结构

视神经是视路(visual pathway)的一部分，视路是视觉的通路，指从视网膜到大脑视中枢的全部路径，包括视神经、视交叉、视束、外侧膝状体、视放射和枕叶视皮层。

一、视神经解剖特点

视神经是第Ⅱ对颅神经，指从视盘(optic disc)起，到视交叉(optic commissure)前脚止的一段神经，由 RGCs 发出的纤维汇集而成，全长约 42～50mm，其长度可有个体差异，有的人双侧视神经长度可不等(两侧相差 1～7mm)。按其所在部位，可将视神经分为：球内段、眶内段、管内段和颅内段。

1. 球内段

球内段指自视盘至穿出巩膜后孔的部分，长 0.7～1.0mm。筛板以前的神经纤维无髓鞘(myelin)，略呈灰色，较细，筛板后开始出现髓鞘，色较白，直径增粗至 3mm。

2. 眶内段

眶内段指自巩膜后孔至视神经管眶口的一部分，长约 25～30mm，呈“S”形弯曲，深埋于眶脂肪内，这种解剖待点，有重要的临床意义，即当眼球大幅转动或眼球向前突起时，不致至被牵拉过紧而损伤视神经纤维。视神经出眼球处在眼球后极鼻侧 3mm 稍偏上，出眼球后被眼球筋膜的后部包绕，在肌圆锥内向后内侧行，穿过眼外肌总腱环(Zinn 环)到达视神经孔(optic foramen)。

此处的视神经被内、中、外三层鞘膜包绕，相当于三层脑膜，即软脑膜、蛛网膜和硬脑膜。睫状后血管和神经在穿入后部巩膜之前，围绕前段视神经并与之平行前进。鼻睫神经及眼动脉跨越其上，视网膜中央血管则在球后 12.5mm 处进入视神经的内下方。在眶尖附近，视神经被4条直肌所形成的总腱环所包围，上直肌和内直肌的起始端与视神经鞘膜(optic nerve sheath)紧密相连，这就是球后视神经炎时，眼球转动会发生疼痛的解剖学基础。在视神经外侧的眶尖部附近有睫状神经节和动眼神经，故在外直肌和视神经之间，除有动眼神经、鼻睫神经、睫状神经节外，还有外展神经及血管。

3. 管内段

管内段指视神经由视神经管(optic canal)眶口进入，并通过视神经管的全段，到达颅腔入口的一段，长5～6mm。视神经鞘膜进入骨管后分为内、外2层，外层形成骨膜，内层形成视神经的硬脑膜。3层脑膜在管的内上方紧密相贴，并粘连于骨管壁上、形成视神经的固定点，其意义在于避免视神经被拉入颅内或拉入眶内而受损伤。在下方，3层脑膜分开，蛛网膜下腔由此沟通颅腔与眼眶之间的脑脊液循环。眼动脉自颈内动脉发出后，在硬脑膜鞘内经视神经管入眶，在管内眼动脉行走于视神经的下方或外下方。视神经管内侧有筛窦后群及蝶窦，仅有一薄骨相隔，因此，鼻旁窦炎可波及此段视神经，导致球后视神经炎。

4. 颅内段

颅内段指从视神经管后孔到视交叉之间的一段视神经，长约10mm。视神经入颅腔后沿眼动脉及颈内动脉内侧，向后内方行，经鞍隔上侧，移行于视交叉。此段视神经从圆形变为扇形，外面仅有软脑膜及蛛网膜覆盖而无硬脑膜。其上方为嗅束、前穿支以及大脑前动脉；外侧为颈内动脉，下外方为眼动脉的起点处；下方为蝶窦及鞍隔，鞍隔或颅底脑膜瘤可影响这段视神经。

二、视神经的组织学

视神经主要由视网膜神经节细胞发出的纤维构成，此外还有瞳孔反射纤维等。以筛板为界，视神经分为无髓纤维(unmyelinated fiber)和有髓纤维(myelinated fibre)。视神经内的纤维被含有血管的薄层结缔组织分为800～1200条小束，在相邻的小束之间，有神经纤维互相联系。在视神经内，神经胶质均匀地分布于视神经束间隔之外，成为神经成分的支架组织。在筛板之前的神经胶质细胞，主要是星形细胞；在筛板之后的神经胶质细胞，则多为少突胶质细胞。星形胶质细胞的主要功能为支持、隔离作用并参与代谢活动，具有修复功能；少突胶质细胞则主要为形成髓鞘，对神经细胞有营养功能。

视神经属于中枢神经系统而不是周围神经，像脑组织一样，它的外面覆以3层鞘膜，分别与颅内三层脑膜相连续。但在视交叉附近的颅内段视神经仅有软脑膜包裹，向前行走一段距离后又被蛛网膜包围，到视神经管时，始有硬脑膜包裹。硬脑膜与蛛网膜间为硬脑膜下隙，蛛网膜和软脑膜之间为蛛网膜下隙，这两个腔隙与颅内相同的腔隙相连。硬脑膜是由胶原纤维和弹力纤维构成的强韧纤维结缔组织，厚度为0.35～0.5mm，在其前部和巩膜外层相续处最厚。硬脑膜内面衬以一层内皮细胞，一部分内皮细胞反折到蛛网膜和软脑膜的表面。蛛网膜是一层很薄的胶原纤维膜，厚约10μm，其内、外面均衬有内皮细胞，外侧的内皮细胞易增殖为数层，形成同心圆状的内皮细胞珠。从蛛网膜内面，发出许多小梁到软脑膜，在蛛网膜下腔内小梁互相吻合形成网状结构。软脑膜的结构和硬脑膜相似，但更富含血管，紧贴于视神经外，并向内发出许多中隔，将视神经分隔成许多小束。视神经鞘膜的前端与巩膜相延续，在筛板水平处，硬脑膜下隙和蛛网膜下隙均变为盲管，当颅内压增高时，压力可通过视神经管传至视神经，使盲管扩大、盲管内压力增高而直接影响到视神经。

三、视神经的血液供给

视神经的血供主要来自颅内段大动脉、眼动脉和睫状动脉。眼内段视神经由 Zinn-Haller 动脉环供应;眶内段视神经主要由眼动脉分支供应,另外,还接受泪腺动脉和脑膜中动脉分支供应;视神经管内段由颈内动脉直接发出的软脑膜动脉供应;颅内段主要由大脑前动脉和颈内动脉分支供应,前者供应视神经的上面,后者供应视神经的下面,此外,眼动脉及前交通动脉分支也起辅助作用。

四、视觉纤维在视神经内的排列

视网膜的神经纤维穿过筛板后在神经中的排列是:鼻侧上、下方的纤维位于视神经内侧的上、下方;颞侧上、下方的纤维位于视神经外侧的上、下方;黄斑纤维位于视神经外侧的中央部;视网膜中央血管占据了视神经的中心部位。在视神经距离眼球后约 1.5cm 以外,由于视神经轴心部位已无视网膜中央血管,黄斑的纤维由外向内逐渐转到轴心部位,而颞侧上、下方纤维即在水平线上汇合。当视神经进入视交叉前,全部视神经都将向内旋转 45°,各象限的纤维方位也稍有改变,颞上和鼻下纤维分别在视神经的正上方和正下方,颞下和鼻上纤维在视神经的正外侧和正内侧。

第 2 节　外伤性视神经病变

外伤性视神经病变(traumatic optic neuropathy, TON)是指在外部强大的冲击力作用下,引起视神经功能部分或全部的丧失。两千多年前,古希腊名医 Hippocrates 在其著作中写到,撞击眉部或其稍上方可导致同侧视物模糊,这是关于外伤性视神经损伤的最早记载。1969 年,Walsh 和 Hoyt 进一步翔实地描述了外伤性视神经病变。外伤引起的视神经损伤可以发生在视神经从眶内段到颅内段的任何处,表现为视力下降,视野缺损,或者色觉异常,视力丧失可以是部分的或全部的,暂时的或永久的。

一、外伤性视神经损伤的病因及分类

头部、额部外伤,尤其是来自眉弓颞上方的撞击或打击是视神经损伤的直接原因。交通事故(尤其是摩托车和自行车事故)为主要原因,其次为从高处坠下。在闭合性颅脑外伤者中外伤性视神经损伤发病率为 0.5%～5%,在面中部骨折者中占 2.5%。

临床上通常从病因学角度将外伤性视神经病变分为直接损伤和间接损伤。直接损伤是指开放性损伤直达视神经,多为锐器所致的穿通伤,由于有眶骨的保护,且眶内段视神经长而弯曲,易于退让躲避,故临床较少见。外伤后没有颜面部穿通伤口,而有视力受损者称为间接性视神经损伤,又可分为前部间接性损伤和后部间接性损伤。前部间接性损伤指自视神经起始至视网膜中央动脉进入视神经处的损伤,通常发生在筛板水平。患者一般有扭曲性外伤的病史,如手指或钝性器械戳伤,眼球突然向前部移位或突发性眼内压升高也是导致这种损伤的潜在因素。前部间接性视神经损伤时,通常在眼底镜中可见视盘周围的环形出血病灶。后部间接性视神经损伤是外伤性视神经病变中最常见的类型,损伤部位最多见于视神经管,其次为视神经进入颅内处。患者外伤后没有颜面部穿通伤口,最初眼底检查正常,受伤当时即出现视力损伤或丧失,此后视力在此基础上逐渐恢复(如果有可能恢复的话)，仅有极少部分患者受伤后出现迟发性或渐进性视力下降。

二、视神经损伤的发病机制及病理生理

无论视神经直接或间接损伤都可导致其机械性和缺血性损害。直接损伤中锐物穿透正常组织平面，破坏了视神经解剖和功能的完整性，造成视力损害；间接损伤的机制目前仍存在争议，有人认为，来自头部特别是眉弓颞上方的外力，通过眶顶的能量传递到达视神经，对视神经产生纵轴方向的牵引力，因管内段视神经硬脑膜与周围骨壁紧密相连，缺乏可动性，在外力作用下发生轴突离断和血管断裂，造成视神经损伤。

外伤性视神经损伤包括原发性损伤和继发性损伤。原发性损伤是指发生于头部外伤同时伴有视神经的损伤，包括：视神经震荡；部分或全部视神经撕裂、牵拉或扭转性损伤；视神经管、视神经周围眶骨壁和前床突变形或骨折片所致的挫伤；异物或锐器穿入眶内和颅内引起的视神经剪切伤或挫伤；视神经内部、脑膜和视神经鞘膜间的出血等。继发性视神经损伤包括外伤后血管痉挛或栓塞导致的视神经缺血性坏死；视神经管区的出血和肿胀导致的骨管视神经鞘内压力增高；骨折压迫等引起的视神经炎性反应、变性及坏死等。

视神经损伤后的病理改变如下：视神经鞘膜内出血；视神经束间隔内血管充血或出血；视神经明显肿胀增粗；视神经管区的视神经有节段性、出血性和缺血性坏死；视神经软膜间隔有纤维变性，可见淋巴细胞、浆细胞及巨噬细胞等炎性细胞浸润；损伤远端的神经纤维变性、粗细不均、弯曲，受伤后 24 小时内即出现脱髓鞘变性；胶质成分增生，早期星形胶质细胞增多、肿大，晚期星胶细胞减少，胶质纤维增多，形成胶质化。

第 3 节　视神经再生

长期以来，人们认为视神经损伤所致的视力损害是不能恢复的，因为视神经损伤后不能再生和修复，这种认识建立在以下几种假设之上：①哺乳动物视网膜神经节细胞的胞体或轴突一旦受到损伤，就不可避免地发生细胞死亡；②轴突受损的哺乳动物 RGCs 不能诱导产生新的轴突；③即使受损的哺乳动物 RGCs 可以再生，其再生的轴突也无法到达中枢神经系统正确的靶组织。事实上，有以下几个原因使我们相信视神经损伤后的再生是有可能的：首先，在发育阶段中枢神经系统神经元轴突生长并与其靶组织相连，从理论上讲，成功的再生仅仅是这些早期行为的重演；其次，周围神经的成功再生说明成熟神经元并不是完全不能在损伤后恢复；最后，某些非哺乳类脊椎动物的视神经和一些中枢神经束具有损伤后再生的能力。事实上，已有一系列的研究结果表明，在一定条件下，哺乳动物(包括非人灵长类动物)的 RGCs 在胞体或轴突受到损伤后可以不发生死亡，受伤后变性的 RGCs 轴突可以被诱导发出新的轴突，而且再生的轴突可以到达中枢神经系统正确的靶组织。

一、视神经再生的影响因素

视神经损伤后再生受众多因素的影响，如中枢神经系统损伤后神经元的活性、中枢神经系统内在的再生能力、神经胶质瘢痕形成、神经营养因子及其受体、神经生长抑制分子及其受体等等。

(一) RGCs 的存活率

所谓视神经的再生，实际上是指 RGCs 轴突的再生，神经再生中所需要的结构和功能

物质都是由 RGCs 胞体合成，通过轴浆运输到达近端再生的轴突，因此，健康并能行使功能的 RGCs 是视神经再生的前提。视神经损伤后，RGCs 发生退变，RGCs 对视神经损伤的敏感性受多种因素的影响，如动物的种类、年龄、性别、损伤的部位（眼内或眼外、与眼球的距离）、损伤的性质等。成年大鼠眶内段视神经切断后 2 周，85%～90%的 RGCs 死亡，而少部分 RGCs 却能耐受轴突的损伤生存下来。显然，如能保护 RGCs 胞体在视神经损伤后不发生死亡，视神经再生的潜力也可增大。

（二）胶质瘢痕的形成

中枢神经系统损伤后局部的炎症反应引发了周围组织中胶质细胞的反应，胶质细胞增殖、肥大，在损伤区周围聚集，形成瘢痕组织。胶质瘢痕包含了许多细胞成分，包括受损的少突神经胶质细胞（oligodendrocyte）、肥大的星形胶质细胞（astrocyte）、活化的小胶质细胞（gitter cell）、少突神经胶质细胞前体（oligodendrocyte precursor cells，OPCs）、脑膜细胞以及增生的血管内皮细胞，这些细胞都不同程度的参与了抑制性微环境的形成。受损的少突神经胶质细胞释放髓鞘相关生长抑制分子；脑膜成纤维细胞分泌一种轴突排斥物信号素Ⅲ（semaphorin Ⅲ）；少突神经胶质细胞前体在损伤后迅速增生形成致密斑块，产生数种轴突生长抑制物硫酸软骨素蛋白多糖（chondroitin sulfate proteoglycans CSPGs），如 NG、neurocan 和 phosphacan；最后，活化或肥大的星形胶质细胞是胶质瘢痕的主要特征，它们聚集在创伤部位，组成了一道机械性屏障，阻碍了轴突的生长穿越。

（三）髓鞘相关抑制分子

髓鞘相关抑制分子是一类轴突生长抑制因子，主要包括 NogoA、髓磷脂相关糖蛋白（myelin-associated glycoprotein，MAG）和少突胶质细胞髓磷脂糖蛋白（oligodendrocyte-myelin glycoprotein OMgp）。在神经系统发育阶段，这些因子作为轴突生长的排斥性引导分子，在轴突生长、突触分布和神经网络的建立中发挥重要作用，但是在神经元发育成熟后，却阻碍损伤后轴突的再生。它们与共同的受体复合物结合，通过 Rho 信号转导途径发挥作用，该受体复合物由 Nogo 受体（NgR）、含有 LRR 和 Ig 结构域的 Nogo 受体作用蛋白（LRR and Ig domain-containing, Nogo Receptor-interaction protein, LINGO）和神经营养素受体 p75（neurotrophin receptor p75）组成。Rho 存在失活（与 GDP 结合型）和激活（与 GTP 结合型）两种形式，而 Rho-GDP 解离抑制因子（Rho-GDP dissociation inhibator, Rho-GDI）通过加强 Rho 和 GDP 结合使 Rho 保持在失活状态，髓鞘抑制分子与受体复合物结合后，通过 P75 依赖机制，使 Rho 从 Rho-GDI 释放而活化，活化的 GTP 结合型 Rho 又通过 Rho 激酶（Rho kinase, ROCK）途径，影响轴突内细胞骨架的稳定性，导致生长锥塌陷，抑制轴突的延伸。视神经损伤后，三种髓鞘蛋白 Omgp、MAG、Nogo 的表达增加，形成了伤区髓鞘富集的环境，成为损伤后 RGCs 轴突不能再生的重要因素，通过抗体中和、疫苗注射、基因沉默等手段可以阻断这些分子的抑制作用，从而促进神经再生。

（四）促神经再生分子

神经营养因子是神经元存活、生长和分化所必需的一类分泌性蛋白质，主要包括神经生长因子（NGF），脑源性神经营养因子（BDNF），睫状神经营养因子（CNTF），胶质细胞源性神经营养因子（GDNF）、神经营养素 3（NT3）、神经营养素 4/5（NT4/5）、碱性成纤维细胞生长因子（bFGF）等多种。神经营养因子对神经元的存活和轴突生长有重要作用，它们通过作用于 RGCs 上的相应受体和信号转导途径发挥对 RGCs 的维持、存活和再生的作用。

视神经离断后行周围神经移植，能促进 RGCs 轴突再生，其主要原因之一是周围神经的施万细胞(Schwann cells)能分泌多种神经营养因子。视神经挤压伤后，在玻璃体腔或神经损伤部位注射 BDNF，CNTF 和 NT4，能延长 RGCs 的存活时间；CNTF 眼内注射一方面通过 PI3K(phosphoinositide-3 kinase)/Akt(protein kinase B，PKB) 途径促进 RGCs 轴突生长，另一方面还可刺激星形胶质细胞分泌内源性 CNTF 而发挥作用；将重组腺相关病毒-bFGF 注入眼玻璃体转染 RGCs，bFGF 高表达可长达 1 年，且通过受损部位到达远侧视神经 1mm 以内的再生轴突数量高达对照组的 10 倍，但减少 RGCs 死亡的作用仅能维持到伤后 1 周。目前，神经营养因子在发育及损伤修复过程中促进神经元存活和轴突延长的作用已被肯定，其调控神经突起生长的作用还有待进一步研究。

生长相关基因在神经生长、分化和再生过程中起重要作用。生长相关蛋白-43(growth-associated protein-43，GAP-43)是近年来分离鉴定的一种相对分子量为 24kD 的钙调蛋白结合的膜磷酸蛋白，是神经生长锥的主要成分，也是神经生长的标志性蛋白质。GAP-43 与细胞膜骨架形成有量化关系，同时也与调节细胞骨架成分和细胞基质膜交互反应，并参与发育和再生神经元轴突的塑性变化。在活体动物，GAP-43 与轴突生长和再生有紧密的连锁关系，GAP-43 高表达被认为是神经生长修复的典型特征，此时轴突内的 GAP-43 含量可增加 20～100 倍，随着修复过程的进展其含量逐渐下降。抗凋亡基因 bcl-2 也是生长相关基因，利用生长相关基因 bcl-2 高表达转基因动物实验发现，视神经切断后 RGCs 死亡时间延长、存活数量增多、轴突再生增长，证明 bcl-2 在决定 RGCs 轴突长入靶组织的能力方面起重要作用。

（五）神经生长导向因子

成功的神经再生不仅需要轴突的延长，还需要再生轴突沿着正确的方向到达脑内特定的靶组织并建立突触联系。轴突生长方向受多种因子的调控，主要包括 Netrins 家族、Semaphorins 家族、Ephrins 家族和 Slit 家族，这些神经生长导向因子在神经发育中特定时间和特定地点的表达，通过信号转导系统的信息传递，共同引导轴突选择正确的路径并成功建立连接。大部分导向因子在成年哺乳动物中枢神经系统都有表达，且表达方式与发育期相似，神经损伤可引起这些配体或受体的改变，从而影响神经再生及走向。深入研究神经导向因子的表达分布与作用机制对引导再生 RGCs 轴突进入靶组织，建立功能性连接，恢复视功能有重要意义。

二、低等脊椎动物的视神经再生

在没有外在因素干预的情况下，成年哺乳动物视神经损伤后只有再生的反应，却无再生的能力。轴突损伤后，RGCs 早期发出再生支芽，但不久就萎缩了，是“失败”的再生。然而，低等冷血脊椎动物(如鱼类、两栖类动物)发育成熟的视神经损伤后却能成功再生，并且再生的轴突能够到达其中枢的靶组织——顶盖，形成与正常动物一样精确的视网膜-顶盖投射。因此，研究这些动物视神经损伤后的再生情况并与哺乳动物进行比较，对研究人类视神经再生具有重要意义。

金鱼(goldfish)视神经是人们研究中枢神经系统再生最常用的动物模型，自上世纪五十年代 Sperry 等首次描述了鱼视神经损伤的再生开始，已对其视神经再生的形态学改变、生物化学反应及分子生物学机制等作了较为深入的研究。金鱼视神经切伤后 3 天内就可在切口处观察到无髓鞘的芽生，6 天后 20～30 个再生的轴突成束状穿入切口边缘内，轴突以

0.3mm/d 的速度向前延伸，约在切伤后 10～12 天时，再生的纤维到达视叶，14～18 天后顶盖区可见由再生神经纤维组成的丛状层。鱼类 RGCs 的轴突在顶盖的分布与其在视网膜中的位置有精确的对应关系：位于视网膜前半部的神经节细胞的轴突投射到对侧顶盖的后半部，位于视网膜后半部的神经节细胞的轴突投射到对侧顶盖的前半部，位于视网膜背部的神经节细胞的轴突投射到对侧顶盖的侧部，位于视网膜腹侧神经节细胞的轴突投射到对侧顶盖的中部。尽管视网膜-顶盖联系在视神经切伤后 20～40 天就建立了，但此时的视网膜-顶盖投射缺乏精确的对应关系，而这一对应关系的建立需要几个月的时间。因此，在视神经再生过程中，视网膜-顶盖联系开始是非常粗糙的，要经过相当一段时间后才逐渐变得精确。这一过程可以通过标记辣根过氧化物酶(horseradishproxidase，HRP)来观察到：金鱼视神经损伤后对视网膜特定部位的少量视觉纤维进行 HRP 标记，然后通过电子显微镜检测顶盖区被标记的突触。损伤后 3 周，仅在顶盖前部的末端观察到标记的突触，而在其应该到达的顶盖后部却未见到，4～5 周以后，在顶盖正常投射区和异常投射区的突触数目基本相等，12 个月以后，标记的突触全部位于正常的投射区顶盖后部。除了视神经纤维在顶盖区的精确定位需要一段较长的时间以外，RGCs 胞体在视神经损伤后也会发生改变，主要表现为细胞增大。金鱼在损伤视神经后 21～32 天，神经节细胞核和细胞质的面积都增大约 2 倍，斑马鱼(zebrafish)在损伤视神经后 7 天，细胞核增大约 1.9 倍。在电镜水平的研究发现，视神经损伤后 7～28d 为神经节细胞对损伤的反应时期，RGCs 除细胞质和细胞核的面积增大外，细胞核的染色质出现异染现象，核仁的数量增多，细胞质内的细胞器，如线粒体、核糖体和粗面内质网出现崩解和消失。此后，在损伤视神经后 30～60d 期间为神经节细胞的恢复时期，神经节细胞内细胞器的数量开始恢复和增加，超过正常水平。在损伤视神经 160d 以后，视网膜神经节细胞的形态恢复正常。RGCs 的这些反应主要是为修复损伤、视神经的再生及突触形成合成大量所需的蛋白质和 RNA。

许多学者对鱼类视神经损伤后的行为表现进行了研究，以了解再生视神经功能的恢复情况。鱼类对周围环境亮度的反应在视神经损伤后 15 天就已出现，而寻找食物的能力和颜色辨别能力要到损伤后 40 天才恢复。Matsukawa 等的研究发现：正常对照组的金鱼左右转向的几率是相等的，并且维持背腹轴的直立位；切断单侧视神经后，金鱼表现为向健侧眼转向明显占优势，且轻微地向健侧倾斜。这种异常的转向和倾斜行为维持到视神经损伤后 10～14 天，然后逐渐减轻，在损伤后 1 个月以内恢复到正常。双侧视神经被切断的金鱼未出现异常转向和身体倾斜的现象，其表现与正常金鱼相似。但是，双侧视神经切断以后，成对的金鱼表现为相互独立，两者之间有较长的距离；而正常对照组中成对的金鱼总是一条追逐另一条，两者之间保持较短的固定距离。双侧视神经切断的金鱼至少在伤后 2 个月以内相互之间保持较长的距离，然后缓慢恢复，4 个月或更长时间以后到达正常水平。将金鱼视神经损伤后的形态学改变和行为学改变结合起来分析，他们认为，鱼类视神经损伤后的再生可分为三个阶段：损伤后 0～7 天是早期，为细胞对损伤的急性反应期和轴突延伸到准备期；损伤后 7～30 天是中期，此期 RGCs 的轴突延伸并到达顶盖区；损伤后 1～3 月是晚期，为顶盖区的突触形成并精确化的过程(图 2-1)。受伤金鱼早期出现的光反应、转向行为是伴随着视神经纤维再生到达顶盖而恢复的，后期恢复的追逐行为则是再生纤维在顶盖区形成突触并精确化后才能出现。

那么是什么使成年鱼类的视神经在损伤后能成功再生，并准确到达脑内靶组织的呢？许多学者对此进行了有益的探索。首先，人们发现鱼类视神经挤压伤或离断后，发育完成后已下调的某些生长相关基因重新表达，即RGCs可重新回到了生长状态，如轴突生长的标志物——GAP-43、细胞骨架蛋白以及一些免疫球蛋白家族的膜结合识别分子：NCAM、L1。这些基因对轴突再生非常重要，例如轴突离断后降低脑干神经元L1的表达，会明显阻碍轴突再生。因此，生长相关基因的重新表达是轴突得以迅速再生的原因之一。但是，视神经损伤后重新上调的生长相关基因与发育期间的基因表达并不完全相同，基因的启动子也不相同，提示鱼类视神经损伤后神经元再生能力的恢复并不是简单地重复其发育过程。其次，鱼类视觉传导系统损伤后，抑制性微环境的作用相对较弱。髓鞘蛋白(myelin proteins)是哺乳动物中枢神经系统轴突再生主要的抑制物，从金鱼中枢神经分离的髓鞘和少突神经胶质细胞在体外对金鱼RGCs轴突或大鼠背根神经节(dorsal root ganglion，DRG)轴突的再生没有抑制作用，或与哺乳动物的髓鞘相比，其抑制作用比较小。至少有部分在哺乳动物轴突再生时起抑制作用的因子在鱼类视路损伤后没有出现或表达水平比较低，这无疑有利于损伤中枢神经系统的再生。第三，鱼RGCs轴突离断后微环境中发现了一些可促进轴突再生的小分子量因子，光感受器细胞分泌的红紫素(purpurin)也可促进轴突生长。金鱼和斑马鱼的少突神经胶质细胞在视神经损伤后表达促进生长的免疫球蛋白超家族细胞表面分子，包括L1、P0和contactin1a，在哺乳动物，L1和P0是由施万细胞而不是少突神经胶质细胞分泌的，提示鱼类中枢神经系统的少突神经胶质细胞具有部分周围神经系统施万细胞促神经再生的功能。因此，鱼类中枢损伤后的微环境中不仅抑制性因素较少，而且还有促进轴突再生的物质存在。第四，成年鱼类的脑内保留有轴突生长导向分子(guidance molecules)，如黏合素-R(tenascin-R)、信号素(semaphorins)、硫酸软骨素(chondroitin sulfates)、Netrin-1和Ephrins，在视神经损伤后，RGCs能够重新表达相应的受体，从而使再生的轴突在这些导向分子的引导下到达脑内正确的部位。

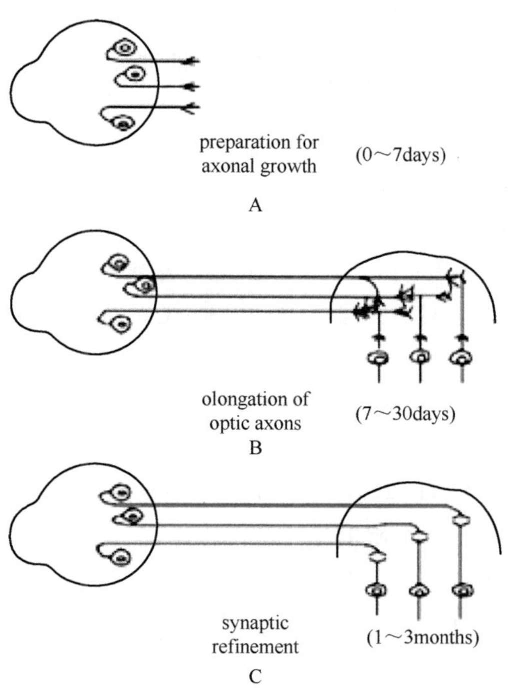

图2-1 金鱼视神经损伤后再生的三个时期(引自Matsukawa et al.，Biol Pharm Bull 2004)

A. 早期：轴突再生准备期；B. 中期：轴突延伸并到达顶盖区；C. 晚期：顶盖区再生轴突末端突触形成并精确化

总之，成年鱼类轴突离断后的神经元通过特殊的再生机制上调了一系列轴突生长及投射相关因子，使轴突能够在一个较为适宜的环境中再生，并精确地投射到靶组织。对鱼类视神经再生机制的研究为探讨促进哺乳动物中枢神经系统再生的方法提供了思路。

三、视神经修复对策

早在1911年，著名神经生物学家Cajal的学生就观察到，将周围神经植片缝合到视神经断端后，有一些RGCs轴突可以延伸进入周围神经，这是成熟中枢神经系统保留有一定再生能力的最早证据。但此后的近60年中，没有系统的、有价值的实验来证实这一现象，直到20世纪

80 年代中后期，Aguayo 等的研究发现约有 5%的 RGCs 轴突能够沿着周围神经移植片生长较长的一段距离，如果这些再生的轴突可以直接进入上丘的话甚至可以形成突触。此后 20 余年中，众多研究者尝试各种实验手段，用于促进视神经轴突的修复与再生，取得了一定效果。

在神经系统，任何轴突损伤后要恢复其功能必须满足下列条件，视神经也不例外：①轴突损伤后的神经元得以存活且不发生继发性变性。②存活神经元轴突再生延长。③引导再生轴突走向其特定的靶组织：外侧膝状体（latreal geniculate nuclus，LGN）和上丘（superior colliculus，SC）。④再生视神经在靶组织与相应神经元形成突触联系。⑤代谢的恢复，如再生的轴突与 LGN 和 SC 建立轴浆运输。⑥功能的修复再建，如代偿或再生轴树突触的信息传递、物质转运及视觉电生理活动的恢复等。因此本文将从视神经轴突损伤后神经保护、轴突延伸、再生轴突与靶组织再联系及功能恢复等方面展开讨论。

（一）神经保护

1. 视神经损伤后 RGCs 的反应

所有细胞的死亡有两种主要方式，坏死（necrosis）是一种相对被动的死亡过程，由内环境迅速而严重的失平衡所引起，其特征是细胞膜及相关的酶系统结构及功能完整性的破坏。凋亡（apoptosis）是指为维持内环境稳定，由基因控制的细胞自主的有序的死亡，涉及一系列基因的激活、表达以及调控等作用。尽管视神经损伤可引起 RGCs 坏死，已有许多证据表明包括人类在内的哺乳动物视神经实验性损伤 RGCs 可出现凋亡。在大鼠，眶内段视神经切断后 4～5 天，RGCs 开始凋亡，7～8 天时达到高峰，到损伤后 2 周，85%～90%的 RGCs 死亡。但部分 RGCs 在轴突损伤后却能长期存活，其机制尚不十分明确，甚至在 bcl-2 缺乏的小鼠身上也可见到这种 RGCs，由此可见 bcl-2 基因至少对某些 RGCs 来说不是生存所必需的。

哺乳动物 RGCs 轴突损伤后数小时或数天内，许多因子的表达发生了动态变化，这些变化通常是暂时性的，Harvey 等将其概括为：①与凋亡信号通路相关的基因（caspase-3，bax）表达上调，而通常被认为是抗凋亡的基因（bcl-2，bcl-x ）则下调，而且，有些变化的时间过程随轴突损伤部位与眼球的距离不同而有改变。②转录调节因子 c-jun （transcriptional regulator c-jun）表达上调，但丧失转录激活因子-2（activating transcription factor-2）和环磷酸腺苷（cyclic adenosine monophosphate）/Ca 反应结合蛋白（cAMP/Ca response element binding protein，CREB）。③*N*-甲基-*D*-天（门）冬氨酸（NMDA）受体表达及亚基结构的改变。④睫状神经节营养因子受体 α（ciliary neurotrophic factor receptor，CNTFRα）表达上调以及白血病抑制因子受体（leukaemia inhibitory factor receptor，LIFR）表达改变。⑤Trk 受体及 BDNF 表达上调。⑥GDNF 及其辅助受体 GFRα1 和 GFRα2 表达增加而 Ret 受体的 mRNA 表达减少。⑦神经细胞黏附分子 N-CAM 上调而其他黏附分子如 TAG-1 和 SC-1 则下调。⑧细胞骨架蛋白磷酸化及表达改变。⑨生长相关蛋白 GAP-43 表达上调，转录因子 Brn-3a/3b 表达改变。⑩排斥性轴突导向蛋白信号素 3A（semaphorin 3A）暂时性上调，这一蛋白也与神经元死亡相关。在这些反应性的因子表达变化中，哪些是对 RGCs 起保护作用的？哪些是起破坏作用的？随着时间的延长，这些改变是如何达到平衡的？这些问题还有待进一步研究。

2. 神经保护方法

有几种方法可以防止或阻断 RGCs 凋亡。首先，可以消除引起凋亡的物质或抑制其通路；其次，可以提供抑制凋亡的物质或激活抑制凋亡的通路（表 2-1）。

（1）神经营养因子：许多研究者发现，视神经损伤后眼内注射重组营养因子如BDNF、NT-4/5、GDNF或CNTF可以提高RGCs的存活率（图2-2），BDNF对远距离的轴突损伤更有效。猫视神经损伤后，将BDNF、CNTF和GDNF注射于玻璃体中，2周后RGCs存活提高1.6～1.8倍，同时促进轴突再生，达对照组的3.7倍。然而，眼内注射的神经保护作用仅仅是暂时的，即使延长NT4/5的使用时间，也仅能推迟RGCs的死亡时间而不能阻止其死亡。为什么会这样呢？神经营养因子的许多作用是通过酪氨酸激酶受体（trkA，trkB and trkC）介导的，如BDNF和NT4/5的起始信号为trkB受体。与它们对BDNF和NT4/5的敏感性相一致，RGCs表达trkB，但成熟RGCs表达trkB的量取决于细胞的“健康”状况，Cui等报道，视神经切断以后，约一半的RGCs暂时性增加trkB的表达，但此后随着trkB表达的减少，RGCs存活的潜能也下降。此外，视神经横断伤后，RGCs表达trkA和trkC的水平提高，CNTF受体的主要成分CNTFRα也有短暂性增加。单次给予外源性营养因子可能因调节受体水平而使其作用具有自限性，应用病毒载体可以持续地、更符合生理性地释放营养因子，从而避免这一缺陷，通过基因治疗使RGCs转染相应的受体也是较有发展前途的方法。

表2-1　部分神经保护因子及其作用机制

神经保护因子	作用机制
Bcl-2	对抗 caspases
Memantine	阻断 NMDA 受体
Dizocilpine（MK801）	阻断 NMDA 受体
NBQX	阻断 AMPA/kainate 受体
DNQX	阻断 AMPA/kainate 受体
SB203580	p38 map kinase 抑制剂
FK501	NOS 抑制剂
N-nitro-*L*-arginine（NNA）	NOS 抑制剂
Brimonidine	未确定
BDNF	未确定
FGF	未确定
Heat shock proteins（Hsps）	未确定

（2）谷氨酸抑制剂：谷氨酸和氧化亚氮是两种引起凋亡的物质。谷氨酸是脑和眼内主要的兴奋性递质，同时参与了光感受器细胞与双极细胞以及双极细胞与神经节细胞的突触活动，通常情况下谷氨酸的毒性作用不会发生，因为müller细胞强大的再摄取功能维持了其细胞外浓度。但是受损伤的RGCs以及邻近细胞能释放谷氨酸，随之而来的细胞内外的谷氨酸浓度升高与细胞的程序性死亡相关。谷氨酸引起细胞死亡的机制是谷氨酸与视神经内的NMDA（*N*-methyl diacetyl aspartate，NMDA）、AMPA（α-amino-3-hydroxy-5-methylisoxazolepropionate，AMPA）及红藻氨酸（kainate，KA）受体结合。例如，谷氨酸与NMDA受体结合后，调节压力依赖性钙离子通道，使细胞内钙增加，细胞内钙增加反过来又通过激活神经元内半胱氨酸蛋白酶（caspases）、包括氧化亚氮在内的其他物质或通路来介导细胞凋亡。因此，阻止凋亡的途径之一就是消除谷氨酸对RGCs的毒性作用，有几种方法可以达到这一目的，包括抑制受伤RGCs释放谷氨酸；抑制受伤及正常细胞摄取谷氨酸；以及阻断受伤及正常细胞的谷氨酸结合位点。多种物质具有以上一种或多种功能，如memantine和dizocilpine（MK801）能阻断NMDA受体，NBQX和DBQX能阻断AMPA和KA受体。这些物质在成年小鼠、大鼠和非人类灵长类动物实验性视神经损伤后都提供了显著的神经元保护作用，事实上，memantine已应用于治疗青光眼的临床试验。

（3）一氧化氮抑制剂：一氧化氮（nitric oxide，NO）是一种弥散性的、多功能的跨细胞膜信使，由一氧化氮合酶（nitric oxide synthase）从*L*-精氨酸合成，在一定环境下能引起细胞凋亡。向玻璃体内注射一氧化氮合酶可导致RGCs死亡，而实验性视神经损伤后减少或抑

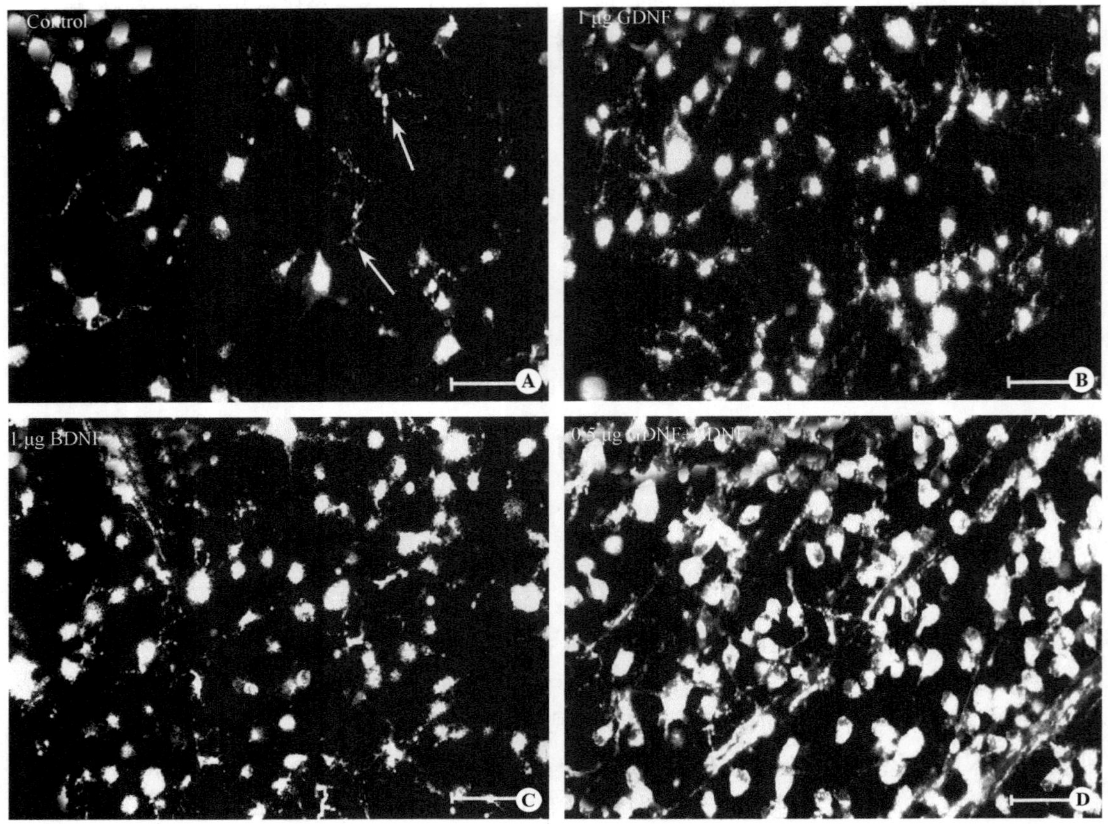

图 2-2　大鼠视神经横断后 14 天共焦显微镜示平铺视网膜上葡聚糖-异硫氰酸荧光素(dextran-FITC)标记的 RGCs(引自 Koebberle et al.,Neuroscience 2002)

对照组(A)视网膜 RGCs 很少,散在分布于从死亡 RGCs 摄入 dextran-FITC 的小胶质细胞(箭头)之间。眼内注射 1 μg GDNF (B) 或 1 μg BDNF(C)后存活 RGCs 增多。联合注射 GDNF 和 BDNF (各 0.5 μg)后,存活 RGCs 多于单独应用。比例尺=50μm

制一氧化氮产物则能提高成年小鼠和大鼠 RGCs 的存活率。

(4) α_2-肾上腺素受体激动剂:α_2-肾上腺素受体调节体内重要激素(如胰岛素、肾上腺素)和神经递质(如 5-羟色胺、谷氨酸)的分泌,参与众多生理功能的调控。在体外,α_2-肾上腺素受体激动剂 Brimonidine 能减轻谷氨酸神经毒性、氧化损伤和缺氧导致的 RGCs 凋亡;大鼠视神经损伤后向腹腔内注射 Brimonidine 有神经保护作用;短尾猴实验性青光眼时口服 Brimonidine 也能保护 RGCs。α_2-肾上腺素受体激动剂神经保护的机制尚不十分清楚,有报道认为其主要通过调节 NMDA 受体功能发挥作用。

(5) 热休克蛋白:所有有机体对热休克蛋白(heat shock proteins, Hsps)浓度的增高都有反应,Hsps 能提高细胞的存活力并增强神经元对缺血的耐受性。一种特殊的 Hsp-Hsp72 对神经细胞具有显著的保护作用,与野生型小鼠相比,过表达 Hsp72 的转基因小鼠对缺血有更强的抵抗力,注射了包含 Hsp72 的疱疹病毒的成年大鼠对缺血也有较强的抵抗力,通过高热或 Zn^{2+} 诱导 Hsp72,在大鼠急性青光眼模型 RGCs 保护中起着重要作用。还有报道认为药物玻璃体内注射诱导 Hsp27 表达可以提高视神经切断后 RGCs 的存活率。因此,增加内源性热休克蛋白的表达水平可能对阻止视神经损伤患者 RGCs 的凋亡具有积极的意义。

(6) Bcl-2家族：Bcl-2基因家族是与细胞凋亡密切相关的基因，Bcl-2和Bax分别是Bcl-2家族中最具代表性的抑制凋亡蛋白和促进凋亡蛋白，在RGCs凋亡调控过程中起重要作用。过量表达Bcl-2的转基因小鼠的RGCs能够抵抗神经损伤，而这种神经损伤可以使野生型小鼠的RGCs全部死亡。由于Bcl-2小鼠RGCs自然发生的凋亡受到抑制，其体内RGCs的总数要比野生型小鼠多2倍，视神经横断伤后3个半月，Bcl-2小鼠的RGCs有63%存活，而野生型小鼠的RGCs在损伤后2个月时只有5%存活。Bax对凋亡的启动及过程起重要作用，RGCs损伤激活Bax基因而灭活Bax则可以挽救RGCs，同样，在胚胎发育期阻断Bax可以阻止细胞自然死亡。因此，增加bcl-2表达或抑制Bax表达都可以减少视神经损伤后RGCs的凋亡。

(7) 预防接种：最后，有证据显示预防接种可能是视神经保护的另一途径。在实验性视神经挤压伤前后分别主动免疫小鼠，皮下注射非致脑炎性肽蛋白脂蛋白或髓鞘少突胶质细胞糖蛋白后观察到，与皮下注射卵清蛋白或非髓鞘相关蛋白的对照组相比，前者RGCs的存活明显增多。也许，在不久的将来，可以对视神经病变的好发人群（如有慢性开角性青光眼家族史者、一眼发生非动脉炎性前部缺血性视神经病变者）进行免疫接种以防止发生视神经损害。

（二）轴突延伸

提高视神经损伤后RGCs的存活率是视神经功能恢复的前提，但存活的RGCs轴突并不一定能成功的再生和延长，促进RGCs存活的因素也不都能促进视神经的再生。RGCs轴突的再生与成熟RGCs的内在生长潜能以及再生的外环境有密切关系，阻断抑制轴突再生的细胞通路、上调相应的细胞黏附分子、促进轴突细胞骨架的合成、提供缺损区合适的桥接物以及提高RGCs的内在生长能力等都有利于视神经再生。

1. 周围神经移植

自1985年So等报道采用周围神经(peripheral nerve, PN)移植可以促进视神经横断的成年大鼠的轴突再生以来，很多文献已经证实在多种动物（猫、仓鼠、大鼠、小鼠等）横断的视神经处移植周围神经可以诱导轴突再生。在仓鼠，经过4～5天延滞期后，轴突最快可以2mm/d的速度延伸，猫视神经的延伸的速度稍慢，约为1～1.4mm/d。PN移植促进RGCs轴突再生的原因：一是去除了中枢神经系统髓鞘的抑制作用，二是周围神经所含施万细胞可产生多种营养因子。

移植物上有活性的施万细胞存在与否是轴突再生的关键，Dezawa等在成年大鼠眼视神经横断后进行了三种自体坐骨神经移植术，即施万细胞PN移植（指完整的坐骨神经移植，包括有活性的施万细胞及其基底膜），无施万细胞PN移植（指仅带有大部分施万细胞基膜的坐骨神经移植）和部分施万细胞PN移植（指带有施万细胞基膜及细胞分泌的活性因子的坐骨神经），结果显示，视网膜神经节细胞再生进入有施万细胞的坐骨神经内，但不能再生进入无施万细胞的坐骨神经中。带有活性施万细胞的PN移植物改变了受伤RGCs的细胞反应，并提供了一个适宜的环境以提高RGCs生长锥的活力及对细胞外信号的反应。这种移植物的存在，可以使成年RGCs内一系列基因或蛋白上调：trk受体、GAP-43、c-jun、b2-、b3-、和Ta1-微管蛋白、黏附分子L1以及netrin-1。但是，基因的上调并不一定能引起成功的再生反应，例如，在过表达GAP-43的转基因小鼠的成熟中枢神经系统，也不是所有神经元轴突都能再生进入PN移植物。

PN移植的位置对轴突再生有较大影响。一般来说，眶内紧靠眼球的视神经-PN连接对 RGCs 轴突的再生最有利，视神经横断的位置距眼球越远，再生 RGC 的数目越少，颅内段视神经切断后进行 PN 移植，则大部分 RGCs 都不能再生进入移植物。其可能的原因是：①在视神经髓鞘和少突胶质细胞的细胞膜上存在轴突生长的抑制成分如 NI-35 、Nogo-A，移植物距离眼球越近，可以去除越多的这种抑制因素，从而使轴突更易再生。②周围神经移植物可释放神经营养因子，如 NGF、FGF、CNTF、GDNF、BDNF 等，视神经残端越长，营养因子越不容易到达 RGCs 胞体。③视神经横断的距离与 RGCs 内在的生长潜力有关，生长相关基因 GAP-43 在正常成年大鼠检测不到，在视神经远端横断时表达很少，而在视神经近端横断时表达很多。此外，与视神经远端横断比较，c-jun 基因在近端横断时表达更早且下降更慢。④近眼球的视神经横断是将髓鞘从背部打开后再切断视神经，不影响血供，视神经颅内段横断时由于将视神经和周围髓鞘一起切断，影响了视神经血供，缺血性坏死导致瘢痕形成从而阻碍了轴突生长。

2. 细胞移植

（1）施万细胞：视神经的再生失败大多归因于局部微环境的影响，而原因之一就是中枢神经不具有支持和引导神经生长的施万细胞及其细胞外基质成分。施万细胞是周围神经系统的胶质细胞，它以两种形式包绕周围神经轴突，形成节段性髓鞘的称髓磷脂形成施万细胞；以表面凹沟纳入细口径轴突的称成鞘施万细胞(ensheathing Schwann cells)。大量试验证明，在视神经损伤后 RGCs 的再生过程中，施万细胞发挥着重要作用。施万细胞的这一作用是由其本身特性决定的，首先，施万细胞能分泌多种神经营养因子：NGF、BDNF、CNTF、FGF、NT-4 及 PDNF、转移生长因子、白细胞抑制因子等，这些营养因子可促进 RGCs 的存活、生长和分化；其次，施万细胞可表达和分泌各种细胞外基质(extracellular matrix, ECM)，包括细胞黏合素-C(tenascin-C)、纤维结合蛋白(fibronectin, FN)、层黏连蛋白(laminin, LN)、Ⅳ型胶原(Ⅳ collagen)、Ⅴ型胶原(Ⅴ collagen)、内皮黏连素(entacin)等，这些细胞外基质沉积在施万细胞外形成基膜，完整的基膜不仅为再生的轴突提供了通道，而且对轴突的生长也有导向作用。基膜还对施万细胞的分化起重要作用，没有基膜，施万细胞虽可分裂增殖，但却无法分化成髓鞘。第三，施万细胞能表达数种细胞黏附分子(cell adhesion molecules, CAM)，如神经细胞黏附分子(N-CAM)、神经胶质细胞黏附分子(NG-CAM) 和周围髓鞘蛋白(PO)等，尤其是当周围神经系统受损和再生时，其表达量大大增加。CAM 通过改善生长锥内细胞骨架成分的组合保持生长锥前进运动的稳定性来促进轴突生长。以上特性使施万细胞成为促进视神经再生最理想的移植物之一，但是，自体施万细胞移植受到供体来源的限制，因此有必要寻找新的移植细胞。

（2）神经干细胞(neural stem cells, NSCs)：成年大鼠视网膜机械性损伤后向玻璃体内注射海马来源的 NSCs，可以观察到移植细胞长入宿主视网膜内。向大鼠视网膜下腔移植培养的来源于视网膜的 NSCs，发现移植的细胞能继续分裂、分化并表现出多样化的过程，进入视网膜外层的移植细胞能表达感光细胞的特异性标记物，进入视网膜内层的移植细胞却表达双极细胞和无长突细胞的特异性标记物。有研究者将来源于鸡神经管的干细胞移植给切断视神经的大鼠，发现干细胞在视神经断端存活并激活了视神经星形胶质细胞的 MMP-2 和 MMP-14，同时下调了轴突生长抑制物 CSPGs，此外移植细胞还产生了一系列神经促进因子，包括 BDNF、CNTF、癌调蛋白、β 及 γ 晶状体蛋白，切断的轴突与移植细胞一起延伸，穿过损伤区进入视神经远端并到达丘脑。最近，Hill 等通过切断新生大鼠外侧膝状体处 RGCs 轴突建立中枢神经系统损伤模型，将来源于胚胎大鼠脊髓的神经干细胞群移植到损伤处，发现细胞移植后4周和8周，平均有28%的RGCs存活，最高的RGCs存活率达50%以上，而未接受细胞移植组则无RGCs存活。此外，在移植后4周，上丘处可见到RGCs轴突，提示移植的神经干细胞群既有神经保护作用，也能促进视神经再生。

(3) 骨髓间充质干细胞(bone marrow mesenchymal stem cells，BMSCs)：BMSCs是骨髓中除造血干细胞以外的另一类成体干细胞。BMSCs不仅能分化为成骨细胞、软骨细胞、成肌细胞、脂肪细胞等中胚层组织，在一定的诱导条件下也可以横向分化为外胚层和内胚层的细胞，如血管内皮细胞、神经元细胞、神经胶质细胞等。BMSCs的多向分化潜能具有高度的进化保守性，人、犬、兔、大鼠和小鼠，甚至禽类的BMSCs均有相似的特点。BMSCs属于未成熟的前体干细胞，自身免疫原性低，同种异体移植后无排斥反应或反应较弱。由于BMSCs具有易于体外分离培养、高分裂增殖性、多组织分化潜能、免疫抑制性、便于自体移植、伦理的合法化等诸多优点，是当前干细胞研究的热点之一。

Tomita等将PKH-67标记的BMSCs注射入视网膜机械性损伤大鼠的玻璃体腔内，2周后，在视网膜损伤部位，BMSCs已经整合到视网膜并分化为视网膜神经细胞，移植细胞多集中于损伤区的外核层，整合的细胞表达GFAP、钙结合蛋白(calbindin)、视紫质(rhodopsin)和波形蛋白(vimentin)。Kicic等取视网膜色素变性大鼠(RCS rat)的骨髓，分离得到$CD90^+$的BMSCs，应用activin A、牛磺酸或EGF体外诱导后，发现有20%～32%的细胞在体外可表达感光细胞特异标志视紫红质、视蛋白和recoverin。将转染绿色荧光蛋白(green fluorescent protein，GFP)或标记BrdU后的$CD90^+$ BMSC植入RCS大鼠视网膜下腔，GFP表达细胞或BrdU阳性细胞覆盖了视网膜约30%的面积，2周后移植细胞整合入宿主视网膜，形态上类似于感光细胞层，并可以表达感光细胞特异性标志。移植入视网膜下腔的BMSCs未表达细胞增殖的标志，说明BMSCs在移植入视网膜下腔后经历的是分化过程而非增殖过程。虽然BMSCs在体内能整合进入损伤的视网膜并分化为光感受器细胞等视网膜神经细胞，但这些分化细胞是否具有功能，能不能建立正确的神经传导尚不能确定。有人应用视网膜电流图(electroretinography，ERG)检测到，BMSCs移植后ERG的b波高于对照组，提示BMSCs移植对视网膜电流图的恢复有促进作用。

近来，人们还通过建立各种视网膜损伤动物模型来观察BMSCs移植的效果。Zhang等将BMSCs移植到视网膜光损伤的大鼠视网膜下腔，发现移植细胞能表达bFGF和BDNF、抑制光感受器凋亡、减缓视网膜光损伤；Li等在视网膜缺血再灌注的大鼠玻璃体腔内注射BMSCs，发现大部分移植细胞位于内界膜，仅有少量细胞整合进入神经节细胞层，2～4周后少量BMSCs表达神经元标志物及神经营养因子，细胞移植组大鼠的RGCs丢失少于对照组；Johnson等向实验性青光眼动物模型的玻璃体腔内注射BMSCs，同样发现大部分细胞位于玻璃体腔，少量细胞可移行进入宿主视网膜，BMSCs移植可增加RGCs的存活率；Zaverucha-do-Valle等在大鼠视神经夹伤后将BMSCs移植到玻璃体腔，14天后见RGCs数量和神经纤维数量都多于对照组，RGCs轴突自夹伤部位向前延伸了1.5mm，60天后，有较多到RGCs达上丘。尽管这些实验结果显示BMSCs移植可减少视网膜神经元损伤，促进视神经再生，改善视功能，但其作用的确切机制尚不明确，在体内应用的安全性还需进一步证实。

(4) 细胞移植的途径：视网膜细胞移植主要通过两条途径实现：玻璃体腔移植或视网膜下腔移植。玻璃体腔移植时，可将微量注射器在睫状体平坦部插入玻璃体腔，抽出1.5μl左右的玻璃体，再注入等体积的干细胞悬液。视网膜下腔移植又有外路法和内路法两种方法，外路法是在显微镜下，用微型刀片在视网膜赤道部做一小切口然后用微量注射器经巩膜切口穿脉络膜进入视网膜下腔，注入 1.5μl 细胞悬液；内路法需先行玻璃体切割术，再向视网膜下腔内注入细胞。由于移植的细胞具有迁移能力，通过上述两种方法，细胞均可整合入视网膜，但视网膜下腔注射操作复杂，技术要求高且损伤较大，容易造成脉络膜出血、视网膜脱离等并发症，因此，一般采用玻璃体腔注射移植细胞。

3. 组织工程神经移植

虽然周围神经移植修复损伤视神经获得了很大成功，这一方法本身存在着难以克服的缺陷：若采用自体周围神经移植，则神经来源有限，且会造成供区的失神经支配；若采用同种异体神经或异种神经移植，则受到免疫排斥反应的限制，此外，移植的神经与原有神经在形态及功能上都有所差别。这些缺陷使周围神经移植难以在临床上广泛开展应用，而应用组织工程化神经来修复损伤后缺损的视神经则能避免上述缺点。

组织工程化神经主要由种子细胞、生物材料支架及细胞外基质构成，用于细胞移植的 Schwann 细胞、各种干细胞均可作为种子细胞，其中施万细胞是最常用，也是目前效果最好的种子细胞，但受来源不足、体外分离培养困难等因素的限制。干细胞，尤其是 BMSCs 来源充足、易于体外分离培养、不易产生排斥反应且无伦理学限制，是构建组织工程化神经较有发展前途的种子细胞。

神经支架是组织工程化神经的重要组成部分，以往的研究主要集中于周围神经，多种材料如不可吸收的人工合成材料硅胶管、可降解生物合成材料聚羟基乙酸（polyglycolic acid，PGA）、聚己内酯（polycaprolactone，PCL）、聚乳酸（polylactic acid，PLA）、可降解天然高分子材料壳聚糖（chitosan）等都可用作周围神经再生的支架。在硅胶管中充填细胞外基质，再加入体外培养的施万细胞及神经营养因子，移植到视神经缺损的大鼠，RGCs 轴突能够再生进入管道。Xu 等研究了由 PGA-壳聚糖组成，并包裹了神经黏附分子 L1（L1-Fc）的神经导管在视神经再生中的作用。在大鼠球后 0.5mm 处切除 1mm 长视神经，再将同等长度的 PGA-壳聚糖导管缝合于神经缺损区，通过免疫组织化学及顺行、逆行标记检测，发现 GAP-43/CTB 阳性纤维沿着降解的管道排列，1 个半月后，再生神经纤维数及有髓鞘形成的神经纤维数明显增多，提示移植物包裹 L1-Fc 的 PGA-壳聚糖导管能引导并促进视神经再生。2 个月以后，移植材料完全降解，未观察到明显的毒副作用。

4. 神经营养因子

我们在前面提到，许多神经营养因子在视神经损伤后有保护神经元的作用，如果这些存活的 RGCs 都能再生长入远侧断端，无疑是十分理想的。但神经营养因子的神经保护作用和促轴突再生作用并不是完全一致的，有些营养因子可以阻止视神经横断后 RGCs 的死亡，但不能促进轴突再生，有些有促神经再生作用却不能提高神经元的存活率，也有一些营养因子既有神经保护作用也有促神经再生作用。Yip 及其同事在仓鼠视神经切断并行周围神经移植后，向玻璃体内注射多种神经营养因子，发现除 CNTF 以外，NGF、BDNF、NT-4/5、及 NT-3 都不能促进视神经再生，在他们的实验条件下，CNTF 只能促进轴突再生长入周围神经，但不能提高 RGCs 的存活率。Leaver 等应用腺病毒载体将 BDNF 或 CNTF 导入玻璃体，发现两种因子都能增加神经元的存活，但只有 CNTF 有促进视神经再生的作用。

为了进一步了解神经营养因子对神经再生的影响，人们用 Bcl-2 小鼠进行体外试验，在没有外源性营养因子存在的情况下，表达 bcl-2 的小鼠 RGCs 在体外可以较长时间的存活，但是直到 7 天后也观察不到细胞轴突和树突的延长，而在含 BNDF、CNTF 等营养因子的条件培养基中，24 小时以内即可看到细胞突起生长并持续向外延伸。在单纯培养基中培养 7 天以后再加入神经营养因子，RGCs 轴突仍然能够再生，相反，若在含营养因子的环境下培养 3 天以后再改用不含营养因子的单纯培养基培养，可以看到已长出来的轴突退回到了细胞质。这充分说明存活的 RGCs 在没有营养因子的条件下是很难延长甚至维持其轴突的。该实验组还发现，营养因子本身促进神经再生的作用是有限的，但在加入腺苷酸环化酶激活剂 forskolin（该物质能显著提高 RGCs 的 cAMP 水平，但本身没有诱导轴突再生的作用）后，BDNF 及其他营养因子促轴突再生的作用可提高约 7 倍，表明营养因子促进 RGCs 轴突再生的作用依赖于细胞内 cAMP 的水平。此外，联合应用数种神经营养因子可以提高轴突延长的程度。但是，体外实验结果有时并不能完全代表体内的情况，Logan 等通过动物实验比较了单独或联合应用 bFGF、NT-3 和 BDNF 对视神经再生的作用。大鼠一侧视神经离断后，立即向同侧眼玻璃体内注射转染了神经营养因子的 F12 成纤维细胞，20 天后取视神经，通过免疫组织化学方法，标记 GAP-43 和一种高分子量的磷酸纤维素神经丝蛋白 RT97，以观察轴突生长情况。结果发现：没有注射成纤维细胞或注射了经热灭活的成纤维细胞的对照组，损伤近侧的视神经残端 RT97＋/GAP-43 阳性的轴突很少，没有进入缺损区；注射活的但未转染神经营养因子的成纤维细胞后，视神经近侧端的轴突增多且有一部分长入了远侧视神经，说明成纤维细胞可分泌内源性神经营养因子维持 RGCs 的活性并促进轴突再生；分别注射转染了 bFGF、NT-3 和 BDNF 的成纤维细胞后，观察到的现象与单纯注射细胞组相同；分别注射转染了 bFGF＋NT-3 或 bFGF＋BDNF 的成纤维细胞（注射进入眼内的成纤维细胞数量不变，一半转染 bFGF，另一半转染 NT-3 或 BDNF）后，GAP-43 阳性轴突与单独注射一种营养因子的组相比有适度的增加；而当注射结合有三种营养因子的成纤维细胞（进入眼内的成纤维细胞数量不变，1/3 转染 bFGF，1/3 转染 NT-3，另 1/3 转染 BDNF）后，大量 GAP-43 阳性轴突再生穿过缺损区到达远侧端视神经（图 2-3）。该实验表明在体内联合使用神经营养因子对 RGCs 存活和轴突生长的促进作用大于单独使用一种营养因子。研究者认为，联合使用神经营养因子能促进 RGCs 轴突生长所需结构蛋白的合成，改变髓鞘相关抑制分子信号通路中相关成分的表达量，从而减少生长锥的塌陷，促进再生轴突的延伸。以上研究为临床应用神经营养因子促进视神经损伤后再生提供了理论依据，但是，目前人们对神经营养因子促神经再生的作用机制的了解仍存在很多空白，包括各神经营养因子的靶细胞的确定，是否在不同机体环境下或在其他物质的参与下可对不同细胞产生不同作用；各个神经营养因子之间的相互作用；神经营养因子与周围环境因素的相互作用；神经营养因子自身信号转导通路中各个环节、因素的相互联系等等。进一步深入的研究有助于利用神经营养因子进行最有效的治疗，包括用药时间、用药剂量、给药途径等的确定。

5. 提高 cAMP 水平

cAMP 在神经元存活、轴突生长及生长锥对诱导信号的反应等方面都起着重要作用。细胞内 cAMP 水平与神经元的轴突生长能力成正相关，在胚胎期，较高的 cAMP 水平使神经元轴突在有髓鞘抑制的环境中仍然能够延长，出生后不久，随着 cAMP 水平的突然下降，神经元在抑制环境中延长轴突的能力也随之消失了，而提高成年神经元内 cAMP 浓度可以逆转髓鞘相关抑制分子对轴突出芽的抑制作用，促进神经再生和功能恢复。

cAMP 由腺苷酸环化酶催化合成，通过磷酸二酯酶降解，因此腺苷酸环化酶活化剂（forskolin）、磷酸二酯酶抑制剂和人工合成的膜通透性 cAMP 类似物（CTP-cAMP）均能提高细胞内 cAMP 水平。前面我们提到，神经营养因子与 forskolin 联合应用，可以显著提高

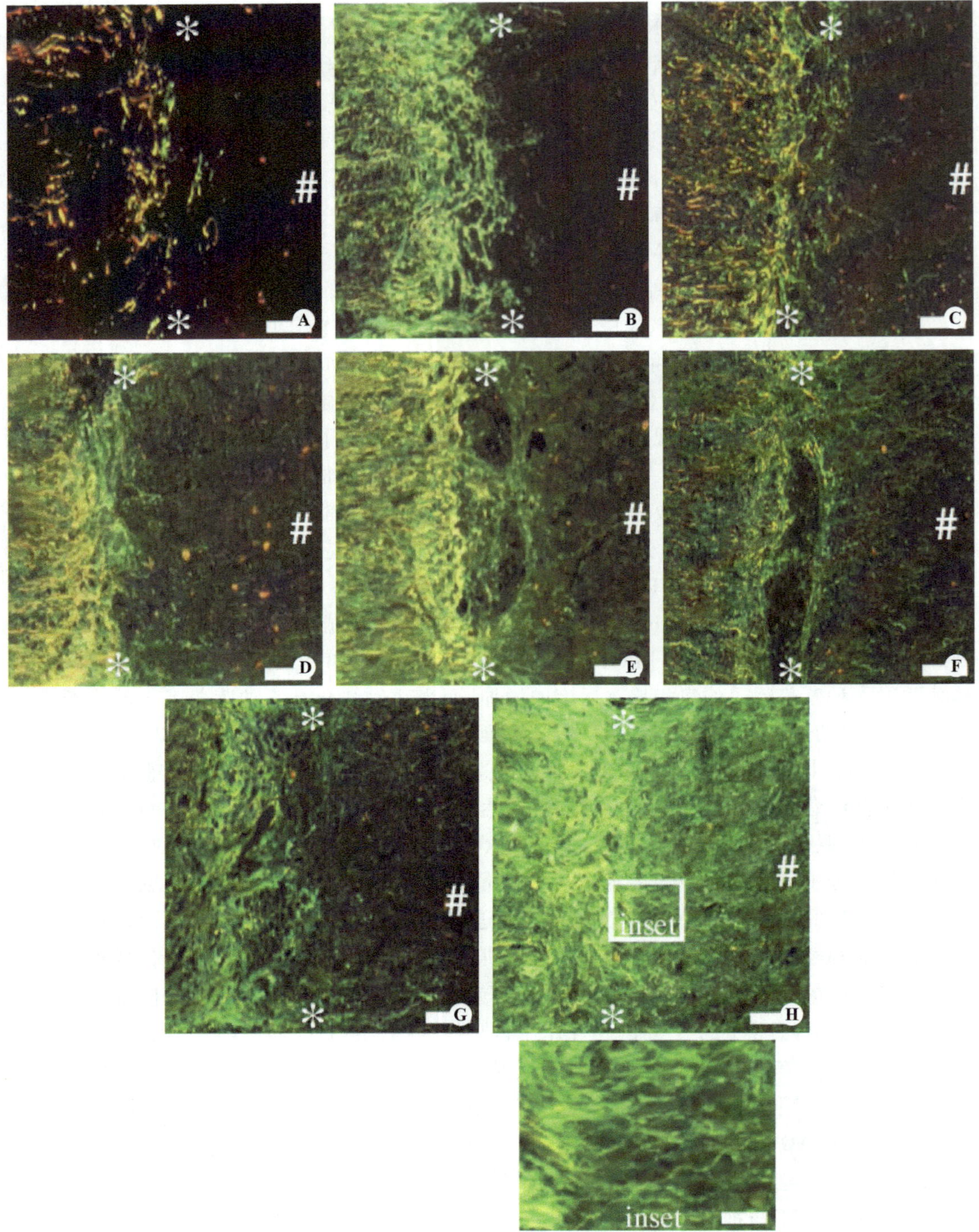

图 2-3 眼内注射转染神经营养因子的成纤维细胞后离断视神经的再生情况(引自 Logan et al., Brain 2006)

视神经离断后 20 天损伤部位视神经纵切面图,眼内注射物分别为:A. 经热灭活后的成纤维细胞;B. 未转染神经营养因子的成纤维细胞;C. 转染 bFGF 后的成纤维细胞;D. 转染 NT-3 后的成纤维细胞;E. 转染 BDNF 后的成纤维细胞;F. 转染 bFGF+NT-3 后的成纤维细胞;G. 转染 bFGF+BDNF 后的成纤维细胞;H/insert. 转染 bFGF+NT-3+BDNF 后的成纤维细胞。神经组织用 GAP-43 (绿色) 和 RT97 (红色) 双染。比例尺:A~F=20μm,insert=40μm

体外培养的 RGCs 轴突的生长能力，Watanabe 等在猫视神经横断后向玻璃体腔内注射 BDNF、CNTF 和 forskolin，同样发现联合用药可以使 β 细胞轴突再生提高 3.4 倍。C_3 是一种能够特异性灭活 Rho 的酶，眼内注射 C_3 后 RGCs 的存活率提高，联合注射 C_3、CNTF 和 CTP-cAMP 并不能进一步提高 RGCs 的存活率，但能增加存活 RGCs 轴突再生进入移植周围神经的数目。同样，Cui 及其同事的研究也发现 CNTF 促进大鼠视神经再生的能力在合用 CTP-cAMP 后显著增强，此时 60%存活的轴索能够再生。注射 NT4/5 也能增加 RGCs 存活，但是却减少轴突的长距离生长，这种作用能被 cAMP 部分逆转。因此，cAMP 与合适的神经营养因子协同作用可以促进成年哺乳动物视神经损伤后轴索再生。值得注意的是，cAMP 本身的神经元保护作用和促神经再生作用是有限的，Monsul 等报道成年大鼠视神经切断前 1 天或后 1 天向玻璃体内注射膜通透性类似物 dibutyryl cyclic AMP(db cAMP)，不能阻止 RGCs 死亡，轴突再生数目明显增加，但在损伤后 14 天再生能力逐渐减弱。由于单纯提高 cAMP 浓度不能阻止 RGCs 死亡，也不能促进轴索持续、长距离地生长，因此在提高 cAMP 水平的同时应给予神经营养因子等其他神经保护及促神经再生措施。

cAMP 促进神经再生的作用早期依赖蛋白激酶 A(protein kinase A，PKA)介导的信号通路，包括有丝分裂原活化蛋白激酶或细胞外信号调节激酶、磷脂酰肌醇激酶 3 或蛋白激酶通路激活和 Rho 灭活，这一过程为非转录依赖性。随后进入非 PKA 依赖期，亦即转录依赖阶段。已经发现几种 cAMP 诱导的基因在克服髓鞘的抑制作用中起重要作用，如精氨酸酶Ⅰ(arginase Ⅰ，Arg Ⅰ)。出生后第 3 天到第 5 天，背根神经节神经元 ArgI 的表达急剧下降，这与细胞内 cAMP 水平下降及髓鞘抑制开始出现相吻合。Arg Ⅰ可以刺激聚胺(polyamines)合成，单独上调 Arg Ⅰ的表达或给予外源性聚胺均能克服 MAG 或髓鞘的抑制作用，阻滞 Arg I 或聚胺的合成可以消除 cAMP 的效应。对 cAMP 调节基因的进一步研究发现，cAMP 可以上调 11 种基因，包括神经肽 Y (neuropeptide Y)、cAMP 反应元件调节基因(cAMP response element modulator，CREM)等，对这些基因在神经再生中所起作用的研究，可能为视神经再生的药物治疗提供新的思路。

6. 晶状体损伤及巨噬细胞激活

早在 1994 年，Mansour-Robaey 等就观察到，眼球创伤，尤其是眼前节损伤可导致某些内源性营养因子的表达，促进 RGCs 的存活及再生。此后，许多学者证实晶状体刺伤可以减少 RGCs 的死亡，并使存活的细胞在抑制性的环境中延伸其轴突。晶状体损伤引起眼内巨噬细胞浸润，同时也激活了数种视网膜细胞，如 Müller 细胞和星形胶质细胞表达 GFAP 的量明显增加，GRCs 表达 GAP-43 的量也增加。其中巨噬细胞的浸润最受关注，因为人们发现，在没有晶状体损伤的情况下，只要向眼内注射酵母多糖(Zymosan)刺激巨噬细胞反应，也能使 GFAP 和 GAP-43 的表达上调，伴随着视神经纤维的延伸，因而认为晶状体损伤后促进视神经再生的作用主要是通过激活眼内巨噬细胞实现的。Yin 等报道，巨噬细胞诱导的一种钙结合蛋白——癌调蛋白(oncomodulin)是促神经再生的主要因子，在体外，当细胞内 cAMP 浓度达到一定水平时，癌调蛋白对大鼠 RGCs 有高度的亲和力并能刺激轴突的生长，这种促生长作用比已知的其他营养因子都强。从巨噬细胞条件培养基中去除癌调蛋白后，其促再生作用随之消失。在体内，巨噬细胞释放的癌调蛋白同样有促进大鼠视神经再生的作用，该作用是通过下游信号钙调蛋白激酶和基因转录实现的。最近，该作者进一步证实晶状体损伤后眼内巨噬细胞水平和癌调蛋白水平明显升高，阻断癌调蛋白与受体的结合抑制视神经的再生。但是，有学者对该观点提出了异议，他们发现晶状体损伤或眼内注射 Zymosan 后，癌调蛋白 mRNA 并没有上调，而且 mRNA 仅存在于视网膜内，而不是在晶状体损伤或眼内注射后巨噬细胞聚集的玻璃体、损伤的晶状体或睫状体内，癌调蛋白抗体免疫组织化学检测也未发现巨噬细胞表达癌调蛋白，因此认为巨噬细胞激活与癌调蛋白表达没有相关性。此外，他们还探讨了巨噬细胞与眼内炎症刺激视神经再生之间的关系，在晶状体损伤或眼内注射 Zymosan 后再向眼内注射 clodrolip(一种载有氯膦酸盐的脂质体)，以诱导巨噬细胞凋亡，此时眼内巨噬细胞的数量明显减少，但是 GAP-43 的表达并没有下降，晶状体损伤引起的神经保护作用和促轴突延伸作用也没有被削弱，说明该作用并不依赖于巨噬细胞。事实上，巨噬细胞促进视神经再生的作用一直存在着争议，因为巨噬细胞分泌众多的因子，有些(如 BDNF，IL-6，PDGF，GDNF)是有利于神经元的，而有些(如 TNF-α，IL-1)则是有害的。如果按照分子量大小来分，大于 30kD 的巨噬细胞诱导因子对体外培养的视网膜细胞有毒性作用，而 10～20kD 的因子则能促进 RGCs 再生。哪种因子占优势可能与局部单核细胞的浓度及巨噬细胞激活后的不同时间点有关。

除了巨噬细胞以外，晶状体损伤或眼内 zymosan 注射后，视网膜星形胶质细胞和 Müller 细胞也被激活，这些胶质细胞表达的 GFAP 也可能是神经营养因子的来源。Müller 等报道晶状体损伤可诱导视网膜星形胶质细胞内 CNTF 上调，释放非巨噬细胞来源的 CNTF 并激活 RGCs 转录因子信号转导蛋白而使细胞进入再生状态。Leibinger 等用基因敲除动物模型也发现 CNTF 和 LIF(leukemia inhibitory factor)在炎症刺激视神经再生中起着重要作用。其他一些炎症相关细胞(如白细胞)也能产生和释放神经营养因子，它们的作用还有待探讨。

7. 增加神经内在生长潜力

成年哺乳动物中枢神经系统损伤后外界微环境中的抑制性因素是其不能再生的主要原因，但是中和这些抑制性因素后，神经再生能力的恢复也很有限，说明包括视神经在内的成熟中枢神经系统缺乏内在生长潜力也是阻碍神经再生的重要因素。近年来，人们一直在探索提高神经内在生长潜力的方法，到目前为止，此类方法可以归纳为以下三种：过量表达神经生长相关基因、条件性损伤和药物刺激。

生长相关基因的表达可以提高神经的再生能力，研究表明，抗凋亡基因 bcl-2 与 RGCs 的内在生长潜力密切相关。在低等脊椎动物(如鱼和青蛙)，中枢神经系统损伤后神经元 Bcl-2 表达增高，神经轴突可以再生并重新形成解剖上的神经投射。在哺乳动物胚胎发育时期，Bcl-2 表达水平与轴突的生长相平行，RGCs 在胚胎 18 天丧失了 Bcl-2 的高表达，其轴突延伸的能力也随之消失。如果没有 Bcl-2，即使神经元外环境中有效的神经生长因子，胚胎神经元伸长轴突的能力也会下降。中枢神经系统发育成熟后，Bcl-2 表达降低，神经元在损伤后失去生长新的轴突的能力，而一生都可再生的周围神经系统的神经元则一直保持 Bcl-2 的高表达水平。过表达 Bcl-2 的转基因小鼠在出生后的早期(1～4 天)，在胚胎期即已停止的视神经再生能力可以恢复，但很快这一现象就被抑制了。这是因为早期中枢神经系统的抑制环境尚未形成，而随着发育的成熟，抑制因素开始发挥作用，此时即使有 Bcl-2 过表达也不能恢复再生能力，这种抑制因素主要是星形胶质细胞成熟后，在视神经损伤时形成胶质瘢痕造成的。因此，要恢复成年哺乳动物视神经再生能力，除了提供生长相关基因增加神经内在生长潜能以外，还必须同时采取去除环境中抑制因素等其他促神经再生措施。情绪稳定剂——lithum(锂)可以诱导 Bcl-2 的表达，在体内外都能促进 RGCs 轴突延伸；谷氨酸类似物 astrotoxin(α-氨基己二酸)能选择性杀死星形胶质细胞而对周围其他神经元作用轻微。用含有 lithum 的饲料喂养的小鼠，视网膜神经节细胞层表达 Bcl-2 高于对照组，而给予 astrotoxin 治疗的小鼠视神经损伤后星形胶质细胞和胶质瘢痕明显减少，单独应用 lithum 和 astrotoxin 都能促进视神经延伸，但与对照组相比，轴突延伸的长度没有统计学意义，而同时应用两种药物后，大量神经纤维再生进入创伤区，再生纤维的长度明显大于其他各组(图 2-4)。

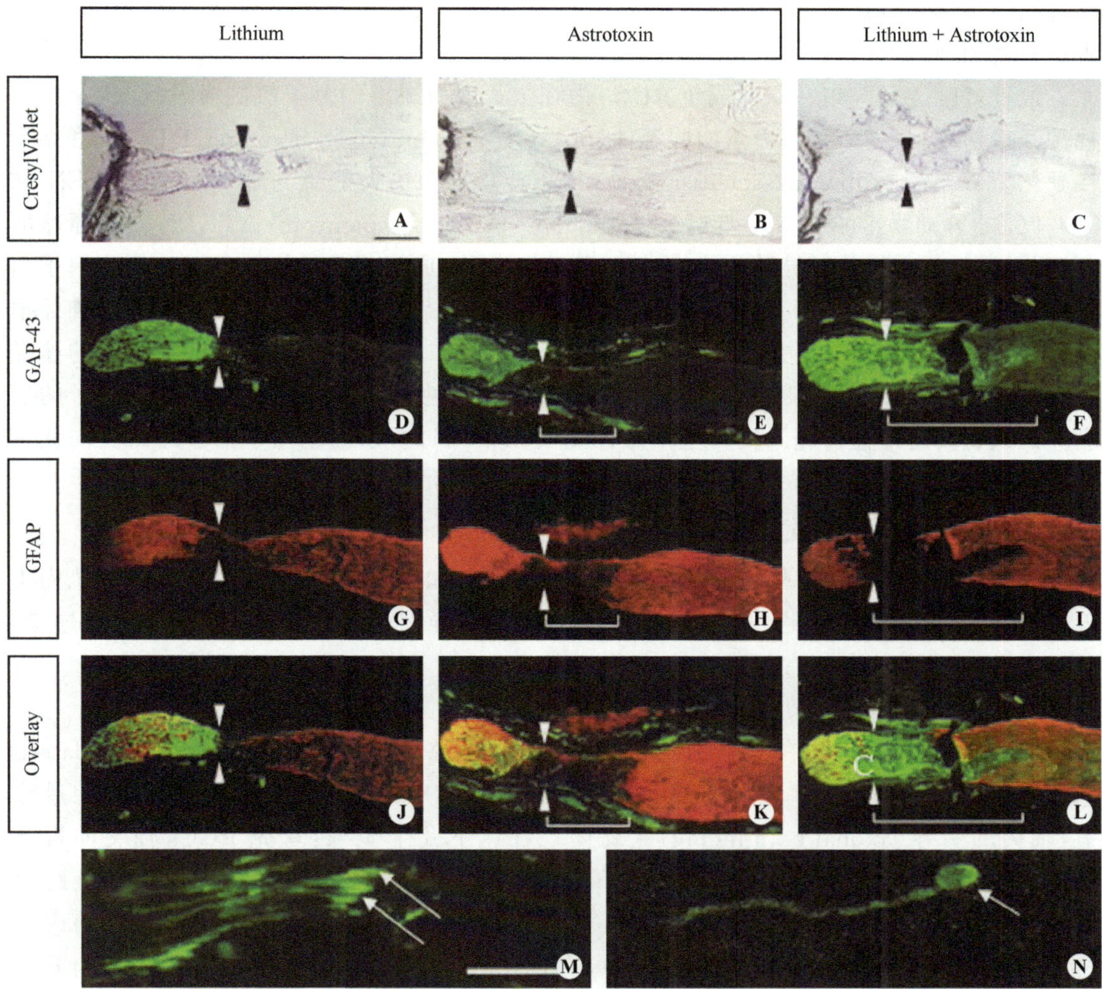

图 2-4　同时给予 lithium 和 astrotoxin 促进小鼠视神经损伤后再生(引自 Cho, et al. , Neurochem Res 2008)
小鼠视神经切断后 8 天甲酚紫染色示视神经损伤部位(A, E, I)；仅给予 lithium 的小鼠 RGCs 轴突没有再生反应(A～D)，许多表达 GAP-43 的轴突终止于视神经离断部位(B)，整个视神经都有星形胶质细胞标志物 GFAP 的表达(C)；仅给予 astrotoxin 的小鼠 RGCs 轴突同样没有再生(E～H)，但视神经损伤部位的反应性星形胶质细胞被去除了(G)；只有同时给予 lithium 和 astrotoxin 的小鼠 RGCs 轴突再生(I～L)进入 GFAP 阴性区域(L)，在视神经离断部位之后可以见到许多生长锥样结构(M, N)。星号示视神经离断部位，箭头示生长锥。比例尺 A～L = 250μm，M～N = 5μm

较早人们就发现，在成年哺乳动物脊髓根性损伤以前，切断背根神经节周围支，可以促进其脊髓支再生并穿过损伤区进入脊髓，提示周围神经预损伤通过某些信号通路激活了神经元的内在生长潜力。在视觉系统也有类似的现象，在视神经横断伤时同时造成晶状体损伤，能明显促进视神经再生，这一现象伴随着 RGCs 内基因表达的改变，大部分显著上调的基因如 GAP-43，SPRR1A 也是周围神经系统再生时大量表达的基因，说明晶状体损伤改变了 RGCs 的生长状态,提高了 RGCs 的再生能力。眼内注射致炎因子或玻璃体内植入周围神经也有类似功效。

Kruppel 样因子(Kruppel-like factors,KLFs)是一类含锌指结构的转录因子家族,主要参与调节细胞发育、分化、增殖和凋亡等过程。近期的研究发现不同的 KLFs 成员在 RGCs 发育及再生过程中的表达情况不同,对神经元的生长所起的作用完全相反,如 KLF6/7 能促进 RGCs 轴突生长而 KLF4 则是轴突生长的抑制分子,提示可以通过调控相应 KLFs 的表达来增加神经元的再生能力。

最近,He 等研究组在探讨成年 RGCs 内在生长潜力缺乏的分子机制时发现,成年动物视神经损伤后,磷酸酶及张力蛋白同源体(phosphatase and tensin homolog,PTEN) 和结节性硬化复合物 1(tuberous sclerosis complex 1,TSC1)缺失能促进轴突再生,PTEN 和 TSC1 是哺乳动物雷帕霉素靶蛋白(mammalian target of rapamycin,mTOR) 信号通路的负调节蛋白,轴突损伤可导致 mTOR 活性下调。此外,成年哺乳动物 RGCs 中细胞因子信号传导抑制蛋白 3 (suppressor of cytokine signaling 3,SOCS3)的缺失,也能促进视神经损伤后的再生。进一步的研究还发现,同时去除 PTEN 和 SOCS3 可以通过两条独立的途径协同作用,使 RGCs 获得旺盛并持久的再生能力。这些结果提示,对促神经生长因子的反应降低或丧失是中枢神经系统再生困难的重要因素,因此,以细胞因子信号通路负向调节蛋白为靶点,可能为视神经损伤后促轴突再生提供新的治疗途径。

(三) 建立再生轴突与靶组织的联系

成功的神经再生除了损伤的神经元能够存活,存活的神经元能够在中枢神经系统内生长出轴突以外,还必须满足:长出的神经轴突能够被引导到正常的靶组织并恢复突触连接,只有这样,才可能恢复正常的视功能。

1. 引导再生轴突进入靶组织

在人类,约 1 000 000 个 RGCs 的轴突沿视路到达颅内外侧膝状体(lateral geniculate nucleus,LGN)、上丘(superior colliculus,SC)及更高级的视觉中枢,在此过程中,轴突的引导(axonal pathfinding)主要体现在以下几个步骤:首先 RGCs 轴突向视盘集中,其次神经纤维在视盘处穿出眼球;第三,形成视神经交叉,在此处神经纤维跨过中线进入对侧脑;第四,RGCs 轴突在 SC、视顶盖(optic tectum,OT)及 LGN 与相应神经元发生联系。在视觉系统发育过程中,有多种导向分子(guidance molecule)参与并起着重要的作用(表 2-2),对这些导向分子及其作用机制的研究是引导视神经再生后进入正确靶组织的基础。

RGCs 轴突向视盘集中是视觉通路形成的第一步,细胞黏附分子 L1 介导了这一过程。L1 是免疫球蛋白家族的成员,在视神经中有大量的表达,通过同类分子间的结合发挥作用,即一根轴突上的 L1 分子与临近轴突上的 L1 分子相结合,使 RGCs 轴突在走向视盘的过程中形成束状结构(fasciculation)。用抗体中和 L1 以后,RGCs 轴突不再向视盘集中而是在视网膜中漂移,证明了其导向作用。周边视网膜细胞外基质中的硫酸软骨素蛋白多糖(chondroitin sulphate proteoglycan)在体外有抑制轴突生长的作用,这种抑制作用可以阻止 RGCs 轴突向视网膜周边延伸,在视网膜发育期用软骨素酶破坏硫酸软骨素的功能会导致 RGCs 轴突异常投射,因而被认为是一种排斥性的导向因子。

表 2-2 视神经导向相关分子

导向分子	分类	作用部位
L1	黏附分子	视网膜,视顶盖
Chondroitin sulfate	葡萄糖胺聚糖	视网膜,视交叉,视束
Heparan sulfate	葡萄糖胺聚糖	视交叉,视束
Netrin-1	DCC 配体	视盘
DCC	Netrin 受体	视盘
Slit	Robo 配体	视交叉
Robo	Slit 受体	视交叉
Ephrin-B1	EphBs 配体	视顶盖
Ephrin-B2	EphBs 配体	视交叉
EphB1	ephrin-Bs 受体	视交叉
EphB2	ephrin-Bs 受体	视顶盖
EphB3	ephrin-Bs 受体	视顶盖
Ephrin-A2	EphAs 配体	视顶盖
Ephrin-A5	EphAs 配体	视顶盖
EphA2	ephrin-As 受体	视顶盖
EphA5	ephrin-As 受体	视顶盖
EphA6	ephrin-As 受体	视顶盖
Semaphorin 5A	膜蛋白	视网膜,视盘
GAP-43	膜蛋白	视交叉
HESX-1	转录因子	视盘
Zic2	转录因子	视交叉
Vax1	转录因子	视盘,视交叉
Vax2	转录因子	视盘,视交叉
Pax2	转录因子	视交叉
Tbx5	转录因子	视顶盖
Brn3b	转录因子	视交叉
Brn3c	转录因子	视交叉
Foxd1	转录因子	视交叉
Foxg1	转录因子	视交叉
Islet-2	转录因子	视交叉

Netrins 家族是一组由发育期脊髓中线胶质细胞分泌的轴突导向分子,在神经系统的发育期,由于生长锥上表达的受体种类与信号转导机制不同,Netrins 可以起不同作用(吸引与排斥)。在视觉系统,Netrin-1 在视网膜神经纤维穿出眼球的过程中起关键性作用,发育中的视神经乳头神经上皮细胞表达 Netrin-1,在体外 Netrin-1 对 RGCs 轴突有引导作用,在 Netrin-1 基因缺失的小鼠,视网膜神经纤维不能在视盘处穿出,而是走向视网膜的另一侧(图 2-5)。

Slit 分子最初发现于果蝇,是果蝇中枢神经系统中线细胞分泌的一种轴突导向分子,通

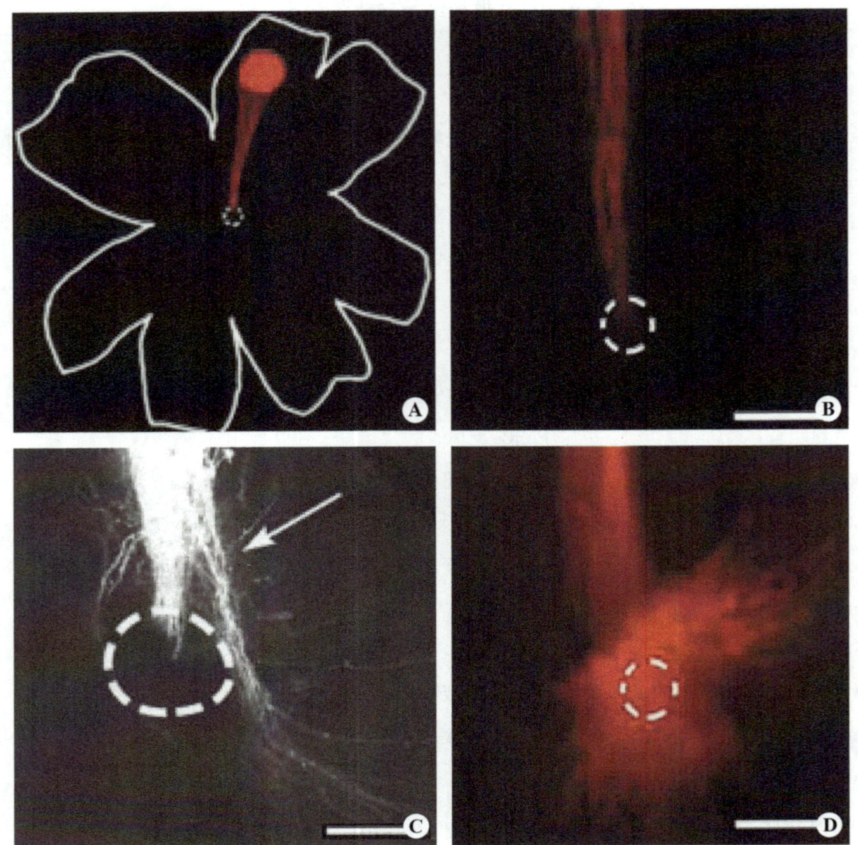

图 2-5 视网膜神经节细胞轴突向视盘定向行走(引自 Oster et al. ,Br J Ophthalmol 2003)

A. 在平铺的视网膜周边用 DiI 染料标记,RGCs 轴突向视盘延伸(示意图);B. 野生型视网膜的 RGCs 轴突直接走向视盘并穿出视网膜;C. 在 EphB2 和 EphB3 突变型视网膜,部分 RGCs 轴突束偏离正常路径,不能在视盘处穿出视网膜而迷乱地走向对侧视网膜;D. 在 netrin 缺陷型视网膜,许多轴突在视盘处扩散进入周围视网膜而不能穿出视网膜进入视神经。比例尺=100μm

过排斥性导向作用决定纤维是否跨过中线,并阻止已穿过中线的纤维回穿。Slit 分子的受体是 Robo,在哺乳动物,Slit/Robo 同样对神经元生长和迁徙都有导向作用。视交叉发育阶段,间脑腹侧有 Slit 表达,在缺乏 Slit 的小鼠,部分 RGCs 轴突在正常的视交叉之前形成了另一个视交叉,提示了 Slit 的排斥性诱导在视交叉形成中的作用。在有双眼视的哺乳动物如灵长类的视交叉,神经纤维跨过中线的同时也有部分纤维返回投射到同侧脑的高级视中枢,即来自左眼鼻侧视网膜的纤维在视交叉处跨过中线到对侧,与来自右眼颞侧视网膜的未交叉纤维一起投射到大脑右叶。近年来的研究提示,Ephrin-B2 和 EphB1 在视交叉处的相互作用对视神经纤维交叉与否有重要意义。蝌蚪只有单眼视,RGCs 轴突全部交叉到对侧,当蝌蚪变形为青蛙后就获得了双眼视,此时有部分轴突投射到了同侧脑,在青蛙的视交叉有 Ephrin-B 的表达,而在蝌蚪则未见。如果在蝌蚪变形以前异位表达 Ephrin-B2,可导致同侧投射提前发生,而阻断 Ephrin-B2 以后,同侧投射也消失。

RGCs 轴突在上丘/顶盖内的空间定位延续了视网膜内的排列顺序,颞侧及鼻侧的纤维分别进入上丘/顶盖的前部/吻侧及后部/尾侧,腹侧和背侧纤维分别投射到上丘/顶盖的背侧/内侧及腹侧/外侧。早在 1963 年,Sperry 就推测这种纤维排列的地形图是由视网膜及上丘内吸引性或排斥性导向分子的分布浓度决定的。Ephrin 配体和 Eph 受体在视网膜及上丘内成梯度分布，Ephrin-A5 在小鼠上丘的表达从前部至后部梯度逐渐增加，与之对应，EphA5 和 EphA6 从鼻侧至颞侧梯度逐渐增加，而 Ephrin-A2 在上丘的中部最集中。Ephrin-A2 和 ephrin-A5 对来自小鸡颞侧视网膜移植块的轴突有明显排斥作用，而对来自鼻侧的轴突则无影响，小鸡前部顶盖 Ephrin-A2 过度表达可导致来自视网膜颞侧的纤维联接障碍。Ephrin-A5 定向缺失后，在 Ephrin-A5 高表达的上丘后部可见来自颞侧的纤维有异常联接，而在 Ephrin-A2 高表达的中部很少有异常连接。

视网膜通常不表达 EphA3 基因，将该基因敲入视网膜后发现表达 EphA3 的 RGCs 轴突投射到前部上丘，而不表达 EphA3 的 RGCs 轴突进入上丘后部。因此，视神经纤维在上丘/顶盖内排列的地形图可能是各种 ephrin-As 和 EphAs 在上丘/顶盖及视网膜内的分配及组合决定的。

对轴突定向发育的影响因素，可能对视神经损伤后的再生轴突也有作用。近来的研究发现，发育过程中重要的导向分子在中枢神经系统损伤后可以重新出现，例如，脊髓损伤后的瘢痕组织内有排斥性轴突导向分子 Sema3A 的表达，并可能阻止了再生轴突跨过损伤区。在视觉系统，发育中介导视网膜-丘脑投射的 Ephrin 家族，在视路损伤后的成年上丘中继续表达。这些信息提示，发育期的导向分子对视神经损伤后再生纤维正常投射到视中枢可能有重要作用，其作用机制的研究在一定程度上对视神经损伤后的治疗也有指导意义。

2. 再生轴突突触形成

建立正确的突触联系对视神经功能的恢复是至关重要的。发育期，在一系列导向分子的作用下，RGCs 轴突按一定的路径进入脑内，到达相应的靶组织后即形成树突和突触，此时其形态也发生了明显改变。哺乳动物视神经横断伤后，再生进入脑内的神经纤维也能与靶组织的神经元形成突触。将成年仓鼠视神经切断后进行自体周围神经移植，植片的远端插入上丘，6～8 周后，可见视神经再生进入上丘，再生的轴突终末形成了分化良好的突触，说明在成年哺乳动物的脑内，再生的轴突及其靶视神经元保留着或可以重新表达某些分子，这些分子能够使两者形成正常的连接关系。进一步的研究发现，再生的视网膜轴突根据它们重新支配的器官，形成不同模式的终末分枝。例如，进入顶盖前核(olivary pretectal nucleus，OPN)的轴突表现出很少的分枝和膨大，而进入视束核(nucleus of the optic tract，NOT)内的再生轴突往往分枝更丰富，并带有终末膨大的树突状分枝(图 2-6)。

要建立正确的神经连接，在树突生长和突触形成的过程中必须受到精确的调控，而人们对于此过程发生的机制还知之甚少。Cohen-Cory 等报道 BDNF 是与中枢神经系统突触形成相关的因子，提高非洲蟾蜍视顶盖内 BDNF 的浓度，可以明显增加 RGCs 轴突分枝形成及单个轴突末端形成突触的数目，同时，BDNF 也通过增加突触后细胞——视顶盖神经元树突分枝的密度来促进突触的形成并提高其稳定性。为进一步明确 BDNF 对突触前和突触后细胞的作用，他们使单个 RGC 轴突或视顶盖神经元表达一种负性(dominant-negative)TrkB 和 GFP 融合蛋白(GFP-TrkB. T1)，以抑制非洲蟾蜍视网膜-顶盖投射早期发育过程中的 TrkB 信号通路，观察突触前后细胞的形态学和动力学变化。转染 GFP 后，在 GFP-TrkB. T1 组合 GFP 组(对照组)的视顶盖中都可以观察到 GFP 标记的 RGCs 轴突，而在脑部其他部位没有看到，说明 TrkB 信号通路的破坏不会影响 RGCs 轴突的定向投射。但是，在 RGCs 轴突形成树状分枝的过程中，两组出现明显差异，GFP-TrkB. T1 过表达组有 55%的轴突呈现未成熟的生长锥样表现，而对照组仅有 11%的轴突有此表现，且两组生

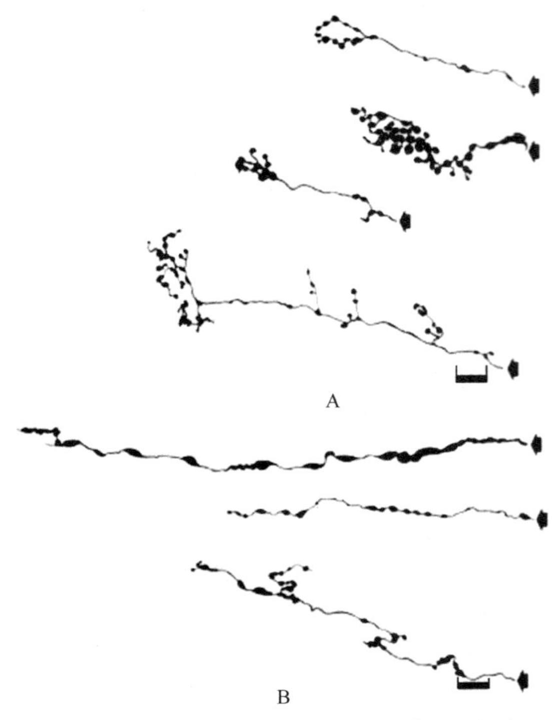

图 2-6　周围神经移植连接左侧视网膜和左侧中脑背面(顶盖前核和视束核之间)46 周、眼内注射霍乱毒素 B(CTB)标记 RGCs 轴突 5 天后再生轴突示意图(引自 Aviles-Trigueros et al. ,J Neurosci 2000)

A. RGCs 轴突形成良好的分枝,伴有大量中间小曲张和终末膨大,常形成花瓣状团簇,这种轴突在视束核中占优势;B. RGCs 轴突分枝很少,伴有椭圆形沿轴突方向的较大的曲张及不同程度的终末膨大,这种轴突主要位于顶盖前核。箭头所示为轴突干,比例尺＝9μm

长锥的形态也不相同。GFP-TrkB. T1 组三分之一以上的轴突在 24 小时以内发生变性,几乎是对照组的 5 倍。对轴突分枝进行定量检测,结果显示 GFP-TrkB. T1 组在树状分枝形成的数量及复杂性均低于对照组。此外,通过同时表达红色荧光蛋白-突触小泡蛋白融合蛋白(RFP-synaptobrevin fusion protein),观察到 GFP-TrkB. T1 组轴突终端 RFP-synaptobrevin 标记的突触前特化作用(presynaptic specializations)的总数及密度都低于对照组,说明完整的 TrkB 信号通路是突触前区形成和维持所必需的。然而,过表达 GFP-TrkB. T1 的视顶盖神经元则未出现其树状分枝突触数量、形态学及动力学的改变。电子显微镜分析显示过表达 GFP-TrkB. T1 的 RGCs 轴突不仅形成的突触数量减少,而且突触内突触小泡数量也明显少于对照组。以上研究结果表明,RGCs TrkB 信号通路是视觉通路建立突触连接的重要因素,视顶盖神经元突触连接的改变是 BDNF 导致的突触前 RGCs 轴突生长、成熟及稳定间接引起的。

最近有报道认为,Slit-Robo 信号通路与树突形成及突触发生有关,在周围神经系统,slit 蛋白能促进感觉神经轴突分枝形成,但在脊椎动物的中枢神经系统情况似乎并不相同。在斑马鱼 RGCs 和视顶盖内有表达的 slit 和 robo 家族成员主要是 slit 1a 和 robo 2 基因,它们参与了 RGCs 树突分枝和突触的形成。与野生型斑马鱼相比,robo 2 突变型和 slit 1a 抑制型(通过胚胎注射 antisense morpholino oligonucleotides 部分敲除 slit 1a 的功能)形成的树突分枝是前者的两倍,且树突的长度、面积及分枝增多,表明 slit 1a 和 robo 2 有抑制 RGCs 轴突树突形成的作用。同时,slit 1a 和 robo 2 对视网膜-视顶盖突触连接的形成也有负向调节作用。

四、实验性视神经再生视功能评价方法

一旦视神经再生并与上丘建立了突触联系,就可以用不同方法对其功能的恢复进行评价。用电生理检查方法,通过电极检测再生 RGCs 的动作电位,观察动物对光线的反应,可以判断再生神经信号传导的完整性;通过检测上丘神经元对光刺激或对视神经电刺激的反应,可以了解再生轴突是否与上丘建立了突触联系;通过测量光线诱导的皮质脑电图,可以判断再生轴突长入上丘的深度;通过闪光刺激得到的视觉诱发电位与正常相比,可提示再生轴突髓鞘的完整性情况。除了电生理学方法以外,还可以通过观察动物的行为来间接判

断其视功能恢复情况，如仓鼠视神经再生后会对光线产生回避反应，大鼠对光刺激会有抬头、转头、摇摆身体、站立等觉醒反应；如果周围神经移植物与顶盖前形成联系，再生轴突进入顶盖前并与对应神经元建立了有功能的突触连接，可观察到动物的瞳孔对光反应；如果周围神经移植物与上丘形成联系，经过训练的动物在迷宫中能对光线或黑白条纹等作出正确的反应。以下主要介绍 So 等建立的仓鼠视路离断再生后视功能的行为学评价方法。

仓鼠的视觉定向能力依赖于视神经从视网膜到中脑视顶盖的正确投射，这为中枢神经再生后功能的评估提供了良好的动物模型。仓鼠有储存食物的习性，见到种子后会捡起将其保存在自己的颊囊内，这种习性为本实验提供了便利，因为不需要进行食物剥夺即可开始实验，这也是选择仓鼠作为动物模型的主要原因之一。研究者在仓鼠上丘臂离断手术后，将葵花籽放在一个特制的器具上伸向仓鼠，从上方录像记录动物在视觉刺激下的转向运动，经过 3～6 个月的检测，分析仓鼠反应的频率及运动的轨迹，来评价其视功能的恢复情况。具体方法如下：

（一）选择动物

选择年龄 10～12 周以上的雄性仓鼠为实验对象。仓鼠的颅骨和大脑在 12 周时发育完全，行为评估至少在其 10～12 周龄后更容易实施。仓鼠性成熟为 5 周（雌性）或 6 周（雄性），但青春期动物过于活跃，不利于行为学实验。不过，如果在此阶段开始与动物接触，它们在今后的实验中会更容易合作。雄性或雌性动物均可用于实验，但我们倾向于选择雄性，因为雌性仓鼠的性周期（4 天）会影响其行为，而如果雌雄动物共用，则需采取特殊措施以去除实验场所内雌性仓鼠的气味，因为该气味会对雄性仓鼠的行为带来很大影响，使其烦躁不安而不能对所给刺激发生反应。

（二）动物训练

葵花籽是仓鼠最喜欢的食物，在正常情况下，仓鼠看到一粒种子时就会转向它并将其捡起放入口内，储存于颊囊。一旦仓鼠有了这种反应，此动作可以被重复 30～50 次甚至更多（取决于种子颗粒的大小及仓鼠的大小）。为了顺利开展实验，需要对动物进行训练，使其熟悉并习惯实验环境及实验过程，加强与动物的接触，消除其对人类的抵触反应。开始可以通过饲养箱盖子的开口将葵花籽递给仓鼠，逐渐过渡到将仓鼠转移到饲养箱盖上进行训练。在搬动仓鼠时，可以用咖啡杯将其从箱内取出，或将饲养箱盖插入笼内，引诱仓鼠到盖子上再取出。切记不要伸入饲养箱内去抓取动物，这样就是入侵仓鼠的领地，会引起它们强烈的防御反应甚至咬人。在实验开始的第一周，要对动物进行一系列的试探性实验，该过程通常会持续到 2 周以上。在此期间，葵花籽首先被放在动物的面前以引起它们的兴趣，随后逐渐将种子移至视野的其他部位（图 2-7）。

（三）仪器装备

1. 实验平台

饲养箱的底部是既方便又实用的实验平台，而且仓鼠已熟悉了箱子的气味，有利于实验的进行，此处所用箱底的尺寸为 26cm×43cm。如使用其他平台，要保证其上不能留有其他动物特别是异性动物的气味。

2. 录像装置

摄像机直接安放在实验平台的上方，以便精确测量刺激物的位置，如要同时测量刺激物的高度，则至少要增加一台摄像机。

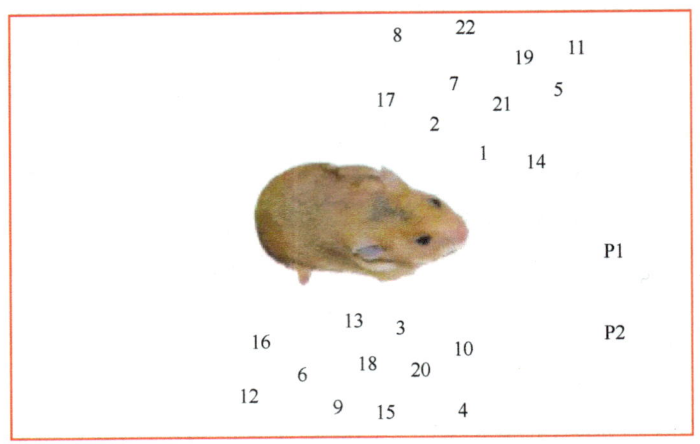

图 2-7　刺激物递呈的顺序(引自 Schneider et al. ,Nat Protoc 2006)

刺激物首先放在仓鼠前面,使动物对正式实验做好准备,P1 和 P2 位于双侧视野范围之内,双眼均能看见,在随后的递呈过程中,葵花籽按 1～22 的顺序放在仓鼠被检测眼的颞侧视野范围内,只有被检测眼能看见种子。为避免误差,放在左右眼前的顺序是随机的

3. 种子递呈装置

在一根 50cm 长的金属丝末端连接一个直径 1～1.5cm 的橡胶块,金属丝的粗细应能支撑起橡胶块而不出现明显弯曲,在橡胶块的边缘切一缝隙,插入葵花籽(图 2-8)。

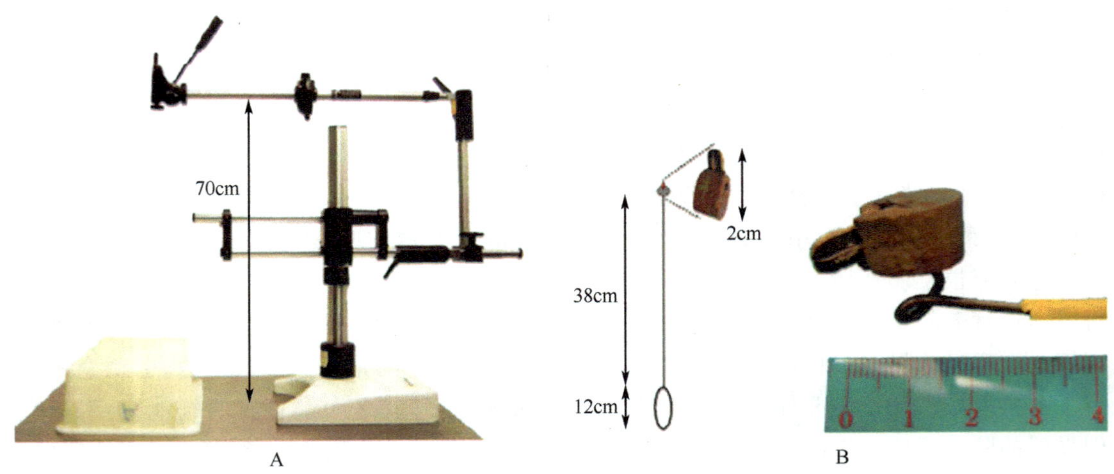

图 2-8　仓鼠行为实验仪器装备(引自 Schneider et al. ,Nat Protoc 2006)

A. 录像装置:右侧饲养箱的底部为实验平台,摄像机固定在由显微镜座和三角支架组合成的装置上,放置在平台上方,摄像机与桌面的距离约为 70cm;B. 种子传递装置:由一根长金属丝和一个小橡皮塞组成,橡皮塞上有一裂缝,可以每次塞进一粒葵花籽

(四) 确定视野

刺激物必须放在被检仓鼠的一侧视野之内,从动物眼的角度来看,就是从正前方到旁边的 135°范围之内(图 2-9A),颞侧视野是从 60°～135°,一侧眼的视野范围至少向对侧延伸 30°(－30°),因此,中央 60°范围是双侧眼均能看到的。除非对照眼被遮盖或被摘除了,否则在此范围内动物的转向反应可能是对照眼看见刺激物而引起的,同时,鼻侧 30°的纤维投射到双侧大脑,所以在实验中一定要注意从后面将刺激物伸过去。此外,刺激物必须放在距

被检眼水平上下不超过30°的位置，以避免进入对侧眼视野范围(图2-9B)。为了最大限度的让动物看到目标而又不触到其胡须，一般将刺激物放在距离其头部15～30cm的位置。

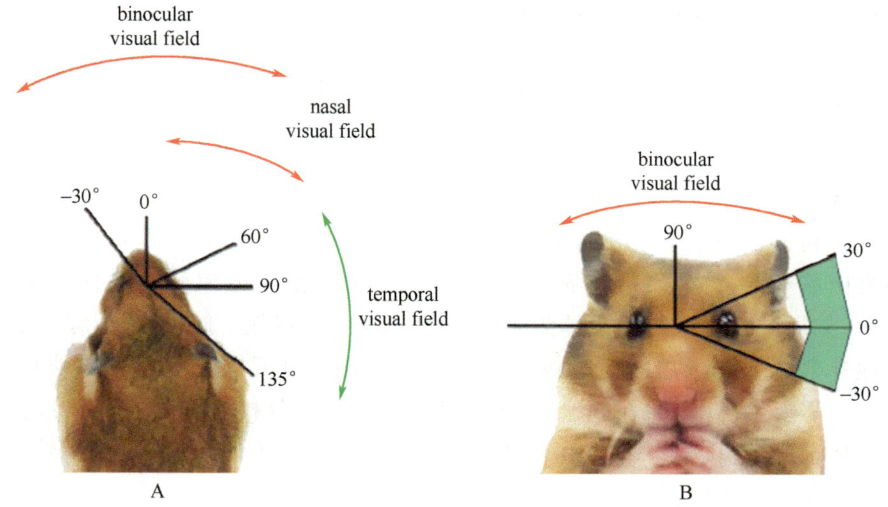

图2-9 仓鼠视野上面观(A)：从背面看仓鼠的视野为165°，在递呈刺激物时应避免放在鼻侧45°，因为动物双眼都可看见刺激物，一般将刺激物放在60°～135°范围内。仓鼠视野前面观(B)：递呈刺激物时，其位置要保持在仓鼠眼水平线以上30°范围以内，这样才能保证仓鼠做出的反应是被检测眼看到刺激物后引起的，如超出30°范围，对侧眼就有可能看见刺激物
(引自Schneider et al.,Nat Protoc 2006)

(五) 确定实验时间及实验持续时间

进行行为实验的时间最好不要安排在天黑前2小时到天黑后4小时，这是自然状态下仓鼠出来觅食、活动的时间，其紧张不安可能导致对刺激的过度反应。以研究者的经验，可以在天亮后2～3小时开始实验，而下午4时以后不宜再继续实验。

实验持续时间根据仓鼠对刺激的反应不同而不相同，如果仓鼠合作，20次测试就可以完成一轮实验。如果在整个视野范围内反复测试10次以上仍无反应，即使在正常侧也如此，则认为动物不合作。此外，可以通过触碰动物的胡须来诱发转头反应，如果这样也不能让仓鼠捡起葵花籽，正常侧仍然不能出现反应，就只能将动物放回箱内，下次再测试。

(六) 实验步骤

(1) 摄像记录仓鼠分组、编号及手术日期，将仓鼠放在实验平台上让其自由行走。

(2) 用种子传递装置将葵花籽从后面或下方伸到仓鼠仓鼠一侧视野范围内距离头部15～30cm处，轻轻摇动以增加其可视性。首先从视野的周边部分开始测试，即将葵花籽放在距正中线80°～100°之间，逐渐进入视野中央(距正中线60°)，葵花籽的位置随动物位置的改变而移动，但不要进入鼻侧45°的范围内。葵花籽的高度应保持在从仓鼠眼水平到上方30°范围以内。

(3) 观察仓鼠的反应，当仓鼠有了转向反应后，将葵花籽移到仓鼠胡须范围内让其拿到种子，以示奖励。如仓鼠没有反应，将葵花籽在一个位置停留3s，然后移出视野，或者触碰仓鼠胡须，让其捡起。

(4) 重复上述动作，随机改变检测眼，每侧至少检测 10 次。记录检测结果，包括仓鼠是否合作，对刺激物是否有反应以及反应的强烈程度，这只是初步记录资料，必须和录像结果对照分析。

注意：仓鼠对气味十分敏感，尤其是雌性动物的气味或实验者的气味会严重干扰雄性仓鼠的活动。为了避免异味影响实验结果，实验者不能使用香水(特别是含雌性动物腺体提炼物的高档香水)，与宠物(特别是犬和雪貂)接触过的衣服必须换掉，使用实验室专用服装和手套。

(七) 结果分析

1. 反应频率

由于在实验过程中记录了仓鼠双眼视野范围内对刺激物的反应，可以直接得到反应频率。但还是应该观看录像资料，并通过慢动作进行分析，确定仓鼠转向动作发生时刺激物的准确位置，如果此时刺激物位于鼻侧 45°，则要将该结果剔除。此外，通过录像分析，还可以获得其他参数，如刺激物的方向，刺激物与动物头部的角度以及该角度与动物转向动作的关系等等。需要指出的是，在整个动物实验过程和资料分析过程中，所有参与者对实验动物的分组情况(是否接受手术，是否接受治疗、哪只眼为实验眼等)都是不知情的，只有等统计工作全部完成后才能揭盲。

2. 反应潜伏期

从刺激物出现在视野范围到仓鼠开始转向之间的潜伏时间越长，就越有可能只是一个自发性转向动作。因此，如果转向反应不是在刺激物出现后 3s 之内发生的，就不计为阳性反应。如果仓鼠固定待在某处不动，它可能是对刺激物有反应的，但没有做出动作，如果实验中出现这种情况的次数较多，则这次实验不算。

3. 统计分析

根据有效的刺激物递呈次数及动物的阳性反应次数，计算出反应百分率(图 2-10)，应用非参数分析和方差分析进行统计学检验。

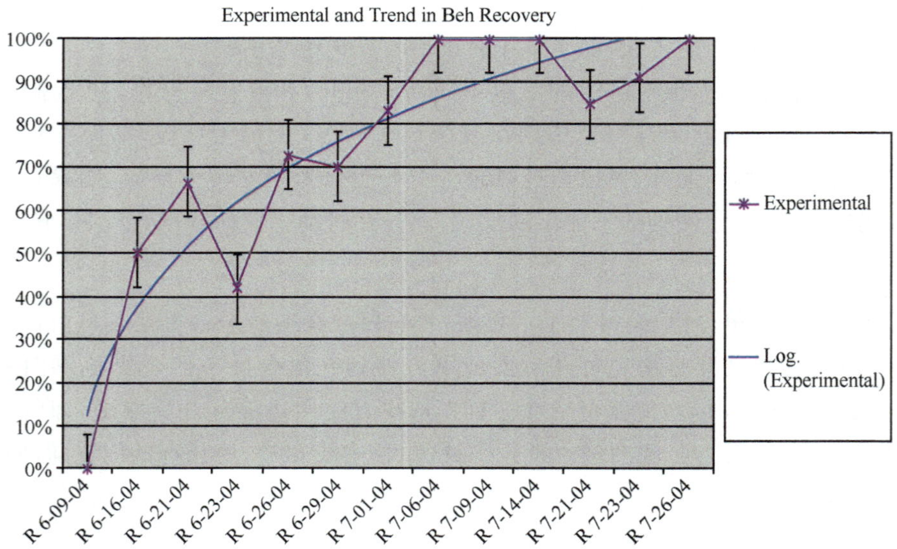

图 2-10 仓鼠对刺激物的阳性反应率(引自 Schneider et al.，Nat Protoc 2006)。横坐标为检测日期，纵坐标为反应率(%)，由于动物的表现及合作程度不可能每天完全相同，检查结果略有波动。蓝色弧线表示总的趋势，表明该动物的视功能在逐渐恢复

整个实验过程要持续到动物手术后3～6个月。该实验方法不仅可以用于视路损伤后视功能恢复的检测，也可用来测试多种疾病（黄斑变性、青光眼等）的治疗恢复情况。

（胡 楠）

参考文献

吕立权，卢亦成．2006．髓鞘相关抑制分子和视神经再生．中华眼科杂志，42(9)：854～858

Becker CG，Becker T. 2007. Growth and pathfinding of regenerating axons in the optic projection of adult fish. J Neurosci Res，85(12)：2793～2799

Becker CG，Lieberoth BC，Morellini F，et al. 2004. L1. 1 is involved in spinal cord regeneration in adult zebrafish. J Neurosci，24(36)：7837～7842

Bhatt DH，Otto SJ，Depoister B，et al. 2004. Cyclic AMP-induced repair of zebrafish spinal circuits. Science，305(5681)：254～258

Campbell DS，Stringham SA，Timm A，et al. 2007. Slit1a inhibits retinal ganglion cell arborization and synaptogenesis via Robo2-dependent and-independent pathways. Neuron，55(2)：231～245

Cao Z，Gao Y，Bryson JB，et al. 2006. The cytokine interleukin-6 is sufficient but not necessary to mimic the peripheral conditioning lesion effect on axonal growth. J Neurosci，26(20)：5565～5573

Charalambous P，Hurst LA，Thanos S. 2008. Engrafted chicken neural tube-derived stem cells support the innate propensity for axonal regeneration within the rat optic nerve. Invest Ophthalmol Vis Sci，49(8)：3513～3524

Chidlow G，Casson R，Sobrado-Calvo P，et al. 2005. Measurement of retinal injury in the rat after optic nerve transection：an RT-PCR study. Mol Vis，11：387～396

Cho KS，Chen DF. 2008. Promoting optic nerve Rregeneration in adult mice with pharmaceutical approach. Neurochem Res，33(10)：2126～2133

Cho KS，Yang L，Lu B，et al. 2005. Re-establishing the regenerative potential of central nervous system axons in postnatal mice. J Cell Sci，118(Pt 5)：863～872

Cui Q，Tang LS，Hu B，et al. 2002. Expression of trkA，trkB，and trkC in injured and regenerating retinal ganglion cells of adult rats. Invest Ophthalmol Vis Sci，43(6)：1954～1964

Cui Q，Yip HK，Zhao RC，et al. 2003. Intraocular elevation of cyclic AMP potentiates ciliary neurotrophic factor-induced regeneration of adult rat retinal ganglion cell axons. Mol Cell Neurosci，22(1)：49～61

Dahlmann-Noor AH，Vijay S，Limb GA，et al. 2010. Strategies for optic nerve rescue and regeneration in glaucoma and other optic neuropathies. Drug Discov Today，15(7-8)：287～299

Dong CJ，Guo Y，Agey P，et al. 2008. Alpha2 adrenergic modulation of NMDA receptor function as a major mechanism of RGC protection in experimental glaucoma and retinal excitotoxicity. Invest Ophthalmol Vis Sci，49(10)：4515～4522

Fischer D，Petkova V，Thanos S，et al. 2004. Switching mature retinal ganglion cells to a robust growth state in vivo：gene expression and synergy with RhoA inactivation. J Neurosci，24(40)：8726～8740

Fischer D. 2010. What are the principal mediators of optic nerve regeneration after inflammatory stimulation in the eye? Proc Natl Acad Sci U S A，107(3)：E8；author reply E9

Hannila SS，Filbin MT. 2008. The role of cyclic AMP signaling in promoting axonal regeneration 17. after spinal cord injury. Exp Neurol，209(2)：321～332

Hannila SS，Filbin MT. 2008. The role of cyclic AMP signaling in promoting axonal regeneration after spinal cord injury. Exp Neurol，209(2)：321～332

Hare WA，Wheeler L. 2009. Experimental glutamatergic excitotoxicity in rabbit retinal ganglion cells：block by memantine. Invest Ophthalmol Vis Sci，50(6)：2940～2948

Harvey AR，Hu Y，Leaver SG，et al. 2006. Gene therapy and transplantation in CNS repair：the visual system. Prog Retin Eye Res，25(5)：449～489

Hauk TG，Muller A，Lee J，et al. 2008. Neuroprotective and axon growth promoting effects of intraocular inflammation do not depend on oncomodulin or the presence of large numbers of activated macrophages. Exp Neurol, 209(2):469～482

Hill AJ, Zwart I, Samaranayake AN, et al. 2009. Rat neurosphere cells protect axotomized rat retinal ganglion cells and facilitate their regeneration. J Neurotrauma, 26(7):1147～1156

Hu B, Nikolakopoulou AM, Cohen-Cory S. 2005. BDNF stabilizes synapses and maintains the structural complexity of optic axons in vivo. Development, 132(19):4285～4298

Hu Y, Cui Q, Harvey AR. 2007. Interactive effects of C_3, cyclic AMP and ciliary neurotrophic factor on adult retinal ganglion cell survival and axonal regeneration. Mol Cell Neurosci, 34(1):88～98

Huang EJ, Reichardt LF. 2003. Trk receptors: roles in neuronal signal transduction. Annu Rev Biochem, 72:609～642

Inatani M. 2005. Molecular mechanisms of optic axon guidance. Naturwissenschaften, 92(12):549-561

Johnson EC, Guo Y, Cepurna WO, et al. 2009. Neurotrophin roles in retinal ganglion cell survival: lessons from rat glaucoma models. Exp Eye Res, 88(4):808～815

Johnson TV, Bull ND, Hunt DP, et al. 2009. Neuroprotective effects of intravitreal mesenchymal stem cell transplantation in experimental glaucoma. Invest Ophthalmol Vis Sci, 51(4):2051～2059

Kicic A, Shen WY, Wilson AS, et al. 2003. Differentiation of marrow stromal cells into photoreceptors in the rat eye. J Neurosci, 23(21):7742～7749

Kretz A, Schmeer C, Tausch S, et al. 2006. Simvastatin promotes heat shock protein 27 expression and Akt activation in the rat retina and protects axotomized retinal ganglion cells in vivo. Neurobiol Dis, 21(2):421～430

Leaver SG, Cui Q, Plant GW, et al. 2006. AAV-mediated expression of CNTF promotes long-term survival and regeneration of adult rat retinal ganglion cells. Gene Ther, 13(18):1328～1341

Lee KY, Nakayama M, Aihara M, et al. 2010. Brimonidine is neuroprotective against glutamate-induced neurotoxicity, oxidative stress, and hypoxia in purified rat retinal ganglion cells. Mol Vis, 16:246～251

Leibinger M, Muller A, Andreadaki A, et al. 2009. Neuroprotective and axon growth-promoting effects following inflammatory stimulation on mature retinal ganglion cells in mice depend on ciliary neurotrophic factor and leukemia inhibitory factor. J Neurosci, 29(45):14334～14341

Li N, Li XR, Yuan JQ. 2009. Effects of bone-marrow mesenchymal stem cells transplanted into vitreous cavity of rat injured by ischemia/reperfusion. Graefes Arch Clin Exp Ophthalmol, 247(4):503～514

Logan A, Ahmed Z, Baird A, et al. 2006. Neurotrophic factor synergy is required for neuronal survival and disinhibited axon regeneration after CNS injury. Brain, 129(Pt 2):490～502

Lorber B, Berry M, Logan A. 2005. Lens injury stimulates adult mouse retinal ganglion cell axon regeneration via both macrophage-and lens-derived factors. Eur J Neurosci, 21(7):2029～2034

Marshak S, Nikolakopoulou AM, Dirks R, et al. 2007. Cell-autonomous TrkB signaling in presynaptic retinal ganglion cells mediates axon arbor growth and synapse maturation during the establishment of retinotectal synaptic connectivity. J Neurosci, 27(10):2444～2456

Matsukawa T, Arai K, Koriyama Y, et al. 2004. Axonal regeneration of fish optic nerve after injury. Biol Pharm Bull, 27(4):445～451

Mimura F, Yamagishi S, Arimura N, et al. 2006. Myelin-associated glycoprotein inhibits microtubule assembly by a Rho-kinase-dependent mechanism. J Biol Chem, 281(23):15970～15979

Monsul NT, Geisendorfer AR, Han PJ, et al. 2004. Intraocular injection of dibutyryl cyclic AMP promotes axon regeneration in rat optic nerve. Exp Neurol, 186(2):124～133

Moore DL, Blackmore MG, Hu Y, et al. 2009. KLF family members regulate intrinsic axon regeneration ability. Science, 326(5950):298～301

Moshiri A, Close J, Reh TA. 2004. Retinal stem cells and regeneration. Int J Dev Biol, 48(8-9):1003～1014

Muller A, Hauk TG, Fischer D. 2007. Astrocyte-derived CNTF switches mature RGCs to a regenerative state following inflammatory stimulation. Brain, 130(Pt 12):3308～3320

Muller A, Hauk TG, Leibinger M, et al. 2009. Exogenous CNTF stimulates axon regeneration of retinal ganglion cells partially via endogenous CNTF. Mol Cell Neurosci, 41(2):233～246

Nickells RW, Semaan SJ, Schlamp CL. 2008. Involvement of the Bcl2 gene family in the signaling and control of retinal ganglion cell death. Prog Brain Res, 173:423～435

O'Reilly AM, Currie RW, Clarke DB. 2010. HspB1 (Hsp 27) expression and neuroprotection in the retina. Mol Neurobiol, 42(2):124～132

Park KK, Liu K, Hu Y, et al. 2008. Promoting axon regeneration in the adult CNS by modulation of the PTEN/mTOR pathway. Science, 322(5903):963～966

Qiu W, Wei R, Zhang C, et al. 2010. A glycine site-specific NMDA receptor antagonist protects retina ganglion cells from ischemic injury by modulating apoptotic cascades. J Cell Physiol, 223(3):819～826

Rodger J, Goto H, Cui Q, et al. 2005. cAMP regulates axon outgrowth and guidance during optic nerve regeneration in goldfish. Mol Cell Neurosci, 30(3):452～464

Sanchez AL, Matthews BJ, Meynard MM, et al. 2006. BDNF increases synapse density in dendrites of developing tectal neurons in vivo. Development, 133(13):2477～2486

Sapieha PS, Peltier M, Rendahl KG, et al. 2003. Fibroblast growth factor-2 gene delivery stimulates axon growth by adult retinal ganglion cells after acute optic nerve injury. Mol Cell Neurosci, 24(3):656～672

Schneider GE, Ellis-Behnke RG, Liang YX, et al. 2006. Behavioral testing and preliminary analysis of the hamster visual system. Nat Protoc, 1(4):1898～1905

Smith PD, Sun F, Park KK, et al. 2009. SOCS3 deletion promotes optic nerve regeneration in vivo. Neuron, 64(5):617～623

Spalding KL, Cui Q, Harvey AR. 2005. Retinal ganglion cell neurotrophin receptor levels and trophic requirements following target ablation in the neonatal rat. Neuroscience, 131(2):387～395

Sun F, Park KK, Belin S, et al. 2011. Sustained axon regeneration induced by co-deletion of PTEN and SOCS3. Nature, 480:372～375

Tomita M, Adachi Y, Yamada H, et al. 2002. Bone marrow-derived stem cells can differentiate into retinal cells in injured rat retina. Stem Cells, 20(4):279～283

Veldman MB, Bemben MA, Goldman D. 2010. Tuba1a gene expression is regulated by KLF6/7 and is necessary for CNS development and regeneration in zebrafish. Mol Cell Neurosci, 43(4):370～383

Watanabe M, Tokita Y, Kato M, Fukuda Y. 2003. Intravitreal injections of neurotrophic factors and forskolin enhance survival and axonal regeneration of axotomized beta ganglion cells in cat retina. Neuroscience, 116(3):733～742

Xu G, Nie DY, Wang WZ, et al. 2004. Optic nerve regeneration in polyglycolic acid-chitosan conduits coated with recombinant L1-Fc. Neuroreport, 15(14):2167～2172

Yin Y, Cui Q, Gilbert HY, et al. 2009. Oncomodulin links inflammation to optic nerve regeneration. Proc Natl Acad Sci U S A, 106(46):19 587～19 592

Yin Y, Cui Q, Li Y, et al. 2003. Macrophage-derived factors stimulate optic nerve regeneration. J Neurosci, 23(6):2284～2293

Yin Y, Henzl MT, Lorber B, et al. 2006. Oncomodulin is a macrophage-derived signal for axon regeneration in retinal ganglion cells. Nat Neurosci, 9(6):843～852

Zaverucha-do-Valle C, Gubert F, Bargas-Rega M, et al. 2011. Bone marrow mononuclear cells increase retinal ganglion cell survival and axon regeneration in the adult rat. Cell Transplant, 20(3):391～406

Zhang CW, Lu Q, You SW, et al. 2005. CNTF and BDNF have similar effects on retinal ganglion cell survival but differential effects on nitric oxide synthase expression soon after optic nerve injury. Invest Ophthalmol Vis Sci, 46(4):1497～1503

Zhang Y, Wang W. 2010. Effects of bone marrow mesenchymal stem cell transplantation on light-damaged retina. Invest Ophthalmol Vis Sci, 51(7):3742～3748

Zhi Y, Lu Q, Zhang CW, et al. 2005. Different optic nerve injury sites result in different responses of retinal ganglion cells to brain-derived neurotrophic factor but not neurotrophin-4/5. Brain Res, 1047(2):224～232

第3章 脊髓再生

第1节 脊髓的结构与功能

脊髓与脊神经直接联系，是人类躯体和内脏机能活动的一个低级中枢。脊髓与脑在形态和机能上密切联系，它既受脑的控制和调节，又对脑的机能活动有着重要的影响和调节作用。

一、神经元与神经胶质

脊髓是中枢神经系统的重要组成部分，主要由神经细胞和神经胶质细胞组成。神经细胞和神经胶质细胞通过极其精细的高度复杂的镶嵌组合，构建成具有三维构筑的神经系统，执行重要的生理功能。

（一）神经元

神经元（neuron）又称神经细胞，是神经系统的形态结构和功能基本单位。神经元是高度分化的细胞，具有感受体内、外刺激和传导神经冲动的功能。

1. 神经元的结构

尽管神经元的大小、形状、细胞结构各异，每个神经元都可分为胞体、突起两部分（图 3-1）。

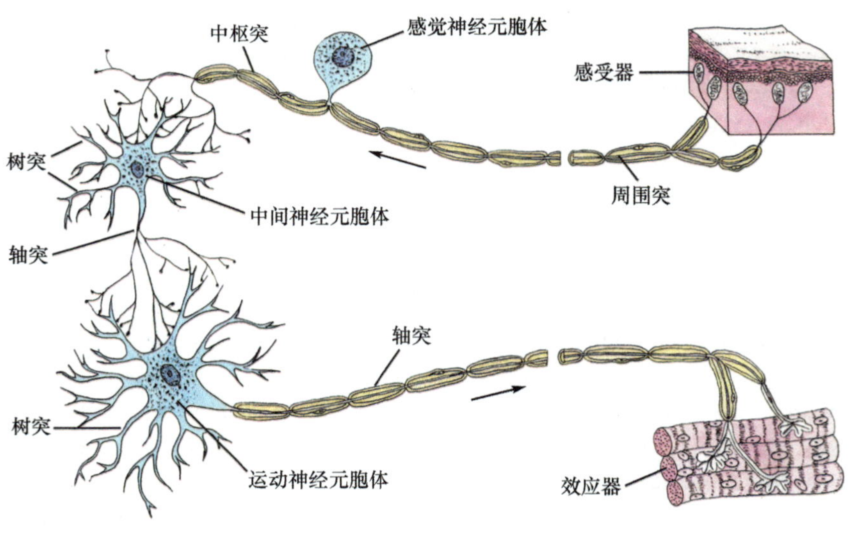

图 3-1 神经元的结构及类型

（1）胞体（cell body）：是神经元的代谢、营养和功能活动中心，主要位于大脑皮质、小脑皮质、脑干的灰质、脊髓的灰质以及神经节之中。神经元胞体的形态多样，大小差别较大，小的直径仅有 5～6μm，大的直径可达 100～150μm。神经元胞体由细胞膜、细胞质和细胞核构成。神经元的表面是极薄的细胞膜，称神经元膜（neuronal membrane），神经元膜向突起延伸包于突起表面形成树突膜和轴突膜。神经元膜是神经细胞的重要组分，具有高度分化和极其复杂而独特的生理功能，参与神经元的物质转运和能量转换、神经元对胞外物质的识别与结合、神经元跨膜信号转导与代谢调控，神经冲动的产生与传递等行为过程。

神经元胞体的细胞质内，除含有一般细胞所具有的线粒体、高尔基复合体和溶酶体等细胞器外，还有尼氏体（Nissl body）和神经原纤维（neurofibril）两种神经细胞特有的结构（图3-2）。尼氏体是神经元特有的容易被苏木素等碱性染料染成呈深蓝紫色的大量颗粒状或小斑块状结构，出现于胞体及树突内，在轴突及邻近轴突的轴丘缺乏。电镜下，尼氏体由整齐排列的粗面内质网及游离的核蛋白体组成，表明尼氏体是神经元内合成蛋白质的场所，供应神经元兴奋传导过程中所需要的蛋白质。当神经元受到损伤或轴突被切断时，尼氏体溶解并消失，当神经元修复再生时，溶解的尼氏体可以恢复。神经原纤维是在光镜下镀银染色（Cajal法）切片中胞质内的很多棕黑色的交错成网的微细纤维，并伸入树突和轴突。电镜下，神经原纤维由排列成束的微管和神经丝组成，它们与微丝共同构成神经元的细胞骨架，并参与轴浆运送神经元胞体产生的蛋白质、神经递质或离子物质等的运输。

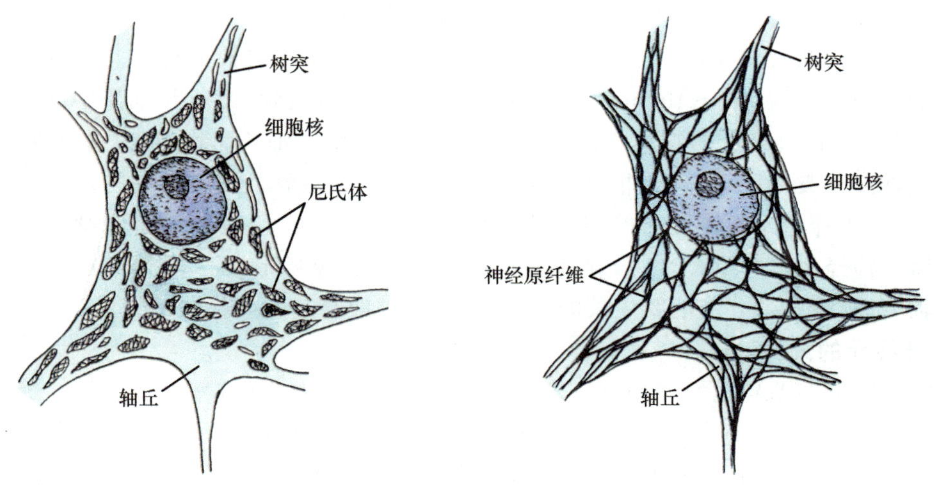

图3-2 尼氏体和神经原纤维

（2）突起：由胞体发出，包括树突和轴突，组成中枢神经系统的神经网络及神经通路和遍布全身的周围神经，参与突触构成，形成神经末梢，分布于感受器或效应器。HE染色或Nissl染色均不能很好地显示树突及轴突，而银染法则可显示。

1）树突（dendrite）：自胞体发出，数目较多，粗而短，反复分支，逐渐变细。树突内的结构与细胞质基本相似。当树突多且分支多时，形成明显的树突树外观。在树突的分支上，常有多种形状的小突起，称树突棘（dendritic spine），电镜下可见树突棘内有2～3层滑面内质网形成的板层，板层间有少量致密物质，称为棘器（spine apparatus）。树突的主要功能是接受信息，并传递至胞体，而树突棘是神经元之间形成突触的主要部位。不同类型神经元的树突棘数量及分布不同，并可随神经元功能状态变化而改变。如大脑皮层的锥体细胞和小脑皮层的Purkinje细胞的树突上，树突棘数量多而明显，一个Purkinje细胞的树突棘可多达10万个以上。树突和树突棘大大增加了神经元对刺激信息的接受面。

2）轴突（axon）：由胞体发出的一条粗细均匀而且表面光滑无棘的突起。通常一个神经元只有一条轴突，一般比树突细，全长直径较均一。轴突的长短不一，短者仅数微米，长者可达1m以上。轴突从胞体发出的部位常膨大形成锥形隆起，称为轴丘，光镜下此区无尼氏体,染色淡。轴突自轴丘发出后,开始的一段没有髓鞘包裹,称为始段(initial segment),长约 15～25μm,轴膜较厚,膜下有电子密度致密层。始段细胞膜的电压门控钠通道密度最大,产生动作电位的阈值最低,兴奋性最高,常由始段首先产生动作电位,发生神经冲动。轴突表面的细胞膜称轴膜,轴突内含的细胞质称轴质。轴质内有大量微丝、微管和神经丝,此外还有线粒体、滑面内质网和一些小泡等细胞器。微丝较短,主要分布于轴膜下,常与轴膜相连。微管与神经丝均很长,沿轴突长轴平行排列。微丝、微管和神经丝之间均有横桥连接,构成轴质中的网架结构。轴突内没有尼氏体和高尔基复合体,故不能合成蛋白质。神经递质合成所需的蛋白质和酶是在神经元胞体内合成后,通过轴浆运输(axonal transport)输送到轴突及其终末。神经元胞体与轴突之间进行的单向或双向物质运输称轴浆运输。神经元胞体内新合成的微管、微丝和神经丝组成的网架缓慢地移向轴突终末,运送速度约为 0.1～0.4mm/天,称为慢速运输。轴膜更新所需的蛋白质、含神经递质的小泡及合成递质所需的酶等,由胞体运输向终末,称快速顺向轴突运输。轴突终末代谢产物或由轴突终末摄取的物质(蛋白质、小分子物质、邻细胞产生的神经营养因子、某些微生物如狂犬病毒或毒素如破伤风毒素等)逆行运输向胞体,称快速逆向轴突运输。这种快速双向轴突运输流动速度约 100～400mm/天。新近的研究表明,微管、微丝与轴质中的动力蛋白(dynein)或激蛋白(kinesin)在轴突运输中起重要作用。轴突细长而均匀,中途分支较少,末端则形成许多分支,每个分支末梢部分膨大呈球状,称为突触小体。轴突的主要功能是传导神经冲动,将神经元胞体发出的神经冲动传递给其他神经元,或传递给肌细胞和腺细胞等效应器。神经元发育或再生时,神经突起的末端膨大,呈扇形,称生长锥(growth cone),是所有轴突、树突及其分支活跃生长的尖端,有利于神经突起的生长和延伸。

2. 神经元的分类

神经元的形态差异很大,类型也很多,因此神经元有多种分类方法。

(1) 根据神经元突起的多少可将神经元分为 3 类:①单极神经元(unipolar neuron):又称假单极神经元(pseudounipolar neuron),从胞体发出一个突起,距胞体不远处分为两支,一支分布到外周的其他组织和器官,称周围突(peripheral process);另一支进入中枢神经系统,称中枢突(central process)。在功能上,周围突相当于树突,中枢突相当于轴突。这种细胞见于脊神经节中的感觉神经元(脊神经节细胞)。②双极神经元(bipolar neuron):有两个突起由胞体相对端发出,一个伸向感受器,称周围突(树突),另一个伸向中枢,称中枢突(轴突),多位于特殊感觉器中如视网膜双极细胞。③多极神经元(multipolar neuron):数目最多,形态和大小差异很大,有一个轴突和多个树突。大脑皮质的锥体细胞、小脑皮质的 Purkinje 细胞和脊髓灰质的前角运动神经元等属于此类。

(2) 根据神经元轴突的长短可将神经元可分为两类:①Golgi Ⅰ型神经元:神经元的胞体较大,轴突较长,最长的轴突达 1m 以上,树突上有棘,联系范围较广,如大脑皮质的锥体细胞、脊髓前角运动神经元及小脑皮质的 Purkinje 细胞等多极神经元,属于 Golgi Ⅰ型神经元。②Golgi Ⅱ型神经元:神经元的胞体较小,轴突较短,短的轴突仅数微米,树突无棘或少棘,轴突分支不超出其树突延伸的范围,如大脑皮质及小脑皮质的颗粒细胞属于 Golgi Ⅱ型神经元。

(3) 根据神经元功能及神经冲动传导方向可将神经元分为三类:①感觉神经元(sensory neuron):又称传入神经元(afferent neuron),多为假单极神经元,神经元胞体主要位于脑神经节和脊神经节内,其周围突的终末分布在皮肤和肌肉等处感受器,接受体内、外刺激，产生神经冲动并将刺激信息传向中枢。②运动神经元(motor neuron)：也称传出神经元(efferent neuron)，多数属于多极神经元，神经元胞体主要位于脑、脊髓和植物神经节内，周围突连接效应器，将神经冲动由中枢传至周围，支配横纹肌、平滑肌和腺体等的活动。③联络神经元(association neuron)：又称中间神经元(interneuron)，在中枢神经系统中介于感觉和运动神经元之间，是广泛存在于中枢神经系统灰质内，起联络作用的神经元，多数属于多极神经元。动物进化程度越高，中间神经元越多，人类神经系统中的中间神经元约占神经元总数的98%～99%，构成中枢神经系统内的复杂神经网络。

(4) 根据神经元电生理特性可将神经元分为两类：①兴奋性神经元(excitatory neuron)：该神经元的兴奋，使与其相联系的突触后成分产生兴奋。②抑制性神经元(inhibitory neuron)：该神经元的兴奋，使与其相联系的突触后成分产生抑制。

(5) 根据神经元释放的神经递质(neurotransmitter)，或神经调质(neuromodulator)，还可将神经元分为：①胆碱能神经元(cholinergic neuron)：以乙酰胆碱为神经递质的神经元，其轴突末梢释放乙酰胆碱，分布较广泛，如脊髓前角运动神经元、内脏运动(交感或副交感神经)神经节前神经元和副交感神经节后神经元等都是胆碱能神经元。②胺能神经元(aminergic neuron)：包括肾上腺素能神经元(adrenergic neuron)，去甲肾上腺能神经元(noradrenergic neuron)，多巴胺能神经元(dopaminergic neuron)，5-羟色胺能神经元(serotonergic neuron)，组胺能神经元(histaminergic neuron)等。③肽能神经元(peptidergic neuron)：包括P物质、生长抑素、内源性阿片肽、加压素和催产素能神经元等。④氨基酸能神经元：包括天冬氨酸、谷氨酸、γ-氨基丁酸、甘氨酸能神经元等。

3. 神经纤维

由施万细胞或少突胶质细胞包裹神经元的长突起形成神经纤维(nerve fiber)。神经纤维的神经元突起一般是轴突，亦包括长树突。神经纤维主要构成中枢神经系统的白质和周围神经系统的脑神经、脊神经及内脏神经。根据形成神经纤维的神经元突起是否有髓鞘(myelin sheath)包裹，将神经纤维分为有髓神经纤维(myelinated nerve fiber)和无髓神经纤维(unmyelinated nerve fiber)两大类(图3-3)。髓鞘是包绕在轴突周围的呈规则螺旋形排列、高度特化的多层膜性结构。中枢神经系统有髓神经纤维的髓鞘由少突胶质细胞形成。周围神经系统有髓神经纤维的髓鞘由施万细胞形成，周围神经系统的无髓神经纤维由较细的神经元长突起和包在它外面的施万细胞组成。施万细胞沿着神经元长突起一个接一个地形成连续的鞘，但不形成髓鞘板层，且一个施万细胞可完全或不完全地分别包裹多条神经元长突起，若干条无髓纤维由共同的神经膜包被。中枢神经系统的无髓神经纤维外面无鞘膜，轴突裸露，常借星形胶质细胞的胞质薄层与周围环境分隔。

4. 突触

神经元与神经元之间，或神经元与非神经细胞(肌细胞、腺细胞等)之间信息传递的一种特化的细胞连接，称为突触(synapse)。神经元在接近其终末处，常分为若干细支，细支的末端形成突触前末梢或称终扣(terminal bouton)或突触扣结(synapse bouton)。一个神经元通过终扣与另一神经元或非神经元结构接触即形成突触，通过突触传递作用实现细胞与细胞间的通讯。突触可分为化学突触(chemical synapse)和电突触(electrical synapse)两大类。化学突触信息的传递是以化学物质(神经递质)介导的；电突触则是以电流(电信号)传递信息的。哺乳动物神经系统内大多数突触是化学突触，通常所说的突触也是指化学突触而言。电镜下，突触由突触前膜、突触间隙和突触后膜三部分组成(图3-4)。

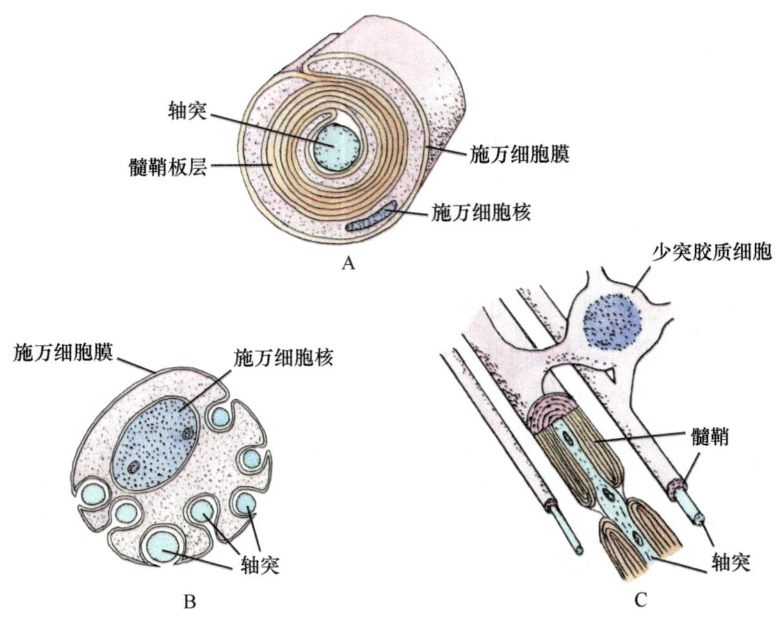

图 3-3　神经纤维的结构示意图

A. 周围神经有髓神经纤维；B. 周围神经无髓神经纤维；C. 中枢神经有髓神经纤维

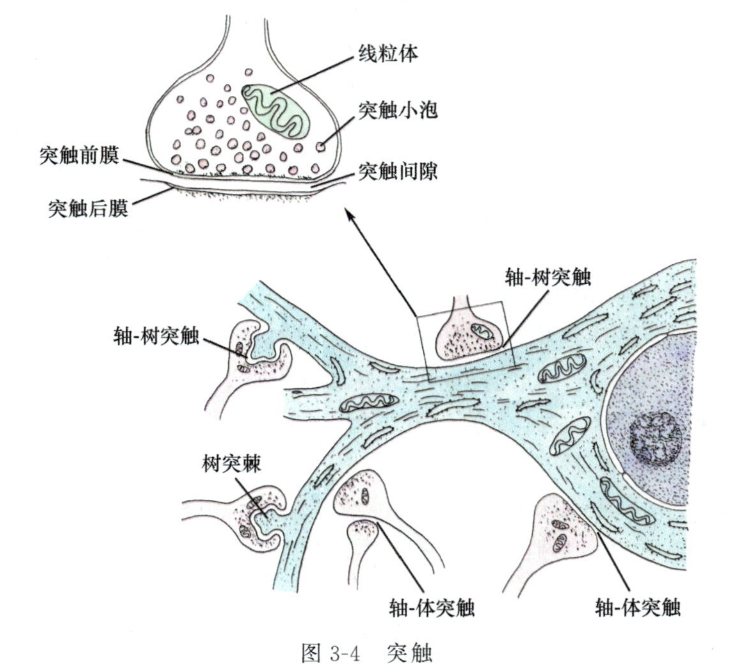

图 3-4　突触

前角运动神经元和骨骼肌之间进行信息传递的特殊结构称为运动终板(motor end plate),属于突触的一种类型。运动神经元的轴突末梢,到达骨骼肌纤维的肌膜处,失去髓鞘,再分成爪状细支,其终末膨大,以裸露的轴突末梢嵌入到肌细胞膜上,在骨骼肌纤维表面形成椭圆形的板状隆起,即运动终板,也称神经肌肉接头(neuromuscular junction),直径10～80μm。运动终板由突触前膜、突触间隙和突触后膜三部分组成(图 3-5)。膨大球形轴突终末的轴膜为突触前膜(接头前膜),与之相对应的肌细胞膜为突触后膜(终板膜),突触前、后膜之间为突触间隙(接头间隙),由神经纤维调节肌纤维的兴奋即经此间隙传递,宽约 40～60nm。接头前膜有线粒体和内含递质乙酰胆碱的球形囊泡(突触小泡)。终板膜内有乙酰胆碱受体。终板膜有规则的向细胞内陷入,形成许多皱褶,称为终板栅,增加了突触后膜的表面积。接头间隙内含大量胆碱酯酶。当神经冲动到达神经末梢后,接头前膜去极化,突触小泡释放乙酰胆碱,通过接头间隙向肌细胞膜扩散。乙酰胆碱与肌细胞膜表面的受体相结合,改变了肌细胞膜的通透性,使肌细胞膜去极化而产生终板电位,致使肌细胞膜兴奋,经横小管系统传导至整个肌纤维,由兴奋-收缩偶联而引起肌肉收缩。

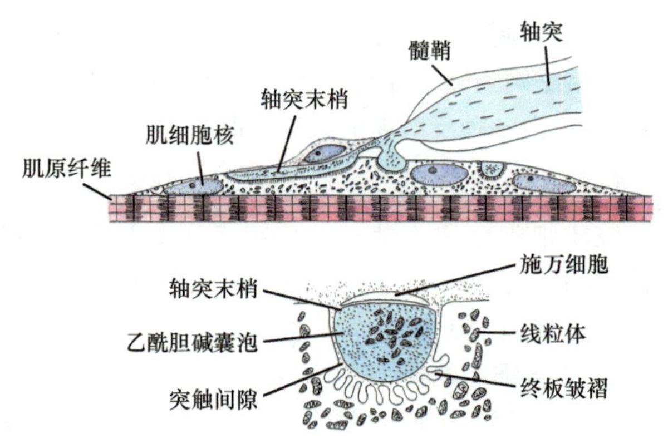

图 3-5 运动终板示意图

5. 脊髓运动神经元和运动单位

在脊髓灰质前柱运动神经元中,包括 α 和 β 两种类型运动神经元,它们的轴突均经前根离开脊髓,加入脊神经,随脊神经到达所支配的肌肉。α 运动神经元的轴突约占前根纤维的 2/3,β 运动神经元的轴突约占前根纤维的 1/3。α 运动神经元的胞体直径大小从数十微米到 150 微米,表面积最大可达 50 000～60 000μm^2,可与上万个突触联系。运动神经元的轴突末梢失去髓鞘,分成爪状细支,以裸露的轴突末梢嵌入到肌细胞膜上,在骨骼肌纤维表面形成椭圆形的板状隆起,即运动终板(motor end plate)。运动神经元的神经冲动通过运动终板传递到骨骼肌纤维,控制骨骼肌的运动。

每一个运动神经元的轴突及其分支所支配的全部肌纤维,称为一个运动单位(motor unit)(图 3-6)。运动单位大小,就是运动神经元支配肌纤维数量的多少,取决于运动神经元轴突末梢分支的数目。每一个前角运动神经元轴突的分支支配的骨骼肌纤维可多达 1000～2000 条,能产生强而有力的肌张力。每个运动单位所支配的肌纤维可分为大小不等的亚单位,每个亚单位为 1～30 条肌纤维。由于一个运动单位的肌纤维常和其他运动单位的肌纤维相交错,因此,所占有的空间范围比该单位肌纤维截面积大出 10～30 倍,尽管只有少数运动神经元在活动,在肌肉中所产生的张力也均匀一致。人体内每块肌肉的运动单位数量有很大差别,通常是分布于四肢的长肌的运动单位数量多,而分布于手和足等小肌的运动单位数量少。当周围神经损伤或前角运动神经元病变引发肌萎缩时,肌肉的运动单位和各型肌纤维的数量将发生明显变化。

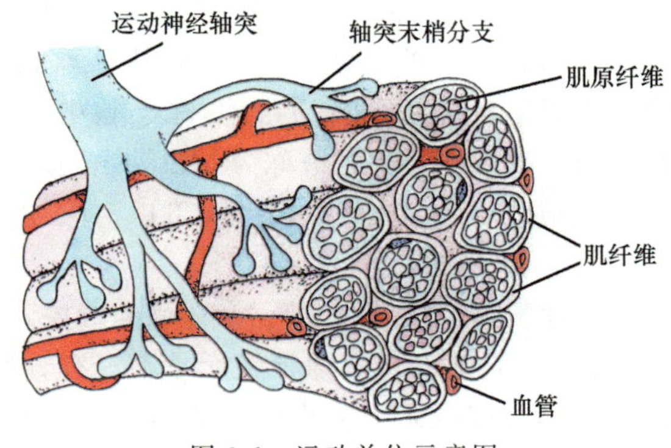

图 3-6 运动单位示意图

在脊髓前角的内侧部,还有一种具短轴突和抑制功能的小神经元,称为 Renshaw 细胞,其轴突与 α 运动神经元的胞体接触形成突触,而 α 运动神经元的轴突在离开白质之前又发出返支与 Renshaw 细胞形成突触,运动神经元的冲动经返支刺激 Renshaw

细胞，反馈抑制 α 运动神经元活动，从而保持肌肉活动的稳定性和准确性。α 运动神经元既接受从大脑皮质到脑干各高级中枢下传的信息，也接受来自皮肤、肌肉和关节等外周的传入信息，是脊髓内各种反射弧的最后公路，即“共同通路”。

（二）胶质细胞

胶质细胞全称为神经胶质或者简称为胶质，它是神经系统中非神经元细胞，主要提供支持、保护、营养和绝缘等作用，并且部分参与信号传导。在人类的大脑中，胶质细胞和神经元的比例在 10∶1 以上。

1. 胶质细胞的类型

（1）星形胶质细胞：是中枢神经系统最为丰富的一类胶质细胞。星形胶质细胞有众多的突起，有的形成终足，锚定神经元表面，为它们提供血液支持，调节神经元外部的化学环境。它们是通过去除过多的离子尤其是钾离子，在突触传递中可以诱导神经递质循环释放，这种理论提示星形胶质细胞在血-脑屏障中发挥主要作用。星形胶质细胞可以调节血管舒张。星形胶质细胞中的缝隙连接使得信号分子 IP3 在星形胶质细胞中重新分布，IP3 在细胞器中激活钙通道，将钙离子释放到细胞质中。钙离子可以诱导更多的 IP3 的产生。钙通道的这种网络效应可以在细胞中相互传递，ATP 向胞外释放，并且可以激活其他细胞的嘌呤能受体，这些过程也是由钙流介导的。

星形胶质细胞主要有纤维型和原浆型两种，尽管它们的功能相似，但是它们在表形和分布中有所不同，原浆型星形胶质细胞具有较短、较厚以及较多的分叉样突起，它们主要分布于灰质中；纤维型星形胶质具有较长、较薄以及较少分支的突起，它们主要分布于白质中。

（2）小胶质细胞：是一种特异的巨噬细胞。在中枢神经系统中它们通过吞噬作用保护神经元。小胶质细胞不是一种真正意义上的胶质细胞，这是由于它们从造血细胞分化而来，而不是从外胚层分化而来，但是它为神经元提供支持作用，在一般意义上也认为是一种胶质细胞，这些细胞大约占中枢神经系统中细胞总量的 15%，分布于整个的脑和脊髓中。小胶质细胞比大胶质细胞小，神经损伤后会发生迁移及形态的改变。在正常的中枢神经系统中小胶质细胞和周围环境如神经元、星形胶质细胞、血管发生作用。

（3）少突胶质细胞在中枢神经系统中包绕轴突形成髓鞘，髓鞘使轴突绝缘，允许神经电信号进行有效传导的作用。

（4）室管膜细胞是中枢神经系统的构成脑室壁的细胞，这些细胞产生并分泌脑脊液，并且通过它们的纤毛运动促进脑脊液流动。

（5）放射状胶质细胞是源于神经发育早期的上皮细胞，它们的分化功能较神经上皮细胞弱，在发育的神经系统中放射状胶质细胞可以作为神经元的前体细胞，也可以为新生神经元的迁移提供支架，在成年的小脑及视网膜还保留这种独特的胶质细胞，在小脑中这些细胞称为 Bergmann 胶质细胞，参与调节突触的重塑，在视网膜中它被称为 Müller 细胞。

（6）施万细胞是周围神经系统中包绕轴突形成髓鞘，也具有吞噬的功能，可以清除细胞碎片，促进周围神经系统再生。

（7）卫星细胞是周围神经节中神经元表面的小细胞，参与协助外部化学环境的调控。

胶质细胞在成年以后，还保持着细胞分裂的能力，而绝大多数的神经元是不具有分裂的能力。这样的观点是基于在成熟的神经系统损伤后，神经元失去再生的能力，而在绝大多数的情况下，胶质细胞可以增殖，并在损伤部位形成新生的组织；可是更详细的研究证明，并没有成熟的胶质细胞，如星形胶质细胞、小胶质细胞，保持着再生的能力。而仅仅有少突胶质细胞前体细胞在神经系统保持着再生的能力。另外，成熟的神经系统中，仅有少些部分如海马的齿状回及室下区可以被观察到再生的神经元。

许多胶质细胞是从胚胎的外胚层的神经管发育而来的，但是小胶质细胞是例外的，它是从造血干细胞发育而来的，在成年个体中小胶质细胞保持着自我更新的能力，在中枢神经系统损伤及疾病中小胶质细胞可以向巨噬细胞和单核细胞分化，而在中枢神经系统中胶质细胞是从神经管的室下区分化而来，这些胶质细胞包括少突胶质细胞、室管膜细胞、星形胶质细胞，在周围神经系统中胶质细胞是从神经嵴分化而来，这些周围神经系统的胶质细胞包括施万细胞和神经嵴中的卫星细胞。

2. 胶质细胞的主要功能

神经胶质细胞的突起包围神经元胞体、突起以及神经组织中的血管，从而对神经细胞和神经纤维起着支持、绝缘、营养、修复和再生等多种功能，并积极参与神经元的活动，调节神经元的代谢和离子环境，对神经系统的发育和正常生理活动具有调节作用。

胶质细胞是神经元的生理支持者，参与调节脑内的环境，尤其是神经元周围的液体以及它们之间的连接，并且为神经细胞提供营养。胶质细胞在发育的早期扮演着非常重要的功能，它为神经元的迁移提供定向的诱导信号，为轴突及树突的生长提供分子信号。最近的研究显示海马和小脑的胶质细胞在突触信号传递中发挥主要作用，它可以调节神经递质释放到突触间隙，它可以参与如 ATP 这些因子的释放甚至自我释放神经递质。与神经元不同的是胶质细胞是可以进行有丝分裂的，传统的观点认为胶质细胞是缺乏神经元的某些特征，例如：胶质细胞不可以释放神经递质参与化学突触，它们被认为在神经传递中是被动发挥作用的。可是最近的研究否定这一观点，例如，星形胶质细胞被认为是突触间隙中神经递质的主要清除者。另外在最近的体外研究中显示星形胶质细胞可以在适当的刺激下能释放谷氨酸等神经递质。另一种胶质细胞，少突胶质细胞或者少突胶质细胞前体细胞已经被证明在突触中至少与两种神经元发挥作用。神经细胞和胶质细胞在现代的观察中仅有的不同是，它们是否能够产生动作电位以及轴突树突等神经元极性部分。最近在神经系统研究中提示胶质细胞不仅作为胶质细胞发挥作用，还是神经元的一个主要的合作者。它们在神经系统的发育过程中是非常关键的，并且在突触的可塑性和突触的再生中发挥作用。神经损伤以后胶质细胞参与调节修复，在中枢神经系统中胶质细胞抑制修复，星形胶质细胞变大并且开始增殖形成瘢痕，它产生鞘磷脂及那些抑制轴突再生的分子。在周围神经系统中施万细胞促进修复，在轴突损伤以后施万细胞退回到发育的早期阶段促进轴突的再生，中枢神经系统和周围神经系统的这些不同为脊髓损伤的再生修复提供希望。

二、脊髓的构筑

脊椎动物中枢神经系统由脑和脊髓组成。人类脊髓的两侧发出 31 对脊神经分布到全身皮肤、肌肉和内脏器官。脊髓是周围神经与脑之间的联系通路，也是许多反射活动的低级中枢。

（一）脊髓的外部形态

脊髓位于椎管内，呈圆柱形，前后稍偏，外包被膜，其走行与脊柱的弯曲一致。脊髓上端在枕骨大孔处与延髓相连，下端平对第一腰椎下缘，长约 40～45cm。脊髓末端变细，称为脊髓圆锥。自脊髓圆锥向下延续为细长的终丝。终丝是无神经组织的细丛，在第二骶椎向下被硬脊膜包裹，向下止于尾骨背面的骨膜。脊髓的全长粗细不等，上下端出现两个膨大，自颈髓第 4 节到胸髓第 1 节的膨大称颈膨大；自腰髓第 2 节至骶髓第 3 节称腰骶膨大。这两个膨大的出现是由于控制上肢、下肢的脊髓内的神经细胞和纤维较多所致。

脊髓的表面有前、后两条正中纵沟，可将脊髓分为左右对称的两半。前面的纵沟较深，称前正中裂，后面的纵沟较浅，称后正中沟。脊髓左右两侧还有两对外侧沟，即前外侧沟和后外侧沟。前外侧沟有脊神经前根走出，由运动神经纤维组成；后外侧沟有脊神经后根进入脊髓，由脊神经感觉神经元的中枢突所组成。每条后根在椎间孔与前根汇合前，有膨大的脊神经节。腰、骶、尾部的前、后根在通过相应的椎间孔之前，在椎管内向下行走一段较长距离，围绕终丝形成马尾。由于椎骨的发育和脊髓的发育不同步，最终导致脊髓的长度与椎管的长度不一致。在成人一般第 1 腰椎以下已无脊髓，只有马尾，临床上作腰椎穿刺或腰椎麻醉时，多在第 3～4 腰或第 4～5 腰椎之间进行，因为在此处穿刺不会损伤脊髓。

脊髓表面虽无明显的分节现象，但根据每对脊神经根最上一根丝和最下一根丝间的范围，划分出相应的脊髓节段，即每一对脊神经相连的一段脊髓称脊髓节段。人类的脊神经有 31 对，相应整个脊髓也有 31 个节段，其中颈髓 8 个节、胸髓 12 个节、腰髓 5 个节、骶髓 5 个节、尾髓 1 个节。

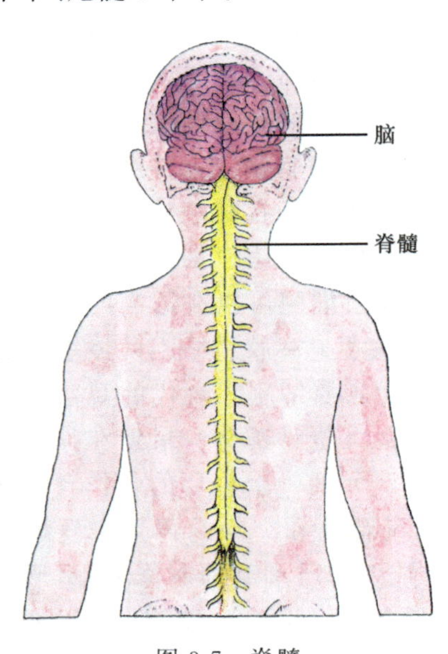

图 3-7　脊髓

脊髓和脑一样都是由神经管分化而来的。整个脊髓外面由外向内有硬脊膜、脊髓蛛网膜、软脊膜三层被膜覆盖，对脊髓起支持、保护和固定作用。不同进化阶段的脊椎动物脊髓横切面的形态有差异。脊髓的横切面，头索类动物的呈三角形，圆口类动物的呈扁椭圆形，高等脊椎动物的为椭圆形。板鳃类动物，由于脊髓神经髓鞘发达，故其灰质与白质可明显地区分开来。两栖类以上的脊椎动物，在脊髓发出前、后肢神经的部位已变为粗大，分别形成颈膨大和腰骶膨大(图 3-7)。

（二）脊髓的内部结构

脊髓各节段的内部结构特点虽不尽相同，但总的特征是基本一致的。脊髓横切面上，可见中央管、灰质和白质。脊髓的中心是纵行的中央管(canalis centralis)，中央管末端在脊髓圆锥内扩大形成终室，向上连接第四脑室，管内含脑脊液。中央管的周围是 H 形的灰质，主要由神经元胞体和神经纤维构成。灰质的外面是白质，主要由纵行排列的纤维束组成。

灰质贯穿脊髓全长，呈 H 形的垂直柱。脊髓横切面灰质中，伸向前外侧的部分称前角(cornu ventrale)，或灰质前柱(columna ventralis)；伸向后外侧的部分称后角(cornu dorsale)或灰质后柱(columna dorsalis)。前、后两角之间为中间带(intermediate zone)。从颈 8 到腰 3 节段，中间带向外突出形成侧角(lateral horn)。前、后角之间的外侧部分为灰、白质混杂交织而成的网状结构。围绕在中央管周围的灰质称中央灰质(substantia grisea centralis)，其在中央管前方和后方的部分分别称为灰质前连合和灰质后连合。脊髓灰质内神经细胞的分布并非均匀一致，往往聚集成长短不一的细胞柱。

脊髓白质位于灰质的周围，被脊髓表面的纵行沟裂分成三个索。前正中裂和前外侧沟之间为前索，后正中沟和后外侧沟之间为后索，前外侧沟和后外侧沟之间为外侧索。在灰质前连合的前方，前正中裂之间的白质称白质前连合(anterior white commissure)。

脊髓在颈、胸、腰、骶各节段的结构及灰、白质的相对量均有差异，例如，颈膨大及腰骶膨大灰质量显著增大，脊髓白质中上、下行纤维的数量自下而上逐渐增多，以第1颈节的纤维为最多。在颈膨大部灰质和白质含量较多，横径增大，外形呈卵圆状，特别是第7、8颈节。颈髓和胸髓上段后索被后中间沟分为内侧的薄束和外侧的楔束，网状结构较发达，至上颈节灰质量虽减少，但白质量增加，所以其横切面仍较大。胸髓的灰质量少，前、后角皆细小，出现发达的侧角，以第12胸节最为粗大，并有后索的有髓神经纤维发出侧支止于胸核(Clarke柱)，腰髓第4、5节横切面也很大，灰质肥厚，前角向外侧突出。第3骶节横切面小，灰质量多，胶状质粗大，灰质连合狭小，白质甚少。脊髓灰质内神经元的大小有很大差异，大致可分为4类，前角运动神经元最大，在颈膨大和腰骶膨大处数量多，前角细胞直径超过100μm，呈多角形，有一个长轴突，离开脊髓后出前外侧沟参与构成前根。后角胶状质内的细胞属于高尔基2型神经元，轴突短小，仅位于灰质内。侧角的细胞较小，仅出现在第8颈髓至第3腰髓，由其发出的内脏运动纤维，出前外侧沟经前根参加交感神经系统。除以上3种细胞外，尚有一种小型或中型细胞，主要位于灰质后柱，其轴突进入白质中，立即分升、降支，有些升支较长，一直上行至脑，其他的较短，参与形成固有束，构成脊髓各节段间的纤维联系；降支的侧支和终支折返于同侧灰质中，称为联络纤维；如越过中线交叉至对侧，称为连合纤维。

1. 脊髓灰质结构

脊髓灰质内的神经元胞体分布并非均匀一致，多聚集形成纵行脊髓灰质细胞柱，其位置、大小和结构各不相同，有的细胞柱可纵贯脊髓全长，有的只见于某些脊髓节段。脊髓灰质细胞主要分根细胞和柱细胞两种类型。根细胞分别位于前角和侧角，其轴突组成脊神经前根，随脊神经分布至骨骼肌或自主神经节。柱细胞常聚集成簇，其形状、大小不一。胶状质、网状核、胸核、后角固有核等属于柱细胞，是中间神经元，接受后根纤维的侧支或终支，发出的轴突有的终止于前角细胞，有的进入白质，发出升支、降支，长的升支形成纵行的神经纤维束上行至脑。

(1) 前角：又称前柱，短而宽，含有大、中、小型神经元，贯穿脊髓全长，各型细胞混合存在，其中大、中型细胞多为α和γ运动神经元。前角的躯体运动神经元都是乙酰胆碱能神经元。它们发出的轴突组成前根经脊神经支配骨骼肌。小型细胞为中间神经元，其中包括Renshaw细胞。脊髓前角运动神经元是锥体系的下运动神经元，也是部分其他下行传导束和后根部分纤维的终止处。当前角运动神经元受损时，由于肌肉失去了来自运动神经元的支配，表现为其所支配的骨骼肌瘫痪并萎缩、肌张力低下、腱反射消失，这种瘫痪称为弛缓性瘫痪。

1) α运动神经元：是脊髓中最大的细胞，数量多，约占前角细胞的2/3，发出的轴突粗而长，形成α运动纤维经前根支配梭外肌纤维，使肌肉保持紧张和产生运动。α运动神经元是支配骨骼肌运动的主要神经元，从生理学上可分两种类型：一是位相型，其轴突传导速度较快，支配白肌纤维，能使肌肉快速收缩，对腱反射起作用。二是紧张型，其轴突传导速度较慢，支配红肌纤维，维持肌紧张。

2) γ运动神经元：散在于大型前角细胞之间，数量少，约占前角细胞的1/3，为中型神经元，直径为15～25μm，发出γ运动纤维经前根(约占30%)至骨骼肌的梭内肌，与腱反射和肌张力维持有关。γ运动纤维与肌梭内的感觉神经共同组成肌肉张力的监控系统，调控正常反射和随意运动。从生理学上，γ运动神经元也分两种类型：一是动力型，支配肌梭内核袋纤维(γ_1 传出纤维),其感受装置对快速牵拉比较敏感。二是静力型,支配肌梭内核链纤维(γ_2 传出纤维),其感受装置对缓慢维持牵拉比较敏感。

3) Renshaw 细胞:位于前角腹内侧部,为一种小型神经元,其轴突短,与 α 运动神经元形成突触,可能通过释放甘氨酸,反馈抑制 α 运动神经元活动,从而保持肌肉活动的稳定性和准确性。

前角的神经元成群分布形成细胞核团。大型运动神经元,其轴突贯穿白质,经前外侧沟走出脊髓,组成前根。颈膨大和腰骶膨大脊髓的前角特别发达,这里的前角细胞发出纤维支配上肢、下肢的骨骼肌。此外,在脊髓某些节段的前角内还可见下列细胞群:①副神经核,位于第 1～5 颈髓前角的外侧部。②膈神经核,为中型细胞,位于第 3～5 颈髓前角内侧群的最内侧部,支配膈肌。③前角连合核,位于前角内侧部,见于脊髓全长。

关于前角细胞柱的排列,目前意见还不一致,根据对灵长类的研究,认为前角中主要有两种细胞,一种是大型多极细胞(直径超过 25μm),由其发出支配骨骼肌的运动纤维;另一种细胞极小,发出支配梭内肌的纤维。其中前角中的大型细胞分为外侧群和内侧群。外侧群较大,在颈膨大、腰骶膨大处最发达,而在胸髓则见不到,其轴突支配上、下肢肌肉。内侧群较小,又分为前、后两群,几乎贯穿脊髓全长,其轴突支配躯干肌肉。一般认为,前角靠内侧的细胞支配近中线的肌肉,而靠外侧的细胞支配肢体远端肌肉,其排列由内向外,依次支配躯干肌、肩带肌或髋肌、臂肌或大腿肌、前臂肌或小腿肌、手肌或足肌。支配肢体伸肌前角运动细胞则位于前角周缘,而支配肢体屈肌的前角运动细胞位于深面。

(2) 中间带:位于前、后角之间。颈 8 到腰 3 节段前、后角间出现发达的侧角,或称外侧柱,其中的神经元多为中型的多极神经元,为交感神经节前纤维的起始细胞,其轴突出前根后进入交感干内并与交感神经节细胞形成突触。

1) 中间外侧核:位于第 8 颈节到第 2～3 腰节的中间带外侧部,占据侧角,为中等大小的多极细胞,呈卵圆形或梭形,其轴突经脊神经前根、白交通支进入交感干,终止于交感神经节,属交感神经节前神经元。在第 2～4 骶节前角基部的外侧面,有一群较为分散的细胞,其轴突经脊神经前根、盆内脏神经至盆腔的副交感神经节,属于副交感神经节前神经元,称骶副交感核(sacral parasympathetic nucleus, SPN)(图 3-8)。

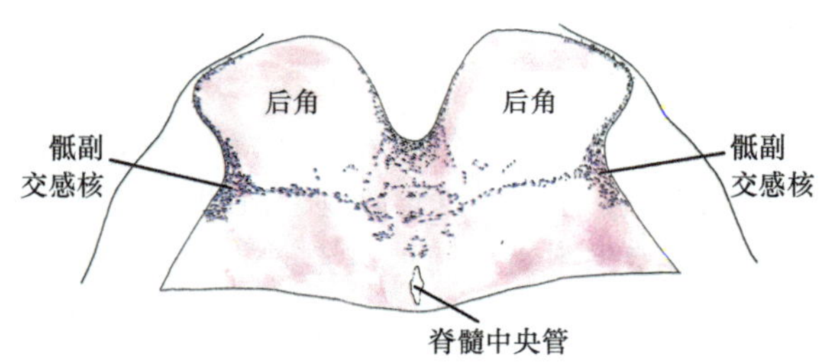

图 3-8 脊髓横断切片骶副神经核分布示意图

2) 中间内侧核:为一群小型及中型细胞,多呈三角形,位于中央管的外侧,中间带内侧部,占脊髓全长,此核可能接受内脏传入纤维,并传递至内脏神经元。

(3) 后角:又称后柱。后角内的神经元组成较复杂,分散或成群分布。大多是小型的神经元,也有一些是大型的神经元(胸核)。这些神经元也称束细胞(fasciculus cell, tract cell),主要是接受后根纤维的神经冲动。束细胞轴突在白质中形成各种上行传导束而上行达脑干、丘脑、小脑和大脑。

在脊髓横切面上,后角狭长,自后向前分为尖、头、颈和基部四部,在尖部和头部之间有一帽状透明神经组织,称胶状质(Rolando)。尖部为一薄带,位于后角的表面,是胶状质背侧的弧形区,借白质的背外侧束(Lissauer 束)与脊髓表面分开。头部较膨大,颈部较细,位于后角中部,基部连接中间带。后角内的神经细胞属感觉性,接受经后根传入脊髓的体表、体内和本体的各种感觉纤维(图 3-9)。

1) 后角边缘核:为一薄层,含大、中、小 3 型细胞,呈弧形排列于后角尖部,此核占脊髓全长。其轴突交叉至对侧形成脊髓丘脑束。

2) 胶状质:含大量密集呈卵圆形及多角形的小细胞,占脊髓全长。胶状质是触觉、温度觉与某些触觉的中继站以及感觉冲动的主要联合站。

3) 后角固有核:位于后角头和颈的中央部,内有中等大的梭形细胞及少量大的多角形细胞。此核占脊髓全长,在腰、骶节最多,后角固有核发出的轴突参与构成脊髓丘脑束。

4) 胸核:又称 Clarke 核,位于后角基部内侧区,为大的多极或圆形细胞,见于胸髓及第 1～2 腰髓,在第 10～12 胸节最发达,是脊髓小脑后束的起始核。

5) 后角连合核:位于后角基部内侧缘,Clarke 核的后内侧。为中、小型细胞,呈多角形或梭形,占脊髓全长。

6) 脊髓网状核:位于后角固有核的外侧,为中、小型细胞,占脊髓全长,参与形成网状结构。

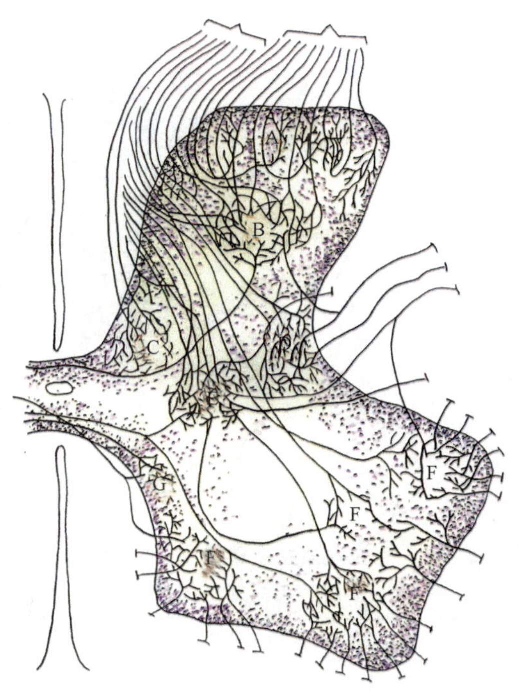

图 3-9 脊髓灰质核的联系

(引自郭世绂. 骨科临床解剖学 2001)

A. 胶状质;B. 后角固有核;C. 胸核;D. 外基核;E. 中间核;F. 前角运动核;G. 前角联合核

(4) 脊髓灰质板层概念:脊髓灰质是神经元胞体和树突、神经胶质和血管等构成的复合体,颜色较暗。脊髓灰质内有不同大小、形态、密度和功能的各种神经元,其中大多数神经元的胞体往往集聚成群或成层,称为神经核或板层。在脊髓横切面上,这些灰质呈突起状,称为角;在脊髓纵切面上,灰质纵贯成灰质柱。

根据 Rexed(20 世纪 50 年代)对猫脊髓板层的研究,Schoenen(1973 年)和 Schoenen 与 Faull(1990 年)根据脊髓神经元的形态、密度、大小及细胞学特征,提出了人类脊髓灰质的板层模式,将脊髓灰质分为 10 个板层,这些板层从后向前分别用罗马数字Ⅰ～Ⅹ命名(图 3-10)。

Rexed 分层模式已被广泛用于对脊髓灰质构筑的描述。脊髓灰质主要核团或部位与 Rexed 分层的相对对应关系如下(表 3-1)。

1) 第Ⅰ层(lamina Ⅰ):位于后角尖部,相当于后角边缘层(Waldeyer 层,海绵带),呈弧形,薄而边界不清楚,与白质相邻,被不同粗细的纤维束穿过,呈海绵状,内含大、中、小型神经元。此层在腰骶膨大处最清楚,层内含有后角边缘核(posteromarginal nucleus),它接受后根的传入纤维。

2) 第Ⅱ层(lamina Ⅱ):有大量密集的小型神经元。此层几乎不含有髓神经纤维,髓鞘染色不着色,呈胶状质样,故称胶状质(substantia gelatinosa)。此层接受后根外侧部传入纤维侧支及从脑干下行的纤维,发出纤维在白质中上行或下行若干节段,与相邻节段的Ⅰ～Ⅳ层神经元构成突触。此层细胞对感觉信息的加工、分析特别是痛觉信息起重要作用。

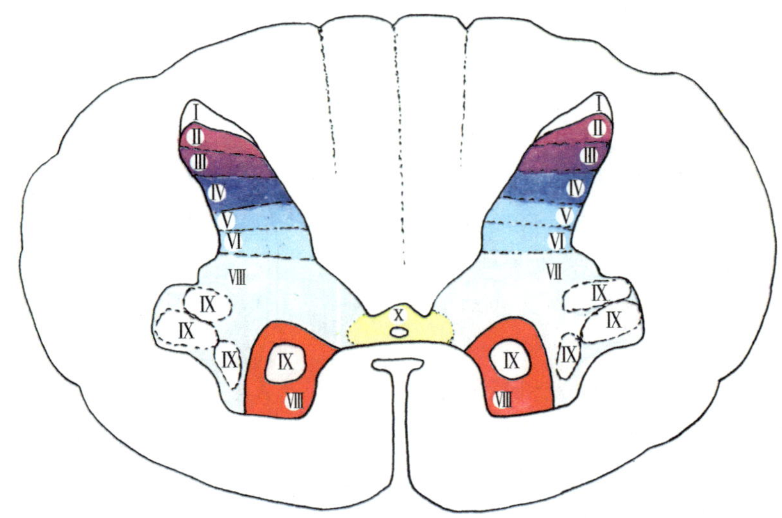

图 3-10 脊髓灰质板层示意图

表 3-1 脊髓灰质主要核团或部位与 Rexed 分层的相对对应关系

板层	对应的主要核团或部位
Ⅰ	后角边缘核
Ⅱ	胶状质
Ⅲ、Ⅳ	后角固有核
Ⅴ	后角颈、网状核
Ⅵ	后角基底部
Ⅶ	中间带(包括胸核、中间内侧核和中间外侧核)
Ⅷ	前角后部(在颈、腰骶膨大处,只占前角内侧部)
Ⅸ	前角内侧核和前角外侧核(前角腹侧部)
Ⅹ	中央灰质,灰质前、后连合

3)第Ⅲ层(lamina Ⅲ):与第Ⅰ、Ⅱ层平行,横过后角,相当于后角固有核。此层神经元胞体较大,形态多样,但细胞的密度略低,排列较疏松。

4)第Ⅳ层(lamina Ⅳ):较宽,边界不明显,细胞大小不一,以圆形、三角形居多,排列较疏松,有大型星形胶质细胞,也相当于后角固有核。

第Ⅲ、Ⅳ层内有较大的细胞群称后角固有核(nucleus proprius)。此二层都接受大量的后根传入纤维,发出的纤维联络脊髓的不同节段,并进入白质形成纤维束。

第Ⅰ～Ⅳ层相当于后角头部,向上与三叉神经脊束核的尾端相延续,是皮肤感受外界痛、温、触、压觉等刺激的初级传入纤维终末和侧支的主要接受区。第Ⅰ～Ⅳ层发出纤维到节段内和节段间,参与许多复杂节内和节间的多突触反射通路,同时也是某些上行通路的起始区,发出上行纤维束到更高的平面。

5)第Ⅴ层(lamina Ⅴ):横过后角颈部,除胸髓以外,都可分内侧部、外侧部两部分。内侧部占 2/3,细胞较小,与后索分界明显。外侧部占 1/3,细胞较大,即网状核,有许多纵横交错的纤维交织在一起,形成网状结构(reticular formation),此核在颈髓很明显,神经元胞体较大,尼氏体也较粗大,其轴突进入同侧和对侧的前外侧索内,有后根纤维和下行纤维终止于此层。

6)第Ⅵ层(lamina Ⅵ):位于后角基底部,较宽。也分内侧、外侧两部,在颈膨大和腰骶膨大处最发达,内侧部含密集深染的中、小型细胞,肌肉的传入纤维终止于此部;外侧部由较大的三角形和星形胶质细胞组成,有下行纤维束终止于该部。

第Ⅴ～Ⅵ层接受后根本体感觉初级传入纤维,以及来自大脑皮质运动区、感觉区和皮质下结构的大量下行纤维，与运动调节关系密切。

7）第Ⅶ层（lamina Ⅶ）：占中间带的大部，在颈膨大和腰骶膨大处，还伸向前角，相当于胸核、中间内侧核和中间外侧核。胸核（nucleus thoracicus），又称背核或Clarke柱，从脊髓第3颈段延伸至第3腰段灰质后柱基底的内侧，由一群大的多极神经元组成，在胸髓特别显著，细胞呈卵圆形或梨形。胸核接受来自脊神经后根的有髓粗纤维投射。每一后根纤维的升、降支发出的侧支可终止于6～7个脊髓节段的胸核，导致各脊髓节段的后根纤维在胸核的终止互有重叠。来自下肢的大量后根纤维投射于胸核，由胸核细胞发出的轴突进入同侧白质的侧索，形成脊髓小脑后束，上行经小脑下脚至小脑。第Ⅹ层的外侧和第Ⅶ层最内侧之间为中间内侧核（intermediomedial nucleus），占脊髓全长，接受后根传入的内脏感觉纤维，发出纤维到内脏运动神经元并上行至脑。中间外侧核（intermediolateral nucleus），位于颈8（胸1）～腰2（或腰3）节段的侧角，是交感神经的低级中枢，即交感神经节前神经元胞体所在的部位，发出交感神经节前纤维经脊神经前根进入脊神经，再经白交通支到交感干，终止于交感神经节。在骶2～骶4节段第Ⅶ层的外侧部，有骶副交感核（sacral parasympathetic nucleus，SPN），是副交感神经的低级中枢（骶部），即副交感神经节前神经元胞体所在的部位，发出副交感神经节前纤维组成盆内脏神经，至盆腔的副交感神经节。

8）第Ⅷ层（lamina Ⅷ）：在颈膨大和腰骶膨大处，仅限于前角内侧部；在脊髓胸段，位于前角底部。由大小不等的中间神经元组成。此层细胞接受网状脊髓束、前庭脊髓束、内侧纵束和邻近板层的纤维终末，发出的纤维多半是连合纤维，在白质前连合交叉到对侧第Ⅸ层，影响两侧的运动神经元，直接或通过兴奋α运动神经元间接影响α运动神经元。

9）第Ⅸ层（lamina Ⅸ）：位于前角的最腹侧，由前角α运动神经元、γ运动神经元和中间神经元组成。在颈膨大和腰骶膨大处前角运动神经元可分为内侧、外侧两大群。外侧群又称前角外侧核，支配四肢肌。内侧群又称前角内侧核，支配躯干的固有肌。α运动神经元的纤维支配跨关节的梭外肌纤维，引起关节运动；γ运动神经元支配梭内肌纤维，调节肌张力。此层内还有一些中、小型的中间神经元，大部分是散在分布，少部分细胞集聚形成核群（如前角连合核），发出轴突终于对侧前角。Renshaw细胞是一类小型的中间神经元，它们接受α运动神经元轴突的侧支，而它们发出的轴突又与同一个或其他的α运动神经元形成突触，对α运动神经元起抑制作用，形成负反馈环路。

10）第Ⅹ层（lamina Ⅹ）：位于中央管周围，包括中央灰质和灰质前、后连合。

2. 脊髓白质结构

脊髓的白质位于脊髓灰质周围，由纵行排列的长短不等的纤维束（传导束）组成，分为前索、侧索和后索三部分。在脊髓白质各索中，向下传递神经冲动的传导束称为下行（运动）纤维束，由起自脑各部的纤维组成，下行止于脊髓前角或后角等处。向上传递神经冲动的传导束称为上行（感觉）纤维束，由起自脊髓灰质或脊神经节的纤维组成，上升至脑（图3-11）。紧贴灰质边缘的一层短距离纤维称为固有束。

前索位于前外侧沟的内侧和前正中裂之间，主要为下行传导束，如皮质脊髓前束、顶盖脊髓束、内侧纵束和前庭脊髓束。两侧前索以白质前连合相互结合。

后索位于后外侧沟的内侧和后正中沟之间，主要为上行传导束。颈部脊髓的后索分为内侧的薄束和外侧的楔束。

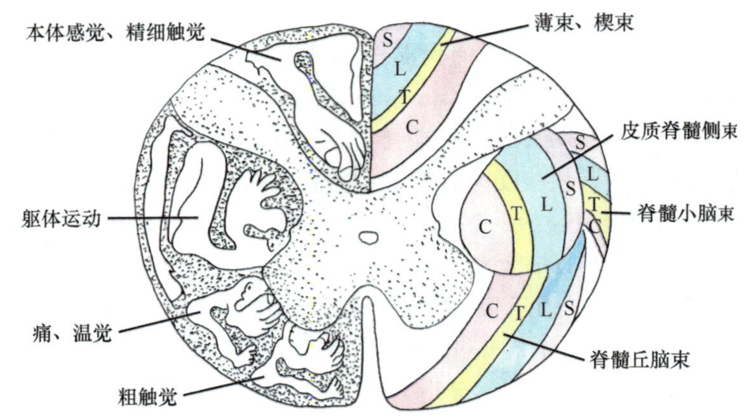

图 3-11 脊髓白质中的定位示意图(引自郭世绂．骨科临床解剖学 2001)

侧索位于脊髓灰质的外侧，前外侧沟和后侧沟之间，含有上行和下行传导束。上行传导束有脊髓丘脑束和脊髓小脑束。下行传导束有皮质脊髓侧束和红核脊髓束。

脊髓灰质周缘部有脊髓固有束，贯穿于脊髓的各节段，与各种复杂的脊髓反射性活动有关。

(1) 上行(感觉)纤维束

1) 薄束和楔束：位于后索，由起自脊神经节内的假单极神经元，经脊神经后根进入脊髓后索的中枢突纤维组成。来自下半身(第 5 胸节以下)的纤维组成薄束，来自上半身(第 4 胸节以上)的纤维组成楔束。在第 4 胸节以上的脊髓后索内，楔束行于外侧，薄束行于内侧。薄束和楔束的功能是将来自肌、腱和关节等处的本体感觉(包括位置觉、运动觉和振动觉)和精细触觉(辨别两点距离和感受物体纹理粗细性状)传向中枢。来自躯体的本体感觉纤维在薄束、楔束中有明确的定位关系，即来自下半身的纤维行于后索的内侧部，上半身的纤维行于后索的外侧部，按照骶、腰、胸、颈的顺序自内向外依次进入脊髓后索。

2) 脊髓丘脑前束和脊髓丘脑侧束：脊髓丘脑前束位于前索中，起自对侧脊髓后角固有核，经白质前连合交叉，至对侧前索内上行，其功能是传导粗略触觉和压觉冲动。脊髓丘脑侧束位于外侧索的前部，脊髓小脑前束的内侧，其纤维起于对侧后角固有核，斜经白质前连合交叉到对侧外侧索内上行，其功能是传导痛觉和温度觉的冲动。脊髓丘脑前束和脊髓丘脑侧束上行至延髓后，合并成一束，行经脑干，终止于背侧丘脑的腹后外侧核，称为脊髓丘脑束(脊髓丘系)。

3) 脊髓小脑前束和脊髓小脑后束：脊髓小脑前束位于外侧索的表面前部，主要起自脊髓中间内侧核和后角基底部，大部分纤维自白质前连合交叉到对侧外侧索上行，经脑干和小脑上脚，终止于小脑皮质。脊髓小脑后束位于外侧索的表面，脊髓小脑前束的后方，主要起自同侧的脊髓胸核，上行经延髓和小脑下脚入小脑，终止于小脑皮质。脊髓小脑前、后束的功能是将来自躯干下部和下肢的肌、腱及关节的反射性本体感觉(非意识性本体感觉)冲动传至小脑。

(2) 下行(运动)纤维束

1) 皮质脊髓束：是人类脊髓中最大的下行纤维束，由大脑皮质中央前回上 2/3、中央旁小叶前部以及其他一些皮质区域的锥体细胞的轴突组成，下行纤维经内囊后肢、中脑大脑脚底、脑桥基底部及延髓锥体下行。在延髓的锥体交叉处，大部分皮质脊髓束纤维交叉至对侧在脊髓外侧索后部下行，称为皮质脊髓侧束；小部分皮质脊髓束纤维，在延髓体交叉处不交叉，在前正中裂两侧沿前索下行，称为皮质脊髓前束。皮质脊髓侧束纤维多止于同侧脊髓前角运动神经元，皮质脊髓前束下行一般不超过胸段，其纤维大部分逐节经白质前连合交叉后，多止于对侧脊髓前角运动神经元，也有一些纤维不交叉止于同侧的前角运动神经元。皮质脊髓束的功能是控制骨骼肌的随意运动。控制躯干和四肢各部肌活动的皮质脊髓侧束纤维，存在有明确的定位关系，由外向内依次为支配骶、腰、胸、颈的纤维排列，即支配下半身的纤维行于皮质脊髓侧束的外侧部，支配上半身的纤维行于皮质脊髓侧束的内侧部。

2）红核脊髓束：起自中脑红核，交叉至对侧，下行于脊髓外侧索内，进入后角，经脊髓后角神经元中继后，止于前角运动细胞。其功能是兴奋同侧屈肌运动神经元，同时抑制同侧伸肌运动神经元，调节屈肌的肌张力和活动。

3）前庭脊髓束：起自前庭神经外侧核，在同侧脊髓前索内下行达腰、骶段，终止于前角运动神经元。其功能是兴奋同侧伸肌运动神经元，抑制同侧屈肌运动神经元，与调节伸肌肌张力、维持体位和平衡有关。

4）顶盖脊髓束：起自中脑上丘，交叉后下行于前索内，终止于颈髓灰质前柱，引起颈部、上肢的反射性姿势活动，参与完成视觉和听觉的防御反射活动。

5）网状脊髓束：位于外侧索和前索的深部，靠近固有束，与邻近的纤维束混杂。其纤维起自延髓和脑桥的网状结构，下行终止于脊髓灰质前角和中间带，中继后终止于前角运动神经元，调节肌张力和协调肌肉运动。

6）内侧纵束：位于前正中裂底的两侧，白质前连合的前方。其纤维主要起自前庭神经核及中脑的Cajal中介核，在脑干内形成升、降纤维，联系多个脑神经运动核，下行止于颈髓灰质。其功能是与平衡反射相关，协调眼球运动和头部运动。

（三）脊髓的血管构筑

1. 脊髓的动脉

（1）脊髓外的动脉：脊髓的动脉来源是由脊髓前、后动脉和节段性动脉发出的根动脉吻合而成的动脉链。脊髓前动脉来自左、右椎动脉，在锥体交叉附近会合成一干，沿前正中裂纵行迂曲下行到达脊髓圆锥，多分为2支，向后与脊髓后动脉吻合。脊髓后动脉有2条，分别起于小脑下后动脉的脊支或椎动脉，沿脊髓后外侧沟，在脊神经后根之前、后下行直达脊髓末端。脊髓前、后动脉之间借环绕脊髓表面的吻合支互相交通，形成动脉冠，由动脉冠再发分支进入脊髓内部。多个节段性动脉的脊髓支发出根动脉加入脊髓前、后动脉在脊髓表面相互吻合，形成3条纵行动脉链和软膜动脉网自上而下依次营养脊髓颈、胸、腰、骶尾段。这些根动脉分别来自椎动脉、颈深动脉（肋颈干）、颈升动脉（甲状腺下动脉）、咽升动脉（颈外动脉）、肋间动脉、腰动脉、第5腰动脉、骶外侧动脉、髂腰动脉及骶正中动脉。骶外侧动脉发出的根动脉与脊髓前、后动脉在脊髓圆锥部位构成十字吻合。

上述节段性动脉的分支发出脊髓支进入相应椎间孔，称为根动脉，左、右共31对。根动脉在进入椎间孔后分为前根动脉和后根动脉（图3-12）。根动脉大致形成3种类型分支：①根固有动脉，终支营养神经根、硬脊膜、椎体及椎弓，后根固有动脉还发出脊神经节支；②根髓动脉，根动脉分支中少数管径较大的终支穿过脊膜到达脊髓，是真正的脊髓营养动脉；③根软膜动脉，终支加入软膜动脉丛。

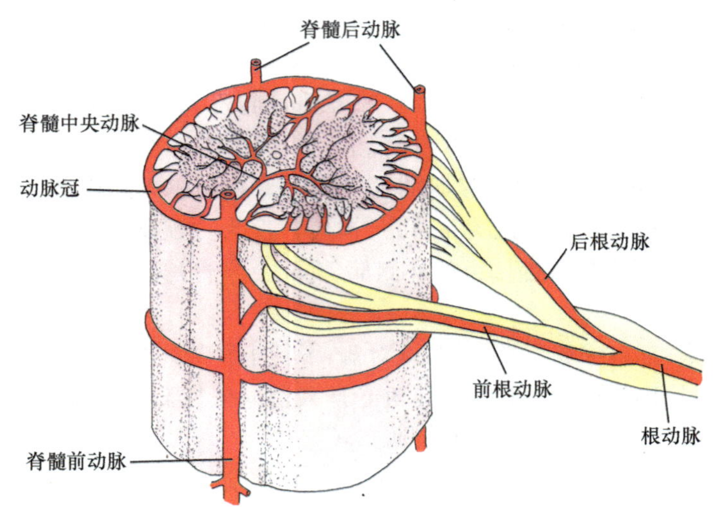

图 3-12 脊髓的血管供应示意图(引自郭世绂. 骨科临床解剖学 2001)

在椎管外,营养脊髓的动脉在同侧及对侧均有广泛吻合。颈部,双侧椎动脉与颈升动脉、颈深动脉之间形成"枕下十字吻合通路"。若单侧椎动脉中、近段栓塞时,栓塞部远段的椎动脉不仅有同侧的枕动脉、颈深动脉和颈升动脉代偿灌流,而且还可经对侧椎动脉通过"枕下十字吻合通路"代偿灌流。胸部和腰部,同侧与对侧的肋间动脉、腰动脉之间有广泛吻合。骶部,骶外侧动脉在骶骨前面也有广泛吻合。在椎管内,根动脉的分支在硬膜外隙中形成广泛的吻合,脊髓的营养动脉在脊髓表面共同构成髓周动脉网。这些吻合具有调节和代偿作用,对保持脊髓血供有重要作用。

两条脊髓前动脉会合后在脊髓前正中裂下行,与根髓动脉的升、降支在吻合形成前纵行动脉链。脊髓后动脉在延髓及上段颈髓后面下降,至颈髓脊神经后根附着处,延续为脊髓后外侧动脉。脊髓后外侧动脉沿后根附着处前、后方下行,与后根髓动脉吻合,构成两条后纵行动脉链。这 3 条纵行动脉链的横向侧支和根软膜动脉共同组成软膜动脉网,横行围绕脊髓。脊髓前、后纵行动脉链供血区域有明确分界。前纵行动脉链及其横向侧支供应灰质前柱、中间带、灰质后柱底部以及白质前索和外侧索深部,约占脊髓横断面的前 2/3。后纵行动脉链及横向侧支供应灰质后柱大部分和后索全部以及外侧索浅部,约占脊髓横断面的后 1/3(图 3-13)。软膜动脉网吻合后支较纤细,在前、后纵行动脉链之间只能发挥有限的代偿作用。

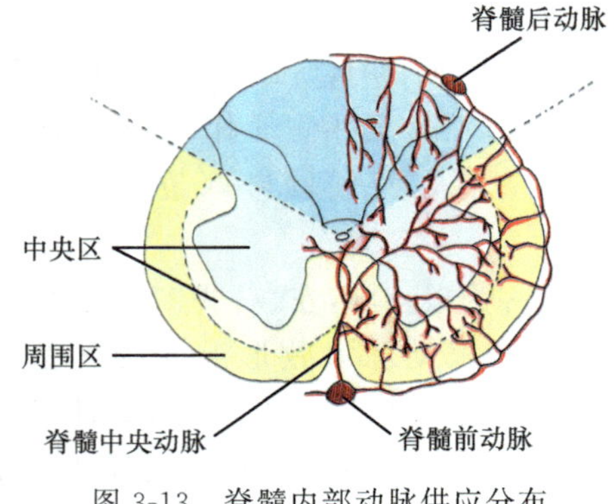

图 3-13 脊髓内部动脉供应分布

(2) 脊髓内部的动脉:可分为中央动脉系统和周围动脉系统两个部分。

1) 中央动脉系统:脊髓前正中动脉发出经前正中裂进入脊髓的小动脉,称中央动脉。中央动脉进入骨髓后,在矢状面上发出纵行的升、降支和向两侧的水平支。颈髓、腰髓的中央动脉以水平分支为主,胸髓的中央动脉以纵向分支为主。中央动脉的分支进入脊髓实质后主要营养中央管周围灰质、后角底部、侧角、前角以及皮质脊髓束等(图 3-13)。

2）周围动脉系统：由脊髓后纵行动脉链分支及软膜动脉网的垂直穿支组成，后纵行动脉链的分支向尾侧以锐角发出，主要供应后角；由软膜动脉网发出的垂直穿支围绕脊髓呈向心性排布，主要营养白质。

2. 脊髓的静脉

脊髓的静脉比较丰富，其分布模式与动脉大致相似。脊髓静脉分布于软脊膜，许多弯弯曲曲的静脉互相吻合形成软脊膜静脉丛（图 3-14）。来自脊髓实质内部的静脉血通过放射状的髓内静脉引流至脊髓表面。在脊髓的前面，前正中裂内的沟静脉收集前正中裂白质和前柱内侧部的静脉血，引流入前根静脉；在脊髓的后面，后索、后柱以及一部分外侧索的静脉血，引流入后根静脉；前柱外侧部、前索和外侧索的静脉血则流入到静脉冠。脊髓前面有 6～11 条前根静脉在前正中裂内形成 1 条纵行的脊髓前正中静脉，并在左右前外侧沟附近各形成较细的脊髓前外侧静脉，脊髓后面 5～10 条后根静脉在后正中沟形成纵贯脊髓全长的脊髓后正中静脉，并在左右后外侧沟部附近各形成较细的纵行脊髓后外静脉。这 6 条纵行静脉干之间通过冠静脉连接，形成软脊膜静脉丛。软脊膜静脉丛和纵行静脉干的血液可经根静脉流入椎间静脉（节间静脉，如腰静脉、肋间静脉等）。由于脊髓软脊膜静脉丛与椎内静脉丛有广泛吻合，故脊髓的静脉血也可经椎内静脉丛而进入椎间静脉。由于椎后内静脉丛和椎后外静脉丛之间有吻合支，脊髓的静脉血也可经椎后外静脉丛回流。脊髓上端脊髓的静脉也可通过脊髓前、后静脉和椎内静脉丛与颅内静脉相连，经颅内静脉途径回流。

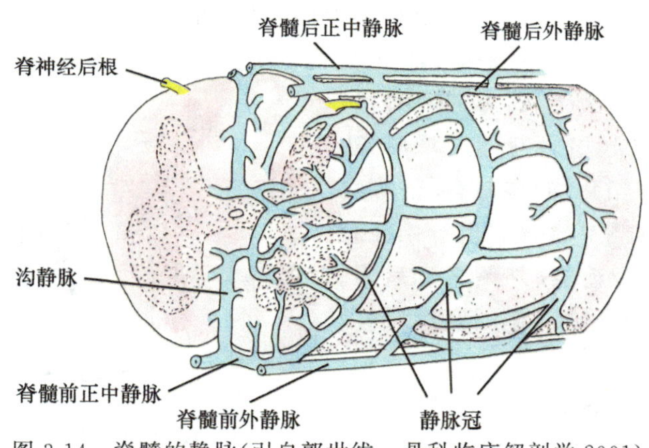

图 3-14　脊髓的静脉（引自郭世绂．骨科临床解剖学 2001）

（四）脊髓发生与发育

在人类个体形态发生过程中，从胚胎发生第 3 周开始，胚盘背正中线上的神经外胚层（neuroectoderm）受诱导而增厚形成神经板（neural plate）；之后，神经板在正中线上凹陷形成一条纵向的神经沟（neural groove），沟的两侧缘隆起形成神经褶（neural crest）；并向正中线上靠拢而融合形成神经管（neural tube）。同时，神经管外侧的外胚层也有一部分分化成为索条状的神经嵴（neural crest）。神经管和神经嵴分别是中枢神经系统和周围神经系统发生的原基（图 3-15）。胚胎发生第 4 周时，神经管的头端部分明显地膨大成为脑的基础；膨大部后方的神经管余部为脊髓的基础。

神经管的管壁最初仅为一层柱状神经上皮细胞，经过分化成为成神经细胞和成神经胶质细胞。胚胎发生第 6 周末，神经管壁出现明显的 3 层结构。内层为室管膜层（ependymal layer），为单层排列上皮细胞。室管膜细胞不断分裂增生，移向管壁的中层，称为套层

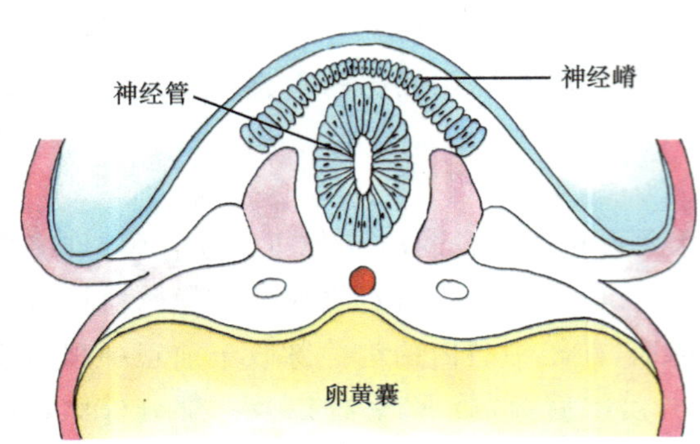

图 3-15 胚胎发育过程中神经管示意图(引自 Moore,et al. ,The Developing Human: Clinically Oriented Embryology 2003)

(mantle layer)。神经管的外层为边缘层(marginal layer),只含套层细胞的突起。

神经管的下段分化为脊髓,其管腔演化为脊髓中央管,套层分化为脊髓的灰质,边缘层分化为白质。位于神经管侧壁的背侧部和腹侧部套层中成神经细胞和成胶质细胞的迅速分化增生,发育较快,背侧部增厚形成左右两个翼板(alar plate),腹侧部增厚形成左右两个基板(basal plate)。翼板形成脊髓灰质后角,其中的成神经细胞分化与感觉传导有关的神经元;基板形成脊髓灰质的前角,其中的成神经细胞分化为躯体运动神经元;若干成神经细胞聚集于基板和翼板之间,形成脊髓侧角,其中的成神经细胞分化为内脏运动神经元。神经管的顶壁和底壁都薄而窄,只含一层室管膜细胞,不含神经母细胞,分别形成顶板(roof plate)和底板(floor plate)。顶板和底板的套层细胞发育较慢,在中央管腹和背侧分别形成灰质前、后连合。两侧基板向腹侧突出,在两者之间形成了一条纵行的深沟,称前正中裂,底板形成前正中裂的底。两侧翼板向内侧推移并在中线愈合成后正中隔,顶板消失。由于基板和翼板的增厚,在神经管的内表面出现了左右两条纵沟,称界沟(sulcus limitans),是运动区和感觉区之间的界线(图 3-16)。

随着套层细胞分化增生成为神经元,进入边缘层的神经元突起增多并随之增厚,边缘层内的神经纤维髓鞘化而形成白质。因有前根纤维从脊髓腹外侧穿出及后根纤维在背外侧穿入,将白质分为前索、外侧索和后索。至此,神经管的尾端分化成脊髓,神经管周围的间充质分化成脊膜。

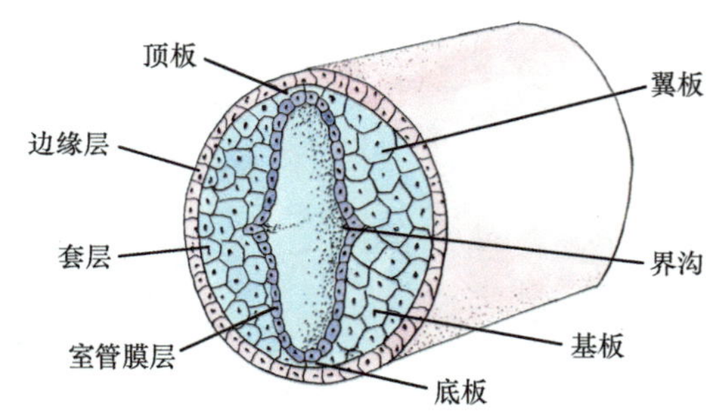

图 3-16 神经管结构示意图

神经嵴分化为周围神经系统的感觉神经元、自主神经系统的神经节、肾上腺髓质的嗜酪细胞以及施万细胞等。起源于神经嵴的细胞聚集于脊髓的两侧,形成节段性脊神经节,由其内神经细胞发出的纤维朝向脊髓及周围,形成脊神经背侧根(感觉根),由神经管壁细胞发出的纤维形成脊神经腹侧根(运动根),两者在脊髓之外合成脊神经(图 3-17)。

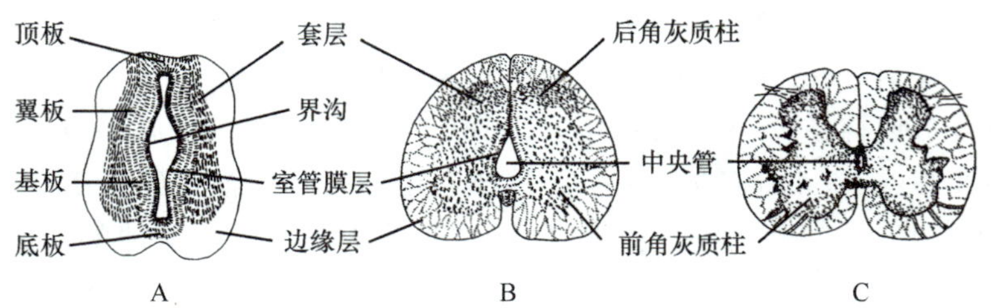

图 3-17 脊髓的发育(引自郭世绂. 骨科临床解剖学 2001)

A. 胚胎第 5 周;B. 胚胎第 8 周;C. 胚胎第 10 周

在胚胎发育过程中，脊髓形成初期呈一具有厚壁的圆柱状管结构，其管径在各部大致相等，仅至尾端逐渐变细。胚胎4个月时，相当于肢芽发出处，脊髓变粗，腹、背侧灰质的细胞数增多，分别形成颈膨大及腰骶膨大。3个月之前的胎儿，脊髓占据椎管全长，其下端可达脊柱的尾骨，脊神经根呈水平位伸向相应的椎间孔外出。3个月以后，由于椎骨的生长比脊髓快，脊柱逐渐超越脊髓向尾端延伸，由于脊髓上端与脑相连，于是脊髓的位置相对上移，使椎管长度和脊髓长度不一致，出生时的脊髓下端与第3腰椎平齐，仅以终丝与尾骨相连，成年人的脊髓下端平对第1腰椎下缘。当脊髓位置相对上移后，各椎间孔与相应的脊髓节段的距离，自上而下逐渐增加，脊髓颈段以下的脊神经根便越来越斜向尾侧下行，才能到达相应序数的椎间孔，至腰、骶和尾段的脊神经根则在椎管内几乎垂直下行，围绕终丝共同组成马尾。

三、脊髓的功能

脊髓是神经系统的重要组成部分，其活动受脑的控制。脊髓具有重要的传导机能。除头面部以外，来自躯干和四肢的浅、深部感觉以及大部分内脏感觉，都通过脊髓白质的上行(感觉)纤维束传达到脑，进行高级综合分析；脑对躯干和四肢的骨骼肌运动以及内脏(部分)的管理，通过脊髓白质的下行(运动)纤维束来完成。通过锥体系和锥体外系调节脊髓神经元的活动。脊髓本身能完成许多反射活动，同时也是调节血管舒缩、排尿、排便和性功能活动的低级反射中枢，但同时受脑活动的影响。

(一) 感觉和运动传导功能

脊髓的感觉传导束主要有浅感觉传导束和深感觉传导束。浅感觉传导路主要由脊髓丘脑束完成，传导躯干和四肢的痛觉、温觉及粗触觉、压觉。深感觉传导路主要有两条：一条是由位于脊髓后索内薄束和楔束完成，传导至大脑皮层，产生躯干和四肢的意识性本体感觉，同时该传导路还传导皮肤的精细触觉；另一条是由脊髓小脑束完成，将颈部、躯干以及四肢的肌肉、关节等的冲动传至小脑，产生非意识性本体感觉(反射性本体感觉)，再经过小脑反射性地调节肌肉运动，以维持身体平衡。

脊髓的运动传导束来自脑的不同部位，直接或间接止于脊髓前角或侧角。脊髓内管理骨骼肌运动的运动传导束包括属于锥体系的皮质脊髓束以及属于锥体外系的红核脊髓束、前庭脊髓束、顶盖脊髓束、网状脊髓束和内侧纵束等。在运动功能调控方面，锥体系和锥体外系是一个互相依赖、不可分割的整体，共同完成人体各项复杂的随意运动。一方面，只有在锥体外系保持肌张力稳定协调的前提下，锥体系才能完成各种精确的技巧性随意运动，如写字、刺绣、体操等；另一方面，锥体外系依赖于锥体系，锥体系是运动的发起者，某些习惯性动作开始是由锥体系发起的，然后才处于锥体外系的管理之下，如游泳、骑车等活动。

(二) 脊髓反射功能

神经系统机能活动的基本方式是反射。反射活动的解剖学基础是反射弧。反射弧包括感受器、传入神经、中枢、传出神经及效应器等五部分(图3-18)。感受器接受体内、外环境的刺激，并把刺激能量转化为神经冲动，

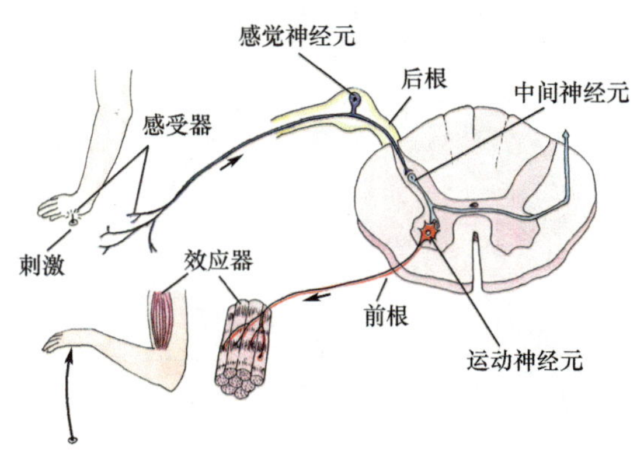

图3-18 反射弧

经传入神经传至中枢，经过处理、分析、综合，将信息沿传出神经传至效应器，以支配和调节各器官的活动。

脊髓在结构和功能上比脑较为原始。在脑的各级中枢控制和调节下，脊髓通过各上、下行纤维束来完成复杂功能。在正常情况下，脊髓的反射活动总在脑的控制下进行的。但是实验性或脊髓横断性截瘫后，脊髓与脑分离的状态下，仍可完成若干简单的反射，如腱反射和屈肌反射，甚至排便和排尿反射等。由此可知，在脊髓内部存在着某种神经元的特定固有装置，通过这种脊髓固有装置所完成的反射，叫做脊髓反射，其反射弧不必经过脑（尽管正常情况下受控于脑）。

在脊髓某一节段完成的反射称为节内反射，在数个脊髓节段完成的反射称为节间反射。脊髓各种反射都是通过脊髓节内和节间的反射弧完成的。感觉（传入）纤维由脊神经后根进入脊髓后索后，立即分为长的升支和短的降支，同时这些升、降支在各个脊髓节段上尚发出一些侧支。其中升支一直上行至脑，另一些降支和侧支进入脊髓灰质，和形成固有束的神经细胞相接，这些细胞发出轴突构成固有束，固有束中纤维再发出升、降支，有的终于同侧脊髓灰质内，称联合神经纤维，有的越过白质前连合交叉至对侧，称连合神经纤维。由感觉神经元传入的冲动经过二级神经元的升支或降支，经过长短不等的距离，最后终于同侧或对侧前角运动神经元，运动神经元轴突组成脊神经前根随脊神经支配相应骨骼肌（效应器），从而完成脊髓反射活动。由后根传入的纤维、固有束来的纤维以及由脑而来的纤维均可与前角运动神经元相联系。因此前角运动神经元成为最后共同通路。

脊髓反射可概括为躯体反射和内脏反射两类。躯体反射主要是指一些骨骼肌的反射活动，由于感受器部位不同，又分为浅反射（如腹壁反射、提睾反射）和深反射。其中最重要的深反射是牵张反射（如膝反射）和屈曲反射。内脏反射如竖毛反射、排尿反射、排便反射等。

骨骼肌受到外力牵拉伸长时引起被牵拉肌肉的反射性收缩，称为牵张反射（stretch reflex）。牵张反射有两种：①肌紧张：由于骨骼的重力作用，缓慢而持续地牵拉肌肉引起的牵张反射。这是姿势反射的基础。②腱反射：叩击肌腱时由于快速牵拉肌肉而发生的牵张反射。如肱二头肌反射、肱三头肌反射、膝反射、跟腱反射均属于牵张反射。牵张反射属于两个神经元构成的单突触反射弧。感受器是骨骼肌内的肌梭，传入神经元为位于后根神经节内体积较大的感觉神经元，传出神经元为前角运动神经元，效应器是同一肌的肌纤维，中枢在脊髓。

肌梭（muscle spindle）是一种广泛分布在全身肌肉中的感受机械牵拉刺激的特殊装置，呈梭形，其长轴与梭外肌纤维平行，两端附着在梭外肌纤维的肌腱上。肌梭有1层结缔组织囊包绕，其外面为梭外肌纤维，囊内为梭内肌纤维。肌梭的主要感觉末梢包绕在梭内肌纤维中段。肌梭内也有脊髓前角 γ-运动神经元的神经末梢分布。梭内肌纤维收缩时，使感受部分受到刺激发放冲动或提高对外力牵拉的敏感性；梭外肌纤维收缩时，则能减少对肌梭的张力，减少对梭内肌感受部分的牵拉刺激，减少肌梭放电（图 3-19）。

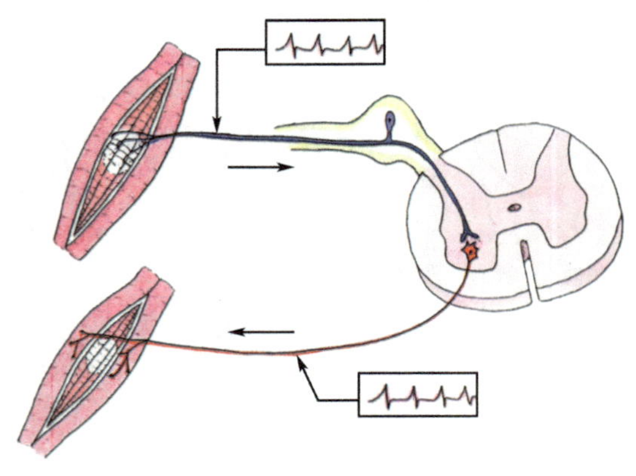

图 3-19　牵张反射的反射弧

牵张反射的反射弧比较简单，其中枢只限于1～2个脊髓节段，只有直接受牵拉的肌肉才发生反应。临床上检查的深反射，有助于判断外周和中枢神经损伤的部位,也可以反映较高位中枢功能的某些变化。

临床上与脊髓活动有关的一些基本反射(表3-2)。

表3-2 常见各种深、浅反射

反射名称		刺激		反射的表现	反射中枢
腱反射					
肱二头肌腱反射		叩击肱二头肌腱		肘关节屈曲	颈5~6
肱三头肌腱反射		叩击肱三头肌腱		肘关节伸直	颈6~7
桡骨反射		叩击前臂桡侧		拇指伸展	颈7
膝腱反射		叩击股四头肌腱		膝关节伸直	腰3~4
跟腱反射		叩击跟腱		足跖屈	骶1~2
	上部		脐上		胸7~8
腹壁反射	中部	划皮肤	脐水平	被划部位腹肌收缩	胸9~10
	下部		脐下		胸11~12
提睾反射		划大腿内侧		睾丸上提	腰1~2
趾反射		划足跖皮肤		5个趾跖屈	腰5~骶1
肛反射		划肛部皮肤		肛门括约肌收缩	骶4

肢体的皮肤受到伤害性刺激时,该侧肢体出现屈曲运动,关节的屈肌收缩而伸肌弛缓,称为屈曲反射。屈曲反射具有保护性意义,使肢体屈缩而避开伤害性刺激。

人类因皮质脊髓束或大脑皮质功能障碍,脊髓失去躯体运动中枢的调节,可出现病理反射,如巴宾斯基反射(Babinski reflex)。巴宾斯基征是用钝针划足底外侧缘皮肤引起趾背屈和其他4趾呈扇形分开的现象。正常脊髓在大脑皮质的调节下,这种原始的屈肌反射被抑制而不出现。

深反射的反射弧任何一部分受损都可引起反射活动的减弱或消失。如前角运动神经元受损,除了相应支配的骨骼肌瘫痪外,还出现腱反射消失,肌张力减弱和肌萎缩。由于前角运动神经元还受到高级运动中枢的控制,当上运动神经元(如皮质脊髓束)受损时,受损平面以下,除了相应骨骼肌瘫痪之外,还失去对前角运动神经元抑制作用,导致脊髓深反射亢进,肌张力增强,并出现病理反射,如巴宾斯基征,称为中枢性瘫痪或硬瘫。

(三)低级中枢

脊髓中存在有调节血管舒缩、排尿、排便和性功能活动的低级反射中枢。这些中枢通过脊髓反射弧执行的内脏反射活动,并受到大脑皮质的控制。例如:瞳孔散大的中枢在脊髓 C_8 和 T_1 节段侧角的中间外侧核;血管运动和发汗中枢在 T_1~L_3 节段侧角的中间外侧核;排尿和排便的反射中枢在脊髓骶部 S_2~S_4 节段的骶副交感核,所以当脊髓腰、骶部损伤时,可出现排尿和排便功能障碍。

(吕方明)

第2节 脊髓损伤

一、脊髓损伤动物模型

脊髓损伤(spinal cord injury, SCI)的致残率非常高,脊髓损伤所引发的病理生理机制复杂,目前的认识仍不清楚,从而影响正确的处理与治疗。为阐明脊髓损伤后的病理变化机制,科学评估脊髓损伤的处理手段,寻求新的、有效的治疗方法,通过建立动物模型进行实验研究就显得尤为重要。建立一个与临床实际相似、能准确模拟脊髓损伤状况、可重复、可检测病理变化的标准动物模型,往往是实验成败的关键。

脊髓损伤实验模型的探索已有百余年的历史,报告了诸多模型及改良方式。但整个脊髓损伤的模型尽管种类繁多,却无统一的分型;加之脊髓致伤的因素众多,不同的损伤模型在病理改变的发生与发展、损伤修复的神经生物学机制等方面存在着差异,故仍未能真正综合各种因素而建立起可以适合所有条件的模型。不同的实验模型仅追求特定的更接近人类脊髓损伤后的病理生理机制,模拟人类脊髓损伤中的某一种类;另外由于动物的神经系统与人类的差异造成了动物模型与人类损伤的差异。因此在实际运用中,应根据实验需要,选用合适的动物脊髓损伤模型制备方法与神经功能评价方法显得尤为重要。迄今为止,在研究脊髓损伤时最为接近人类脊髓损伤、可较好评估临床疗效、最常用的动物模型是模仿脊髓挫裂伤,即 Allen's 模型。

(一) 常用脊髓损伤实验动物的选择

生物学特性、来源及价格等是选择实验动物时需要考虑的因素。常见用于脊髓损伤模型的实验动物有灵长类、猪、狗、猫、兔、雪豹、大鼠等。从解剖生理学来讲,由于灵长类动物(如猿、猩猩、猴等)体型较大、手术操作实感上与人类接近,所以是最理想的实验动物。目前国外也倾向于用标准的灵长类动物进行临床前试验,观察比较各种干涉与治疗措施,但其价格昂贵、也难以获得。猫、狗和猪等动物制作的脊髓损伤模型见于一些报道中,但将这些动物模型与大鼠等啮齿类动物模型对比的文献资料不多。

大鼠由于其经济易得、脊髓损伤后的形态、生化及功能改变与人脊髓损伤相似,故常被选为实验动物。小鼠具有基因易被改造的潜能,更适于基因干预对脊髓损伤及修复的影响研究。但大鼠和小鼠的脊髓较细,脊髓损伤实验的手术难度较大。张子印建议选用 180～220g 的雌性大鼠,SD 或 Wistar 均可,如体重超过 300g,则因大鼠骨质太硬,使椎板切除术的难度增加,手术也容易出血。

需要注意的是,国内外均有实验证明,脊髓全横断的大鼠即使不经过任何干预性治疗,其后肢亦会发生明显的自发性功能恢复,表现为脊髓损伤平面以下节段所控制的后肢运动重新出现,损伤后脊髓逐渐并最终部分获得对运动控制的能力等,提示脊髓对运动控制的可塑性,其可能的原因在于损伤部位以下脊髓内固有神经元网络的运动功能重建。其次,不同品系大鼠遭遇条件一致的 CNS 损伤而无干预治疗时,行为学及形态学的比较,SD 大鼠康复结果明显优于 Wister 大鼠,这种差异在脊髓损伤后 7 天即可出现。此外,基因背景也会影响轴突的再生,Dimou 及其同事发现具有纯的遗传背景的小鼠比杂合的小鼠在同样敲除髓鞘源性轴突抑制因子 Nogo-A 基因后容易再生,也就是说,遗传背景影响脊髓损伤和恢复的结果。

由于解剖结构的特点,雄性大鼠在脊髓损伤后挤压膀胱排尿时,易造成外生殖器外翻,尿道口水肿严重,致尿道末端狭窄、梗阻,排尿困难。而雌性大鼠尿道短,比较易于排空膀胱,尿道感染、水肿发生几率低,所以常被选用。

动物选定后,脊髓损伤节段的确定是制作脊髓标准损伤模型的又一个必要条件。根据生物力学计算,$T_{8\sim10}$ 节段脊椎应力最小,椎板咬除方便,椎板切除后对整个脊髓的生理弯曲及力学支撑的影响较小,不影响大鼠觅食、前肢行走等活动。同时脊髓胸段损伤不影响骶髓的排便中枢，便于术后管理。此外如果损伤的脊髓节段太高，损伤后动物死亡率也会随之增加。所以用大鼠为实验对象时，常选择 $T_{8\sim12}$ 作为脊髓损伤的部位。

（二）脊髓损伤模型制备

1. 重物坠落法(weight drop，WD)

由 Allen 于 1911 年首次应用于制作狗的脊髓损伤模型。过程非常简单：对麻醉的实验动物行椎板切除术后，显示脊髓背面。用一个已知重量的重锤通过一个垂直于椎板切除处的引导管从一定高度垂直落下，撞击脊髓，造成一定程度的脊髓损伤。WD 法以克厘米(gram-cm force，gcf)代表损伤力，即重锤的重量与下落高度的乘积。通过选择重物不同的下落高度及(或)不同的质量调节损伤力大小，或者撞击不同的脊髓节段，即可复制出不同程度、不同类型的脊髓损伤。Allen 的 WD 法，被认为是一种可控性好、可以定量的方法，目前已成为国际上急性脊髓挫伤研究中通用的脊髓损伤模型。

(1) WD 法致动物全瘫的阈值：因动物种属、大小、实验条件及实验操作技能等因素都会影响致伤结果，故目前尚无 Allen WD 法致动物全瘫阈值的统一标准。一般认为大鼠完全致瘫的阈值为 100gcf；狗约为 500gcf；猴约为 600gcf。胥少汀等建议，在犬、猪、羊等大动物的胸或胸腰段脊髓，500gcf 几乎是 100%致大动物完全脊髓损伤。如果致伤能量再大，虽肯定致成完全性脊髓损伤，但会使脊髓组织挫伤严重，反而不利于观察局部的改变。

(2) WD 法的优点：①脊髓损伤的节段直观明确。②损伤中硬脊膜保持完整，避免了脑脊液外漏和脊髓暴露，还能有效防止结缔组织、组织液及其他外源成分侵入脊髓损伤区域。③WD 法对脊髓致伤的性质与临床上人类脊髓损伤的性质相似，其病理过程与临床上脊柱骨折脱位时所致脊髓损伤的病理过程接近。即损伤早期有水肿、出血和坏死等，接着出现部分修复和组织重建，最终呈现实质细胞萎缩、坏死、囊腔形成及胶质疤痕形成等。通过对这些病理变化过程的研究，能揭示神经元和神经胶质细胞在脊髓损伤后的反应、神经元再生规律及两者间的相互作用，对探索神经保护与功能恢复等有较大帮助。

(3) WD 法的不足：①不能完全模拟临床上的脊髓损伤。临床上脊髓损伤大多由脊柱骨折移位引起，常常累及脊髓前动脉，脊髓后动脉的损伤则相对较小；WD 法从背侧打击脊髓，脊髓后动脉损伤较重，脊髓前动脉损伤相对较轻。而脊髓 3/4 的血供由脊髓前动脉提供，故理想的方式是从脊髓前方，而不是后方制造损伤。此外 WD 法仅模拟了临床脊髓损伤中最初的打击过程，没有后续的持续性挤压作用，但临床上由于脊柱骨折因而常伴有持续性的脊髓挤压损伤。②用克厘米(势能)不能精确表示脊髓所受作用力的大小。克厘米仅表示打击力的大小但不能准确地反映施加到脊髓上的作用力的大小。克厘米相同但由不同的高度和重量组合时，对脊髓的损伤程度可以相差很多；此外克厘米与损伤程度之间没有线性关系。Koozekanani 及 Khan 等多个研究小组均证实，同样的势能所造成的截瘫，脊髓损伤的程度可以不同。Koozekanani 等以 500gcf 造成狗脊髓损伤，发现各动物间出现伤后运动功能的损害程度有 2 级之差，即使使用 800gcf 的严重损伤，动物之间还有一定的差异。③WD 法存在机械损伤装置和动物模型本身两种非特异性变异，因而使同样克厘米的损伤对不同种系的动物以及即便是同种系动物但不同的个体之间其损伤程度出现差异。重物坠落于脊髓的瞬间将势能转变为冲击能造成脊髓损伤，动物种系和动物体重决定了脊髓的质地、直径、位移和变形程度等，这些特性将直接影响冲击能损伤脊髓的程度。比如脊柱固定不牢，脊柱与脊髓在撞击时发生移动或偏转，导致损伤区域与程度发生变化；撞击部位不恒定、撞击锤与脊髓接触面的形状与面积不一，使脊髓损伤不对称、范围不恒定；撞击锤撞击脊髓后未及时移开，继续压迫脊髓而造成新的损伤；因脊髓弹性等原因使撞击锤多次撞击脊髓，导致"反弹"损伤（再次撞击造成的脊髓变形可达首次打击时脊髓变形的60%）。④打开椎管所做的椎板切除术可能会损伤脊髓的血管和脊神经，影响对脊髓损伤病理和功能变化的评估。

为了尽可能地保持脊髓损伤的一致性，在应用 Allen 的 WD 法时可采取如下措施：①采用体重一致的实验动物；②损伤相同的脊髓节段，暴露范围尽量相同；③脊柱固定可靠，避免重物撞击时发生脊髓侧向移位，致脊髓损伤不对称；④重物坠落打击脊髓后，及时移走重物，避免脊髓持续受压；⑤在描述撞击力时，应当标明坠落物体的重量及下落高度，而非笼统地以克厘米表示。力学模拟测定分析发现，坠落重物作用于脊髓瞬间，势能转变为冲能，即形成作用力。作用力大小与脊髓变形和位移程度、变形速度、加速度等均有关系，脊髓质地、硬膜厚度、髓腔大小、脑脊液多寡等吸收势能不一，也会造成作用力的差异。

(4) WD 法的改良：为克服 WD 法易致脊髓损伤不对称、损伤区大小无法恒定等弊端，保证脊髓损伤模型既可定性，又可定量，许多研究者对此进行了改良。各种改进的焦点集中在脊髓损伤的瞬间，使脊髓稳定，不产生侧方移位。通过 WD 法仪器化、计算机化、智能化，使坠落物重量、坠落高度、坠落速度和势能、垫片及垫片的质地与面积等标准化，将 WD 法制作的模型趋于一致而科学。但各种改进都未脱离 Allen WD 法的原始背侧撞击设想。

Freeman 和 Wright 在玻璃管的末端连接上由二甲基丙烯酸制作的撞击杆，撞击杆末端呈凹面，以适应脊髓的外形。实验时玻璃管直立在狗脊髓背侧表面，将一个已知重量的物体沿玻璃管自由下落，打击玻璃管末端的撞击杆，造成脊髓损伤。根据坠落物体的重量和坠落高度不同产生不同程度的损伤，如 10g 物体从 10cm 高度坠落，产生 100gcf 的打击量。Freeman-Wright 法在研究加速压迫型脊髓损伤时被广泛采用。但 Torre 认为用这种方法制作分级脊髓损伤模型时，实验动物的种类，体重，不同的脊髓节段，麻醉或其他药物处理，撞击杆的形状、大小及质地，实验者的实验方法及技术，校验损伤装置的方法等因素均会影响脊髓损伤的程度。一个或几个因素同时存在，使不同的实验室之间，甚至同一实验室的不同动物之间，也会产生损伤程度的差异，使该模型的可重复性不高。

Ford 在 Freeman-Wright 法的基础上提出了另一种改进的 WD 法。当下落物体落下撞上撞击杆后，即被一磁体吸开脱离撞击杆，从而避免连续碰撞撞击杆及损伤后持续压迫脊髓现象。Ford 认为采用该方法可以测定造成永久性瘫痪的阈损伤强度，并能保证模型的可重复性。

Bresnahan 等在打击杆上安装位移、力量传感器，借助计算机与专业软件，通过负反馈系统随时调节脊髓打击过程中的打击力量，保准同组动物打击力量的一致；同时消除了不同动物间由于脊髓表面物理学特性差异所产生的位移误差；打击时间统一固定为 20 毫秒，整个打击过程快速、准确。通过生物力学检测及神经行为学、病理学等检查分析，显示由该装置制作的脊髓损伤具有良好的可重复性。

Falconer 等用立体定位仪将大鼠头部固定，同时固定四肢，可上、下、左、右移动调节脊髓的位置，并按照 WD 法技术要领设计的 WD 仪可全部自动控制与记录，保证脊髓只受一次撞击，确保了模型的一致性。

Noyes(1987)描述了一种新的电-机械脊髓打击器，称为 OSU(the Ohio State University device, OSU)。OSU 通过计算机反馈控制电-机械撞击器，很好地控制了致伤的因素如速度，压迫的深度、强度等，提高了撞击伤的一致性。撞击器统一以约 3000dN 力撞击脊髓背侧硬膜囊,随后撞击器自动后退脱离硬膜囊,避免撞击后反弹力的产生。这种撞击器生物力学精确,更适合于小鼠等小动物。Seki 等利用渐进式压力驱动装置撞击硬膜囊,初始撞击速度为 1m/s、2m/s 和 3m/s,也得到较为稳定的模型,神经功能及组织学评价认为其重复性较好。Pearse 等通过前爪握持力、斜板试验、网格试验(grid-walk tests)及 BBB 评分等描述了这种装置在制作不同脊髓损伤和恢复中的应用。但 OSU 价格昂贵,限制了其商业推广。

Scheff 等设计了一款与 OSU 类似的装置,也需要固定脊柱,暴露脊髓。在这款计算机控制的装置上,第一次使用了 IH(infinite horizon, IH)技术,能感受脊髓表面的位置与位移,一旦撞击头的力量达到预设值,即可使撞击头迅速回撤。这种装置能监测多种生物力学参数,如速度、压力、组织压迫(位移)等,效果与 NYU 相似。

Hiruma 等则将脑损伤实验的"可控大脑皮质撞击装置"用于脊髓损伤模型制作,通过选择不同规格的撞杆(直径 1、2、3mm)制作不同的脊髓打击范围,速度控制在 4～6m/s,脊髓受压下陷的距离为 1～3mm,该装置致伤的可重复性较高。

目前国外普遍采用的是 NYU(the New York University(NYU)/MASCIS device, NYU 商品名为 MASCIS)(图 3-20),由 Gruner 和 Basso 等设计并改进。NYU 使用 10g 重不锈钢撞击头从 6.25mm、12.5mm、25mm、50mm 处直接撞击暴露的 9、10 胸髓。通过监测撞击速度,组织移位等损伤参数,同时限制动物于相对固定的位置。NYU 最大限度地减少了由下落回弹所致多发损伤的风险。通过 BBB 评分、CatWalk 分析、水平梯试验等发现 NYU 可制作不同程度的脊髓损伤。

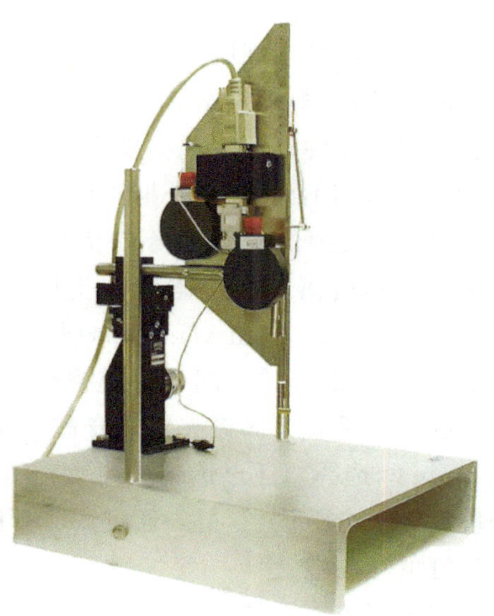

图 3-20 脊髓撞击仪(引自 http://keck.rutgers.edu/MASCIS/mascis.html)

2. 脊髓腹侧打击模型

由于临床上脊髓损伤大多由椎体骨折、脱位等引起,损伤的外力来自脊髓前方,脊髓前动脉常同时受累。基于这种考虑,过邦辅等设计了脊髓腹侧打击模型,丰富了脊髓损伤的研究方法,也是对 Allen 打击法的补充。该方法中损伤集中于脊髓前方,与临床脊髓损伤情形更接近。其基本方法为切除一侧椎板后,将直角撞击钩置于脊髓腹侧硬膜外,撞击钩另一端固定于一个杠杆,利用杠杆原理,金属球在一定高度自由落下打击于杠杆,使撞击钩上提撞击脊髓腹侧而致伤,达到撞击脊髓腹侧的目的(图 3-21A)。杨恒文等将原先接近脊髓的直角钩弧度改至 80°左右,避免拉压脊髓时撞击钩滑脱;用一定质量的重物持续一定时间的压迫替代金属球坠落打击造成脊髓腹侧损伤,使模型操作简化、实用(图 3-21B)。张秋林等也设计了脊髓腹侧损伤模型,操作也比较简单实用(图 3-21C)。脊髓腹侧损伤模型能造成脊髓前动脉损伤,接近临床上的脊髓损伤时的情形,但切除椎板,缺乏对冲力,手术操作难度大,器械设备要求高,使用受到限制。

3. 压迫损伤模型

根据压迫方式和压迫的持续时间,脊髓压迫损伤模型分为许多种类。如压迫部位有腹侧脊髓压迫和背侧脊髓压迫之分。压迫方式有动脉夹钳夹、气囊压迫、液囊压迫、重物压

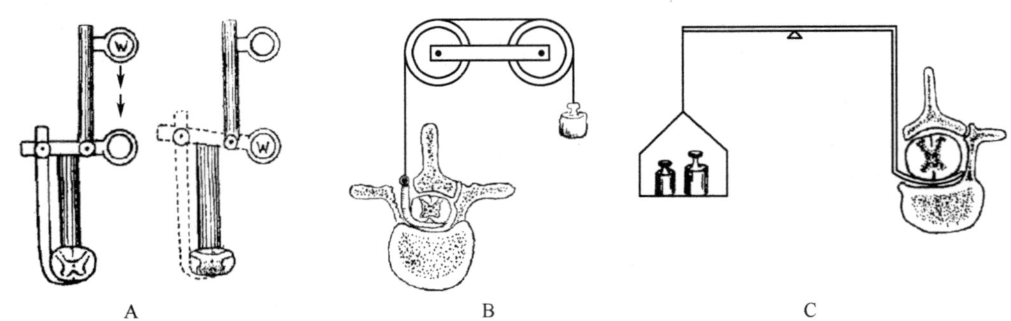

图 3-21 脊髓腹侧打击伤示意图

A. 过邦辅等的腹侧打击器；B. 杨恒文等设计的腹侧打击器；C. 张丘林等设计的腹侧打击器

迫、螺钉拧入、肿瘤细胞移植和材料填充等。压迫损伤的程度主要取决于压力的大小和压迫时间的长短，血流供给障碍、血供障碍导致的组织缺血缺氧以及机械压迫的原发作用等使脊髓组织变性坏死。此类模型多为闭合性非瞬间损伤，损伤相对较小，成功率较高，因对排便功能影响不大，利于长期观察，可进行神经功能和代谢改变的监测。

（1）钳夹损伤模型：为解决大鼠太小，不适合由 WD 法制作脊髓损伤，以及更好地贴近临床上脊髓损伤多由脊髓腹侧受压引起，Rivlin 等用特殊改良的 Kerr-Lougheed 动脉夹（Kerr-Lougheed aneurysm clips）通过持续压迫来制造脊髓损伤。这种模型可以反映不同钳夹力、不同的压迫时间与脊髓损伤程度的关系。方法较为简单，暴露脊髓后将动脉夹在硬脊膜外以垂直方向钳夹挤压脊髓。夹子的钳夹力可从 2～95g 间选择，钳夹时间可从 5s 至 1min 间选择。通过选用不同钳夹压力的夹子及钳夹时间长短可获得不同程度的脊髓损伤模型。von Euler 等报告通过调节不同钳夹力所造成的脊髓损伤与神经行为学表现之间有良好的相关性。

钳夹压迫能保持硬脊膜的完整性，脊髓损伤后病理变化过程和挫伤型脊髓损伤非常相似，可以模拟由脊柱移位所致的脊髓损伤，揭示神经功能损伤与受压时间的关系，利于揭示最佳压迫解除时机；此外通过采用不同的夹持力可以获得损伤程度不同的模型，对研究脊髓损伤后急性期病理生理改变、解除压迫时机及神经保护性干预等方面有重要作用。但制作该模型要求对脊髓的钳夹及解除要尽可能迅速，钳夹的部位及压力大小要一致，另外对钳夹力的判定不如重物坠落法直接。

（2）气囊、水囊压迫损伤模型：Tarlov 等于 1953 年首次报道了脊髓气囊压迫损伤动物模型。将一连接导气管的小气囊置于椎板与硬脊膜之间，以不同速率向气囊内充气，造成脊髓压迫损伤。后来 Seijun 等报道了水囊压迫制备脊髓损伤模型，将气囊式导管经过椎间孔置入 L_1 水平的硬膜外隙，然后注入生理盐水。根据注入生理盐水量的不同，造成脊髓轻度、中度及重度损伤。Sato 等则设计了充气球囊慢性压迫马尾神经的方法，实验时将内径大于椎管横径的可充气球囊放置于硬膜外隙，保证马尾神经受压一致，球囊可以反复充、放气，用以模拟髓核反复脱出造成的神经压迫。

Sheng 等于 2004 年报告一种小鼠微创脊髓损伤模型。切开棘间韧带暴露硬膜外隙，不切除椎板。在 T_{11} 水平的硬膜外隙垂直于脊髓纵轴放置 1.5mm 长有缝线相连的硅胶管，在压迫脊髓后 1min、30min、60min 和 120min 时，牵拉缝线撤除硅胶管。在损伤后 1 天、3 天、7 天和 14 天评估神经功能并进行组织学分析。结果发现随时间延长而 BBB 评分会逐渐恶化，组织学分析表明腹侧角的正常神经元逐渐减少，脊髓中细胞坏死面积增加，且坏死面积随脊髓受压的时间增加而扩大。该模型简单可靠，神经病学和组织学损伤依赖于脊髓压迫时间，可以保持脊椎的完整并具有很好的可重复性。

(3) 静物压迫：Nystrom 等将 2.2mm×5mm 大小的光滑弧形金属片置于大鼠第 8、9 胸髓表面，使脊髓后正中部受力均匀，金属垫片上加 35g 重量，压迫 5min，得到中度脊髓损伤模型。该模型操作简单、创伤小、一致性较好。

(4) 螺钉压迫：螺钉直接压迫模型最初主要用于脊髓诱发电位的研究。Hukuda 等经颈前路在犬的 C_5 椎体上钻孔，孔内拧入螺钉，以后每天将螺钉拧入约 1mm，直到犬出现脊髓功能障碍为止，测量脊髓最大压迫率。在压迫过程中，同时监测脊髓诱发电位，并通过动物运动功能变化评价脊髓受压情况。这种方法被广泛应用于慢性压迫性脊髓损伤研究。Schramm 等经后路在椎板钻孔，拧入螺钉，开始不产生直接的脊髓压迫，以后每 4～7 天一次、每次 0.25mm，缓慢、多次将螺钉逐渐拧入，形成对脊髓的慢性渐进性压迫。Hashimoto 等则采用 T_{11} 椎板钻孔，孔内旋入不同长度和横截面积的螺钉，压迫脊髓 5min 至 3h，发现横截面相同而长度不同的螺钉所造成的脊髓损伤程度与压迫时间或螺钉长度呈正比，并认为压迫时间长短反映了脊髓缺血程度，而螺钉长度说明脊髓变形移位的多少。但有学者对这种脊髓压迫是一种线性压迫的观点并不认可，理由是在压迫早期阶段，即使以较快的速度拧入螺钉，脊髓诱发电位并无明显变化；而在后期，即使螺钉拧入速度很慢，脊髓诱发电位也会出现明显异常改变。此外，在脊髓压迫增加的间歇期，螺钉长时间直接压迫脊髓可使脊髓神经纤维发生脱髓鞘改变，损害脊髓传导功能。

(5) 肿瘤压迫：Ushio 等在大鼠椎体前植入 Walker256 肿瘤细胞，增生的肿瘤细胞通过椎间孔进入硬膜外腔，生长压迫脊髓。平均在肿瘤细胞植入后 16 天，大鼠的双后肢即可出现瘫痪。或者将肿瘤细胞直接种植到兔的椎管内，也可制成脊髓压迫损伤模型。本方法模拟了脊髓慢性压迫损伤的临床与病理表现，但压迫强度和压迫部位难以精确控制。

(6) 转基因压迫：1981 年 Hosoda 等培养出一种转基因小鼠，随着年龄增长，这种小鼠在 C_1、C_2 关节出现钙化带(实质是韧带钙化)，随着钙化物体积增大，产生不同程度的 C_2、C_3 脊髓压迫，能模拟后纵韧带钙化(OPLL)所致的脊髓压迫。因为这种小鼠具有特征性的踮脚尖行走(the tiptoe-walking Yoshimura，twy)，故又被称为 twy 小鼠。twy 小鼠在病理上表现为在脊髓慢性损伤时伴有细胞凋亡，而且凋亡的细胞在损伤部位能诱发继发性变性，并使远离损伤部位的脊髓产生慢性脱髓鞘变化。Uchida 等在 twy 小鼠中观察到，邻近压迫点的运动神经元区域出现 BDNF 和神经营养蛋白的高表达，有助于神经细胞的存活和塑形。twy 小鼠由于颈椎钙化缓慢沉积而对脊髓形成压迫，是目前仅有的无创性慢性进行性脊髓压迫动物模型，符合临床上慢性压迫的病理改变，与实际病程相符；体内无异物植入，不存在组织相容性问题。但该模型椎体钙化的程度不能人为控制，因此在慢性压迫形成的过程中，压迫的程度无法控制；由于不能重复操作，故实验结果无法重复，个体间可比性较差。

(7) 可膨胀材料压迫：Arbit 等采用可膨胀性的甲基纤维素和聚丙烯腈复合物制作脊髓损伤模型，该生物材料在 37℃下，能逐渐膨胀，6 天体积可增大 11 倍。将不同形状、大小的该复合物置于椎管内不同位置，可以产生不同的损伤模型，重复性好。但本方法中使用的材料膨胀速度过快，用于亚急性或急性脊髓压迫研究时尚可，与慢性脊髓压迫的情形则并不一致；此外可膨胀性材料是否对脊髓局部有影响、是否有炎症反应或组织学变化等还需进一步观察。还有学者利用一种酪蛋白衍生物制作 Ameroid 压缩器，该压缩器外层有一坚硬的金属外壳，吸收水分后只能向内膨胀，将猪的骶神经根放入 Ameroid 压缩器中央，观察其受慢性压迫后的病理变化。由于该模型操作简单，手术成功率高；前后路均有压迫与临床患者的病变特征相符。但材料膨胀速度不易控制，还存在材料的组织相容性问题。

(8) 通过脊柱运动产生压迫：Al-Mefty 等经前路在犬第 5 颈椎椎体正中钻孔，拧入平头的塑料螺钉，螺钉头突入椎管 1～2mm，但不直接接触脊髓；同时在相应椎体后方的椎板下置入 1mm 厚塑料片，也不直接压迫脊髓。术后 4～6W 内动物神经功能正常，以后随着颈椎活动的增加，逐渐出现四肢运动功能障碍等脊髓受压表现。根据运动功能障碍的程度对损伤分级，并测定相应的脊髓诱发电位、影像学和血管变化、病理改变等。该模型有如下优点：①椎管前、后两个方向同时变窄，限制了脊髓的活动范围；②手术中不触及脊髓，故无脊髓急性损伤，动物在术后早期不出现脊髓损伤表现；③不影响颈椎的正常活动；④脊髓损害的表现出现缓慢，并逐渐加重，发病过程与颈椎病类似；⑤脊髓的病理改变与脊髓受损的症状表现一致。但该动物模型也有如下不足：①螺钉硬度比颈椎骨赘或椎间盘的硬度大，而且因组织相容性问题，可能使脊髓因运动而与螺钉接触的部位有生物学反应，因而对脊髓有直接的影响；②植入椎板下的塑料片不能像黄韧带那样皱褶，由此对脊髓产生的压迫与黄韧带皱褶对脊髓产生的压迫并不相同；③动物四肢着地，而人直立行走，因而并不完全一致。

Iwamoto 等则将 3W 大大鼠的 L_5 椎骨用不锈钢丝环扎，椎体腹侧用不锈钢的盘状物保护椎体。随着动物的生长与活动，不锈钢丝逐渐从椎管的背侧嵌入，对脊髓产生慢性压迫。Yasuhara 和 Yamaguchi 等在切除大鼠 L_4 椎板后，将 0.3mm 厚，3.5mm^2 大小的硅胶片嵌入椎管内硬脊膜的外侧并缝合切口。术后随着动物活动的增加，逐渐出现脊髓受压症状。该模型的优点是：脊髓损害出现缓慢，并随着时间的推移而逐渐加重，和临床患者的发病过程类似；脊髓损伤的症状与脊髓的病理改变表现一致。但植入物的组织相容性还有待提高。

上述几种脊髓持续压迫损伤模型中，脊髓急性损伤研究可选择气囊压迫模型；脊髓亚急性压迫可采用螺钉或可膨胀材料压迫脊髓的模型；如要研究脊髓慢性压迫，则可采用颈椎正常运动产生脊髓的慢性压迫模型，因为这种损伤与颈椎病人的发病机制更接近。

Khan 利用大鼠，比较了 WD 法、挤压法和压迫法造成动物实验性脊髓损伤，结果表明，WD 法与人类脊髓损伤的相关性最好，挤压或气囊法则与临床的相关性较差。

4. 切割或吸除型脊髓损伤模型

切割型脊髓损伤模型常用虹膜刀片或显微剪横断或半横断胸段或胸腰段脊髓。吸除型脊髓损伤模型则是直接切除一段脊髓，或切开后用玻璃吸管吸出已损毁的脊髓组织，或负压吸除部分脊髓，造成脊髓完全或非完全的横断性缺损。

切割或吸除型操作简便、出血少、继发反应轻，可用于移植物或药物对脊髓再生影响的实验研究。脊髓完全性横断后任何神经功能的恢复都反映了轴突的再生，对评价轴突再生及功能恢复有独特意义，能准确判定损伤所涉及的轴突为何种类型的纤维，还可以观察神经营养因子、神经组织移植、细胞移植以及组织工程修复等的影响与作用。脊髓半横切损伤的程度较脊髓完全横断轻，还可以与健侧对照，更具有独特的优越性。

切割型脊髓损伤的存在问题：①本方法与临床相差甚远，重复性低，不同个体间也很难保证一致。②由于需要打开硬脊膜，使大量外来成分进入脊髓损伤部位，局部微环境遭受破坏;外周组织细胞易侵入脊髓断端,形成致密瘢痕组织,影响轴突再生。但若在脊髓横断损伤后仔细缝合硬脊膜,并覆盖明胶海绵或游离脂肪片,则可以减少周围组织的影响。③脊髓全横断损伤模型不能保证每次都能真正完全横断脊髓,有时会有脊髓组织残留,影响实验结果的判断。有文献报告认为只要残留 4.8%的腹侧白质神经纤维便能对脊髓运动功能恢复发挥一定的作用。④脊髓局部损伤较大,损伤区脊髓血液供应中断,横断面以下脊髓静脉回流障碍,脊髓局部出血、水肿、血管痉挛和微血管栓塞严重,由血运障碍引起的继发病理变化复杂,带来对治疗效果的分析困难。如果在大鼠颈髓或上位胸髓横切时,常在损伤后 2 周由于自主神经反射异常出现严重的膀胱膨隆,以及由脊髓创伤后脊髓内可塑性改变所致严重的心脏自发性病理改变(autonomic cardiopathophysiology)。⑤动物护理较难,死亡率非常高,得到整批数据较难。⑥半横断不能精确控制切断范围,影响了损伤的一致性。

此外,根据研究目的不同,还可进行部分脊髓的选择性切断如锥体束切断术、块状缺损模型、颈髓背侧选择性半侧切断及选择性脊髓背外侧切断术(切断红核脊髓束,观察同侧前肢熟练运动的变化),这类模型的优点有操作简便、切口清楚、出血少、继发反应轻,对实验器材要求不高等。脊髓不完全损伤后神经功能损失相对较轻,膀胱功能得以保存,后期的动物管理较为容易。但要精确切断特定传导束有一定难度,而不同传导束之间还存在功能代偿,会影响以后对损伤传导束的评价。

5. 缺血及再灌注损伤模型

脊髓缺血损伤的病理改变程度及其变化规律直接关系到脊髓继发损伤程度及损伤机制,该模型对研究脊髓的缺血及再灌注损伤有重要的意义。

脊髓动脉血供分为 7 级,第 1 级为主动脉,第 7 级为脊髓内毛细血管网,中间包括节段性椎间动脉(在胸腰段即指肋间动脉和腰动脉),根髓动脉,脊髓前、后纵行动脉链,脊髓内小动脉和毛细血管前动脉,其中任何一级血供中断,都可引起脊髓缺血。兔、犬等较大动物,因体形较大,血管较粗,比较好分离并阻断之,故脊髓缺血模型的建立相对容易。而大鼠由于主动脉细且短,寻找和分离比较困难,因此有操作时间长,出血多,损伤重等不利影响。大鼠、猫、狗等动物的脊髓主要节段动脉来自 $T_{7\sim12}$ 平面的腹主动脉,故常在左锁骨下动脉分支之下阻断胸主动脉;兔脊髓的主要节段动脉来自兔肾下主动脉(IRA),呈明显节段性分布,侧支循环较差,易致缺血,在肾动脉分支之下阻断腹主动脉制造兔脊髓缺血再灌流模型,缺血后病理变化较一致,重复性好,并发症少,存活率高,血流动力学影响也较小。目前脊髓缺血再灌注损伤的研究以腰段脊髓为主,因此倾向于选择兔作为实验研究对象。具体的模型制作方法有血管结扎、灼闭、夹闭、栓塞等不同的方式。

脊髓缺血损伤模型以阻断新西兰兔腹主动脉致腰髓缺血损伤模型为代表,由 Zivin 等首次报道。方法如下:腹部正中切口暴露腹主动脉,于左肾动脉下方置一细聚乙烯管,管两端各穿一塑料扣,管外再套一 3.8mm 的粗管,细管内引入细丝线制成腹主动脉环扎模型。动物清醒后,按设计收紧环扎线,造成脊髓不同时间缺血。腹主动脉平均阻断 33.2min 时,有 90%的动物出现永久性神经功能损害;当平均阻断 52min 时,则有 99%的动物出现完全不可逆的截瘫。病理学检测显示这种损伤以腰段脊髓损害为主。

经腹膜后左肾动脉下腹主动脉阻断可制作典型的缺血再灌注损伤,致伤可在清醒状态下,因而被广泛地使用。在此基础上又发展了经股动脉气囊或液囊导管阻断腹主动脉,即从大鼠股动脉插管至腹主动脉(左肾动脉上方)后充气扩张球囊以阻断血流,造成脊髓缺血损伤,制备不同程度的脊髓损伤模型。

但这两种模型制备方法都有明显的缺点，损伤范围较大，在引起脊髓缺血再灌注损伤的同时，伴有腹腔、盆腔和下肢肌肉、神经等机体组织器官的缺血再灌注损伤，因而影响脊髓功能的行为学评估，并影响脊髓损伤机制及防治的研究。如是大鼠，由于耐受性差，对生命体征影响大，死亡率高，影响实验效果；而气囊栓塞法对设备要求较高，拥有此设备条件的实验室较少。

Kwun 等改用阻断兔腰动脉制作脊髓缺血损伤模型，不影响其他供应区的血流，可控制性及可重复性较好，避免了阻断腹主动脉造成的动物内脏及后肢缺血对实验的影响。但这种高选性阻断局部血供制作的缺血性模型对动物的种属要求较高，制备过程复杂，并发症多，使其应用受限。

如分别在大鼠脊髓背中央静脉的头、尾两端，用细尖端双极电凝器电凝阻塞静脉，可制造脊髓梗死模型。在静脉阻塞后 1 周，动物出现后肢瘫痪，有些动物可随着时间的延长而出现功能恢复，组织学检查可见梗死段脊髓背侧组织有水肿、出血、坏死等病理学改变，伴有截瘫等明显的神经功能障碍，重复性也较好，可用于研究与脊髓静脉受损和功能障碍相关疾病。

Saklayen 等通过主动脉内直接注射胆固醇的方法造成脊髓前、后动脉内胆固醇结晶栓塞，制造脊髓梗死损伤模型。该模型高度模拟人动脉粥样硬化斑块脱落所致的栓塞过程，免除了麻醉的影响，可重复性好。但由于同时合并多脏器脂肪栓塞，实验动物常于数日后因神经源性膀胱功能障碍引起的急性肾衰竭合并急性肾盂肾炎而死亡，故实用性不强。

“经肋间动脉插管选择性栓塞法”是将碘油和小颗粒 PVA 注入肋间动脉，能阻塞脊髓前、后纵行动脉，阻断脊髓局部血供，建立脊髓缺血模型。该方法能减少因根髓动脉解剖变异、出现部位不恒定等影响因素，模型有良好的重复性，侵袭性也较轻，可用于各种急性脊髓缺血实验。通过采用不同配比的栓塞剂可以初步实现模型分度，重复性较好：以 $T_{9\sim11}$ 肋间动脉为栓塞靶血管，用碘油作为栓塞剂，模型栓塞程度随着碘油比例（剂量）的增加而加重。在轻度损伤时，病理学损伤较轻，行为学上有一定的可恢复性，适于较长期或反复性实验研究；中度损伤时可发生不可逆的病理学和行为学改变，但损伤部位相对局限，动物的精神状态也明显好于重度损伤时，适于中短期研究；重度损伤时动物精神状态差，脊髓损伤较重，仅用于进行急性期研究。如以犬为实验对象，由于犬脊髓的动脉供应变异较大（比如并非每条肋间动脉都会发出根髓动脉），且相邻肋间动脉之间侧支交通较多，因此常需要栓塞 3 对左右的肋间动脉方能减少侧支交通的干扰，制作比较稳定的模型。

此外鞘内注射或微创性脊髓灰质内注射内皮素（endothelin）可以使局部血管收缩，也可导致脊髓缺血损伤。

6. 光化学诱导型脊髓损伤模型

静脉注射光增敏剂二碘曙红（photosensitive dyes rose bengal，孟加拉玫瑰红）或四碘荧光素二钠（erythrosin B，藻红 B），再以氩离子灯（能发出 514.5nm 激光）或氙弧灯（发出 560nm 绿光）照射拟损伤的脊髓部位，在局部使光增敏剂诱发大量自由基堆积，损伤局部血管的内皮细胞，进而引发广泛微血管内微血栓形成，使脊髓发生缺血损伤和水肿。这种脊髓致伤方法称光化学诱导型脊髓损伤（photo-chemically induced，PCI）。因为所用光线足以穿透背部皮肤，故不用切开皮肤与硬脊膜，能保持损伤部位脊髓以外组织的完好性，避免了制作机械性损伤模型时可能出现的一些副损伤，被认为是一个高效的脊髓损伤模型。但制作该模型时应避免光的热效能对脊髓的直接灼伤，此外其致伤方式与临床实际相距较远，故该模型仅在探讨脊髓损伤机制的某个方面具有价值，难以推广。

7. 其他脊髓损伤动物模型

(1) 牵拉性脊髓损伤模型：神经损害是脊柱侧凸矫形手术中最为严重的并发症，最主要的致伤因素是脊髓(神经根)牵拉。Dolam 等于 1980 年利用猫为实验对象，进行脊髓牵拉损伤的机制研究。以后又有利用猫、狗、猴等动物用于制作脊髓牵拉损伤模型，通常采用直接牵拉多个脊柱节段以使脊柱延长，或在切除椎间盘及脊柱后方结构使脊柱松解后，牵拉单个、两个或多个节段，模拟脊髓牵拉损伤。

周子强等在切除大鼠椎板、显露脊髓后，用牵开器将脊髓向侧方牵拉，制作脊髓水平方向的牵拉损伤(图 3-22)，通过不同的牵拉比率(牵拉距离占脊髓横径的百分比)制备不同程度的牵拉性脊髓损伤。用该方法制作的脊髓损伤模型，神经电生理改变与行为学测试之间有相关性。其损伤以水平方向的压应力、剪切力为主，合并轴向拉应力，模拟了临床治疗中脊髓损伤的致伤条件和受伤机制，但不能很好地模拟脊柱侧凸矫形脊髓损伤的实际情况。

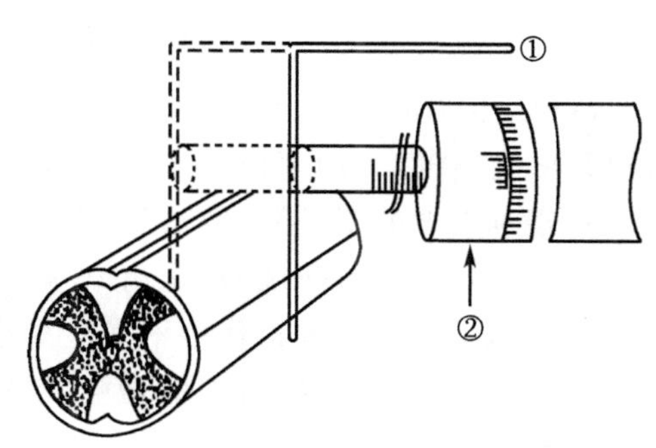

图 3-22 脊髓横径测量及牵拉示意图
①脊髓牵开器；②微进推动器

(2) 脊髓纵向压缩损伤模型：矫正脊柱后凸畸形时，脊柱截骨缩短会对脊髓造成纵向压缩。高梁斌等据此设计了脊髓纵向压缩损伤模型，探讨临床上脊柱后凸畸形矫正手术时脊柱截骨安全限度的理论阈值。以大鼠为实验对象，将颅及 T_{10}、L_4 两侧横突固定于立体定位仪，去除 $T_{11\sim13}$ 椎板，在 $T_{12}\sim L_1$ 水平行椎弓、椎体截骨，调节立体定位仪，使脊髓沿纵轴压缩入椎管内而致伤。通过动态微循环、运动诱发电位(MEP)、感觉诱发电位(SEP)等检测，发现能使大鼠脊髓产生不可逆损伤的压缩临界值为 6～6.4mm，绝对值为 8mm。利用公式：大鼠脊髓回缩率＝回缩临界值/脊髓全长，计算出大鼠脊髓的回缩率为 1/26～1/23。因为哺乳动物的脊髓形态结构大致相同，推测人的脊髓回缩率与大鼠具有一定的相关性。正常人脊髓平均长度为 570mm，根据前述公式计算出人脊髓回缩的临界值为 22～25mm，因而认为人脊柱截骨后，脊髓压缩 22～25mm 是安全的。

电解法损毁法：Mathes 等将阳极电极插入一侧脊髓灰质中间带处，通以 0.1mA 的直流电，持续 30s，造成同侧灰质Ⅶ、Ⅷ、Ⅸ层及白质损伤，3 个月后观察到一侧肢体运动功能下降，后肢运动评分降低，但斜板实验角度正常。本法能选择性损毁特定传导束，损伤范围局限，可重复性好。

Mclauyin 和 Yang 应用枕大池穿刺注入 Kaolin 建立实验性犬脊髓空洞症模型，在注射 4～6 周后出现中央管扩张，伴有位置、大小无规律的上颈髓空洞。从而复制出与人类相似的疾病模型。

枪弹损伤：利用枪械定点、定距离直接射击致伤的脊柱节段，模拟临床上的脊髓火器损伤。由于枪弹射击力量大，故一般选用猪为实验动物。但由于弹道无法完全精确控制，致模型之间有一定差异。胥少汀建立了较完善的脊髓枪伤模型，并提出脊柱脊髓枪伤分为①椎管椎体贯通伤、脊髓均横断。②椎管壁贯通伤，高速子弹伤者，94%为完全性脊髓损伤，中低速子弹，完全与不完全损伤各半。③脊椎周边损伤，高速弹伤者大多为完全性脊髓伤，中低速者 1/3 为不完全脊髓伤，2/3 为轻微脊髓伤。

（三）脊髓损伤实验动物模型存在的问题与展望

理想的脊髓损伤模型应当具备如下条件：①能高度模拟临床实际。脊髓损伤模型应尽量接近人类的情况，能模拟发生人类脊髓损伤的病理过程。②损伤程度可调控。能根据实际需要调整损伤强度，复制出损伤程度不同的脊髓损伤模型。③损伤技术简便、可重复。模型操作技术应简单，易于掌握，便于推广。对脊髓损伤模型制作的各关键步骤应方便、量化，保证实施、重复性高。如果手术是复制模型程序的一部分，应设置空白对照。

二、脊髓损伤的病理生理

各种原因（如外伤、变性、肿痛、感染和血供障碍等）均能造成脊髓损伤。根据脊髓的结构和功能，脊髓不同部位的病变或损伤会导致不同的感觉、运动或反射障碍。脊髓损伤一般分为 4 种类型：①脊髓软化，脊髓形态发生严重变形；②脊髓撕裂（如枪伤，刀伤），造成脊髓部分或全部断裂，甚至有缺失；③脊髓挫伤，常导致脊髓中央出血，继发性脊髓空洞；④脊髓损伤，这种损伤中不发生如挫伤时的中心性坏死。前两种损伤中，脊髓表面常常撕裂开放，伴有结缔组织的增生和入侵；而后两种损伤中，由于脊髓表面完整，结缔组织不易侵入，故反应较轻微。其中，脊髓撕裂又可分为脊髓前角受损、脊髓半横断和脊髓全横断几种。

（1）脊髓前角受损：主要伤及前角运动神经元，表现为这些神经元所支配的骨骼肌瘫痪，腱反射消失，肌张力低下，明显肌萎缩，无病理反射，但感觉无异常。脊髓灰质炎（小儿麻痹症）患者出现上述典型症状，就是瘫痪侧脊髓腰骶膨大前角受损所致。

（2）脊髓半横断：可引起损伤平面以下出现布朗-色夸综合征（Brown-Sequard syndrome）。即，在同侧：损伤节段以下出现肢体运动障碍，肌张力增强，深反射亢进，出现病理反射（皮质脊髓侧束阻断，上运动神经元瘫痪），位置觉、振动觉等本体感觉和精细触觉障碍（后索薄束、楔束被阻断）。而在对侧：损伤节段以下痛、温觉减退或丧失（脊髓丘脑束在脊髓白质前连合内交叉），但触觉保持完好。脊髓外伤或髓外肿瘤可引起脊髓半横断性损伤。若侧角受累，可以出现交感神经症状，如在颈 8 节段受损害，同侧颜面、头颈部皮肤可有血管运动失调征象和霍纳综合征（瞳孔缩小、眼裂狭小和眼球内陷）。

（3）脊髓全横断：脊髓完全横断后，横断平面以下丧失反射活动的能力，所有的感觉和运动功能丧失，深、浅反射消失，外周血管扩张、血压下降、发汗反射消失、大便滞留，膀胱内尿充盈，称为脊髓休克（spinal shock）。损伤一至数周后，脊髓反射可逐渐恢复，如肌张力增强、深反射亢进，对皮肤的损害性刺激可出现保护性屈曲反射。数月后，比较复杂的肌反射逐渐恢复，内脏反射活动也能部分恢复，如血压上升、出汗、排便和排尿反射等。脊髓横断损伤初期，由于膀胱逼尿肌瘫痪而使膀胱括约肌痉挛，有尿潴留出现；2～3 周以后，由于逼尿肌肥厚，膀胱内压高于括约肌的阻力，表现为溢出性尿失禁；到第三阶段由于腹壁肌挛缩使膀胱外压增加而出现自动排尿。

脊髓完全横断数周至数月后，各种反射可逐渐恢复，但由于神经纤维传导束难以再生，并且脊髓失去了脑对牵张反射及 γ-运动神经元的抑制作用，肌紧张增高，腱反射及肌张力亢进，离断平面以下的感觉和运动往往不能恢复导致截瘫。

迄今为止，已发展了多种脊髓损伤的动物模型，不同损伤模型在病理变化的发生、发展及损伤修复机制的神经生物学等方面均存在差异。众多动物模型中,最接近人类脊髓损伤、可较好评估临床疗效、最常用的动物模型是模仿脊髓挫裂伤,即 Allen's 模型。

脊髓损伤(spinal cord injury, SCI)后的病理变化是一个复杂的级联反应,一般认为脊髓损伤的发展包括三个阶段:急性损伤过程,继发损伤过程及慢性损伤过程。原发性损伤是指受伤的瞬间外力或骨折脱位导致脊髓直接的机械性损伤,由原发性损伤所致的破坏发生于损伤后短时间内,这种神经损伤大多不可逆转,常会引起灾难性的截瘫和四肢瘫。一般情况下,原发性损伤极少造成整个脊髓横截面的完全损害,继发性损伤才是脊髓损伤后功能恢复的主要障碍。继发性损伤指在原发性损伤的基础上,损伤局部发生复杂的病理、病生变化,使脊髓组织结构和功能进一步损害。继发性损伤将原发性损伤的病变向纵深方向发展,使损伤范围不断扩大,常常累及邻近的原来未受损伤的神经元与神经纤维,造成不同程度的神经元和胶质细胞的坏死、凋亡以及轴突的断裂、脱髓鞘(图 3-23)。由继发性损伤引起更多的神经元死亡,以及损伤的轴突缺乏再生微环境,最终导致感觉和运动功能的丧失。

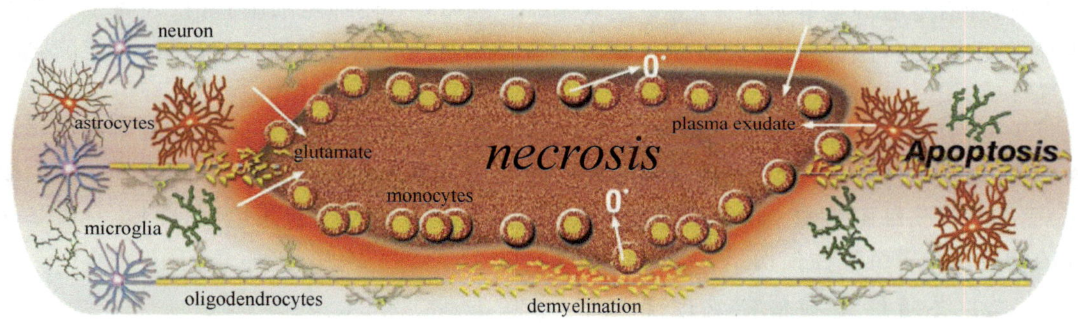

图 3-23 脊髓挫裂伤后早期病理过程示意图(引自 McDonald JW. Sci Am 1999)

necrosis. 坏死;apoptosis. 凋亡;neuron. 神经元;astrocytes. 星形胶质细胞;microglia. 小胶质细胞;oligodendrocytes. 少突胶质细胞;monocytes. 单核细胞;glutamate. 谷氨酸;demyelination. 脱髓鞘

(一)脊髓急性损伤期的病理变化

急性损伤期,包括损伤瞬间及随后数天,几种病理生理过程平行发展。

椎体脱位或骨折块压迫等机械性力量直接作用于脊髓常造成脊髓震荡(休克)、挫伤甚或断裂等脊髓原发性损伤,这种由机械及缺血引起的坏死或细胞死亡是瞬间发生的。

初期的冲击与损伤,会引起神经元和包括血管内皮等在内的其他软组织的机械损伤,灰质及蛛网膜在数秒内即可发生炎性水肿,并在数分钟内向白质扩散。电镜下,灰质小静脉中的红细胞在损伤 5min 内即可膨胀扩张;15~30min 时可见血管周围间隙出血或轴突变化。在撞击模型中,出血常见于脊髓实质内,主要局限于灰质的中心及背侧,可能是因为灰质的脆性超过白质所致。病理学检查显示中央灰质的出血范围损伤早期可逐渐扩大,并向脊膜下聚积,至损伤后 24~48h,出血区及其周围白质发生界限清楚的坏死,被称为“创伤后梗阻”。出血亦可发生在灰质与白质交界处、软脊膜下、蛛网膜下或硬膜外。如果在脊柱损伤的同时伴有硬膜外血肿,则血肿可随时间推移逐渐增大,而血管内皮细胞受损可引起血管栓塞。通过血管造影和血流量观察发现:在脊髓损伤后的几小时内,脊髓血流量进行性下降,呈低灌流状态,这种状态可持续 24h,以脊髓灰质最为明显。

出血和血管阻塞常引起脊髓脱髓鞘改变,使神经联系中断(失神经)和近端轴突退缩,以及脊髓水肿;而炎症因子等使毛细血管通透性增加,引发渗血、渗液和水肿。损伤后 1h,有内皮细胞染色质溶解和脊髓前角细胞缺血等;伤后 4h,损伤中心区域出现呈近似纺锤形的坏死。白质破坏开始于灰、白质交界处,在光镜下可见进行性水肿改变;轴突肿胀,内含大量线粒体、滑面内质网等。损伤区髓鞘中充满多形核细胞,伤后数天损伤的髓鞘逐渐被巨噬细胞吞噬清除。如果使用药物改善局部血流,可明显减少坏死面积和功能缺失。1 周后中央坏死区开始出现小的囊腔,2 周后水肿开始消散,组织坏死则达到最严重程度;4 周后水肿与坏死仍可看到,并有慢性期改变出现,囊腔内可见星形胶质细胞和残存脱髓鞘的轴突。脊髓急性损伤期的病变灰质重于白质,挫伤处脊髓中央实质坏死,使残存的白质呈环状。

出血、局部水肿以及由血栓、血管痉挛、机械损伤和血管丧失自身调节引起的微循环障碍等,都将加重神经损伤。而水肿、椎骨错位及以后的纤维化引起的脊髓压迫也将参与继发性神经损伤。

除组织形态学改变外,在脊髓损伤后数分钟内,受损神经元表现出损伤引起的动作电位爆发,伴有显著的电解质转移,主要是 Na^{+}、K^{+} 及 Ca^{2+},使神经细胞膜内、外离子分布发生异常变化。这种状态持续大约 24h,表现为脊髓神经网络的广泛性、无特异性功能障碍和脊髓休克。

由创伤所致的细胞死亡,引起兴奋性氨基酸,如谷氨酸,在细胞外液中的累积造成兴奋性中毒,通过受体导致神经元过度兴奋,大量 Ca^{2+} 进入细胞内,激活酶系(如磷酯酶,蛋白酶等)而继续损伤细胞结构。这种细胞损害及其他改变常常诱发细胞死亡(凋亡)及自由基介导的酯质氧化等继发性损伤。

(二)脊髓继发损伤期病理变化

继发性损伤的概念由 Allen 于 1911 年首先提出,经多年的研究,目前认为继发性损害过程是一个多因素、多途径的损伤过程,涉及微血管改变、炎症反应、水肿、能量耗竭和多样化的生化改变以及细胞凋亡等。这些过程相互交织、相互影响,形成恶性循环,使脊髓组织发生变性、坏死。最终,损伤以最初死亡的细胞为核心,周围区域的细胞发生继发性死亡,从而使损伤区域逐渐增大(如图 3-24)。

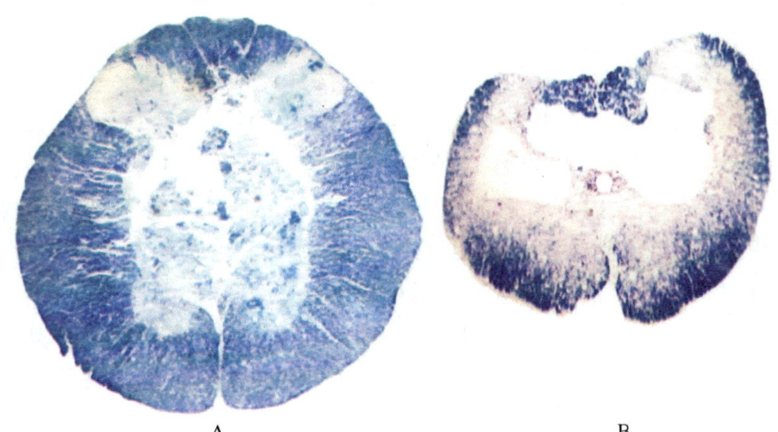

图 3-24 脊髓挫裂伤后不同时期脊髓损伤区域(引自 Hulsebosch CE,Adv Physiol Educ 2002)

A. 损伤后 1h,损伤主要集中在灰质;B. 损伤后 60 天,损伤区域扩大,有囊腔形成

1. 微循环障碍

微循环障碍引起的组织缺血是造成继发性脊髓功能障碍的基础原因之一。

正常情况下，脊髓血流可在 50～130mmHg 范围内自主调节。急性脊髓损伤后，该自身调节功能被破坏，此时局部末梢毛细血管血流被动依赖于动脉压力的变化。创伤引发交感和副交感神经功能紊乱，导致血压下降，引起局部灌注压力明显降低；脊髓损伤造成组织内挫伤、水肿压迫，使微血管断裂或血管内血流淤滞，最终阻塞；此外，损伤后组织局部微环境的改变，如多巴胺、去甲肾上腺素和 5-羟色胺等逐渐蓄积引起血管痉挛，进一步加重微血管的病变，使脊髓微循环障碍，阻碍血液和氧的供应，加重组织损伤。

因缺血缺氧而引起的一系列病理生理变化，形成恶性循环：细胞内有氧代谢障碍，无氧代谢增加，ATP 缺乏；Na^+/K^+-ATP 酶及 Ca^{2+}-ATP 酶失活，Ca^{2+} 内流增加；胞内钙超载激活磷脂酶，致膜磷脂过氧化及花生四烯酸降解，形成血栓素（TXA_2）、白三烯等，进而使氧自由基生成增加；缺氧影响线粒体的电子传递，生成大量自由基，而自由基可引发膜脂质过氧化，从而损伤神经细胞及髓鞘的结构并影响其功能。脂质过氧化产物还可抑制前列环素（PGI_2）生成，使 PGI_2 与 TXA_2 失衡，血小板凝聚增强，导致微血管痉挛与闭塞，进一步加重损害。

2. 兴奋性氨基酸释放

神经递质释放增多是造成继发性脊髓功能障碍的另一个基础原因。

正常神经细胞内含有大量谷氨酸、天门冬氨酸等兴奋性氨基酸，它们在细胞间发挥神经递质作用。损伤后的最初 15min 内，由机械损伤所致的细胞破坏和神经元动作电位爆发使兴奋性分子如谷氨酸在细胞外液中堆积，细胞外兴奋性氨基酸浓度可达正常时的 6～8 倍，最终形成兴奋性中毒。局部高浓度的兴奋性氨基酸通过神经细胞上相应受体，引起突触后膜持续去极化，使 Na^+、K^+ 及 Ca^{2+} 等离子转移，引起细胞肿胀、溶解等损害。这种状态持续大约 24h，形成广泛的脊髓功能障碍。另外脂质过氧化及自由基也出现在兴奋性氨基酸（谷氨酸）受体活化及随后的途径中。

3. 炎症反应

脊髓损伤可引起内源性炎症反应。炎症细胞在损伤区聚集、浸润，产生大量的白细胞介素 1、肿瘤坏死因子、白血病抑制因子等物质，进一步加重组织损伤。此外，脊髓损伤后的炎症能启动脊髓再生抑制分子的产生。

在炎症反应早期，中性粒细胞是主要的炎症细胞，也是首先到达组织损伤处的炎症细胞。脊髓损伤后，损伤区内皮细胞产生肿瘤坏死因子、白细胞介素 1、花生四烯酸代谢产物等炎症因子和趋化因子，并表达黏附分子，吸引中性粒细胞、巨噬细胞和 T 细胞从血液中移行到损伤组织中，并被激活；其中中性粒细胞在 24h 内由循环系统侵入脊髓实质，淋巴细胞数量则在 48h 内达高峰。活化的中性粒细胞在吞噬坏死组织的同时，通过呼吸爆发产生大量活性氧，并释放弹性蛋白酶，进一步增加了局部细胞因子的浓度，加重组织损伤。在缺血期，中性粒细胞还可因胞体肿胀而堵塞血管形成"no-reflow"现象，加重缺血性损伤；在再灌注期浸润到组织中，释放各种蛋白水解酶及生成氧自由基等毒性物质对组织产生进一步的损伤。如果清除中性粒细胞，则能改善脊髓神经功能，减轻脊髓损伤，但不利于损伤组织的清除。

损伤可以激活脊髓中的小胶质细胞，并使小胶质细胞增生，产生 NO、超氧化物（$O_2^{\cdot}$）和 TNF-α 等细胞毒性物质，参与继发性组织破坏。用酵母聚糖（zymosan）显微注射法制造活体炎症模型，可以观察到继发损伤的级联反应，并有进行性的囊腔形成以及胶质细胞瘢痕。活化的小胶质细胞与由血液中单核细胞趋化转变过来的巨噬细胞一起，通过吞噬作用和脂质循环来移除死亡组织与细胞碎片。在清除坏死组织的同时，巨噬细胞通过释放细胞因子、生长因子及细胞外基质分子的方式参与伤口愈合和神经胶质增生。此外，巨噬细胞还能清除损伤处髓鞘碎片中的神经再生抑制分子，如果向损伤脊髓中注射致热菌脂多糖来激活固有巨噬细胞（即小胶质细胞），能减轻囊腔形成和星形胶质细胞瘢痕，促进血管形成和神经再生。但体外实验得出相反的结果，将小胶质细胞与神经元混合培养时，神经元的成活时间比单纯神经元培养要长，而加入脂多糖（lipopolysaccharide）激活小胶质细胞后，发现小胶质细胞妨碍神经元的成活。小胶质细胞在脊髓损伤后到底发挥了哪些作用，看来还需要进一步的研究。

脊髓损伤也会激活星形胶质细胞，使星形胶质细胞增生、肥大。在修复创伤的同时，活化的星形胶质细胞还重建围绕损伤区域的微环境，以保护未损伤神经网络的功能。损伤发生后，星形胶质细胞的突起包裹损伤区域，在损伤区域周围形成一个致密的胶质细胞界限，通过基底膜完全封闭成纤维细胞和 Schwann 细胞等向损伤周围浸润。这种反应对恢复损伤区血液-脊髓屏障和离子正常分布有利，但这层致密的星形胶质细胞瘢痕同时产生大量抑制神经生长的细胞外基质分子，如硫酸软骨素蛋白聚糖，胶质瘢痕的存在对轴突与髓鞘的再生既是物理屏障，又是抑制环境，使轴突和髓鞘再生失败（详细见脊髓再生的影响因素）。

有趣的是，CNS 中的炎症反应在脊髓的伤口愈合过程中能提供神经保护作用，而这种作用取决于这些炎症细胞的活化程度。除了促炎症反应因子，巨噬细胞还能分泌促进神经生长的因子，如 NGF、NT-3、血小板反应素（thrombospondin）和 IL-1。将酵母聚糖（zymosan）（一种能触发强烈炎症反应的物质）引入眼球玻璃体腔中能刺激损伤的视神经再生；如果将它放在预先挤压损伤了后根的背根神经节处，间隙处加上重组的细胞外基质，背根神经节就能成功地再生进入脊髓。强烈的炎症反应能为脊髓再生创造一个合适的外部环境，促进再生；但是爆发式的炎症反应又会导致囊腔形成。在脊髓中，通过调整免疫细胞活性，会得到预期的脊髓再生，还是引起更多的炎症性囊腔目前还不清楚。

4. 细胞凋亡

凋亡是一种由基因程序调控的程序性细胞死亡，这一过程需要消耗能量，形态学特征为细胞核裂解和凋亡小体，细胞皱缩，最终被巨噬细胞吞噬。脊髓机械性损伤后神经细胞存在凋亡这一发现是对脊髓损伤继发性损伤机制的重要贡献。细胞凋亡是脊髓损伤后继发损伤的重要组成，是继发性脊髓损伤时神经细胞死亡的重要方式。

脊髓损伤后发生细胞凋亡的机制相对复杂，损伤后缺血-再灌注、NO 改变、氧自由基增加、凋亡诱导基因、细胞因子等均与细胞凋亡有关。

脊髓创伤产生的缺血和生化反应能激活凋亡途径，动物实验和人体标本中已证实这一过程。少突胶质细胞、小胶质细胞及神经元均可发生凋亡。Kato 等报告脊髓缺血后神经元的凋亡和坏死主要见于灰质的周围部分；Emery 等在 15 例因急性脊髓损伤而死亡病人的标本中发现在脊髓损伤区边缘及邻近的白质区域有凋亡细胞存在，并认为急性脊髓损伤后白质内发生的迟发性瓦勒变性可能是导致细胞凋亡的一个原因；Shackelford 等发现脊髓损伤较长时间后 DNA 的损伤依然不能修复，神经细胞发生程序性死亡。Matsushita 等检测了脊髓损伤后 caspase-3、caspase-8、细胞色素 c 等凋亡指标，表明脊髓损伤后神经细胞确实发生了凋亡。Wang 等则通过形态学方法也观察到脊髓损伤后神经细胞存在凋亡现象，并认为 MAPK 信号通路参与了脊髓损伤过程。

5. 氧自由基攻击

脊髓损伤后继发性损伤过程中，氧自由基攻击细胞膜被认为是另一重要的机制。

脊髓损伤后，脊髓组织发生出血、水肿、缺血缺氧等病理改变，这些变化导致线粒体功能失调，活性氧生成酶系（如黄嘌呤-黄嘌呤氧化酶系统）活性增加，大量产生脂质过氧化物、氧自由基、蛋白过氧化物和 DNA 过氧化物等活性氧，从而处于一种氧化应激状态，如超出机体抗氧化防御体系的清除能力即会造成活性氧大量堆积。

过量的活性氧作用于游离或不饱和脂肪酸会产生脂质过氧化反应（lipid peroxidation, LP），使神经细胞膜功能受到损害。生物膜是神经细胞和髓鞘膜相结构的基础，生物膜结构的完整对维持脊髓代谢及功能正常具有重要作用。脂质过氧化产物及活性氧极易与生物膜中的不饱和脂肪酸发生氧化反应而破坏生物膜，引发神经元变性坏死，并加重出血、水肿。由于中枢神经系统代谢旺盛、脂肪酸含量高，而抗氧化酶的活性又比其他组织低，使中枢神经系统对自由基损害更加敏感。此外，过量的活性氧还可以通过参与基因表达调控、影响信号传导、甚至直接损伤 DNA 等途径介导神经细胞凋亡。血管内皮细胞的脂质过氧化可诱发微血管内血栓形成、血管通透性增加，加重组织缺血缺氧，导致细胞损伤。因此，在这个过程中，使用某些具有抗氧化作用的物质可以适当减轻神经细胞的损害。如抗氧化复合物 H-290/51，通过显著减少 c-fos 表达、降低血-脊髓屏障通透性和减轻水肿而保护神经组织。

6. 一氧化氮

一氧化氮（nitric oxide, NO）是一种极不稳定的生物自由基，分子小，结构简单。生理状态下，NO 作为突触前递质和突触后逆信使在信息传递中发挥作用；作为生物信使分子，NO 也在免疫反应和血压调节中起重要作用。NO 的生成依赖于一氧化氮合成酶（nitric oxide synthase, NOS）。NOS 有三种同工酶，即 nNOS、eNOS 和 iNOS。正常情况下，nNOS 和 eNOS 维持 NO 于相对低水平，当炎症或创伤发生时，iNOS 可产生大量 NO，使局部 NO 聚集，而局部过高浓度的 NO 则会产生毒性作用。脊髓损伤后，组织总 NOS 的含量会明显升高，提示 NO 参与神经细胞的损伤过程。脊髓损伤所产生的过量的 NO 通过介导兴奋性氨基酸的神经毒性作用、激活鸟苷酸环化酶而加重离子失衡、与氧自由基反应生成过氧化硝基阴离子及羟自由基，继而引发广泛的脂质过氧化及蛋白质酪氨酸硝基化反应等。强啡肽 A 抗血清能明显降低紧邻损伤区神经中 NO 的上调，可以减轻脊髓水肿与细胞损伤。

7. 电解质平衡失调

脊髓损伤能直接破坏细胞结构，使细胞膜自溶，影响局部环境中的离子浓度；损伤能使脊髓细胞内 Na^+、Ca^{2+} 浓度增高，K^+ 浓度下降，引起神经元去极化和膜通道激活。

（1）Ca^{2+} 超载：脊髓损伤后神经细胞内钙超载是神经元继发性损伤的一个共同通路。已知的脊髓损伤和急性继发损伤的病理因素如：脊髓血流量下降，花生四烯酸代谢，氧自由基反应和兴奋性氨基酸的毒性作用均可能与钙超载有关。正常细胞有很强的钙平衡控制能力，但这种平衡在组织缺血等情况下被打破，Ca^{2+} 在细胞内异常聚集。胞内 Ca^{2+} 浓度增加可激活多种酶系（如磷酯酶，蛋白酶等），破坏线粒体膜，进而影响 ATP 的生成和线粒体电子转移，导致氧自由基形成。这些氧自由基又进一步损害细胞膜，破坏细胞结构，导致溶酶体释放，同时使血小板聚集、血管痉挛。这种细胞损害及其他改变常常导致诱发细胞死亡（凋亡）及自由基介导的酯质氧化。

（2）Na^{+}-K^{+}失衡：缺血可降低Na^{+}-K^{+}泵活性，导致细胞内Na^{+}浓度升高，K^{+}浓度降低。脊髓细胞内外正常的Na^{+}、K^{+}分布失调，使细胞发生中毒性水肿、细胞内酸中毒和细胞膜Ca^{2+}通透性增加，加速已经缺血缺氧细胞的死亡。但有学者报告，在脊髓继发性功能障碍中，Na^{+}浓度的变化可能不是主要因素，K^{+}浓度的改变可能更有意义。

（3）Mg^{2+}浓度降低：Mg^{2+}在正常细胞代谢和生命活动中有重要作用。当脊髓缺血20min，组织中Mg^{2+}含量即可明显降低。尽管Mg^{2+}下降的具体机制尚不清楚，但脊髓损伤后继发的钙超负荷、兴奋性氨基酸释放、花生四烯酸代谢等均可使Mg^{2+}浓度降低。

（三）脊髓慢性损伤期（陈旧性）病理变化

慢性期，从几天到几年，其病理变化包括：因脊髓液化、坏死或脑脊液压力梯度破坏等原因形成的脊髓空洞，上、下行传导束破坏所致的脊髓受压、变细与结构紊乱，可同时伴有脊髓实质内囊肿、纤维化、瘢痕组织的形成等。严重时脊髓的完整性与连续性消失，出现脊髓横断，缺损空间被神经胶质瘢痕组织代替，蛛网膜粘连。

分析慢性脊髓损伤显示，损伤中心的灰质严重破坏，而外周相邻的部分白质有时损伤较轻或会免于损伤。临床上约20%的患者有囊肿形成，并逐渐扩大，坏死物质吸收后形成空洞，称脊髓空洞症（syringomyelia）。白质中，上行纤维和下行纤维常同时受损，少突胶质细胞死亡引起脱髓鞘改变，导致传导障碍。慢性的、进行性的脱髓鞘病变在脊髓损伤中是一个持续的现象，而反复发作的脱髓鞘病变削弱了髓鞘再生。被切断的和邻近未被切断但受到损伤的轴突“出芽”等再生反应，但不会超过1mm。由于抑制和兴奋输入的改变导致神经回路发生调整，许多种细胞由于形成永久性高兴奋状态，部分脊髓损伤病人可发生慢性疼痛综合征（chronic pain syndromes）。

三、脊髓损伤动物的神经功能评定

动物脊髓损伤及修复后的神经功能的评定方法主要有神经电生理评价、运动功能与感觉功能评价和组织形态学评价，近年来将MIR技术也用于在体观察脊髓损伤及恢复评价。

（一）神经电生理评价

神经电生理检测比较客观可靠，尤其适用于脊髓损伤后运动和感觉反射还不易直接观察时。运动诱发电位（motor evoked potential，MEP）、脊髓诱发电位（spinal cord somatosensory evoked potential，SCSEP）和体感诱发电位（somatosensory evoked potential，SEP）是常用的神经电生理评价指标。

运动诱发电位（motor evoked potential，MEP）是指用电或磁刺激皮层运动区或脊髓产生兴奋，兴奋经下行传导通路，使脊髓前角神经元或周围神经中的运动纤维去极化，以针电极在相应肌肉内记录到的电位。Michhaed观察了刺激强度、刺激时程、刺激频率与肌肉中所记录到波形的潜伏期及振幅之间的关系，发现随着刺激强度增加，潜伏期变短，振幅增大；当刺激强度增加到10mV时，潜伏期和振幅不再变化；而刺激时程和刺激频率不影响潜伏期。

MEP的有或无可用于判断运动通路是否完整，并能反映脊髓的损伤程度。脊髓损伤的部位不同，MEP表现也不同：如前束纤维完整则均可引出MEP，而前束破坏后，

MEP即难以引出；脊髓背侧半切断，MEP基本正常；脊髓左半切断，左侧MEP消失，右侧正常；脊髓右后1/4切断，双侧MEP正常。轻、中度脊髓损伤可见MEP潜伏期和振幅的明显改变，严重的或完全横断性脊髓损伤时MEP消失。此外，MEP的表现与脊髓破坏程度相一致，Gruner等发现，当脊髓组织学破坏达70%时，尽管剩余的30%脊髓可使运动功能接近正常，但MEP信号可减少90%或更多，并且无法恢复。在脊髓部分损伤时，MEP潜伏期越长，传导速度越慢，波幅越低，表明脊髓病变越严重。其原因是白质纤维脱髓鞘病变后，传导速度下降，使MEP潜伏期延长，波幅降低，同时脊髓前角运动神经元兴奋性降低，诱发MEP所需的刺激强度阈值增高。因此MEP潜伏期和波幅可用于判断脊髓运动功能的缺失程度。但Simpson认为，MEP对中、重度脊髓损伤反应敏感，而对轻度脊髓损伤的敏感性不高。长潜伏期成分振幅的降低与中、重度脊髓损伤一致性较高。

MEP对判断脊髓损伤的预后有价值，损伤后如早期出现MEP则提示预后良好。Levy等通过脊髓损伤平面上、下的信号比例来评估预后：损伤平面下的信号与损伤平面上的信号比值＞20%时有恢复运动的可能，如＜10%则不能恢复行走。这一结果与Blight等的发现可以相互印证，他们发现如果损伤平面以下残存轴突的数量大于损伤平面以上轴突数量的8%～10%，动物恢复行走的可能性较大，如果＜10%则通常不能恢复行走。

连续刺激周围感觉神经引起冲动，在中枢神经系统任何部位诱发的综合电位活动称体感诱发电位(somatosensory evoked potential, SEP)。根据记录部位的不同，有感觉神经动作电位(sensory nerve action potential, SNAP)、脊髓体感诱发电位(spinal cord somatosensory evoked potential, SSEP)和皮层体感诱发电位(cortical somatosensory evoked potential, CSEP)，CSEP有时又称为皮层诱发电位(cortical evoked potential, CEP)。SEP能对神经系统自周围神经至感觉皮层的深感觉上行传导通路的功能进行客观量化的测定，CSEP或SSEP的出现取决于脊髓后束和后外侧束的完整性。SEP的变化反映了脊髓感觉传导通路的功能状态，对急性脊髓损伤敏感，广泛用于脊髓损伤后和脊髓术中监测。感觉传导通路受损时，CSEP显示P1潜伏期延长，P1-N1波幅明显降低。由于脊髓前后束紧邻，又一起被软脊膜包裹，故CSEP能间接反映前束情况，可较正确地对脊髓作出功能性诊断和定量分析，并可根据潜伏期延长的程度及波幅降低的多少来判断脊髓损伤的严重程度。

SEP检测不能反映脊髓的运动功能，而MEP可检测皮质运动神经元联系的功能完整性。Metz等发现在预测脊髓损伤程度和修复效果方面，MEP比SEP更敏感；Arunkumar利用恒河猴脊髓损伤模型(Allen法)比较了MEP和SSEP的敏感性，在50gcf、100gcf、200gcf致伤时，MEP预测脊髓损伤程度的敏感度为100%，SSEP为66.7%，而在重度脊髓损伤(300gcf)模型中，SSEP和MEP有相似的敏感度。MEP信号通过脊髓前外侧束传递，在评价实验性脊髓损伤时比SEP敏感，且与运动功能状况比较一致。有MEP说明尚有运动通路存在，MEP的恢复早于运动功能的恢复。可用于判断脊髓损伤程度及预后。由于MEP可准确地反映运动功能，因此综合运用MEP和SEP可客观全面地反映脊髓的功能。

(二) 运动功能观察评价

由于神经电生理检测时动物应答有一定的局限性，所以实际工作中研究人员也常采用行为学评分法评价脊髓损伤及恢复的程度。常用的行为学评分都源于Tarlov法和Gale等的分级评分法，但近年来有了很多改进，使评分更为细致和完善。目前，比较全面且应用广泛的评分方法主要有 Gale 联合评分(the combine behavioral score, CBS)和 BBB 评分(basso，beattie, and bresnahan open-field locomotor rating scale, BBB)两种。

1. Tarlov 评分

经典的 Tarlov 评分(Tarlov's open-field test)由 Tarlov 于 1954 年首先提出。将脊髓损伤后后肢运动功能分为 0～4 级：0 级，完全瘫痪，后肢关节无自主性运动；1 级，后肢关节严重瘫痪，只能轻微运动；2 级，后肢不能站立，但能够做爬行动作；3 级，能站立但行走时不稳，有跛行；4 级，完全恢复正常。本方法简单，重复性好，不需要特殊设备，评估脊髓损伤也比较准确；但在动物后肢能支撑体重时本方法显得过于敏感，而在动物后肢尚不能负重时对评定后肢运动又显得不够可靠，因此主要用于初步筛选。

在 Tarlov 评分基础上，发展了多种改良的 Tarlov 评分法(Tarlov's modified open-field test)。

(1) 改良 Tarlov 评分标准一：包括 0～5 级共六级：0 级，无肢体运动；1 级，没有自主性运动，仅限于髋、膝关节的非反射性运动；2 级，肢体、髋、膝、踝关节运动；3 级，主动支持体重和不协调步态，偶尔出现协调步态；4 级，前肢和后肢协调步态，行走时有趾间关节运动；5 级，正常步态。这种评分已被许多研究广泛采用。

(2) 改良 Tarlov 评分标准二：0 分：完全瘫痪，针刺时下肢无反应；1 分：完全瘫痪，针刺时下肢有反应，但肢体不能活动；2 分：肢体可活动，但不能抓捏和站立，或站立不稳(<5s)；3 分：可抓捏物品但不稳定，或站立，但无法行走；4 分：抓捏物品或可缓慢行走数步，但不稳定；5 分：能缓慢行走，但不灵活，存在一定缺陷；6 分：正常抓捏或行走。

(3) 改良 Tarlov 评分标准三：用于评价兔脊髓缺血损伤后的后肢运动功能，由 Drummond 等于 1989 年提出(5 点分级评分)：4 分，能正常运动；3 分，能负重挪步和跳，但不正常；2 分，能负重，但不能挪步或跳；1 分，仅有非负重下后肢微弱的移动，无运动功能；0 分，后肢截瘫，无功能。

另外还有一些与 Tarlov 评分类似的方法，如 Marsala 评分，于 1991 年由 Marsala 等提出：0 分：正常；1 分：正常行走但腿部力量弱(如将其腿抓住则不能抽出)；2 分：在平地上呈现正常姿态并能走动，但有运动失调，有或无痉挛；3 分：能用关节或用足走但无正确步态；4 分：后肢拖拉但膝关节有活动；5 分：后肢拖拉，无显著活动并有痉挛；6 分：后肢拖拉，无显著活动并有弛缓。

在实践中，发现 Tarlov 法及其改良法都不够敏感。Tator 认为 Tarlov 评分法对灵长类是准确的，但对种属较低等的动物(如啮齿类动物)，当损伤程度较轻时，有些指标就难以观察，不足以揭示神经功能的精细恢复过程。

2. BBB 评分

1995 年，Basso 等通过对 Tarlov 法进行改良，形成 21 级较为精细的 BBB(basso，beattie and bresnahan locomotor rating scale, BBB)法。该评分体系是对不同时间点的神经功能恢复过程细节进行仔细观察和评价，而不像 Tarlov 评分法那样仅是对各个动作的总和，BBB 评分中每一分都需要完成一个唯一的动作，包含很多运动行为特征，尤其是脊髓损伤后后肢所能完成的细微动作，几乎包含了脊髓损伤后大鼠后肢恢复过程中所有行为变化，选用的标准较客观，与脊髓损伤和恢复的程度高度相符，无需特殊设备。具体评分标准如表 3-3。

表 3-3 BBB 法评估 SCI 后动物的运动能力(引自杨迎暴等,中华创伤杂志 2002)

分级	评估标准
0	无下肢运动
1	1 或 2 个关节的轻微运动,通常是髋关节及膝关节
2	1 个关节的广泛活动或 1 个关节的广泛活动加上其他关节的轻微活动
3	2 个关节的广泛活动
4	下肢全部 3 个关节的轻微活动
5	3 个关节中 2 个关节的轻微活动,另 1 个关节的广泛活动
6	3 个关节中 2 个关节的广泛活动,另 1 个关节的轻微活动
7	所有下肢 3 个关节均广泛活动
8	无负重情况下的活动或无负重情况下脚掌可着地
9	负重情况下脚掌稳定着地或偶然、频繁、持续性在负重情况下脚背站立,而无脚掌站立
10	偶然负重脚掌站立,无前后肢协调运动
11	频繁到持续性负重脚掌站立,无前后肢协调运动
12	频繁到持续性负重脚掌站立,偶尔前后肢协调运动
13	频繁到持续性负重脚掌站立,且经常性前后肢协调运动
14	持续负重脚掌站立,持续前后肢协调运动,旋转时主要是脚掌着地,或频繁脚掌站立,持续前后肢协调运动,偶然脚背站立
15	步行中持续性脚掌站立且持续性前后肢协调运动,脚尖在向前运动时无或偶然有抓地能力,脚尖在向前运动时主要与身体方向平行
16	步行中持续性脚掌站立且持续性前后肢协调运动,脚尖在向前运动时经常出现抓地,并能与身体前进方向保持平行,抬脚时旋转
17	步行中持续性脚掌站立且持续性前后肢协调运动,脚尖在向前运动时经常出现抓地,并能在向前运动及抬脚时与身体前进方向保持平行
18	步行中持续性脚掌站立且持续性前后肢协调运动,脚尖在向前运动时持续出现抓地,脚尖在向前运动时主要与身体前进方向保持平行,抬脚时旋转
19	步行中持续性脚掌站立且持续性前后肢协调运动,脚尖在向前运动时持续出现抓地,脚尖在向前运动及抬脚时主要与身体前进方向保持平行,尾巴持续下垂
20	步行中持续性脚掌站立且持续性前后肢协调运动,脚尖在向前运动时持续出现抓地,脚尖在向前运动及抬脚时主要与身体前进方向保持平行,尾巴翘起,躯干不稳定
21	步行中持续性脚掌站立且持续性前后肢协调运动,脚尖在向前运动时持续出现抓地,脚尖在向前运动时及抬脚时主要与身体前进方向保持平行,躯干稳定,尾巴翘起

BBB 评分从 0～21 分,0 分为全瘫,21 分为正常。其中第 0～7 分主要集中观察臀、膝和踝关节的运动,第 8～13 分观察爪的位置与协调性,第 14～21 分着重观察躯干稳定性、尾巴的位置及爪的位置。

Metz 认为 BBB 评分有重要缺陷,评分所依据的前后标准之间不存在线性关系;前半部分主要测评几个不连续的外观,而不能真正反映动物运动能力的主要改善;后半部分则主要关注大体的运动。然而,目前大多数运动功能评定中均存在类似问题,也没有有效的解决方法,BBB 评分依然是目前公认较为准确、可靠并且重复性高的运动功能评价手段,得到广泛使用。但在实际使用过程中,由于标准复杂,需要对观察人员预先进行一定的训练;容易出现主观评分,导致结果失真。因此实验时宜通过双盲、双人独立测试,再取均值为准。

3. 开阔地活动试验

开阔地活动试验(open-field activity test)是一个简单的试验,由 Bignami 于 1996 年描述,主要测试动物的探究行为。将一个 100cm×80cm 大小的平面分成 9 个区域,记录每个动物 5min 内穿过不同区域的次数,计算手术前、后动物探究行为的次数之比(手术前的基数为 100%)。0%～50%记为 1 点,51%～90%为 2 点,91%～110%为 3 点,111%～200%为 4 点,大于 200%为 5 点。

开阔地试验可以检测动物运动行为的总量,对微弱运动功能的检测尤其敏感,因为即使是严重损伤的动物也能显示明显的探究行为。然而本能的探究行为也容易受焦虑等激发性因素的干扰,而影响测试效率。

4. 斜板试验

Rivlin 和 Tator 利用斜板试验检测大鼠脊髓损伤后功能恢复程度,目前常用的是经过改良的斜板试验。将一块 28cm×30cm 的木版,铺上 1mm 厚、表面粗糙的橡皮垫,三面有 20cm×30cm、高为 10cm 的围栏。分别将大鼠头向上、下、左、右放置在斜板上,或者将身体长轴与斜板纵轴呈垂直位放置在斜板上(双向斜板试验,bidirectional inclined plane testing),将斜板的一端逐渐抬高,以大鼠能够停留 5 秒时斜板与水平面的最大角度即为该动物的功能值,每只大鼠测 3 次,取平均值。正常大鼠的分值约为 80°。

斜板试验基本上可评价不同程度脊髓损伤对神经功能的影响,主要检测脊髓损伤后红核脊髓束及其他椎体外系功能的完整性。损伤越严重,采用该法所得出的评分结果的差异越显著。但该方法仅为单一运动功能评分,且只对整体功能进行评价,无法体现爪的位置、尾巴下垂或上翘等细微运动的恢复情况,而这些功能评价对反映大鼠整体功能恢复具有重要意义。另外评分过程中受人为因素的影响较大。

5. 联合行为评分法

Gale 等于 1985 年建立了一套包括运动、感觉和反射功能等在内的综合评价标准。起初该评分法仅包含鼠尾巴摆动和热板试验,后经不断充实改进,目前该评分法中包括开放空间中运动能力分级、脚趾伸展能力分级、触地反应能力分级、回缩反应能力、矫正反射、斜板试验及游泳试验等 7 个方面。①开放空间中运动能力:在桌面上铺上一层纸,将鼠放置在上面,观察 1min 内动物自发活动的情况;②脚趾伸展能力:提起老鼠,观察鼠腿非负重情况下脚趾伸展的情况;③触地反应能力:将鼠抓于手中,将鼠脚的脚背或侧面擦碰桌边,观察其鼠脚主动触及桌面的速度与精度;④回缩反应:是用两手指拉后肢,或用针刺后肢足底,或用食指、拇指挤压后足,观察后肢回撤的速度与力度;⑤矫正反射:将鼠仰卧,观察动物翻正的能力;⑥斜板试验:将鼠头朝向上、下、左、右放在斜板上,记录能在斜板上保持 5s 时斜板的最大角度;⑦游泳试验:观察在水中 45s 内动物后肢的活动情况。

在应用联合行为评分法(combined behavioral score, CBS)时,有两种完全相反的计分法,一种认为正常为 0 分,后肢全瘫为 100 分(表 3-4);另一种认为正常为 100 分,后肢全瘫为 0 分(表 3-5)。

本法将多种观察指标和方法综合起来进行脊髓功能综合评分,弥补了单一运动功能评价的不足,能较准确地、相对客观地综合评定动物运动、感觉等多方面功能。但该方法的标准值范围跨度大,记分呈跳跃性分布,不够精细,而且所需设备复杂,人为因素的影响也较多。

表 3-4 改良 CBS 法评估 SCI 后大鼠功能恢复水平(之一)(引自杨迎暴等,中华创伤杂志 2002)

试验方法	分级	评估标准	行为得分
开放空间中运动能力	0	无任何自发性后肢运动,完全不能支撑身体	42
	1	髋和(或)膝运动,但无踝部运动	36
	1⁻	细微运动	39
	1⁺	强烈运动	33
	2	后肢 3 个关节全部运动,但不能支撑身体	27
	2⁻	踝关节运动较少	30
	2⁺	有支撑身体的尝试	24
	3	主动支撑身体,但步调不协调	18
	3⁻	仅有支撑姿势	21
	3⁺	间歇性有协调步态	15
	4	前后肢协调步态	9
	4⁻	不能控制踝部或脚部运动,仅以脚关节或中间部分着地行走	12
	4⁺	后肢支撑良好,腹部不着地,1 个趾头拖地	6
	5	正常行走	0
	5⁻	1 或 2 个趾头拖地,完全伸展时有些不稳步态	3
脚趾伸展	0	无趾头伸展	5
	1	轻中度伸展	2.5
	2	正常全部伸展	0
触地反应	0	无法触地	5
	1	轻微回缩	2.5
	2	正常触地	0
回缩反射	0	不回缩	5
	1	轻微回缩	2.5
	2	正常回缩	0
	3	高敏性回缩	2.5
矫正反射	0	不能矫正自身姿态	5
	1	轻微在翻转方向上矫正姿态	2.5
	2	迟缓性在翻转方向上矫正姿态	0
	3	正常矫正姿态	2.5
斜板试验		≤30°	20
		35°	15
		40°	10
		45°	5
		≥50°	0
游泳试验	0	沉底,不能游泳	8
	1	轻微划动,但不能协调	6
	2	轻微划动,能协调	4
	3	几乎正常游泳,但后肢划动不频繁	2
	4	正常游泳	0

表 3-5 改良 CBS 法评估 SCI 后大鼠功能恢复水平(之二)(引自杨迎暴等,中华创伤杂志 2002)

试验方法	分级	评估标准	行为得分
开放空间中运动能力	0	后肢无运动,不能支撑身体	0
	1	后肢几乎无运动,不能支撑身体	5
	2	后肢经常或有力运动,但不支撑身体	15
	3	后肢支撑身体,可移动 1～2 步	25
	4	行走,但稍有不稳	40
	5	正常行走	47.5
脚趾伸展	0	无趾头伸展	0
	1	轻中度伸展	2.5
	2	正常全部伸展	5
触地反应	0	不放脚着地	0
	1	轻微放脚至地	2.5
	2	正常触地	5
回缩反射	0	不回缩	0
	1	轻微回缩	1.5
	2	正常回缩	5
	3	高敏性回缩	3
矫正反射	0	不能矫正自身姿态	0
	1	轻微或迟缓性在翻转方向上矫正姿态	2.5
	2	正常矫正姿态	5
斜板试验		≤30°	5
		35°	8
		40°	11
		45°	14.5
		≥50°	7.5
游泳试验	0	沉底,不能游泳	0
	1	轻微或后肢有力划动的游泳	2.5
	3	正常游泳	5

6. 网格试验(grid walking test, foot fault test)

让大鼠走过长 1～1.2m,不规则地分布有直径 0.5～5cm 网孔的网格,其他网格状的物品也可以代替特制的网格用于实验。经过一段时间的训练后,正常大鼠的后爪总能踩到网格之间的铁丝上,而脊髓损伤的大鼠的后爪却常踏空在网格内,根据大鼠爬行的速度和后爪踏空次数即可对大鼠的运动功能进行评分:0～1 次踏空记 3 分;2～5 次踏空记 2 分,6～9 次踏空记 1 分,10～20 次踏空记 0 分,每个动物至少走 3 次,取平均值。本法简单可行,特别在检测前、后肢的感觉-运动协调性方面是非常敏感的方法,主要用于低位脊髓损伤或者中等程度的脊髓损伤后,后肢已能完全负重并且运动有一定的协调性时动物运动功能的检测,对于损伤过重的动物,常常因为此时动物仅将身体拖过网格而不是走过网格,因此不宜使用。

7. 水平梯试验

水平梯试验(horizontal ladder walking test)又称脚步滑脱试验(foot slip test),即让动物走过一个水平放置的梯子。为防止动物找到规律,梯子横档之间的间距需分布不均,要走过这个水平梯子,动物需将脚非常精确地放到梯子的横档上。动物行走的过程由摄像机记录,以后通过慢速回放的方式进行分析。在梯子上,动物的步态有错过、滑脱、触及及正常步伐四种(图 3-25)。统计错过和滑脱的步伐总数及走过整个梯子的总步数,计算两者的比率。此外,也可以用 Metz 和 Whishaw 创立的失足评分系统(表 3-6)来进一步量化。

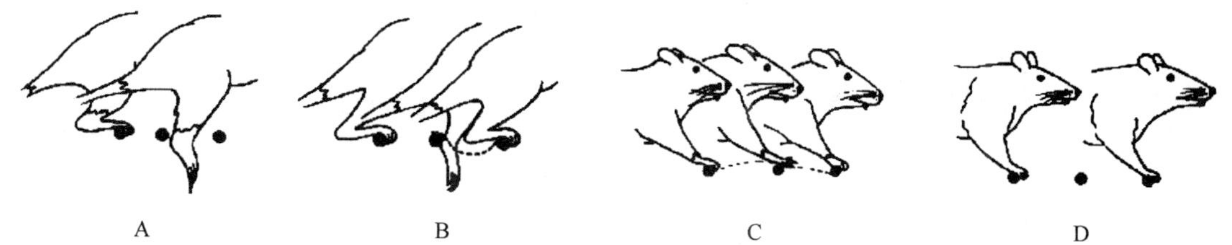

图 3-25　动物走过水平梯时的四种步态(引自 Sedy et al.,Neurosci Biobehav Rev 2008)

A. 错过;B. 滑脱;C. 触及;D. 正常步伐

表 3-6　失足评分系统(Foot Fault Scoring System)

分级	足误放的种类	特　点
0	错过(total miss)	脚错过横档,身体严重下滑
1	深滑脱(deep slip)	当脚从横档上滑脱后身体严重下滑
2	轻滑脱(slight slip)	当脚从横档上滑脱后身体轻微下滑
3	置换(replacement)	脚从一个横档回到原来的横档
4	修正(correction)	脚准备放到一个横档上,可实际放到另一个横档上,或在同一个横档上的脚的位置作了调整
5	部分放置(partial placement)	以指(趾)或腕(跟部)放置在横档上
6	正确放置(correct placement)	脚的正中部位放在横档上

8. 其他评分法

(1) Jacobs 分级:由 Jacobs 等提出:0 级为全瘫;1 级为严重瘫痪,仅有肌肉搐动;2 级为能进行功能性运动,但不能齐足跳动;3 级为能齐足跳动,但有共济失调和轻瘫;4 级为能齐足跳动并有轻度共济失调和轻瘫;5 级为正常。本法也有相对的局限性和主观性。

(2) Ashworth 肌张力评分:根据肢体被动活动及关节屈伸的自由程度分为 5 级。0 级:无肌张力增高,大鼠活动自如;1 级:轻度肌张力增高,在屈伸过程中出现一过性停顿;2 级:明显肌张力增高,但肢体尚易屈伸,有轻度共济失调;3 级:明显肌张力增高,被动活动困难,有中度共济失调;4 级:肢体屈伸受限,有重度共济失调。

(3) 15 点评分法:1987 年由 LeMay 等提出(表 3-7)。该法对脊髓损伤后后肢的运动和痛觉进行评价。

表 3-7　15 点评分法评估 SCI 后动物神经运动功能

变　　量	评分
后肢运动功能	
无损伤	4
轻度损伤行走(足趾挨腹,但减弱或痉挛)	3
用关节行走	2
后肢可活动,但不能行走	1
后肢拖走	0
平稳绳	
抓住绳子并能用后肢拉	3
抬起后肢,抓住绳子但不能拉	2
抬起后肢但不能抓住绳子	1
不能抬起后肢	0
铁丝网	
后肢抓住 180°的铁丝网＞5s	3
后肢抓住 180°的铁丝网＜5s	2
后肢抓住超过垂直但未达到 180°的铁丝网	1
后肢从超过垂直的铁丝网跌下	0
45°杆	
后肢抓住杆＞10s	3
后肢抓住杆＞5s	2
后肢抓住杆＜5s	1
后肢不能抓住杆而跌下	0
疼痛反应	
针刺足趾回缩	2
尖叫而不回缩	1
无反应	0
总分	15

(三) 感觉功能评分

由 Reuter 等提出,从牵张反射、疼痛回缩反射、背部感觉、肌张力和肌力等 5 个方面评价脊髓损伤后的感觉变化(表 3-8)。

(四) 组织结构的形态学评价

研究脊髓损伤时,传统的神经解剖学研究方法,如组织化学技术、镀银法或其他染色法观察溃变神经元胞体和末梢等被大量采用。20 世纪 70 年代后发展了用辣根过氧化物酶(horseradish peroxidase, HRP)和放射自显影术追踪神经束路径的方法。Grant 通过向神经节注射 HRP 观察感觉神经从脊髓至脑的走行方向。轴突示踪剂是一类可以被神经元或轴突摄取,并能按顺行或逆行运输方式传送的物质。顺行示踪剂可以从神经元胞体传送到轴突末端,被用于观察受损的轴突及其再生情况,如生物素葡聚糖胺(BDA)、麦芽糖凝集素结合的辣根过氧化物酶(HRP-WGA)等;逆行示踪剂与顺行示踪剂相反,能从轴突末端逆行传送至胞体。这些物质具有不同的吸收与显示特性,可以同时运用,并根据各自不同的显示特性在组织切片上同时进行定位、定性显示,如荧光金(FG)、快蓝(FB)等。实验中,可在损伤区域运用示踪剂来评价它与邻近神经元胞体是否存在联系,以判断损伤以及再生的程度。

BDA具有较稳定的生物学特性，转运距离远，并可以采用多种免疫组化技术显示，经处理的BDA标记的组织标本可以保存6个月以上，而不影响最终显影结果，能满足光镜及电镜下观察的要求等优点。

免疫组化方法研究脊髓损伤及修复的组织学改变，常用的目的抗原有降钙素基因相关蛋白、5-羟色胺、酪氨酸羟化酶、MBP、Nogo-A、Omgp、MAG、GFAP和NF等。但单独使用免疫组化染色不易在连续切片上追踪实验结果，因而目前多采用免疫组化与HRP、荧光素和放射自显影等逆行或顺行标记相结合的方法，以及与乙酰胆碱能和单胺能荧光物相结合的多种染色方法。电子显微镜可观察超微结构的改变，但观察范围较局限，要与光镜观察相结合，以全面了解脊髓损伤部位组织结构。

根据脊髓损伤后脊髓实质的组织病理学变化，有些学者提出了一些脊髓实质病理变化的分级标准，如：

(1) 7点评分法：0分，未发现病变；1分，灰质中含1～5个嗜伊红的神经元；2分，灰质中含5～10个嗜伊红神经元；3分，灰质中嗜伊红神经元数多于10个；4分，有小的梗死灶，但梗死灶面积小于灰质面积的1/3；5分，有中等大小梗死灶，梗死面积为灰质面积的1/3～2/3；6分，梗死灶面积大于灰质的1/2。最后取其脊髓所有切片评分的平均值。

表3-8 脊髓损伤后感觉功能Reuter评分法

变量	评分
牵张反射	
正常	0
反射稍增强或减弱	1
反射亢进或消失	2
疼痛回缩反射	
活跃	0
迟钝	1
消失	2
背部感觉	
完全	0
部分	1
消失	2
肌张力	
正常	0
低张力或高张力	1
迟缓或痉挛	2
运动能力	
能行走	0
仅能站立	1
能随意移动后肢	2
不能随意移动后肢	3

(2) 3级分级：A级，无损伤；B级，中度损伤，有斑点状、多灶及星状神经元缺失；C级：严重损伤，大片完全性融合扩展的脊髓组织损伤。

(五) MRI技术

MRI是诊断脊髓损伤的最佳影像学方法，但常规MRI技术可能会低估脊髓的损伤程度。DWI(diffusion-weighted MRI)能反映水分子在体内扩散方向和强度上的受阻情况，从而反映脊髓白质传导功能的完整性，因此是目前评估脊髓损伤后脊髓功能较为满意的手段，在脊髓方面的应用也在逐渐增多。由于脊髓形态细长，易受脑脊液和心脏搏动、呼吸的影响，因此脊髓DWI技术要求较高，以往主要在高场磁共振系统(310～914T)进行实验研究。随着EPI技术的成熟和多次激发EPI序列的逐步完善，有关脊髓DWI临床应用的报道也在增多。DWI对细胞毒性水肿有高度灵敏性，在脊髓缺血时有特异性高信号，还能发现6h内的超早期病灶，因此可早期诊断并定性脊髓缺血。但是，目前有关脊髓缺血损伤DWI研究多为零星报道，缺乏脊髓缺血损伤DWI信号-时间演变的系统研究。因此，建立脊髓缺血模型并进行DWI信号变化规律的研究，将对临床诊断脊髓缺血具有重大的指导意义。

由于适用动物实验的MRI价格昂贵，而且目前国内7.0T MRI的拥有量很小，这给广泛应用带来了不便。为此有些研究者尝试利用现有的临床MRI系统进行动物，尤其是小型动物的脊髓损伤与修复研究。而与临床 MRI 系统相比，小动物 MRI 的扫描孔径小、主磁场强度高、场强梯度大、接受线圈敏感、脉冲序列更为有效，从而提高了空间分辨率及信噪比。针对这一特点，研究者自制线圈，使大鼠的胸段脊髓位于专用线圈的中心，在临床 MRI 系统中，保证大鼠呼吸通畅的前提下，既尽可能地减小线圈与检查组织间的距离，进一步提高信噪比，减少运动伪影；又大大提高了图像的分辨率和对照比，有助于在无创伤的情况下对大鼠胸髓的形态特征进行研究及长期观察损伤脊髓后神经组织修复的情况。

另外，为了进一步无创伤追踪干细胞移植修复脊髓损伤时移植细胞的命运，可对植入细胞进行造影剂标记，在 MRI 成像下，直接观察移植细胞的存留或迁移情况。用于细胞的追踪剂种类很多，有体外标记细胞的顺磁造影剂（如钆的螯合物）、实验和临床许可的顺磁性的三氧化二铁纳米颗粒，或全氟碳纳米颗粒等。由于生物相容性和强有效自旋-自旋弛缓时间，往往将超顺磁性三氧化二铁作为磁标记的首选，当然三氧化二铁纳米颗粒也有它自身固有的不足，如磁敏感性伪影等。所以，目前又有选用其他顺磁性的颗粒在 MRI 显示干细胞，如二乙烯三胺五乙酸钆（gadolinium-diethylene triamine penta-acetic acid，Gd-DTPA）、罗丹明葡多糖钆（gadolinium rhodamine dextran，GRID）、gadofluorine M 和 gadolinium-fullerenol 等的报道，其中二乙烯三胺五乙酸钆效果较为理想。不过这类实验中也可能存在着显示剂被宿主细胞所吞噬而显示或已死亡的移植细胞仍被标记的现象；同时 MRI 能显示的体内跟踪期限短，仅有移植后 14 天左右。

由于致脊髓损伤的因素多种多样，脊髓受损的程度轻重不一，脊髓损伤后的病理变化异常复杂，所需要采取的治疗手段也各不相同。因此，应根据实验的实际需要，选择多种简便易行而又敏感、高效的检测方法和检测指标，综合评估动物脊髓损伤和损伤后恢复的程度。

需要指出的是，国内外均有实验证明大鼠脊髓全横断后即使不经过任何干预性治疗，其后肢亦会发生明显的自发性的功能恢复。这种在脊髓损伤以下节段出现的后肢运动被认为是脊髓运动控制的可塑性。目前研究证实这是因为在这些动物的脊髓存在着中枢性运动发生器（central pattern generator，CPG），能够在没有感觉冲动传入的情况下产生节奏性的后肢运动。陈向荣等发现这种自发性后肢运动恢复的神经中枢位于 T_{11}～L_4 节段的脊髓内。这一现象的发现提示，在目前广泛使用的 BBB 评分等运动功能评价结果需慎重对待，尤其是 BBB 评分 8 分以下的结果。因为 BBB 评分 8 分以下的动物，其后肢运动功能可能完全是自发性的恢复，或者至少是部分包含有自发的后肢运动功能恢复。特别是在大鼠脊髓不完全损伤的研究中，术后早期 1 周内的后肢运动功能评估要尤其慎重。

（姚　健　王晓冬）

第 3 节　脊髓再生

一、脊髓再生的影响因素

传统上，中枢神经系统神经元被认为是缺乏再生能力的。但在多种中枢神经系统损伤实验模型上都观察到了损伤轴突出芽或成活轴突的短距离侧枝出芽，尤其是无髓神经纤维，说明中枢神经系统损伤后至少有适度的再生过程发生；而带有相关周围神经系统环境的周围神经移植甚至能发生长距离的再生。尽管与人们期待的相比相距甚远，然而这种移植实验从另一个方面说明成年中枢神经系统神经元具有内在的长距离再生的能力。此外，中枢神经元具有潜在再生能力也被其他一些实验所证实，如能表达与轴突延伸相关的GAP-43、一些即早基因和原癌基因如Bcl-2等。但与周围神经系统轴突损伤后拥有良好的再生能力相比，成年哺乳动物脊髓再生能力还是非常有限。生长锥(growth cones)在长出不久即表现为营养不良并塌陷，显示缺乏长距离再生的能力。

脊髓损伤时神经再生失败的原因可以归结为：神经元内在的再生能力不足，髓鞘再生困难，缺乏生长促进因子，在损伤区缺乏组织桥，以及在脊髓中存在轴突生长抑制因素等阻碍了轴突的再生。

1. 神经元内在的再生能力不足

由损伤引起的神经元死亡及原发和继发的神经元凋亡，使神经元的数量减少，影响脊髓自我修复。尽管成体脊髓内有神经干细胞存在，然而内源性神经干细胞缺乏在脊髓损伤时替代损伤细胞的能力。因为与胚胎时期相比，成年体内神经干细胞的分裂频率非常低，要扩充到能满足再生需要的数量比较困难，而脊髓损伤后阻碍轴突再生的因素，如胶质瘢痕的形成、神经营养因子缺乏、抑制性硫酸化蛋白多糖以及抑制性髓鞘相关分子等都能同时抑制内源性神经干细胞、神经祖细胞和成熟神经元的分裂和增殖。此外，cAMP水平的下降也能抑制神经细胞的再生和分化进程。

2. 髓鞘再生困难

细胞分裂是髓鞘再生的前提，内源性少突胶质细胞的前体细胞能对多种类型的损伤作出反应，并增生、分化，尽管在转录水平上与发育时相比有些不同，髓鞘再生仍依赖于发育调节基因的重新表达，再生的髓鞘以薄而短为特征。脊髓损伤后，少突胶质细胞虽然能增生、分化，却不能形成髓鞘。这是因为成熟的少突胶质细胞不能使轴突再髓鞘化，也没有证据表明已分化的少突胶质细胞能回到其前体状态。此外，老年动物髓鞘再生的效率要比幼年动物低，反复发作脱髓鞘病变时髓鞘再生的效率也会降低，可能是因为髓鞘形成前体物质的耗竭导致了髓鞘再生失败。而在脊髓损伤中，慢性的、进行性的脱髓鞘病变一直存在，也是个有待解决的难题。最后星形胶质细胞瘤形成物理屏障，并阻断少突胶质细胞前体细胞的髓鞘再生，会参与影响髓鞘再生失败。髓鞘再生的失败可能是环境因素与内源性少突胶质细胞固有特征共同作用的结果。

3. 缺乏神经生长促进因子

神经营养因子是一类具有促进和维持神经细胞生长、存活和分化作用的特异性蛋白质，是有力的神经生长促进因子。目前已报道对脊髓运动神经元存活有关的神经营养因子有：①神经营养因子，包括BDNF，NT-3，neurotrophin 4/5；②TGF-β超家族，包括GDNF，neurtrin，persephin和trtemin；③神经毒性细胞因子，包括CNTF，LIF及心肌营养因子-1(cardiotrophin-1)；④肝细胞生长因子；⑤胰岛素样生长因子等。大量实验证明，这些神经营养因子不仅对正常的神经系统有营养作用，而且在中枢神经系统损伤的修复中起重要作用，单纯应用神经营养因子有诱导轴突再生的能力。但脊髓运动神经元存活最强的保护因子是BDNF，而不是NGF，NGF不参与脊髓运动神经元存活的维持。使用BDNF，能促进急性脊髓损伤动物神经功能的恢复。但脊髓损伤后，星形胶质细胞不能像施万细胞那样产生多种神经营养因子，反而产生多种抑制物质，形成不利于生长锥延伸的“非允许环境”(nonpermissive environment)，使最初的再生反应夭折。

4. 损伤区缺乏组织桥

脊髓损伤的急性期致伤因素及继发性损伤，使脊髓组织持续破坏，常常形成脊髓空洞；胶质瘢痕也只能在一定程度上分隔损伤区域与周围未损伤组织，但同时胶质瘢痕构成阻碍轴突生长的机械屏障，使非常微弱的再生轴突缺乏组织的支持引导和细胞因子的支撑而归于再生失败。

5. 轴突再生抑制因素

目前已知在脊髓中有许多抑制分子能阻碍轴突再生长。髓鞘、胶质瘢痕中的细胞外基质和化学排斥物分子是这些抑制分子的主要来源。其中来源于髓鞘的主要有 NogoA、髓鞘相关糖蛋白（myelin-associated glycoprotein，MAG）和少突胶质细胞髓鞘糖蛋白（oligodendrocyte myelin glycoprotein，OMgp）；来源于脊髓损伤处胶质瘢痕的有硫酸软骨素蛋白多糖（chondroitin sulphate proteoglycans，CSPGs），少突胶质前体细胞产生的 versican，phosphacan，星状胶质细胞产生的 NG2、versican。

（1）髓鞘来源的轴突生长抑制分子、受体和细胞间信号传递：Cajal 第一个提出中枢神经系统环境能抑制损伤后轴突再生，但直到最近才确定中枢神经系统的髓鞘是导致轴突再生失败的主要因素。目前已发现多种髓鞘相关抑制分子，如 Nogo-A、MAG 、OMgp 和 ephrin B3 等，这些髓鞘相关的轴突生长抑制分子的表达在脊髓损伤前后能维持相对稳定，其中 Nogo-A、MAG 和 OMgp 竞争同一个 Nogo-66 受体（Nogo-66 receptor，NgR），介导抑制轴突生长的功能。

1）Nogo：1988 年，Caroni 等首次从中枢神经系统的髓鞘中分离出 35kD 和 250kD 蛋白成分，并证实它们在体外能抑制神经突起的延伸，由这两个蛋白成分制备的单抗 IN-1 能封闭髓鞘对神经突起延伸的抑制作用，并能促进脊髓损伤后皮质脊髓束的再生。后来终于分离鉴定了 IN-1 的抗原蛋白，命名为 Nogo。在中枢神经系统中，Nogo 有 A、B、C 三种亚型，其中少突胶质细胞上 Nogo-A 最为丰富。Nogo-A 有两个穿膜区和一个胞外域，其中胞外域有 66 个氨基酸，称 Nogo-66。Nogo-A 是网状组织蛋白家族的成员，通过两个不同的区域抑制神经突起延伸：66 残端胞外域（Nogo-66）是三个亚型共有的部分，单氨基酸 Nogo 则为 Nogo-A 独有。用抗 Nogo-A 的抗体 IN-1 中和 Nogo-A 的抑制作用后，能明显增加轴突再生的长度，但是运动和感觉功能的恢复不明显。此外，Nogo 在不同基因背景动物体内对轴突再生的影响并不相同，Schwab 及其同事发现在敲除 Nogo-A 基因小鼠的脊髓损伤后，有纯遗传背景的小鼠比杂合小鼠容易再生，即遗传背景会影响脊髓损伤的结果和恢复。

2）MAG：MAG 是髓鞘中特征性的组成部分，序列测定证实 MAG 属于 IgG 超家族，包括 5 个 Ig 样胞外区域。体外，MAG 能强烈地抑制神经突起的生长。在周围神经系统中，MAG 参与施万细胞髓鞘形成的启动，并维持以后轴突与髓鞘间的相互作用。MAG 突变小鼠的研究提示 MAG 通过维持轴突与髓鞘间的相互作用，维持正常轴突形态上具有决定性的作用。在缺乏 MAG 时，施万细胞能正常形成周围神经的髓鞘，但最终这些动物中轴突-髓鞘相互作用的瓦解，导致轴周间隙异常，髓鞘致密状态下降。MAG 缺陷小鼠在超过 8 个月龄时出现广泛的轴突和髓鞘溃变，显示 MAG 对轴突的长期成活是必需的。

另外，MAG 可能在轴突导向中也起作用。在发育过程中，通过信号素（semaphorin）6C 和 6D 经过 plexin A1 受体信号途径，本体感觉轴突将从脊髓后角退缩，但在 plexin A1 基因缺陷小鼠，能看到这些轴突进入脊髓后角中份；反过来，表达 IB4 lectin（凝集素）的感觉轴突正常中止于后角中份，但在 plexin A1 基因缺陷小鼠中，脊髓后角中份没有看到 IB4 阳性轴突。有意思的是,plexin A1 基因缺陷小鼠中,脊髓后角中份内表达 MAG 的少突胶质细胞数量在 P4 以前有明显增加,而这些少突胶质细胞与正向后角内生长的本体感觉轴突密切相关。推测当少突胶质细胞与感觉轴突进入后角时,他们是一起移行的,在形成 MAG 表达的异位病灶后,IB4 阳性轴突被排斥。

3) OMgp:OMgp 是一个有富亮氨酸(LRR)重复域的糖基—磷脂酰肌醇(GPI)连接蛋白,在神经元和少突胶质细胞上均有表达。在体外,这是一个强力的神经生长抑制因子;在脊髓,OMgp 表达在郎飞结,通过抑制轴突的侧枝发芽而维持郎飞结的正常形态。

4) Ephrin B3:Ephrin B3 是一个轴突导向信号,通过与 EphA4 受体结合,能使发育阶段皮质脊髓束的轴突从脊髓中线退缩。成熟的少突胶质细胞能表达 Ephrin B3,而且皮质神经元的神经突起生长可以被 Ephrin B3-Fc 抑制。

5) 髓鞘相关的抑制分子受体与细胞间信号传递:MAG、Nogo 及 OMgp 没有任何结构同源性和序列相似性,然而奇怪的是他们都结合于共同的受体复合体——NogoA 受体(NgR),并通过激活下游途径使生长锥塌陷,介导抑制。NgR 有 NgR1 和 NgR2 两种,用可溶性 Nogo-66 从小鼠表达文库中可以克隆 Nogo 受体(NgR1),Nogo-66 与 NgR1 结合会引起生长锥塌陷。NgR1 可以用溶解的 MAG 从初级神经元中制备,而且显示这种结合不依赖于唾液酸。MAG 与 NgR1 结合后可以抑制神经突起的外向生长,而且这种抑制可以被外加 NgR1 抗体(可溶性 NgR1 或显性负相 NgR1)中和 NgR1 的功能而阻断。MAG 是唯一还能以 NgR2 的方式通过结构相关受体介导抑制作用的髓鞘抑制因子,这种结合呈唾液酸依赖。免疫共沉淀显示 OMgp 与 NgR1 也有高亲和力,如果用酶分解去除 NgR1 以及其他 GPI 结合蛋白,DRG 神经元将不再对 OMgp 敏感。

不同的神经束可能对抑制分子有不同的反应。NgR1 缺陷的小鼠脊髓损伤后并没有 CST(皮质脊髓束)中轴突再生的增强,而 NgR1 缺陷小鼠脊髓损伤后红核脊髓束及 5-羟色胺能神经纤维的再生反应也不相同,推测可能的原因是不同神经束本身再生能力不同,但也可能是不同神经束对 NgR1 的反应不同,或者两者兼而有之。因此,不同的受体同系物在某个传导束中可能有多种角色,而同一受体在其不同的神经束中对再生的调节作用又不相同。

NgR1 和 NgR2 的功能不仅局限于对轴突再生的抑制,他们也参与巨噬细胞对死亡细胞和组织碎片的清除。周围神经再生中巨噬细胞聚集损伤处是一个非常重要的现象,这些细胞通过吞噬作用清除 Wallerian 变性产生的轴突和细胞碎片,在 Wallerian 变性结束后巨噬细胞即离开神经,但目前还不清楚是何种信号调节巨噬细胞的撤退。通过对挤压伤坐骨神经的观察,Fry 等发现再生髓鞘表达 NgR 时,在损伤处聚集的巨噬细胞表面 NgR1 和 NgR2 也上调,作者因此推测髓鞘再生刺激 NgR 介导的巨噬细胞撤退,认为巨噬细胞撤退的开始与再生轴突的髓鞘再生相关。这个假说被 NgR1 和 MAG 缺陷小鼠坐骨神经中的巨噬细胞迁移受损的实验结果所支持,表明 MAG 结合到 NgR1 是巨噬细胞退出周围神经所必需的。

NgR1 和 NgR2 都是 GPI 连接蛋白,它们不能直接进行细胞间信号传递,而必须依赖共同受体传递抑制。第一个被鉴定的共同受体是 $p75^{NTR}$(p75 neurotrophin receptor, $p75^{NTR}$)。Yamashita 等发现 $p75^{NTR}$ 缺陷小鼠的 DRG 和皮质神经元不受 MAG 抑制,认为 $p75^{NTR}$ 参与 MAG 信号传导。MAG、Nogo-66 和 OMgp 可以分别与由 NgR1 和 $p75^{NTR}$ 组成的受体复合体结合,髓鞘抑制因子结合到 NgR1-$p75^{NTR}$ 受体复合体,能活化 PKC(protein kinase C)，激活 Rho，并活化 Rho 相关激酶(ROCK)，降低 actin 的聚合，导致生长锥塌陷(growth cone collapse)，抑制神经突起向外生长。在体外，PKC，Rho 和 ROCK 等的抑制药物已证实能高效克服髓鞘抑制因子，促进 SCI 的轴突再生。进一步的实验发现由 MAG 介导的 Rho 活化需要 $p75^{NTR}$ 膜内水解的调节。

可是在中枢神经系统许多区域中的神经元不表达 $p75^{NTR}$，后来发现是 TROY(也称 TAJ)也能担当髓鞘源性轴突生长抑制因子受体的角色。TROY 也是 TNF 受体家族的成员，可以和 NgR1 形成受体复合体，通过激活 Rho 而抑制神经突起的生长。加入可溶性 TROY、表达显性负相的 TROY 以及在 TROY/TAJ 缺陷小鼠，都将减轻 OMgp 和 Nogo-66 对神经突起生长的抑制作用。

LINGO-1 是第三个 NgR1 受体复合体成员，为一种富亮氨酸蛋白质，只在神经系统表达。体外共同表达 LINGO-1、NgR1 和 $p75^{NTR}$ 的 COS 细胞能对 MAG、Nogo-66 以及 OMgp 起反应，通过穿膜域介导而活化 RhoA。目前还不清楚 LINGO-1 是如何活化 Rho 的，但如果让皮质神经元表达显性负相(dominant-negative)LINGO-1，神经元的突起生长将有显著提高，间接说明 LINGO-1 在介导抑制神经元突起生长时是必需的。

总之，3 个髓鞘蛋白：Nogo、MAG 和 OMgp 结合于同一个受体——NgR1(或它的同系物)。NgR1 与 Lingo-1 以及 $p75^{NTR}$ 或 TROY 中的一个($p75^{NTR}$ 和 TROY 都是 TNF 肿瘤坏死因子受体家族成员)介导了这个抑制过程(图 3-26)。其下游的事件包括 Rho，Rho 激酶，蛋白激酶(protein kinase，PKC)，环核苷酸，表皮生长因子受体(the epidermal growth factor receptor，EGFR)以及细胞间 Ca^{2+} 等。

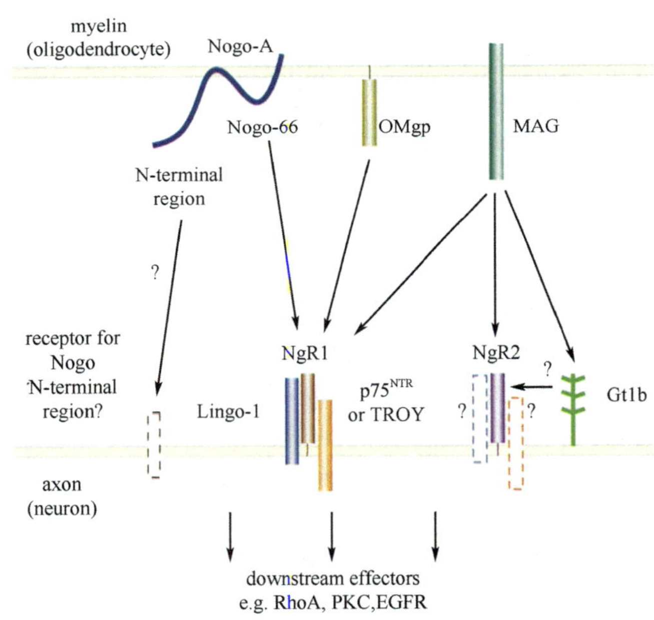

图 3-26 由髓鞘介导抑制中枢神经损伤再生的配体-受体相互作用示意图

(引自 Zheng，et al. ，Trend Neurosci 2006)

(2) 胶质瘢痕中的抑制分子：由星形胶质细胞和结缔组织成分构成的神经胶质瘢痕是一个研究最多、但了解很少的阻碍脊髓损伤后轴突再生的屏障。在很长一段时间里，胶质瘢痕形成的机械性阻碍被认为是脊髓损伤后再生失败的原因。然而，近来的研究工作显示胶质瘢痕远远不只是一个起机械阻碍作用的物理瘢痕，在阻碍再生时胶质细胞的角色包含有复杂的细胞和分子相互作用。胶质瘢痕产生的轴突生长抑制分子能使一个延伸活跃的生长锥转变为营养不良的轴突末端，从而丧失长距离再生能力。当然，这种生长锥的营养不良也与脊髓中轴突生长抑制因子(主要是髓鞘源性的抑制因子，前已叙述)和脊髓再生的"非允许环境"(nonpermissive environment)有关。多种实验模型均表明胶质瘢痕产生的抑制分子和由星形胶质细胞产生的抑制性分子都是再生失败的参与者。胶质瘢痕中的反应性星形胶质细胞能上调 Tenascin、Semaphorin 3，Ephrin-B2、Slit priteins 以及大量硫酸软骨蛋白多糖，这些抑制因子即使在致密胶质瘢痕没有形成时，也能使轴突再生失败。

轴突再生的抑制因子大多为一些化学排斥性轴突导向分子，这些分子在体内、外排斥轴突，但在胚胎时期起轴突导向作用。规范的轴突导向分子包括导素(netrins)、slits、信号素(semaphorins)和 ephrins，以及他们相应的受体 DCC/Unc5H、Robo、neuropilin-plexin 及 Eph 受体。在成体中枢神经系统表达或在脊髓损伤后上调有 3 个 semaphorins 成员、Sema4D、Sema5A、Ephrin-B3 以及 netrin-1，表达的细胞有少突胶质细胞、星形胶质细胞和脑脊髓膜成纤维细胞。

另外，Goldshmit 等用 EphA4 敲除小鼠检测了 EphA4 在脊髓损伤后轴突再生中的角色，通过顺行和逆行示踪法，发现在 EphA4 敲除小鼠脊髓背侧半横切后，约有 50%的下行神经束再生超过 1mm，其中部分再生神经纤维来源于皮质脊髓束及红核脊髓束。

不同的脊髓损伤模型中均发现有多种蛋白多糖分子，NG2 蛋白多糖通过少突胶质细胞的前体细胞而升高，胶质细胞瘢痕中可见磷酸多糖(phosphacan)，此外还有 phosphacan，brevican，versican、neurocan 和硫酸软骨素蛋白多糖。邻近神经胶质瘤的区域中快速而延续很长时间的蛋白多糖上调在脊髓中形成"非允许环境"，这跟中枢神经系统发育过程中"界限"的形成相类似。在体外，现在已明确蛋白多糖能协助活化的星形胶质细胞抑制神经突起生长，而且这些分子在形成阻碍成体神经元长距离再生的环境中也起关键作用。

与髓鞘相关的抑制分子水平在脊髓损伤前后保持相对稳定不同的是，脊髓损伤后，蛋白多糖等胶质瘢痕性轴突生长抑制因子的表达在神经胶质瘤中上调；在血-脑屏障受损区域，这种增强则更加明显。最近的研究表明即使在远离损伤区域的神经组织中，这些抑制分子也会上调。

细胞增生和 GFAP 升高是脊髓损伤后星形胶质细胞激活的标志。虽然人们对星形胶质细胞特定的激活触发机制目前还不清楚，但根据已有的研究结果提出了好几种因子可能参与星形胶质细胞激活并形成胶质瘤的假设。细胞因子或其他分子，包括 TNF-α、endothelin-1、IL-1、IL-6、thrombin 和 CNTF 可能触发了胶质瘤化。这些因子中有些可能最初来源于血清中溶解的因子，也可能直接由星形胶质细胞、活化的小胶质细胞或外周的巨噬细胞产生。

二、脊髓损伤治疗对策

脊髓损伤的治疗至今仍是医学界的难题之一，因脊髓损伤造成的劳动能力丧失、生活不能自理、并发症等严重问题困扰着患者及其家庭。随着人们对脊髓损伤病理生理过程认识的不断深入，各种治疗方法不断取得新进展。发达国家的急性脊髓损伤初期救治取得了迅速发展，组织健全，设施先进，救治迅速。脊柱内固定的设计不断完善，使得脊柱损伤后稳定手术比较确实可靠。保护神经细胞、减少继发性损伤和促进神经生长等多种药物的临床应用，以及理想的康复措施等，对脊髓损伤患者的救治均获得了一定的效果。但是由于脊髓损伤后神经再生能力极其有限，脊髓损伤后还是留下了大量的截瘫患者。据统计，发达国家的脊髓损伤发病率为28.3～45人/(百万人·年)。根据我国国家生产安全委员会初步统计，每年由于生产事故造成的脊髓损伤患者就达5万～6万人，因交通事故造成的脊髓损伤患者多达7万～8万人。自然灾害也造成了大量的脊髓损伤，仅1976年唐山大地震就留下了3817例截瘫患者。据估计我国脊髓损伤患者已达数百万人。因此，世界主要国家均把脊髓损伤作为重点课题加以研究，并在实验性治疗研究领域取得了明显进展。

（一）脊髓损伤治疗的基本策略

脊髓损伤可分为原发性损伤与继发性损伤。原发性损伤主要由脊柱骨折脱位的机械压迫和中央出血性坏死所致；继发性损伤主要由于局部缺血、水肿、炎症反应、兴奋性氨基酸(excitatory amino acids, EAA)毒性作用、自由基损伤与脂质过氧化反应、钙离子超载、一氧化氮(nitric oxide, NO)/一氧化氮合酶(nitric oxide synthase, NOS)、内源性阿片肽介导的神经毒性作用等所致。继发性损伤在原发性损伤后较长一段时间内起作用，是一种细胞和分子水平的主动调节过程，具有可逆性。继发性损伤可加重原发损伤，造成脊髓功能障碍，致机体全瘫或不全瘫。脊髓损伤后影响神经再生主要因素包括：轴突损伤后导致投射神经元胞体萎缩或死亡；损伤局部神经细胞坏死或凋亡引起相应的囊腔与空洞形成；炎症细胞和胶质细胞集聚集、胶质瘢痕形成；局部神经营养因子减少与轴突再生抑制因子集聚等。另一方面成功的脊髓神经再生必须同时满足如下条件：①存活的神经元达到一定数量。因为轴突再生所需的结构和功能物质只能由胞体合成。②再生的轴突必须生长足够的距离，并能穿过受损的部位。③再生的轴突必须定位于合适的靶细胞，形成功能性连接。基于以上因素，目前促进脊髓神经再生与修复的策略也主要包括：①防止和减轻继发性损害。②提高神经内在的再生能力。③消除神经再生的内在抑制因素。④创造利于神经再生的合适的微环境。图3-27归纳了脊髓损伤后神经再生抑制因素与促进再生的基本策略。

（二）脊髓损伤的临床治疗现状

1. 提高脊髓灌注压

目前最重要的临床治疗措施仍为动脉氧饱和度和血压的支持。已经证明，动物和人类中枢神经系统在损伤后存在着缺氧和缺血，低血压降低脊髓血流和灌注压，使脊髓损伤进一步恶化。临床证据表明改善脊髓灌注压可能提高临床预后。大量动物和人类实验的结果形成脊髓损伤治疗指南：在脊髓损伤后的1周，推荐收缩压避免小于90mmHg，平均动脉压应维持在85～90mmHg。

2. 药物治疗

（1）肾上腺皮质激素：临床应用较多的肾上腺皮质激素治疗就是在脊髓损伤早期，应用大剂量甲泼尼龙(methylprednisolone, MP)进行冲击治疗，可明显改善完全与不完全脊髓损伤患者的神经功能。它是唯一被美国食品药品管理局批准用于治疗SCI的药物，也是目前治疗急性SCI最为有效的甾体类抗炎药物，已被广泛应用于临床。MP的治疗机制主要包括：①通过抑制主要炎性转录因子的活化表达以减少炎性物质的生成，用以对抗脊髓损伤后的炎症反应。②抑制损伤部位的脂质过氧化和水解，稳定细胞生物膜，减少氧自由基的生成。③减少由花生四烯酸代谢形成的血管活性物质，增加损伤脊髓的血液灌注，预防

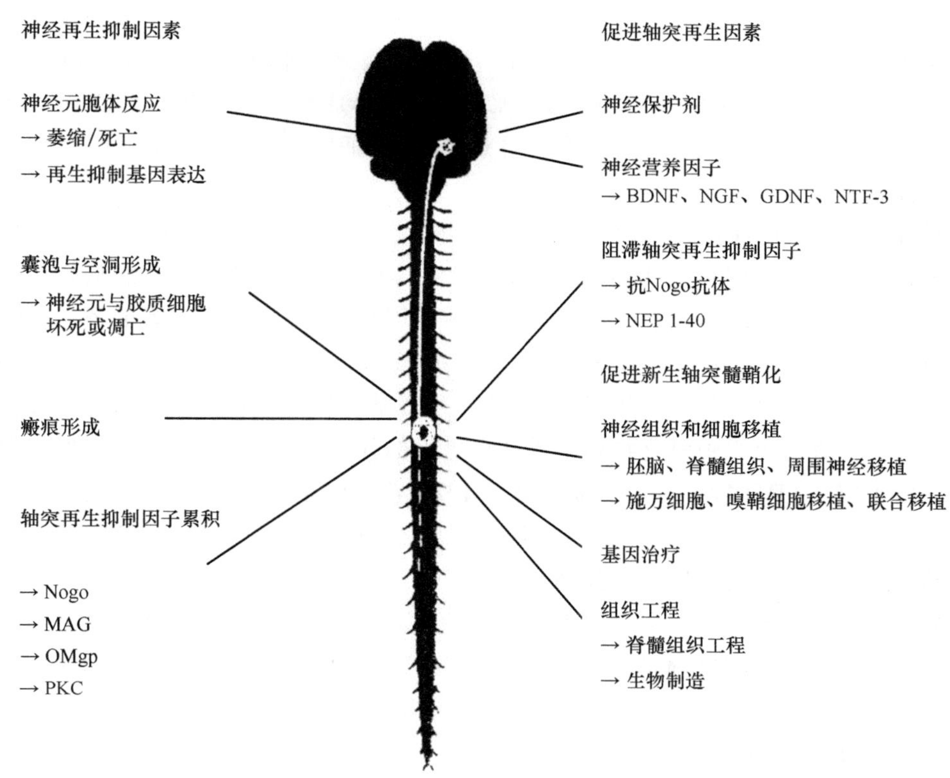

图 3-27 脊髓损伤后神经再生抑制因素与促进再生的基本策略

脊髓缺血。④使小动脉扩张，促进前列环素（prostacyclin，PGI_2）合成，以拮抗血栓烷 A_2（thromboxane A_2，TXA_2）诱发的缺血。⑤抑制细胞内钙超载，维持组织血流和氧气供应，减轻脊髓损伤所致的神经元凋亡。⑥提高神经细胞的应激性和突触传导性。但是，大剂量的 MP 应用可能产生消化道出血、肺部感染、深静脉血栓、褥疮等并发症，在高龄患者尤其要关注感染及呼吸系统并发症。另有报道指出，由美国全国急性脊髓损伤研究组（National Acute Spine Cord Injury，NASCIS）提出的 24h MP 治疗脊髓损伤方案有可能发生急性类固醇性肌病，并据此认为 NASCIS 治疗方案尚有改进之处。

（2）脱水剂：甘露醇可以改善组织间隙水肿，减轻脊髓受压；能减轻血管内皮细胞水肿，而改善微循环；还可以清除自由基，减轻由自由基造成的细胞损伤。因此甘露醇是一种有效的脱水剂，宜早期即开始应用。人体白蛋白在明显减轻脊髓水肿的同时，还可以补充营养，又不会引起和加重电解质紊乱等脊髓损伤常见的并发症，因而也是脊髓损伤常用的脱水剂。

（3）外源性神经节苷脂：神经节苷脂全称为单唾液酸四己糖神经节苷脂（monosialotetrahexosyl ganglioside，GM1），是一组位于细胞表面、含有唾液酸的糖鞘脂。是继 MP 之后临床上治疗脊髓损伤的又一常用药。动物实验研究表明，外源性 GM1 能穿越血-脑屏障，并聚集于神经损伤区域，和神经细胞间有高度亲和力，能够稳定细胞膜的结构和功能。其保护细胞膜的可能机制有：①对抗 EAA 毒性。②减轻脂质过氧化反应，减少氧自由基对细胞膜的损伤，起抗氧自由基作用。③保护细胞膜 Na^+-K^+-ATP 酶活性，防止细胞内离子失衡。④防止细胞内钙超载。⑤防止乳酸性酸中毒。⑥直接嵌入受损神经细胞膜中并对其修复。⑦促进神经生长因子(nerve growth factor, NGF)的作用。⑧调控多种炎性因子的表达及作用。⑨阻断 SCI 后神经细胞的凋亡。有研究表明,外源性 GM1 可以减少 SCI 大鼠神经脱髓鞘改变,促进神经功能的恢复。临床应用 GM1 治疗脊髓损伤患者获得明显疗效。然而最近的一项有关急性脊髓损伤应用 GM1 的循证医学报告认为,GM1 对于恢复和生活质量没有明显效果。

(4) 阿片受体拮抗剂:脊髓损伤引起内源性阿片肽释放是继发性脊髓损伤发生、发展的另一重要机制。大剂量阿片受体拮抗剂能使脊髓血流量增加,血压升高,细胞内外离子平衡,减轻脊髓组织出血坏死,从而起到保护神经的作用,改善脊髓损伤患者的预后。纳洛酮(naloxone)和促甲状腺激素释放激素(thyrotropin-releasing hormone, TRH)是常用的阿片受体拮抗剂。其中纳洛酮的主要作用有:①逆转脊髓损伤后脊髓组织中的钙离子和抗坏血酸紊乱。②抑制脊髓组织中氧化物和脂质过氧化物的释放。③稳定溶酶体膜,抑制脊髓组织中的蛋白水解。TRH 能促进甲状腺分泌,调节体温,提高神经系统的兴奋性,抑制内源性阿片肽类白细胞素、血小板激活因子(platelet activating factor, PAF)、EAA 等的毒性,提高脊髓损伤后组织血流,减轻细胞内酸中毒。

此外临床还有一些药物也常被用于治疗 SCI。如维生素 B_{12} 能增进神经细胞内核酸和蛋白质的合成,促进卵磷脂(髓鞘的主要成分)合成,因而有利于受损神经纤维的修复。谷胱甘肽、维生素 A、维生素 C、维生素 E 等自由基清除剂则可清除各种自由基,保护神经细胞,避免或减轻继发性损害。

3. 外科手术治疗

脊髓损伤后脊髓出血、水肿及受压等,早期手术减压及骨折复位能解除脊髓压迫,改善血液循环,减轻脊髓变性,保留残余脊髓功能。早期内固定和植骨融合手术可恢复和维持脊柱的生理弧度和稳定性,改善受损伤脊髓节段的外环境,稳定脊柱和限制脊髓的继发性损伤,并且为康复训练奠定良好的基础。基于生物力学原理而建立的实验动物模型证实早期手术减压可能会改善急性 SCI 的预后。但临床实践表明,外科手术减压仅对Ⅱ～Ⅲ级脊髓损伤有影响,外科手术并不能完全预防和逆转脊髓损伤后的继发性损伤,仍需加以非手术方法治疗。手术治疗主要有前路和后路两种手术方法。前路减压是近年发展起来的一种手法方法,能在直视下直接切除脊髓压迫物,使椎管充分减压,还可使复位固定和融合同时进行,可采用人工椎间融合器械、异体骨或自体骨等在椎体间支撑植骨融合,恢复椎体高度,并稳定融合区,为 SCI 后脊髓功能的恢复创造一个良好的环境。

对于发生截瘫或不完全性瘫痪的脊髓损伤患者,应用药物和早期外科手术治疗仅能在有限的时间内挽救并恢复不完全性损伤脊髓的部分功能,疗效非常有限。截瘫患者面临日常生活中的种种困难,进行功能重建术后,即使是微小的功能恢复对患者来说都是非常有益的。后期功能重建的手术主要是利用机体残存的肌力、反射和神经功能等进行功能重建,能提高截瘫患者的生存质量,甚至使患者具有生活自理能力。肢体功能重建的主要方法有:①传统的肌腱移位术。②微电极植入电刺激技术。③通过神经移位重建周围神经功能。排尿功能重建的方法有:①修复会阴神经。②修复骶神经。③重建排尿反射。④骶神经前根电刺激。性功能重建:对使用万艾可(西地那非)口服及阴茎海绵体内注射罂粟碱、前列腺素 E1、酚妥拉明等无效的脊髓损伤患者,可选择阴茎假体植入而重建阴茎勃起功能,即将具有可膨胀性、可弯曲的硅胶棒假体通过手术植入阴茎海绵体内,以辅助阴茎勃起。

4. 高压氧治疗

高压氧治疗为物理疗法一种。患者在高压氧舱中吸入纯氧,能增加血液中的溶解氧量,达到改善症状,治疗疾病的目的。SCI 后神经细胞水肿及脊髓微循环障碍,可使脊髓因缺血缺氧而出现继发性变性,损伤后早期高压氧治疗可在多个方面阻止或逆转 SCI 后继发性的病理改变:①增加脊髓损伤处的氧张力,进而增加血氧弥散距离,增加组织氧储备量,改善 SCI 部位的缺氧状态,改善微循环,减轻脊髓水肿。②促进血管内血液流动,抑制凝血系统。高压氧可以降低血液黏滞性,加快血流速度,增加气体交换;同时还可促进纤维蛋白原溶解,减少血栓形成的危险,改善脊髓血液循环。③抑制由自由基所致的脂质过氧化反应,增强细胞膜抗氧化能力,减轻胞外钙离子内流,降低胞内钙超载水平,从而保护脊髓细胞和组织结构,促进神经纤维再生及传导功能恢复。

5. 自由光量子疗法

自由光量子疗法即紫外线照射充氧自体血回输疗法(ultra-violet blood irradiation, UBI),另一种物理治疗方法。先抽取患者少量静脉血,置于血液辐射治疗仪内,经一定剂量的紫外线照射和充氧后,重新回输到患者体内。其主要的治疗机制有:①改善脊髓血液循环。②减轻自由基介导的脂质过氧化,提升过氧化酶活力。③纠正脊髓组织中钙镁平衡紊乱。④保护脊髓组织,促进脊髓功能恢复。动物实验显示,SCI 后脊髓毛细血管结构和功能严重损害,损伤平面以下肢体的血流量减少,血液黏滞度升高。自由光量子法治疗能使损伤平面以下肢体血流量增加,全血黏度、血浆黏度及血浆纤维蛋白原含量降低,脊髓出血、水肿的范围减少、程度减轻,毛细血管的结构和功能的得到保护,并对神经元和传导束的细胞、亚细胞结构有保护作用,有利于运动和感觉功能的恢复。

6. 功能康复治疗

脊髓损伤患者主要的功能恢复一般发生在损伤后 2～6 个月,而且和康复治疗密切相关,其中的机制可能包括神经重塑或重组。实验研究显示,早期康复可能促进损伤远端的中枢模式发生器(central pattern generation, CPG)的形成,从而有利于神经功能的恢复或代偿。临床研究也证实,早期康复训练更利于脊髓损伤后神经功能的恢复或代偿。骨科或脊柱外科手术的成败除矫形外,关键要看术后的功能恢复,而康复治疗是促进功能恢复的主要手段。临床早期康复需多学科的合作完成。康复治疗的主要内容包括:①骨质疏松的康复。可通过早期接受功能性电刺激、早期行走训练及使用二磷酸盐类药物防止骨质丢失等方法。②痉挛的康复。痉挛是目前较难处理的问题,临床上目前使用的有:运动疗法或药物(如 baclofen)缓解痉挛、神经阻滞剂(苯酚、肉毒毒素 A)、外科手术(选择性脊神经后根切断术、运动神经肌支切断术)等,但每种方法均有其适应证和不足之处。③膀胱功能障碍的康复。可通过膀胱腹直肌间置术或植入骶神经前根电刺激器(sacral anterior root stimulator, SARS,又称膀胱控制器)来治疗。④行走能力的康复。过去胸段及胸段以上的完全截瘫患者一般都终身依靠轮椅,只有损伤在 L_1 水平以下的完全性截瘫患者通过训练才有站立并有实用性行走的可能,但这种情形随着近年来康复训练、康复工程、康复生物力学及康复器械的发展与进步已有极大的改善。比如 T_4 以下的截瘫患者使用新型的截瘫步行矫形器后,能站立并具有实用性步行的能力,能使患者回归社会、参与社会活动;不全性截瘫患者使用减重步行训练装置后可以增强步行能力;四肢瘫患者使用环境控制系统和护理机器人能很大程度上提高生活自理能力。⑤神经假体(neuro-prosthesis)。指用电子刺激装置刺激受损神经所对应的靶器官,来替代受损神经行使功能的电子装置。截瘫患者植入人造肌电控制系统后，可部分重建由于脊髓损伤而中断的肌肉和大脑之间的联络通路，恢复肌肉功能。如“步行控制系统”，利用微电子与信号处理技术，在微型计算机的控制下，通过功能性电刺激，使瘫痪的肢体产生肌肉收缩，完成站立、坐下、迈步等基本运动功能，是一种能有效促进截瘫患者康复的方法。

康复工程技术的介入，大大提高了脊髓损伤患者的康复效果。综合应用多种康复手段，可提高患者康复效果，改善患者生活质量，促进患者最大程度上回归家庭和社会。

（三）实验室治疗研究

脊髓损伤后轴突再生失败的原因归结为原发和继发的神经元凋亡，使脊髓缺乏内在的修复能力；缺乏神经营养因子；在损伤区缺乏组织桥；以及在中枢神经系统中存在 Nogo、髓磷脂相关糖蛋白等轴突生长抑制因素阻碍了轴突的再生。因此，促进脊髓再生研究也围绕着这四个方面展开，其中细胞移植与组织移植替换丢失神经组织、基因修饰改善局部环境以及组织工程作为桥梁修复脊髓缺损，促进脊髓再生是当前研究的热点。现就相关进展作简单介绍。

1. 神经保护剂

（1）离子通道阻滞剂：由于细胞内钙超载是众多继发性损害发生的共同通路，因而防止胞内钙超载被认为是减轻或阻断继发性脊髓损伤的关键。钙通道阻断剂主要作用于微循环血管，能减轻损伤导致的血管痉挛，改善损伤脊髓的血液灌注。通过运动和感觉诱发电位检查发现，钙离子阻断剂能改善轴突功能，阻止 Ca^{2+} 内流，以阻止继发性脊髓损伤的发展。钙通道阻滞剂如尼莫地平，与肾上腺素合用可使脊髓血流量增加 60%，而且并不明显增加受创部位的血容量。

4-氨基吡啶是脱髓鞘轴突的神经元钾通道特异速效阻滞剂。初步临床研究表明，用 4-氨基吡啶治疗 SCI 病人的慢性运动功能障碍，可减轻强直状态，改善运动功能。进一步研究还表明，4-氨基吡啶似乎可改善膀胱、肠道、感觉、性功能和神经性疼痛。其可能机制在于 4-氨基吡啶能使受损伤后髓鞘形成较差的神经纤维恢复传导动作电位，亦可直接增强突触传递功能。

（2）EAA 受体阻断药：EAA 是一组具有细胞毒性作用的氨基酸，包括谷氨酸、天冬氨酸和甘氨酸等，其中以谷氨酸的毒性最强。谷氨酸受体有离子型谷氨酸受体和代谢型谷氨酸受体(metabotropic glutamate receptor-5, MGluR-5)两种。其中离子型又分 α-氨基-3-羟基-5-甲基异唑丙酸受体(alpha-amino-3-hydroxy-5-methylisoxazolepropionate receptor, AMPA-R)、*N*-甲基-*D*-天冬氨酸受体(*N*-methyl-*D*-aspartate receptor, NMDA-R)和红藻氨酸受体(kainicacid receptor, KA-R)3 种亚型。EAA 受体拮抗剂如 Dizocilpine，能明显减轻组织水肿及组织损害，促进神经功能恢复，但其不良反应较大。而 5-甲基二氢二苯并环庚烯亚氨马来酸(5S, 10R-5-methyl-10, 11-dihydro-5H-dibenzo[a, d] cyclohepten-5, 10-imine maleate, MK-801)和右旋甲氧甲基吗啡(dextromethorphan, DM)作为非竞争性 EAA 阻断剂在实验性脊髓损伤治疗中的价值已多有报道。二羟基喹酮(1, 2, 3, 4-tetrahydro-6-nitro-2, 3-dioxo[f] quinoxaline-7-sulfonamide diaodium, NBQX)是一种不经 *N*-甲基-*D*-天冬氨酸受体介导的阳离子通道阻断剂，能缓解 SCI 后功能障碍，其功能可能通过选择性诱导纤维母细胞生长因子-2(fibroblast growth factor-2, FGF-2)的 mRNA 快速上调而实现，大量研究结果支持 NBQX 对神经细胞有保护作用，且其作用优于 MK-801，因而极有可能被应用于临床。

此外还有一类以利鲁唑(riluzole)为代表的药物在脊髓损伤后可以阻止谷氨酸的释放，并与 MP 在抗脂质过氧化方面具有协同作用。

(3) 抗氧化剂和自由基清除剂：脊髓损伤后氧自由基产生增加和细胞膜脂质过氧化引发细胞自损过程，是发生继发性 SCI 的另一重要机制。Fujimoto 等经研究发现，由维生素 C 和维生素 E 衍生的 EPC-K1，能阻止 SCI 后的脂质过氧化反应，同时可以清除氧自由基(水溶性+脂溶性)，保护受损脊髓。在体和离体研究显示，褪黑激素有强力中和氢氧根的能力，同时激活谷胱甘肽过氧化酶，保护过氧化氢酶。抗氧化剂 H2290/51 能显著抑制即早基因 c-fos 的表达，并减少运动功能障碍。这些实验证明了抗氧化剂和自由基清除剂的神经保护作用。其中机制包括减少血-脊髓屏障渗透、水肿形成和细胞损伤等。此外，给予脊髓损伤大鼠腹腔注射 50mg/kg 的美西律(mexiletine)，也可减少继发脂质过氧化物的形成，改善受损伤脊髓的超微结构。

(4) NOS 抑制剂：NO 具有血管舒张、神经传递等重要的生理功能，在病理状态下 NO 则具有神经毒性，其中 DNA 损伤是 NO 产生神经毒性作用的关键机制。动物实验结果显示，NO 可能参与到继发性脊髓损伤过程，将非特异性 NOS 抑制剂 *L*-硝基精氨酸甲酯(Nω-nitro-*L*-arginine methyl ester，*L*-NAME)注入蛛网膜下腔，可明显减少神经细胞的死亡，减轻继发性损伤。但也有实验者报告，当 *L*-NAME 剂量过大时，由于持续抑制 NO 释放导致脊髓严重缺血，反而加重神经功能损害。这些结果提示，在 SCI 的病理生理过程中，NO 既有改善脊髓血液循环、促进神经功能恢复的作用，同时也能产生一定的毒性作用。抗血清强啡肽(1-17)使脊髓损伤邻近节段 NOS 的明显上调，减少脊髓水肿和细胞损伤的发生。某些细胞因子(如胰岛素样生长因子-1，insulin-like growth factor 1，IGF-1)可降低 NOS 的上调水平，从而使神经细胞免受损伤，但要应用于临床则尚需时日。

(5) PAF 拮抗剂：PAF 是一种生物活性极强的多功能脂质炎性介质，是中枢神经系统损伤后继发性损伤的启动因子。其可能的机制为 PAF 刺激脑内白细胞和小胶质细胞中的细胞因子如肿瘤坏死因子 α (tumor necrosisfactor α，TNF-αTNF-α)和白细胞介素 1(interleukin-1，IL-1)、炎症介质(如花生四烯酸)和 NO 的释放，以及促进小胶质细胞内即早基因(如 c-fos)的表达有关，但也可能有非炎症机制参与。给实验性脑损伤大鼠使用 PAF 受体拮抗剂 BN50730，可使神经组织坏死范围明显缩小、血管通透性降低以及局部血流量增加，从而预防大鼠颅脑创伤后的继发性神经损伤。PAF 还可以通过增加超氧化物自由基的产生，促进脑缺血引起的白细胞与血管内皮细胞之间的黏附，并增加血-脑屏障的通透性，加重中枢神经系统的继发损伤。应用 PAF 受体拮抗药 WEB2170 可明显改善猫脊髓损伤后的周围组织水肿，并减少钠离子含量。

(6) 红细胞生成素：红细胞生成素(erythropoietin，EPO)是一种主要由肾脏(成人时期)和肝脏(胎儿时期)分泌的糖蛋白，它结合于 EPO 受体(erythropoietin receptor，EPOR)而发挥作用。EPO 在缺氧时合成增加，由于其较强的红细胞系造血祖细胞分裂增殖作用，EPO 一直用于临床治疗贫血。近年来研究发现 EPO 具有广泛的细胞保护作用。EPO 在中枢和周围神经系统都有广泛表达，在脊髓组织中 EPO 和 EPOR 主要分布于前角运动神经元和带髓鞘的轴突上。EPO 对正常和病理情况下的神经组织均可发挥重要作用。研究表明 EPO 对体外培养的神经元以及神经元样细胞有明显保护作用，且人类重组的红细胞生成素(recombinanthuman erythropoietin，rhEPO)能通过血-脑屏障，因此不少研究集中于 EPO 在脊髓损伤中的治疗作用。已有研究证实 rhEPO 在不同类型动物脊髓损伤模型中均具有神经保护作用,如 Kaputanoglu 等研究认为 EPO 对于严重脊髓损伤的疗效强于 MP。EPO 在脊髓损伤中神经保护作用的机制尚不完全清楚,但已有的实验提示 EPO 可能通过激活特异性受体,并启动相应的信号传导途径而实现。其中参与对神经元保护的有:限制活性氧家族和 EAA 的产生、缓解血管痉挛、刺激血管再生、调节突触转运、抑制凋亡、调节炎性反应和促进干细胞生成等多种机制。

(7) 抗凋亡药物:脊髓损伤后细胞不但有坏死性死亡,还可发生凋亡,并且凋亡是继发性损伤的重要途径。目前能治疗 SCI 后凋亡的药物有环已米特放线菌酮(cycloheximide)、Detrophan(NMDA 的特异性非竞争性拮抗剂)和二苯酸哌嗪(diphenglpipeiazines)。环已米特放线菌酮是一种蛋白质合成阻滞剂,并不直接抑制凋亡基因,但能提高细胞内谷胱甘肽水平,并降低胱氨酸的使用率,从而抑制中性粒细胞的趋化活性;同时放线菌酮可以诱导 BCL-2 基因产物和抗氧化酶的表达以阻断神经细胞凋亡的来发挥作用。

(8) 干预前炎性细胞因子:前炎性细胞因子(proinflammatory cytokines)指能介导 SCI 后炎性反应发生的一类细胞因子,包括白细胞介素 1(interleukin-1, IL-1)、白细胞介素 10(interleukin-10, IL-10)、TNF-α 和化学趋化因子等。前炎性细胞因子表达于发生 SCI 后的早期,可使炎症细胞侵入受损脊髓局部而产生炎性反应,使脊髓损伤进一步加重。干预相关炎性细胞因子能改善与延缓脊髓损伤,保护脊髓,有利于脊髓再生。

IL-1 和白细胞介素 6(interleukin-6, IL-6)参与 SCI 后继发性损伤过程。SCI 后 IL-1β 表达升高,引发损伤局部水肿和炎症反应,并刺激其他细胞因子及损伤介质形成,启动凋亡基因的表达,参与诱导神经细胞凋亡,是造成神经功能永久性丧失的重要因素之一。使用特异性高亲和力 IL-1 受体拮抗剂(IL-1Ra)阻断 IL-1 信号传导,可以阻止 SCI 后 72h 培养的大鼠受损脊髓组织中凋亡基因 caspase23 的活化,减少神经细胞凋亡,提示 IL-1Ra 对临床防治 SCI 后神经细胞凋亡具有治疗意义。

TNF 是由星形胶质细胞、小胶质细胞、活化巨噬细胞和 T 细胞等分泌的一种多肽,在脊髓损伤局部可明显升高。SCI 后早期产生的 TNF 可能是炎症反应的重要启动因子。除诱发炎性反应外,TNF 还降低损伤组织摄氧能力、影响中枢神经系统的生化代谢、升高组织内压力。用抗 TNF 抗体中和 TNF 后能使脊髓损伤处的血液再灌注显著增加,对恢复脊髓功能有利。有多种外源性因素可抑制 SCI 后 TNF-α 的表达,合理运用这些外源性抑制因子能有效减少 TNF-α 的表达,减轻炎性反应,有利于脊髓损伤的修复。活化 C 蛋白(activated protein C, APC)通过抑制脊髓缺血损伤后中性粒细胞的活性来减轻炎性反应,给予 APC 治疗可显著减轻由缺血损伤所引起的脊髓运动功能障碍。Hirose 等在大鼠脊髓缺血性损伤模型中发现,给予 APC 治疗可显著地减轻缺血损伤所引起的脊髓运动功能障碍。人重组可溶性血栓调节素(recombinant human soluble thrombomodulin, rhs-TM)可抑制 TNF-α 表达,脊髓损伤前后给予 rhs-TM 均可有效地缓解 SCI 所致的运动功能障碍。垂体腺苷酸环化酶激活多肽和血管活性肠肽有强烈的抗炎性作用,能明显抑制大鼠脊髓横断损伤时小胶质细胞中 TNF-α 及其 mRNA 的表达,而这种抑制作用可能是通过一条依赖环磷酸腺苷介导途径而实现的。

化学趋化因子也是一类可在 SCI 后早期局限性表达的细胞因子。研究较多的化学趋化因子主要有单核细胞趋化蛋白 1(monocyte chemoattractant protein-1, MCP-1)、巨噬细胞炎性蛋白 1、白细胞介素 8(interleukin-8, IL-8)和干扰素诱导蛋白 10(interferon-inducible protein, IP-10)等。这些局限性表达的细胞因子能够诱使血液中相应的炎性细胞侵入脊髓受损部位,发生炎性反应,使用相应的拮抗剂可以抑制这些致炎作用。Ghirnikar等利用病毒趋化因子封闭化学趋化因子受体,发现侵入脊髓受损部位的血源性炎性细胞明显减少,同时脊髓损伤处巨噬细胞的活性也明显降低;此外,还减轻了神经元死亡和胶质细胞增生。

IL-10在SCI中的作用是近来的研究热点,SCI后活化的单核/巨噬细胞、T细胞及胶质细胞等均可产生IL-10。IL-10能抑制TNF、IL-1、IL-6等细胞毒性因子的产生,削弱小胶质细胞等的抗原提呈作用;IL-10通过上调抗凋亡基因的表达,影响谷氨酸信号传递途径,减少谷氨酸的细胞毒性作用;此外,IL-10还可以增加SCI局部神经营养因子的表达。因此,作为一种强力的抗炎性细胞因子,IL-10在减轻SCI后的炎性反应及促进神经功能恢复方面具有重要作用。

通过干预前炎性细胞因子,减轻SCI后的炎性反应,是减少脊髓继发性损伤的有效途径之一。在SCI早期阻止或减轻由前炎性细胞因子及其效应细胞参与的炎症-免疫级联反应,能保护原发性脊髓损伤后残存神经元,为脊髓再生提供良好的环境。

(9) 内皮素(endothelin)受体拮抗剂:内皮素受体广泛分布于血管内皮细胞、平滑肌细胞、神经元及胶质细胞上,它通过两种受体(内皮素A受体和内皮素B受体)起作用。内皮素是强烈的血管收缩肽,在SCI后表达增高,引起损伤局部脊髓缺血;它还可促进EAA释放、增加Ca^{2+}内流及破坏血-脑屏障而加重脊髓继发性损害。Pd145065是一种非选择性肽类内皮素受体拮抗剂,能同时拮抗内皮素A受体和内皮素B受体,有效阻断内皮素的生物效应,发挥神经保护作用。

(10) 免疫抑制剂:特效免疫抑制剂环孢素A(cyclosporine A, CsA)是目前公认最有效的抗器官移植排斥反应药物之一,通过与环孢素A结合蛋白(cyclophilin, CyP)(又称细胞内免疫亲和素,是CsA的细胞内蛋白受体)相结合而发挥其生物学效应。目前认为CsA对SCI后神经保护作用有抑制炎症反应、抑制脂质过氧化反应、阻断小神经胶质细胞的激活、抗细胞凋亡、神经营养、促进轴突再生等多种机制参与。Ibarra等利用大鼠压迫性SCI模型,通过免疫学、形态学和功能变化等观察,发现CsA可以抑制损伤局部特异性淋巴细胞反应,并减轻SCI后脱髓鞘反应,促进运动功能恢复和红核神经元的存活。Tachibana等在兔脊髓缺血动物模型中,通过神经功能评分和组织病理学评估,发现CsA具有显著的神经保护作用。

另外,还其他药物也对脊髓损伤后具有神经保护的作用:①腺苷(adenosins):腺苷是中枢神经系统内重要的抑制性保护递质之一,对脑缺血、缺氧,脑外伤和SCI后的神经组织有明显的保护作用。2-氯腺苷(2-CADO)为腺苷受体激动剂,能模拟腺苷的作用,强烈抑制SCI后钙离子内流,阻止钙超载引起的恶性循环,从而起到神经保护作用;2-CADO还能直接抑制EAA的毒性而对SCI起保护作用。腺苷还通过对内源性阿片肽的抑制,保护SCI中的损伤神经元。②CTP:CTP是核苷酸类药物,对神经元有良好的保护作用,早期应用效果较好。CTP经血流到达靶细胞,进入细胞后释放三磷酸腺苷,参与核酸及磷脂的代谢,促进蛋白质合成,对神经细胞的修复及血管壁的合成与构建起调节和促进作用。CTP可对抗由自由基、EAA引起的神经细胞损伤,有支持存活、延缓死亡、提高细胞抗损伤、增强活性、促进再生和修复等功能。③ω-23多不饱和脂肪酸和二十二碳六烯酸,SCI后30min内应用这两种药物,能明显提高运动功能,减轻脊髓损伤程度,减少细胞凋亡,提高神经元和少突胶质细胞的存活率。④米诺环素(minocycline)是一种可通过血-脑屏障的半合成四环素类抗生素，在脑缺血、脑外伤、阿尔茨海默病和帕金森病模型中，米诺环素均有明显的神经保护作用。其作用与抑制氧自由基释放和损伤物质（如 caspases 和 i-NOS）表达、调节环氧酶-2（COX-2）活性、抑制基质金属蛋白酶活性等有关。⑤软骨素酶：软骨素 ABC 结合 NogoA、神经营养因子、基因调节及细胞移植，可作为干预措施之一促进脊髓再生。⑥β-七叶皂甙钠能改善损伤脊髓的血液循环和淋巴循环，抑制炎症反应，逆转电解质紊乱与失调，减少氧自由基和脂质过氧化，保护脊髓神经细胞的亚微结构，促进神经功能恢复。⑦蕲蛇酶系从尖嘴蝮蛇蛇毒中分离提纯的凝血酶样酶，它具有抗凝、去纤、降低血黏度、扩张血管、增加微循环的血流速度等作用，可防止损伤脊髓节段微血栓形成；蕲蛇酶也能清除自由基、降低丙二醛以及抗细胞水肿，从而预防 SCI 后继发性损害。⑧人参皂苷 Rb1 和 Rg1，能抑制由谷氨酸盐和卡因酸诱导的神经毒性，对抗过氧化氢引起的脂质氧化，起神经保护作用。⑨波特林毒素或秋水仙碱：能保存损伤区存活的灰白质，并以其为有效的神经桥接，通过神经末梢钙通道刺激骨骼肌，通过神经系统产生较多的神经纤维，存活区内可出现新的有效轴突连接。

2. 神经营养因子

神经营养因子（neurotrophic factor，NTF）不仅具有促进胚胎神经细胞发育和成熟、维持成熟神经细胞存活等功能，还有促进神经细胞再生的作用。SCI 后，神经营养因子释放减少而使轴突再生困难。因此，给予神经营养因子是促进轴突再生的重要措施。神经营养因子包括 NGF、FGF、神经营养因子-3（NTF-3）、脑源性神经营养因子（brain-derived neurotrophic factor，BDNF）和胶质源性神经生长因子（glial-derived neurotrophic factor，GDNF）等，通过与反应性神经细胞表面的受体结合，诱导多种神经细胞存活与分化，并能够促进神经轴突再生。NGF 主要作用于感觉神经和交感神经，促进感觉通路轴突的再生和神经细胞的存活；NTF-3 和 BDNF 分别作用于皮质脊髓束和红核及脊髓神经元；GDNF 是运动神经元的营养因子，具有促进皮质脊髓束运动神经元存活和生长作用。

神经营养因子促进 SCI 后再生与功能恢复的机制尚不完全清楚，可能包括：①神经再生作用直接作用于轴突，通过受体介导细胞内信号传导，激活各种分化因子，发挥神经趋化作用，引导和加快轴突生长；调节施万细胞的增殖和分化；炎性细胞的趋化作用和促进再生的血管形成。②促进未受损伤的轴突的发芽。③保护受损的神经元，通过上调轴突再生相关蛋白的表达与抑制细胞凋亡基因的表达，逆转了受损神经的萎缩与死亡。

由于神经营养因子半衰期短、不能透过血-脑屏障，外周给药效果差，局部灌注又易导致囊腔或空洞形成，引起外源性感染等问题，目前多通过特殊的生物材料与神经营养因子组成的缓释系统使神经营养因子在局部持续释放而发挥作用；也有通过基因修饰细胞，如成纤维细胞和星形胶质细胞，使其分泌神经营养因子，然后将这些细胞移植到 SCI 部位，促进感觉、运动神经纤维的生长。例如，将转染了脑源性神经营养因子基因的纤维母细胞移植到 SCI 大鼠体内，在急性期可促进神经细胞成活与再生，对大鼠慢性 SCI 则能刺激轴突再生、恢复肢体功能。

3. 阻滞轴突再生抑制因子

脊髓损伤后，髓磷脂和胶质瘢痕释放一系列轴突再生抑制因子。应用轴突生长抑制因子阻滞剂和治疗性疫苗阻滞或干扰其对轴突再生的抑制效应，可有效促进脊髓损伤后的神经生长。如使用 IN-1 抗体（Nogo-66 单克隆抗体），可以促进轴突的再生。目前，虽然对 Nogo 的分子功能的认识还不充分，但是有一点是肯定的，Nogo 分子能够抑制神经突起的生长。它的抑制作用可能与受体分子 NgR 有关。去除神经元表面的 Nogo-66 受体和其他相关糖基磷脂酰肌醇(glycosylphosphatidylinositol, GPI)锚定蛋白,可使神经元对 Nogo-66 不再敏感。Brosamle 等报道将重组 IN-1 的 Fab 片段(rhIN-1 Fab)注射入脊髓损伤区 2 周后,再生的皮质脊髓束纤维可长到损伤区外 9mm,呈树枝状布满远端脊髓。Li 等制作了 NgR 的一个竞争性拮抗肽 NEP1-40,发现能有效抑制 Nogo 的神经再生抑制作用,促进神经再生。目前针对 Nogo 抗体封闭或基因敲除实验以及受体的信号传导通路等的研究已成为神经再生领域的热点。另外,Yick 等利用周围神经移植修复损伤脊髓,并在移植区应用软骨素酶 ABC 降解星形胶质细胞分泌的神经元再生抑制剂——硫酸软骨素蛋白多糖,发现再生的神经元数目明显增加。

4. 促进新生轴突髓鞘化

在脊髓损伤早期,髓鞘中的各种抑制蛋白抑制轴突的再生,用放射线照射造成脊髓神经元轴突脱髓鞘,发现损伤的轴突可以成功再生。但是,轴突形成后,又需要很好的髓鞘化才具有功能,此时必须激活少突胶质细胞的成鞘作用。Mi 等的研究成果显示,在体内和体外实验中,Lingo-1 的表达对中枢神经系统髓鞘形成起负性调节作用,抑制 Lingo-1 的活性,可使活性 RhoA 表达下降,促进少突胶质细胞分化和髓鞘形成,并且在细胞培养中,促使郎飞结的形成,这对中枢神经系统再生修复机制研究也是一个重要发现。另外,神经营养因子可增加少突胶质细胞的数量,使新生轴突更好地髓鞘化,移植嗅鞘细胞可使轴突髓鞘化。目前有人诱导脊髓内的前体细胞分化为成熟的成鞘少突胶质细胞,也有人移植少突胶质细胞前体细胞及神经干细胞促进脊髓损伤后功能的恢复。如何调控少突胶质细胞在中枢神经系统再生各个阶段的表达的是今后一个重要的研究方向。

5. 细胞移植与组织移植

脊髓损伤和随后的坏死及囊腔的形成导致神经组织缺损以及在囊腔周围形成的胶质瘢痕都会阻碍轴突再生。细胞移植、组织移植以及人工材料移植能填补缺损,为再生的轴突提供桥梁。移植神经元或能分化成神经元的细胞可能会通过多种方式穿过瘢痕屏障,促进脊髓再生;移植的细胞也能够将脊髓损伤处连接起来传导信号。如果移植神经元以外的其他种类细胞则能减少空洞,移植细胞通过分泌一些细胞因子和细胞外基质来改善局部微环境,减少瘢痕形成,促进轴突再生等,使功能逐渐恢复。针对脊髓损伤后胶质瘢痕形成以及胶质细胞产生的基质抑制因子,可以通过基因工程改造移植细胞,减少基质抑制因子产生等方法,提高再生的效率。目前用于移植的细胞与组织主要有以下几种。

(1) 胚胎干细胞 (embryonic stem cells, ESCs)与胎体脊髓(fetal spinal cord):ESCs 可以从体外受精后多余的胚泡、体细胞核移植或孤雌生殖激活的卵细胞等途径获得。人胚胎干细胞 (human embryonic stem cells, hESCs)可以被诱导分化为多能神经前体细胞、低纯度的运动神经元以及高纯度的少突胶质细胞前体细胞,也就是说,由 hESCs 直接诱导分化为高纯度的神经源系细胞是可能的。

和其他体细胞不同,只要保持高活性的端粒酶和正常的细胞周期信号,ESCs 几乎可以无限制地增殖,安全地存储,并在培养数年后仍保持正常的核型和分化潜能;而通过合适的培养技术,可以保持移植前 ESCs 的基因、线粒体和表型都不会改变。这些特性使 hESCs 具有潜在的商业前景。

最初,hESCs 的培养需要小鼠成纤维细胞作饲养层外加含小牛血清的培养液,但现在使用已知成分的培养基,加或不加动物源性的物质即可,最大限度地减少从培养液中感染动物源性的病原生物，增加了在实际使用过程中的安全性。

在所有的干细胞中，ESCs 能分化为所有三个胚层中的任何一种细胞，使其具有最宽的细胞移植治疗的适应范围。多个研究小组报道啮齿类动物的 ESC 能诱导分化为神经元或神经胶质细胞。将 ESC 在体外诱导分化为神经元后移植到脊髓损伤的大鼠体内，发现这些细胞能成活，可以与宿主组织整合，并有助于脊髓功能的恢复。

胎体脊髓移植治疗成年大鼠、小鼠和灵长类脊髓损伤是一个很有前途的工作，胎体脊髓移植后和宿主之间能很好整合，并能形成良好的神经环路。此外，不需使用免疫抑制药物即可使移植的胚胎组织在成年宿主体内成活。移植的胚胎组织能逐渐改变宿主的代谢途径；移植的胚胎脊髓中神经细胞伸出的轴突能穿过宿主的脊髓灰质，形成突触，并有行为学改善。另外，即使在脊髓广泛损伤时，在移植入成体脊髓的胚体组织周围胶质瘤的形成明显减少，甚至不形成神经胶质瘤。

ESC 和胎体脊髓移植是脊髓损伤的有效治疗手段，但由于伦理学和法律的规定限制了相应的研究和应用。

（2）体细胞重编程的 ESCs 样细胞或多潜能干细胞（induced pluripotent stem cells，iPS cells）：科学家们为了获得干细胞，曾尝试通过不同途径实现体细胞重编程以获取 ESCs 或 ESCs 样细胞或多潜能干细胞（induced pluripotent stem cells，iPS cells），如通过体细胞核移植、体细胞与多潜能细胞融合后的重编程、将分化的体细胞在卵细胞或多潜能干细胞的抽提物中孵育以实现体细胞重编程、体细胞经特定因子诱导重编程为 iPS 细胞等途径。而前 3 种方法虽能获得多潜能干细胞，但这些方法在细胞来源、免疫排斥、伦理、宗教和法律等方面依然存在诸多问题，限制了其广泛应用。而 iPS 细胞绕开了胚胎干细胞伦理和法律等诸多障碍，且制备简单易行，故 iPS 细胞一经问世，即在生命科学领域引起了一次轰动，被誉为生命科学领域新的里程碑。

所谓“iPS 细胞”就是通过病毒载体将特定转录因子组合转入动物或人的体细胞，同时利用在培养液中选择性添加特定小分子物质，使已分化的体细胞重编程为类似胚胎的多潜能干细胞。iPS 细胞具有多能性和自我更新的能力。

2006 年 Takahashi 和 Yamanaka 最先报道利用 Oct4、Sox2、c-Myc 和 Klf4 4 种基因将小鼠成纤维细胞诱导为 iPS 细胞获得成功，然后 iPS 细胞研究迅猛发展，并向各类体细胞展开，研究成果层出不穷。如 Yu 等利用 Oct4、Sox2、Nanog 和 Lin28 4 种基因将人的体细胞重构为 iPS 细胞，Park 等运用 4 种或 6 种因子组合将多种人体细胞（不同来源或处于不同发育阶段）重编程为 iPS 细胞，Liu 等、Liao 等和 Li 等分别建立了大鼠、猴和人的 iPS 细胞系，这些成果表明利用 iPS 细胞技术亦可简便地建立多种物种的 ESCs 样细胞系。

最初，人们需要用 4 个独立的病毒才能将基因分别转移到细胞的 DNA 中，每个病毒对应 1 个重组基因。一旦激活，这些基因将使体细胞从它们的成年状态分化成类似于胚胎的状态。然而，利用 4 个病毒获得的 iPS 细胞在应用到人体时存在着极大的危险性。因为这些病毒可能会将 DNA 植入细胞基因组中任何一个地方，而引发致癌基因的表达，所以这种 iPS 细胞是无法实现直接临床应用，而必须寻找到病毒的安全替代物。Carey 等率先将 4 个重组基因利用含有 2A 缩氨酸遗传代码的 DNA 串联起来，并获得了称之为多顺反子性的病毒，它一旦被插入（植入）实验鼠和人类成年细胞的基因组内后，同样有能力表达所有 4 种重组基因。这样将使在基因重组过程中所需病毒的数目从 4 个减少到 1 个，从而极大地简化了 iPS 细胞的生成过程。Stadtfeld 等和 Okita 等分别利用腺病毒载体（Oct4、Sox2、c-Myc

和 Klf4 4 个基因或 Oct4、Sox2 和 Klf4 3 个基因整合于同载体上）也能成功制备 virus-free adeno-iPS 细胞，而且这一过程无需病毒载体整合进宿主基因组。因为此基因导入方式是通过瞬时表达这些转录因子而获得的无毒害副作用或无病毒载体整合的 iPS 细胞，所以一般不会有病毒载体整合进宿主基因组中，如果应用于临床，相对安全。不过，这种方法仍无法排除有少量的腺病毒载体会整合到基因组中。还有由 Kaji 等和 Woltjen 等分别采用"转座子"法取代病毒介导的基因投递方法同样能高效率制备无病毒存在的鼠 iPS 细胞，并且能成功将先前导入的转录因子基因从 iPS 细胞中移除，保证了安全性。另外，一种利用质粒载体连续转染也能使小鼠胚胎成纤维细胞成为 iPS 细胞，虽然这种方法的重编程效率仍较低，但所产生的 iPS 细胞绝大多数是无质粒整合的细胞。再有 Soldner 等使用一种基因编码技术，对基因序列中的外来基因两端留存特殊标志；转化完成后，立即再用"Cre"的酶识别这种标志，以此找到并移除外来基因。外来基因被移除后的 iPS 细胞仍然具备其特性，如利用 Cre-Loxp 系统成功得到切除了外源基因的帕金森症患者的 iPS 细胞，经诱导能分化成神经细胞。也有利用非整合载体成功诱导出人的 iPS 细胞，尽管目前效率极低，但得到了完全没有外源基因整合的 iPS 细胞，其意义重大。

当然，在人们全面认识细胞的复杂信号调控网络基础上，如果能用小分子化合物代替外源基因导入实现体细胞重编程而获得 iPS 细胞，那就最理想、更实用了。在最近的一年多，许多实验室都致力于研究如何避免外源基因的整合获得 iPS 细胞，并取得了非常显著的研究成果。Zhou 等利用 Oct4，Sox2，Klf4，and c-Myc 四因子的重组蛋白多次孵育，成功诱导得到小鼠的 piPS 细胞（protein-in-duced pluripotent stem cells）。Kim 等成功利用这四因子重组蛋白诱导得到人类的 piPS 细胞。这一过程中，piPS 细胞一旦诱导成功，就不再需要添加四个蛋白；而不同于基因诱导的 iPS 细胞，4 种因子的基因会持续存在于细胞中。因此，piPS 细胞用于临床治疗的癌变风险比基因诱导的 iPS 细胞明显降低。另外，重组蛋白诱导技术简单易行，只需在细胞培养液中加入蛋白即可，避免了外源因子诱导过程中的基因转染、病毒操作和从基因组中清除外源基因等繁琐过程。研究结果也表明，piPS 细胞在生物学和机能学上与胚胎干细胞类似，在体外能分化为胚胎的三个胚层、体内具有分化和发育成相应组织的潜能。还有一种新技术由 Rodriguez-Piza 等提出，实现了在完全没有外源性化学物质（xenobiotics）的情况下，成功产生和维持人的 iPS 细胞，据报道这种 iPS 细胞产生过程完全符合药品生产质量管理规范（good manufacturing practice, GMP）要求，因此更能适应未来基于 iPS 细胞临床移植治疗应用的需求。总之，这些最新研究进展又使 iPS 细胞的安全产生向前迈出了一大步，使其的临床应用前景更加明朗。

在各种诱导重编程使体细胞转变成 iPS 细胞的新方法不断出现同时，人们还对 iPS 细胞的诱导分化，尤其是向神经组织细胞的分化进行了探索，同样取得了许多新成果，这为 iPS 细胞用于神经系统疾病的细胞移植治疗提供了可能。多个研究小组已成功地将 iPS 细胞在体外定向诱导分化为神经前体细胞、功能性成熟的神经细胞，如运动神经元、多巴胺能神经元、视网膜神经元、脊髓前角运动神经元、少突神经胶质祖细胞和星形胶质细胞。同时，由 iPS 细胞体外定向诱导分化出的细胞（包括前体细胞）在治疗相应疾病方面均展示出一定疗效。如利用小鼠 iPS 细胞来源的多巴胺能神经元移植进帕金森病大鼠脑内，发现实验组有效缓解其症状和改善其行为作用；而用由 iPS 细胞在体外诱导分化来的神经前体细胞宫内移植进 13.5 天胎鼠脑中后，发现能在体内进一步分化为胶质细胞和各类神经元，包括氨基酸能神经元（如含有谷氨酸或 γ-氨基丁酸等递质的神经元）和单胺能神经元，这些神经细胞也功能性地整合进宿主脑中，并呈现出成熟神经元的活性。这些结果提示 iPS 细胞的临床治疗潜能，尤其为神经系统的疾病治疗开启了大门。

同样，在脊髓损伤疾病中，人们也开始了利用 iPS 细胞的治疗试验。如肌萎缩性侧索硬化症伴有运动神经元的损伤，为针对肌萎缩性侧索硬化症伴有运动神经元的损伤治疗，Dimos 等从此疾病的患者体细胞重编程获得 iPS 细胞，并成功地分化为运动神经元，因此有望用此细胞对该疾病进行治疗。另外，脊髓性肌萎缩症是一种由于残存的运动神经元一存活基因突变引起的一种常染色体隐性遗传病；这种基因产物的表达降低会引起下 α-运动神经元的退化；Ebert 等利用病儿成纤维细胞产生出 iPS 细胞，这些细胞保持疾病的基因型，并体外生长旺盛，也能产生有选择性缺陷的运动神经元，因此同样有望用于该疾病的治疗。

总之，iPS 细胞的成功获得不仅避免了人体细胞克隆技术引发的伦理争议，而且突破了以往仅能利用卵子和胚胎的取材限制，为再生医学应用打开了方便之门，随着这个领域的快速发展，必将为未来干细胞用于个体治疗带来希望。

(3) 神经干细胞 (neural stem cells, NSC)：神经干细胞，是神经系统内未分化，能无限增殖，具有分化为神经元、神经胶质细胞的能力，能自我更新的一类细胞。内源性神经干细胞(neural stem cells, NSCs)存在于中枢神经系统，从发育中脑的室管膜区、下脑室区、海马区、嗅球、脊髓、小脑和大脑皮层以及发育过程中脑变化的各种区域和成年动物的脊髓以及视神经中都已成功分离并扩增了 NSCs。然而内源性 NSCs 缺乏在脊髓损伤时替代损伤神经元的能力，这是因为脊髓损伤后，许多阻碍轴突再生的因素，如胶质瘢痕的形成、神经营养因子缺乏、抑制性硫酸化蛋白多糖，以及抑制性髓鞘相关分子等能同时抑制内源性 NSCs、神经祖细胞和成熟神经元向神经元的分裂和增殖；而且内源性 NSCs 反应性增殖所产生的几乎全是星形胶质细胞，参与形成胶质瘢痕，抑制了中枢神经损伤后的再生。此外，cAMP 水平的下降也能抑制 NSCs 的再生、分化进程。但 NSCs 在脊髓损伤的修复中依然特别引人注目，因为这种细胞已定向为神经组织的细胞方向，比较容易分化为成熟的神经组织细胞表型，如神经元、少突胶质细胞和星形胶质细胞。

外源性的 NSCs 由于具有增殖和分化的可塑性，可以成为神经系统细胞移植的良好来源。在体外，辅加不同生长因子能使 NSCs 增殖，培养的 NSCs 即使在经过多次冻融仍能保持部分自我更新的能力，而且其子代细胞仍具有与宿主细胞功能整合的能力，因此可以修复损伤的中枢神经系统。

移植的 NSCs 可以在中枢神经系统中成活良好，且可以大量增殖、迁移到不同部位分化成相应类型的细胞，并还能与相应组织进行整合。

从成人大脑皮质下白质中分离的 NSCs 经体外扩增，移植至大鼠胚脑后，移植的细胞能成为功能完备的神经元和神经胶质细胞。通过心室内注射、静脉注射、脊髓或腹膜内到脱髓鞘或髓鞘形成障碍动物模型中的 NSCs 移植，可以到达组织损坏区域，分化成髓鞘形成的少突胶质细胞，并有一定的临床功能改善。将体外扩增的人神经干细胞/祖细胞(NSPCs)移植到猴的损伤脊髓中，8 周后，组织学检查发现 NSPCs 已经分化为神经元、星形胶质细胞和少突胶质细胞，囊肿也比对照组小，并有明显的自发运动和抓握力增强等功能恢复。刘媛等利用脊髓半空洞损伤模型，在脊髓空洞处局部直接注射 NSCs，发现移植细胞基本能闭合空洞，分化细胞的形态类似胶质细胞，并可见到存活的、长突起的神经元，通过嗜银染色发现移植与宿主细胞之间存在纤维联系；感觉诱发电位 (somatosensory evoked potentials,

SEP)和运动诱发电位(motor evoked potentials，MEP)能接近正常。该实验结果提示移植的 NSCs 发出的纤维能部分连接两断端，同时分化的神经元可能形成新的突触联系。Ogawa 等用重物压迫法制作大鼠颈髓损伤模型，在脊髓损伤后第 9 天，将从大鼠脊髓组织分离的脊髓神经干细胞植入损伤区域，通过双重免疫染色证实，移植的神经干细胞向神经元分化；电镜观察发现新生神经元与宿主神经元间有新建立的突触联系；功能学检测表明，虽然与正常动物相比有较大差距，但移植组大鼠前肢运动功能得到了明显的改善。该实验提示，NSCs 移植到中枢神经系统的非神经元生发区也可以分化为神经元，原因可能是由于移植的时间较晚，这时脊髓损伤区域的炎症反应已经很轻微、局部抑制因子已减少，所以，移植的 NSCs 能较好地存活。

通过第四脑室注射 NSCs 来促进脊髓损伤的修复与再生实验显示，移植的 NSCs 经脑脊液广泛分布于脊髓表面，不断增殖。贴附于脊髓表面的 NSCs 能迁移、融合到损伤组织中，分化为神经胶质细胞。组织学检测显示移植细胞团块聚集在血管周围，可能与从血管中获取营养，有利于移植细胞增殖有关。通过脑室注射 NSCs 能使移植细胞经脑脊液广泛分布于损伤脊髓表面，提高其增殖分化的能力；与向损伤区域直接局部注射 NSCs 相比，避免了局部注射可能造成的二次损伤，不会损伤正常组织，也不会由于注射部位局部压力过高而使细胞经注射点溢出等缺点，因此是一种行之有效的细胞移植方法。

移植 NSCs 能促进脊髓损伤的修复与再生，其原因主要包括两个方面：首先移植细胞可以在损伤脊髓的两个断端间形成组织桥，有利于再生轴突的附着及延伸；另外 NSCs 可以分泌促进轴突再生的神经生长因子，如 BDNF、GDNF。C17.2 小鼠 NSCs 系取自于新生小鼠小脑的一类干细胞系，具有多向分化潜能、能自我更新、表达干细胞表面抗原、对所有干细胞调理素均产生反应。将该品系的 NSCs 植入颈髓损伤模型中，发现 NSCs 可分泌 NGF、BDNF、GDNF，促进宿主神经的修复，通过基因修饰使 NSCs 分泌神经营养因子-3(neurotrophin-3，NT-3)还可以促进断裂轴突的再生；同时，分泌的神经营养因子可能相互调节更好地促进损伤脊髓的修复与再生。

NSCs 确实给脊髓损伤患者带来了希望，但 NSCs 的分化机制仍不清楚，NSCs 移植治疗脊髓损伤后功能恢复的机制也有待深入研究。治疗脊髓损伤中使用的 NSCs 大部分是脑源性 NSCs，这些研究中有许多人报告移植的 NSCs 能非常高效地分化为星形胶质细胞和少突胶质细胞，但分化为神经元的数量很少，或未被观察到。因此认为成年动物脊髓损伤的环境有利于 NSCs 向少突胶质细胞或星形胶质细胞分化，但为什么不是向神经元分化的理想环境仍不清楚；如果移植成熟一些的神经前体细胞则将会产生神经元，其中原因可能是成熟一些的神经前体细胞能抵制脊髓在损伤后产生的那些抑制信号，也可能是成熟一些的神经前体细胞已经启动向神经元方向分化的路径而不再需要受环境的影响即可获得神经元的表型。在体外，通过不同的生长因子组合或改变生长条件来提高诱导成神经元或星形胶质细胞百分比方面尽管已取得了一些进步，但如何诱导 NSCs 定向分化为某种高纯度神经组织细胞的方法还没有建立。其次，与胚胎时期相比，成年体内的 NSCs 的分裂频率非常低，因此要扩充到能满足临床的需要数量可能比较困难。此外，干细胞的克隆技术尚不成熟、移植 NSCs 在受者体内是否存在免疫排斥反应、是否能获得成熟神经元的全部特征也不清楚。最后，NSCs 移植也存在着法律、伦理等方面的问题，从而限制了 NSCs 移植治疗脊髓损伤的应用。

随着对干细胞研究的不断深入，脐带血干细胞(blood stem cell of unbilical core)可作为 NSCs 较好的替代细胞并应用于临床；而通过基因修饰 NSCs 诱导受损神经系统的自身修复也是目前研究的热点，这些研究为干细胞治疗脊髓损伤提供新的方向。相信在不久的将来，随着基础研究的不断深入，研究人员一定会逐一找到解决这些难题的方法，使 NSCs 更好地应用于脊髓损伤的临床治疗，造福人类。

（4）骨髓基质干细胞（bone marrow stromal stem cells，BMSCs）：骨髓基质干细胞有时又称为间充质干细胞（mesenchymal stem cells，MSC），是骨髓中的非造血组织细胞，具有多向分化潜能，近年发现人和大鼠的 BMSCs 可以分化为表达成熟神经细胞标志的细胞。虽然后来发现这些具有成熟神经元标志的细胞不能表达电压依从性离子通道，但从临床的角度看，BMSCs 具有取材方便、来源广泛、便于体外培养、增殖与纯化、能自体移植及无免疫排斥的危险等优点，因此 BMSCs 成为最有希望用于细胞移植治疗脊髓损伤的细胞。

分别在脊髓 T7 段挫伤的即刻和伤后 7 天将 BMSCs 移植到脊髓损伤处，发现伤后 7d 移植组的移植细胞成活率比伤后即刻移植组要高，移植的 BMSCs 在脊髓损伤处形成了细胞桥，而且 BBB 评分好于对照组。Daniel 等在脊髓损伤局部区域直接注射 BMSCs 后，实验大鼠脊髓损伤区域没有明显的脊髓空洞形成，同样有细胞桥在脊髓断段间形成，支持和引导轴突再生，大鼠后肢运动功能也有所恢复。Wu 等将 BMSCs 与脊髓来源的 NSCs 共培养，发现 BMSCs 能促进 NSCs 向神经元和胶质细胞分化；并在体内实验中发现脊髓损伤后即刻移植 BMSCs 至脊髓损伤区域能减轻脊髓损伤后囊肿的形成，促进脊髓功能恢复，其中原因认为是 BMSCs 能提供神经营养因子，并支持损伤脊髓中的细胞向损伤处移行。以上研究表明，在脊髓损伤局部直接注射 BMSCs 能保证移植的细胞准确达到损伤区域，并且细胞移植组大鼠神经功能恢复明显好于对照组。

可是局部注射面临操作复杂并可能造成脊髓二次损伤的弊端。部分研究者便试图改用其他方法进行 BMSCs 移植。将 BMSCs 直接注入脑脊液（cerebrospinal fluid，CSF）能取得和在损伤局部注射 BMSCs 相似的效果；还有学者则通过静脉注射的方法进行 BMSCs 移植，发现移植的细胞能经过血液循环到达脊髓损伤处，一样有助于脊髓损伤后神经功能的恢复。其机制可能与损伤局部微环境改变产生一定的信号有关，同时损伤局部的炎症反应、黏附分子及其受体在炎症细胞及脉管系统中的表达，均能引导 BMSCs 通过血管边界，通过血-脑、血-脊膜屏障到达损伤部位，但 Vaquero 等比较了在脊髓损伤处直接注射和由静脉注射两种 BMSCs 移植方法对 $T_{6\sim8}$ 脊髓挫伤的修复效果后，发现虽然两组脊髓损伤动物的运动功能均有不同程度的恢复，但无论是行为学评分还是组织学检测结果，损伤局部直接注射移植组的恢复要好于静脉注射移植组。

实际上无论是哪种途径的细胞移植，通过免疫组化检测，均能证明填补缺损脊髓组织的新生神经元、神经胶质细胞均来源于植入的 BMSCs，同时 BMSCs 能分泌脊髓再生所需的营养因子。当然它们也有一个共同的缺点，即仅能填补部分缺损，并不能够达到完全修复的能力。

许多研究都表明 BMSCs 在急性脊髓损伤的修复过程中能发挥作用，但 BMSCs 是否对慢性脊髓损伤也有作用？为解决这一问题，Zurita 等在脊髓挤压伤 3 个月后，于缺损处移植逆转录病毒标记的 BMSCs，观察 BMSCs 对脊髓损伤的长期（1 年）效果。结果表明实验组大鼠在 BMSCs 移植后运动功能显著改善，BBB 评分呈稳步上升趋势，并在第 10 个月后进入平台期；组织学检测发现创伤后空洞的体积有显著缩小的趋势；免疫组织化学结果显示，细胞移植 2 个月后在脊髓损伤处发现两断端间形成部分连接组织，于 12 个月后两断端间形成明显的桥接组织，桥接的组织为新生的神经组织，由表达β-半乳糖苷酶的新生神经元、星形胶质细胞、少突胶质细胞以及新生血管壁细胞组成，而且这些细胞都由植入的BMSCs分化而来。新生的神经组织填补了脊髓损伤形成的空洞，还可能引导上、下行传导束通过。Lu等对BMSCs进行基因修饰，使其表达NT-3，用来修复脊髓损伤3个月动物模型，发现移植的BMSCs经过局部和传导的信号分子可以中和脊髓损伤区域内的抑制性细胞外基质分子，达到新的平衡，从而促进轴突再生，并促使再生的轴突穿越胶质瘢痕。上述实验不但肯定了BMSCs可分化为神经元、神经胶质细胞的潜能，而且还推翻了再生轴突不可通过胶质瘢痕的传统理念，进一步说明BMSCs移植在修复慢性脊髓损伤大鼠神经功能恢复和脊髓再生的作用。

虽然BMSCs移植修复脊髓损伤的基础研究取得了满意的结果，但尚有许多未能解决的问题，主要是：①BMSCs在体内是否能够分化为神经细胞，以及分化的机制尚不清楚。在接受过供者为男性的女性骨髓移植患者体内发现了有Y染色体标记的神经元、Purkinje细胞或海马细胞，引发了这究竟是一个偶发的融合，还是干细胞可塑性分化的有力证据的争议。②BMSCs在中枢神经组织内的迁移、归巢和锚定停留机理还没有得到证实，其引导因子也不完全清楚；③ 体外培养增殖的BMSCs，移植后的安全性尚未有大量可靠证据证实，主要的担心是BMSCs体外培养增殖可能会产生自然或人为的基因突变；④动物实验及临床应用中其有效性尚未得到完全肯定，BMSCs移植后与神经细胞是否有突触联系，是否能合成相关的神经递质，以及相关的神经电生理活动和神经功能有无改善等均未得到有力地证实；⑤BMSCs体外培养后细胞会出现衰老，增殖分化能力下降。在今后的实验中，研究人员可将研究重点转移到这些亟待解决的问题上，使BMSCs充分发挥其独特的优势，从而成为更优良的移植种子细胞。

(5) 施万细胞(Schwann cell, SC)：施万细胞又称神经膜细胞(neurolemmal cell)，起源于胚胎时期的神经嵴，正常情况下在周围神经中形成髓鞘。SC外表面有一层基膜，在周围神经再生中起重要作用。正常中枢神经系统中与SC功能相似的细胞是少突胶质细胞，但SC与少突胶质细胞不同，一旦发生损伤，SC会立即进入有丝分裂状态，发生分裂、增殖，协助清除溃变的轴突和髓鞘的碎片，形成引导通道，并分泌多种神经营养因子、细胞外基质、细胞黏附分子等，促进轴突有效再生，从而恢复其功能。鉴于SC在外周神经系统再生中发挥的作用，研究人员开始着手研究将SC植入脊髓损伤模型中，利用其独特的生物学特性研究是否能够有助于脊髓损伤的修复与再生。

几十年来有关这方面的研究报道甚多，主要集中在SC促进轴突再生及髓鞘形成两方面来促进脊髓损伤的修复与再生。在大鼠脊髓损伤区域直接注射SC，发现植入的SC能在损伤区域及邻近的脱髓鞘组织内重新分布，同时损伤区域有大量的再生轴突，并且再生轴突可以迁延到邻近组织中。但这种方法可能造成脊髓的二次损伤，引起炎症反应，因此并不适用于大面积和多处脊髓损伤引起的缺损。

脊髓的周围有硬膜、蛛网膜和软膜三层膜性结构，其中蛛网膜与软膜之间存在一充满脑脊液的蛛网膜下腔。在脊髓损伤或脱髓鞘模型的蛛网膜下腔注射神经营养因子、神经干细胞球等均能达到良好的预期实验效果。于是，有学者尝试将SC注射到蛛网膜下腔修复大鼠脊髓损伤，结果显示这种方法有一定的修复效果，脊髓损伤大鼠运动功能得到明显改善，组织学检测发现实验组脊髓损伤区域有较高密度的再生轴突。这种方法与损伤区域局部直接注射SC不同，不会破坏脊髓组织的完整性，也不会引起继发性炎症反应，动物实验结果预示该方法有较大的临床应用前景。

由于周围神经系统中含有 SC 和神经营养因子(neurotrophic factor, NTF),可以提供脊髓再生所需的微环境;同时考虑到移植的周围神经可能对损伤脊髓两端的再生连接起到一个有效的桥梁作用,引导再生轴突延伸到较远的距离。因此,人们设想利用周围神经移植修复脊髓损伤。20 世纪 20 年代 Cajal 等将游离的周围神经移植到脊髓损伤处,发现移植的周围神经能存活,并有极少数脊髓神经元轴突长入移植神经中,但因严重的脊髓空洞和胶质瘢痕增生,未见明显的功能恢复。鉴于周围神经有促进脊髓损伤修复与再生的可能,Rasouli 等将周围神经剪碎与 SC 共培养,同时建立脊髓挫伤模型,在脊髓损伤后 1 周时手术切除损伤脊髓两断端的胶质瘢痕,将其培养物植入损伤区,发现脊髓损伤区有大量的脊髓神经元再生轴突,这些再生轴突可长入植入的周围神经内,同时大鼠运动功能明显恢复。迄今为止的研究表明,周围神经移植确实可以诱导和促进脊髓损伤神经元轴突的再生,并且再生轴突能延伸较长距离;脊髓神经元轴突也可以长入移植的周围神经中;但长入移植周围神经中的再生轴突却不易穿过移植物另一端与脊髓间的界面而进入脊髓内,原因有待进一步的研究。

虽然单纯进行 SC 移植修复脊髓损伤取得了令人鼓舞的结果,但仅仅依靠 SC 是远远不够的,还需要联合使用神经营养因子、其他种子细胞,或利用转基因技术改造 SC 来修复脊髓损伤。基因修饰的 SC 能在体内长时间存活,并对神经元的再生具有促进作用。而经基因修饰后能分泌营养因子的基因工程 SC 能促使更多的轴突再生。

但采用 SC 移植治疗脊髓损伤仍存在着许多不足,如细胞来源、体外培养技术、免疫排斥反应等问题。同时,SC 移植治疗脊髓损伤目前局限于动物模型,真正应用于临床还需要很长时间,但应该承认 SC 确实具有极大的临床应用前景。以后应着重于 SC 修复脊髓损伤和促进脊髓再生机制方面的研究,从分子水平和基因水平上来揭示 SC 的修复和再生机制,同时应关注人工支架材料、其他细胞、神经营养因子以及结合转基因技术等多种方法联合,以寻求修复脊髓损伤的最佳方案。

(6) 嗅鞘细胞(olfactory ensheathing cells, OECs):嗅鞘细胞是哺乳动物嗅神经轴突上的支持细胞,能终身帮助嗅神经再生。OECs 发生于嗅基板,来源于嗅上皮祖细胞,根据取材部位的不同,OECs 分为两类,一类是自颅内嗅球分离纯化的 OECs,称为中枢源性嗅鞘细胞,其分化纯度较高;另一类是来自鼻腔嗅黏膜固有层的 OECs,称为周围源性嗅鞘细胞。在中枢神经系统损伤中,OECs 具有特殊的可塑性,能适应星形胶质细胞形成的瘢痕环境,能让神经元如穿越 PNS-CNS 界面那样穿越胶质瘢痕,在损伤部位近、远侧端呈束路排列延伸,包裹延伸轴突使其迁移,为受损轴突提供有利其迁移和生长的支架,成为神经再生的桥梁。OECs 可以分泌多种神经营养因子,这些营养因子可为轴突再生提供一个比较适宜的环境。同时,OECs 不表达 Nogo 基因,能表达促进轴突生长及延伸的细胞外基质和细胞黏附分子,不产生髓磷脂,但可使脱髓鞘的轴突髓鞘化。另外 OECs 可以通过鼻腔活检等方法相对容易获取,为自体移植提供了一个方便的来源,避免了免疫排斥反应。而且这种移植没有与移植有关的肿瘤、瘢痕、组织病理或行为减退形成,因而是安全的。鉴于 OECs 的生物学特性,使 OECs 移植成为脊髓损伤修复与再生的理想候选细胞之一。

已有多个实验室用 OECs 来治疗急性或慢性的啮齿类脊髓损伤。将嗅鞘祖细胞移植到成年大鼠中等挫伤脊髓中,能分化为成熟的少突胶质细胞,使髓鞘再生,运动功能改善。直接将嗅鞘细胞悬液植入大鼠下胸段完全横断脊髓断端,所有接受嗅鞘细胞移植的大鼠术后 3～7 个月恢复运动功能和反射活动，后肢可自主运动和支撑体重，并对轻触和本体感觉刺激作出反应。移植经基因修饰可以编码 BDNF、NT-3 或 LacZ(β-半乳糖苷酶)的 OECs 至损伤脊髓，能促进红核脊髓束的再生发芽，能改善运动功能。而将取自嗅球外层的小块组织植入上段颈髓半切模型中，结果显示大鼠呼吸和运动功能有明显恢复，这种方法避免了单纯进行 OECs 移植的单一性，嗅球外层的小块组织可以同时分泌多种细胞外基质，利于脊髓损伤的修复，为研究人员提供了采多细胞联合移植的方式修复脊髓损伤、促进脊髓再生的新思路。

在一些研究报告中，OECs 移植后轴突再生和髓鞘再生的数量以及神经功能的恢复都达到了令人吃惊的程度，但另一些实验室没能够重复这些结果，部分原因可能跟所取 OECs 的动物年龄较大和(或)传代的次数有关。虽然促进轴突长距离修复的证据并不充分并存在较大的争论，但大部分报告认为 OECs 能支持脊髓损伤的修复过程。另外，OECs 能否在短期内扩增到临床上细胞替代治疗中所需要的数量也是一个问题。

2001 年黄红云等率先从人胚胎嗅觉系统中分离并在体外培养出人 OECs，纯化后把细胞注入脊髓损伤的局部，在已经进行的 100 余例患者中，其运动、感觉和括约肌功能都有不同程度的恢复，且有随时间延续而恢复程度增加的趋势。在 2003 年，Huang 等报道了 171 例大样本移植自体嗅鞘或嗅球组织的脊髓损伤患者，其中大多为慢性期，8W 后，美国脊髓损伤协会(American Spinal Injury Association，ASIA)神经功能评分就有了提高。最近，他们报道已经在超过 300 例脊髓损伤患者中移植了自体 OECs。临床Ⅰ期实验也已经证明从鼻部活组织切片纯化 OECs 并注入人类损伤脊髓的安全性，3 个慢性脊髓损伤组在移植 1 年后未出现医疗和外科并发症，也没有神经功能恶化。

OECs 移植治疗脊髓损伤还存在移植最佳时间点的问题，即在损伤后立即移植 OECs 与延迟移植所产生的效果是否存在差异。Lu 等人对脊髓全横断模型进行了研究，分别在损伤后立即注射 OECs 及损伤后 4 周注射 OECs，实验结果发现 4 周移植组大鼠运动功能恢复及组织学结果显示的再生轴突的情况均优于立即移植组。Plant 等在脊髓轻度挫伤模型中，选择的时间点为损伤后立即注射和损伤 1 周后注射，发现两组大鼠组织学结果相似，但损伤后立即注射组大鼠未检测到运动功能的恢复，而损伤 1 周后移植组大鼠运动功能评分明显高于立即注射组。López 等则使用脊髓全横断模型，也是分别在损伤后即刻和损伤后 1 周注射 OECs，结果发现两组大鼠运动功能均有不同程度的恢复，组织学观察显示两组大鼠损伤局部均有再生轴突穿过胶质瘢痕到达损伤远端，但无论从功能学还是组织学角度，损伤后立即注射 OECs 组的实验结果均优于损伤 1 周后移植组。显然，这些相互矛盾的结果无法准确告诉我们在脊髓损伤发生后什么时间点进行细胞移植最为恰当；但通过这些研究，我们可以知道不同的脊髓损伤模型、不同来源的 OECs，以及 OECs 的体外培养、增殖与分化，甚至注射点位置的不同对脊髓再生的结果都会产生影响。因此，在今后的研究中，研究人员可以在相同的外界条件下选取不同的时间点进行研究，以便找出细胞移植的最佳时间点。

移植细胞的来源乃旧是一大障碍，目前用于实验治疗的 OECs 多来源于嗅球，但是通过侵入性手术从脊髓损伤患者颅内获取 OECs 是不切实际的，从胚胎脑获取，则牵涉到伦理学并存在免疫排斥等问题。如能从鼻腔黏膜处获取 OECs，当然可提高临床应用价值。目前已有少量报道从人嗅神经上皮中分离培养出 OECs。由于人嗅神经上皮成点状分布于上鼻甲及鼻中隔中上部，如何取材、通过体外培养获得足够的 OECs 用于脊髓损伤的移植，仍是一个相当棘手问题。最近有实验室通过移植微创嗅黏膜活检技术和体外培养获得的成人嗅神经上皮干细胞,可促进大鼠脊髓损伤后红核脊髓束轴突的再生,该细胞来源为脊髓损伤患者移植治疗带来了希望。

(7) 其他细胞:除了以上介绍的几种细胞外,还有其他一些种类的细胞用于移植治疗脊髓损伤的实验报道。

1) 成纤维细胞(fibroblast):成纤维细胞能形成结缔组织成分,分泌胶原纤维和糖蛋白等细胞间质。成纤维细胞来源丰富,培养容易,加上成纤维细胞易于进行基因改造而赋予新的功能,因此常被用于观察某种因子对脊髓损伤后再生影响的研究。基因改造后分泌 NT-3 的成纤维细胞能促进 T_7 背侧半横切脊髓的功能恢复,但未经基因改造的成纤维细胞或基因改造后分泌 NGF 的成纤维细胞则无此功能。将基因改造的成纤维细胞移植到多种脊髓损伤模型中,发现它们能促进再生的轴突穿过胶质瘢痕中富含 CSPG 区域而促进轴突再生。此外,通过观察基因改造后能分别分泌 NT-3、BDNF、CNTF、NGF 和 bFGF 的成纤维细胞对脊髓再生的影响,发现能分泌 NT-3 和 BDNF 的成纤维细胞促进内源性少突胶质细胞的增生、使损伤轴突髓鞘再生的作用较大。在 T_7 背侧半横切损伤后即刻移植经基因改造能分泌 GDNF 的成纤维细胞能促进脊髓内背侧感觉柱、固有束和运动束中轴突的再生,但未观察到功能的恢复。

2) 少突胶质细胞(oligodendrocyte):少突胶质细胞能形成中枢神经系统的髓鞘并保证维持轴突的正常功能,在某些情况下少突胶质细胞或其前体细胞可以使髓鞘再生。移植培养的少突胶质细胞到损伤的脊髓可以使裸露的轴突充分地再髓鞘化,以此重建轴突正常的传导功能,行为学指标有明显改善。然而,少突胶质细胞对脊髓轴突再生也有其负面效应,它能表达抑制分子,阻碍轴突再生。在这种背景下,尽管在脊髓损伤后移植少突胶质细胞看起来能再使轴突髓鞘化、挽救裸露轴突,但仍然有进一步促进抑制轴突再生的作用。如何减轻少突胶质细胞对轴突再生的抑制作用而促进髓鞘再生依然是个难题。

3) 星形胶质细胞(astrocyte):星形胶质细胞在调控神经递质,保持离子浓度稳定,维持血-脑屏障以及形成细胞外基质分子等方面有重要作用。损伤发生后,星形胶质细胞是隔绝损伤区域、保护易碎的脑组织免受进一步的伤害的主要细胞类型。与理论上星形胶质细胞瘢痕是轴突成功再生主要障碍相反,在某些条件下,星形胶质细胞在发育和损伤脊髓的轴突再生中也能提供基质,支持轴突生长。移植培养的星形胶质细胞到脊髓损伤处显示他们能广泛移行,促进髓鞘再生,并减轻瘢痕形成。尤其是移植不成熟的星形胶质细胞到成年大鼠的脊髓损伤处能刺激轴突再生,据此认为在损伤处引入不成熟的胶质细胞环境能改善再生反应。

4) 小胶质细胞(microglia):小胶质细胞是脑和脊髓内固有的免疫吞噬细胞,在损伤后能快速反应,保护神经组织,促进伤口愈合。与其他神经胶质细胞不同,至今还没有小胶质细胞移植的报道。虽然有人推测小胶质细胞通过产生细胞毒分子而加重中枢神经系统的损伤,但他们同时分泌多种有用的细胞因子和生长因子,移植小胶质细胞到损伤脊髓中可能促进微血管和神经突起的生长。在用胚胎脊髓移植治疗脊髓后根损伤时,培养的小胶质细胞能促进后根中再生的初级感觉轴突进入移植物,提示脊髓损伤后小胶质细胞活化成巨噬细胞是脊髓组织修复、神经元再生的关键,这个结果与报道的移植经坐骨神经条件培养液刺激的外周巨噬细胞能促进脊髓横切后的功能恢复相一致。

(8) 细胞联合移植:单一细胞移植或神经组织移植虽然都对脊髓再生有一定的治疗效果,但作用有限。近来不少学者着眼于联合移植研究,希望通过移植物间的协同作用,更好促进神经再生。吴卫江等将人胚 OECs 和大鼠胚胎脊髓干细胞联合移植治疗大鼠脊髓半切损伤,通过对动物定期行为学评定,结合病理学观察,并通过 HRP-TMB 逆行示踪技术,评价 OECs 和 ESCs 对神经元存活、神经纤维再生的影响。在实验中发现,所有联合移植组在损伤灶部位均显示有不同程度的再生,轴突穿行经过移植物-宿主的界面,对损伤部位切片进行 NF 免疫组化染色,同样显示联合组 NF 阳性神经纤维数量最多。通过 HRP-TMB 示踪技术对各组皮质及中脑红核运动神经元进行的计数也提示,联合组数量占优,表明有更多的再生轴突穿行移植区又返回了宿主脊髓组织内,并同伤灶下方的宿主神经元建立了突触连接。他们还观察到只有联合组中的移植物和宿主之间形成了完整的整合,而其他移植组在移植物和宿主之间有囊泡样的间隙,表现为不同程度的整合不良。这种良好的整合源于两种移植物的共同作用。一方面,无论 OECs 还是 ESCs 都能通过表达相关基因减轻胶质增生,从而避免移植物宿主间形成胶质屏障;另一方面,OECs 高度成血管性的特性在移植早期即诱导密集的微血管网产生,局部良好的血供为移植物宿主快速而完整的整合、促进轴突的再生和功能恢复提供了良好的基础。

OECs 联合神经干细胞移植也显示出比单一细胞移植更有助于神经轴突再生。因为 OECs 和神经干细胞都能在移植局部分泌多种神经营养因子和细胞外基质,同时通过细胞增殖、分化和迁移等方式,桥接神经轴突连接,抑制胶质瘢痕生长,支持脱髓鞘轴突再髓鞘,从而改善损伤局部不利于神经再生的微环境。

总之,细胞移植治疗脊髓损伤有着巨大的发展潜力,但也必须看到在应用到临床前还有许多问题需要解决,如移植细胞的来源、分化调控、移植后免疫排异、安全性问题、伦理学争议,以及细胞移植治疗所需的理想细胞量、移植效果的维持时间以及如何应用神经营养因子、免疫抑制药物进一步提高疗效等。进一步的研究重点主要集中在如下几个方面:①细胞移植中遇到的细胞分化、免疫、调控等相关问题。②细胞移植与基因工程的结合:通过基因工程技术(基因敲除、基因沉默)去处理细胞对于移植治疗脊髓损伤的不利因素。③细胞移植与组织工程的结合:利用良好的载体或生物支架来填充脊髓缺损,并为移植细胞的生长分化提供场所。④细胞移植与细胞因子的结合:与多细胞因子的联合移植,创造脊髓修复所需的微环境。

6. 基因治疗

由于脊髓损伤进行细胞移植治疗后,局部和移植的细胞既分泌促进神经损伤恢复的神经营养因子,又分泌抑制轴突生长的分子,这两种相互对抗的因子处于平衡状态,所以神经再生仍然有限,要进一步促进神经的再生,需要打破这种平衡。基因治疗急性脊髓损伤的基本原理就是利用转基因技术,将某种特定的目的基因(重组 DNA)转移到体内,使其在体内表达的基因产物发挥生物活性,促进脊髓损伤的恢复。目前研究主要集中在两个方面:①通过基因转移的方法,使一些具有促进神经轴突生长和神经细胞存活作用的神经营养因子在受损伤脊髓内高度表达,为脊髓损伤后神经轴突的生长提供适宜的外环境,使轴突的再生成为可能,从而达到神经功能恢复之目的。如分泌 NT-3 的胚胎干细胞在脊髓中移植后可以存活并长距离迁徙,转基因细胞可单一营养因子转染同源细胞,也可多个营养因子共同转染。目前认为多个营养因子的共同作用可能更有效。用携有 BDNF、NT-3 基因的复制缺陷重组腺病毒改造施万细胞,或构建这两种基因的逆转录病毒载体修饰成纤维细胞,移植入横断脊髓中,发现能更明显地促进轴突的再生。另外,转基因细胞移植需要调节外源性治疗基因的表达水平,以适应脊髓损伤后轴突生长过程中不同时期的需求,有研究在转基因细胞中加入启动子载体以达到调控目的。②通过基因工程技术(基因敲除、基因沉默)去处理细胞对于移植治疗脊髓损伤的不利因素:例如,将脊髓再生中抑制脊髓再生的蛋白进行克隆,导入其反义核苷酸,抑制该蛋白表达,从而达到促进再生修复的目的。

基因治疗应用于临床还存在一些问题:免疫排斥反应、移植细胞存活的时间及表达强度随时间的延长而逐渐减弱、可能失去治疗作用。因此还需进一步深入研究,才能提高基因治疗脊髓损伤的疗效。

7. 组织工程修复

单纯进行细胞移植促进脊髓损伤后的轴突再生和细胞分化,对修复脊髓损伤起到了很大的作用,但并不能彻底解决脊髓损伤治疗中所遇到的问题。因此,人们又开始探索新的技术。随着材料科学的不断发展,生物材料为脊髓损伤的研究提供了新的平台。根据材料的特点和性质,生物材料可定义为是一种和机体相作用,并用于诊断、治疗修复、替代人体中组织器官或增进其功能的材料。迄今为止,生物材料的应用范围十分广泛,主要用于替代坏死或创伤组织、辅助组织愈合、改进器官或组织的功能、异位矫正等。在神经再生方面,生物材料作为人工细胞外基质(extracelluar matrix, ECM),为细胞的锚定、生长、增殖、新陈代谢、新组织的形成提供支持。脊髓组织工程研究是基于给脊髓种子细胞建立一个高仿生的分化、增殖、营养供给和脊髓功能重建的微环境的思想,从几何、力学、生物化学等多角度对组织工程支架和材料进行优化,建立一个具有多重信息和功能使命的脊髓缺损修复植入体,促进脊髓功能的重建。根据目前的研究来看,脊髓损伤修复理想的解决方案是一种针对损伤机制的分子、细胞和组织水平的人工生物植入物,以生物可降解聚合物提供组织支架、细胞承载工具和缓释药物的存储等功能。

理想的生物材料必须具备以下条件:①良好的组织相容性;②合适的孔径、较高的孔隙率(>90%)和相连的孔形态;③生物可降解性和适宜的降解速度,降解速度应与组织生长速度相匹配;④大的表面积和合适的表面理化性质,以利于细胞黏附、增殖分化及生长因子的负载与表达;⑤ 适宜的可塑性和机械强度,植入体内后能在一定时间内保持其形状,从而使新形成的组织具备一定的外形,同时随着新组织形成后,生物材料自行降解;⑥来源方便,加工容易。虽然有关生物材料用于组织修复的研究已有多年,但由于 CNS 的复杂性及损伤后的病理特点,组织工程用于脊髓损伤后的修复与再生尚处在起步阶段。

为了能够达到最终的临床应用,研究工作必须结合生物学、生物化学、临床医学、材料科学和工程学科来进行。快速成形技术(rapid prototyoing, RP)是集新型材料科学、计算机辅助设计、数控技术为一体的综合技术,提供了一个组织工程支架制作中从生物学角度优化的方法,主要包括三维打印技术、熔融沉积技术和选择性激光烧结技术。根据 CAD 系统或对 CT、MRI 扫描的医学影像数据进行数据转化,得出三维模型,采用离散/堆积成形的原理,把三维模型变成一系列二维层片,再根据每个层片的轮廓信息进行工艺规划,选择合适的加工参数,自动生成数控代码,最后由成型机接受控制指令制造一系列层片并自动将它们连接起来,可以精确的复制出与生物体几乎完全相同的三维结构物。这是传统的支架制备技术所不能达到的,所以快速成形技术在组织工程领域具有极大的应用前景。

用快速成形技术能构建完全通孔、高度规则、形态与微结构具有重复性的支架,并可在成形材料中直接加入种子细胞和营养因子,在体外构建具有一定生物功能的组织和器官,用于病损组织和器官的修复替代,即所谓“生物制造”。通过生物制造技术,可对脊髓灰质、白质支架分别成形、装配。由于脊髓灰质和白质的组织成分有很大的不同,为了适应二者的需要,脊髓灰质部分支架采用细胞直写(direct cell writing, DCW)技术,白质部分支架采用低温成形(low temperature deposition forming, LTDF)技术。目前已研制出低温成形机、细胞直写等设备,使生物制造治疗脊髓损伤成为可能。

在脊髓损伤的修复中,组织工程材料通常作为细胞附着的支架来使用,它能延长移植后细胞的成活时间,促进移植细胞向预设的方向迁移和定向分化。此外,支架材料也可以吸附药物,并通过缓慢释放所吸附的药物或生长因子等来促进脊髓再生。目前,构建人工支架的材料可分为两类:天然生物材料和人工合成材料。天然生物材料主要包括:胶原、壳聚糖及其衍生物、纤维素等,主要来源于动植物或人体,其优势在于它具有较好的生物相容性,利于细胞的吸附或维持不同功能的发挥;但这类物质有重现性差、异种移植可能会带来不可预计的异种生物携带的病原基因等问题。人工合成的不可降解材料,主要是丙烯酸的聚合物及聚丙烯腈(PAN)/聚氯乙烯(PVC)的聚合物,前者主要包括 pHPMA、pHEMA、pHEMA-co-MMA;后者常常制成具有一定强度的导管,导管内充填水凝胶,复合不同的种子细胞、胚胎组织、神经营养因子。这类材料具有生物惰性和一定的机械强度,便于在神经导管内取样和研究再生过程中的神经营养物质,所以在早期实验中应用广泛,但由于其不可降解的特性,需要二次手术取出,故局限了它的应用范围。人工合成的可降解材料,主要包括聚羟基酸类、乙酸纤维素等,它们具有良好的生物相容性和安全性,且来源广泛,可对其结构、性能进行任意修饰和调整,同时具有半渗透作用,有利于神经再生过程中营养物质的摄取和代谢产物的排出,为再生提供了合适的微环境。与天然生物材料相比,其缺点主要在于它的降解产物-乙醇酸、乳酸等会引起局部 pH 的改变,影响周围细胞及组织生长,不利于神经再生。以下具体介绍几种主要的生物材料。

(1) 胶原(collagen):胶原是由 α-氨基酸组成的糖蛋白分子,是哺乳动物体内最主要的结构蛋白,以结缔组织中含量最高,约占机体总蛋白的 25%。胶原常用的剂型有膜、多孔基质、凝胶、溶液、纤维状、管状以及复合型,其独特的纤维结构使其不仅成为细胞外基质的支架,使其在支持、保护细胞的同时更利于细胞的黏附与生长。胶原蛋白能直接与细胞膜结构蛋白作用或间接地与细胞外基质(extracellular matrix, ECM)中的糖蛋白或糖胺多糖作用而影响细胞膜受体,达到参与细胞行为的调控作用。由于胶原独特的来源、氨基酸序列和结构特点,决定了它具有良好的生物相容性、适宜的可降解性、可渗透性及弱免疫原性,此外胶原本身所含的细胞黏附信号肽序列也可以引导细胞对支架材料的特定识别。因此,胶原是比较理想的生物支架材料。外源性胶原蛋白基生物材料在组织创伤后的止血、修复、缺损性充填等领域里发挥着巨大作用。其中,对Ⅰ型胶原的研究比较成熟,已成功用于周围神经损伤的修复。

在脊髓损伤修复中,Ma 等在体外使大鼠胚胎 NSCs 于胶原纤维支架上形成了神经回路。Liu 等将胶原制成导管,植入脊髓半横断的腔隙中,9 个月后可观察到脊髓损伤处头侧端的神经纤维经胶原导管生长到尾侧端。从组织工程学的角度出发,可联合应用种子细胞或神经营养因子进行脊髓损伤的修复。吴立等将施万细胞滴加到胶原薄片上后,将胶原薄片嵌入脊髓全横断两横断面间,术后 90 天发现多数大鼠可不同程度支撑体重,促进了全横断性脊髓损伤的修复,同时组织材料发生了不同程度的降解。Joosten 等将体外培养的新生大鼠大脑皮层星形胶质细胞注入胶原导管内,植入脊髓半横断模型,1 个月后监测到所有大鼠运动功能均有恢复，组织学结果显示标记的星形胶质细胞存活在胶原导管内，邻近组织中未发现标记细胞的迁移，同时在导管内发现大量的再生神经纤维，该研究表明胶原导管能很好引导轴突再生，同时星形胶质细胞能极大提高神经纤维的再生率。

以往的研究大多局限在一维、二维支架材料上，随着材料制备工艺的不断提高，人们开始将研究方向转移到三维支架材料上。Bin 等在体外将 OECs 与胶原二维、三维支架材料进行共培养，发现胶原三维支架材料上种植 OECs 能维持细胞最初的纺锤体形态，细胞存活率、分泌神经营养因子的生物活性及髓鞘蛋白均高于二维支架材料，说明胶原三维支架材料能为 OECs 促进脊髓损伤修复与再生提供最佳适宜的微环境。

纯胶原蛋白导管在体内降解速度较快，并有潜在的抗原性，因此，研究人员用物理或化学的方法对胶原蛋白进行交联或修饰，以提高胶原材料的强度和耐用性、控制体内降解周期和降低免疫原性。这种改性的方法可以增加原纤维黏度、提高应变模量，使其更利于细胞的黏附、增殖，同时更有利于营养物质的代谢。但这一改性也存在着明显的缺点，即力学性能变差、含水环境中难以塑形、植入体内后可被体内的胶原蛋白酶消化降解。因此，许多学者又从另一角度去探索，开始用胶原蛋白与其他材料复合，如与壳聚糖、PLGA 等有机高分子生物材料进行复合，结果既能改善胶原蛋白本身的性能，又能提高其力学强度和可塑性，同时还可扩展其临床应用范围，当然，有关胶原修复脊髓损伤的研究还有待进一步深入。

(2) 壳聚糖(chitosan)及其衍生物：壳聚糖是天然多糖中唯一大量存在的碱基多糖，是一种天然、低毒性、可生物降解的化合物，由海洋甲壳类生物、动物和其他无脊椎动物外壳中的甲壳素(chitin)脱乙酰生成，兼有高等动物组织中胶原和高等植物组织中纤维素两者的生物功能。壳聚糖在体内的降解速度根据其脱乙酰度、分子量以及其制备原料不同而有所改变，从而为根据需要来调节降解速度提供了可能。壳聚糖内含有较多的氨基，具有聚集阳离子的特性，可以和细胞表面带负电荷的基团相互作用，与细胞膜发生非特异性吸附，对机体具有良好的生物相容性，对神经组织的不良影响小。这些生物学特性，决定了壳聚糖具有广泛的应用前景，迄今为止，壳聚糖较多地应用于外周神经修复、骨组织修复、深度烧伤、溃疡愈合等研究中，部分已应用于临床，但用于脊髓损伤修复的报道较少见。

Zhang 等用 β-巯基乙醇(β-mercaptothanlo)、维 A 酸(retinoic)、forskolin(血小板凝集抑制剂)、bFGF、PDGF(platelet-derived growth factors)及 heregulin 的混合物持续诱导 BMSCs，结果显示 BMSCs 可诱导分化为 SC，将诱导的 BMSCs 与可降解的壳聚糖膜进行共培养，显示两者具有良好的生物相容性。该研究为用壳聚糖导管联合培养诱导的 BMSCs 修复脊髓损伤提供了可能。程映华等发现 NSCs 与壳聚糖具有良好的生物相容性，联合培养 NSCs 的壳聚糖导管植入脊髓损伤区 2 月后，损伤处再生轴突跨越损伤区并与上位中枢、下位感应器建立电生理联系，上下行通路部分恢复，同时，大鼠双下肢肌肉萎缩程度减少、后肢的反射及运动功能得到部分恢复。

然而壳聚糖导管植入体内环境中后会大大降低其机械强度，从而限制了临床上壳聚糖导管作为神经再生支架材料的运用。为增加其机械强度，通过壳聚糖胺类的选择性 N-乙酰化作用制备壳聚糖凝胶可以提高壳聚糖导管的机械强度，但还没有见到关于壳聚糖凝胶导管修复脊髓损伤的报道。Ao 等制作了 M 形壳聚糖导管，相比 H 形导管具有更强的机械强度、更适合的孔径以及生物降解率。另外，对壳聚糖使用不同的交联剂进行交联修饰，结果发现使用 HDI(diisocyanate，已二异氯酸酯)交联的壳聚糖薄膜能明显提高纤维蛋白、层黏连蛋白的吸附作用,具有更好的生物相容性,同时,也能提高 SC 的增殖与分化。通过此上研究结果,我们得到这样的启示:可以利用壳聚糖的理化性质,以及壳聚糖分子中的活性基团易于反应的特点,对其进行化学修饰,从而制备具有良好的神经亲和性及机械性能的神经导管,使脊髓损伤的修复与再生的研究能推上一个新的台阶。

(3) 人工合成水凝胶(pHEMA、pHEMA-MMA):人工合成水凝胶是一种高分子聚合物,包括聚 2-羟丙基甲基丙烯酰胺水凝胶[poly(2-hydroxyethyl methacrylamide) hydrogels, pHEMA]和聚 2-羟乙基甲基丙烯酸-甲基丙烯酸甲酯聚合物(pHEMA-MMA),是一种三维多孔生物材料,具有一定黏性和抗压性能,含水量高,内在表面积大,有利于物质交换,具有良好的生物相容性,体外与神经细胞共培养证实对神经细胞无毒性。这种人工合成的材料以独特的三维多孔结构决定了在脊髓损伤模型中可促进种子细胞的黏着,并为细胞的继续迁移提供优良的路径,能促使种子细胞向空洞区域移动,起到消除细胞集聚、避免产生胶质瘢痕的作用,同时可引导神经细胞和轴突的生长,促进血管发生、胶原等细胞外基质的沉积。

Tsai 等对合成的水凝胶导管进行了生物相容性及其促轴突再生能力的研究。在脊髓全横断模型中植入平均弹性模量分别是 177kPa 及 311kPa 的 pHEMA-MMA 导管材料,术后 4~8 周取材发现导管与组织具有良好的生物相容性,在两残端脊髓组织间的导管内形成组织桥,神经纤维轴突染色发现 311kPa 的导管内有广泛的、连续的再生神经组织,同时可检测到 5-羟色胺能神经元轴突进入该导管。逆行性标记追踪到网状核、前庭核、脑干运动核内均有和再生轴突有关联的神经元。此外,该实验结果还发现了运用水凝胶导管修复脊髓损伤可最大限度地减少导管-宿主界面、导管-硬脊膜界面胶质瘢痕地形成。

Eve 等在脊髓全横断模型中植入 pHEMA-MMA 导管,结果发现该材料的植入极大提高了脑干运动核神经元轴突的再生;同时在不同程度促进运动功能恢复的基础上,开始探索在该基质材料中加入其他基质材料或生长因子后对特定部位神经元轴突再生的影响是否存在差异,如在 pHEMA-MMA 导管内分别充填蛋白胶原、纤维蛋白胶、基质胶、甲基纤维素以及内套更小的该水凝胶导管,同时在蛋白胶原、纤维蛋白胶组内添加 NTF、成纤维细胞生长因子(fibroblast growth factor,FGF-1)、NT-3,植入脊髓损伤处,结果显示纤维蛋白组网状核神经元轴突再生量达最大、甲基纤维素组前庭、红核神经元轴突再生达最大量、植入更小水凝胶导管组在术后 7~8 周能不断提高大鼠运动功能、基质胶组脑干运动神经元未见轴突再生、FGF-1 组促进前庭核神经轴突再生、NT-3 组抑制了局部脑干神经元的轴突再生。从该研究中,发现选择适当的生物材料基质以及合适的生长因子能够促进损伤脊髓的轴突再生,反之,若选择不恰当会发生抑制现象。

单纯植入水凝胶导管虽然会促进轴突再生,但随着时间的推移水凝胶导管会出现管壁塌陷现象。为增强管壁强度,在 pHEMA-MMA/pHEMA 中加入自体周围神经、纤维基质、酸性成纤维细胞生长因子植入脊髓损伤模型,虽然还有术后脊髓空洞及胶质瘢痕抑制轴突再生及运动功能恢复的现象存在,但在整个实验阶段未再发现管壁塌陷现象,实验组运动功能恢复明显高于阴性对照组。

(4) 聚羟基酸类:聚羟基酸类是一种高分子聚合物,主要包括聚乳酸(PLA)、聚羟基乙酸(PGA)以及按一定比例的 PGA 和 PLA 共混或共聚形成的羟基酸一乳酸单体(PLGA),这类材料的主要结构形式有 3 种:纤维支架、多孔泡沫、管状结构。其中 PGA、PLGA 是第一批被美国 FDA 批准在临床上使用的生物医学材料,亦是迄今为止研究最广泛、应用最多的人工合成可降解医用材料。

将PGA纤维植入大鼠半切损伤脊髓模型，发现PGA与大鼠脊髓有良好的生物相容性，胶质细胞、神经纤维可以沿PGA迁移、生长。将PLA、PGA、PLGA制成的微管材料植入脊髓半横断损伤模型，可以明显减少脊髓损伤空洞的形成，植入物内有大量再生轴突，并促进功能的恢复。有研究表明，PLGA联合四种多聚腺苷酸可以为ESC的克隆增殖提供最适合的环境；此外，如果再结合一定浓度的氢氧化钾，可以显著提高PLGA的亲水性，从而提高了细胞的生存能力，说明了聚合物表面的亲水性与细胞黏附及增殖之间的关系。此外将PLGA制成导管，与NSCs联合培养后植入脊髓半横断模型，70天后发现大鼠后肢能负重行走，并且发现植入物对运动功能恢复有持续的促进作用。将PLGA仿照脊髓灰质和白质的构筑设计(图3-28)，辅加NSCs后能促进半横切脊髓功能的恢复。其他类似的支架材料设计有50%PLGA和50%poly L-lactic acid (PLLA)，据称能促进hESCs向神经细胞的表型分化。

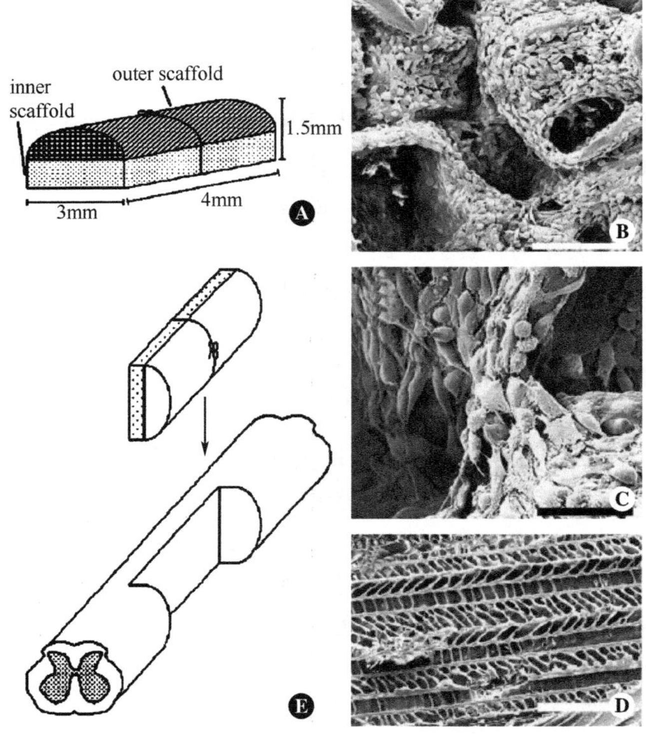

图3-28 PLGA/PGA复合神经干细胞的仿生组织工程脊髓

A. 模式图：inner scaffold. 内层支架，outer scaffold. 外层支架；B. 层支架扫描电镜图，有神经干细胞附着，比例尺为200μm；C. B的局部放大，比例尺为5μm；D. 外层支架上轴向排列的小孔 E. 仿生组织工程脊髓植入脊髓损伤处示意图

不过，研究过程中也发现聚羟基酸类的材料存在亲水性低、细胞黏附性能差、细胞难与材料发生稳定的相互作用等缺点；此外，这类材料在体内的降解产物使局部呈酸性而可能引起不良反应，降解速度过快；再者，合成类高分子材料缺乏细胞识别信号等也是应考虑的问题。因此，在今后的研究中人们应着重注意这些问题以弥补其缺点。

(5) 其他生物材料：藻酸盐(alginate)是一类从褐藻类中提取的天然线性多糖，由1～4(直链型键合)的α-*L*-古洛糖醛酸(G单元)和β-*D*-甘露糖醛酸(M单元)残基组成的共聚物。

藻酸盐水凝胶在正常生理条件下具有生物相容性、亲水性、生物可降解性的优点，同时来源丰富、价格低廉，已经广泛应用于食品加工、制药、骨组织工程等领域。在脊髓损伤研究领域，已有实验证明藻酸盐水凝胶作为支架材料能促进损伤区域神经元轴突的再生。但海藻酸盐水凝胶具有哺乳动物体内降解速度很慢、强度不够、强亲水性不利于蛋白质的吸附，不能与细胞进行特异结合等缺点。因此，必须通过适当修饰来克服这些缺点。

聚-β-羟基酸酯（poly-β-hydroxybutyrate, PHB）是一种新颖的、性能优异的、可降解的高分子聚合物，广泛存在于自然界许多原核生物中，兼有天然可降解材料和人工合成可降解材料的特点，具有良好的生物相容性，化学性能稳定，目前已成功应用于骨组织、心脏瓣膜、皮肤等组织工程领域的研究中，但在神经再生领域尚处于起步阶段。有研究报道，单纯利用 PHB 支架材料能保护存活的神经元，并引导神经再生；但 PHB 在体内具有脆性变大、降解速度缓慢的缺点。而将 PHB 与其他聚合物进行交联，则可以提高其机械性能。如将 PHB 纤维表面涂上藻酸盐水凝胶、纤维结合素，同时复合 BDNF、NT-3 以及 SC 来修复脊髓损伤，可见移植物内有再生的组织桥，并能保证神经元的存活及促进神经元轴突的再生。将 SC 与 PHB 共培养后移植入大鼠颈髓全横断损伤模型，2 个月后发现使用 PHB 极大提高了移植细胞增殖分化及存活能力，组织学结果显示新生神经元轴突能穿越胶质瘢痕进入移植区域，大鼠运动功能也明显恢复。与聚乳酸、乙胶酯聚合物等材料相比，PHB 具有易纯化、材料中无残留催化剂，以及价廉等优点，从目前的实验研究结果可以预见 PHB 在生物医学领域有较大的潜在应用前景。

从现有的研究成果看，生物医用材料的研发已取得了较大的发展。首先，在制备工艺上，已经从一维的线材、二维的膜发展到三维的网架。其次，动物的脊髓损伤修复实验研究也取得了一定的结果，并且已发现了多种生物材料具有修复的潜在可能性。但是，真正理想修复脊髓损伤的材料还未出现，各种材料均存在着不同的缺点，主要有：制备工艺水平有限，产品的力学性能及结构有待进一步优化；生物材料植入体内后会不可避免带来原因不明的机体异物反应；植入体内的生物材料的降解速率及程度无法有效控制。为解决这些问题，随着高分子生物材料学的进一步发展，我们可以考虑采用其衍生物或对其进行化学改性和表面处理，制造具有合适的机械强度和三维几何外形、具有渗透性和生物活性的组织工程材料，结合种子细胞、基因工程等相关技术，在生物材料中种植种子细胞或填充神经营养因子，并于导管内填入纤维支架，充分发挥生物材料的细胞外基质、支架的引导功能。相信随着对生物医用材料性质的深入研究和开发利用，会有更好的生物医用材料应用于脊髓损伤动物研究和临床试验。

组织工程修复损伤脊髓的研究中，除了材料种类外，其材料的构型也是一个相当重要的问题。针对损伤脊髓所植入的材料构型常被设计成海绵胶状（甚至是液体材料注入损伤处让其凝固成胶状物），或纤维状，或多微管状，或多管状，或单管状等等（图 3-29）。但 Pranga 等及 Stokoles 和 Tuszynski 都认为目前脊髓损伤后，虽然人们采取了多种措施，设法使脊髓的神经纤维再生，但结果是这种再生为无序生长或延伸，其修复效果很小；所以他们提出必须要正确引导再生的神经纤维在原来上下行纤维束的特定分区中有序延伸，才能达到较好的修复目的。通过研究发现生物医用材料所形成的不同构型会很大程度影响神经再生的效果，包括宏观上的上下行纤维束和微观上的轴突生长。人类脊髓中的神经纤维束直径一般在 100～1000μm 左右，所以在设计组织工程材料的构型时，要优先考虑这一因素。有研究小组将生物材料成型为含有这一范围内大小的成束排列小管，如含有 200μm 小管的琼脂糖支架，动物实验结果表明精确排列的线性定向小管有助于整合宿主组织和支持线性的轴突生长通过此小管。也有研究小组用含 450～660μm 小管的 PLGA 支架进行修复试验，发现较大的支架小管直径，会造成纤维组织的面积扩大，而使再生轴突的数量减少。Wong 等首次报道了用聚己酸内酯(poly-ε-caprolactone)聚合物制成的圆柱体、单管型、多管型、有或无中心轴的开放式管道型等五种构型支架，经动物实验比较证实开放式管道型的设计优于其他三种封闭式设计，使神经再生的效果更好；另外封闭式设计的构型无助于移植物与脊髓及周围环境的物质沟通，甚至会造成损伤脊髓的范围扩大。最近有研究小组用 polyhydroxyalkanoates(PHA) 制成 30～60μm 微孔的三维支架，明显比二维的膜促进人骨髓基质干细胞向神经元分化，且支架的微孔径越小，分化率越高，但细胞的增殖下降。但纵观这些植入于损伤脊髓的人工支架材料报道，我们认为在已使用的支架材料修复脊髓的研究中，所采用的材料构型是无法达到正确引导再生神经纤维沿着原来上下行纤维束特定区域延伸的目的，这也是目前制约人工支架材料有效修复脊髓损伤的关键问题之一。因为目前采用的支架材料虽然有孔隙、甚至是单个或多个导管，但由于这些孔或导管的位置相对于脊髓的结构来讲是随机的，并未和脊髓的灰、白质组织学结构吻合，更没有和白质中主要上下行纤维束对应。因此在这样的支架材料中，位于脊髓周边白质内分区分布的上下行纤维束即使再生，也只能在不匹配的甚至是错位的管道或微孔中生长，造成再生神经纤维无法规则地在相应区域部位生长和延伸，而只能杂乱无序地生长，最终导致上下行再生纤维互相缠绕成团影响其他纤维的延伸或神经元的迁移，使修复效果大打折扣。所以大量相关文献报道中，仅能在形态学上发现极少量纤维再生通过，而未见到类似脊髓灰质和白质分区结构，或包含主要上下行纤维束排列较规则的再生组织，更未真正达到功能重建的目的。因此，设计和构建与脊髓灰质和白质、白质主要上下行纤维束相对吻合的人工支架材料构型是组织工程修复脊髓损伤的前提，也是目前迫切需要解决的关键问题，通过此也许会较大幅度地提高损伤脊髓修复的效果。我们提出了壳聚糖的“分区式人工脊髓导管”，能正确引导再生的主要上下行纤维束(目前主要是皮质脊髓束和红核脊髓束等)能按照脊髓原本分布的位置再生和延伸；并调整导管外管壁和导管内分区的隔断壳聚糖脱乙酰度，使导管内分区隔断能在脊髓再生一段时间内即先行降解，保证再生脊髓的水平方向形成神经网络联系；而导管外管壁须在缺损处脊髓再生相对完成后再行降解，以阻挡外来非神经组织的侵入(图 3-29)。

除宏观的植入材料构型外，人们还注意到植入材料内部微观的结构。中枢神经系统的较粗有髓神经纤维直径为 15～20μm，因此植入的支架材料内也要有相应能精确定向轴突和生长锥生长排列的微细结构，单个微细结构的直径至多为几个微米。研究表明，将聚二甲基硅氧烷(poly-dimethyl siloxane，PDMS)材料表面制成细微纹沟，能影响接触导向轴突和神经元迁移，如制成凹槽深 50μm、凹槽宽 30μm 和嵴宽 200μm 的微细构型材料，用神经元及施万细胞等进行培养，发现轴突能从凹槽内的神经元上延伸、接触并固定于相邻的嵴上，然后该轴突能牵拉此神经元从槽底悬浮至半空，进而胞体易位到嵴上。此过程表明细胞骨架动力学与生物医用材料微细三维构型间的关系，这对引导轴突再生和神经元的迁移至关重要(图 3-29)。如果在这些凹槽表面再涂层胶原或层黏连蛋白，更能促进轴突的生长，并且轴突的生长锥有朝向层黏连蛋白浓度递增的方向生长趋势。用 20μm 的胶原丝作为桥接物修复脊髓损伤，表现出二维表面有利于引导轴突延伸、提高轴突密度和运动功能的作用。总之，研制组织工程材料构型的目标就是要使其结构更适宜神经组织的再生，尤其是轴突和上下行纤维束的定向生长，并且神经纤维的密度能接近正常，这样才能达到功能的大部分修复。

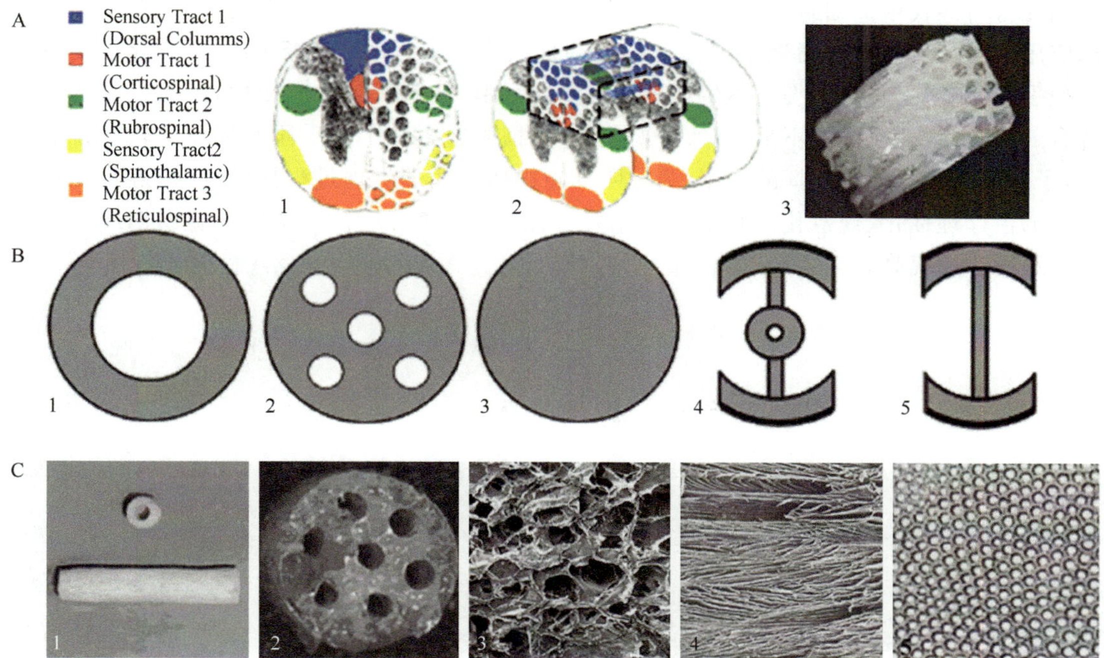

图 3-29 常用于脊髓损伤修复的生物医学材料构型

综上所述，脊髓损伤的治疗牵涉到细胞补充、抑制因子去除或对抗、生物材料使用等多个方面，由于脊髓损伤后病理生理的复杂性，脊髓损伤修复与再生的研究还有许多艰巨的工作需要完成。

8. 电刺激促进神经再生

电刺激在神经再生的研究中并不是主流的治疗方法，但越来越多的证据显示其在神经再生中的作用被低估了。近年来许多实验研究证明，电场不仅能减轻脊髓继发性损伤，而且能促进脊髓轴突生长，从而有效地促进脊髓神经功能的恢复。

电刺激的常用方法有脉冲电磁场、直流电场和外置电场 3 种。电刺激治疗脊髓损伤的机制主要包括：①脊髓损伤后在损伤区立即产生一个强大的内生性损伤电流。这种损伤电流主要能增加 Na^{+} 及 Ca^{2+} 的内流，后者可破坏神经丝，促使轴突变性。如果在脊髓远侧置入一阴极电场，将使轴突轴浆内产生一种正好与内生损伤电流方向相反的微电流，便可抵消损伤电流，减少钙离子的内流，减轻变性。②神经纤维中的许多大分子，如 NGF 等促进神经再生的物质，自身带有较强的电荷。这些物质在电刺激下，向负电极方向聚集，促使神经纤维向负极生长。③电场通过对神经细胞膜蛋白的侧向电泳，牵动构成细胞骨架的神经丝，使神经轴突易于向负极方向生长，并促进生长圆锥通过伪足使神经细胞内产生一个内在电场，细胞器极化，改变细胞内在结构，使神经细胞易于向电场负极方向发出纤维。④促进 DNA 及蛋白质合成：电刺激神经组织后，有促进 DNA 及蛋白质合成。⑤电刺激能促进毛细血管生长，而神经的生长具有血管趋向性，从而间接促进神经纤维的生长。

目前临床脊髓损伤治疗最重要的原则仍是血压支持。其次外科治疗的效果仍不明确，早期手术的指征和时机需进一步研究。尽管大剂量类固醇的应用受到质疑，但其已成为标准治疗方法之一。目前临床对于脊髓损伤的疗效尚不尽如人意，但对其损伤机制和再生修复的深入研究必将改变治疗现状。新的能够减少继发损伤和促进损伤脊髓再生的药物和制剂在努力寻找中。细胞移植、基因工程、组织工程和生物制造是新兴的领域，有很好的临床应用前景。脊髓损伤病理生理过程的复杂性决定了治疗手段的多样性。联合运用多种干预手段，作用于脊髓损伤病理生理过程的不同环节，使其产生协同作用，最大程度的发挥各自的优势，弥补彼此的不足，是大势所趋。同时，联合多种干预手段有助于比较各自的效果，了解其在治疗中所发挥的作用，为阐明脊髓损伤的病理生理过程提供线索，逐步使脊髓损伤的治疗理性化、规范化。相信随着治疗策略的不断完善，各种类型脊髓损伤的预后都能有进一步的提高。

（姚　健　高宜录　王晓冬）

参考文献

柏宏亮，吴溯帆，铃木义久．2005. 神经干细胞经脑室移植后在损伤脊髓的早期动态分布．西安交通大学学报(医学版)，26(5)：424～427

陈向荣，游思维，金大地．2004. BBB 评分评估脊髓损伤大鼠功能的探讨．中国脊柱脊髓杂志，14(9)：547～548

程映华，梁晶，王晓冬等．2004. 壳聚糖神经干细胞复合物修复大鼠完全性脊髓损伤的组织学观察．中华实验外科杂志，21(1)：26～27

丁斐．2012. 神经生物学．第 2 版．北京：科学出版社

高粱斌，缪维宏，胡文辉等．1992. 脊髓纵向压缩过程中脊髓诱发电位，血流量和微循环变化．中国脊柱脊髓杂志，2(5)：209～214

高银峰，陈雪，王秀斌等．2010. 3.0T 磁共振扫描仪对大鼠胸髓完全损伤模型成像的研究．交通医学，24(1)：1～3

高英茂，孙晋浩，杨琳．2002. 大鼠胚胎神经上皮细胞侧脑室移植后存活及分化的实验研究．解剖学报，35(5)：475～477

顾晓松．2011. 人体解剖学．第 3 版．北京：科学出版社

郭世绂．2001. 骨科临床解剖学．济南：山东科学技术出版社

过邦辅，汤华丰，陆宸照等．1984，实验性外伤性截瘫的研究，第一部分：脊髓腹侧打击器及实验方法．中华骨科杂志，(4)：50～53

胡福广，张皓峰，范振增等．2006. 中枢神经系统损伤与自身免疫神经保护的遗传特性．免疫学杂志，22(2)：184～187

胡俊勇，李佛保，廖威明等．1999. 大鼠脊髓横断伤后后肢运动功能恢复的规律．中华创伤杂志，15(10)：592～595

华筑信，李健民，何铁春等．1988. 脊髓打击致伤试验 Allen 方法的讨论．科学通报，33(3)：218～223

黄红云，陈琳，王洪美等．2006. 嗅鞘细胞移植改善晚期脊髓损伤患者神经功能的近期效应．中国临床康复，10(13)：190～192

黄红云，王洪美，陈琳等．2006. 胚胎嗅鞘细胞移植治疗晚期脊髓损伤影响功能恢复的因素．中国修复重建外科杂志，20(4)：434～438

黄红云．2002. 嗅鞘细胞移植治疗脊髓损伤的基础与临床研究．中国临床康复，6(14)：2027～2028

贾宁阳，肖湘生．1998. 脊髓损伤的病理变化及其与磁共振成像演变．中国矫形外科杂志，5(3)：255～256

李继硕．2003. 神经科学基础．北京：高等教育出版社

刘媛，李庭梅，龙在云等．2005. 神经干细胞移植对大鼠脊髓半切空洞损伤的修复作用．中国矫形外科杂志，13(20)：1573～1576

陆宸照，过邦辅，汤华丰等．1983. 脊髓腹侧损伤实验模型．上海第二医学院学报，(1)：15～18

彭新生，李佛保，潘滔．2001. 内皮素受体拮抗剂对损伤脊髓早期保护作用．中国矫形外科杂志，8(2)：145～147

栖恒文，胡文辉，丁珍明等．1991. 大鼠脊髓腹侧损伤脊髓组织血流量变化．中华神经外科杂志，7(2)：87～90

王晓冬，顾晓松，杨宇民等．2008-5-9. 分区式组织工程脊髓．中国，专利分类号：A61F2/02；A61F2/44；A61L27/50；A61L27/14；A61K35/12；C12N5/00

王新家，孔抗美，吴珊鹏等．2005. 大鼠急性脊髓损伤后白细胞介素-1β 表达及其与神经细胞凋亡的关系．中华实验外科杂志．22(7)：839～841

吴立志,曾园山,李海标等．2003. 胶原或明胶吸附施万细胞移植促进全横断脊髓损伤修复的研究．解剖学报,34(3):289～293

吴卫江,惠国桢,吕然博等．2006. 人胚嗅鞘细胞与胚胎脊髓组织联合移植对大鼠脊髓损伤的治疗作用．江苏医药,32(10):948～950

胥少汀,郭世绂．2000. 脊髓损伤基础与临床．第2版．北京:人民卫生出版社．198

胥少汀．1990. 实验性脊髓枪伤的损伤机理及分型．中华外科杂志,28(10):588～591

许绍芬．1999. 神经生物学．第2版．上海:上海医科大学出版社

张劲松,孙立军,宦怡等．2006. DSA引导下肋间动脉栓塞法分度建立犬脊髓缺血模型及扩散加权成像初步研究．中华放射学杂志,40(5):541～544

张秋林,赵定辟,邱广义等,1999. 大鼠脊髓腹侧压迫损伤模型的研制．中国矫形外科杂,6(11):833～835

张子印．1991. 影响制作脊髓损伤动物模型的因素及其改进措施．首都医学院学报,12(4):299～300

周子强,李佛保,陈裕光．2000. 脊髓牵拉性损伤动物模型的建立．中国脊柱脊髓杂志,10(5):269～273

朱兴华,邓传宗,王晓冬等．2000. 医用可降解材料聚乙醇酸与脊髓生物相容性实验的研究．南通医学院学报,20(4):331～333

Aasen T,Raya A,Barrero MJ,et al. 2008. Efficient and rapid generation of induced pluripotent stem cells from human keratinocytes. Nat Biotechnol,26(11):1276～1284

Abraham VS,Swain JA,Forgash AJ,et al. 2000. Ischemic preconditioning protects against paraplegia after transient aortic occlusion in the rat. Ann Thorac Surg,69(2):475～479

Adams DN,Kao EY,Hypolite CL,et al. 2005. Growth cones turn and migrate up an immobilized gradient of the laminin IKVAV peptide. J Neurobiol,62(1):134～147

Ahtoniemi T,Goldsteins G,Keksa-Goldsteine V,et al. 2007. Pyrrolidine dithiocarbamate inhibits induction of immunoproteasome and decreases survival in a rat model of amyotrophic lateral sclerosis. Mol Pharmacol,71(1):30～37

Akdemir H. 1992. Histopathology of experiment spinal cord trauma. Res Exp Med,92:177～183

Allen A. 1911. Surgery of experimental lesion of spinal cord equivalent to crush injury of fracture dislocation of spinal column: A preliminary report. JAMA,37(10):878～880

al-Mefty O,Harkey HL,Marawi I,et al. 1993. Experimental chronic compressive cervical myelopathy. J Neurosurg,79(4):550～561

Amar AP,Levy ML. 1999. Pathogenesis and pharmacological strategies for mitigation secondary injury in acute spinal cord injury. Neurosurgery,44:1027～1040

Anderson DG,Putnam D,Lavik EB,et al. 2005. Biomaterial microarrays: rapid,microscale screening of polymer-cell interaction. Biomaterials,26(23):4892～4897

Anderson SA,Lee KK,Frank JA. 2006. Gadolinium-fullerenol as a paramagnetic contrast agent for cellular imaging. Invest Radiol,41(3):332～338

Ankeny DP MD,Jakeman LB. 2004. Bone marrow transplants provide tissue protection and directional guidance for axons after contusive spinal cord injury in rats. Exp Neurol,190(1):17～31

Ao Q,Wang A,Cao W,et al. 2006. Manufacture of multimicrotubule chitosan nerve conduits with novel molds and characterization in vitro. J Biomed Mater Res,77(1):11～18

Apostolova I,Irintchev A,Schachner M. 2006. Tenascin-R restricts posttraumatic remodeling of motoneuron innervation and functional recovery after spinal cord injury in adult mice. J Neurosci,26(30):7849～7859

Arbit E,Galicich W,Galicich JH. 1989. An animal model of epidural compression of the spinal cord. Neurosurgery,24:860

Armati P,Mathey E. 2010. The Biology of Oligodendrocytes. Cambridge University Press,37

Arunkumar MJ,Srinivasa Babu K,Chandy MJ. 2001. Motor and somatosensory evoked potentials in a primate model of experimental spinal cord injury. Neurol India,49(3):219～224

Ashworth B. 1964. Preliminary trial of carisoprodol in multiple sclerosis. Practitioner,192:540～542

Aspberg A,Tottmar O. 1994. Oxidative stress decreases antioxidant enzyme activities in reaggregation cultures of rat brain cells. Free Radic Biol Med,17(6):511～516

Ates O, Cayli S, Altinoz E, et al. 2006. Effects of resveratrol and methylprednisolone on biochemical, neurobehavioral and histopathological recovery after experimental spinal cord injury. Acta Pharmacol Sin, 27(10): 1317～1325

Azanchi R, Bernal G, Gupta R, et al. 2004. Combined demyelination plus Schwann cell transplantation therapy increases spread of cells and axonal regeneration following contusion injury. J Neurotraum, 21(6): 775～788

Baba H, Furusawa N, Fukuda M, et al. 1997. Potential role of streptozotocin in enhancing ossification of the posterior longitudinal ligament of the cervical spine in the hereditary spinal hyperostotic mouse (twy/twy). Eur J Histochem, 41(3): 191～202

Baba H, Maezawa Y, Imura S, et al. 1996. Quantitative analysis of the spinal cord motoneuron under chronic compression: an experimental observation in the mouse. J Neurol, 243(2): 109～116

Baba H, Maezawa Y, Uchida K, et al. 1997. Three-dimensional topographic analysis of spinal accessory motoneurons under chronic mechanical compression: an experimental study in the mouse. J Neurol, 244(4): 222～229

Baffour R, Achanta K, Kaufman J, et al. 1995. Synergistic effect of basic fibroblast growth factor and methylprednisolone on neurological function after experimental spinal cord injury. J Neurosurg, 83(1): 105～110

Bakshi A, Barshinger AL, Swanger SA, et al. 2006. Lumbar puncture delivery of bone marrow stromal cells in spinal cord contusion: a novel method for minimally invasive cell transplantation. J Neurotrauma, 23(1): 55～65

Balentine JD. 1978. Pathology of experimental spinal cord trauma: ultrastructure of axons and myelin. Lab Invest, 39: 254～266

Bammera R, Fazekasa F, Augustina M, et al. 2000. Diffusion-weighted MR imaging of the spinal cord. Am J Neuroradiol, 21(3): 587～591

Barinaga M. 1996. New view of spinal cord injury. Science, 274(5292): 1466

Barry JA, Chester BM. 1971. Surgical Anatomy. 5th ed. London: W. B. Saunders Company

Basso DM, Beattie MS, Bresnahan JC, et al. 1996. MASCIS evaluation of open field locomotor scores: effects of experience and teamwork on reliability. Multicenter animal spinal cord injury study. J Neurotrauma, 13(7): 343～359

Basso DM, Beattie MS, Bresnahan JC. 1995. A sensitive and reliable locomotor rating scale for open field testing in rats. J Neurotrauma, 12(1): 1～21

Basso DM, Beattie MS, Bresnahan JC. 1996. Graded histological and locomotor outcomes after spinal cord contusion using the NYU weight-drop device versus transection. Exp Neurol, 139(2): 244～256

Bavetta S, Hamlyn PJ, Burnstock G, et al. 1999. The effects of FK506 on dorsal column axons following spinal cord injury in adult rats: neuroprotection and local regeneration. Exp Neurol, 158(2): 382～393

Behar O, Mizuno K, Neumann S, et al. 2000. Putting the spinal cord together again. Neuron, 26(2): 291～293

Behrmann DL, Bresnahan JC, Beattie MS, et al. 1992. Spinal cord injury produced by consistent mechanical displacement of the cord in rats: behavioral and histologic analysis. J Neurotrauma, 9(3): 197～217

Behrns KE, Tsiotos GG, DeSouza NF, et al. 1998. Hepatic steatosis as a potential risk factor for major hepatic resection. J Gastrointest Surg, 2(3): 292～298

Benson MD, Romero MI, Lush ME, et al. 2005. Ephrin-B3 is a myelin-based inhibitor of neurite outgrowth. Proc Natl Acad Sci U S A. 102(30): 10 694～10 699. Epub 2005 Jul 14

Benton RL, Woock JP, Gozal E, et al. 2005. Intraspinal application of endothelin results in focal ischemic injury of spinal gray matter and restricts the differentiation of engrafted neural stem cells. Neurochem Res, 30: 809～823

Ben-Hur T EO, Mizrachi-Kol R, Ben-Menachem O, et al. 2003. Transplanted multipotential neural precursor cells migrate into the inflamed white matter in response to experimental autoimmune encephalomyelitis. Glia, 41(1): 73～80

Biglioli P, Roberto M, Cannata A, et al. 2004. Upper and lower spinal cord blood supply: the continuity of the anterior spinal artery and the relevance of the lumbar arteries. J Thora Cardio Surg. 127 (4): 1188～1192

Bignami G. 1996. Economical test methods for developmental neurobehavioral toxicity. Environmental Health Perspectives, 104(Suppl. 2): 285～298

Billon NJC, Raff M. 2006. Generation and characterization of oligodendrocytes from lineage-selectable embryonic stem cells in vitro. Methods Mol Biol, 330(1): 15～32

Black IB, Woodbury D. 2001. Adult rat and human bone marrow stromal stem cells differentiate into neurons. Blood

Cells Mol Dis,27(3):632～636

Blesch A,Tuszynski MH. 2003. Cellular GDNF delivery promotes growth of motor and dorsal column sensory axons after partial and complete spinal cord transections and induces remyelination. J Comp Neurol,467(3):403～417

Blesch A,Tuszynski MH. 2004. Gene therapy and cell transplantation for Alzheimer's disease and spinal cord injury. Yonsei Med J,45(Suppl):28～31

Blight AR. 1983. Cellular morphology of chronic spinal cord injury in the cat: analysis of myelinated axons by line-sampling. Neuroscience,10(2):521～543

Blight AR. 1994. Effects of silica on the outcome from experimental spinal cord injury: implication of macrophages in secondary tissue damage. Neuroscience,60:263～273

Blits B,Bunge MB. 2006. Direct gene therapy for repair of the spinal cord. J Neurotrauma,23(3～4):508～520

Bracalello A,Santopietro V,Vassalli M,et al. 2011. Design and production of a chimeric resilin-,elastin-,and collagen-like engineered polypeptide. Biomacromolecules,12(8):2957～2965. Epub 2011 Jul 8

Bradbury EJ,Carter LM. 2011. Manipulating the glial scar: chondroitinase ABC as a therapy for spinal cord injury. Brain Res Bull,84(4～5):306～316. Epub 2010 Jul 8. Review

Branco F,Cardenas DD,Svircev JN. 2007. Spinal cord injury: a comprehensive review. Phys Med Rehabil Clin N Am,18(4):651～679

Bregman BS K-BE. 1988. Effect of target and non-target transplants on neurons survival and axonal elongation after injury to the developing spinal cord. Prog Brain Res,78:205～211

Bregman BS,Coumans JV,Dai HN,et al. 2002. Transplants and neurotrophic factors increase regeneration and recovery of function after spinal cord injury. Prog Brain Res,137:257～273

Bregman BS,Kunkel-Bagden E,Schnell L,et al. 1995. Recovery from spinal cord injury mediated by antibodies to neurite growth inhibitors. Nature,378(6556):498～501

Bresnahan JC,Beattie MS,Todd FD,et al. 1987. A behavioral and anatomical analysis of spinal cord injury produced by a feedback controlled impaction device. Exp Neurol,95:548～570

Brosamle C,Huber AB,Fiedler M,et al. 2000. Regeneration of lesioned corticospinal tract fibers in the adult rat induced by a recombinant,humanized IN-1 antibody fragment. J Neurosci,20(21):8061～8068

Budde MD,Frank JA. 2009. Magnetic tagging of therapeutic cells for MRI. J Nucl Med. ,50(2):171～174

Bulte JW B-HT,Miller BR,Mizrachi-Kol R,et al. 2003. MR microscopy of magnetically labeled neurospheres transplanted into the Lewis EAE rat brain. Magn Reson Med,50(1):201～205

Bundesen LQ,Scheel TA,Bregman BS,et al. 2003. Ephrin-B2 and EphB2 regulation of astrocyte-meningeal fibroblast interactions in response to spinal cord lesions in adult rats. J Neurosci,23(21):7789～7800

Bunge MB. 2001. Bridging areas of injury in the spinal cord. Neuroscientist,7(4):325～339

Bunge RP,Puckett WR,Becerra JL,et al. 1993. Observations on the pathology of human spinal cord injury. A review and classification of 22 new cases with details from a case of chronic cord compression with extensive focal demyelination. Adv Neurol,59:75～89

Bunge RP,Puckett WR,Hiester ED. 1997. Observations on the pathology of several types of human spinal cord injury, with emphasis on the astrocyte response to enetrating injuries. Adv Neurol,72:305～315

Caldwell MA HX,Wilkie N,Pollack S,et al. 2001. Growth factors regulate the survival and fate of cells derived from human neurospheres. Nat Biotechnol,19(5):475～479

Calvillo L,Latini R,Kajstura J,et al. 2003. Recombinant human erythropoietin protects the myocardium from ischemia-reperfusion injury and promotes beneficial remodeling. Proc Natl Acad Sci U S A,100(8):4802～4806. Epub 2003 Mar 27

Calvo CF,Amigou E,Desaymard C,et al. 2005. A pro-and an anti-inflammatory cytokine are synthesised in distinct brain macrophage cells during innate activation. J Neuroimmunol,170(1～2):21～30

Cameron AA,Smith GM,Randall DC,et al. 2006. Genetic manipulation of intraspinal plasticity after spinal cord injury alters the severity of autonomic dysreflexia. J Neurosci,26:2923～2932

Cameron T,Prado R,Watson BD,et al. 1990. Photochemically induced cystic lesion in the rat spinal cord. I. Behavioral and morphological analysis. Exp Neurol,109(2):214～223

Cao W,Cheng M,Ao Q,et al. 2005. Physical,mechanical and degradation properties and Schwann cell affinity of cross-linked chitosan films. J Biomater Sci Polym Ed,16(6):791~807

Capello E,Voskuhl RR,McFarland HF,Raine CS. 1997. Multiple sclerosis: re-expression of a developmental gene in chronic lesions correlates with remyelination. Ann Neurol,41(6):797~805

Carey BW,Markoulaki S,Hanna J,et al. 2009. Reprogramming of murine and human somatic cells using a single polycistronic vector. Proc Natl Acad Sci U S A,106(1):157~162

Carlson SL,Parrish ME,Springer JE,et al. 1998. Acute inflammatory response in spinal cord following impact injury. Exp Neurol,151(1):77~88

Caroni P,Schwab ME. 1988. Antibody against myelin-associated inhibitor of neurite growth neutralizes nonpermissive substrate properties of CNS white matter. Neuron,1(1):85~96

Caroni P,Schwab ME. 1988. Two membrane protein fractions from rat central myelin with inhibitory properties for neurite growth and fibroblast spreading. J Cell Biol,106(4):1281~1288

Carpenter MK IM,Denham J,Mujtaba T,et al. 2001. Enrichment of neurons and neural precursors from human embryonic stem cells. Exp Neurol,172(2):383~397

Celik M,Gökmen N,Erbayraktar S,et al. 2002. Erythropoietin prevents motor neuron apoptosis and neurologic disability in experimental spinal cord ischemic injury. Proc Natl Acad Sci U S A,99(4):2258~2263

Chamak B, Morandi V, Mallat M. 1994. Brain macrophages stimulate neurite growth and regeneration by secreting thrombospondin. J Neurosci Res,38(2):221~233

Chan CC,Khodarahmi K,Liu J,et al. 2005. Dose-dependent beneficial and detrimental effects of ROCK inhibitor Y27632 on axonal sprouting and functional recovery after rat spinal cord injury. Exp Neurol,196(2):352~364

Chao CC,Hu S,Molitor TW,et al. 1992. Activated microglia mediated neuronal cell injury via nitricoxide mechanism. J Immunol,149:2736~2741

Chavko M,Kalincakova K,Kluchova D,et al. 1991. Blood flow and electrolytes in spinal cord ischemia. Exp Neurol,112(3):299~303

Chen J,Joon Lee H,Jakovcevski I,et al. 2010. The extracellular matrix glycoprotein tenascin-C is beneficial for spinal cord regeneration. Mol Ther,18(10):1769~1777. Epub 2010 Jul 6

Chen J,Leong SY,Schachner M. 2005. Differential expression of cell fate determinants in neurons and glial cells of adult mouse spinal cord after compression injury. Eur J Neurosci,22(8):1895~1906

Chen MS,Huber AB,van der Haar ME,et al. 2000. Nogo-A is a myelin-associated neurite outgrowth inhibitor and an antigen for monoclonal antibody IN-1. Nature,403(6768):434~439

Cheng H,Cao Y,Olson L. 1996. Spinal cord repair in adult paraplegic rats: partial restoration of hind limb function. Science,273(5274):510~513

Chiang CS,Stalder A,Samimi A,et al. 1994. Reactive gliosis as a consequence of interleukin-6 expression in the brain: studies in transgenic mice. Dev Neurosci,16(3~4):212~221

Chivatakarn O,Kaneko S,He Z,et al. 2007. The Nogo-66 receptor NgR1 is required only for the acute growth cone-collapsing but not the chronic growth-inhibitory actions of myelin inhibitors. J Neurosci,27(27):7117~7124

Cho HJ,Lee CS,Kwon YW,et al. 2010. Induction of pluripotent stem cells from adult somatic cells by protein-based reprogramming without genetic manipulation. Blood,116(3):386~395

Christensen MD,Everhart AW,Pickelman JT,et al. 1996. Mechanical and thermal allodynia in chronic central pain following spinal cord injury. Pain,68(1):97~107

Christensen MD,Hulsebosch CE. 1997. Chronic central pain after spinal cord injury. J Neurotrauma,14(8):517~537

Cibelli JB GK,Chapman KB,Cunniff K,et al. 2002. Parthenogenetic stem cells in nonhuman primates. Science,295(5556):819

Cizkova D,Carmel JB,Yamamoto K,et al. 2004. Characterization of spinal HSP72 induction and development of ischemic tolerance after spinal ischemia in rats. Exp Neurol,185(1):97~108

Clark WM,Madden KP,Rothlein R,et al. 1991. Reduction of central nervous system ischemic injury in rabbits using leukocyte adhesion antibody treatment. Stroke,22(7):877~883

Cloutier F, Siegenthaler MM, Nistor G, et al. 2006. Transplantation of human embryonic stem cell-derived oligodendrocyte progenitors into rat spinal cord injuries does not cause harm. Regen Med, 1(4): 469～479

Cogle CR, Yachnis AT, Laywell ED, et al. 2004. Bone marrow transdifferentiation in brain after transplantation: a retrospective study. Lancet, 363(9419): 1432～1437

Collazos-Castro JE, Soto VM, Gutierrez-Davila M, Nieto-Sampedro M. 2005. Motoneuron loss associated with chronic locomotion impairments after spinal cord contusion in the rat. J Neurotrauma, 22: 544～558

Cornefjord M, Sato K, Olmarker K, et al. 1997. A model for chronic nerve root compression studies. Presentation of a porcine model for controlled, slow-onset compression with analyses of anatomic aspects, compression onset rate, and morphologic and neurophysiologic effects. Spine (Phila Pa 1976), 22(9): 946～957

Courtine G, Bunge MB, Fawcett JW, et al. 2007. Can experiments in nonhuman primates expedite the translation of treatments for spinal cord injury in humans? Nat Med, 13(5): 561～566

Crang AJ, Gilson J, Blakemore WF. 1998. The demonstration by transplantation of the very restricted remyelinating potential of post-mitotic oligodendrocytes. J Neurocytol, 27(7): 541～553

Crowe MJ, Bresnahan JC, Shuman SL, et al. 1997. Apoptosis and delayed degeneration after spinal cord injury in rats and monkeys. Nat Med, 3(1): 73～76

Cummings BJ UN, Tamaki SJ, Anderson AJ. 2006. Human neural stem cell differentiation following transplantation into spinal cord injured mice: association with recovery of locomotor function. Neurol Res, 28(5): 474～481

Curinga GM SD, Mashburn C, Kohler K, et al. 2007. Mammalian-produced chondroitinase AC mitigates axon inhibition by chondroitin sulfate proteoglycans. J Neurochem, 102(1): 275～288

Dame C, Juul SE, Christensen RD. 2001. The biology of erythropoietin in the central nervous system and its neurotrophic and neuroprotective potential. Biol Neonate, 9(3～4): 228～235

Davalos D, Grutzendler J, Yang G, et al. 2005. ATP mediates rapid microglial response to local brain injury in vivo. Nat Neurosci, 8(6): 752～758. Epub 2005 May 15

Davey NJ, Smith HC, Savic G, et al. 1999. Comparison of input-output patterns in the corticospinal system of normal subjects and incomplete spinal cord injured patients. Exp Brain Res, 127(4): 382～390

David S G, Brian C B B. 2008. Neurology in Clinical Practice. 5th ed. London: Elsevier

David Samuel, Aguayo Albert J. 1981. Axonal Elongation into Peripheral Nervous System "Bridges" after Central Nervous System Injury in Adult Rats. Science, 214(4523): 931～933

David S. 1998. Axon growth promoting and inhibitory molecules involved in regeneration in the adult mammalian central nervous system. Ment Retard Dev Disabil Res Rev, 4: 171～178

David WH, Jennifer HM, Jeffrey SK. 2003. Neuropsychological impairments after spinal cord injury: a comparative study with mild traumatic brain injury. Rehabil Psychol, 48(3): 151～156

Dawson VL, Dawson TM, Barteley DA, et al. 1993. Mechanism of nitric oxide mediated neurotoxicity in primary brain cultures. J Neurosci, 13: 2651～2661

de Haan P, Vanicky I, Jacobs MJ, et al. 2000. Effect of ischemic pretreatment on heat shock protein 72, neurologic outcome, and histopathologic outcome in a rabbit model of spinal cord ischemia. J Thorac Cardiovasc Surg, 120(3): 513～519

de la Torre JC. 1984. Spinal cord injury model. Prog Neurobiol, 22(2): 289～344

De Winter F, Oudega M, Lankhorst AJ, et al. 2002. Injury-induced class 3 semaphorin expression in the rat spinal cord. Exp Neurol, 175(1): 61～75

Delamarte RB, Sherman J, Carr JB. 1998. Pathophysiology of spinal cord injury. Recovery after immediate and delayed decompression. J Bone Joint Surg, 7A: 1042～1049

Delattre JY, Arbit E, Thaler HT, et al. 1989. A dose-response study of dexamethasone in a model of spinal cord compression caused by epidural tumor. J Neurosurg, 70(6): 920～935

Deng W, Obrocka M, Fischer I, et al. 2001. In vitro differentiation of human marrow stromal cells into early progenitors of neural cells by conditions that increase intracellular cyclic AMP. Biochem Biophys Res Commun, 282(1): 148～152

Dergham P, Ellezam B, Essagian C, et al. 2002. Rho signaling pathway targeted to promote spinal cord repair. J Neurosci, 22(15): 6570～6577

Deshpande DMKY, Martinez T, Carmen J, et al. 2006. Recovery from paralysis in adult rats using embryonic stem cells. Ann Neurol, 60(1):32～44

Dessaud E, McMahon AP, Briscoe J. 2008. Pattern formation in the vertebrate neural tube: a sonic hedgehog morphogen-regulated transcriptional network. Development, 135:2489～2503

Dimos JT, Rodolfa KT, Niakan KK, et al. 2008. Induced pluripotent stem cells generated from patients with ALS can be differentiated into motor neurons. Science, 321(5893):1218～1221

Dimou L, Schnell L, Montani L, et al. 2006. Nogo-A-deficient mice reveal strain-dependent differences in axonal regeneration. J Neurosci, 26(21):5591～5603

Dobkin BH, Havton LA. 2004. Basic advances and new avenues in therapy of spinal cord injury. Annu Rev Med, 55:255～282

Doetsch F, Caille I, Lim DA, et al. 1999. Subventricular zone astrocytes are neural stem cells in the adult mammalian brain. Cell, 97(6):703～716

Dolan EJ, Transfeldt EE, Tator CH, et al. 1980. The effect of spinal distraction on regional spinal cord blood flow in cats. J Neurosurg, Dec; 53(6):756～764

Domeniconi M, Cao Z, Spencer T, et al. 2002. Myelin-associated glycoprotein interacts with the Nogo66 receptor to inhibit neurite outgrowth. Neuron, 35(2):283～290

Domeniconi M, Zampieri N, Spencer T, et al. 2005. MAG induces regulated intramembrane proteolysis of the p75 neurotrophin receptor to inhibit neurite outgrowth. Neuron, 46(6):849～855

Driehuys B, Nouls J, Badea A, et al. 2008. Small animal imaging with magnetic resonance microscopy. ILAR J. 49(1): 35～53

Drummond JC, Moore SS. 1989. The influence of dextrose administration on neurologic outcome after temporary spinal cord ischemia in the rabbit. Anesthesiology, 70(1):64～70

Dumont RJ, Okonkwo DO, Verma S, et al. 2011. Acute spinal cord injury, part I: pathophysiologic mechanisms. Clin Neuropharmacol, 24(5):254～264

Duncan ID. 1996. Glial cell transplantation and remyelination of the central nervous system. Neuropathol Appl Neurobiol, 22(2):87～100

Ebert AD, Yu J, Rose FF Jr, et al. 2009. Induced pluripotent stem cells from a spinal muscular atrophy patient. Nature, 457(7227):277～280

Eck JC, Nachtigall D, Humphreys SC, et al. 2006. Questionnaire survey of spine surgeons on the use of methylprednisolone for acute spinal cord injury. Spine (Phila Pa 1976), 31(9):E250～253

Einstein O KD, Grigoriadis N, Mizrachi-Kol R, et al. 2003. Intraventricular transplantation of neural precursor cell spheres attenuates acute experimental allergic encephalomyelitis. Mol Cell Neurosci, 24(4):1074～1082

Elkabes S, DiCicco-Bloom EM, Black IB. 1996. Brain microglia/macrophages express neurotrophins that selectively regulate microglial proliferation and function. J Neurosci, 16(8):2508～2521

Ellezam B, Dubreuil C, Winton M, et al. 2002. Inactivation of intracellular Rho to stimulate axon growth and regeneration. Prog Brain Res, 137:371～380

Emery E, Aldana P, Bunge MB, et al. 1998. Apoptosis after traumatic human spinal cord injury. J Neurosurg, 89(6):911～920

Engler RL, Schmid-Schonbein GW, Pavelec RS. 1983. Leukocyte capillary plugging in myocardial ischemia and reperfusion in the dog. Ann J Pathol, 111:98～111

Enokido Y, Hatanaka H. 1993. Apoptotic cell death occurs in hippocampal neurons cultured in a high oxygen atmosphere. Neuroscience, 57(4):965～972

Enzmann GU BR, Talbott JF, Cao Q, et al. 2006. Functional considerations of stem cell transplantation therapy for spinal cord repair. J Neurotrauma, 23(3～4):479～495

Ericson J, Briscoe J, Rashbass P, et al. 1997. Graded sonic hedgehog signaling and the specification of cell fate in the ventral neural tube. Cold Spring Harb Symp Quant Biol. 62:451～466

Facchiano F, Fernandez E, Mancarella S, et al. 2002. Promotion of regeneration of corticospinal tract axons in rats with recombinant vascular endothelial growth factor alone and combined with adenovirus coding for this factor. J Neurosurg, 7(1): 161～168

Falconer JC, Narayana PA, Bhattacharjee M, et al. 1996. Characterization of an experimental spinal cord injury model using waveform and morphometric analysis. Spine (Phila Pa 1976), 21(1): 104～112

Fawcett JW. 2006. Overcoming inhibition in the damaged spinal cord. J Neurotrauma, 23(3～4): 371～383

Fawcett J. 2002. Repair of spinal cord injuries: where are we, where are we going. Spinal Cord, 40(12): 615～623

Fehlings MG, Sekhon LH, Tator C. 2001. The role and timing of decompression in acute spinal cord injury: what do we know? What should we do? Spine (Phila Pa 1976), 26(24 Suppl): S101～110

Fehlings MG, Tator CH. 1995. The relationships among the severity of spinal cord injury, residual neurological function, axon counts, and counts of retrogradely labeled neurons after experimental spinal cord injury. Exp Neurol, 132(2): 220～228

Filbin MT. 2003. Myelin-associated inhibitors of axonal regeneration in the adult mammalian CNS. Nat Rev Neurosci, 4(9): 703～713

Firouzi M, Moshayedi P, Saberi H, et al. 2006. Transplantation of Schwann cells to subarachnoid spaceinduces repair in contused rat spinal cord. Neurosci Lett, 402(1～2): 66～70

Fishback AS, Shields CB, Linden RD, et al. 1995. The effects of propofol on rat transcranial magnetic motor evoked potentials. Neurosurgery, 37(5): 969～974

Fitch MT, Doller C, Combs CK, et al. 1999. Cellular and molecular mechanisms of glial scarring and progressive cavitation: in vivo and in vitro analysis of inflammation-induced secondary injury after CNS trauma. J Neurosci, 19: 8182～8198

Fitch MT, Silver J. 1997. Activated macrophages and the blood-brain barrier: inflammation after CNS injury leads to increases in putative inhibitory molecules. Exp Neurol, 148(2): 587～603

Fitch MT, Silver J. 2001. Glial cell development: Basic principles and clinical relevance. Edited by Richardson WD Jessen KR. Astrocytes are dynamic participants in central nervous system development and injury responses. London: Oxford University Press 263～269

Fitch MT, Silver J. 2008. CNS injury, glial scars, and inflammation: inhibitory extracellular matrices and regeneration failure. Exp Neurol, 209: 294～301

Fleming JC, Norenberg MD, Ramsay DA, et al. 2006. The cellular inflammatory response in human spinal cords after injury. Brain, 129: 3249～3269

Ford RWJ. 1983. A reproducible spinal cord injury model in the cat. J Neurosurg, 59: 268～275

Fournier AE, GrandPre T, Strittmatter SM. 2001. Identification of a receptor mediating Nogo-66 inhibition of axonal regeneration. Nature, 409(6818): 341～346

Fournier AE, Takizawa BT, Strittmatter SM. 2003. Rho kinase inhibition enhances axonal regeneration in the injured CNS. J Neurosci, 23(4): 1416～1423

Franklin RJM, Crang AJ, Blakemore WF. 1991. Transplanted type-1 astrocytes facilitate repair of demyelinating lesions by host oligodendrocytes in adult rat spinal cord. J Neurocytol, 20(5): 420～430

Frascarelli M, Oppido PA, Rocchi L, et al. 1990. Chronic damage after spinal trauma in rat: neurophysiological and ultrastructural investigations. J Neurosurg Sci, 34(1): 1～6

Freeman LW, Wright TW. 1953. Experimental observations of concussion and contusion of the spinal cord. Ann Surg, 137(4): 433～443

Freund P, Schmidlin E, Wannier T, et al. 2006. Nogo-A-specific antibody treatment enhances sprouting and functional recovery after cervical lesion in adult primates. Nat Med, 12(7): 790～792

Friedman JA, Windebank AJ, Moore MJ, et al. 2002. Biodegradable polymer grafts for surgical repair of the injured spinal cord. Neurosurgery. 51(3): 741～751

Friedman JA, Windebank AJ. 2002. Is referral to catheterization after non-invasive testing biased with respect to age. Neurosurgery, 51(3): 742～751

Fruttiger M, Montag D, Schachner M, et al. 1995. Crucial role for the myelin-associated glycoprotein in the maintenance of axon-myelin integrity. Eur J Neurosci, 7(3): 511～515

Fry EJ, Ho C, David S. 2007. A role for Nogo receptor in macrophage clearance from injured peripheral nerve. Neuron, 53(5): 649～662

Fujii H, Yone K, Sakou T. 1993. Magnetic resonance imaging study of experimental acute spinal cord injury. Spine (Phila

Pa 1976),18(14):2030～2034

Fujimoto T,Nakamura T,Ikeda T,et al. 2000. Effects of EPC-K1 on lipid peroxidation in experimental spinal cord injury. Spine (Phila Pa 1976),25(1):24～29

Fukuda S,Nakamura T,Kishigami Y,et al. 2005,New canine spinal cord injury model free from laminectomy. Brain Res Brain Res Protoc,14(3):171～180

Furusawa N,Baba H,Imura S,et al. 1996. Characteristics and mechanism of the ossification of posterior longitudinal ligament in the tip-toe walking Yoshimura (twy) mouse. Eur J Histochem,40(3):199～210

Féron F,Perry C,Cochrane J,et al. 2005. Autologous olfactory ensheathing cell transplantation in human spinal cord injury. Brain,128(Pt 12):2951～2960. Epub 2005 Oct 11

Gale K,Kerasidis H,Wrathall JR. 1985. Spinal cord contusion in the rat: behavioral analysis of functional neurologic impairment. Exp Neurol,88(1):123～134

Garcia-Alias G, Verdu E, Fores J, et al. 2003. Functional and electrophysiological characterization of photochemical graded spinal cord injury in the rat. J Neurotrauma,20:501～510

García-Alias G,Petrosyan HA,Schnell L,et al. 2011. Chondroitinase ABC combined with neurotrophin NT-3 secretion and NR2D expression promotes axonal plasticity and functional recovery in rats with lateral hemisection of the spinal cord. J Neurosci,31(49):17 788～17 799

Garden GA,Möller T. 2006. Microglia biology in health and disease. J Neuroimmune Pharmacol,1(2):127～137. Epub 2006 Mar 25

Gensel JC,Tovar CA,Hamers FP,et al. 2006. Behavioral and histological characterization of unilateral cervical spinal cord contusion injury in rats. J Neurotrauma,23:36～54

Ghirnikar RS,Lee YL,Eng LF. 2000. Chemokine antagonist infusion attenuates cellular infiltration following spinal cord contusion injury in rat. J Neurosci Res,59(1):63～73

Giesel FL,Stroick M,Griebe M,et al. 2006. Gadofluorine M uptake in stem cells as a new magnetic resonance imaging tracking method: an in vitro and in vivo study. Invest Radiol,41(12):868～873

Gilbert SF. 2006. Developmental Biology. Eighth Edition. Sunderland,Massachusetts: Sinauer Associates,Inc

Giulian D,Lachman LB. 1985. Interleukin-1 stimulation of astroglial proliferation after brain injury. Science,228(4698): 497～499

Giulian D,Li J,Li X,George J,Rutecki PA. 1994. The impact of microglia-derived cytokines upon gliosis in the CNS. Dev Neurosci,16(3～4):128～136

Giulian D,Robertson C. 1990. Inhibition of mononuclear phagocytes reduces ischemic injury in the spinal cord. Ann Neruol,27: 33～42

GJ del Zoppo,GW Schmid-Schonbein,E Mori,et al. 1991. Polymorphonuclear leukocytes occlude capillaries following middle cerebral artery occlusion and reperfusion in baboons. Stroke. 22:1276～1283

Goldberg JL,Vargas ME,Wang JT,et al. 2004. An oligodendrocyte lineage-specific semaphorin,Sema5A,inhibits axon growth by retinal ganglion cells. J Neurosci,24(21):4989～4999

Goldman S. 2005. Stem and progenitor cell-based therapy of the human central nervous stem. Nat Biotechnol,23(7):862～871

Goldner JS,Bruder JM,Li G,et al. 2006. Neurite bridging across micropatterned grooves. Biomaterials,27(3):460～472

Goldshmit Y,Galea MP,Wise G,et al. 2004. Axonal regeneration and lack of astrocytic gliosis in EphA4-deficient mice. J Neurosci,24(45):10 064～10 073

Goraltchouk A,Scanga V,Morshead CM,et al. 2006. Incorporation of protein-eluting microspheres into biodegradable nerve guidance channels for controlled release. J Control Release,110(2):400～407

Gorio A,Gokmen N,Erbayraktar S,et al. 2002. Recombinant human erythropoietin counteracts secondary injury and markedly enhances neurological recovery from experimental spinal cord trauma. Proc Natl Acad Sci U S A,99(14): 9450～9455. Epub 2002 Jun 24

Goshgarian HG. 2003. The crossed phrenic phenomenon: a model for plasticity in the respiratory pathways following spinal cord injury. J Appl Physiol,94(2):795～810

GrandPre T,Li S,Strittmatter SM. 2002. Nogo-66 receptor antagonist peptide promotes axonal regeneration. Nature,

417(6888):547～551

GrandPre T,Nakamura F,Vartanian T,et al. 2000. Identification of the Nogo inhibitor of axon regeneration as a reticulon protein. Nature,403(6768):439～444

Greitz D. 2006. Unraveling the riddle of syringomyelia. Neurosurg Rev,29(4):251～263; discussion 264. Epub 2006 May 31

Grill R,Murai K,Blesch A,et al. 1997. Cellular delivery of neurotrophin-3 promotes corticospinal axonal growth and partial functional recovery after spinal cord injury. J Neurosci,17(14):5560～5572

Grimpe B,Silver J. 2004. A novel DNA enzyme reduces glycosaminoglycan chains in the glial scar and allows microtransplanted dorsal root ganglia axons to regenerate beyond lesions in the spinal cord. J Neurosci,24(6):1393～1397

Gruner JA,Yee AK,Blight AR. 1996. Histological and functional evaluation of experimental spinal cord injury: evidence of a stepwise response to graded compression. Brain Res,729(1):90～101

Gruner JA. 1992. A monitored contusion model of spinal cord injury in the rat. J Neurotrauma,9:123～126

Gu XS. 2009. Human anatomy. Beijing: Science Press

Guest JD,Hiester ED,Bunge RP. 2005. Demyelination and Schwann cell responses adjacent to injury epicenter cavities following chronic human spinal cord injury. Exp Neurol,192(2):384～393

Gunnarsson T,Fehlings MG. 2003. Acute neurosurgical management of traumatic brain injury and spinal cord injury. Curr Opin Neurol,16(6):717～723

Guth L,Barrett CP,Donati EJ,et al. 1985. Essentiality of a specific cellular terrain for growth of axons into a spinal cord lesion. Exp Neurol,88(1):1～12

Guízar-Sahagún G,García-López P,Espitia AL,et al. 1998. Transitory expression of NADPH diaphorase (NOS) in axonal swellings after spinal cord injury. Neuroreport,9(12):2899～2902

Haghighi SS,Agrawal SK,Surdell D Jr,et al. 2000. Effects of methyprednisolone and MK-801 on functional recovery after experimental chronic spinal cord injury. Spinal Cord,38(12):733～740

Hagino S,Iseki K,Mori T,et al. 2003. Slit and glypican-1 mRNAs are coexpressed in the reactive astrocytes of the injured adult brain. Glia,42(2):130～138

Hall ED,Springer JE. 2004. Neuroprotection and acute spinal cord injury: a reappraisal. NeuroRx,1(1):80～100

Hall ED. 2001. Pharmacological treatment of acute sp inal cord injury: how do we build on past success. Spinal Cord Med,24(3):142～146

Halliwell B,Gutteridge JMC. 1985. Oxigen radicals and the nervous system. Trends Neurosci,8:22～26

Hama H,Kasuya Y,Sakurai T,et al. 1997. Role of endothelin-1 in astrocyte responses after acute brain damage. J Neurosci Res,47(6):590～602

Han SS KD,Mujtaba T,Rao MS,et al. 2002. Grafted lineage-restricted precursors differentiate exclusively into neurons in the adult spinal cord. Exp Neurol,177(2):360～375

Hannila SS,Filbin MT. 2008. The role of cyclic AMP signaling in promoting axonal regeneration after spinal cord injury. Exp Neurol. 209(2):321～332. Epub 2007 Aug 27

Hanson MG Jr,Shen S,Wiemelt AP,et al. 1998. Cyclic AMP elevation is sufficient to promote the survival of spinal motor neurons in vitro. J Neurosci,18(18):7361～7371

Hao JX,Xu XJ,Aldskogius H,et al. 1991. Allodynia-like effects in rat after ischaemic spinal cord injury photochemically induced by laser irradiation. Pain,45:175～185

Hara M,Takayasu M,Watanabe K,et al. 2000. Protein kinase inhibition by fasudil hydrochloride promotes neurological recovery after spinal cord injury in rats. J Neurosurg,93(1 Suppl):94～101

Harrison J,Pattanawong S,Forsythe JS,et al. 2004. Colonization and maintenance of murine embryonic stem cells on poly (alpha-hydroxy esters). Biomaterials,25(20):4963～4970

Hashimoto T,FuKuta. 1990. New spinal cord injury model produced by spinal cord compression in the rat. J Pharmaol methods,23(3):203～212

He Z,Koprivica V. 2004. The Nogo signaling pathway for regeneration block. Annu Rev Neurosci,27:341～368

Hirose K,Okajima K,Taoka Y,et al. 2000. Activated protein C reduces the ischemia/reperfusion-induced spinal cord injury in rats by inhibiting neutrophil activation. Ann Surg,232(2):272～280

Hiruma S,Otsuka K,Satou T,et al. 1999. Simple and reproducible model of rat spinal cord injury induced by a controlled cortical impact device. Neurol Res,21(3):313～323

Hofstetter CP SE,Hess D,Widenfalk J,et al. 2002. Marrow stromal cells form guiding strands in the injured spinal cord and promote recovery. Proc Natl Acad Sci U S A. 99(4):2199～2204

Hosoda Y,Yoshimura Y,Higaki S. 1981. A new breed of mouse showing multiple osteochondral lesions: Twy mouse. Ryumachi,21(Suppl):157～164

Houle JD,Reier PJ. 1988. Transplantation of fetal spinal cord tissue into the chronically injured adult rat spinal cord. J Comp Neurol,269(4):535～546

Houle JD,Tom VJ,Mayes D,et al. 2006. Combining an autologous peripheral nervous system "bridge" and matrix modification by chondroitinase allows robust,functional regeneration beyond a hemisection lesion of the adult rat spinal cord. J Neurosci,26(28):7405～7415

Houle J. 1992. The structural integrity of glial scar tissue associated with a chronic spinal cord lesion can be altered by transplanted fetal spinal cord tissue. J Neurosci Res,31(1):120～130

Hove O,Havik OE. 2008. Psychometric properties of Psychopathology checklists for Adults with Intellectual Disability (P-AID) on a community sample of adults with intellectual disability. Res Dev Disabil,29(5):467～482. Epub 2007 Oct 17

Hsieh YC,Liang WY,Tsai SK,et al. 2005. Intrathecal ketorolac pretreatment reduced spinal cord ischemic injury in rats. Anesth Analg,100(4):1134～1139

Huang JK,Phillips GR,Roth AD,et al. 2005. Glial membranes at the node of Ranvier prevent neurite outgrowth. Science,310(5755):1813～1817. Epub 2005 Nov 17

Huangfu D,Osafune K,Maehr R,et al. 2008. Induction of pluripotent stem cells from primary human fibroblasts with only Oct4 and Sox2. Nat Biotechnol,26(11):1269～1275

Huber AB,Schwab ME. 2000. Nogo-A,a potent inhibitor of neurite outgrowth and regeneration. Biol Chem,381(5～6): 407～419

Huebner EA,Kim BG,Duffy PJ,et al. 2011. A multi-domain fragment of Nogo-A protein is a potent inhibitor of cortical axon regeneration via Nogo receptor 1. J Biol Chem,286(20):18 026～18 036. Epub 2011 Mar 24

Hukuda S,Wilson CB. 1972. Experimental cervical myrlopathy: effects of compression and ischemia on the canine cervical cord. J Neurosurg,37(6):631～652

Hulsebosch CE. 1988. Neural development and regeneration: cellular and molecular aspects. Edited by Gorio A de Villis J,Perez-Polo J-R,Haber B. Berlin: Springer Verlag,385～398

Hulsebosch CE. 2002. Recent advances in pathophysiology and treatment of spinal cord injury. Adv Physiol Educ,26(4): 238～255

Hung TK,Chang GL,Chang JL,et al. 1981. Stress-strain relationship and neurological sequelae of uniaxial elongation of the spinal cord of cats. Surg Neurol,15(6):471～476

Iannotti C,Li H,Yan P,et al. 2003. Glial cell line-derived neurotrophic factor-enriched bridging transplants promote propriospinal axonal regeneration and enhance myelination after spinal cord injury. Exp Neurol,183:379～393

Ibanez C,Shields SA,El-Etr M,et al. 2003. Steroids and the reversal of age-associated changes in myelination and remyelination. Prog Neurobiol,71(1):49～56

Ibarra A,Correa D,Willms K,et al. 2003. Effects of cyclosporin-A on immune response,tissue protection and motor function of rats subjected to spinal cord injury. Brain Res,979(1～2):165～178

Ikeda H,Ushio Y,Hayakawa T,et al. 1980. Edema and circulatory disturbance in the spinal cord compressed by epidural neoplasms in rabbits. J Neurosurg,52(2):203～209

Inman D,Guth L,Steward O. 2002. Genetic influences on secondary degeneration and wound healing following spinal cord injury in various strains of mice. J Comp Neurol,451(3):225～235

Iseda T,Nishio T,Kawaguchi S,et al. 2004. Spontaneous regeneration of the corticospinal tract after transection in young rats: a key role of reactive astrocytes in making favorable and unfavorable conditions for regeneration. Neuroscience,

126(2):365～374

Iwamoto H, Kuwahara H, Matsuda H, et al. 1995. Production of chronic compression of the cauda equina in rats for use in studies of lumbar spinal canal stenosis. Spine (Phila Pa 1976), 20(24):2750～2757

Iwamoto H, Matsuda H, Noriage A, et al. 1997. Lumbar spinal canal stenosis examined electrophysiologically in a rat model of chronic cauda equina compression. Spine (Phila Pa 1976), 22(22):2636～2640

Iwanami A KS, Nakamura M, Kanemura Y, et al. 2005. Transplantation of human neural stem cells for spinal cord injury in primates. J Neurosci Res, 80(2):182～190

Jacobs TP, Shohami E, Baze W, et al. 1987. Deteriorating stroke model: histopathology, edema, and eicosanoid changes following spinal cord ischemia in rabbits.. Stroke, 18(4):741～750

Jaenisch R, Young R. 2008. Stem cells, the molecular circuitry of pluripotency and nuclear reprogramming. Cell, 132(4): 567～582

Jakeman LB, Guan Z, Wei P, et al. 2000. Traumatic spinal cord injury produced by controlled contusion in mouse. J Neurotrauma, 17(4):299～319

James L S, Patrick H, David R C, 1987. The amino acid sequences of the myelin-associated glycoproteins: homology to the immunoglobulin gene superfamily. J Cell Biol, 104(4): 957～965

Jeffery ND, Crang AJ, O'Leary MT, et al. 1999. Behavioral consequences of oligodendrocyte progenitor cell transplantation into experimental demyelinating lesions in the rat spinal cord. Eur J Neurosci, 11(5):1508～1514

Jessell TM. 2000. Neuronal specification in the spinal cord: inductive signals and transcriptional codes. Nat Rev Genet, 1:20～29

Jones LL, Margolis RU, Tuszynski MH 2003. The chondroitin sulfate proteoglycans neurocan, brevican, phosphacan, and versican are differentially regulated following spinal cord injury. Exp Neurol, 182(2):399～411

Jones LL, Sajed D, Tuszynski MH. 2003. Axonal regeneration through regions of chondroitin sulfate proteoglycan deposition after spinal cord injury: a balance of permissiveness and inhibition. J Neurosci, 23(28):9276～9288

Joosten EA, Veldhuis WB, Hamers FP. 2004. Collagen containing neonatal astrocytes stimulates regrowth of injured fibers and promotes modest locomotor recovery after spinal cord injury. J Neurosci Res, 77(1):127～142

Ju YE, Janmey PA, McCormick ME, et al. 2007. Enhanced neurite growth from mammalian neurons in three-dimensional salmon fibrin gels. Biomaterials, 28(12):2097～2108

Kaji K, Norrby K, Paca A, et al. 2009. Virus-free induction of pluripotency and subsequent excision of reprogramming factors. Nature, 458(7239):771～775

Kakinohana M, Kakinohana O, Jun JH, et al. 2005. The activation of spinal *N*-methyl-*D*-aspartate receptors may contribute to degeneration of spinal motor neurons induced by neuraxial morphine after a noninjurious interval of spinal cord ischemia. Anesth Analg, 100(2):327～334

Kalil K, Li L, Hutchins BI. 2011. Signaling mechanisms in cortical axon growth, guidance, and branching. Front Neuroanat, 5:62. Epub 2011 Sep 28

Kanchiku T, Taguchi T, Kaneko K, et al. 2001. A new rabbit model for the study on cervical compressive myelopathy. J Orthop Res, 19(4):605～513

Kanellopoulos GK, Kato H, Hsu CY, Kouchoukos NT. 1997. Spinal cord ischemic injury. Development of a new model in the rat. Stroke, 28(12):2532～2538

Kaptanoglu E, Caner H, Solaroglu I, et al. 2005. Mexiletine treatment-induced inhibition of caspase-3 activation and improvement of behavioral recovery after spinal cord injury. J Neurosurg Spine, 3(1):53～56

Kaptanoglu E, Solaroglu I, Okutan O, et al. 2004. Erythropoietin exerts neuroprotection after acute spinal cord injury in rats: effect on lipid peroxidation and early ultrastructural findings. Neurosurg Rev, 27(2):113～120

Kaptanoglu E, Tuncel M, Palaoglu S, et al. 2000. Comparison of the effects of melatonin and methylprednisolone in experimental spinal cord injury. J Neurosurg, 93(1 Suppl):77～84

Karimi-Abdolrezaee S, Eftekharpour E, Wang J, et al. 2006. Delayed transplantation of adult neural precursor cells promotes remyelination and functional neurological recovery after spinal cord injury. J Neurosci, 26(13):3377～3389

Karumbayaram S, Novitch BG, Patterson M, et al. 2009. Directed differentiation of human-induced pluripotent stem cells generates active motor neurons. Stem Cells,27(4):806～811

Kataoka K,Suzuki Y,Kitada M,et al. 2001. Alginate,a bioresorbable material derived from brown seaweed,enhances elongation of amputated axons of spinal cord in infant rats. J Biomed Mater Res,54(3):373～384

Kato A,Ushio Y,Hayakawa T,et al. 1985. Circulatory disturbance of the spinal cord with epidural neoplasm in rats. J Neurosurg,63(2):260～265

Kato T,Honmou O,Uede T,et al. 2000. Transplantation of human olfactory ensheathing cells elicits remyelination of demyelinated rat spinal cord. Glia,30(3):209～218

Kayali H,Ozdag MF,Kahraman S,et al. 2005. The antioxidant effect of beta-Glucan on oxidative stress status in experimental spinal cord injury in rats. Neurosurg Rev,28(4):298～302

Keirstead HS,Blakemore WF. 1997. Identification of post-mitotic oligodendrocytes incapable of remyelination within the demyelinated adult spinal cord. J Neuropathol Exp Neurol,56(11):1191～1201

Keirstead HS,Levine JM,Blakemore WF. 1998. Response of the oligodendrocyte progenitor cell population (defined by NG2 labelling) to demyelination of the adult spinal cord. Glia,22(2):161～170

Keirstead HS,Nistor G,Bernal G,et al. 2005. Human embryonic stem cell-derived oligodendrocyte progenitor cell transplants remyelinate and restore locomotion after spinal cord injury. J Neurosci,25:4694～4705

Keith M,Agur A. 2007. Essential Clinical Anatomy. 3rd ed. Lippincott Williams & Wilkins

Khademhosseini A,Langer R. 2007. Microengineered hydrogels for tissue engineering. Biomaterials,28(34):5087～5092

Khalatbary AR,Tiraihi T. 2007. Localization of bone marrow stromal cells in injured spinal cord treated by intravenous route depends on the hemorrhagic lesions in traumatized spinal tissues. Neurol Res,29(1):21～26

Khan M,Griebel R. 1983. Acute spinal cord injury in the rat: Comparison of three experimental techniques. Can J Neurol Sci,10(3):161～165

Khan T,Havey RM,Sayers ST,et al. 1999. Animal models of spinal cord contusion injuries. Lab Anim Sci,49:161～172

Khor E,Lim LY. 2003. Implantable applications of chitin and chitosan. Biomaterials,24(13):2239～2249

Kiehn O,Butt SJ. 2003. Physiologieal,anatomieal and genetic identifieation of CPG neurons in the developing mammalian spinal cord. Prog Neurobiol,70(4):347～361

Kigerl KA,Lai W,Rivest S,et al. 2007. Toll-like receptor (TLR)-2 and TLR-4 regulate inflammation,gliosis,and myelin sparing after spinal cord injury. J Neurochem,102(1):37～50

Kigerl KA,McGaughy VM,Popovich PG. 2006. Comparative analysis of lesion development and intraspinal inflammation in four strains of mice following spinal contusion injury. J Comp Neurol,494(4):578～594

Kim D,Kim CH,Moon JI,et al. 2009. Generation of human induced pluripotent stem cells by direct delivery of reprogramming proteins. Cell Stem Cell,4(6):472～476

Kim JE,Liu BP,Park JH,et al. 2004. Nogo-66 receptor prevents raphespinal and rubrospinal axon regeneration and limits functional recovery from spinal cord injury. Neuron,44(3):439～451

Kim WK,Kan Y,Ganea D,et al. 2000. Vasoactive intestinal peptide and pituitary adenylyl cyclase-activating polypeptide inhibit tumor necrosis factor-alpha production in injured spinal cord and in activated microglia via a cAMP-dependent pathway. J Neurosci,20(10):3622～3630

Kishino A,Ishige Y,Tatsuno T,et al. 1997. BDNF prevents and reverses adult rat motor neuron degeneration and induces axonal outgrowth. Exp Neurol,144(2):273～286

Kling TF Jr,Wilton N,Hensinger RN,et al. 1986. The influence of trimethaphan (Arfonad)-induced hypotension with and without spine distraction on canine spinal cord blood flow. Spine (Phila Pa 1976),11(3):219～224

Kliot M,Smith GM,Siegal JD,et al. 1990. Astrocytepolymer implants promote regeneration of dorsal root fibers into the adult mammalian spinal cord. Exp Neurol,109(1):57～69

Klusman I,Schwab ME. 1997. Effects of pro-inflammatory cytokines in experimental spinal cord injury. Brain Res,762:173～184

Kobayashi NR,Fan DP,Giehl KM,et al. 1997. BDNF and NT-4/5 prevent atrophy of rat rubrospinal neurons after cervical axotomy,stimulate GAP-43 and Talpha1-tubulin mRNA expression,and promote axonal regeneration. J Neurosci,17(24):9583～9595

Koda M, Hashimoto M, Murakami M, et al. 2004. Adenovirus vector-mediated in vivo gene transfer of brain-derived neurotrophic factor (BDNF) promotes rubrospinal axonal regeneration and functional recovery after complete transection of the adult rat spinal cord. J Neurotrauma, 21(3): 329～337

Koichi Y, Masazumi M, Kazuhisa T, et al. 1996. Chronic compression model of the cauda equina: Histological and electrophysiological study. J Orthopaedic Sci, 1(6): 376～383

Kong LL, Yu LC. 2006. It is AMPA receptor, not kainate receptor, that contributes to the NBQX-induced antinociception in the spinal cord of rats. Brain Res, 1100(1): 73～77

Koozekanani SH, Vise WM, Hashemi RM, et al. 1976. Possible mechanisms for observed pathophysiological variability in experimental spinal cord injury by the method of Allen. J Neurosurg, 44(4): 429～434

Koprivica V, Cho KS, Park JB, et al. 2005. EGFR activation mediates inhibition of axon regeneration by myelin and chondroitin sulfate proteoglycans. Science, 310(5745): 106～110

Kostopoulos L, Lioubavina N, Karring T, et al. 2001. Role of chitin beads in the formation of jaw bone by guided tissue regeneration: An experiment in the rat. Clin Oral Implants Res, 12(4): 325～331

Koyanagi I, Iwasaki Y, Hida K, et al. 2000. Acute cervical cord injury without fracture or dislocation of the spinal column. J Neurosurg, 93(1 Suppl): 15～20

Koyanagi I, Tator CH, Lea PJ. 1993. Three-dimensional analysis of the vascular system in the rat spinal cord with scanning electron microscopy of vascular corrosion casts. Part 2: Acute spinal cord injury. Neurosurgery, 33(2): 285～291; discussion 292

Kraitchman DL, Gilson WD, Lorenz CH. 2008, Stem cell therapy: MRI guidance and monitoring. J Magn Reson Imaging, 27(2): 299～310

Krassioukov AV, Johns DG, Schramm LP. 2002. Sensitivity of sympathetically correlated spinal interneurons, renal sympathetic nerve activity, and arterial pressure to somatic and visceral stimuli after chronic spinal injury. J Neurotrauma, 19: 1521～1529

Krych AJ, Rooney GE, Chen B, et al. 2009. Relationship between scaffold channel diameter and number of regenerating axons in the transected rat spinal cord. Acta Biomater, 5(7): 2551～2559

Kunkel-Bagden E, Dai HN, Bregman BS. 1992. Recovery of function after spinal cord hemisection in newborn and adult rats: differential effects on reflex and locomotor function. Exp Neurol, 116(1): 40～51

Kwum BD, Vacanti FX. 1995. Mild hypothermia protects against irreversible damage during prolonged spinal cord ischemia. J Surg Res, 59: 780～782

Lakatos A FR, Barnett SC. 2000. Olfactory ensheathing cells and schwann cells differ in their in vitro interactions with astrocytes. Gila, 32(3): 214～225

Lamballe F, Genestine M, Caruso N, Arce V, Richelme S, Helmbacher F, Maina F. 2011. Pool-specific regulation of motor neuron survival by neurotrophic support. J Neurosci, 31(31): 11 144～11 158

Lang KJ RJ, Vassilieva S, Rathjen PD. 2004. Differentiation of embryonic stem cells to a neural fate: a route to re-building the nervous system? J Neurosci Res, 76(2): 184～192

LC Smith-Thomas JS, Fok-Seang J, Faissner A, et al. 1995. Increased axon regeneration in astrocytes grown in the presence of proteoglycan synthesis inhibitors. J Cell Sci 108 (Pt 3): 1307～1315

Lee JB LJ, Park JH, Kim SJ, et al. 2005. Establishment and maintenance of human embryonic stem cell lines on human feeder cells derived from uterine endometrium under serum-free condition. Biol Reprod, 72(1): 42～49. Epub 2004 Aug 18

Lee YS, Hsiao I, Lin VW. 2002. Peripheral nerve grafts and αFGF restore partial hindlimb function in adult paraplegic rats. J Neurotrauma, 19(10): 1203～1216

Lee YS, Sindhu RK, Lin CY, et al. 2004. Effects of nerve graft on nitric oxide synthase, NAD(P)H oxidase, and antioxidant enzymes in chronic spinal cord injury. Free Radic Biol Med, 36(3): 330～339

Leon S, Yin Y, Nguyen J, et al. 2000. Lens injury stimulates axon regeneration in the mature rat optic nerve. J Neurosci, 20(12): 4615～4626

Levenberg S, Burdick JA, Kraehenbuehl T, et al. 2005. Neurotrophininduced differentiation of human embryonic stem cells on threedimensional polymeric scaffolds. Tissue Engineering, 11(3～4): 506～512

Levenberg S, Huang NF, Lavik E, et al. 2003. Differentiation of human embryonic stem cells on threedimensional polymer scaffolds. Proc Natl Acad Sci U S A, 100(22): 12 741～12 746

Levene HB, Mohamed FB, Faro SH, et al. 2008. Small mammal MRI imaging in spinal cord injury: A novel practical technique for using a 1.5 T MRI. J Neurosci Method, 172(2): 245～249

Levi AD, Dancausse H, Li X, et al. 2002. Peripheral nerve grafts promoting central nervous system regeneration after spinal cord injury in the primate. J Neurosurg, 96(2 Suppl): 197～205

Lewitzky M, Yamanaka S. 2007. Reprogramming somatic cells towards pluripotency by defined factors. Curr Opin Biotechnol, 18(5): 467～473

Le-Gros Clark WE. 1943. The problem of neuronal regeneration in the central nervous system. Ⅱ. The insertion of peripheral nerve stumps into the brain. J Anat, 77: 251～259

Li C, Tropak MB, Gerlai R, Clapoff S, Abramow-Newerly W, Trapp B, Peterson A, Roder J. 1994. Myelination in the absence of myelin-associated glycoprotein. Nature, 369(6483): 747～750

Li S, Strittmatter SM. 2003. Delayed systemic Nogo-66 receptor antagonist promotes recovery from spinal cord injury. J Neurosci, 23(10): 4219～4227

Li S, Stys PK. 2000. Mechanisms of ionotropic glutamate receptor mediated excitotoxicity in isolated spinal cord white matter. J Nurosci, 20(3): 1190～1198

Li W, Wei W, Zhu S, et al. 2009. Generation of rat and human induced pluripotent stem cells by combining genetic reprogramming and chemical inhibitors. Cell Stem Cell, 4(1): 16～19

Li XJ, Du ZW, Zarnowska ED, et al. 2005. Specification of motoneurons from human embryonic stem cells. Nat Biotechnol, 23(2): 215～221. Epub 2005 Jan 30

Li Y DP, Raisman G. 2003. Transplantation of olfactory ensheathing cells in spinal cord lesions restores breathing and climbing. J Neurosci, 23(3): 727～731

Li Y, Raisman G. 1994. Schwann cells induce sprouting in motor and sensory axons in the adult rat spinal cord. J Neurosci, 14(7): 4050～4063

Li Y, Raisman G. 1995. Sprouts from cut corticospinal axons persist in the presence of astrocytic scarring in long-term lesions of the adult rat spinal cord. Exp Neurol, 134(1): 102～111

Liao J, Cui C, Chen S, et al. 2009. Generation of induced pluripotent stem cell lines from adult rat cells. Cell Stem Cell, 4(1): 11～15

Linden RD, Zhang YP, Burke DA, et al. 1999. Magnetic motor evoked potential monitoring in the rat. J Neurosurg, 91(2 Suppl): 205～210

Lindsberg PJ, Sirén AL, Feuerstein GZ, et al. 1995. Antagonism of neutrophil adherence in the deteriorating stroke model in rabbits. J Neurosurg, 82(2): 269～277

Liu BP, Cafferty WB, Budel SO, et al. 2006. Extracellular regulators of axonal growth in the adult central nervous system. Philos Trans R Soc Lond B Biol Sci, 361(1473): 1593～1610

Liu BP, Fournier A, GrandPré T, et al. 2002. Myelin-associated glycoprotein as a functional ligand for the Nogo-66 receptor. Science, 297(5584): 1190～1193. Epub 2002 Jun 27

Liu CN, Chambers WW. 1958. Intraspinal sprouting of dorsal root axons. Arch Neurol Psychiatry, 79(1): 46～61

Liu H, Zhu F, Yong J, et al. 2008. Generation of induced pluripotent stem cells from adult rhesus monkey fibroblasts. Cell Stem Cell, 3(6): 587～590

Liu JB, Tang TS, Yang HL, et al. 2004. Antioxidation of melatonin against spinal cord injury in rats. Chin Med J (Engl), 117(4): 571～575

Liu JB, Tang TS, Yang HL. 2006. Antioxidation of quercetin against spinal cord injury in rats. Chin J Traumatol, 9(5): 303～307

Liu S, Said G, Tadie M. 2001. Regrowth of the rostral spinal axons into the caudal ventral roots through a collagen tube implanted into hemisected adult raI spinal cord. Neurosurgery, 49(1): 143～150

Liu SQY, Stewart TJ, Howard MJ, et al. 2000. Embryonic stem cells differentiate into oligodendrocytes and myelinate in culture and after spinal cord transplantation. Proc Natl Acad Sci USA, 97(11): 6126～6131

Liu XZ, Xu XM, Hu R, et al. 1997. Neuronal and glial apoptosis after traumatic spinal cord injury. J Neurosci, 17(14): 5395～5406

Ljungberg C, Johansson-Ruden G, Boström KJ, et al. 1999. Neuronal survival using a resorbable synthetic conduit as an alternative to primary nerve repair. Microsurgery, 19(6): 259～264

Loher TJ, Bassetti CL, Lövblad KO, et al. 2003. Diffusion-weighted MRI in acute spinal cord ischaemia. Neuroradiology, 45(8): 557～561

Lois C, Alvarez-Buylla A. 1993. Proliferating subventricular zone cells in the adult mammalian forebrain can differentiate into neurons and glia. Proc Natl Acad Sci U S A. 90(5): 2074～2077

Lu J, Féron F, Ho SM, et al. 2001. Transplantation of nasal olfactory tissue promotes partial recovery in paraplegic rats. Brain Res, 889(1～2): 344～357

Lu J, Féron F, Mackay-Sim A, et al. 2002. Olfactory ensheathing cells promote locomotor recovery after delayed transplantation into transected spinal cord. Brain, 125(Pt 1): 14～21

Lu P JL, Snyder EY, Tuszynski MH. 2003. Neural stem cells constitutively secrete neurotrophic factors and promote extensive host axonal growth after spinal cord injury. Exp Neurol, 181(2): 115～129

Lu P, Jones LL, Tuszynski MH. 2007. Axon regeneration through scars and into sites of chronic spinal cord injury. Exp Neurol, 203(1): 8～21

Lund LM, Machado VM, McQuarrie IG. 2002. Increased beta-actin and tubulin polymerization in regrowing axons: relationship to the conditioning lesion effect. Exp Neurol, 178(1): 306～312

Luo J, Shi R. 2004. Acrolein induces axolemmal disruption, oxidative stress, and mitochondrial impairment in spinal cord tissue. Neurochem Int, 44(7): 475～486

López-Vales R, Forés J, Verdú E, et al. 2006. Acute and delayed transplantation of olfactory ensheathing cells promote partial recovery after complete transection of the spinal cord. Neurobiol Dis, 21(1): 57～68

Ma M, Wei P, Wei T, et al. 2004. Enhanced axonal growth into a spinal cord contusion injury site in a strain of mouse (129X1/SvJ) with a diminished inflammatory response. J Comp Neurol, 474(4): 469～486

Ma W, Fitzgerald W, Liu QY, et al. 2004. CNS stem and progenitor cell differentiation into functional neuronal circuits in three-dimensional collagen gels. Exp Neurol, 190(2): 276～288

Madihally SV, Matthew HWT. 1999. Porous chitosan scaffolds for tissue engineering. Biomaterials, 20(12): 1133～1142

Manabe S, Tanaka H, Higo Y, et al. 1989. Experimental analysis of the spinal cord compressed by spinal metastasis. Spine (Phila Pa 1976), 14(12): 1308～1315

Mandemakers WJ, Barres BA. 2005. Axon regeneration: it's getting crowded at the gates of TROY. Curr Biol, 15(8): R302～305

Manitt C, Colicos MA, Thompson KM, et al. 2001. Widespread expression of netrin-1 by neurons and oligodendrocytes in the adult mammalian spinal cord. J Neurosci, 21(11): 3911～3922

Marcus ML, Heistad DD, Ehrhardt JC, et al. 1977. Changes in response to spinal cord injury with development: vascularization, hemorrhage and apoptosis. Circ Res, 41(1): 128～134

Marsala J, Sulla I, Santa M, et al. 1991. Mapping of the canine lumbosacral spinal cord neurons by Nauta method at the end of the early phase of paraplegia induced by ischemia and reperfusion. Neuroscience, 45(2): 479～494

Marsala M, Sorkin LS, Yaksh TL. 1994. Transient spinal ischemia in rat: characterization of spinal cord blood flow, extracellular amino acid release, and concurrent histopathological damage. J Cereb Blood Flow Metab, 14(4): 604～614

Marsala M, Yaksh TL. 1994. Transient spinal ischema in the rat: characterization of behavioral and histopathological consequences as a function of the duration of aortic occlusion. J Cereb Blood Flow Metab, 14(3): 526～535

Martinez-Arizala A, Mora RJ, Madsen PW, et al. 1995. Dorsal spinal venous occlusion in the rat. J Neurotrauma, 12(2): 199～208

Martini R, Schachner M. 1986. Immunoelectron microscopic localization of neural cell adhesion molecules (L1, N-CAM, and MAG) and their shared carbohydrate epitope and myelin basic protein in developing sciatic nerve. J Cell Biol, 103(6 Pt 1): 2439～2448

Mason JL, Toews A, Hostettler JD, et al. 2004. Oligodendrocytes and progenitors become progressively depleted within chronically demyelinated lesions. Am J Pathol,164(5):1673～1682

Mason JL,Toews A,Hostettler JD,et al. 2004. Oligodendrocytes and progenitors become progressively depleted within chronically demyelinated lesions. Am J Pathol,164:1673～1682

Massey JM,Amps J,Viapiano MS,et al. 2008. Increased chondroitin sulfate proteoglycan expression in denervated brainstem targets following spinal cord injury creates a barrier to axonal regeneration overcome by chondroitinase ABC and neurotrophin-3. Exp Neurol,209(2):426～445

Massey JM,Hubscher CH,Wagoner MR,et al. 2006. Chondroitinase ABC digestion of the perineuronal net promotes functional collateral sprouting in the cuneate nucleus after cervical spinal cord injury. J Neurosci,26(16):4406～4414

Mathes G,David AM,Robert J F. 1991. The electrolytic lesion as a model of spinal cord damage and repairing the adult rat. J Neurosci Methods,38(1):15～23

Matsumoto M,Ohtake K,Wakamatsu H,et al. 2001. The time course of acquisition of ischemic tolerance and induction of heat shock protein 70 after a brief period of ischemia in the spinal cord in rabbits. Anesth Analg,92(2):418～423

Matsushita K,Wu Y,Qiu J,et al. 2000. Fas receptor and neuronal cell death after spinal cord ischemia. J Neurosci,20(18):6879～6887

Mayer-Proschel M KA,Mujtaba T,Rao MS. 1997. Isolation of lineage-restricted neuronal precursors from multipotent neuroepithelial stem cells. Neuron,19(4):773～785

McGee AW,Strittmatter SM. 2003. The Nogo-66 receptor: focusing myelin inhibition of axon regeneration. Trends Neurosci,26(4):193～198

McKeon RJ,Höke A,Silver J. 1995. Injury-induced proteoglycans inhibit the potential for laminin-mediated axon growth on astrocytic scars. Exp Neurol,136(1):32～43

Mclaurin RL,Bailey OT,Schurr PH,et al. 1954. Myelomalacia and multiple cavitations of spinal cord secondary to adhesive arachnoiditis; an experimental study. AMA Arch Pathol,57(2):138～146

McTigue DM,Popovich PG,Jakeman LB,et al. 2000. Strategies for spinal cord injury repair. Prog Brain Res,128(1):3～8

McTigue DM,Wei P,Stokes BT. 2001. Proliferation of NG2-positive cells and altered oligodendrocyte numbers in the contused rat spinal cord. J Neurosci,21(10):3392～3400

Meda L,Cassatella MA,Szendrei GI,et al. 1995. Activation of microglial cells by beta-amyloid protein and interferon-gamma. Nature,374:647～650

Menei P,Montero-Menei C,Whittemore SR,et al. 1998. Schwann cells genetically modified to secrete human BDNF promote enhanced axonal regrowth across transected adult rat spinal cord. Eur J Neurosci,10(2):607～621

Merkler D,Metz GAS,Raineteau O,Dietz V,Schwab ME,Fouad K. 2001. Locomotor recovery in spinal cord-injured rats treated with an antibody neutralizing the myelin-associated neurite growth inhibitor Nogo-A. J Neurosci,21(10):3665～3673

Metz GA,Curt A,van de Meent H,Klusman I,Schwab ME,Dietz V. 2000. Validation of the weight-drop contusion model in rats: A comparative study of human spinal cord injury. J Neurotrauma,17(1):1～17

Metz GA,Whishaw IQ. 2002. Cortical and subcortical lesions impair skilled walking in the ladder rung walking test: a new task to evaluate fore-and hindlimb stepping,placing,and co-ordination. J Neurosci Methods,115(2):169～179

Metz GAS,Merkler D,Dietz V,et al. 2000. Efficient testing of motor function in spinal cord injured rats. Brain Res,883(2):165～177

Mezey E,Key S,Vogelsang G,et al. 2003. Transplanted bone marrow generates new neurons in human brains. Proc Natl Acad Sci U S A,100(3):1364～1369

Mi S,Lee X,Shao Z,et al. 2004. LINGO-1 is a component of the Nogo-66 receptor/p75 signaling complex. Nat Neurosci,7(3):221～228. Epub 2004 Feb 15

Mi S,Miller RH,Lee X,et al. 2005. LINGO-1 negatively regulates myelination by oligodendrocytes. Nat Neurosci,8(6):745～751

Michael TF,Jerry S. 2008. CNS injury,glial scars,and inflammation: Inhibitory extracellular matrices and regeneration failure. Exp Neurol,209(2):294～301

Mirvis SE,Geisler FH,Jelinek JJ,et al. 1988. Acute cervical spine trauma: evaluation with 1.5-T MR imaging. Radiology,166(3):807～816

Misgeld T, Kerschensteiner M. 2006. In vivo imaging of the diseased nervous system. Nat Rev Neurosci, 7: 449～463

Misgeld T, Nikic I, Kerschensteiner M. 2007. In vivo imaging of single axons in the mouse spinal cord. Nat Protoc, 2(2): 263～268

Modo M, Cash D, Mellodew K, et al. 2002. Tracking transplanted stem cells migration using bifunctional contrast agent-enhanced, magnetic resonance imaging. NeuroImage, 17(2): 803～811

Montag D, Giese KP, Bartsch U, et al. 1994. Mice deficient for the myelinassociated glycoprotein show subtle abnormalities in myelin. Neuron, 13(1): 229～246

Moore Jr WM, Hollier LH. 1991. The influence of severity of spinal cord ischemia in the etiology of delayed-onset paraplegia. Ann Surg, 213(5): 427

Moore KL, Persaud TYN. 2003. The Developing Human: Clinically Oriented Embryology. Philadelphia: Saunders

Moore MJ, Friedman JA, Lewellyn EB, et al. 2006. Multiple-channel scaffolds to promote spinal cord axon regeneration. Biomaterials, 27(3): 419～429

Moreau-Fauvarque C, Kumanogoh A, Camand E, et al. 2003. The transmembrane semaphorin Sema4D/CD100, an inhibitor of axonal growth, is expressed on oligodendrocytes and upregulated after CNS lesion. J Neurosci, 23(27): 9229～9239

Moriya T, Hassan AZ, Young W, et al. 1994. Dynamics of extracellular calcium activity following contusion of the rat spinal cord. J Neurotrauma, 11(3): 255～263

Morshead CM CC, van der Kooy D. 1998. In vivo clonal analyses reveal the properties of endogenous neural stem cell proliferation in the adult mammalian forebrain. Development, 125(12): 2251～2261

Morshead CM, Craig CG, van der Kooy D. 1998. In vivo clonal analyses reveal the properties of endogenous neural stem cell proliferation in the adult mammalian forebrain. Development, 125(12): 2251～2261

Mueller M, Leonhard C, Wacker K, et al. 2003. Macrophage response to peripheral nerve injury: the quantitative contribution of resident and hematogenous macrophages. Lab Invest, 83(2): 175～185

Muir CD, Whishaw IQ. 2000. Red nucleus lesions impair overgrond locon in rats: a kinetic analysis. Eur J Neurosci, 12: 1113～1122

Mukhopadhyay G, Doherty P, Walsh FS, et al. 1994. A novel role for myelin-associated glycoprotein as an inhibitor of axonal regeneration. Neuron, 13(3): 757～767

Mulligan SJ, Knapp E, Thompson B, et al. 2002. A method for assensssing balance control in rodents. Biomed Sci Instrum, 38(1): 77～82

Myer DJ, Gurkoff GG, Lee SM, et al. 2006. Essential protective roles of reactive astrocytes in traumatic brain injury. Brain, 129(Pt 10): 2761～2772

Nesic O, Xu GY, McAdoo D, et al. 2001. IL-1 receptor antagonist prevents apoptosis and caspase-3 activation after spinal cord injury. J Neurotrauma, 18(9): 947～956

NguyenVH, Trout J, Connors SA, et al. 2000. Dorsal and intermediate neuronal cell types of the spinal cord are established by a BMP signaling pathway. Development, 127: 1209～1220

Ni WF, Yin LH, Lu J, et al. 2010. In vitro neural differentiation of bone marrow stromal cells induced by cocultured olfactory ensheathing cells. Neurosci Lett, 475(2): 99～103. Epub 2010 Mar 27

Niapour A, Karamali F, Nemati S, et al. 2011. Co-transplantation of human embryonic stem cell-derived neural progenitors and Schwann cells in a rat spinal cord contusion injury model elicits a distinct neurogenesis and functional recovery. Cell Transplant, Sep 22. doi: 10.3727/096368911X593163. [Epub ahead of print]

Niclou SP, Ehlert EM, Verhaagen J. 2006. Chemorepellent axon guidance molecules in spinal cord injury. J Neurotrauma, 23(3～4): 409～421

Ninomiya M, Shimada M, Terashi T, et al. 2004. Sustained spatial disturbance of bile canalicular networks during regeneration of the steatotic rat liver. Transplantation, 77(3): 373～379

Nishiyama A. 2007. Polydendrocytes: NG2 cells with many roles in development and repair of the CNS. Neuroscientist, 13(1): 62～76

Nistor GI TM, Haque N, Carpenter MK, et al. 2005. Human embryonic stem cells differentiate into oligodendrocytes in high purity and myelinate after spinal cord transplantation. Glia, 49(3): 385～396

Nomura H, Katayama Y, Shoichet MS, et al. 2006. Complete spinal cord transection treated by implantation of a reinforced synthetic hydrogel channel results in syringomyelia and caudal migration of the rostral stump. Neurosurgery, 59(1): 183～192

Norenberg MD, Smith J, Marcillo A. 2004. The pathology of human spinal cord injury: Defining the problems. J Neurotrauma, 21: 429

Novikov L, Novikova L, Kellerth JO. 1995. Brain-derived neurotrophic factor promotes survival and blocks nitric oxide synthase expression in adult rat spinal motoneurons after ventral root avulsion. Neurosci Lett, 200(1): 45～48

Novikov LN, Novikova LN, Mosahebi A, et al. 2002. A novel biodegradable implant for neuronal rescue and regeneration after spinal cord injury. Biomaterials, 23(16): 3369～3376

Novikova L, Novikov L, Kellerth JO. 1996. Brain-derived neurotrophic factor reduces necrotic zone and supports neuronal survival after spinal cord hemisection in adult rats. Neurosci Lett, 220(3): 203～206

Novikova LN, Novikov LN, Kellerth JO. 2000. Survival effects of BDNF and NT-3 on axotomized rubrospinal neurons depend on the temporal pattern of neurotrophin administration. Eur J Neurosci, 12(2): 776～780

Novikova LN, Pettersson J, Brohlin M, et al. 2008. Biodegradable poly-β-hydroxybutyrate scaffold seeded with Schwann cells to promote spinal cord repair. Biomaterials, 29(9): 1198～1206

Noyes DH. 1987. Correlation between parameters of spinal cord impact and resultant injury. Exp Neurol, 95(3): 535～547

Noyes DH. 1987. Electromechanical impactor for producing experimental spinal cord injury in animals. Med Biol Eng Comput, 25: 335～340

Nunes MC RN, Keyoung HM, Goodman, RR, et al. 2003. Identification and isolation of multipotential neural progenitor cells from the subcortical white matter of the adult human brain. Nat Med, 9(4): 439～447

Nyström B, Berglund JE, Bergquist E. 1988. Methodological analysis of an experimental spinal cord compression model in the rat. Acta Neurol Scand, 78(6): 460～466

Ogawa Y SK, Miyata T, Miyao S, et al. 2002. Transplantation of in vitro-expanded fetal neural progenitor cells results in neurogenesis and functional recovery after spinal cord contusion injury in adult rats. J Neurosci Res, 69(9): 925～933

Ohnishi M, Katsuki H, Izumi Y, et al. 2010. Mitogen-activated protein kinases support survival of activated microglia that mediate thrombin-induced striatal injury in organotypic slice culture. J Neurosci Res, 88(10): 2155～2164

Ohta M, Suzuki Y, Noda T, et al. 2004. Bone marrow stromal cells infused into the cerebrospinal fluid promote functional recovery of the injured rat spinal cord with reduced cavity formation. Exp Neurol, 187(2): 266～278

Okawa A, Nakamura I, Goto S, et al. 1998. Mutation in Npps in a mouse model of ossification of the posterior longitudinal ligament of the spine. Nat Genet, 19(3): 271～273

Okita K, Hong H, Takahashi K, et al. 2010. Generation of mouse-induced pluripotent stem cells with plasmid vectors. Nat Protoc, 5(3): 418～428

Okita K, Nakagawa M, Hyenjong H, et al. 2008. Generation of mouse induced pluripotent stem cells without viral vectors. Science, 322(5903): 949～953

Olmarker K, Rydevik B, Holm S, et al. 1989. Effects of experimental graded compression on blood flow in spinal nerve roots. A vital microscopic study on the porcine cauda equina. J Orthop Res, 7(6): 817～823

Onifer SM, Rabchevsky AG, Scheff SW. 2007. Rat models of traumatic spinal cord injury to assess motor recovery. ILAR J, 48(4): 385～395

Onifer SM, Zhang YP, Burke DA, et al. 2005. Adult rat forelimb dysfunction after dorsal cervical spinal cord injury. Exp Neurol, 192: 25～38

Oudega M, Xu XM. 2006. Schwann cell transplantation for repair of the adult spinal cord. J Neurotrauma, 23(3～4): 453～467

Owens GC, Bunge RP. 1989. Evidence for an early role for myelin-associated glycoprotein in the process of myelination. Glia, 2(2): 119～128

Pariente JL, Kim BS, Atala A. 2002. In vitro biocompatibility evaluation of naturally derived and synthetic biomaterials using normal human bladder smooth muscle cells. J Urol, 167(4): 1867～1871

Park IH, Zhao R, West JA, et al. 2008. Reprogramming of human somatic cells to pluripotency with defined factors. Nature, 451(7175): 141～146. Epub 2007 Dec 23

Park JB, Yiu G, Kaneko S, et al. 2005. A TNF receptor family member, TROY, is a coreceptor with Nogo receptor in mediating the inhibitory activity of myelin inhibitors. Neuron, 45(3): 345～351

Pasterkamp RJ, Anderson PN, Verhaagen J. 2001. Peripheral nerve injury fails to induce growth of lesioned ascending dorsal column axons into spinal cord scar tissue expressing the axon repellent Semaphorin3A. Eur J Neurosci, 13(3): 457～471

Pastrana E, Moreno-Flores MT, Gurzov EN, et al. 2006. Genes associated with adult axon regeneration promoted by olfactory ensheathing cells: a new role for matrix metalloproteinase 2. J Neurosci, 26(20): 5347～5359

Pearse DD, Lo TP, Jr, Cho KS, et al. 2005. Histopathological and behavioral characterization of a novel cervical spinal cord displacement contusion injury in the rat. J Neurotrauma, 22: 680～702

Pearse DD, Marcillo AE, Oudega M, et al. 2004. Transplantation of Schwann cells and olfactory ensheathing glia after spinal cord injury: does pretreatment with methylprednisolone and interleukin-10 enhance recovery? J Neurotrauma, 21(9): 1223～1239

Pearse DD, Pereira FC, Marcillo AE, et al. 2004. cAMP and Schwann cells promote axonal growth and functional recovery after spinal cord injury. Nat Med, 10(6): 610～616

Peschansk M. 1993. Spinal cord transplantation. J Neurol Transplant Plast, 4: 109

Philips MF, Mattiasson G, Wieloch T, et al. 2001. Neuroprotective and behavioral efficacy of nerve growth factor-transfected hippocampal progenitor cell transplants after experimental traumatic brain injury. J Neurosurg, 94(5): 765～774

Pineau I, Lacroix S. 2007. Proinflammatory cytokine synthesis in the injured mouse spinal cord: Multiphasic expression pattern and identification of the cell types involved. J Comp Neurol, 500(2): 2672～2685

Plant GW, Christensen CL, Oudega M, et al. 2003. Delayed transplantation of olfactory ensheathing glia promotes sparing/regeneration of supraspinal axons in the contused adult rat spinal cord. J Neurotrauma, 20(1): 1～16

Pluchino S QA, Brambilla E, Gritti A, et al. 2003. Injection of adult neurospheres induces recovery in a chronic model of multiple sclerosis. Nature, 422(6933): 688～694

Plunet W, Kwon BK, Tetzlaff W. 2002. Promoting axonal regeneration in the central nervous system by enhancing the cell body response to axotomy. J Neurosci Res, 68(1): 1～6

Polak JM, Bishop AE. 2006. Stem cells and tissue engineering: past, present, and future. Ann N Y Acad Sci, 1068: 352～366

Potas JR, Zheng Y, Moussa C. 2006. Augmented locomotor recovery after spinal cord injury in the athymic nude rat. J Neurotrauma, 23(5): 660

Prang P, Müller R, Eljaouhari A, et al. 2006. The promotion of oriented axonal regrowth in the injured spinal cord by alginate-based anisotropic capillary hydrogels. Biomaterials, 27(19): 3560～3569

Prinjha R, Moore SE, Vinson M, et al. 2000. Inhibitor of neurite outgrowth in humans. Nature, 403(6768): 383～384

Privat A MH, Rajaofetra N, Geffard M. 1989. Intraspinal transplants of serotonergic neurons in the adult rat. Brain Res Bull, 22(1): 123～129

Qian T, Guo X, Levi AD, et al. 2005. High-dose methylprednisolone may cause myopathy in acute spinal cord injury patients. Spinal Cord, 43(4): 199～203

Qiao F, Atkinson C, Song H, et al. 2006. Complement plays an important role in spinal cord injury and represents a therapeutic target for improving recovery following trauma. Am J Pathol, 169(3): 1039～1047

Quencer RM, Bunge RP, Egnor M, et al. 1992. Acute traumatic central cord syndrome: MRI-pathological correlations. Neuroradiology, 34(2): 85～94

Rabchevsky AG, Smith GM. 2001. Therapeutic interventions following mammalian spinal cord injury. Arch Neurol, 58: 721～726

Rabchevsky AG, Streit WJ. 1998. Role of microglia in postinjury repair and regeneration of the CNS. Ment Retard Dev Disabil Res Rev, 4(3): 187～192

Rabchevsky AG, Sullivan PG, Fugaccia I, et al. 2003. Creatine diet supplement for spinal cord injury: Influences on functional recovery and tissue sparing in rats. J Neurotrauma, 20: 659～669

Rabchevsky AG. 2006. Segmental organization of spinal reflexes mediating autonomic dysreflexia after spinal cord injury. Prog Brain Res, 152: 265～274

Raisman G,Li Y. 2007. Repair of neural pathways by olfactory ensheathing cells. Nat Rev Neurosci,8(4):312～319

Ramer LM RM,Steeves JD. 2005. Setting the stage for functional repair of spinal cord injuries: a cast of thousands. Spinal Cord,43(3):134～161

Ramer LM,Ramer MS,Steeves JD. 2005. Setting the stage for functional repair of spinal cord injuries: a cast of thousands. Spinal Cord,43(3):134～161

Ramon SY C. 1928. Degeneration and Regeneration of the Nervous System. New York: Oxford University Press

Ramón-Cueto A,Cordero MI,Santos-Benito FF,Avila J. 2000. Functional recovery of paraplegic rats and motor axon regeneration in their spinal cords by olfactory ensheathing glia. Neuron,25(2):425～435

Rapalino O,Lazarov-Spiegler O,Agranov E,et al. 1998. Implantation of stimulated homologous macrophages results in partial recovery of paraplegic rats. Nat Med,4(7):814～821

Rasouli A,Bhatia N,Suryadevara S,Cahill K,Gupta R. 2006. Transplantation of preconditioned Schwann cells in peripheral nerve grafts after contusion in the adult spinal cord improvement of recovery in a rat model. J Bone Joint Surg Am,88(11):2400～2410

Reuter DG,Tacker WA Jr,Badylak SF,et al. 1992. Correlation of motor-evoked potential response to ischemic spinal cord damage. J Thorac Cardiovasc Surg,104(2):262～272

Rhodes KE,Fawcett JW. 2004. Chondroitin sulphate proteoglycans: preventing plasticity or protecting the CNS. J Anat,204(1):33～48

Rhodes KE,Raivich G,Fawcett JW. 2006. The injury response of oligodendrocyte precursor cells is induced by platelets,macrophages and inflammation-associated cytokines. Neuroscience,140(1):87～100. Epub 2006 Apr 21

Richards M,Fong CY,Chan WK,et al. 2002. Human feeders support prolonged undifferentiated growth of human inner cell masses and embryonic stem cells. Nat Biotechnol,20(9):933～936. Epub 2002 Aug 5

Richardson PM,Mc Guinness UM,Aguayo AJ. 1980. Axons from CNS neurons regenerate into PNS grafts. Nature,284(5753):264～265

Richter MW,Roskams AJ. 2008. Olfactory ensheathing cell transplantation following spinal cord injury: hype or hope? Exp Neurol,29(2):353～367

Ridet JL,Pencalet P,Belcram M,et al. 2000. Effects of spinal cord X-irradiation on the recovery of paraplegic rats. Exp Neurol,161(1):1～14

Rivlin AS,Tator CH. 1977. Objective clinical assessment of motor function after experimental spinal cord injury in the rat. J Neurosurg,47(7):577～581

Rivlin AS,Tator CH. 1978. Effect of duration of acute spinal cord compression in a new acute cord injury model in the rat. Surg Neurol,10(1):38～43

Rodríguez-Pizà I,Richaud-Patin Y,Vassena R,González F,Barrero MJ,Veiga A,Raya A,Izpisúa Belmonte JC. 2010. Reprogramming of human fibroblasts to induced pluripotent stem cells under xeno-free conditions. Stem Cells,28(1):36～44

Rossignol S,Bouyer L,Barthélemy D,Langlet C,Leblond H. 2002. Recovery of locomotion in the cat following spinal cord lesions. Brain Res Brain Res Rev,40(1～3):257～266

Rostworowski M,Balasingam V,Chabot S,Owens T,Yong VW. 1997. Astrogliosis in the neonatal and adult murine brain post-trauma: elevation of inflammatory cytokines and the lack of requirement for endogenous interferon-gamma. J Neurosci,17(10):3664～3674

Roy NS NT,Keyoung HM,Windrem M,RashbaumWK,Alonso ML,Kang J,Peng W,Carpenter MK,Lin J,Nedergaard M,Goldman SA. 2004. Telomerase immortalization of neuronally restricted progenitor cells derived from the human fetal spinal cord. Nat Biotechnol,22(3):297～305

Ruitenberg MJ,Plant GW,Hamers FP,Wortel J,Blits B,Dijkhuizen PA,Gispen WH,Boer GJ,Verhaagen J. 2003. Ex vivo adenoviral vector-mediated nuerotrophin gene transfer to olfactory ensheathing glia: effects on rubrospinal tract regeneration,lesion size,and functional recovery after transplantation in the injured rat spinal cord. J Neurosci,23(18):7045～7058

Ruitenberg MJ,Vukovic J,Sarich J,et al. 2006. Olfactory ensheathing cells: characteristics,genetic engineering,and therapeutic potential. J Neurotrauma,23:468～478

Sachlos E,Reis N,Ainsley C,et al. 2003. Novel collagen scaffolds with predefined internal morphology made by solid fee-form brication. Biomaterials,24(8):1487～1497

Sahni V,Kessler JA. 2010. Stem cell therapies for spinal cord injury. Nat Rev Neurol,6(7):363～372. Epub 2010 Jun 15

Sakamoto M,Hosoda Y,Kojimahara K,et al. 1994. Arthritis and ankylosis in twy mice with hereditary multiple osteochondral lesions: with special reference to calcium deposition. Pathol Int,44(6):420～427

Saklayen MG,Goldstein DL,Park YS,et al. 1995. Animal model of spinal cord infarction induced by cholesterol embolization. Am J Med Sci,309(1):49～52

Salzer JL,Pedraza L,Brown M,et al. 1990. Structure and function of the myelin-associated glycoproteins. Ann N Y Acad Sci. 605:302～312

Salzman SK,Acosta R,Beck G,et al. 1996. Spinal endothelin content is elevated after moderate local trauma in the rat to levels associated with locomotor dysfunction after intrathecal injection. J Neurotrauma,13:93～101

Sato K,Konno S,Yabuki S,et al. 1995. A model for acute,chronic,and delayed graded compression of the dog cauda equina. Neurophysiologic and histologic changes induced by acute,graded compression. Spine (Phila Pa 1976),20(22): 2386～2391

Savas S,Delibas N,Savas Ç,et al. 2002. Pentoxifylline reduces biochemical markers of ischemia-reperfusion induced spinal cord injury in rabbits. Spinal Cord,40(5):224～229

Scheff SW,Rabchevsky AG,Fugaccia I,et al. 2003. Experimental modeling of spinal cord injury: Characterization of a force-defined injury device. J Neurotrauma,20:179～193

Scheff SW,Saucier DA,Cain ME. 2002. A statistical method for analyzing rating scale data: the BBB locomotor score. J Neurotrauma,19(10):1251～1260

Schnell L,Schwab ME. 1990. Axonal regeneration in the rat spinal cord produced by an antibody against myelin-associated neurite growth inhibitors. Nature,343(6255):269～272

Schnell L,Schwab ME. 1993. Sprouting and regeneration of lesioned corticospinal tract fibres in the adult rat spinal cord. Eur J Neurosci,5(9):1156～1171

Schramm J. 1982. A model for chronic spinal cord compression in cats. Neurochirurgia (Stuttg),25:113～115

Schreiberová A,Lacková M,Kolesár D,et al. 2006,Neuronal nitric oxide synthase immunopositivity in motoneurons of the rabbit's spinal cord after transient ischemia/reperfusion injury. Cell Mol Neurobiol,26(7～8):1483～1494

Schwartz ED,Hackney DB. 2003. Diffusion-weighted MRI and the evaluation of spinal cord axonal integrity following injury and treatment. Exp Neurol,184(2):570～589

Schwartz G,Fehlings MG. 2001. Evaluation of the neuroprotective effects of sodium channel blockers after spinal cord injury: improved behavioral and neuroanatomical recovery with riluzole. J Neurosurg,94(2 Suppl):245～256

Schwartz M,Yoles E. 2006. Immune-based therapy for spinal cord repair: autologous macrophages and beyond. J Neurotrauma,23(3～4):360～370

Sedy J,Urdzlkova L,Jendelova' P,Sykova' E. 2008. Methods for behavioral testing of spinal cord injured rats. Neurosci Biobehav Rev,32(3):550～580

Sehlag MQ,Hope R,Redl H. 2001. Serial recording of sensory,corticomotor and brain stem-derived motor evoked potentials in the rat. Somatosensory Motor Res,18(2):106～116

Seki T,Hida K,Tada M,Koyanagi I,Iwasaki Y. 2002. Graded contusion model of the mouse spinal cord using a pneumatic impact device. Neurosurgery,50(5):1075～1081; discussion 1081～1082

Sengers BG,Taylor M,Please CP,et al. 2007. Computational modelling of cell spreading and tissue regeneration in porous scaffolds. Biomaterials,28(10):1926～1940

Seyal M,Mull B. 2002. Mechanisms of signal change during intraoperative somatosensory evoked potential monitoring of the spinal cord. J Clin Neurophysiol. 19(5):409～415

Shackelford DA,Tobaru T,Zhang S,et al. 1999. Changes in expression of the DNA repair protein complex DNA-dependent protein kinase after ischemia and reperfusion. J Neurosci. 19(12):4727～4738

Shao Z,Browning JL,Lee X,et al. 2005,TAJ/TROY,an orphan TNF receptor family member,binds Nogo-66 receptor 1 and regulates axonal regeneration. Neuron,45(3):353～359

Sharma HS,Nyberg F,Gordh T,et al. 2006. Topical application of dynorphin A (1～17) antibodies attenuates neuronal nitric oxide synthetase upregulation,edema formation,and cell injury following local trauma to the rat spinal cord. Acta Neurochir Suppl,96:309～315

Sharma HS,Sjöquist PO,Mohanty S,et al. 2006. Post-injury treatment with a new antioxidant compound H-290/51 attenuates spinal cord trauma-induced c-fos expression, motor dysfunction, edema formation, and cell injury in the rat. Acta Neurochir Suppl,96:322～328

Sharp J,Frame J,Siegenthaler M,et al. 2010. Human embryonic stem cell-derived oligodendrocyte progenitor cell transplants improve recovery after cervical spinal cord injury. Stem Cells,28(1):152～163

Shen J,Zhong XM,Duan XH,et al. 2009. Magnetic resonance imaging of mesenchymal stem cells labeled with dual (MR and fluorescence) agents in rat spinal cord injury. Acad Radiol,16(9):1142～1154.

Sheng H,Wang H,Homi HM,et al. 2004. A no-laminectomy spinal cord compression injury model in mice. J Neurotrauma,21(5):595～603

Shi E,Kazui T,Jiang X,et al. 2007. Therapeutic benefit of intrathecal injection of marrow stromal cells on ischemia-injured spinal cord. Ann Thorac Surg,83(4):1484～1490

Shi J MA,Barres BA. 1998. Purification and characterization of adult oligodendrocyte precursor cells from the rat optic nerve. J Neurosci,18(12):4627～4636

Shields S,Gilson J,Blakemore W,et al. 2000. Remyelination occurs as extensively but more slowly in old rats compared to young rats following fliotoxin-induced CNS demyelination. Glia,29(1):102

Shyu WC,Chen CP,Lin SZ,et al. 2007. Efficient tracking of non-iron-labeled mesenchymal stem cells with serial MRI in chronic stroke rats. Stroke,38(2):367～374

Si Q,Nakamura Y,Ogata T,et al. 1998. Differential regulation of microglial activation by propentofylline via cAMP signaling. Brain Res,812:97～104

Siddiqui S,Horvat-Broecker A,Faissner A. 2009. Comparative screening of glial cell types reveals extracellular matrix that inhibits retinal axon growth in a chondroitinase ABC-resistant fashion. Glia,57(13):1420～1438

Silver J,Miller JH. 2004. Regeneration beyond the glial scar. Nat Rev Neurosci,5(2):146～151

Simard AR,Rivest S. 2004. Role of inflammation in the neurobiology of stem cells. Neuroreport,15(15):2305～2310

Simpson RK,Baskin DS. 1987. Corticomotor evoked potentials in acute and chronic blunt spinal cord injury in the rat: correlation with neurological outcome and histological damage. Neurosurgery,20(1):131～137

Sivasankaran R,Pei J,Wang KC,et al. 2004. PKC mediates inhibitory effects of myelin and chondroitin sulfate proteoglycans on axonal regeneration. Nat Neurosci,7(3):261～268. Epub 2004 Feb 8

Si-Wei Y,Bing-Yao C,Hui-Ling L,et al. 2003. Spontaneous recovery of locomotion induced by remaining fibers after spinal cord transection in adult rats. Restor Neurol Neurosci,21(1～2):39～45

Snyder EY,Deitcher DL,Walsh C,et al. 1992. Multipotent neural cell lines can engraft and participate in development of mouse cerebellum. Cell,68(1):33～51

Soejima Y,Shimada M,Suehiro T,et al. 2003. Use of steatotic graft in living-donor liver transplantation. Transplantation,76(2):344～348

Sofroniew MV. 2009. Molecular dissection of reactive astrogliosis and glial scar formation. Trends Neurosci,32(12):638～647. Epub 2009 Sep 24

Soldner F,Hockemeyer D,Beard C,et al. 2009. Parkinson's disease patient-derived induced pluripotent stem cells free of viral reprogramming factors. Cell,136(5):964～977

Sotelo C. 1999. From Cajal's chemotaxis to the molecular biology of axon guidance. Brain Res Bull,50(5～6):395～396

Stadtfeld M,Nagaya M,Utikal J,Weir G,Hochedlinger K. 2008. Induced pluripotent stem cells generated without viral integration. Science,322(5903):945～949

Stamataki D,Ulloa F,Tsoni SV,et al. 2005. A gradient of Gli activity mediates graded Sonic hedgehog signaling in the neural tube. Genes Dev. 19(5):626～641

Steinmetz MP,Horn KP,Tom VJ,et al. 2005. Chronic enhancement of the intrinsic growth capacity of sensory neurons combined with the degradation of inhibitory proteoglycans allows functional regeneration of sensory axons through the dorsal root entry zone in the mammalian spinal cord. J Neurosci,25(35):8066～8076

Stephanie M,Willerth SES-E. 2008. Cell therapy for spinal cord regeneration. Adv Drug Delivery Rev,60(2):263～276

Stewart M,Quirk GJ,Amassian VE. 1990. Corticospinal responses to electrical stimulation of motor cortex in the rat. Brain Res,508(2):341～344

Stichel CC,Müller HW. 1998. Experimental strategies to promote axonal regeneration after traumatic central nervous system injury. Prog Neurobiol. 56(2):119～148

Stokes BT,Behrmann DL,Noyes DH. 1992. An electromechanical spinal injury device with dynamic sensitivity. J Neurotrauma,9:187～195

Stokols S,Sakamoto J,Breckon C,et al. 2006. Templated agarose scaffolds support linear axonal regeneration. Tissue Eng,12(10):2777～2787

Stokols S,Tuszynski MH. 2006. Freeze-dried agarose scaffolds with uniaxial channels stimulate and guide linear axonal growth following spinal cord injury. Biomaterials,27(3):443～451

Strokes BT. S 1992. Experimental spinal cord injury: a dynamic and verifiable device. J Neurotrauma,9:129～131

Suresh Babu R,Muthusamy R,Namasivayam A. 2000. Behavioural assessment of functional recovery after spinal cord hemisection in the bonnet monkey (Macaca radiata). J Neurol Sci,178(2):136～152

Tachibana T,Shiiya N,Kunihara T,et al. 2005. Immunophilin ligands FK506 and cyclosporine A improve neurologic and histopathologic outcome after transient spinal cord ischemia in rabbits. J Thorac Cardiovasc Surg,129(1):123～128

Takahashi K,Tanabe K,Ohnuki M,et al. 2007. Induction of pluripotent stem cells from adult human fibroblasts by defined factors. Cell,131(5):861～872

Takahashi K,Yamanaka S. 2006. Induction of pluripotent stem cells from mouse embryonic and adult fibroblast cultures by defined factors. Cell,126(4):663～676

Takami T,Oudega M,Bates ML,et al. 2002. Schwann cell but not olfactory ensheathing glia transplants improve hindlimb locomotor performance in the moderately contused adult rat thoracic spinal cord. J Neurosci,22(15):6670～6681

Talac R,Friedman JA,Moore MJ,et al. 2004. Animal models of spinal cord injury for evaluation of tissue engineering treatment strategies. Biomaterials,25(9):1505～1510

Taoka Y,Okajima K,Uchiba M,et al. 2000. Neuroprotection by recombinant thrombomodulin. Thromb Haemost,83(3):462～468

Tarlov IM. 1954. Spinal cord compression studies. Ⅲ. Time limits for recovery after gradual compression in dogs. Am Med Assoc Arch Neurol Psychiatry,71(5): 588～597

Tarlov JM,Klinger H,Vitale S. 1953. Spinal cord compression studies: experimental techniques to produce acute and gradual compression. Arch Neurol Psychiatry,70(6):813～819

Tator CH,Fehlings MG. 1991. Review of the secondary injury theory of acute spinal cord trauma with emphasis on vascular mechanisms. J Neurosurg,75(1):15～26

Tator CH. 1995. Update on the pathophysiology and pathology of acute spinal cord injury. Brain Pathol,5:407～413

Tator CH. 1996. Experimental and clinical studies of the pathophysiology and management of acute spinal cord injury. J Spinal Cord Med,19:206～214

Tator CH. 1998. Biology of neurological recovery and functional restoration after spinal cord injury. Neurosurgery,42:696～708

Taylor L,Jones L,Tuszynski MH,Blesch A. 2006. Neurotrophin-3 gradients established by lentiviral gene delivery promote short-distance axonal bridging beyond cellular grafts in the injured spinal cord. J Neurosci,26(38):9713～9721

Taylor SJ,McDonald JW 3rd,Sakiyama-Elbert SE. 2004. Controlled release of neurotrophin-3 from fibrin gels for spinal cord injury. J Control Release,98(2):281～294

Taylor SJ,Rosenzweig ES,McDonald JW 3rd,et al. 2006. Delivery of neurotrophin-3 from fibrin enhances neuronal fiber sprouting after spinal cord injury. J Control Release,113(3):226～235

Taylor SJ,Sakiyama-Elbert SE. 2006. Effect of controlled delivery of neurotrophin-3 from fibrin on spinal cord injury in a long term model. J Control Release,116(2):204～210. Epub 2006 Jul 8

Teng YD, Lavik EB, Qu X, et al. 2002. Functional recovery following traumatic spinal cord injury mediated by a unique polymer scaffold seeded with neural stem cells. Proc Natl Acad Sci U S A, 99(5): 3024～3029. Epub 2002 Feb 26

Tessler A. 1991. Intraspinal transplants. Ann Neurol, 29(2): 115～123

Thomas AJ, Nockels RP, Pan HQ, Shaffrey CI, Chopp M. 1999. Progesterone is neuroprotective after acute experimental spinal cord trauma in rats. Spine (Phila Pa 1976), 24(20): 2134～2138

Thorell WE, Leibrock LG, Agrawal SK. 2002. Role of RyRs and IP3 receptors after traumatic injury to spinal cord white matter. J Neurotrauma, 19(3): 335～342

Tjoa T, Strausbaugh HJ, Maida N, et al. 2003. The use of flow cytometry to assess neutrophil infiltration in the injured murine spinal cord. J Neurosci Methods, 129(1): 49～59

Tobias CA, Han SS, Shumsky JS, et al. 2005. Alginate encapsulated BDNF-producing fibroblast grafts permit recovery of function after spinal cord injury in the absence of immune suppression. J Neurotrauma, 22(1): 138～156

Tobias CA, Shumsky JS, Shibata M, et al. 2003. Delayed grafting of BDNF and NT-3 producing fibroblasts into the injured spinal cord stimulates sprouting, partially rescues axotomized red nucleus neurons from loss and atrophy, and provides limited regeneration. Exp Neurol, 184(1): 97～113

Tom VJ, Doller CM, Malouf AT, et al. 2004. Astrocyte-associated fibronectin is critical for axonal regeneration in adult white matter. J Neurosci, 24(42): 9282～9290

Tom VJ, Steinmetz MP, Miller JH, et al. 2004. Studies on the development and behavior of the dystrophic growth cone, the hallmark of regeneration failure, in an in vitro model of the glial scar and after spinal cord injury. J Neurosci, 24 (29): 6531～6539

Totoiu MO, Keirstead HS. 2005. Spinal cord injury is accompanied by chronic progressive demyelination. J Comp Neurol. 486(4): 373～383

Trotter J. 2005. NG2-positive cells in CNS function and the pathological role of antibodies against NG2 in demyelinating diseases. J Neurol Sci, 233(1～2): 37～42. Epub 2005 Apr 20

Tsai EC, Dalton PD, Shoichet MS, et al. 2004. Synthetic hydrogel guidance channels facilitate regeneration of adult rat brainstem motor axons after complete spinal cord transaction. J Neurotrauma, 21(6): 789～804

Tsai EC, Dalton PD, Shoichet MS, et al. 2006. Matrix inclusion within synthetic hydrogel guidance channels improves specific supraspinal and local axonal regeneration after complete spinal cord transaction. Biomaterials, 27(3): 519～533

Tymianski M, Tator CH. 1996. Normal and abnormal calcium homeostasis in neurons: a basis for the pathophysiology of traumatic and ischemic central nervous system injury. Neurosurgery, 38(6): 1176～1195

Uchida K, Baba H, Maezawa Y, et al. 1998. Histological investigation of spinal cord lesions in the spinal hyperostotic mouse (twy/twy): morphological changes in anterior horn cells and immunoreactivity to neurotropic factors. J Neurol, 245(12): 781～793

Uchida K, Baba H, Maezawa Y, et al. 2002. Progressive changes in neurofilament proteins and growth-associated protein-43 immunoreactivities at the site of cervical spinal cord compression in spinal hyperostotic mice. Spine (Phila Pa 1976), 27(5): 480～486

Uchida K, Baba H, Maezawa Y, et al. 2003. Increased expression of neurotrophins and their receptors in the mechanically compressed spinal cord of the spinal hyperostotic mouse (twy/twy). Acta Neuropathol, 106(1): 29～36. Epub 2003 Mar 8

Uchida N BD, He D, Reitsma MJ, et al. 2000. Direct isolation of human central nervous system stem cells. Proc Natl Acad Sci U S A, 97(26): 14 720～14 725

Urdzíková L, Jendelová P, Glogarová K, et al. 2006. Transplantation of bone marrow stem cells as well as mobilization by granulocyte-colony stimulating factor promotes recovery after spinal cord injury in rats. J Neurotrauma, 23(9): 1379～1391

Usher LC, Johnstone A, Ertürk A, et al. 2010. A chemical screen identifies novel compounds that overcome glial-mediated inhibition of neuronal regeneration. J Neurosci, 30(13): 4693～4706

Ushio Y, Posner R, Posner JB, et al. 1977. Experimental spinal cord compression by epidural neoplasm. Neurology, 27(5): 422～429

Vachoud L, Domard A. 2001. Physicochemical properties of physical chitin hydrogels: modeling and relation with the mechanical properties. Biomacromolecules, 2(4):1294～1300

Vaquero J, Zurita M, Oya S, et al. 2006. Cell therapy using bone marrow stromal cells in chronic paraplegic rats: systemic or local administration? Neurosci Lett, 398(1～2):129～134

Vaquero J, Zurital M, Oyal S, et al. 2006. Early administration of methylprednisolone decreases apoptotic cell death after spinal cord injury. Histol Histopathol, 21(10):1091～1102

Vavrek R, Girgis J, Tetzlaff W, et al. 2006. BDNF promotes connections of corticospinal neurons onto spared descending interneurons in spinal cord injured rats. Brain, 129(Pt 6):1534～1545

Vaziri ND, Lee YS, Lin CY, et al. 2004. NAD(P)H oxidase, superoxide dismutase, catalase, glutathione peroxidase and nitric oxide synthase expression in subacute spinal cord injury. Brain Res, 995(1):76～83

Venkatesh K, Chivatakarn O, Lee H, et al. 2005. The Nogo-66 receptor homolog NgR2 is a sialic acid-dependent receptor selective for myelin-associated glycoprotein. J Neurosci, 25(4):808～822

Vink R, Yum SW, Lemke M, et al. 1989. Traumatic spinal cord injury in rabbits decreases intracellular free magnesium concentration as measured by 31P MRS. Brain Res, 490(1):144～147

Voda J, Yamaji T, Gold BG. 2005. Neuroimmunophilin ligands improve functional recovery and increase axonal growth after spinal cord hemisection in rats. J Neurotrauma, 22(10):1150～1161

von Euler M, Seiger A, Sundstrom E. 1997. Clip compression injury in the spinal cord: A correlative study of neurological and morphological alterations. Exp Neurol, 145:502～510

Vrana KE HJ, Goss AM, McCool BA, et al. 2003. Nonhuman primate parthenogenetic stemcells. Proc Natl Acad Sci U S A, 100(Suppl 1):11 911～11 916

Wagner F, Dhormann G, Bucy P. 1971. Histopathology of transitory traumatic paraplegia in the monkey. J Neurosurg, 35:272～276

Wald HL, Sarakinos G, Lyman MD, et al. 1993. Cell seeding in porous transplantation devices. Biomaterials, 14(4):270～278

Walz W. 1989. Role of glial cells in the regulation of the brain ion microenvironment. Prog Neurobiol, 33(4):309～333

Wang B, Zhao Y, Lin H, et al. 2006. Phenotypical analysis of adult rat olfactory ensheathing cells on 3-D collagen scaffolds. Neurosci Lett, 401(1～2):65～70

Wang KC, Kim JA, Sivasankaran R, et al. 2002. p75 interacts with the Nogo receptor as a co-receptor for Nogo, MAG and OMgp. Nature, 420(6911):74～78. Epub 2002 Oct 20

Wang KC, Koprivica V, Kim JA, et al. 2002. Oligodendrocyte-myelin glycoprotein is a Nogo receptor ligand that inhibits neurite outgrowth. Nature, 417(6892):941～944

Wang L, Li Y, Chen J, et al. 2002. Ischemic cerebral tissue and MCP-1 enhance rat bone marrow stromal cell migration in interface culture. Exp Hematol, 30(7):831～836

Wang L, Wang ZH, Shen CY, et al. 2010. Differentiation of human bone marrow mesenchymal stem cells grown in terpolyesters of 3-hydroxyalkanoates scaffolds into nerve cells. Biomaterials, 31(7):1691～1698

Wang P, Cao X, Nagel DJ, et al. 2007. Activation of ASK1 during reperfusion of ischemic spinal cord. Neurosci Lett, 415(3):248～252

Wang R, Guo W, Ossipov MH, et al. 2003. Glial cell line-derived neurotrophic factor normalizes neurochemical changes in injured dorsal root ganglion neurons and prevents the expression of experimental neuropathic pain. Neuroscience, 12(3):815～824

Watson BD, Prado R, Dietrich WD, et al. 1986. Photochemically induced spinal cord injury in the rat. Brain Res, 367(1):296～300

Webb AA, Muir GD. 2002. Compensatory locomotor adjustments of rats with cervical or thoracic spinal cord hemisections. J Neurotrauma, 19:239～256

Webb AA, Muir GD. 2003. Unilateral dorsal column and rubrospinal tract injuries affect overground locomotion in the unrestrained rat. Eur J Neurosci, 18:412～422

Webb AA, Muir GD. 2004. Course of motor recovery following ventrolateral spinal cord injury in the rat. Behav Brain Res, 155:55～65

Weimann JM, Charlton CA, Brazelton TR, et al. 2003. Contribution of transplanted bone marrow cells to Purkinje neurons in human adult brains. Proc Natl Acad Sci U S A, 100(4): 2088～2093. Epub 2003 Feb 7

Wernig M, Zhao JP, Pruszak J, et al. 2008. Neurons derived from reprogrammed fibroblasts functionally integrate into the fetal brain and improve symptoms of rats with Parkinson's disease. Proc Natl Acad Sci U S A, 105(15): 5856～5861

Whalley K, O'Neill P, Ferretti P. 2006. Changes in response to spinal cord injury with development: vascularization, hemorrhage and apoptosis. Neuroscience, 137(3): 821～832

Wilson HC, Scolding NJ, Raine CS. 2006. Co-expression of PDGF alpha receptor and NG2 by oligodendrocyte precursors in human CNS and multiple sclerosis lesions. J Neuroimmunol, 176(1～2): 162～173. Epub 2006 Jun 6

Wilson L, Maden M. 2005. The mechanisms of dorsoventral patterning in the vertebrate neural tube. Dev Biol, 282(1): 1～13

Windle WF, Chambers WW. 1950. Regeneration in the spinal cord of the cat and dog. J Comp Neurol. 93(2): 241～257

Winkler T, Sharma HS, Stålberg E, et al. 1998. Spinal cord evoked potentials and edema in the pathophysiology of rat spinal cord injury. Involvement of nitric oxide. Amino Acids, 14(1～3): 131～139

Wolburg H, Risau W. 1995. Formation of the blood-brain barrier. In: Kettenmann H, Ransom BR (eds). Neuroglia. Oxford: Oxford University Press, 763～776

Wolswijk G. 2000. Oligodendrocyte survival, loss and birth in lesions of chronic-stage multiple sclerosis. Brain, 123(Pt 1): 105～115

Woltjen K, Michael IP, Mohseni P, et al. 2009. piggyBac transposition reprograms fibroblasts to induced pluripotent stem cells. Nature, 458(7239): 766～770

Wong DY, Leveque JC, Brumblay H, et al. 2008. Macro-architectures in spinal cord scaffold implants influence regeneration. J Neurotrauma, 25(8): 1027～1037

Wong ST, Henley JR, Kanning KC, et al. 2002. A p75 (NTR) and Nogo receptor complex mediates repulsive signaling by myelin-associated glycoprotein. Nat Neurosci, 5(12): 1302～1308

Wu D, Zhang Y, Bo X, et al. 2007. Actions of neuropoietic cytokines and cyclic AMP in regenerative conditioning of rat primary sensory neurons. Exp Neurol, 204(1): 66～76

Wu LJ, Vadakkan KI, Zhuo M. 2007. ATP-induced chemotaxis of microglial processes requires P2Y receptor-activated initiation of outward potassium currents. Glia, 55(8): 810～821

Wu S, Suzuki Y, Ejiri Y, et al. 2003. Bone marrow stromal cells enhance differentiation of cocultured neurosphere cells and promote regeneration of injured spinal cord. J Neurosci Res, 72(3): 343～351

Wu S, Suzuki Y, Kitada M, et al. 2002. New method for transplantation of neurosphere cells into injured spinal cord through cerebrospinal fluid in rat. Neurosci Lett, 318(2): 81～84

Xie F, Zheng B. 2008. White matter inhibitors in CNS axon regeneration failure. Exp Neurol, 209(2): 302～312

Yamaguchi I, Itoh S, Suzuki M, et al. 2003. The chitosan prepared from crab tendons: The chitosan/apatite composites and their application to nerve regeneration. Biomaterials, 24(19): 3285～3292

Yamaguchi K, Murakami M, Takahashi K, et al. 1999. Behavioral and morphologic studies of the chronically compressed cauda equina. Experimental model of lumbar spinal stenosis in the rat. Spine (Phila Pa 1976), 24(9): 845～851

Yamashita T, Higuchi H, Tohyama M. 2002. The p75 receptor transduces the signal from myelin-associated glycoprotein to Rho. J Cell Biol, 157(4): 565～570. Epub 2002 May 13

Yamaura I, Yone K, Nakahara S, et al. 2002. Mechanism of destructive pathologic changes in the spinal cord under chronic mechanical compression. Spine (Phila Pa 1976), 27(1): 21～26

Yan J XL, Welsh AM, Hatfield G, et al. 2007. Extensive neuronal differentiation of human neural stem cell grafts in adult rat spinal cord. PLoS Med, 4(2): e39

Yang L, Jones NR, Stoodley MA, et al. 2001. Excitotoxic model of post-traumatic syringomyelia in the rat. Spine (Phila Pa 1976), 26(17): 1842～1849

Yao L, Damodaran G, Nikolskaya N, et al. 2010. The effect of laminin peptide gradient in enzymatically cross-linked collagen scaffolds on neurite growth. J Biomed Mater Res A, 92(2): 484～492

Yao L, Wang S, Cui W, et al. 2009. Effect of functionalized micropatterned PLGA on guided neurite growth. Acta Biomater, 5(2): 580～588

Yato Y, Fujimura Y, Nakamura M, et al. 1997. Decreased choline acetyltransferase activity in the murine spinal cord motoneurons under chronic mechanical compression. Spinal Cord, 35(11): 729～734

Yeoman PM, Gibson MJ, Hutchinson A, et al. 1989. Influence of induced hypotension and spinal distraction on feline spinal somatosensory evoked potentials. Br J Anaesth, 63(3): 315～320

Yick LW, Wu W, So KF, et al. 2000. Chondroitinase ABC promotes axonal regeneration of Clarke's neurons after spinal cord injury. Neuroreport, 11(5): 1063～1067

Yokoyama N, Romero MI, Cowan CA, et al. 2001. Forward signaling mediated by ephrin-B3 prevents contralateral corticospinal axons from recrossing the spinal cord midline. Neuron, 29(1): 85～97

Yoshida Y, Han B, Mendelsohn M, et al. 2006. PlexinA1 signaling directs the segregation of proprioceptive sensory axons in the developing spinal cord. Neuron, 52(5): 775～788

Yoshii S, Ito S, Shima M, et al. 2009. Functional restoration of rabbit spinal cord using collagen-filament scaffold. J Tissue Eng Regen Med, 3(1): 19～25

Young W. 1993. Strategies for the development of new and better pharmacological treatment for acute spinal cord injury. Adv Neurol, 59: 249～256

Yu J, Hu K, Smuga-Otto K, et al. 2009. Human induced pluripotent stem cells free of vector and transgene sequences. Science, 324(5928): 797～801

Yu J, Vodyanik MA, Smuga-Otto K, et al. 2007. Induced pluripotent stem cell lines derived from human somatic cells. Science, 318(5858): 1917～1920

Yu KW, Rong WF, Li JS. 2001. Neurophysiological evidence of spared upper motor conduetion fibers in clinical complete spinal cord injury: discomplete SCI in rats. J Neurolsci, 189(1): 23～36

Yuji T, Kenji O, Kazunori M, et al. 1998. Role of neutrophil elastase in compression-induced spinal cord injury in rats. Brain Res, 799(2): 264～269

Zeng X, Rao MS. 2007. Human embryonic stem cells: long term stability, absence of senescence and a potential cell source for neural replacement. Neuroscience, 145(4): 1348～1358

Zhang P, Abraham VS, Kraft KR, et al. 2000. Hyperthermic preconditioning protects against spinal cord ischemic injury. Ann Thorac Surg, 70(5): 1490～1495

Zhang P, Xu H, Zhang D, et al. 2006. The biocompatibility research of functional Schwann cells induced from bone mesenchymal cells with chitosan conduit membrane. Artif Cells Blood Substit Immobil Biotechnol, 34(1): 89～97

Zhang SC, Fedoroff S. 1996. Neuron-microglia interactions in vitro. Acta Neuropathol, 91: 385～395

Zhao K, Deng Y, Chun Chen J, et al. 2003. Polyhydroxyalkanoate (PHA) scaffolds with good mechanical properties and biocompatibility. Biomaterials, 24(6): 1041～1045

Zhou H, Wu S, Joo JY, et al. 2009. Generation of induced pluripotent stem cells using recombinant proteins. Cell Stem Cell. 4(5): 381～384

Zhu S, Stavrovskaya IG, Drozda M, et al. 2002. Minocycline inhibits cytochrome c release and delays progression of amyotrophic lateral sclerosis in mice. Nature, 417(6884): 74～78

Zivin J A, DeGiralami U. 1980. Spinal cord infarction: A highly reproducible stroke model. Stroke, 11(2): 200～202

Zivin JA, Degirolami U, Hurwitz EL. 1982. Spectrum of neurological deficits in experimental CNS ischemia. Arch Neurol, 39: 408～412

Zompa EA CL, Everhart AW, Moyer MP, et al. 1997. Transplant therapy: recovery of function after spinal cord injury. J Neurotrauma, 14(8): 479～506

Zurita M, Vaquero J. 2006. Bone marrow stromal cells can achieve cure of chronic paraplegic rats: functional and morphological outcome one year after transplantation. Neurosci Lett, 402(1～2): 51～56

第4章　干细胞与神经再生

近十余年的研究表明，成年啮齿类和灵长类动物中枢神经系统仍然可产生新的神经元，打破了成年哺乳类动物中枢神经系统不可能再生的观念。实验研究先后证实，在啮齿类和灵长类动物胚胎和成体的中枢神经系统中存在神经干细胞(neural stem cells，NSCs)。神经干细胞在体外可被细胞因子诱导而增殖，并保持分化为神经元和胶质细胞的潜能，移植后能在宿主中枢神经系统内存活、迁移、分化及整合，还可通过基因转染而表达外源性基因产物。

继神经干细胞研究之后，骨髓基质细胞(bone marrow stromal cells，BMSCs)的发现和研究也引起了人们的关注。骨髓基质细胞又称间充质干细胞(mecenchymal stem cells，MSCs)，是动物和人骨髓中的非造血组织细胞，较其他细胞具备更强的多向分化潜能，可在体外适宜的条件下诱导分化为神经元和胶质细胞，并认为骨髓基质细胞可以大量扩增而不会丢失多分化的潜能。骨髓基质细胞取材简便，来源广泛，且易在体外培养、扩增及分化，自体移植时无免疫排斥反应现象。

鉴于神经干细胞和骨髓基质细胞的特性，它们自身的优点备受人们的关注，也为中枢神经系统损伤、神经系统退行性疾病和周围神经损伤后的修复治疗提供了新的思路，其生物学研究前景和临床应用的巨大潜力，已成为当今神经科学领域研究的热门课题。

第1节　神经干细胞

1989年Temple报道，从胚龄13天的鼠胚胎中取少量的隔区细胞培养，这些细胞在培养中保持了多分化潜能，能产生神经元和星形胶质细胞；1991年Williams等也报道，有近20%的鼠胚脑皮质细胞能分化成神经元、星形胶质细胞和少突胶质细胞；1992年，Reynolds和Weiss则从成年小鼠纹状体分离了能在体外不断增殖、具有多种分化潜能的细胞群，并由此引发了中枢神经系统是否存在神经干细胞的讨论。后来的研究均证明，神经系统中确实存在神经干细胞。随后Davis(1994)和Gage(1995)分别对神经干细胞的概念作了描述。随着研究的不断深入，对神经干细胞的特性有了进一步的了解，并对神经干细胞的分化调控进行了大量的基础性研究工作。

一、神经干细胞的概念

神经干细胞是指存在于神经系统中，能自我更新和增殖，并具有分化为神经元、星形胶质细胞和少突胶质细胞潜能，从而产生神经组织的细胞。

有些学者将神经干细胞称为神经前体细胞，英文为neural progenitor cells (NPCs)或neural precursor cells (NPCs)。这可能主要是考虑到神经干细胞的自我更新、增殖和分化能力有所限制的原因。目前这些名词的应用稍有混乱，但还以应用neural stem cells (NSCs)或neural stem/progenitor cells(NSCs/NPCs)为多。

确切地说，neural progenitor cells中文应译为神经祖细胞，是指相对于神经干细胞而言，其自我更新和分化能力有更多的限制，比神经干细胞更具有明确分化方向的细胞；而 neural precursor cells 中文应译为神经前体细胞，是一个较不严格的概念，是泛指那些与发育过程中的另一种细胞相比处于发育更早期的细胞。

在哺乳动物神经系统的发生过程中，神经管腔最终形成成年脑的脑室系统。神经上皮细胞起初位于脑室腔的表面形成脑室带（ventricular zone, VZ）。随着发育的进行，部分细胞深入到脑组织之中形成了室下带（subventricular zone, SVZ）。从哺乳类动物神经系统的衍变来看，胚胎神经干细胞主要位于脑室带和室下带。神经干细胞在胚胎的分布主要集中于胚胎神经系统的中轴部位，即脑室、脑室下区、中脑导水管周围等。在成年哺乳动物神经系统中，神经干细胞主要存在于前脑的神经发生区即脑室带和室下带。后来的研究发现，神经干细胞的分布范围更为广泛。自从 Reynolds 和 Weiss 从成年小鼠纹状体分离出神经干细胞后，人们相继发现，在中枢神经系统的其他区域如海马的齿状回、嗅球、皮质、隔区等也有神经干细胞的存在。甚至以往认为成年后不可能再生神经元的地方如脊髓也存在神经干细胞。Lois 等用 ^{3}H-胸腺嘧啶核苷标记室下带的内源性神经干细胞，发现室下带的细胞增殖后沿着一条比较固定的路径迁移到嗅脑并分化成神经元，这一路径就是后来所谓的吻侧迁移流（rostral migratory stream, RMS）。我们实验室用 5-嗅-2-脱氧尿苷（5-bromo-2-deoxy-uridine, BrdU）注射于切割穹窿海马伞大鼠的腹腔或侧脑室中，发现随着时间的推移，BrdU 可整合入海马齿状回门区增殖的神经干细胞中（图 4-1A），沿着齿状回颗粒下层迁移，并可分化为神经元定位于颗粒层中（图 4-1B）。这些研究表明，在成年哺乳动物的中枢神经系统内，神经干细胞主要位于脑室带、室下带和海马结构齿状回门区，而非神经发生区内的神经干细胞可能是由这些部位的神经干细胞迁移而来。Morrison 等利用 BrdU 标记显示，在周围神经系统中也存在能自我更新的神经干细胞。神经干细胞分布的广泛性，为应用神经干细胞治疗神经系统疾病奠定了基础。

神经干细胞在成年鼠的神经系统中终身存在。谢瑶等应用组织块法培养成年和老年鼠前脑组织，均获得神经上皮干细胞蛋白（neuroepithelial stem protein, Nestin）阳性的神经干细胞。但研究表明，神经系统中神经干细胞的数量会随着年龄的增长而逐渐减少。虽然如此，神经干细胞对某些因子的反应能力几乎没有随年龄增长而减退。来自 19 个月和 3 个月的成年鼠室下带的细胞对脑源性神经营养因子（brain-derived neurotrophic factor, BDNF）的反应几乎无区别，BDNF 对来自发育未完全的和衰老的前脑室下带任何部位的新生神经元有着同样的作用。

二、神经干细胞的特性

由于干细胞概念较早地出现于血液、皮肤、泌尿生殖等非神经系统，神经干细胞的提出则相对较晚。一般而言，干细胞应具有以下特点：①具备增殖分裂能力；②在生物体内能终身自我维持或自我更新；③具备分化潜能，能分化为本系统大部分类型的细胞；④自我更新和多分化潜能的特性可以维持相当长的时间，甚至终身；⑤对损伤和疾病具有反应和产生新细胞的能力。虽然不同系统干细胞的特性会有所差异，然而对神经干细胞而言，具备以下几个最基本的特性。

（一）自我更新和增殖

神经干细胞的自我更新和增殖有两种分裂途径：①对称性分裂：即一个神经干细胞产

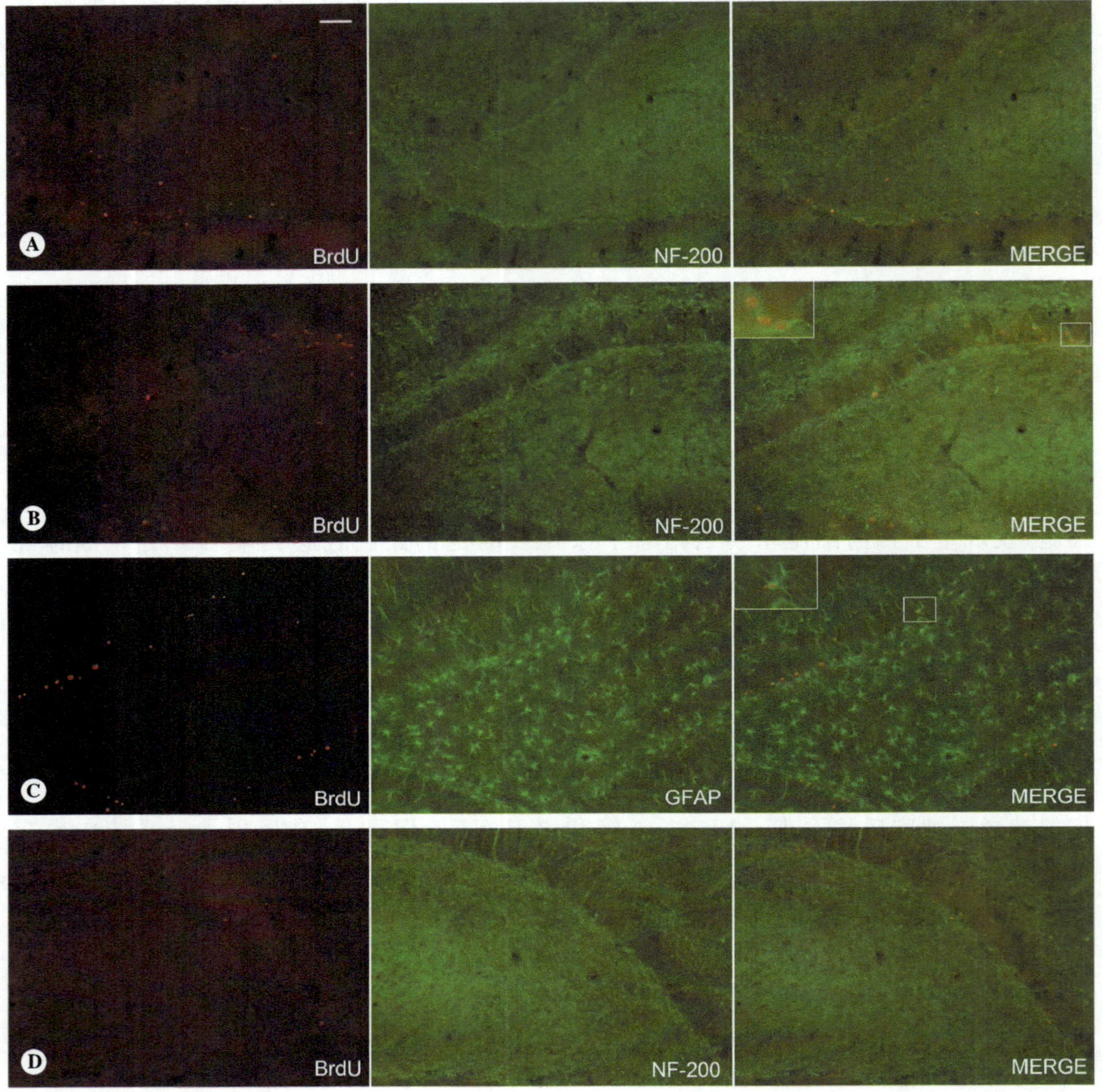

图 4-1　BrdU/NF-200 免疫荧光双标照片。示右侧穹窿海马伞切割后海马齿状回中自体神经干细胞的增殖、迁移和分化。比例尺＝100μm

A. 切割后 5 天，切割侧海马齿状回中增殖的 BrdU 阳性神经干细胞尚未向神经元分化；B. 切割后 28 天，切割侧海马齿状回中增殖的 BrdU 阳性神经干细胞沿颗粒下层迁移，并有部分神经干细胞分化成了神经元；C. 切割后 28 天，切割侧海马齿状回中增殖的 BrdU 阳性神经干细胞沿颗粒下层迁移，部分已分化成了星形胶质细胞；D. 切割后 28 天，非切割侧海马齿状回中仅见少量增殖的 BrdU 阳性神经干细胞，未见增殖的神经干细胞分化为 BrdU/NF-200 阳性神经元

生两个子代神经干细胞。在不断分裂的过程中，一部分神经干细胞向下一级细胞分化，最终分化成神经细胞，另一部分神经干细胞继续分裂。②不对称性分裂：即一个神经干细胞分裂成一个子代干细胞和一个祖细胞，祖细胞具有有限次的增殖能力，在外部环境刺激下分化成神经元和胶质细胞，而子代干细胞再一次不对称性分裂形成另一个子代干细胞和一个祖细胞。Temple 认为，在神经系统发育的早期，神经干细胞主要进行对称性分裂来增加脑细胞的数量；在神经系统发育的后期和成年时期，神经干细胞主要通过不对称性分裂以维持神经干细胞在中枢神经系统中数量的稳定性。

体外细胞培养实验证实了神经干细胞具有分裂增殖能力。Reynolds 等和 Svendsen 等分别从胚鼠、成年鼠及人脑中分离培养出神经干细胞。在表皮生长因子(epidermal growth factor, EGF)的刺激下,神经干细胞能不断地分裂增殖,约每周传代 1 次,可以维持 1 年以上。免疫组织化学方法证实,这些在体外长期培养的细胞仍然呈现 Nestin 阳性。

EGF、碱性成纤维细胞生长因子(basic fibroblast growth, bFGF)、白血病抑制因子(leukemia inhibitory factor, LIF)等称之为分裂素的因子对维持神经干细胞处于不断的分裂状态起着关键作用。Reynolds 和 Weiss 在体外利用含 EGF 的培养基分离出神经干细胞,在 EGF 的刺激下神经干细胞成千上万倍的增殖,形成大量的神经干细胞球,这些细胞表达神经干细胞特异的 Nestin。随着研究的深入,发现 EGF 不是促进神经干细胞分裂增殖的唯一因子。bFGF 能够直接刺激神经干细胞的增殖,胚胎鼠的海马、脊髓及嗅球组织在 bFGF 的作用下,均能够诱导产生多潜能的神经干细胞。经 EGF 和 bFGF 诱导增殖的神经干细胞在传 40～50 代以后仍可保持神经干细胞特性。幼鼠皮下注射 bFGF 能够刺激包括海马和小脑颗粒层在内的神经发生区域神经干细胞的增殖。若注入 bFGF 的中和抗体,则可使神经发生区域的 DNA 合成降低 50%,这提示除了 bFGF 调节神经干细胞增殖外,其他因子也调节神经干细胞的增殖。进一步的研究证明,除 bFGF 能促进神经干细胞增殖外,其他的因子如 LIF 也能促进神经干细胞的增殖。

(二) 多分化潜能

神经干细胞另一个重要的特性就是多分化潜能。在体外神经干细胞的培养过程中,撤去分裂素或在培养液中加入血清,神经干细胞则可分化为神经元、星形胶质细胞和少突胶质细胞。在神经干细胞分化进程中,Nestin 的表达越来越少,而出现神经元特异性的微管相关蛋白-2(microtuble associate protein-2, MAP-2)、星形胶质细胞特异性的胶质纤维酸性蛋白(glial fibrillary acidic protein, GFAP)及少突胶质细胞特异性的 2,3-环核苷酸磷酸二酯酶(2′,3′-cyclic nucleotide-3′-phosphodiesterase, CNP)等。

在体动物实验发现,移植到宿主脑内的神经干细胞能很好地存活,并迁移到特定的区域后分化为神经元和胶质细胞。动物实验还发现,在病理情况下,如穹窿海马伞切割后,通过腹腔或脑室注射 BrdU,发现海马齿状回门区增殖的 BrdU 阳性神经干细胞,随着时间的推移沿着颗粒下层迁移,并分化为 BrdU/NF-200 免疫荧光双标阳性的神经元(图 4-1B)和 BrdU/GFAP 免疫荧光双标阳性的星形胶质细胞(图 4-1C)。但仅发现在穹窿海马伞切割侧海马齿状回中,BrdU 阳性的神经干细胞分化为较多的神经元,而在正常侧海马齿状回中则未见到向神经元分化(图 4-1D)。这主要与穹窿海马伞切割侧海马齿状回中的微环境发生了变化,从而诱导了更多的神经干细胞向神经元分化有关。关于神经干细胞分化的调控将在本章第二节中详细叙述。

(三) 细胞的迁移现象

Shihabuddin 等将体外培养扩增来自 SVZ 的成年鼠神经干细胞移植到新生鼠的海马和大脑皮质内,不仅发现神经干细胞能够在宿主脑内存活,而且还向移植区周围迁移。Fricker 将培养扩增的人神经干细胞分别移植到大鼠脑的室下带和海马齿状回中,发现被移植的细胞分别沿着 RMS 和颗粒下层迁移至嗅球和齿状回颗粒层中,并分化为神经元和胶质细胞;将人的神经干细胞移植至纹状体内,其迁移竟达 1～1.5mm,并分化成神经元和胶质细胞。同时还发现迁移较远的细胞多分化为胶质细胞,而未迁移或迁移较近的细胞多分化为神经元。我们课题组将体外扩增的大鼠神经干细胞移植至穹窿海马伞切割侧和正常侧海马齿状回中,发现切割侧中沿颗粒下层迁移的神经干细胞数量要大大地多于正常侧(图 4-2)。说明神经干细胞的迁移也受到局部微环境信号的诱导。

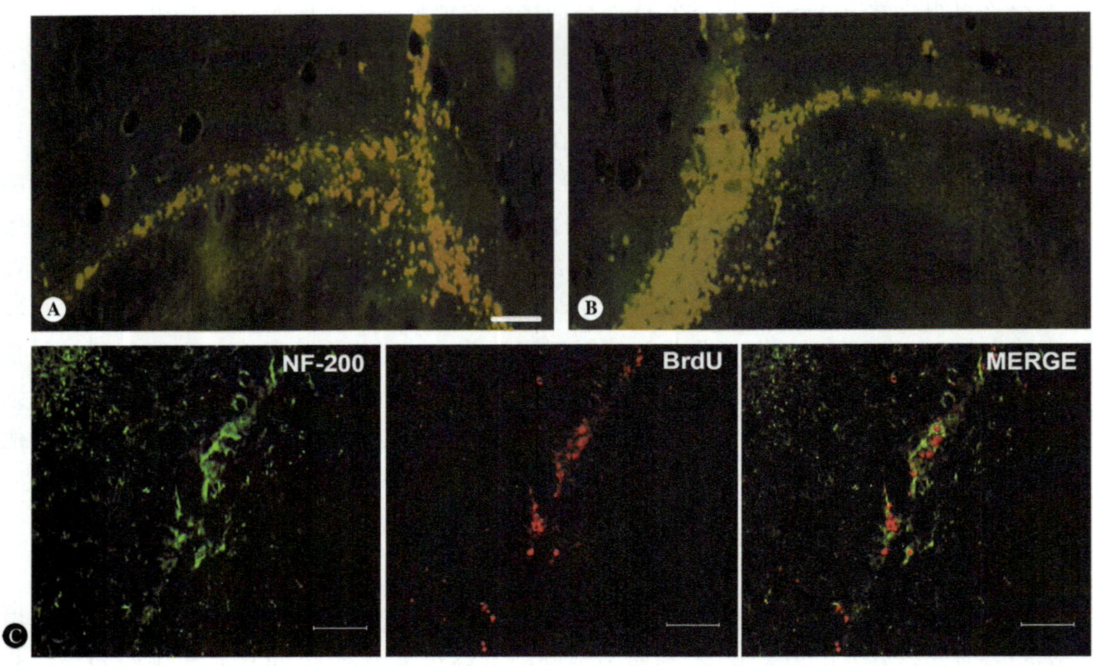

图 4-2 移植神经干细胞的存活、迁移和分化

示 BrdU 标记的神经干细胞移植于切割右侧穹窿海马伞的两侧海马齿状回中,1 个月后 BrdU 免疫荧光检测发现,切割侧(B)存活和迁移的神经干细胞远较正常侧(A)多。比例尺=100μm;共聚焦显微镜结果表明,切割侧移植的部分神经干细胞分化成了神经元(C)。比例尺=80μm

除移植至宿主脑区的神经干细胞发生迁移现象外,脑内自体神经干细胞在病理情况下增殖后,也会发生迁移。我们实验室在切割穹窿海马伞后于腹腔注射 BrdU,分别于切割后不同时间取脑冰冻切片,进行 BrdU 免疫荧光检测,结果发现术后 3 天切割侧海马齿状回就有较多 BrdU 阳性的神经干细胞增殖,术后 5 天则开始沿颗粒下层迁移,以后随着时间的推移,沿颗粒下层迁移的 BrdU 阳性神经干细胞增多,并逐渐进入颗粒层中,而非切割侧海马内各时相点仅见少量分布于门区和颗粒下层中的 BrdU 阳性细胞(图 4-1)。我们应用非变性聚丙烯酰胺凝胶电泳发现,切割侧海马提取液中的 56kD 差异蛋白表达明显增强,进一步将 56kD 差异蛋白进行电喷雾质谱(ESI-MS)分析,发现其中包含了脑脂结合蛋白(brain lipid binding protein, BLBP)。检索发现 BLBP 是放射状胶质细胞的特异性标记物,也与神经细胞的迁移有关。用免疫组织化学方法发现,BLBP 表达于海马齿状回颗粒下层的放射状胶质细胞中。一个有趣的现象是非切割侧海马齿状回颗粒下层中的放射状胶质细胞染色浅、胞体小、突起少且短而细;而在切割侧海马齿状回颗粒下层中的放射状胶质细胞染色明显加深、胞体明显增大、突起多且变得长而粗(图 4-3)。这一结果提示,在穹窿海马伞切割后的病理情况下,海马齿状回中微环境的改变,“激活”了放射状胶质细胞,从而为神经干细胞沿着颗粒下层迁移提供了支架和条件。进一步的体外细胞培养研究发现,在用切割穹窿海马伞海马提取液模拟体内海马神经再生微环境的情况下,“激活”了的放射状胶质细胞

具有神经干细胞样的特性，除表现为 Nestin、Sox2 阳性外，还可以向神经元、星形胶质细胞和少突胶质细胞分化。

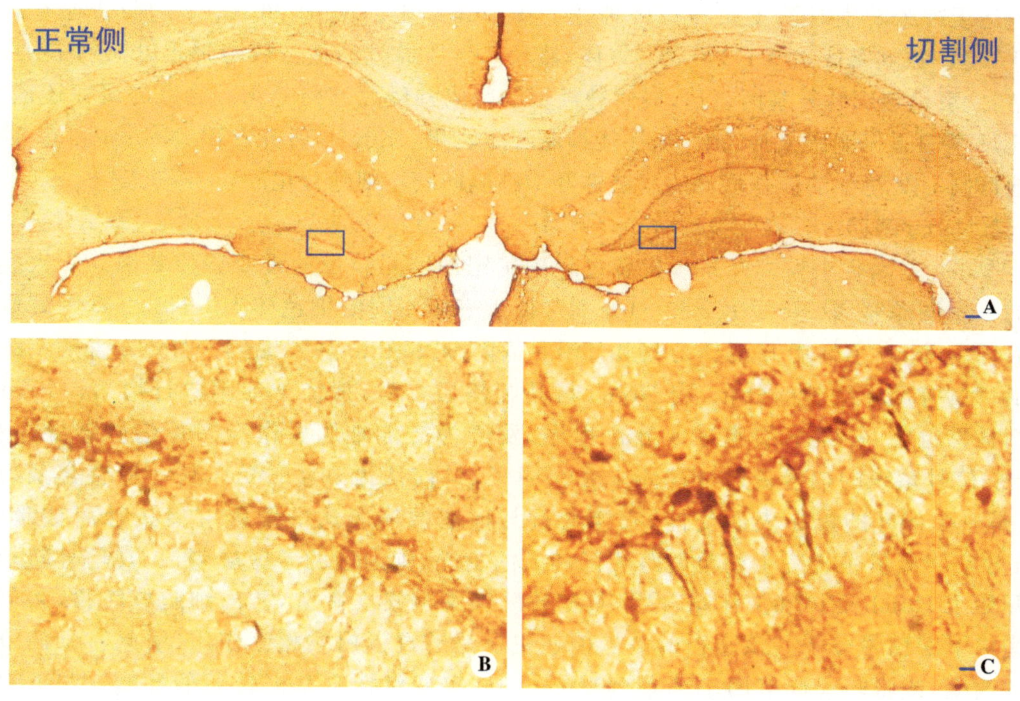

图 4-3 BLBP 免疫组化照片

示穹窿海马伞切割后 5 天，切割侧较正常侧海马齿状回中 BLBP 阳性细胞的染色明显加深(A)；切割侧(C)较正常侧(B)颗粒下层 BLBP 阳性放射状胶质细胞胞体明显增大、突起变得长而粗，染色加深。B 和 C 分别为图 A 正常侧和切割侧中矩形框的放大。图 A 比例尺＝400μm，图 B、C 比例尺＝40μm

三、神经干细胞的分化

由于神经干细胞具有自我更新和增殖特性及多分化潜能，这就使得神经干细胞有可能成为治疗中枢神经系统损伤和神经系统退行性疾病的理想细胞材料。但影响神经干细胞分化为神经元的因素十分复杂，目前的研究发现大部分神经干细胞分化成了胶质细胞，仅少数分化为神经元。因此调控神经干细胞向神经元或特定表型神经元的定向分化研究具有重要的理论意义和应用价值，也成为当今神经科学研究的热点。

神经干细胞的分化受内在因素和外在因素两方面的影响。内在因素为细胞内自身基因的调控，而外在因素主要是神经干细胞所处的局部微环境和细胞外来信号。但外在因素必须通过信号转导途径影响细胞内在因素即基因而发挥作用。

（一）细胞自身基因

1. bHLH 基因

众多的研究表明，脊椎动物体内有与果蝇 achaete-scute 复合体(as-c)和 atonal(ato)功能相近的基因，这些基因编码产生碱性螺旋-环-螺旋转录子(basic Helix-Loop-Helix transcription factor，bHLH)，因而被称为 bHLH 基因。该基因是决定神经干细胞分化命运的功能基因。在 bHLH 基因家族中，与 as-c 功能相近的基因 Neurogenin1(Ngn1)、Neurogenin2(Ngn2)和与 ato 功能相近的基因 MASH1,在中枢和外周神经系统细胞谱系的决定中具有重要作用。在发育的哺乳动物大脑皮质,两个密切相关的 bHLH 基因 Ngn1 和 Ngn2 仅表达于神经发生时期皮质脑室区神经上皮前体细胞。Ngn1 和 Ngn2 均与普遍存在的 bHLH 蛋白(如 E12 和 E47)形成二聚体,然后二聚体通过碱性区域与带正电荷的 DNA 序列结合,启动组织特异基因表达,促使神经干细胞向神经元方向分化。之后的研究还证实,bHLH 基因不仅能调整神经发生,还能抑制胶质发生。Sun 等研究发现,Neurogenin1 能强力地抑制 LIF 诱导的体外培养的皮层神经干细胞向胶质细胞分化。

2. Notch 基因

Notch 基因是中枢神经系统发育过程中确定神经元数量的重要调控基因。从人类克隆的三个同源基因(Notch1、2 和 3)分别定位于三个不同的染色体上。Notch 基因编码细胞表面受体,在果蝇中其配体分别由 Delta 基因和 Serrate 基因编码。Notch 信号系统的激活抑制神经干细胞的分化,当 Notch 与其配体结合时,神经干细胞进行增殖,当 Notch 活性被抑制时,神经干细胞进入分化程序,发育为功能细胞。作为一种信号转导途径,Notch 信号系统的信号传递过程尚未完全明了,目前认为 Notch 受体是一种整合型膜蛋白,是一个保守的蛋白表面受体,它能通过与周围配体表达的细胞直接接触而被激活。Notch 家族成员是含一个简单的跨膜区和大的胞外、胞内区的多区域蛋白,其信号转导流程开始于 Notch 受体和配体结合后,其胞质区从细胞膜上脱落,并向细胞核转移,将信号传递给下游信号分子。该途径的信号传递主要是通过蛋白质相互作用,引起转录调节因子的改变,或将转录调节因子募集到靶基因上,实现对特定基因转录的控制。与 bHLH 信号作用相反,Notch 蛋白的作用为抑制神经干细胞向神经元方向分化,并促进向胶质细胞方向分化。

3. 同源盒基因

同源盒基因是一类含有共同的 183 个核苷酸序列即同源盒的调节基因。它所编码的同源盒蛋白用作转录因子。同源盒基因在生物进化中具有高度保守性,对下游的靶基因具有调节作用。有人认为,同源盒基因是生物发育分化的主控基因,对 DNA 合成的转录过程起调控作用。根据基因在染色体上编码氨基酸序列的分布、序列的同源性及同源盒蛋白结构的不同,迄今已发现 100 多种同源盒基因,可分为多个亚族(如 Antp 家族、POU 家族、LIM 家族、PAX 家族等)。同源盒基因作为胚胎发育的主控基因,在胚胎发育、细胞生长、分化、迁移和某些组织特异性基因的表达中起重要作用。

(1) POU 同源盒基因:POU 同源盒基因家族在胚胎发育,特别是神经系统早期发育及细胞分化中发挥重要作用。根据 POU 区编码的全部氨基酸序列同源程度,可将哺乳动物 POU 蛋白分为Ⅰ～Ⅵ六类。其中第Ⅲ类 POU 蛋白包括 Brn-1、Brn-2、Brn-4 和 Tst-1。早在胚胎第 10 天,Brn-1、Brn-2 和 Brn-4 即可在神经系统中出现,且分布广泛。第Ⅲ类 POU 结构域基因没有内含子区域。第Ⅲ类 POU 蛋白包括 Brn-1、Brn-2、Brn-4 和 Tst-1 都能识别大鼠 Nestin 基因上的 POU 位点,这与其表达有关。这些研究提示,第Ⅲ类 POU 蛋白可能起决定神经干细胞分化命运的作用。

大鼠 Brn-4 基因片段位于 X 染色体 q48.4,长 3.8kb,包括一个 1083bp 的开放阅读框,编码约 43kD 的蛋白质分子。人类 Brn-4 基因位于 X 染色体 q21.1。Brn-4 在大鼠从胚胎第 11 天到成熟的中枢神经系统中都有表达,且分布广泛,如胚胎 11 天时,从室管膜生发层到边缘层都有表达。至胚胎 15 天时,表达范围局限于中枢神经系统和内耳囊。至神经系统发育成熟时，则主要表达于下丘脑视上核和室周核、嗅球、纹状体、海马结构、侧脑室室管膜及内耳囊等处。

Brn-4参与调节神经元的发育分化，参与调节纹状体神经前体细胞向神经元的分化。在小鼠胚胎14天纹状体内，Nestin免疫阳性细胞带和β-tubulin免疫阳性细胞带之间存在着一个Brn-4免疫阳性细胞带；体外实验用胰岛素样生长因子-1(insulinlike growth factor-1，IGF-1)和BDNF诱导小鼠胚胎14天纹状体的神经前体细胞分化过程中，发现Brn-4表达迅速上调，且Brn-4蛋白主要表达于新生的神经元内；利用显微注射反义寡核苷酸技术致使Brn-4功能缺失，结果引起β-tubulin免疫阳性细胞数目明显下降，神经前体细胞分化为神经元的比例下降。我们实验室在应用Brn-4抗体阻断由切割穹窿海马伞的海马提取液诱导海马神经干细胞向神经元分化过程中，发现在应用Brn-4抗体后，海马神经干细胞向神经元的分化明显减少；进一步在体外应用RNA干扰技术沉默Brn-4基因后，海马神经干细胞向神经元的分化也明显地减少(图4-4)。再用基因转染技术使海马神经干细胞中Brn-4过表达，可使海马神经干细胞向神经元分化的数量显著增加。说明Brn-4不仅参与纹状体神经干细胞向神经元的分化，还参与海马神经干细胞向神经元的分化。

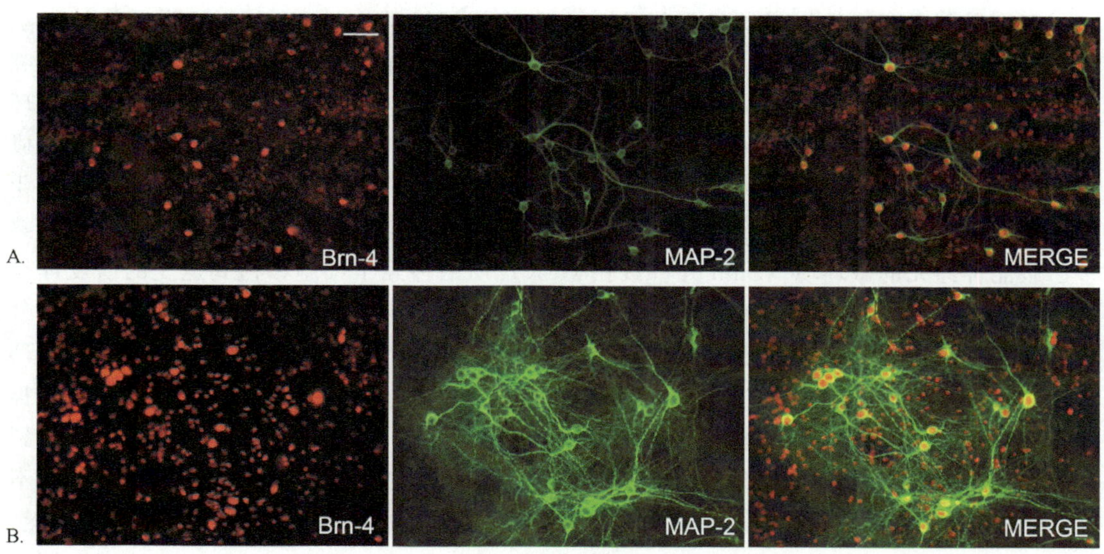

图4-4 Brn-4/MAP-2免疫荧光双标照片

分别示海马神经干细胞经Brn-4基因沉默(A)和未经Brn-4基因沉默(B)向神经元分化的情况。比例尺＝50μm

(2) LIM同源盒基因：LIM同源盒基因编码的LIM结构域，是10多年前发现的一种介导蛋白质-蛋白质相互作用的锌指结构，由两个串联的锌指结构组成，富含半胱氨酸和组氨酸。大部分LIM蛋白表达于中枢神经系统的发育阶段，在神经发育和分化中发挥作用。LIM同源盒基因家族的成员达10多种，它们绝大多数在特定的神经元亚群中表达，参与特定神经元的发育分化，如Lhx3和Lhx4可共同参与调控运动神经元的发育、轴突寻路及特异连接的形成；小鼠Lhx5基因功能缺陷可导致海马发育障碍，Lhx5参与了海马发育过程中前体细胞的增殖、分化和迁移；Lhx8是新近鉴定的LIM同源盒基因家族中的一员，又称L3或Lhx7，特异性地在胚胎基底前脑中表达，它的存在对于胆碱能神经元的分化有至关重要的作用。Yangu Zhao等对小鼠定向敲除Lhx8后发现胆碱能神经元减少。Manabe等利用RNA干扰技术发现，Lhx8的选择性定位和它的功能性配体，对于基底前脑中的胆碱能神经元的发育很重要。同时发现 Lhx8 可能有抑制发育中的神经元向 GABA 能神经元分化的作用。

4. Nurr1 基因

Nurr1 是甲状腺激素受体转录因子超家族中的一员。Nurr1 基因的表达可以诱导神经干细胞向多巴胺能神经元表型分化。Nurr1 是中脑腹侧多巴胺神经元表型诱导的必要因子,它于胚胎第 10.5 天开始在中脑腹侧表达,而多巴胺能神经元的标记酶-酪氨酸羟化酶(tyrosine hydroxylase, TH)则在胚胎的第 11.5 天才出现。应用 Nurr1 敲除鼠对多巴胺能神经元前体细胞的命运进行观察,认为 Nurr1 驱动了中脑腹侧多巴胺能神经元前体细胞的分化。直接的证据是 Nurr1 敲除鼠缺失了多巴胺能神经元的标记物 TH,结果导致纹状体中多巴胺递质的缺失,而去甲肾上腺素、5-羟色胺和乙酰胆碱等递质水平不受影响。在 Nurr1 敲除鼠的中脑,产生多巴胺能神经元的神经上皮细胞分化成了与中脑腹侧神经元相同的表型。然而,这些神经元前体细胞却不能再进一步分化为多巴胺能表型的神经元,证明 Nurr1 基因在中脑的多巴胺能神经元前体细胞完全发育成多巴胺能表型中的作用是不可缺少的。

(二) 局部微环境

所谓局部微环境是指对神经干细胞产生影响的周围结构组分,它包括附近的神经细胞、基质细胞和胞外基质。胞外基质由各种糖蛋白、核蛋白及细胞粘合素组成。目前研究细胞基质成分及其对神经干细胞定向分化的影响是微环境研究的热点。移植区域的微环境信号也决定被移植神经干细胞分化的神经细胞类型。Nishino 等将神经干细胞移植到成年大鼠偏侧帕金森模型鼠的双侧纹状体中,结果发现神经干细胞在病损侧比健侧更易分化为多巴胺能神经元,证明多巴胺耗竭的纹状体中提供了更利于中脑神经干细胞分化为成熟多巴胺能神经元的微环境。Shin 等将鼠胚 17 天皮质的神经干细胞移植到退变的胼胝体投射区,发现 13.6%~21.1%的神经干细胞分化出功能相适应的神经递质和受体的细胞,分化的神经元还与周围神经元建立了突触联系,证明在胼胝体投射神经元退变、凋亡等微环境的诱导下,神经干细胞会作出与微环境变化相适应的分化选择。当来源于成年海马的神经干细胞植入至海马时,移植细胞分化的细胞表型同海马细胞的表型相同,但是移植到 RMS 处,则会分化为嗅泡神经元,并表达 TH 活性(通常 TH 在嗅泡产生而海马区细胞不表达)。而同样的神经干细胞移植入成年鼠的小脑和纹状体处,神经干细胞未产生神经元,而仅分化为胶质细胞。我们实验室在切割一侧穹窿海马伞后,将神经干细胞移植至两侧的海马齿状回中,结果发现切割侧存活、迁移的神经干细胞较正常侧多,且较多地分化成了神经元(图 4-2),而正常侧齿状回中移植的神经干细胞则未见到向神经元分化的现象。进一步用穹窿海马伞切割侧海马提取液在体外促进神经干细胞向神经元分化,结果发现加有切割侧海马提取液的神经干细胞分化成了较多成熟的神经元(图 4-5A)或 AChE 阳性神经元(图 4-5A′)。综上所述,神经干细胞的移植模型不仅证明了移植后的神经干细胞保持多分化的潜能,而且还表明局部微环境信号在诱导神经干细胞分化方面有重要作用。

然而,调节神经干细胞分化的信号都是相互依赖的,神经营养因子常与细胞外基质等微环境信号交织在一起发挥作用。在纹状体 EGF 反应性神经干细胞体外培养体系中,EGF 的存在使得神经生长因子(nerve growth factor, NGF)、神经营养素-3(neurotrophin-3, NT-3)、睫状神经营养因子(ciliary neurotrophic factor, CNTF)、BDNF 等对神经干细胞诱导分化的作用消失。一旦解除 EGF,则 NT-3、CNTF 等将诱导神经干细胞分化为双极神经元、少突胶质细胞,分化的神经元能表达乙酰胆碱酯酶(acetylcholinesterase, AChE)和 TH。

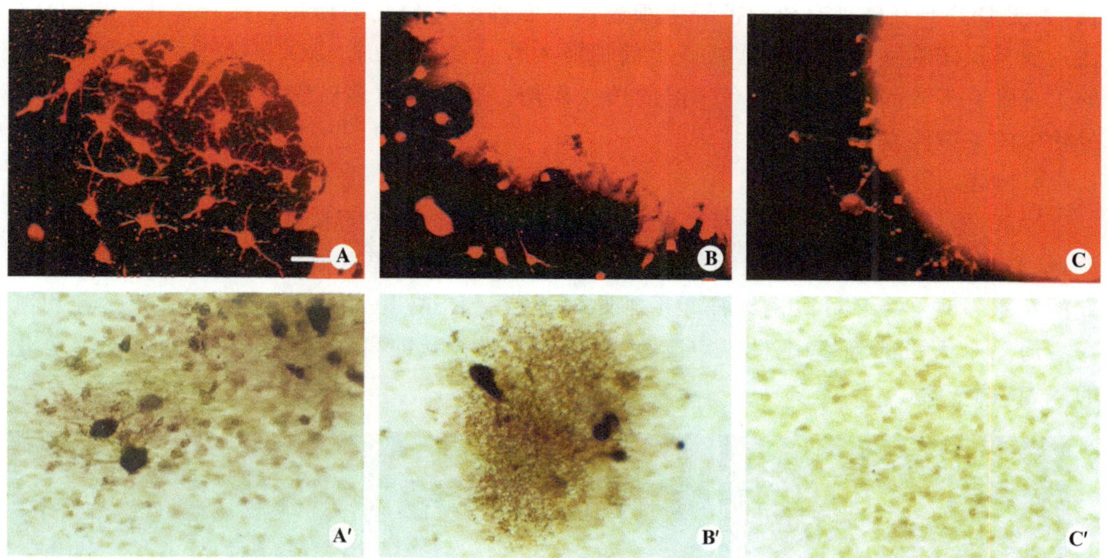

图 4-5　穹窿海马伞切割侧海马提取液促进神经干细胞向神经元和 AChE 阳性神经元的分化
在神经干细胞体外培养中，加入穹窿海马伞切割侧海马提取液（A、A′）、正常侧海马提取液（B、B′）及未加提取液（C、C′），分别培养 14 天和 10 天后，分化成的 MAP-2 阳性神经元（A、B、C）和 AChE 阳性神经元（A′、B′、C′），表明穹窿海马伞切割侧海马提取液具有明显地促进神经干细胞向神经元或 AChE 阳性神经元分化的作用。比例尺＝100μm

（三）外来信号

一般认为外来信号能特异地调控神经干细胞向着某一特异性方向分化。目前研究较多的外来信号有以下几种因子。

1. EGF

EGF 除了作为有丝分裂源在体外促进神经干细胞分裂增殖外，它对神经干细胞的体外分化也有一定的影响。EGF 多促进神经干细胞向胶质细胞分化。

2. FGF

该因子家族包含 22 个成员，有 4 种受体表型(FGFR1-4)。其中 FGF1、FGF2、FGF8 对中枢神经系统的发育具有重要作用。FGF 能使神经干细胞分化成神经元的比例增加，如能使来源于胚 16 天大鼠海马的神经干细胞分化为 50%的神经元表型细胞。但随着培养时间的延长和神经干细胞传代次数的增多，分化的神经元比例也逐渐下降。FGF2 即 bFGF，可使神经干细胞表达基因 OTX2、Pax6，从而增加分化为皮层锥体神经元的数目。FGF2 对神经干细胞分化的影响则呈浓度依赖性，如在 0.1ng/ml 浓度时，皮层的神经干细胞增殖并形成神经元克隆；而浓度为 1～10ng/ml 时，则倾向于产生胶质细胞克隆，且随着浓度的增加，产生胶质细胞的克隆也增加。

3. BDNF

BDNF 是 Barde 等于 1982 年从猪脑中分离纯化的一种碱性蛋白，分子量 13kD。作为脑组织中含量最丰富的神经营养因子，BDNF 在中枢神经系统内合成并广泛存在于脑组织，以海马和皮层中含量最高。BDNF 通过其特异性受体酪氨酸激酶 TrkB 参与细胞的分化等重要的生物过程。研究发现，BDNF 在体外能影响神经干细胞间不同神经元亚群的分化。用 BDNF 孵育神经干细胞 10 天后，成熟神经元的数目将增加 2 倍，且有明显的突起生长，表明 BDNF 在体外有诱导神经干细胞向成熟神经元分化的作用。而在体内，将 BDNF 注入成年鼠侧脑室可导致嗅球新产生的神经元数目显著增加。BDNF 对多种胚胎神经元的发育既有多方面的作用，又有一定的选择作用。它是中枢多巴胺能神经元存活、生长和分化中的关键因素之一。

4. NGF

NGF 是发现最早的一种神经营养因子，它不仅影响交感和感觉神经元的发育与存活，而且对中枢神经系统内胆碱能、单胺类和肽能神经元皆有效应。我们实验室体外研究的结果发现，NGF 可以诱导神经干细胞向神经元和 AChE 阳性的神经元分化。在切割穹窿海马伞大鼠的脑室中注入 NGF，可以增加海马齿状回自体神经干细胞向神经元分化的数量（图 4-6）。

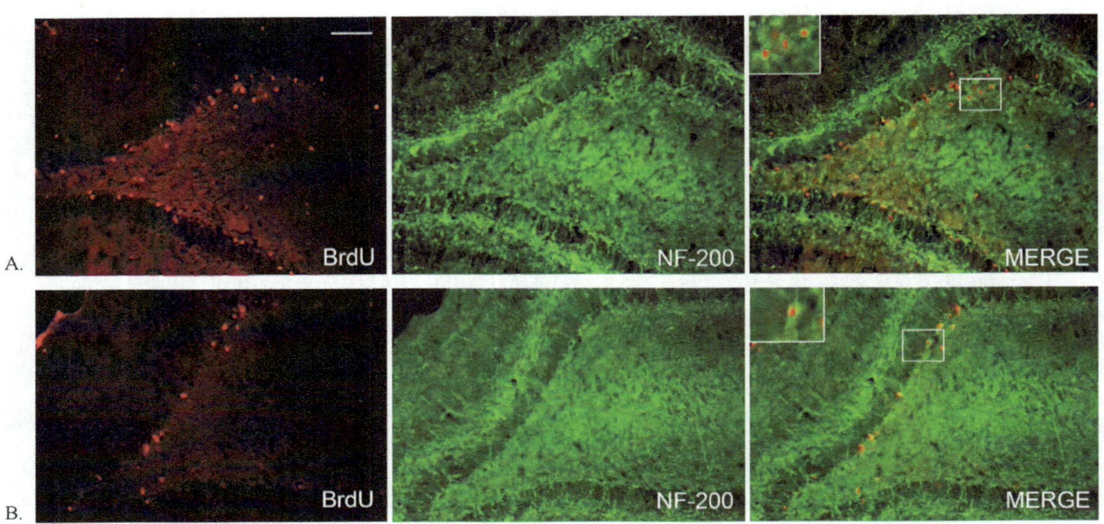

图 4-6　BrdU/NF-200 免疫荧光双标照片

示穹窿海马伞切割后腹腔注射 BrdU，并经侧脑室隔天连续 3 次给予 NGF，28 天后给药组切割侧海马齿状回中有较多增殖的 BrdU 阳性神经干细胞已分化成神经元（A），而未给予 NGF 的切割侧中增殖的 BrdU 阳性神经干细胞较少，分化的神经元也少（B）。比例尺＝200μm

5. NT-3

NT-3 由 Ernfors 于 1990 年用基因克隆扩增的方法发现。它是 NGF 家族中的第 3 个成员。将 NT-3 加入经 bFGF 刺激增殖的神经干细胞悬液后，其增殖能力降低而分化增加。用抗体阻断 NT-3 的作用可显著地抑制它们分化为神经元。NT-3 还可使神经干细胞分化为谷氨酸能神经元的比例高达 96%。

6. CNTF

CNTF 对不同来源的神经干细胞的分化方向具有不同的效应。CNTF 可以使胚鼠海马的 bFGF 反应性增殖的神经干细胞分化成星形胶质细胞的比例从 6%上升到 98%，而作用于新生大鼠小脑的 EGF 反应性增殖的神经干细胞，其主要效应则是使少突胶质细胞分化比例从 0%上升到 20%。

7. 其他因子

胶质细胞生长因子（glial growth factor, GGF）可以促使周围神经系统神经干细胞分化成施万细胞；血小板源性生长因子（platelet-derived growth factor, PDGF）能使海马神经干细胞分化为神经元的比例上升；IGF-1 可诱导培养的神经干细胞向成熟的神经元分化；白细胞介素-1α(interleukin-1α，IL-1α)加入到大鼠中脑神经干细胞中，可诱导 20%～25%的细胞表达 TH。我们发现联合应用 IL-1α、白细胞介素-11(interleukin-11，IL-11)、LIF 和胶质细胞源性神经营养因子(glial cell derived neurotrophic factor，GDNF)，对神经干细胞向成熟的多巴胺神经元分化具有协同作用(图 4-7A、B、C)。

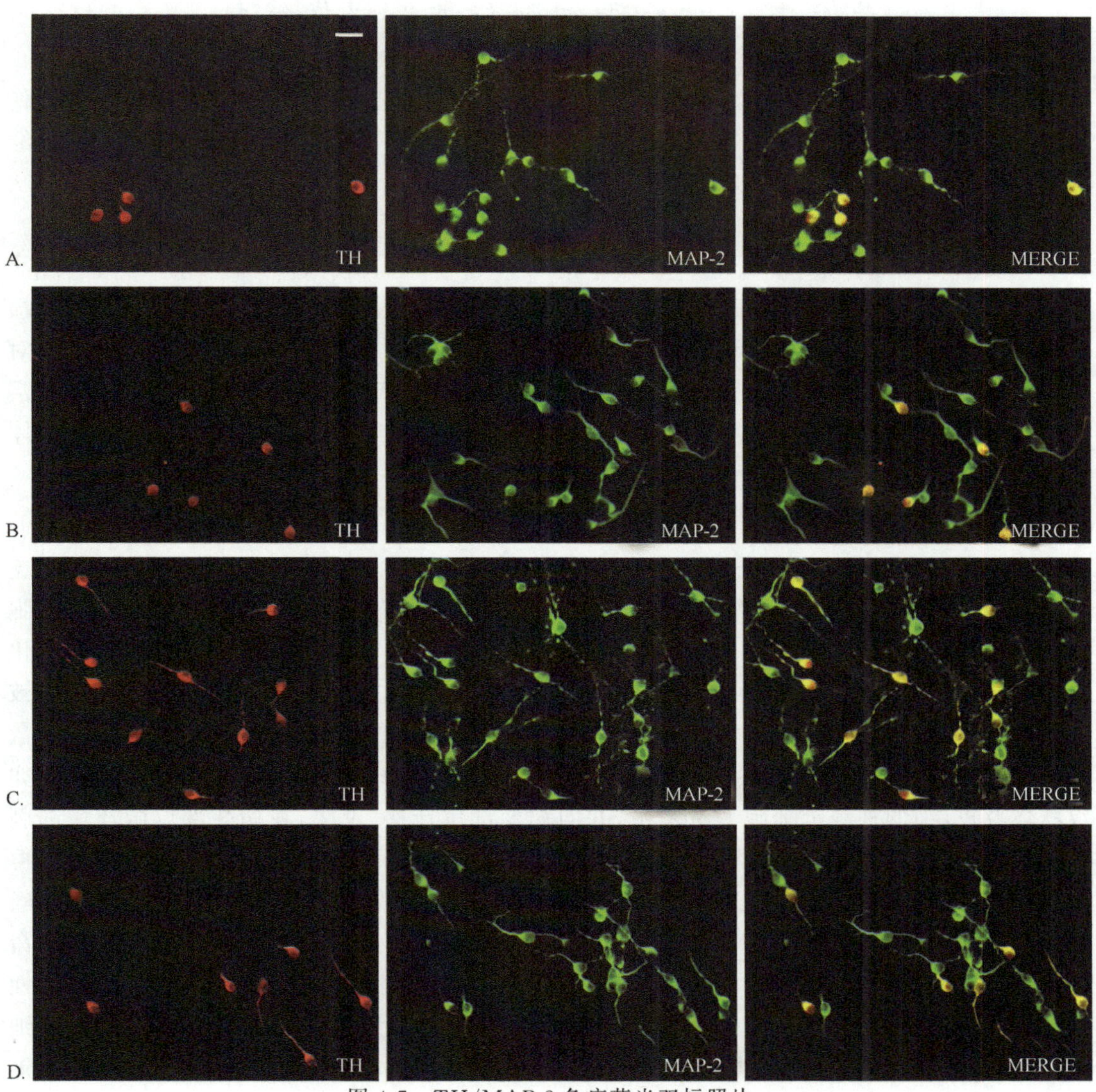

图 4-7 TH/MAP-2 免疫荧光双标照片

分别示血清对照组(A)、IL-1α 组(B)、含 IL-1α、IL-11、LIF 和 GDNF 的联合因子组(C)及含 IL-1α 的银杏内酯组(D)人胚中脑神经干细胞分化为 TH 阳性多巴胺神经元和 MAP-2 阳性神经元的情况。比例尺＝20μm

8. 其他物质

研究还发现，其他一些物质对神经干细胞的分化也具有诱导作用。培养液含 EGF 时，骨形成蛋白(bone morphogenetic proteins，BMPs)可以促进神经干细胞向星形胶质细胞分化，同时抑制少突胶质细胞和神经元生成；向培养的神经干细胞悬液中加入 γ-氨基丁酸(γ-aminobutyric acid，GABA)或 GABA 激动剂可促进神经干细胞向神经元方向分化；维 A 酸也能够提高海马神经干细胞分化为神经元的比例。我们还发现银杏内酯能协同 IL-1α

促进神经干细胞向多巴胺神经元分化(图 4-7D),也能协同切割穹窿海马伞海马提取液促进海马神经干细胞向胆碱能神经元分化。

(金国华)

第 2 节 神经干细胞与神经损伤修复

神经干细胞的研究之所以成为神经科学研究的热点,是因为它的发现给神经系统损伤修复和神经系统退行性疾病的治疗带来了新的希望。下面分别就神经干细胞在中枢神经损伤修复和周围神经损伤修复方面的应用研究作一简介。

一、神经干细胞与中枢神经损伤修复

神经干细胞在中枢神经损伤修复方面的应用研究有大量的报道。对中枢神经系统损伤和神经退行性疾病实行细胞替代治疗或基因治疗被认为是极具前景的治疗策略。而对神经干细胞增殖、分化特性的深入研究,使人们越来越相信神经干细胞能够为此提供丰富的细胞来源,将成为神经系统疾病治疗的新手段。目前这方面的研究主要集中于激活自体神经干细胞、移植神经干细胞和永生化神经干细胞的应用等方面。

(一) 激活自体神经干细胞

经分离培养及脑内原位标记等研究表明,神经干细胞在胚胎及成年哺乳动物脑内广泛存在。目前认为成年哺乳动物前脑、脑室带及室下带存在有两种细胞,即持续增殖的细胞和相对处于静止状态的细胞。呈静止状态的细胞可能就是具有自我更新能力和多向分化潜能的神经干细胞。当受到病理刺激或微环境发生改变时,这些静止状态的神经干细胞被激活,并通过不对称性分裂扩大了持续增殖神经干细胞的数量,同时维持神经干细胞数量的稳定。进一步的刺激可使中枢神经发生区(如室下带及海马齿状回)和非神经发生区(如纹状体及皮层)的神经干细胞大量增殖,并向病变部位迁移、聚集,在病变部位微环境的刺激下分化成局部特定表型的功能神经细胞,并和局部神经元形成功能性突触,发挥神经再生的作用。但在一般情况下,通过这种内源性神经干细胞的增殖、迁移、分化而实现的神经再生效率是很低的;针对病理刺激新形成的神经元由于缺少功能性突触等结构也是短命的;这种神经再生也不足以恢复损伤神经的功能。因此有必要采取有效措施,激活内源性自体神经干细胞的增殖,然后向病变部位迁移、聚集,分化为病变部位特定表型的神经细胞,从而替代损伤的神经元。Craig 连续 6 天将 EGF 注入成年鼠的侧脑室,发现逆转录病毒标记的 SVZ 细胞比对照组增加了 17 倍,并从侧脑室壁迁移到邻近的皮层、纹状体和透明隔区,且这些细胞皆显示 Nestin 阳性。停止注射 EGF 7 周后,发现一部分细胞分化成了新的神经元、星形胶质细胞和少突胶质细胞。Kuhn 等连续两周分别向成年鼠脑室内注射 EGF 和 bFGF,随后观察了嗅球处的神经元和神经胶质细胞的再生情况,其结果与前述 Craig 的试验结果相似。我们实验室在切割穹窿海马伞、阻断隔区向海马齿状回的神经投射后,发现海马齿状回门区和颗粒下层中有新增殖的神经干细胞迁移,仅少量分化成了神经元。在侧脑室中施予 NGF 后,发现这些区域中新增殖和迁移的神经干细胞增多,分化成的神经元也明显增多(图 4-6)。Calza 等用 IgG-saporin 特异性地去除前脑的胆碱能神经元,导致海马去胆碱能神经元支配,然后在侧脑室中施加 NGF,结果在海马齿状回中发现了再生的胆

碱能神经元，推测这些胆碱能神经元来自海马内自体神经干细胞的增殖和分化。通过诱导中枢神经系统自体神经干细胞增殖、迁移和分化，达到修复受损脑组织的目的，不仅可以解决移植排异反应带来的问题，同时在操作上也较为方便，这是通过激活自体神经干细胞治疗中枢神经系统疾病的新思路。

我们实验室在切割穹窿海马伞后，用 RT-PCR 和 Western blot 方法证实，海马中 Brn-4 mRNA 和 Brn-4 蛋白的表达量均增高。进一步用原位杂交（图 4-8）和免疫组织化学方法（图 4-9）表明，Brn-4 mRNA 和蛋白的表达除见于切割侧和正常侧海马锥体细胞层和齿状回颗粒层细胞中外，还见于切割侧和正常侧齿状回门区和颗粒下层的细胞中，其阳性细胞数和表达量切割侧远较正常侧明显升高。切割穹窿海马伞后腹腔注射 BrdU，14 天后在海马齿状回门区和颗粒下层中发现了 BrdU/Brn-4/β-tubulin Ⅲ三标神经元（图 4-10）。上述结果提示 Brn-4 与海马的神经再生有关。

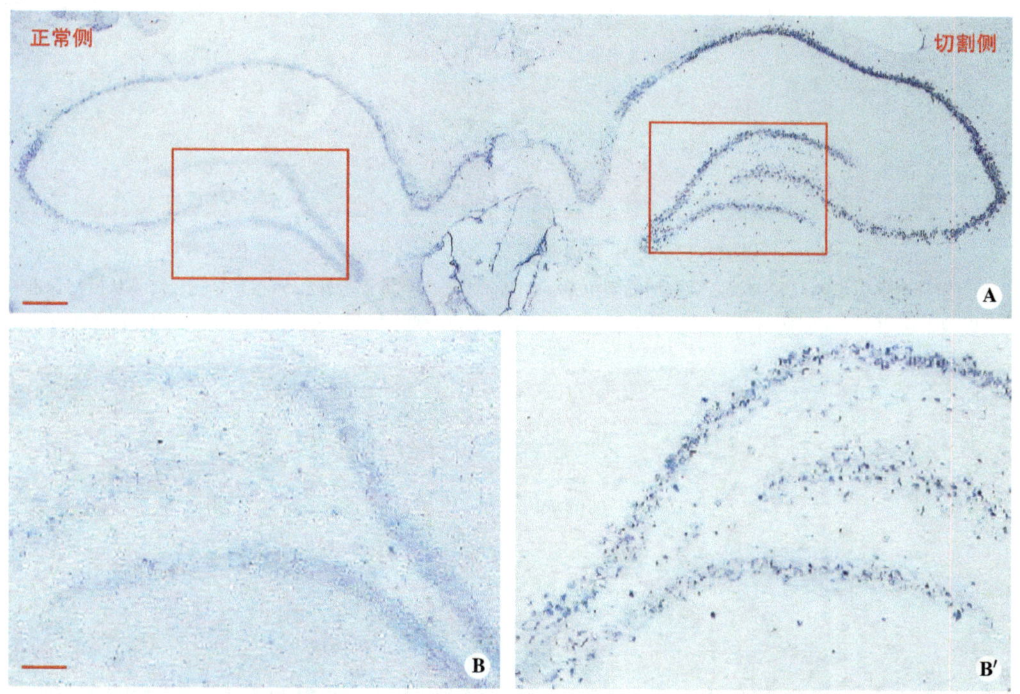

图 4-8　右侧穹窿海马伞切割后 14 天，海马 Brn-4 原位杂交照片

示除切割侧锥体细胞层和齿状回颗粒层细胞中 Brn-4 mRNA 的表达量高于正常侧外（A），在切割侧（B′）齿状回门区和颗粒下层中 Brn-4 mRNA 阳性细胞的数量和表达量均较正常侧（B）高。A 比例尺＝400μm，B、B′比例尺＝100μm

（二）移植神经干细胞

1890 年 Thompson 首次将猫的大脑皮质组织移植到成年狗的大脑皮层内，开创了脑内移植的先河。但一个世纪以来，绝大多数移植工作仍停留在动物实验阶段。直至 1982 年瑞典科学家 Backlund 和 Olson 将自体肾上腺髓质移植至人大脑尾状核头部以治疗帕金森病（Parkinson's disease，PD）并获得成功，从而叩开了脑移植临床治疗的大门。后来人们用胚脑移植来治疗 1-甲基-4-苯基-1，2，3，6-四氢吡嘧啶诱导的动物 PD。目前这方面的研究虽有进展，在临床上也获得一定的成功，但移植的供体来自胚胎的中脑组织，一位患者就需

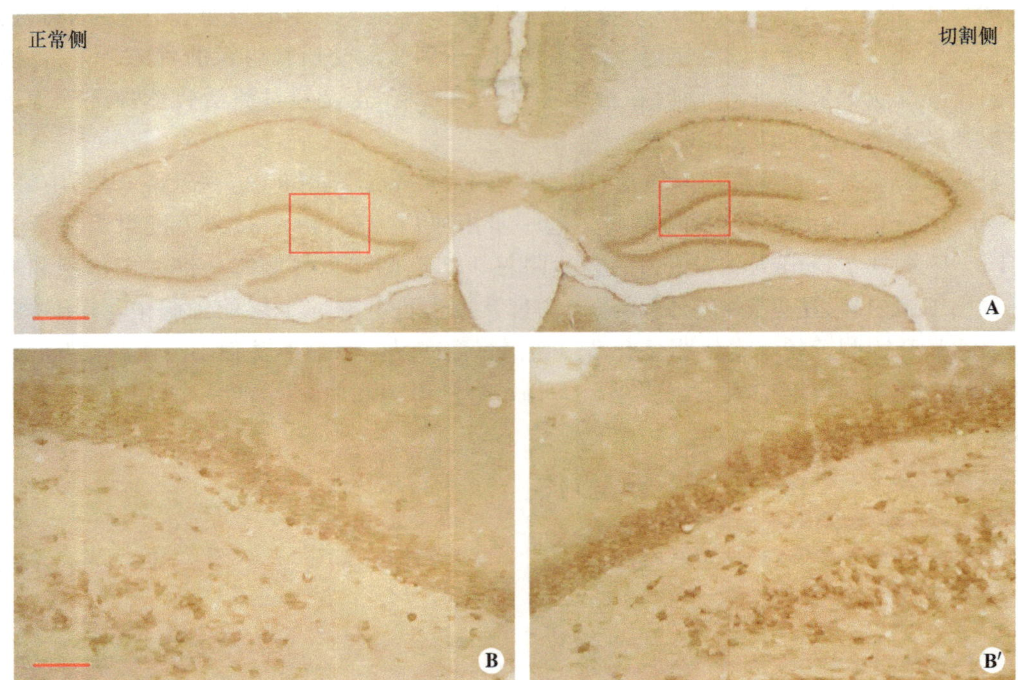

图 4-9　右侧穹窿海马伞切割后 14 天，海马 Brn-4 免疫组化照片

示除切割侧锥体细胞层和齿状回颗粒层细胞中 Brn-4 的表达量高于正常侧外(A)，在切割侧(B′)齿状回门区和颗粒下层中 Brn-4 阳性细胞的数量及其表达量均较正常侧(B)高。A 比例尺＝ 400μm，B、B′比例尺＝50μm

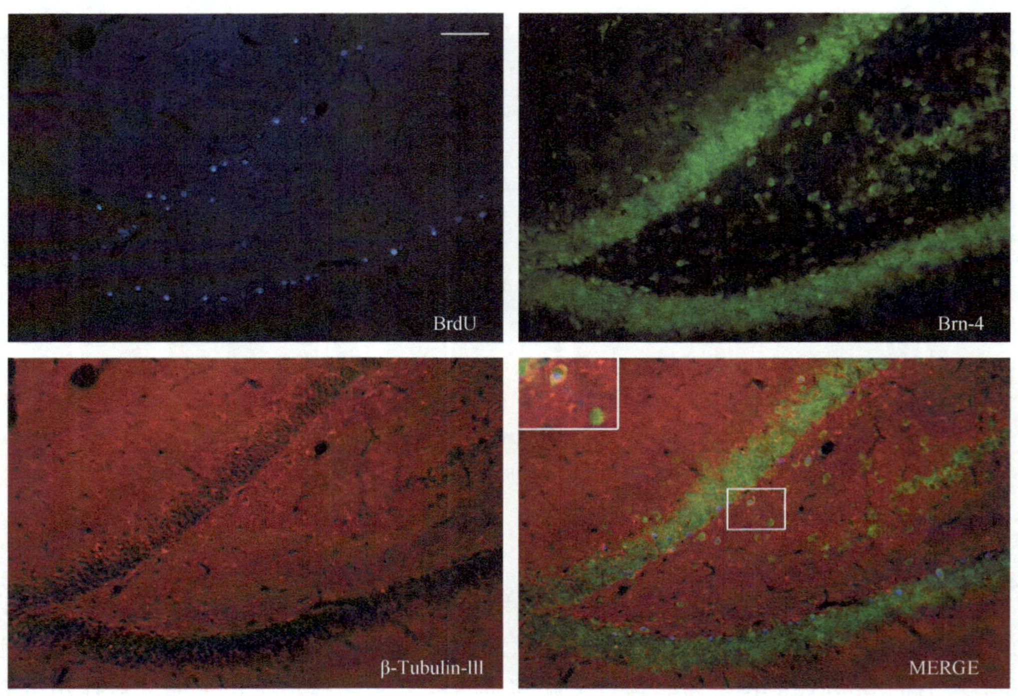

图 4-10　海马 BrdU/Brn-4/β-tubulinⅢ免疫荧光三标检测

示切割右侧穹窿海马伞后 28 天，切割侧齿状回中自体神经干细胞向神经元的分化与 Brn-4 的表达有关。比例尺＝100μm

要5～10个人工流产胎儿，这不但供体来源困难，而且还面临伦理学的困扰。而利用神经干细胞代替胚脑细胞移植治疗神经系统退行性疾病，从理论和实践上都显示出较为广阔的应用前景。首先，神经干细胞可以在体外大量扩增，新的神经干细胞系的建立可以来自胚胎脑组织，也可以来自患者本身。少量的神经干细胞经体外扩增后可以获得大量可供移植的神经干细胞；其次，神经干细胞可来源于患者本人，无异体免疫排斥反应。

神经干细胞移植被认为是治疗中枢神经系统退行性疾病极具潜力和前景的治疗措施。神经干细胞移植后能很好地存活、迁移、分化和整合，但其分化也存在着区域特异性。然而这种区域特异性也可被局部微环境因素和外来的神经营养因子或细胞因子的诱导而改变。从病因上说，PD是由于中脑黑质多巴胺能神经元的退变，导致纹状体内多巴胺减少所致；而老年性痴呆症(Alzheimer's disease, AD)前脑投射至海马和皮层的胆碱能神经元退变，致海马和皮层内乙酰胆碱神经递质水平下降是其病变之一。也就是说中枢神经退行性疾病多数是由于某一局部特定表型的神经元数量减少，导致某种神经递质水平下降所致。如果将神经干细胞移植到这些神经元退变的部位或支配的靶组织中，分化成该部位特定表型的神经元，提高相应神经元的数量和神经递质水平，则可达到替代治疗的目的。Nishino利用含有EGF和bFGF的无血清培养基，在体外分别培养来自中脑和皮层的神经干细胞，扩增到一定数量后，分别移植到6-OHDA单侧损伤黑质所致的偏侧PD模型鼠的双侧纹状体内，结果发现来自中脑的神经干细胞在纹状体内很少聚集，分化成了TH阳性神经元，而且损伤侧移植细胞分化成的TH阳性神经元数量和突起明显地优于未损伤侧，模型鼠的症状也得到明显改善。我们实验室在体外分别分离培养鼠胚中脑和皮层的神经干细胞，然后应用IL-1α、IL-11、LIF和GDNF等进行诱导分化，结果发现中脑神经干细胞因具有区域特异性分化成了较多成熟的多巴胺神经元，而皮层神经干细胞在上述因子的诱导下可改变区域特异性，也分化成了比较多的较为成熟的多巴胺神经元。目前应用神经干细胞移植治疗AD的研究还不多见，但其治疗思路可循PD治疗方式进行探索。Amstrong将培养扩增的人神经干细胞移植至亨廷顿舞蹈症(Huntington disease, HD)模型的纹状体内，结果发现移植的细胞能够在纹状体内存活，分化的细胞表现出神经元表型，并且表达DARPP-32，提示移植的神经干细胞已成功地分化为纹状体神经元。

神经干细胞移植治疗创伤性脑损伤要借助于支架，否则神经干细胞移植于脑损伤的腔内易于丢失。我们实验室应用冷冻干燥法将壳聚糖制备成带腔隙的支架，在体外细胞培养中证实该支架与神经干细胞具有较好的生物相容性，支架腔隙内的神经干细胞可以分化为神经元和胶质细胞。接着将该支架用于创伤性脑损伤的大鼠模型中，填塞于脑损伤的腔内，从大鼠胚脑分离扩增的神经干细胞种植于该壳聚糖支架的腔内，还可以结合使用神经营养因子促进神经干细胞向神经元分化。结果表明，在移植后3个月，移植于壳聚糖支架中的神经干细胞能够存活，并分化成了神经元和胶质细胞，大部分分化的神经元迁移至脑损伤腔的边缘，应用生物素化葡聚糖胺(biotinylated dextran amine, BDA)追踪发现，这些分化神经元的突起有的已伸入到宿主的脑中，与宿主脑发生了部分整合。

应用神经干细胞移植治疗脊髓损伤的动物实验报道较多，尽管也有一些令人鼓舞的结果，但总的来讲效果较差。这可能主要是因为脊髓是神经元非再生部位，移植的外源性神经干细胞大多数情况下分化为胶质细胞，很难分化为神经元。但Ogawa等的研究结果显示，来源于大鼠胚胎脊髓的神经干细胞植入到损伤的成年大鼠脊髓后，神经干细胞不是绝对不能分化为神经元。只有在一个很窄的时间窗口期移植神经干细胞，才能分化为神经元。因为在脊髓损伤后，损伤区周围的微环境迅速发生变化，产生许多炎症因子，如白介素-2(interliukin-2，IL-2)、白介素-6(interliukin-6，IL-6)和肿瘤坏死因子(tumor necrosis factor，TNF-α)等，可诱导神经干细胞分化为星形胶质细胞，表明脊髓损伤急性期的微环境不适合移植细胞的生存。如果在损伤后第9天移植神经干细胞，神经干细胞不但能够进行有丝分裂，还能分化为神经元，并有突触形成，其运动功能也可得到一定的恢复。而应用神经干细胞和嗅鞘细胞一起种植于生物支架中修复脊髓损伤，使神经干细胞分化的细胞替代损伤的神经细胞，而嗅鞘细胞可发挥通过瘢痕的桥梁作用和髓鞘形成的作用，可望获得一定的疗效。

大脑梗死后，坏死区常无法修复和重建神经环路。由于神经干细胞可以适应成年人脑的微环境而存活并且分化，使得梗死脑组织的修复和重建成为可能。Fukunaga等用阻塞大鼠大脑中动脉制成纹状体梗死的模型，将胚胎中脑神经干细胞连同周围间质一并移植到模型鼠梗死的纹状体内。一个月后发现，老鼠的行为功能明显改善，移植区内有丰富的血管增生，并有许多神经元生成。说明了神经干细胞移植可以用于治疗脑梗死性疾病，连带的间质组织可以促进神经干细胞存活和分化，并重新构建血管。安沂华等将来自胚鼠的神经干细胞移植到尾状核出血模型鼠的出血灶内，功能学检测发现移植有神经干细胞的模型鼠功能得到显著改善，免疫组织化学方法证实，移植的神经干细胞在脑内分化成了神经元和胶质细胞。

脱髓鞘病变不仅是多种硬化症和脑白质营养不良的病理表现，也是脊髓肿瘤的一个病理特点。由于神经干细胞具有多分化潜能，利用神经干细胞移植，并诱导其分化为胶质细胞，使脱髓鞘的轴突重新生成髓鞘，是应用神经干细胞治疗脱髓鞘疾病的思路。一些学者将少突细胞型星形胶质细胞前体细胞(oligodendrocyte-type-2 astrocyte，O-2A)移植到发生脱髓鞘病变的成年鼠和犬的脊髓内，成功地完成了髓鞘再生。Akiyama等将来源于成人脑组织(外科手术时取出)的神经干细胞移植入大鼠脱髓鞘的脊髓中，发现这些细胞以一种类似施万细胞成髓鞘的方式形成髓鞘，并且这些形成髓鞘的轴突能以近似正常速度传导冲动，这表明已形成了有功能性的髓鞘。

(三) 永生化神经干细胞的应用

现在人们已能将神经干细胞在体外培养成永生化细胞系，使之成为体外转基因载体而应用于神经再生。目前所应用的方法是导入外源性癌蛋白基因，如myc(c-myc、v-myc、gag-myc)、neu、p53、腺病毒EIA和SV40的大T抗原(T-ag)等，使神经干细胞处于不断的细胞分裂周期，阻止其分化进程，从而制备成永生化细胞。导入的基因中以v-myc和T-ag基因最为常用。永生化神经干细胞具有很好的生物学特性：能自我更新并在体外大量增殖，植入体内后仍有多向分化潜能，可以被转染并稳定表达外源基因。

已成功建立的细胞株如人类永生化的EGF和bFGF依赖的神经干细胞株HNSC.100，癌基因v-myc有利于该细胞株持续、迅速地增殖和传代。该细胞株每40小时分裂一次，如撤走分裂原后，这种永生化神经干细胞则停止分裂，并逐渐分化成神经元、星形胶质和少突胶质细胞。用大T抗原的突变等位基因tsA58温度敏感型基因转导制成的永生化神经干细胞系具有良好的生物学性能，其体外培养适宜温度为33℃，此温度下细胞内所表达的癌蛋白性质稳定，细胞不断增殖，但在37～39℃的机体温度下细胞则停止分裂和增殖，大大降低了肿瘤的形成率。

鉴于永生化神经干细胞具备自我更新和增殖的特性及多分化潜能，可将永生化神经干细胞移植到病变部位，使其在病变局部不断增殖和分化为该局部表型的神经元，以替代损伤或缺失的神经元。经过 tsA58 或 v-myc 基因转染的永生化小脑颗粒细胞前体细胞，移植到新生大鼠或小鼠脑内，检测表明移植的细胞已分化呈现出神经元和胶质细胞的表型。电子显微镜下见分化的移植细胞具有同正常颗粒细胞和篮状细胞相似的超微结构，并与宿主细胞形成突触，而未见肿瘤的形成。可见，永生化神经干细胞系不仅具有维持永生化状态的特性，同时还保留了神经干细胞的特性。

研究表明，多种神经营养因子和药物不能通过血-脑屏障，直接将其注入脑内会引起许多不良反应。由于永生化神经干细胞可以稳定地表达外源基因，故可以作为某些基因的修饰细胞。将某些神经营养因子或生物药物的基因转入永生化细胞系中，移植后这些基因可在脑内表达，从而达到促进神经再生或治疗的目的。Martinez-Serrano 等用逆转录病毒转染海马神经干细胞建立的高效永生化 HiB5 神经生长因子(NGF)分泌细胞系 HiB5-NGF，并将此细胞系细胞移植入老年大鼠脑内后，移植区 NGF 水平明显升高，并维持 10 周以上，对周围的胆碱能神经元起到了明显的保护和恢复作用，如这些神经元胞体增大，纤维芽向移植物生长等，老年大鼠的行为也在很大程度上得到了改善。白细胞介素-4(interleukin-4，IL-4)是治疗胶质细胞瘤的有效药物，但是通过血管给药，由于血-脑屏障的原因，药物很难到达肿瘤实质内。将带有 IL-4 基因的永生化神经干细胞移植到脑内，移植细胞可以沿着白质迁移到肿瘤实质内，源源不断地表达 IL-4，从而克服了药物经血管给药不能到达肿瘤实质内的困难。如向 PD 纹状体中植入能表达 TH 的转基因细胞，可提高纹状体内多巴胺水平，也可达到治疗 PD 的目的。由此可见，转基因永生化神经干细胞系的应用将有可能成为治疗神经系统疾病、促进神经再生的手段之一。但在将永生化神经干细胞系真正应用于临床治疗之前，我们还必须对它们的生物学特性进行更深入地研究，对它们的稳定性、安全性等还必须作进一步地验证。

二、神经干细胞与周围神经损伤修复

神经干细胞应用于周围神经损伤修复方面的研究报道不多，这可能与人们认为周围神经再生及周围神经损伤修复要较中枢神经损伤修复容易得多，而把注意力集中于脊髓损伤、神经系统退行性疾病等中枢神经系统损伤修复有关。就现有的资料看，神经干细胞应用于周围神经损伤修复方面主要集中于以下两个方面。

(一) 神经干细胞作为种子细胞

Murakimi 等报道，将来源于中枢海马的神经干细胞，借助于胶原质(collagen gel)填于硅胶管中桥接大鼠坐骨神经 15mm 的缺损。术后 6 周和 10 周检测发现，硅胶管中充满了大量的有髓纤维，其纤维的数量和直径以及动作电位的波幅均大大地优于对照组。在再生的神经纤维中，发现 BrdU 标记的移植细胞显著表达 S100 和 $P75^{NGFR}$，说明部分移植的神经干细胞已分化成了类施万支持细胞，这些分化的细胞可能分泌一些神经营养因子，促进了轴突的再生。

(二) 基因修饰神经干细胞的应用

Heine 等将表达胶质细胞源性神经营养因子(glial cell line-derived neurotrophic factor，GDNF)的工程神经干细胞植入到延迟修复 6 个月的陈旧性胫神经损伤的远端，然后进行吻合。6 个月后通过计数再生轴突的数量和检测足底肌肉的复合动作电位显示，移植有神经干细胞的动物神经再生效果较好。这可能与神经干细胞分泌神经营养因子GDNF和分泌基质金属蛋白酶-2,降解了损伤远端神经中再生抑制性物质硫酸软骨素蛋白多糖的免疫反应性有关。

雷正旺等报道,将NT-3基因修饰的神经干细胞接种于修复的坐骨神经支配靶器官小腿三头肌中,通过坐骨神经功能指数(SFI)、组织学切片、电镜及肌湿重等指标的观察,发现接种NT-3基因修饰神经干细胞的动物明显地好于注射生理盐水的对照组动物和单纯接种神经干细胞的动物。说明NT-3基因修饰的神经干细胞在小腿三头肌局部释放NT-3,被吸收后有利于再生轴突的成熟和与靶肌组织形成突触,从而提高了周围神经再生的效果。

(金国华)

第3节 骨髓间充质干细胞

成年生物骨髓中分离的间充质干细胞(bone mesenchymal stem cells, BMSCs)又称为多潜能骨髓基质细胞(bone multipotent stromal cells, BMSCs)。骨髓基质内的间充质干细胞则是间充质干细胞(mesenchymal stem cells,MSCs)大家族的主要成员或亚类,它是骨髓内的一种非造血干细胞,属间充质干细胞范畴,数量不到髓内细胞总数的0.05%。MSCs能够促进造血干细胞生长及分化,其自身在一定环境下也能分化成多种组织细胞,被认为是组织工程、细胞替代治疗中的最佳选择。BMSCs在骨组织工程、软骨修复领域应用广泛,在治疗心血管疾病(心肌梗死,心肌病,瓣膜病等)和中枢神经系统损伤与疾病(脊髓损伤、中风、帕金森病等)方面也被加以应用。近年来,BMSCs也逐渐应用于周围神经损伤修复研究中。

一、骨髓间充质干细胞概念

1976年Friedenstein及其合作者报道,将骨髓细胞培养于塑料皿中,通过更换培养基弃去未贴壁细胞,提供贴壁细胞适宜的培养基,促进增殖,抑制分化,得到了大量的贴壁细胞集落,其外观呈成纤维细胞样而被称为“成纤维细胞集落形成单位(colony-forming-uint-fibroblast, CFU-F)”。随着研究的深入,人们发现该细胞是骨髓中的非造血干细胞,其对骨髓血系细胞起支持诱导作用,可促进造血细胞克隆的形成,因而推测这种细胞可能是间质细胞的前体细胞,又因其来自于骨髓支持结构,故有人称其为“骨髓基质细胞(marrow stromal cells, MSCs)”。近年来有研究提示:MSCs在不同的诱导条件下,可以分化成骨、软骨、腱、韧带、骨髓间质、脂肪细胞、真皮、肌肉以及结缔组织,因此又称其为“间充质干细胞(mesenchymal stem cells, MSCs)”或“间充质祖细胞”。然而目前仍缺乏关于MSCs作为具有生物学功能的干细胞命名的确凿资料。但是,MSCs这个缩写字母已经被国内的一些生物学家和临床医学家所接受。一些文献也用“骨髓基质细胞”(marrow stromal cell, MSC)一词描述骨髓间充质干细胞。生物学上,间充质组织中存在活性的干细胞是可能的,但是“间充质干细胞”术语应限制在间充质细胞亚群中用精确的标准证明其具有干细胞活性的细胞。近年来关于MSCs起源的研究仍存在争议,有研究提示MSCs来源于中胚层和神经嵴。

关于MSCs特征的定义在研究者中是不一致的,一部分原因是缺乏一个普遍接受的表面标志。MSCs表面抗原标志的最重要的研究导致了SH2 、SH3抗体的发展,而且它们似乎也可以用来鉴别 MSCs。进一步研究表明，SH2 和 SH3 可以分别识别 CD105 和 CD73 上抗原决定簇。此外，CD90 可以在所有的 MSCs 中表达，这些细胞不能表达造血的抗原类，如 CD45 、CD34 、CD14 、CD19 或 CD3。另外，MSCs 在体外可以表达出主要组织相容性复合体Ⅰ类分子，但不能表达出Ⅱ类分子，除非受到一定的刺激，如在组织培养中用干扰素(interferon，IFN)，因此 MSCs 的一类表型标志可以是 $CD105^+$ 、$CD73^+$ 、$CD90^+$ 、$CD45^-$ 、$CD34^-$ 、$CD14^-$ 、$CD19^-$ 、$CD3^-$，以及 $HLA\text{-}DR^-$。虽然，用这些表型标志明确鉴别 MSCs 是很麻烦的，但在骨髓中，表面标志全细胞型的表达是不变的，对 MSCs 是唯一的，这会使这些细胞的鉴别变得容易。国际间充质和组织干细胞协会(Mesenchymal and Tissue Stem Cell Committee)建议，BMSCs 必须表达 CD105、CD73 和 CD90 等分子，而不表达 CD45、CD34、CD14/CD11b、CD79-α/CD19，以及 HLA-DR 等表面分子(表 4-1)。国际社会细胞治疗组织(International Society for Cellular Therapy，ISCT)对 MSCs 进行了界定，即能粘贴塑料制品；具有 $CD14^-$ 或 $CD11b^-$，$CD19^-$ 或 $CD79\alpha^-$，$CD34^-$，$CD45^-$，$HLA\text{-}DR^-$，$CD73^+$，$CD90^+$，$CD105^+$ 的表型特征；能够分化为成骨、软骨、脂肪细胞三大特征的细胞定义为 MSCs。

表 4-1　鉴别 MSCs 标准总结

	阳性(＞95%＋)	阴性(＜2%＋)
表型	CD105	CD45
	CD73	CD34
	CD90	CD14 或 CD11b
		CD75a 或 CD19
		HLA-DR
分化	骨，脂肪，软骨(体外细胞培养染色)	

至今还没有 MSCs 的特征性的表面标记。但已有的研究结果提示 MSCs 除了具有间充质谱系的表型特征，还有上皮、内皮、肌细胞及神经元的一些分子表型。MSCs 表达 SH2、SH3、SH4、STRO-1、Thy-1，α-平滑肌肌动蛋白；还表达白细胞介素 1α，6，7，8，11，12，14，15，LIF，SCF，Flr-3 配体，GM-CSF，G-CSF，M-CSF 等细胞因子和生长因子；表达细胞因子和生长因子受体如 IL-1R，IL-2R，IL-3R，IL-4R，IL-6R，IL-7R，LIFR，G-CSFR，IFNγR，TNFIR，TNFIR，PDGFR，BMPRIA，TGFβⅡR，bFGFR，EGFR；表达黏附分子：整合素链：α1，α2，α3，α5，αv，β1，β3，β4，整合素：αvβ3，αvβ5，ICAM-1，ICAM-2，ICAM-3，VCAM-1，ALCAM-1，LFA-3，L-选择素，HCAM；表达细胞外基质：Ⅰ，Ⅲ，Ⅳ，Ⅴ，Ⅵ型胶原，纤连素，层黏素，透明质酸酶，蛋白多糖。Martinez 等通过 RT-PCR 检测神经节苷脂 GD2(neural ganglioside GD2)合成酶表达的方法证实：新分离的和体外培养的骨髓中，MSCs 是唯一 GD2 阳性的细胞，因此 GD2 可成为区分 MSCs 和其他骨髓细胞的特异性标志物。阶段特异性胚胎干细胞抗原 4 (stage-specific embryonic antigen 4)也可以用来鉴定 MSCs。

从骨髓中分离 BMSCs 的方法主要有：①差速贴壁筛选法；②密度梯度离心法；③流式细胞仪分选法；④免疫磁珠分离法。目前应用比较广泛的是差速贴壁筛选法结合密度梯度离心法。此法培养的 BMSCs 纯度可达到 95%。成人骨髓中 BMSCs 含量非常少，约 10 万个有核细胞中才有 1 个，并且随着年龄的增加而逐渐减少，因此要获得大量的 BMSCs 必须进行体外扩增，在体外扩增的过程中以极低密度传代培养最有利于细胞增殖和分化潜能的保持。BMSCs 的形态类似于成纤维细胞，贴壁生长，先表现为梭形和三角形，且随培养时间增长部分细胞后伸展呈纺锤形和多边形。BMSCs 可聚集成均匀集落，过去曾被称为成纤维细胞样集落形成单位(CFU-F)。BMSCs 增殖能力极强。细胞周期研究显示，大约 90% 的 BMSCs 处于 G_0/G_1 期，说明其具有高度分化潜能。图 4-11 和图 4-12 分别展示了培养的原代培养和传代培养的细胞形态、细胞周期及表面分子的鉴定。

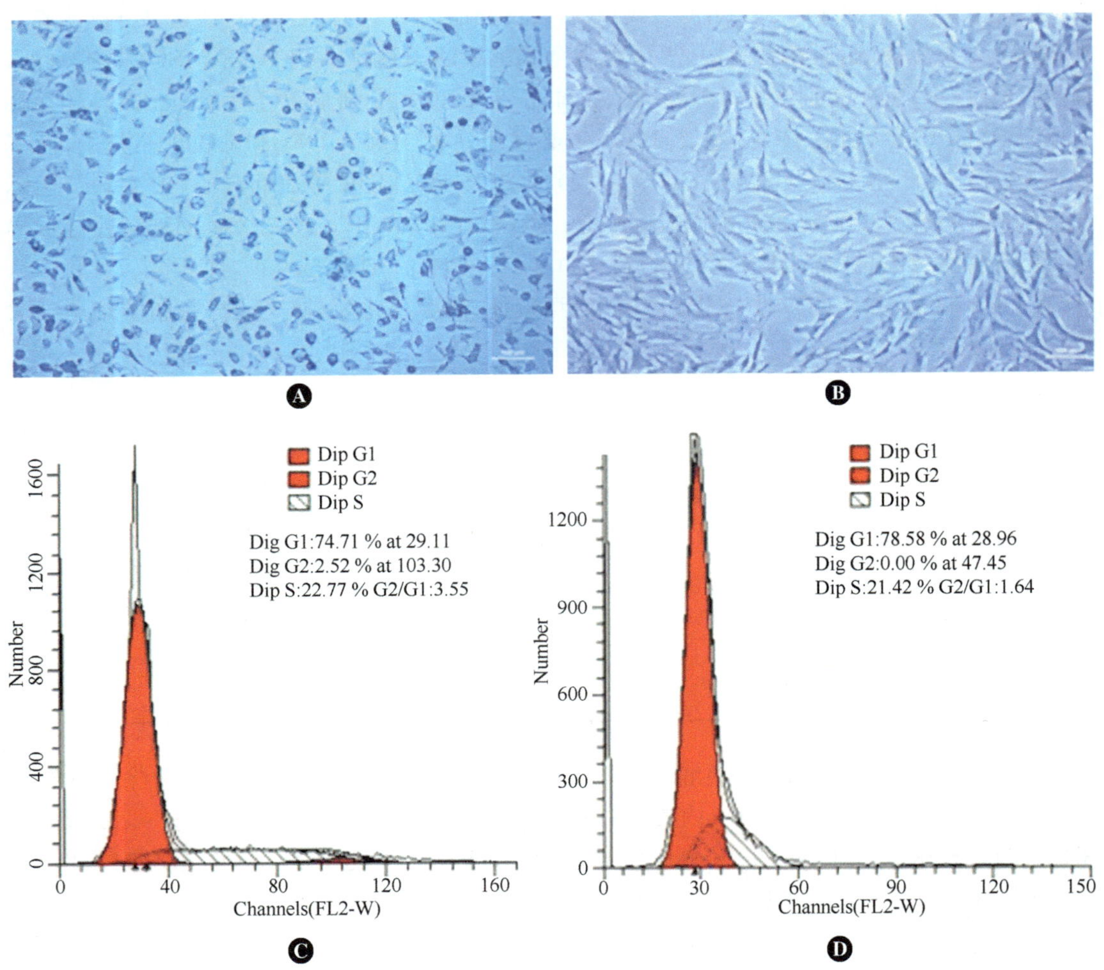

图 4-11　体外培养的大鼠 BMSCs 在倒置相差显微镜下的形态(Bar＝100μm)及细胞周期检测

A. 原代培养；B. 传代培养(传 3 代)；C. 原代培养 BMSCs 细胞周期；D. 传代培养 BMSCs 细胞周期

二、骨髓间充质干细胞特性

近年来骨髓间充质干细胞生物学特性的研究取得了长足的进步。一般而言，干细胞应具备增殖分裂，自我更新，分化潜能等，骨髓间充质干细胞这个细胞群体同样具备这几个最基本的生物学特性。

(一) 自我更新和增殖

在生理稳态情况下，成年机体内大多数 BMSCs 并不增殖。然而，在添加了适宜血清的培养液中，BMSCs 能贴附在塑料培养器皿壁上生长，迅速增殖。传代以后细胞较原代细胞贴壁及生长速度增快。干细胞的增殖方式通常有两种：一种是不对称分裂，即一个干细胞

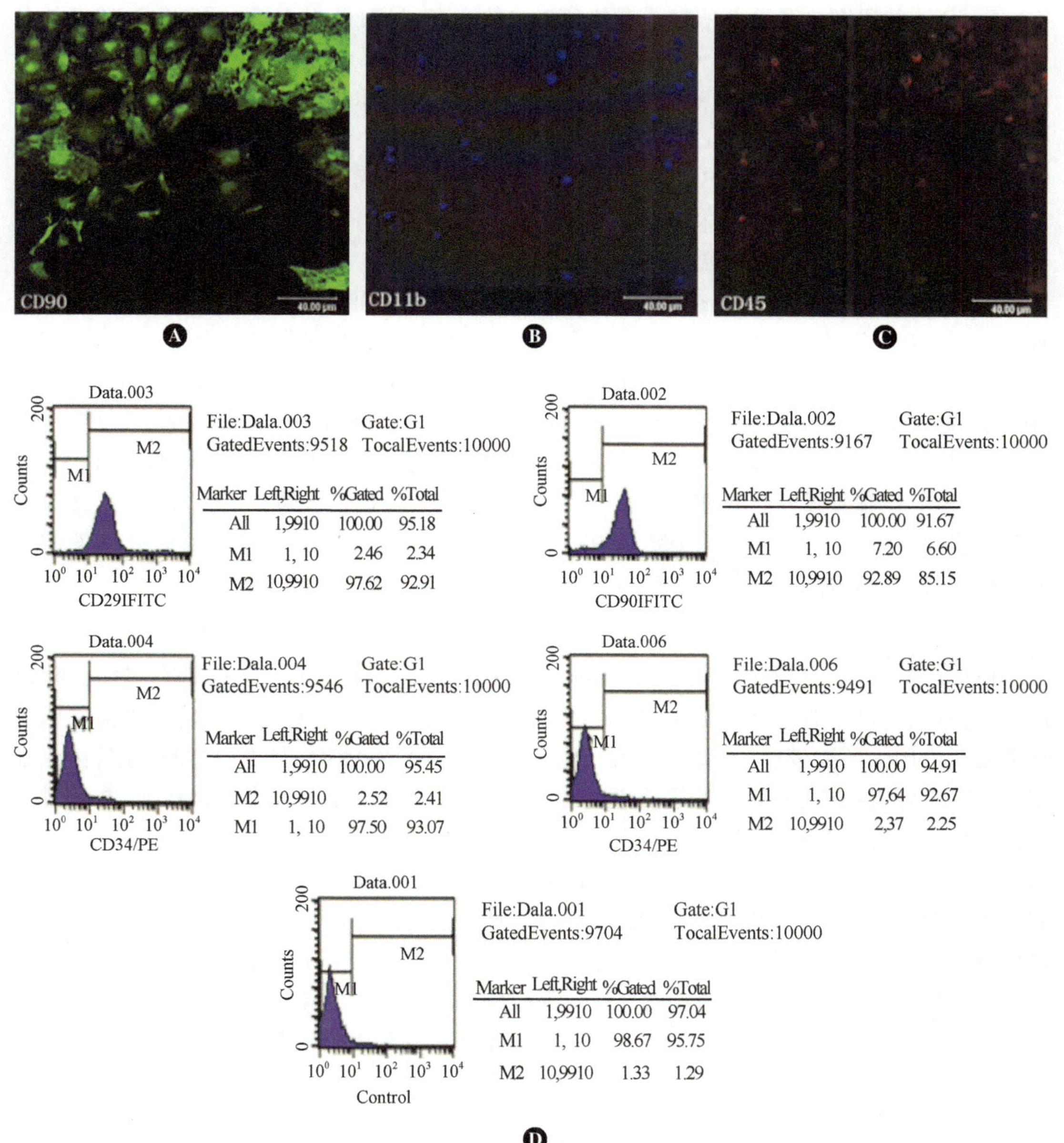

图 4-12　免疫组化和流式细胞仪鉴定体外培养的传 3 代大鼠 BMSCs 表面抗原

A～C. BMSCs 表达 CD 90（FITC，绿色），而不表达 CD 11b 和 CD 45，（D）FACS 进一步检测 CD 90 、CD29、CD34、CD 11b；D. 流式细胞仪结果显示：CD90（＋）：92.89％；CD29(＋)：97.62％；CD34(－)：2.52％；CD11b（－）：2.37％

分裂成一个干细胞和一个定向祖细胞，另一种是干细胞按一定概率分裂成两个干细胞或定向祖细胞。BMSCs 与其他细胞一样在体外培养时要经历滞留期(包括悬浮期和潜伏期)、指数增殖期和平台期。Friendenstein 的研究结果提示 BMSCs 在体外连续培养 20～30 个细胞周期后仍可保持较强的增殖能力。通常认为 BMSCs 在 12 代内可保持正常核型及端粒酶活性。经细胞周期分析，体外培养的 BMSCs 绝大多数处于 G_0/G_1 期，只有少数处于 $S+G_2+M$ 期，表明 BMSCs 具有较强的增殖潜能。同样的培养条件下 BMSCs 的生长曲线明显高于成骨细胞的生长曲线。透射电镜下可观察到 BMSCs 具有丰富的线粒体、核糖体、粗面内质网、高尔基体等，这些是其具有较强自我增殖能力的物质基础。

BMSCs的不断自我更新依赖于有丝分裂原的存在，目前已用于培养BMSCs的有丝分裂原包括血小板源性生长因子（platelet-derived growth factor，PDGF）、表皮生长因子（epidermal growth factor，EGF）、碱性成纤维细胞生长因子（basic fibroblast growth factor，bFGF）、β-转化生长因子（transforming growth factor-β，TGF-β）和胰岛素样生长因子（insulin-like growth factor，IGF）等。Sanchez-Romos等发现EGF是骨髓基质细胞的主要促增殖剂，可使细胞保持增殖和处于未分化状态。bFGF主要作为EGF的辅助增殖剂，与之共同作用促进骨髓基质细胞增殖。Reyes等用EGF和PDGF-B培养人骨髓中胚层祖细胞（marrow mesodermal progenitor cell，MPC），体外扩增50倍而没有明显分化和衰老的迹象。Worster等发现，TGF-β可促进马骨髓基质细胞的增殖速度并较长期的保持其生物学活性。Guo等的实验研究显示，骨髓基质细胞对多种细胞因子的增殖反应性不同，肿瘤坏死因子α（tumor necrosis factor，TNF-α，40 ng/ml）、重组人干扰素-γ（interferon-γ，IFN-γ，1000U/ml）、干细胞因子（stem cell factor，SCF，50ng/ml）和IGF-I（100ng/ml）可明显促进细胞增殖。

BMSCs具有较强的自我增殖能力，在基因治疗时可以提供大量的靶细胞，且可减少或避免多次移植手术。目前尚不清楚BMSCs的自我增殖机制，Notch家族基因受体的配体通过信号转导途径能可能参与调节干细胞的增殖及维持干细胞的未分化。

（二）多向分化潜能

Friedenstein及其合作者早在1987年就首次提出骨髓间充质干细胞具有多向分化潜能，在适宜的条件下骨髓间充质干细胞可分化为骨细胞、软骨细胞、脂肪细胞、肌肉细胞等终末分化细胞。研究发现，在体外不同分化条件的诱导下，BMSCs具有向神经、血管内皮细胞、肝细胞、肾脏细胞、胰岛细胞等分化的能力。BMSCs的这种多潜能分化特征，在经过多次传代后，有些细胞仍能保持多潜能性。

BMSCs易于外源基因的转染和表达的特性，如逆转录病毒、腺病毒可介导多种外源目的基因整合至BMSCs基因组中，且能长期稳定的表达。整合有外源基因的BMSCs回输体内后可定位于骨髓等多种组织，并能自我更新而长期存活，且可分化为相应的组织细胞；移植后可被机体良好耐受。因此，向BMSCs导入NGF、CNTF和bFGF等神经生长营养因子或NMDA-Ra受体的反义寡聚核苷酸、HT基因、GDNF基因等对神经系统疾病的治疗具有重大的应用研究价值。

（三）异质性

BMSCs的异质性主要表现在形态和表型两方面。培养条件下BMSCs形态各异：原代接种后开始显示为圆形的外观，折光性较强，细胞贴壁后开始增殖，此时细胞多为梭形，少数为圆形、多边形，细胞排列具有方向性。当形成一些较大克隆时，可以进行传代。传代以后的细胞多呈梭形和纺锤形，细胞排列具有方向性与原代相似。纺锤形细胞增殖速度较梭形细胞慢，球形细胞自我更新能力及多向分化潜能比前两者强。随着传代次数的增加，三角形、多边形细胞增多，胞质内颗粒状物质及空泡增加。

电镜下观察原代与传代BMSCs其结果相似：大部分BMSCs呈椭圆形，细胞核大，形态多样，以类圆形或椭圆形为主，可见1～2个核仁，核质比大，胞质内可见分泌小泡，胞质中含有较丰富的线粒体、核糖体、粗面内质网、高尔基体等细胞器，提示BMSCs具有较强的蛋白质合成能力，是其维持自身增殖分化、分泌多种生长因子的物质结构基础。

在培养时间较长的情况下，BMSCs表型也表现出巨大差异。有些ALP（alkaline phosphatase, ALP)阳性,有些阴性,也有些中心阳性周围阴性;有些克隆出现钙化或脂肪聚积现象,有些则形成软骨。BMSCs 的异质性可能与其多向分化能力相关。

(四) 免疫特性

主要组织相容复合体(major histocompability complex, MHC)基因为一组编码细胞表面蛋白分子或抗原的基因,它们分别编码和产生与免疫应答及免疫识别有关的蛋白分子,在机体对外来抗原的免疫应答中,T 细胞只有在识别了抗原细胞上的 MHC-Ⅰ类抗原后,才能对抗原产生免疫应答。BMSC 不表达 MHC-Ⅱ和 T 细胞共刺激因子如 B7-1、B7-2、CD40、CD40L, T 淋巴细胞对 BMSCs 的表面标志识别能力差,因而 BMSCs 易于逃避机体的免疫监视。BMSCs 的低免疫原性使得它在异体移植时产生的免疫排斥反应较轻微,为它在宿主中的生存提供了可能。

近来研究人员显示了 BMSCs 通过可溶性和细胞接触依赖性的机制,参与机体的免疫调节,主要表现在抑制 T 淋巴细胞对异体抗原或非特异性有丝分裂抗原的增殖反应及对自身多肽的激活反应。此外,BMSCs 可分泌 TGF-β、HGF 等细胞因子阻断 Thl 细胞启动的炎症反应。

虽然关于 BMSCs 可以作用于 T 细胞和 B 细胞的一些作用机理已经提出,但是结果却是不一致的。BMSCs 能抑制或刺激 T 细胞的同种异体免疫应答,显示了其 HLA(histocompatibility leukocyte antigen, HLA)的不依赖性。我们现在仍然不清楚是否 BMSCs 自然就存在了免疫调节作用或者这只是一个一般性的结果,还是细胞周期中的非特异性的干扰。

欧洲血液和骨髓移植 MSC 扩展协作组(EBMT)已经用 BMSCs 来治疗Ⅲ-Ⅳ级移植物抗宿主疾病。以现在的研究状况推断,BMSCs 具有免疫调节作用,对组织修复有影响,研究者应该在大量试验中进一步研究 BMSCs。

(五) 归巢能力

归巢是指细胞迁移或移植到其发挥功能的组织或器官。在正常动物体内,经静脉注入体内的 MSCs 一般归巢至骨髓中,但当动物损伤或发生炎症反应时,经静脉注入体内的 BMSCs 更易迁移到损伤或炎症部位。骨髓基质细胞的这种归巢现象与白细胞的迁移非常相似。最初,骨髓内皮细胞或炎症组织的内皮细胞表达的 E-选择素和 P-选择素(CD62E 和 P)相互作用,骨髓基质细胞在它们的共同作用下沿着内皮细胞滚动,到达归巢器官后,滚动停止,BMSCs 表面的趋化因子受体与内皮表面表达的化学增活剂相连接形成复合物,被激活的 VLA-4(CD49d/CD29)与之相连使该复合物更加牢固。这种紧密复合物一旦形成,结合黏附分子、钙黏素和血小板内皮细胞黏附分子-1 三者相互作用导致 BMSCs 从内皮组织渗出到骨髓的细胞外基质,在那里它们通过透明质酸、层黏蛋白、胶原和纤维结合素黏附于细胞外基质。组织损伤后释放大量的趋化因子,与骨髓间充质细胞表面的受体相结合,诱使 BMSCs 向损伤部位迁移,故炎症部位的趋化因子浓度增高是导致 BMSCs 迁移的主要原因。

三、骨髓间充质干细胞分化

BMSCs 受不同生物环境、激素、生长因子和其他因素的调节,可在体内外诱导分化成多种细胞类型。如果系统性输注 BMSCs,其后代可出现在多种组织中,包括骨、软骨、肺、脾、胸腺、骨骼肌细胞、血液细胞、神经及血管内皮细胞等。Azizi 等将人的 BMSCs 注入白化病 SD 大鼠的纹状体后，在脑内 BMSCs 有胚胎神经干细胞的特性，能够以类似星形胶质细胞的行为迁移，而且未见炎症和免疫排斥反应。Kopen 等将小鼠 BMSCs 植入新生小鼠侧脑室，12 天后发现 BMSCs 可迁移到小脑和前脑的广泛区域，分化成胶质纤维酸性蛋白(glial fibrillary acidic protein，GFAP)阳性表达的星形胶质细胞及中间神经微丝(neurofilament-M)阳性表达的神经元；而且能分化成脑皮层不同层次的细胞。这些研究结果提示 BMSCs 超越了传统上只分化为间质细胞的概念，在特定诱导条件下可以分化为外胚层来源的神经元细胞和神经胶质细胞，表现出一定的可塑性。

(一) 骨髓间充质干细胞向脂肪细胞方向分化

在细胞培养基中加入地塞米松和 1-甲基-3-异丁基黄嘌呤，可以诱导 BMSCs 向脂肪细胞方向分化(图 4-13A)。另外，胰岛素和吲哚美辛也可促进其分化。向脂肪细胞方向成功诱导分化的标志是：细胞内出现脂质小泡，表达过氧化物酶体增殖激活受体-2、脂蛋白脂酶及脂肪酶结合蛋白 aP2。

(二) 骨髓间充质干细胞向软骨诱导分化

在无血清培养体系中加入 TGF-β3 和地塞米松或抗坏血酸可诱导 BMSCs 向软骨细胞分化(图 4-13B)，同样在无血清的 DMEM 高糖培养基中加入 BMP-2 和 BMP-9 也能诱导骨髓间充质干细胞向软骨细胞分化，BMP-2 和 BMP-9 能诱导Ⅱ型胶原 mRNA 的转录。检测细胞中Ⅱ型胶原的表达，可判断骨髓间充质干细胞向软骨分化的程度。也有研究者将 BMSCs 与软骨细胞体外共培养或注入体内利用软骨微环境诱导其分化，或利用基因工程方法将主要诱导因子基因转入 BMSCs，使外源基因在一定时期内能高效表达，植入体内后能通过自分泌或旁分泌途径来表达目的诱导因子，进一步促进其分化和维持表型稳定。比如将 TGF-β1 转染 BMSCs，体外培养后接种到多聚赖氨酸包埋的聚 DL 乳酸可降解多孔材料(PDLLA)，修复同种异体兔关节软骨缺损，实验发现 TGF-β1 基因导入的 BMSCs，植入体内促进了向软骨方向分化，细胞中Ⅱ型和Ⅸ型胶原含量增加。

(三) 骨髓间充质干细胞向骨组织诱导分化

BMSCs 可以向骨组织分化。Pittenger 等人研究发现通过地塞米松、β-甘油磷酸盐和抗坏血酸盐诱导后，BMSCs 碱性磷酸酶表达逐渐增加，7 天后开始出现钙沉积(图 4-13C)。也有研究者将标记的 rhBMP-2 基因导入 BMSCs，再植回动物大腿骨缺损部位，2 个月内就观察到新骨的生成。

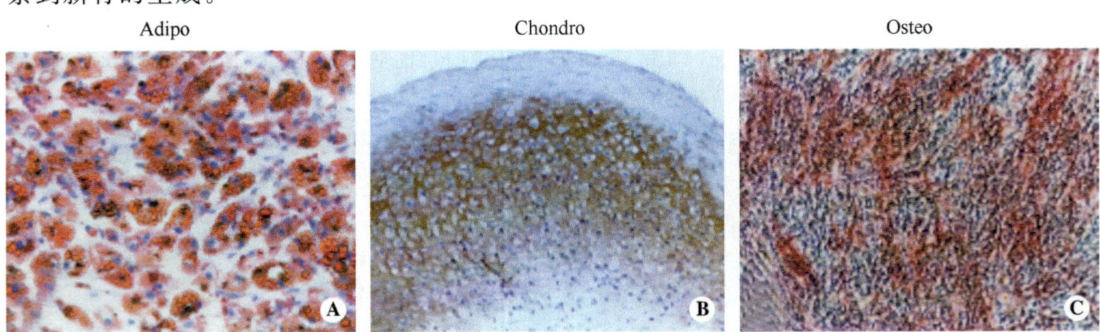

图 4-13 骨髓间充质干细胞诱导分化(引用自 Pittenger, et al. Science 1999)

A. 成脂分化；B. 成软骨分化；C. 成骨分化

（四）骨髓间充质干细胞分化为神经谱系细胞

目前关于骨髓间充质干细胞向神经细胞方向分化的研究，分成体外和体内两方面。体外研究主要集中于骨髓间充质细胞的自我更新能力和出现的神经元表型。

1. 骨髓间充质干细胞分化为神经元

2000年Woodbury等首次在体外诱导BMSCs分化为神经细胞。他们将成年大鼠和人的BMSCs经体外扩增20代后，用含胎牛血清、β-巯基乙醇（β-mercaptoethanol，β-ME）的细胞培养基分化培养，再用二甲基亚砜（dimethyl sulfoxide，DMSO）、丁羟茴醚（butylated hydroxyanisole，BHA）等诱导后，BMSCs扁平的胞体收缩，逐渐成球形，折光增强，呈典型的核周体外形，同时细胞膜突起，形成初级和次级分支，以及生长锥样的末端膨大和可能的丝足突起，诱导5小时后可检测到神经干细胞的标志蛋白-巢蛋白（Nestin）的表达，并能检测到神经细胞特异标志-神经元特异性烯醇化酶（neurone specific enolase，NSE）、神经元特异核蛋白（neuron-specific nuclear protein，NeuN）和神经丝蛋白（neurofilament，NF）的表达。再添加二甲基亚砜和丁羟茴醚后，表达NSE和NF-M的BMSCs高达80%，且在突起末端可见到生长锥的纤状伪足结构。

体外多种物质都可以使BMSCs分化为神经元和神经胶质细胞。如Bossolasco等证实BMSCs和少突胶质细胞共培养，无论直接接触与否都可以表达神经特异蛋白，并且形态改变为神经元样。Scintu等分别应用十四烷酰佛波醇乙酯（12-*O*-tetradecanoylphorbol-13-acetate，TPA）、弗司扣林（forskolin，FSK）、异丁基甲基黄嘌呤（3-isobutyl-1-methylxanthine，IBMX）、FGF-1和视黄酸、β-巯基乙醇两组不同的物质对BMSCs诱导，发现都可以诱导BMSCs分化为神经细胞，表达神经细胞标志物。Sanchez-Ramos等发现人和小鼠BMSCs在EGF或BDNF作用下表达巢蛋白及其mRNA，也表达GFAP和NeuN。将成年人和小鼠BMSCs与大鼠胚胎中脑的原代培养细胞共培养，发现4%BMSCs表达NeuN，8%BMSCs表达GFAP，但未见表达成熟神经元所有的微管相关蛋白Ⅱ（microtubule-associated protein，MAPⅡ）。

未分化的人BMSCs表达一些神经元早期特征性标记，如微管相关蛋白Ⅱ（MAPⅡ）、神经微管蛋白（neuron-specific class Ⅲ beta-tubulin，TuJ-1）、NSE和胶质细胞早期特征性标记——波形蛋白（vimentin）。用IBMX和cAMP激动剂二丁乙酰基环磷酸腺苷（dbcAMP）处理人BMSCs 6天后，约25%BMSCs变成胞体折光性很强的神经元样细胞，长突起末端可见生长锥并与未分化的BMSCs相接。Western blot方法证实诱导分化的BMSCs vimentin和NSE的表达量增加，说明提高细胞内cAMP的水平可促使BMSCs分化为神经前体细胞。

BMSCs在体内可分化成神经细胞。Kopen GC等将BMSCs注入新生鼠的侧脑室，注射后12天，BMSCs迁移至整个前脑和小脑，而且不干扰宿主脑结构。位于纹状体和海马的分子层中的一些BMSCs呈GFAP阳性，提示分化成了成熟星形胶质细胞。定居在神经元丰富的区域的BMSCs可能分化成了神经元，这些区域包括卡椰哈岛（islands of Calleja），嗅球，小脑的内颗粒层和外颗粒层及脑干的网状结构。另外，Azizi SA等将分离的人BMSCs注入鼠纹状体5～72天后，在脑切片上检测到了供体细胞。经过细胞因子处理的骨髓移植鼠与未经细胞因子处理的骨髓移植鼠相比，在颞侧皮质区骨髓源性神经元样细胞有3倍的增加，在嗅球也有近乎2倍的增加。而同样是细胞因子处理过的骨髓移植鼠，出生时即接受移植术的要比成年期再进行移植的老鼠更容易出现骨髓源性神经元样细胞。Chen Xue等把未诱导的骨髓基质细胞注入损伤的大鼠坐骨神经远端,发现这些细胞不仅能存活、迁移,还能分化为施万细胞样细胞,并能促进神经功能的恢复。

以上研究提示,BMSCs 在合适条件下可被诱导分化为神经元样细胞,成为自体移植治疗神经系统疾病的细胞来源,从而可解决神经损伤移植的种子细胞的取材困难、异体排斥及伦理方面的问题。

2. 骨髓间充质干细胞分化为施万细胞

2001 年 12 月,日本学者使用β-巯基乙醇、全反式维甲酸(all-trans retinoic acid,ATRA)、弗司扣林、碱性成纤维细胞生长因子、血小板衍生生长因子(platelet-derived growth factor,PDGF)和 Heregulin(HRG)作为诱导剂,将 BMSCs 体外诱导为施万细胞,表达 GFAP、S-100、P75 和 O4(少突胶质细胞表面抗原)。而后他们发现二甲基亚砜和丁羟茴醚作为诱导剂,也可以得到同样的效果。林巍巍运用该方法获得同样的结果(图 4-14,图 4-15,图 4-16)。

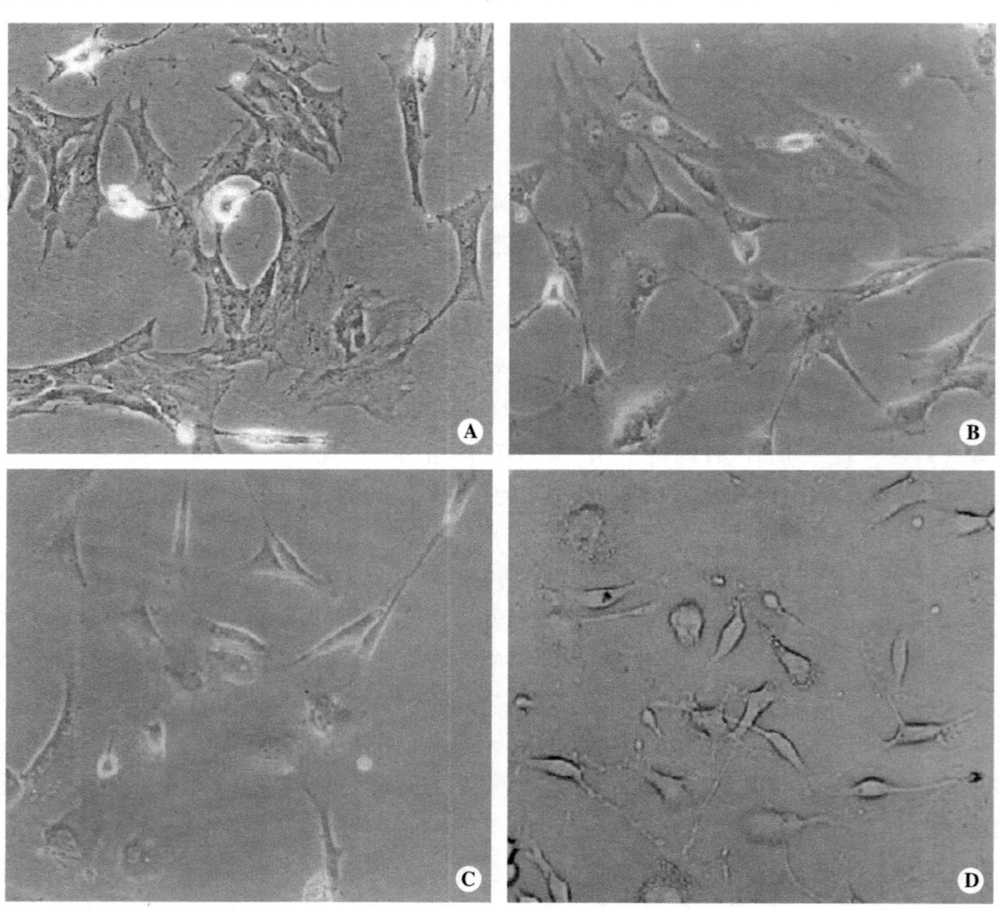

图 4-14　相差显微镜下观察分化和未分化 BMSCs 80×

A. 诱导前的 BMSCs;B. 加入β-ME,细胞收缩,立体感增强;C. ATRA 诱导 3 天后,细胞体呈纺锤形;D. FSK,bFGF,PDGFand HRG 诱导 3～6 天,细胞变成梭形,有些细胞头尾相连

2006 年 12 月,Caddick 等用胶质生长因子(glial growth factor,GGF)诱导 BMSCs 向着施万细胞谱系分化。诱导后 14 天可以看到大多数 BMSCs 的形态开始伸展变成双极纺锤形,分化后的 BMSCs 会合生长呈现出像施万细胞那样的螺旋形生长型。免疫组化和 Western blotting 显示分化的 BMSCs 表达 S100、P75 和 GFAP; 定量研究发现 S100 和 P75

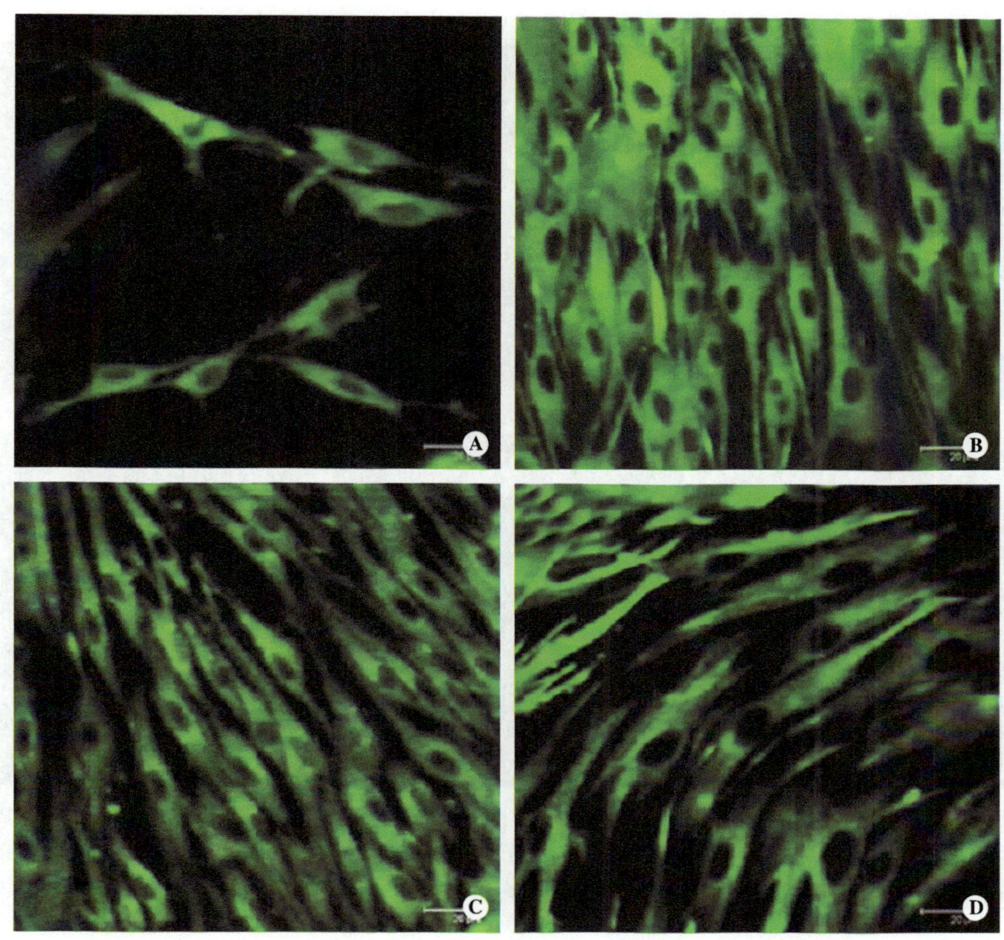

图 4-15 诱导 BMSCs 向施万细胞分化不同时间的细胞形态及 S100 表达情况

A. 诱导 3 天，有少量细胞呈 S100 阳性(绿色荧光)，并且蛋白主要位于胞质；B. 诱导 6 天后，呈 S100 阳性的细胞数增加；C. 诱导 9 天后，S100 阳性的细胞数下降，位于胞质的 S100 蛋白分布不再均匀，而是形成块状或丝状，并且开始从核周向胞质边缘迁移；D. 诱导 12～15 天后，S100 阳性的细胞数继续下降，所有的蛋白分布到胞质边缘，绿色荧光变淡，有的甚至消失

蛋白水平在 BMSCs 分化后显著的提高；还发现未分化的 BMSCs 中有 10％表达 stro-1(间质干细胞标志物)，分化后的 BMSCs 不表达 stro-1；诱导分化 14 天后有 10％的 BMSCs 表达 Nestin。进一步研究发现将 BMSCs 和初级感觉神经元共同培养，BMSCs 不仅在形态上转变为施万细胞样细胞，而且三种施万细胞标志物表达也为阳性。将分化后的 BMSCs 与背根节感觉神经元共培养，这些细胞可促进神经突出的生长，其作用甚至要优于施万细胞产生的作用。

Cuevas 采用免疫组化双标的方法表明，BMSCs 在体内损伤部位的神经细胞等产生的各种细胞因子微环境的作用下，也可以分化为施万细胞。Chen 将 Hoechst 标记的大鼠间充质干细胞移植入周围神经再生小室中，4 周后发现一部分移植的细胞表达 S100，并且参与再生神经纤维的髓鞘形成(图 4-17)。

3. 骨髓间充质干细胞可能的分化机制

影响骨髓基质细胞向神经细胞、神经胶质细胞定向分化的因素比较复杂。从细胞遗传

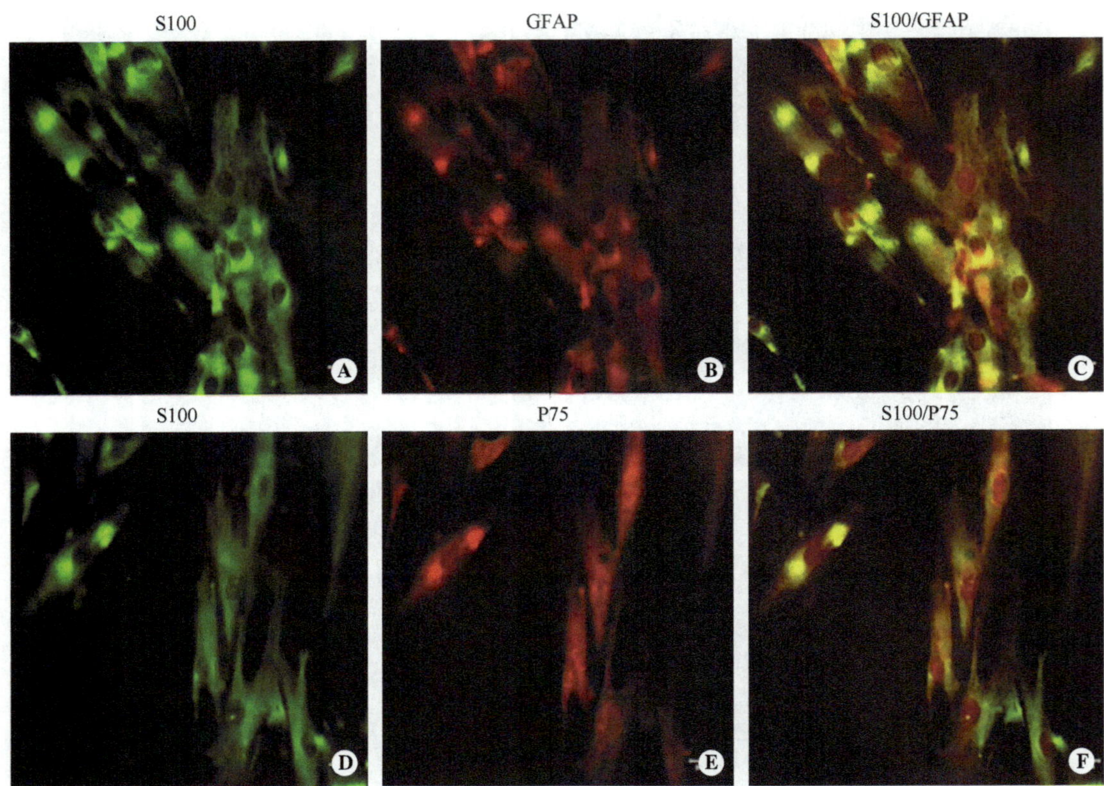

图 4-16 免疫双标检测分化的 BMSCs。诱导 6 天后一些细胞共表达 S-100 和 GFAP，或共表达 S-100 和 P75
A. S100 免疫阳性的细胞(绿色荧光)；B. GFAP 免疫阳性的细胞(红色荧光)；C. 图 A 和图 B 的叠加，黄色荧光表示共表达 S-100 和 GFAP 的细胞；D. 图 E 和图 F 的叠加，黄色荧光表示共表达 S-100 和 P75 的细胞；E. S100 免疫阳性的细胞(绿色荧光)；F. GFAP 免疫阳性的细胞(红色荧光)；

学来看，定向分化是相同基因组的细胞在不同时间、不同空间表达不同基因的结果。基因表达需一定的条件，因而有多种因素(包括培养基营养、空间结构、细胞密度、机械力量以及生长因子与细胞因子)调节影响细胞的分化。在这些因素中，神经营养因子的作用尤为关键。体外实验中人们用一些因子联合作用也能影响干细胞的增殖和分化。

Sanchez-Ramos 等建立的体外诱导骨髓基质细胞分化为神经细胞的培养体系，主要以神经营养因子为基础，含马血清、转铁蛋白、黄体酮、胎牛血清、视黄酸和腐胺等，诱导 7～14 天后，免疫荧光检测发现一些 Nestin、NeuN 和 GFAP 表达的细胞，形态表现为卵圆形或梭形短突起。其中 NeuN 阳性的细胞占 0.5%，GFAP 阳性的细胞占 1%，而骨髓基质细胞单独在仅有神经营养因子的培养体系中培养仅表达 NeuN。有研究报道将含有生长因子如表皮生长因子或脑源性神经营养因子(brain-derived neurotrophic factor，BDNF)和维 A 酸的培养基培养 BMSCs，或者将 BMSCs 与胎鼠中脑细胞共同培养，BMSCs 表达神经元的标记物 NeuN 和星形胶质细胞的标记物 GFAP。

2001 年 Dezawa 等建立骨髓基质细胞体外诱导分化为施万细胞的模型，实验中依次使用含有 β-ME、视黄酸(retinoic acid，RA)的培养基预诱导后，接着加入 Forskolin、bFGF、PDGF 和人 HRGβ1 蛋白(human heregulin-beta 1，HRG)等因子诱导 7 天，免疫荧光检测 S100、P75、硫苷脂 O4 和 GFAP，均发现有阳性的细胞。

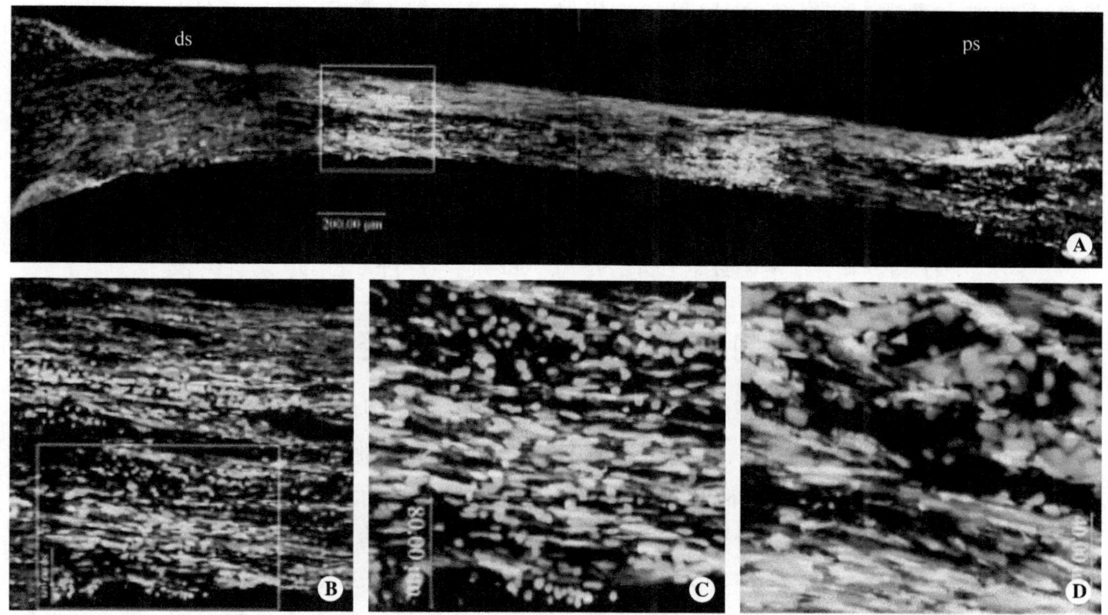

图 4-17　BMSCs 移植到坐骨神经损伤部位再生小室 4 周后的免疫组化图

移植的 BMSCs 用 Hoechst 标记细胞核，图上显示为蓝色，部分细胞呈现 S100 阳性，图上显示红色。A. ps and ds，分别是受损神经的近侧、远侧端；B. A 图中框内放大，显示一些移植的 BMSCs 参与形成再生髓鞘；C. B 图中框内放大，显示参与形成髓鞘的一些移植的 BMSCs 表达 S100 蛋白（箭头所指）；D. A 图中框内的再放大，显示 Hoechst 和 S100 双标的 BMSCs 整齐排列形成一条带

BMSCs 体外诱导分化的机制可能是：β-巯基乙醇是一种抗氧化剂，能增加细胞内 cAMP 的水平，cAMP 水平的升高可诱导 BMSCs 转化为神经祖细胞，并保持细胞处于幼稚状态。全反式视黄酸通过与细胞表面受体结合，从而发挥其促有丝分裂及促分化作用，同时可调节一些编码因子的表达，这些因子对细胞早期向神经细胞分化至关重要。视黄酸进入细胞后，首先与细胞质中视黄酸结合蛋白（cell RA binding protein，CRABP）形成复合物，然后该复合物进入核内与染色质上的受体结合，进而调控一系列基因的表达，使细胞的表型和分化方向发生转变。因此，β-ME 和 RA 可被用作激动剂，诱导骨髓基质细胞在形态和分化方面发生改变。Forskolin 为腺苷酸环化酶激活剂，可增加细胞内 cAMP 的水平，从而增加细胞对神经营养因子的应答，增加细胞的早期分裂。Heregulin 是重要的轴突源性的信号之一，是选择性地诱导神经嵴细胞向施万细胞分化最为重要的因素。bFGF 是少突胶质细胞、星形胶质细胞和施万细胞强大的致有丝分裂原，并能促进各种胶质细胞和神经元前体细胞的繁殖和分化，对神经系统的早期发育起重要作用。bFGF 和 PDGF 可与 BMSCs 细胞膜上受体结合，激活 BMSCs 中的有丝分裂激活蛋白激酶，促使其增殖、分化，还具有促使早期的神经细胞向施万细胞分化的作用。

目前对于 BMSCs 的跨系分化存在争议。PLu 等认为：所谓 BMSCs 向神经元细胞的跨系分化只不过是它在外部因素作用下的变形而已，引起变形原因：①BMSCs 细胞胞体收缩。②BMSCs 的细胞骨架解体。他们还发现在 BMSCs 诱导前后都表达 Nestin 蛋白。一些研究者认为体内实验中骨髓基质细胞跨系分化为神经胶质细胞，可能是骨髓基质细胞与神经干细胞或胚胎干细胞在体内产生融合，由融合细胞分化为神经胶质细胞，使人产生了跨系分化的误解。细胞融合是体细胞遗传发育的基础，在细胞融合的过程改变了细胞原来的特性。正是由于忽略了细胞融合，导致系别限制的概念受到了挑战，因此在任何假定的跨系分化中必须检查供体和受体细胞的标记。在实验中发现细胞融合的频率非常低，尚不能够解释迄今为止实验中的转分化现象。综上所述，骨髓基质细胞跨系分化为神经组织细胞仍存在质疑，究竟跨系分化是细胞融合带来的误解还是确实存在，尚需进一步的研究才可得出正确的结论。

第 4 节 骨髓间充质干细胞与神经损伤修复

一、骨髓间充质干细胞与中枢神经损伤修复

骨髓间充质干细胞（BMSCs）由于其具有多向分化潜能，加之取材方便且对机体无害，尤其是可做自体移植，因而被认为是进行移植治疗的理想细胞。在 EGF 或 BDNF 条件下培养，BMSCs 可诱导分化成为神经细胞，表达神经前体细胞标记 Nestin，也表达星形胶质细胞特异性蛋白 GFAP 和神经元特异性核蛋白 NeuN；与胚胎中脑或纹状体细胞混合培养时，一部分 BMSCs 分化成为神经元和神经胶质，分别表达 Neu N 和 GFAP。初步研究表明：神经损伤部位移植入 BMSCs，移植细胞可长期存活并良好整合入受损组织，而且可见轴突在移植物中生长。这些特点使 MSCs 成为极具吸引力的候选细胞以用于神经损伤的临床基因治疗。

骨髓间充质干细胞在中枢神经损伤修复方面的应用研究已有大量报道。目前的研究主要集中于细胞移植、构建组织工程材料等几个方面。

（一）骨髓间充质干细胞直接移植

骨髓间充质干细胞直接移植是指将细胞直接注射到损伤部位或经尾静脉注射来进行移植的一种方法。近 10 年来，各国科学家就此做了很多研究，并取得了很大成果。

Li 等首先建立鼠栓塞性大脑中动脉闭塞（MCAo）模型，4 天后在纹状体内注射 BMSCs，28 天后处死动物，发现供体的 BMSCs 在脑内存活，主要位于损伤半球的同侧，并且能够迁移到距注射部位 2.2mm 处，其中部分细胞表达 NeuN，部分细胞表达 GFAP，表明 BMSCs 在体内已分化为神经元和胶质细胞。该实验还发现移植了 BMSCs 的脑缺血区域的、凋亡细胞数量降低，BDNF，NGF 含量明显增加，脑室下区可见细胞增生，实验组的神经功能恢复情况明显好于对照组。

这个实验被 zhao 等进一步验证，他们将人的 BMSCs 直接注入大鼠脑梗死灶周围的皮质内，也得到相似结果，但移植细胞的形态仅为有少量突触的圆形细胞，梗死面积也未减少。形态学和三维影像学分析结果显示，增大的薄壁血管和新生毛细血管的数量增加。目前认为，缺血区神经营养因子的增加、凋亡下降、细胞增生以及新生血管形成可能是缺血鼠神经功能恢复的主要原因。Chen 等将骨髓间质干细胞移植到脑缺血的大鼠模型脑内，在移植前后对大鼠进行了旋转运动测试和改良的神经系统疾病严重程度评分（modified neurological severity score，mNSS）。结果发现细胞移植组动物的运动与躯体感觉明显恢复，mNSS 较对照组明显改善。另外，他们在鼠大脑中动脉闭塞 2 小时后，将 BMSCs 经静脉途径输入体内，发现输入 BMSCs 的实验组，其神经功能恢复指标如躯体感觉 NSS 计分都好于对照组。经静脉注射的 BMSCs 干细胞可以迁移至大脑，聚集在缺血半球的同侧，一些细胞已表达神经元特有的蛋白标记。他们比较了脑内注射和静脉输入

MSCs入MCAo模型的做法,结果发现脑内注射BMSCs这条途径对治疗脑缺血更为有效。同时还发现,如果在植入前用含有神经生长因子(NGF)的培养基培养BMSCs的疗效会更好。这一发现表明了骨髓间质干细胞移植用于治疗缺血性脑损伤也是有效的和可行的。2001年,Mahmood等将体外培养的经BrdU标记的大鼠BMSCs经尾静脉注射移植到创伤性脑损伤(traumatic brain injury, TBI)雌性大鼠模型中,检测移植后的BMSCs体内分化,结果显示在大鼠脑组织发现BrdU标记的BMSCs,其中部分细胞表达神经元标志NeuN,部分细胞呈神经胶质细胞的特异性标志物GFAP阳性,表明BMSCs在体内能够分化为神经元和神经胶质细胞。利用旋转运动测试和神经系统疾病严重程度评分(NSS)来评估大鼠的神经功能,结果表明BMSCs移植组的大鼠的运动功能和神经功能缺损与对照组相比有明显的改善。

在此基础上,2003年,Mahmood等将体外培养的人骨髓间质干细胞(hBMSCs)移植到TBI大鼠模型体内,结果发现移植的人BMSCs可以迁移到脑组织内,并且多数细胞聚集在损伤脑组织的周围,部分移植的细胞还表达神经元和神经胶质细胞的特异性标志物,表明hBMSCs在大鼠体内能够存活并能向神经组织分化,且明显改善TBI大鼠的神经功能。

Lu等经颈内动脉注射BrdU标记的BMSCs到TBI模型的大鼠脑内,结果显示BrdU阳性细胞能迁移至脑内,聚集在损伤灶的边缘、胼胝体和大脑半球。免疫组化染色显示部分细胞表达MAP-2、NeuN和GFAP,同时功能学结果表明大鼠的神经功能障碍也有明显改善。他们的研究还发现若在细胞移植前在培养液中加入NGF和BDNF培养一段时间后再进行移植,可以促进BMSCs向颅内迁移,还可以促进细胞表达MAP-2。Mahmood等的研究进一步验证了这个结果,他们移植经NGF和BDNF作用的BMSCs修复TBI的大鼠。并设立不加NGF和BDNF的对照组。结果发现两组都可以改善神经功能缺损,但NGF和BDNF组改善较明显,提示在BMSCs移植后神经生长因子对于神经功能改善可能起着重要的作用。

BMSCs也用于脊髓损伤后的功能修复的研究。Akiyama等建立了脊髓后索局部脱髓鞘损伤模型来观察BMSCs的修复作用,他们以40Grays表面剂量的X线局部照射12周龄Wistar大鼠T_{10}水平脊髓尾端,并于照射3天后行T_{11}椎板切除术,背侧注射溴化乙啶(EB)造成脊髓后索局部脱髓鞘损伤,这一模型在脊髓损伤后6～8周不会有内源性修复。EB注射后3天,再将GFP阳性表达且培养2周的BMSCs注入损伤区,3周后观察到相对广泛的髓鞘再生。Koda等以压迫法造成小鼠T_8节段脊髓损伤模型,7天后再将从GFP转基因小鼠骨髓中提取的造血干细胞(HSC)与BMSCs分别注入损伤区,对照组注入PBS。移植3周、5周后,分别进行后肢运动功能评分,结果显示HSC组和BMSCs组后肢功能均较PBS组显著恢复,HSC组与BMSCs组之间后肢功能恢复无显著性差异,表明HSC和BMSCs都有修复损伤脊髓促进功能恢复的潜能。免疫组化检测结果显示在HSC组,部分GFP阳性细胞表达神经胶质标记物,在BMSCs组,观察到许多GFP与纤维结合素双阳性细胞。

Vaquero等采用重物打击法制造大鼠严重脊髓损伤模型,所有大鼠均在损伤后发生截瘫,直到3个月后仍无功能恢复迹象。此时,分别经原造模切口重新切开向创伤后脊髓空洞(损伤区内移植组)或经尾静脉插入导管(静脉内移植组)注入经双苯酰亚胺标记的BMSCs,并注入等量PBS的大鼠作为对照组。移植后每日行为学测试,记录BBB评分，采用冷喷雾法每月评定尾部与后肢敏感度。移植后 6 个月处死动物取损伤段脊髓。结果表明，对照组无功能恢复也无小腿肌肉量的改善。静脉内移植组 3 个月后截瘫鼠显示出运动功能恢复迹象，但这一恢复很快进入平台期，治疗 6 个月后，BBB 评分仅为(0.8±0.4)分，后肢敏感度评分(0.7±0.4)分。而损伤区内移植组的截瘫鼠从移植后 15 天即显示明显递增的运动功能恢复，直到移植 6 个月被处死时仍未进入平台期，此时的 BBB 评分为(12.8±1.3)分，该组动物亦在 BMSCs 注射后 1 个月表现出递增的后肢敏感度。组织学检测表明，对照组与静脉内移植组均有严重脊髓损伤的典型组织表现，而在损伤区内移植组，囊状脊髓空洞由神经丝蛋白表达阳性的纤维组织束部分填充桥接，并在该区域发现双苯酰亚胺标记的细胞，表明损伤内部移植的 BMSCs 可长期存在，有些细胞还表现明显的神经元形态。

Wang 等还将 BMSCs 植入由 MPTP(1-甲基-4-苯基-1, 2, 3, 6-四氢吡啶)诱导的帕金森病 C57BL/6 小鼠的纹状体中，发现 BMSCs 不但能存活，还能表达酪氨酸羟化酶(TH)，而且小鼠的运动功能也有恢复。

(二) 骨髓间充质干细胞诱导后移植

Deng 等将经 bFGF 预诱导和丹参酮诱导的第 5～10 代恒河猴 BMSCs 注入经脊髓冲击损伤 2 周后恒河猴的脊髓损伤区，分别进行感觉测试和改良 Tarlov 等级评分。90 天后处死动物，取脊髓标本行组织学检测及真蓝氧化物逆行性示踪研究。结果显示所有移植治疗组的动物双侧均恢复正常疼痛退缩反射；而对照组仅有 1 只动物有轻微感觉反应。移植后 2～3 个月，实验组几乎所有动物恢复到 Tarlov2～3 级；对照组动物无功能恢复，且发生褥疮、泌尿系统感染、营养不良等并发症，并在 4～5 周后开始死亡。表明诱导后的 BMSCs 移植促进了恒河猴脊髓损伤的功能恢复。逆行性示踪研究亦发现真蓝氧化物出现在吻侧端胸髓、红核与感觉-运动皮质中，表明诱导后 BMSCs 移植可能促进了轴突通道的重建。Kamada 等采用完全切除大鼠 T_7 节段脊髓法造成脊髓缺损模型。将 BMSCs 在体外诱导分化为施万细胞(Schwann cell, SCs)后，分别以基质胶(matrigel)和 BMSC 诱导分化的 SCs 的混合物(BMSC-SC 组)或单独使用基质胶填充(MG 组)的直径 2mm、长 5mm 的超滤性膜管移植入该间隙。6 周后，肉眼检查发现 BMSC-SC 组移植物良好整合入宿主脊髓，免疫组化结果显示其神经微丝和酪氨酸羟化酶免疫反应阳性的神经纤维数量显著高于 MG 组，并且在 BMSC-SC 组可以观察到显著的后肢功能恢复。两组均未观察到肿瘤形成，表明 BMSC-SCs 移植对脊髓损伤是一种潜在有效的治疗方法。

(三) 骨髓间充质干细胞作为基因载体

BMSCs 不仅具有多向分化潜能，且易于外源基因的转染和表达，如逆转录病毒、腺病毒可介导多种外源目的基因整合至 BMSCs 基因组中，并可长期稳定地表达，回输体内后可定位于骨髓等多种组织，通过自我更新而长期存活，并分化为相应的组织细胞；且移植后植入反应较弱并可被机体良好耐受。

Park 等将多巴胺能神经营养因子——胶质细胞源性神经营养因子(GDNF)的基因转入到雄性鼠的 BMSCs 中，然后将此细胞采用静脉内输注的办法植入到健康的雌性鼠体内，8 周后建立 MPTP 诱导的 PD 模型，观察转入 GDNF 基因后的 BMSCs 对黑质细胞的保护作用，发现小鼠脑中存在来源于 BMSCs 的 GDNF 阳性细胞，而且 8 周时黑质和纹状体中 TH 免疫阳性的黑质神经元细胞数较未移植组明显增加，10 周时运动行为也有改善。

Schwarz 等运用基因工程技术将酪氨酸羟化酶(TH)和三磷酸鸟甘酸(GTP)水解酶Ⅰ的基因转染体外纯化的 BMSCs 中,将此细胞移植到帕金森病的兔模型纹状体,用微量渗析法在动物体内去神经支配纹状体中能检测到左旋多巴(L-DOPA)及其代谢物,而且发现这些被转入的基因能够在体内持续表达 9 天,BMSCs 在体内存活达 87 天。

Tuszynski 于一侧大脑中动脉闭塞的大鼠模型基础上,将葡萄糖转运蛋白体基因转入神经元 HSV 载体,发现对纹状体有部分保护作用,给大脑中动脉闭塞的模型大鼠脑室内注射 NMDA-Ra 受体的反义寡聚核苷酸,可使梗死范围缩小。

这些实例表明基因修饰后的 BMSCs 能够在脑内存活,并激活和表达基因产物。因此,将 BMSCs 导入 NGF、CNTF 和 bFGF 的神经生长营养因子及 NMDA-Ra 受体的反义寡聚核苷酸、TH 基因、GDNF 基因等对相关神经系统疾病的治疗具有较大的价值。

(四)骨髓间充质干细胞作用于中枢神经损伤的临床研究

Rosenfeld 和 Gillett 提出临床使用干细胞治疗脊髓损伤涉及到的问题包括:病例选择、安慰剂效应、应用干细胞技术的压力,对患者的长期风险、并认为在应用于脊髓损伤患者之前,细胞移植的实验依据首先应该健全可靠。实际上,由于严格的审核制度,临床应用 BMSCs 治疗脊髓损伤报道极少。到目前为止,两个临床研究已经证明这种治疗方法的安全性和急性损伤病人的部分功能恢复。

Moviglia 等报道了以 BMSCs 转分化为神经干细胞(neural stem cells, NSCs)后注射治疗 2 例慢性脊髓损伤患者的初步临床结果。其方法为将 BMSCs 与患者自体免疫 T 细胞(AT 细胞)共同培养,以转分化为 NSCs。移植前 48 小时患者接受第 1 次注射,即经静脉注射 $5\times10^{8}\sim1\times10^{9}$ 个 AT 细胞。48 小时后,接受第 2 次注射,即经损伤区供血动脉注入转分化的 NSCs。从第 1 次注射直到第 2 次注射后 96 小时,每日均进行安全评估。第 2 次注射后,患者开始接受 Vojta 和 Bobath 神经康复程序。(Vojta 法,又称诱导疗法,是利用诱发带的压迫刺激,诱导产生反射性移动运动,通过这种移动运动反复规则的出现,促进正常反射通路和运动,抑制异常反射通路和运动,达到治疗目的。Bobath 法,又称神经发育疗法,根据神经发育顺序,利用抑制促通,叩击手技,抑制异常姿势和运动模式,训练过程需要把握整体,使头、颈、躯干、骨盆控制在中心位后进行四肢的运动,尽量引导患者主动运动,以发挥最佳效果。)

第 1 例患者为 19 岁男性,T_8 节段截瘫,感觉平面为 T_6。他接受了 2 次 AT-NSC 治疗及 6 个月的神经康复,运动恢复至 S_1 节段,感觉水平恢复至 S_4 节段。第 2 例患者为 21 岁女性,$C_3\sim C_5$ 损伤,第 1 次治疗前,有四肢瘫,感觉平面为 C_2。治疗 3 个月后,运动和感觉平面恢复至 $T_1\sim T_2$。2 例患者均未出现不良反应。

Mazzini 等在 7 个前侧索硬化的患者中评估了自体骨髓间充质干细胞移植的安全性和可行性。细胞在体外培养扩增后,悬浮在自体的脑脊液中,然后直接注射到外科手术暴露的脊髓 $T_7\sim T_9$ 节段。患者没有不良反应,同时研究者发现移植 BMSCs 24 个月后 7 个患者中有 4 个患者的临床效果明显,其最大肺活量衰减速度降低。

二、骨髓间充质干细胞与周围神经损伤修复

骨髓间充质干细胞治疗神经系统疾病,最初的研究集中在中枢神经系统脑与脊髓的研究中,随着发现 BMSCs 可以在体内外诱导分化为施万细胞后,人们尝试着把 BMSCs 用于周围神经损伤修复。骨髓间充质干细胞应用于周围神经系统的病损主要有直接细胞移植、

构建人工组织工程神经移植两种方法。

（一）直接细胞移植

2002 年 10 月，Cuevas 等将体外培养的经 BrdU 标记的大鼠 BMSCs 注射入大鼠坐骨神经 5mm 缺损的远侧端，分别于术后 18 和 33 天检测，足迹实验显示大鼠术侧后肢的运动功能相对于只注射了培养基的对照组有了明显的改善。免疫荧光双标显示 BrdU 标记的细胞在术后至少存活了 33 天，并且有将近 5％的细胞呈现了施万细胞的表型 S100 阳性。2004 年，他们又用同样的方法研究了移植 BMSCs 180 天后的大鼠后肢恢复情况，发现其对于术后的长期恢复仍然具有促进作用。

（二）人工组织工程神经移植

2004 年 11 月，Mimura 等通过逆转录病毒将绿色荧光蛋白转染入 BMSCs，体外将其诱导为施万细胞，然后将其混悬于基质胶-呋喃唑酮-中空纤维管中移植入坐骨神经 10mm 缺损的成年大鼠体内，术后 3 周用激光共聚焦和免疫电镜观察 GFP 阳性细胞，发现这种细胞参与了朗飞结和髓鞘的重建。移植后 6 个月，实验组的运动神经传导速度（MNCV）和坐骨神经功能指数（SFI）得到了显著地改善，再生轴突的数量有明显提高。免疫组化显示标记细胞表达周围髓鞘蛋白（P0）、髓鞘相关糖蛋白（MGP）、神经丝蛋白（NF）和囊状乙酰胆碱转运体（vesicular acetylcholine transpoter，Vacht）。

2004 年，Tohill 等将成年大鼠的 BMSCs 分离培养并暴露于胶质细胞生长因子（glial growth factor，GGF）中刺激其向胶质细胞分化，免疫细胞化学检测其表达 S100 和 GFAP，随后将分化后的 BMSCs 用 GFP 逆转录病毒标记并且移植入 10mm 大鼠坐骨神经导管中，术后 15 天可以检测到导管中有轴突和施万细胞的再生以及 BMSCs 的整合，并且 BMSCs 维持了 S100 的表达。同时比较了 GGF 诱导分化而成的施万细胞与未经诱导的骨髓间充干细胞修复大鼠坐骨神经损伤，认为诱导后的细胞效果较好。

2005 年 7 月，Choi 等将体外培养的 BMSCs 用胶原胶包埋后填入静脉导管桥接兔 15mm 腓神经缺损，术后 3 个月发现再生组织中有髓神经纤维的数量和直径显著高于只用胶原胶单纯静脉桥接组。另外将 BMSCs 植入硅胶、甲壳质、PLGA 等人工材料的导管中构建人工神经，也取得了一定的效果。

2006 年 2 月，Chen 等取成年大鼠的 BMSCs 进行体外培养、扩增。免疫细胞化学鉴定发现大部分 BMSCs 表现为 CD90（＋），而 CD11b 和 CD45（－）。随后将 BMSCs 用荧光素 Hoechst33342 标记后移植入硅胶管桥接的大鼠坐骨神经再生小室中。术后 4 周显示，一些 BMSCs 分化为表达 S100 的施万细胞样细胞，并伴随有再生神经纤维的髓鞘形成。

2006 年 4 月，Lopes 等使用填充了含有 BMSCs 的 DMEM 的可吸收胶原导管桥接小鼠坐骨神经 3mm 缺损。术后 2、4、6 周通过测量足迹的长度发现小鼠运动功能的恢复要快于只填充了 DMEM 的对照组；再生神经中的有髓神经纤维的数量、髓鞘的面积也有显著地增加。

2006 年 6 月，Hou 等先在体外将 BMSCs 诱导分化为表达 S100 和 GFAP 的施万细胞样细胞，然后将分化后的 BMSCs 与包被有细胞外基质胶的聚乳酸乙醇酸（PLGA）丝共培养，再将它们插入 PLGA 导管中来桥接大鼠坐骨神经 10mm 损伤。术后 3 个月显示，移植组在组织学上具有较完整的再生神经结构；复合肌动作电位（CMAP）的波幅、MNCV、SFI、再生神经组织百分比、有髓神经纤维密度、轴突平均直径、髓鞘厚度等参数均高于未移植

BMSCs 的对照组,并在神经移植物远侧可看到大量 S100 和 NF 阳性的神经纤维。

2006 年 11 月,Keilhoff 等使用细胞因子鸡尾酒法将大鼠 BMSCs 转分化为成鞘细胞,转分化后的 BMSCs 高表达 NGF 低亲和力受体、Krox20(一种转录因子基因)和 CD104,而低表达骨形态发生蛋白(BMP)受体-1A。随后,在体外分别将转分化和未分化的 BMSCs 与 PC12 细胞(一种正常的无髓鞘细胞)共培养 14 天后,结果显示转分化的 BMSCs 能够形成髓鞘,而未分化的 BMSCs 则不能。分别将转分化和未分化的 BMSCs 移植入自体肌肉导管来桥接大鼠 20mm 坐骨神经缺损。移植后 6 周,转分化的 BMSCs 移植组有一定程度的髓鞘形成,而未分化的 BMSCs 移植组仍然表现为髓鞘缺失状态。

2006 年 12 月,吴坚等利用自体骨髓基质细胞与壳聚糖导管加聚乙醇酸纤维构建的组织工程化神经桥接毕格犬坐骨神 50mm 长距离缺损。术后 6 月,毕格犬术肢承重能力较好,行走、奔跑或上下楼梯时两后肢比较协调;电生理学检测 CMAP 波幅和 MNCV 均有一定的恢复;神经三色染色可见大量再生的有髓神经纤维;肌肉 MASSON 三色染色可见靶肌肉-腓肠肌恢复较好,胶原纤维增生少。

2007 年 1 月,Chen 等将体外培养的 BMSCs 混悬于明胶中与硅胶管一起移植入大鼠坐骨神经 15mm 缺损模型,与只混合了明胶的对照组相比,实验组大鼠的行走行为得到改善,CMAP 波幅降低,并有大量的再生轴突。BMSCs 在体外和体内均合成和分泌了 NGF、睫状神经营养因子(CNTF)、BDNF、胶质源性神经营养因子(GDNF)以及Ⅰ型、Ⅳ型胶原、纤维连接素、层粘连蛋白等细胞外基质。移植后,神经再生过程的早期和晚期都伴随有神经营养因子的高表达。

2007 年 1 月,Hu 等在同种异体无细胞神经中植入 BMSCs 修复恒河猴尺神经 40mm 缺损,实验表明植入 BMSCs 组修复效果与植入施万细胞组和自体神经组修复效果相当,首次提出 BMSCs 可以修复灵长类动物周围神经缺损。

(三) 骨髓间充质干细胞移植及移植成功的观察指标

"人工神经"用于移植前,种子细胞与支架材料应该很好地整合。将骨髓间充质干细胞植入神经导管的方法有两种。一种是将细胞加入基质胶或其他悬浮液后通过显微注射的方法植入神经导管。另一种是将神经导管放入细胞的培养体系中进行联合培养,细胞迁移到神经导管内。2001 年,Dezawa 等将 BMSCs 诱导分化的施万细胞样细胞移植至神经断端,首先证实了 BMSCs 具有促神经再生能力。继之,Mimura 等用同法修复 12mm 的大鼠坐骨神经缺损,6 个月后移植细胞不仅表达髓鞘相关糖蛋白,而且形成髓鞘和周围神经特征性的郎飞氏结。考虑到 BMSCs 有分化为肿瘤细胞的潜能,该学者也对移植后的安全性进行了考察,结果并未发现肿瘤形成。2006 年,有人用 BMSCs 诱导分化的施万细胞样细胞联合聚乳酸-聚羟基乙酸共聚物(PLGA)修复 10mm 的大鼠坐骨神经缺损,也得到较为满意的修复效果。与此同时,直接移植未分化的 BMSCs 来修复周围神经缺损也取得了很大进展。将 BrdU 预标记的 BMSCs 注射至离断的坐骨神经的远端,有 5%的移植细胞最终表现出施万细胞样形态,S100 呈阳性。同时远期观察发现 BMSCs 能够显著促进周围神经再生,其不仅能够修复长距离的周围神经缺损,而且能够促进再生神经内功能性血管网的重建。

(四) 临床研究

细胞移植修复周围神经损伤已取得很大进展,但是目前的研究多限于动物实验,离实际临床应用尚有一定距离。

2006 年 Caylan 报道了第 1 例 BMSCs 修复周围神经损伤的临床应用。一位 20 岁的女性中耳炎患者,在手术过程中医源性损伤了面神经,造成 8～10mm 的缺损,术中自体神经移植,术后 42 天取自体 BMSCs 移植到损伤局部,患者 House-Brackmann 分级在 1 周内由Ⅵ级恢复到Ⅳ级,15 个月内恢复到Ⅲ级。

三、骨髓间充质干细胞修复神经系统损伤的可能机制

目前,关于骨髓间充质干细胞修复中枢神经系统损伤的机制仍然是研究者们争论的热点,总结有以下几种可能。

(一) 细胞替代

细胞替代是指移植入的细胞取代退化或损伤的神经细胞或其他细胞,理论上这些细胞会存活,并且融入内源性神经网络,并导致显著的功能改善。

BMSCs 有多潜能分化能力,在体外可以分化为成骨细胞、软骨细胞、脂肪细胞,以及肝细胞和心肌细胞,在合适的条件下还可以跨胚层诱导分化为神经元和神经胶质细胞。BMSCs 有迁移能力,在损伤部位"信号"的作用下,能向损伤部位迁移并聚集。

BMSCs 移植后,迁移至损伤的脑组织区域,并能在特定的微环境下分化成神经元和神经胶质细胞,从而取代退化或损伤的神经细胞,弥补损伤造成的中枢神经系统的结构和功能缺损,完成神经损伤与修复。但是,目前并没有证据表明移植的 BMSCs 分化后能与其他神经元形成联系进而整合入宿主神经系统,这些还必须通过实验进一步证明。

(二) 营养因子分泌

研究表明 BMSCs 能够合成细胞外基质,包括Ⅰ型、Ⅱ型胶原蛋白(collagen),纤维连接蛋白(fibronectin)和层黏连蛋白(laminin)及分泌多种细胞因子如各种神经生长因子,骨形成蛋白(bone morphogenetic protein,BMP)及造血调节因子等。BMSCs 移植后,可以增加损伤部位生长因子的表达,使宿主脑组织内的 NGF、BDNF、GDNF、bFGF 含量明显增加。这些神经营养和保护因子可通过不同的机制起着神经保护的作用,减少神经细胞的凋亡,促进轴突再生,同时各种胞外基质有利于轴突迁移,并且改善适宜的微环境以促进神经组织的修复和功能重建。研究提示,移植后的 BMSCs 在脑内能存活和分化,但分化成神经组织的细胞数量较少,仅有 6%的细胞向神经元方向分化,而 13%的细胞分化为神经胶质细胞。这就提示了在 BMSCs 移植治疗中,神经营养和保护因子的作用可能远比 BMSCs 分化成神经组织以形成细胞替代的作用占有更重要的地位。此外 BMSCs 可能为损伤脑组织提供了某种促分化因子,促进了宿主脑组织内的神经干细胞和前体细胞的增殖、迁移、分化和成熟,生成新的神经元和胶质细胞,进而促进神经功能的改善。

2006 年,Crigler 等通过 PCR 筛选人 BMSCs 亚群 c-DNA 文库、酶联免疫吸附反应和免疫染色等方法发现,人 BMSCs 亚群能够表达 BDNF 和 β-NGF 而不是神经营养素-3(NT-3)和 NT-4。基因表达系列分析显示人 BMSCs 表达多种神经调节因子,如轴突导向分子、神经细胞黏附分子、神经突诱导分子和神经递质受体。体外联合培养显示人 BMSCs 亚群能够促进 SH-SY5Y 成神经瘤细胞的存活和背根节神经突起的生长。王洁等将大鼠骨髓基质细胞与新生大鼠背根神经节联合培养后发现背根神经节感觉神经元活力增加,神经突起增长,说明 BMSCs 具有促进神经元生长的生物学特性(图 4-18,图 4-19)。

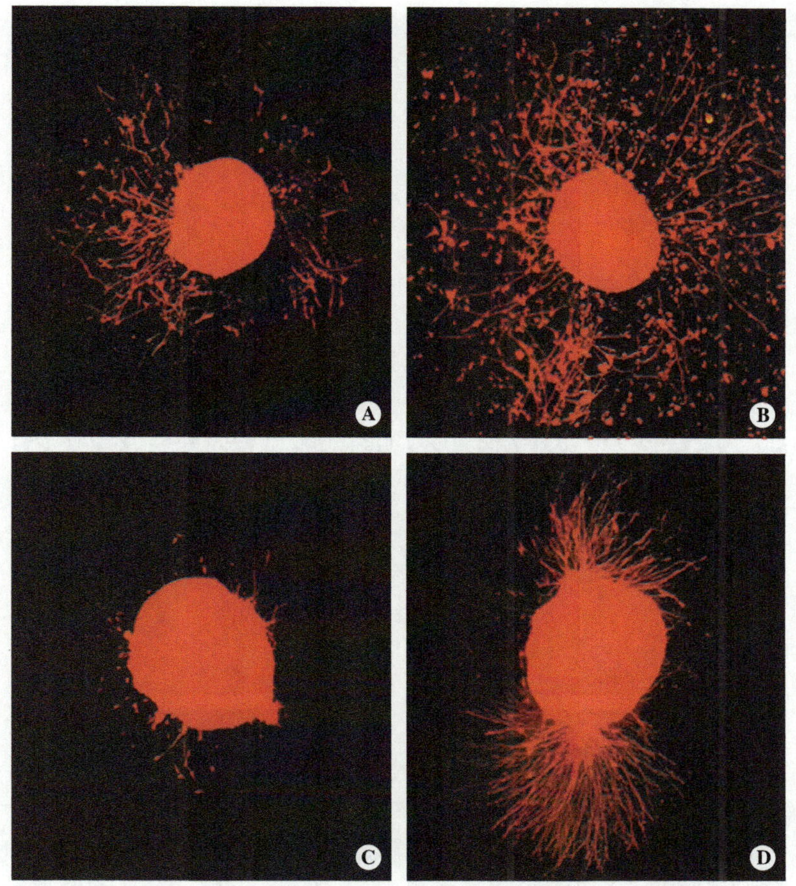

图4-18　大鼠BMSCs与背根神经节植块联合培养2d,NF-H免疫荧光染色观察

A. 血红细胞与背根神经节植块的直接联合培养(对照组);B. BMSCs与背根神经节植块的直接联合培养;C. 含1%FBS的IMDM培养基培养的大鼠背根神经节(对照组);D. BMSCs条件培养基培养的大鼠背根神经节

(三)免疫调节

最近的证据清楚地表明免疫调节在神经损伤的发病机制中也发挥了巨大作用。在正常情况下,星形胶质细胞和神经元表现出不同的神经营养、分化和保护作用,其中星形胶质细胞对氧化应激有一个基本的保护作用。损伤后,激活的星形胶质细胞和小胶质细胞有可能成为功能失调和过表达各种细胞毒性的原因,最终导致多巴胺神经元死亡。事实上,积累了超过20年的证据已明确表明,激活小胶质细胞所释放得炎症和神经毒性的因子是神经元损害的主要因素。这些因子包括炎性细胞因子、肿瘤坏死因子α(TNF-α)及白细胞介素1,活性氮、蛋白酶、活性氧、和兴奋性氨基酸等。

BMSCs能够分泌IL-7、IL-8、集落刺激因子等。研究者认为骨髓间充质干细胞无论在体内还是体外都有免疫抑制作用。移植的BMSCs面对外源性的炎症环境,可诱发免疫调节过程,限制了局部炎症,同时提高它们自身的生存。该行为存在的机制可能包括分泌的可溶性因素,创造一种免疫抑制剂氛围。另外,BMSCs可能会减少通过血液传播的炎性细胞渗透,这个结论已被BMSCs移植到多发性硬化症(MS)动物模型的相关有益作用的实验证明,认为BMSCs可能改变炎症的环境和促进局部复苏。当然,还需要进一步地研究以确定BMSCs移植对其确切的影响。

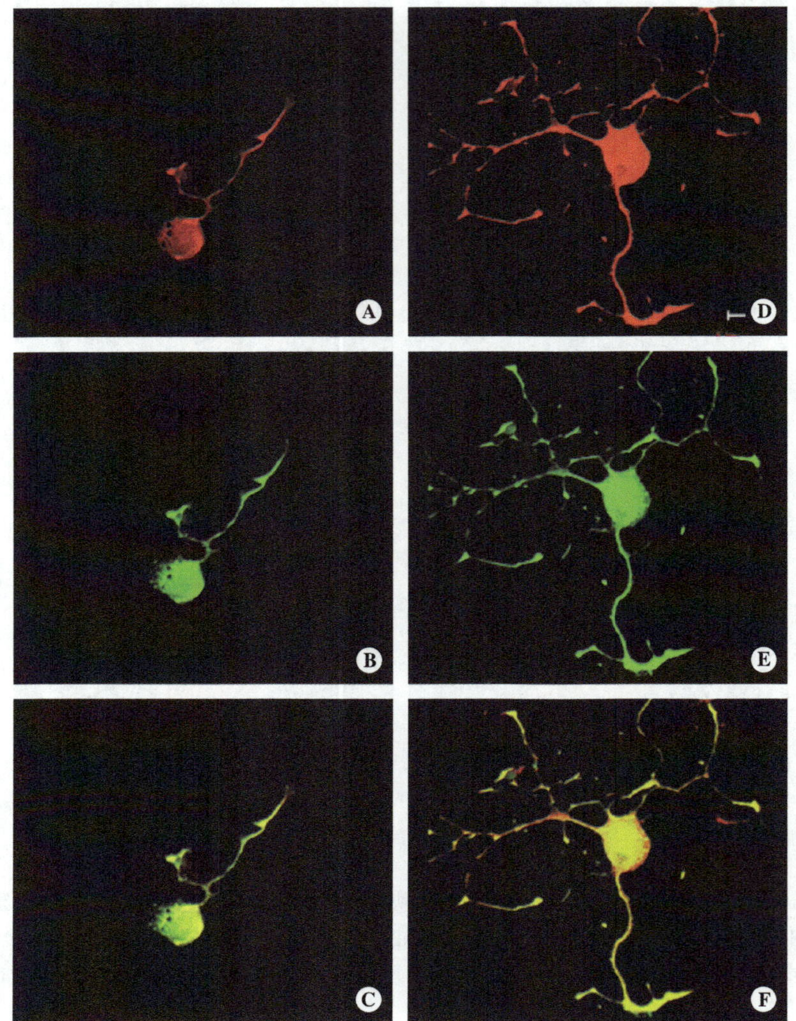

图 4-19　细胞免疫荧光染色分别观察用 transwell 膜与 BMSCs 间接联合培养和在 1%FBS-IMDM 培养条件下 18 小时的 DRG 神经元 NF-H、GAP-43 蛋白表达情况

A、B、C. 1%FBS-IMDM 培养的 DRG 神经元(对照组);D、E、F. BMSCs 联合培养的 DRG 神经元(transwell);A、D. NF-H 染色;B、E. GAP-43 染色;C、F. Merge

另外,BMSCs 可能通过促进新生血管生成改善神经功能。2003 年,Chen 等报告,静脉移植入 BMSCs 可促进中风大鼠缺血区域内血管内皮生长因子(vascularendothelial growth factor,VEGF)的分泌和血管内皮生长因子受体-2(VEGF receptor 2)的表达,从而促进新生血管生成,提示 BMSCs 可能通过促进新生血管生成改善神经功能。

(四) 骨髓间充质干细胞诱导体内原有的干细胞分化

近年来发现 BMSCs 能诱导胚胎干细胞(ESCs)和 NSCs 向神经元方向分化。Kawasaki 等发现 BMSCs 还可诱导 90%的小鼠 ESCs 分化为 NSCs,后者 50%可分化为多巴胺能神经元。BMSCs 反复冻融后所得的膜结构碎片亦有诱导作用,推测其可能的机制为:①BMSCs 膜物质可能诱导 ESCs 的定向胚层分化;②BMSCs 分泌的因子不仅诱导向神经元的分化,而且触发向多巴胺能神经元的分化。顾平等将成年 SD 大鼠的 BMSCs 与来自大鼠中脑的

NSCs 共培养，发现大鼠 BMSCs 可明显增加中脑来源的 NSCs 分化为 MAP-2 阳性神经元的比例，还可促进神经元的存活和成熟，其对 NSCs 分化的调节作用主要决定于分泌至细胞外的溶性分子。

总之，BMSCs 移植对神经细胞保护和神经再生的影响，可能是由于替代退化的神经元，神经营养因子的作用，以及对炎症反应的免疫调节作用等所致。自体移植间充质干细胞没有其他细胞所涉及伦理问题和免疫排斥反应。另外，它能够在体外迅速扩增，易于达到治疗所需细胞量；在体内外都可以分化成神经元和神经胶质细胞，移植后能迁移并聚集于损伤部位。因此，BMSCs 移植用于治疗神经损伤后的神经功能有广泛的应用前景。但要解决的问题也很多：是什么分子信号诱导骨髓间质干细胞到达损伤区域，使其在更准确的位置锚靠及分化？又是什么分子信号诱导 BMSCs 在脑内分化为神经细胞？细胞移植后能否整合入宿主的神经环路，能否与其他神经细胞产生突触联系进而分泌神经递质等等，这些问题都有待进一步研究。

四、骨髓间充质干细胞修复神经系统损伤的问题和远景展望

骨髓间充质干细胞可作为填充物填补损伤部位，定向再生为神经细胞锚靠周围组织完成上行下传的功能重建，移植时创造抑制胶质细胞再生、保护神经细胞体存活、促进自体神经细胞再生的微环境。这一全新的课题无疑给神经系统损伤的治疗带来了光明的前景。

日本东京大学的研究者 Wu S 观察了间充质干细胞移植对脊髓神经细胞的作用和对脊髓损伤后再生的影响，推测实验显效的机理可能为：间充质干细胞移植提高了体内组织对损伤的修复能力，维护了脊髓的完整性，尽管移植细胞的数量在不断减少，但受试动物确实显示了显著的肢体功能重建。美国明尼苏达大学的研究者最新的一项研究表明：将从骨髓细胞中分离出来的干细胞注入小鼠的胚囊中，最终这些干细胞可以分化为脑组织中所有主要类型的细胞，包括神经细胞、神经胶质细胞、髓磷脂形成细胞等脑组织的所有细胞。

《自然医学》报道，研究者向后肢瘫痪的小鼠体内注入未发育成熟的神经细胞，结果这些小鼠基本上恢复了行走的功能。对此惊人的结果，研究者推测，一种可能性是新植入的神经细胞整合到了小鼠的神经组织中，因而部分恢复了脊髓传导信号的能力；另一种可能性是一些源自小鼠的细胞改造了受损脊髓细胞周围的隔离髓磷脂鞘，使它们再次传导信号。还有可能是植入细胞分泌出化学物质，修复了受损细胞而使它们存活。其临床显效的机制可能包括以下几个方面：①单核/巨噬细胞侵入损伤部位并对坏死组织发挥吞噬作用。②促进局部新生血管生成和血管重建，改善神经营养。③神经再生，包括促进自体神经细胞再生和移植细胞定向分化为神经细胞两个方面。这些研究初步显示了 BMSCs 的广阔应用前景。

虽然国内外干细胞研究热潮已持续近十年，但间充质干细胞与神经损伤研究中存在的问题和争议也十分明显：①没有直接鉴别间充质干细胞特异的表面标志物，目前仅能从它的生物学特性及培养扩增后逆推鉴定。②无机化学物质、激素药物、组织匀浆等都能诱导间充质干细胞分化为神经细胞和神经胶质细胞，但对其内在联系和相关机制知之甚少。同时有学者质疑“横向分化”，认为是细胞融合或实验所用干细胞不纯所至。③间充质干细胞促神经再生的具体机制尚不可知。尽管目前已有推测认为间充质干细胞促进神经再生的机制除直接分化为神经样细胞替代受损细胞外，也可能是干细胞与损伤处神经细胞相互作

用，本身产生或促使宿主细胞产生神经营养成分，从而促进神经再生，但此方面研究还较少。④间充质干细胞移植代表一种极具潜力的神经损伤治疗方法，然而，现行的实验不能给我们移植细胞在体内的具体信息，特别是他们在移植组织内的迁移和命运。⑤目前的实验研究多在损伤后立即进行细胞移植，但在临床中，因为技术条件的限制，在损伤后立即进行细胞移植的可能性较小，所以探讨损伤后不同时机进行细胞移植的修复效果更有临床应用意义。目前的研究还多限于动物实验，离实际临床应用尚有一定距离。此外，丰富的细胞来源，行之有效的移植方法仍需广大科研及临床工作者不断探索。

BMSCs 来源广泛，取材方便，适于自体移植，故其临床应用价值巨大，但也存在某些问题。首先，BMSCs 能与共培养的终末相细胞融合形成四倍体细胞，甚至六倍体细胞，其发生几率有些高达 1%，虽然尚不清楚体内细胞融合的几率，也不清楚细胞融合后对宿主有何影响，但这一现象值得关注。其次，BMSCs 具有免疫抑制作用，虽然延迟了移植后免疫排斥，增加了移植物的存活时间，但削弱了宿主对肿瘤细胞的免疫监视，增加了肿瘤发病的几率。因此，BMSCs 移植，应长时间观察其安全性。

目前研究的难点和热点是如何观察骨髓间充质干细胞在体内存活并发挥功能。现在大多采用间接手段，如应用有髓显微定量分析光镜、电镜进行移植后标本的形态学观察。用微血管碱性磷酸酶组织化学显示法观察移植物的血管化。用电生理学方法测定传导速度，肌肉动作电位幅度，收缩强度。通过与对照组的分析比较，从而判断细胞在体内是否成活和发挥功能。这些方法费用低易于操作，因而应用比较广泛，但是不能直接观察细胞在体内的生物学行为。荧光金标记移植的骨髓间充质干细胞和单克隆抗体免疫细胞化学方法，可以直接动态观察体内移植后的细胞，但是这两种方法操作复杂，技术要求高，费用昂贵，难以推广。

人类医学将从标记的移植干细胞和移植后运用非侵袭性的方法对细胞进行成像受益，已经证明骨髓间充质干细胞和胚胎干细胞能用超顺磁性三氧化二铁毫微型颗粒标记。毫微型颗粒标记的细胞，被种植到皮层或脊髓损伤的损伤部位，可以用核磁共振观察到细胞注射部位的具体影像，这些细胞能沿着胼胝体迁移；假如这些细胞是由静脉注射的，则能观察到细胞穿越血-脑屏障并且到达皮层或脊髓的损伤部位。这种核磁共振成像的 hypointense 信号可以在脑和脊髓存在 50 天以上。毫微型颗粒，以葡聚糖包被的三氧化二铁为基础，因此能被用作干细胞移植到体内的迁移和命运的标记。核磁共振成像监视移植细胞的方法将被用于临床，作为细胞治疗的观察窗，监视被移植细胞的命运及行为。

尽管“人工神经”支架、种子细胞和促神经生长物质等相关研究已取得一定进展，但目前的研究还比较肤浅。研制出真正具有神经结构、有利于种子细胞黏附和促进轴突再生的神经支架，以及寻找丰富的种子细胞来源和实用的细胞移植方法是研究者研究的重点。应用骨髓基质细胞诱导成施万细胞，通过基因消除获得抗原性小或无的施万细胞，都是有前景的方法。化学萃取异体神经由于其抗原性小而含有对施万细胞有黏附性的基膜，同时具有三维空间结构，已成为具有前景的人工神经材料。随着克隆技术的发展，有学者认为神经纤维的克隆终将出现。因此，探索使用“人工神经”的道路还很漫长。

相信随着生物技术的飞速发展，干细胞研究的不断深入，细胞移植修复神经损伤必然会取得更大的进展。

（顾　芸　吴　红）

参考文献

安沂华,王红云,张相彤等. 2002. 大鼠胚胎神经干细胞移植治疗脑出血的实验研究. 中华神经外科杂志,18(1):50～53

陈蓉,金国华,田美玲等. 2005. 海马中 56 kD蛋白诱导人神经干细胞迁移的作用. 神经解剖学杂志,21(4):372～376

董传明,金国华,秦建兵等. 2007. 神经生长因子对穹窿海马伞切割后海马自体神经干细胞增殖和向神经元分化的影响. 解剖学报,38(6):642～646

董传明,金国华,谭雪峰等. 2010. 大鼠中脑发育早期 Nurr1 时空模式及与 TH 表达的相关性. 神经解剖学杂志,26(5):513～516

郭家松,曾园山,李海标等. 2003. 移植神经干细胞促进脊髓全横断大鼠结构与功能修复的研究. 解剖学报,34(2):113～117

黄镇,金国华,张新化等. 2004. EGF 和 bFGF 对成年大鼠神经干细胞增殖和分化的影响. 神经解剖学杂志,20(1):35～40

黄镇,沈春升,金国华等. 2006. 大鼠胚脑皮质和中脑神经干细胞移植治疗 PD 模型鼠的比较研究. 神经解剖学杂志,22(3):281～285

蒋媛媛,金国华,秦建兵等. 2008. 切割穹窿海马伞大鼠海马内 Lhx8 mRNA 的表达变化. 解剖学杂志,30(2):145～147

金国华,陈蓉,田美玲等. 2006. 海马中 56 kD 蛋白诱导人神经干细胞向神经元分化的作用. 神经解剖学杂志,22(4):389～393

金国华,张新化,田美玲等. 2003. 大鼠海马内移植神经干细胞的存活和迁移. 神经解剖学杂志,19(4):378～382

金国华,张新化,田美玲等. 2004. 穹窿海马伞切割侧海马提取液对神经干细胞分化为神经元的促进作用. 解剖学报,35(2):137～141

娄淑杰,顾平,李怡等. 2002. 骨髓基质细胞对神经干细胞分化为神经元的影响. 中国神经科学杂志,18(2):490～494

施金洪,田美玲,朱蕙霞等. 2007. Brn-4 在大鼠海马神经干细胞向神经元分化中的作用. 神经解剖学杂志,23(4):431～435

谭雪锋,金国华,刘娟等. 2009. PD 模型大鼠黑质中 Nurr1 和 TH 的表达变化及意义. 神经解剖学杂志,25(1):16～20

谭雪锋,金国华,田美玲等. 2005. 白介素-1α 与白介素-11、白血病抑制因子和胶质细胞源性神经生长因子联合诱导人神经干细胞向多巴胺神经元的分化. 解剖学报,36(4):251～255

田美玲,胡文忠,金国华等. 2008. Brn-4 抗体对大鼠海马神经干细胞分化为神经元的影响. 神经解剖学杂志,24(1):85～88

田美玲,金国华,谭雪锋等. 2005. IL-1α 及与 IL-11、LIF 和 GDNF 联合诱导胚鼠皮质、中脑神经干细胞向多巴胺神经元分化的比较. 神经解剖学杂志,21(6):656～660

田美玲,金国华,谭雪锋等. 2009. 切割穹窿海马伞海马提取液和银杏叶提取物联合诱导海马 NSCs 向胆碱能神经元的分化,神经解剖学杂志. 25(5):557～561

田增民,刘爽,李士月等. 2003. 人神经干细胞临床移植治疗帕金森病. 第二军医大学学报,24(9):957～959

王洁,周欣阳,刘炎等. 2006. 骨髓基质细胞对背根神经节细胞生长的影响. 南通大学学报(医学版),26(6):399～404

王磊,金国华,秦建兵等. 2006. 穹窿海马伞切割大鼠海马内 Brn-4 mRNA 的表达变化. 解剖学报,37(4):387～390

王磊,金国华,秦建兵等. 2007. 切割穹窿海马伞大鼠海马内 Brn-4 mRNA 的表达变化-原位杂交法. 解剖学报,38(4):385～389

王永刚,冯忠堂,王廷华等. 2002. 神经干细胞分化调控的研究. 中华神经外科杂志,18(5):339～341

吴坚,刘炎,王洁等. 2006. 自体骨髓基质细胞组织工程化神经修复坐骨神经缺损的研究,交通医学,20(6):639～647

熊咏,田美玲,秦建兵等. 2007. NGF 诱导大鼠胚脑皮层和隔区神经干细胞向神经元和 AChE 阳性神经元分化的作用. 南通大学学报(医学版),27(1):11～13

徐慧君. 2004. 神经生物学. 苏州:苏州大学出版社. 263～271

衣昕,金国华,田美玲等. 2007. 壳聚糖支架与神经干细胞生物相容性研究. 神经解剖学杂志,23(5):506～510

衣昕,金国华,田美玲等. 2008. 壳聚糖作载体的神经干细胞移植修复脑损伤研究. 中国临床解剖学杂志,26(3):307～311

张新化,金国华,秦建兵等. 2004. 穹窿海马伞切割侧海马对植入神经干细胞分化为神经元的影响. 神经解剖学杂志,20(4):360～364

赵荷艳,田美玲,施金洪等. 2009. 海马放射状胶质细胞的体外诱导激活及其意义. 神经解剖学杂志,25(4):375～380

朱蕙霞,金国华,田美玲等. 2009. MAP-2 和 p-ERK 在海马提取液诱导神经干细胞分化细胞中的表达. 解剖学报,40(6):857～861

朱蕙霞,施金洪,金国华等. 2009. 大鼠海马神经干细胞 Brn-4 基因的特异性 siRNA 研究. 苏州大学学报(医学版),

29(6):1021～1025

邹琳清,金国华,董传明等. 2007. 穹窿海马伞切割后海马内 NSCs 的增殖和向神经元的分化. 苏州大学学报(医学版), 27(5):681～683

Akiyama Y, Honmou O, Kato T, et al. 2001. Transplantation of clonal neural precursor cells derived from adult human brain established functional peripheral myelin in the rat spinal cord. Exp Neurol, 167(1):27～39

Akiyama Y, Radtke C, Kocsis JD. 2002. Remyelination of the rat spinal cord by transplantation of identified bone marrow stromal cells. J Neurosci, 22(15):6623～6630

Almeida-Porada G, Crapnell K, Porada C, et al. 2005. In vivo haematopoietic potential of human neural stem cells. Br J Haematol, 130 (2):276～283

Ao Q, Wang AJ, Chen GQ, et al. 2007. Combined transplantation of neural stem cells and olfactory ensheathing cells for the repair of spinal cord injuries. Med Hypotheses, 69(6):1234～1237

Armstrong RJ, Watts C, Svendsen CN, et al. 2000. Survival, neuronal differentiation, and fiber outgrowth of propagated human neural precursor grafts in an animal model of Huntington's disease. Cell Transplantation, 9(1):55～64

Azizi SA, Stokes D, Augelli BJ, et al. 1998. Engraftment and migration of human bone marrow stromal cells implanted in the brains of albino rats—similarities to astrocyte grafts. Proc Natl Acad Sci U S A, 95 (7):3908～3913

Bai L, Caplan A, Lennon D, et al. 2007. Human mesenchymal stem cells signals regulate neural stem cell fate. Neurochem Res, 32(2):353～362

Baizabal JM, Furlan-Magaril M, Santa-Dlalla J, et al. 2003. Neural stem cells in development and regenerative medicine. Arch Med Res, 34 (6):572～588

Benedetti S, Pirola B, Pollo B, et al. 2000. Gene therapy of experimental brain tumors using neural progenitor cells. Nat Med, 6(4):447～450

Bensidhoum M, Chapel A, Francois S, et al. 2003. Homing of in vitro expanded Stro-1- or Stro-1+ human mesenchymal stem cells into the NOD/SCID mouse and their role in supporting human CD34 cell engraftment. Blood, 103(9):3313～3319

Bentz K, Molcanyi M, Hess S, et al. 2006. Neural differentiation of embryonic stem cells is induced by signalling from non-neural niche cells. Cell Physiol Biochem, 18(4～5):275～286

Bjorklund A, Lindvall O. 2000. Cell replacement therapies for central nervous system disorders. Nat Neurosci, 3(6): 537～544

Bjorklund A, Lindvall O. 2000. Self-repair in the brain. Science, 405(6789):892～895

Bovetti S, Bovolin P, Perroteau I, et al. 2007. Subventricular zone-derived neuroblast migration to the olfactory bulb is modulated by matrix remodelling. Neuroscience, 25(7):2021～2033

Breunig JJ, Silbereis J, Vaccarino FM, et al. 2007. Notch regulates cell fate and dendrite morphology of newborn neurons in the postnatal dentate gyrus. Proc Natl Acad Sci USA, 104(51):20 558～20 563

Bush G, diSibio G, Miyamoto A, et al. 2001. Ligand-induced signaling in the absence of furin processing of Notch. Dev Biol, 229(2): 494～502

Bédard A, Parent A. 2004. Evidence of newly generated neurons in the human olfactory bulb. Brain Res Dev Brain Res, 151(1～2):159～168

Caddick J, Kingham PJ, Gardiner NJ, et al. 2006. Phenotypic and functional characteristics of mesenchymal stem cells differentiated along a Schwann cell lineage. Glia, 54(8):840～849

Calza L, Giuliani A, Fernandez M, et al. 2003. Neural stem cells and cholinergic neurons: Regulation by immunolesion and treatment with mitogens, retinoic acid, and nerve growth factor. Proc Natl Acad Sci USA, 100(12):7325～7330

Caylan R, Bektas D, Dikmen T, et al. 2006. Mesenchymal stem cells in iatrogenic facial nerve paralysis: a possible role in the future. Eur Arch Otorhinolaryngol, 263 (10):963～967

Chen CJ, Ou YC, Liao SL, et al. 2007. Transplantation of bone marrow stromal cells for peripheral nerve repair. Exp Neurol, 204(1):443～453

Chen J, Li Y, Wang L, et al. 2001. Therapeutic benefit of intravenous administration of bone marrow stromal cells after cerebral ischemia in rats. Stroke, 32(4):1005～1011

Chen X, Wang XD, Chen G, et al. 2006. Study of in vivo differentiation of rat bone marrow stromal cells into schwann cell-like cells. Microsurgery, 26(2):111～115

Chen Y,Teng FY,Tang BL. 2006. Coaxing bone marrow stromal mesenchymal stem cells towards neuronal differentiation: progress and uncertainties. Cell Mol Life Sci,63(14):1649～1657

Choi BH,Zhu SJ,Kim BY,et al. 2005. Transplantation of cultured bone marrow stromal cells to improve peripheral nerve regeneration. Int J Oral Maxillofac Surg,34(5):537～542

Corti S,Locatelli F,Donadoni C,et al. 2002. Neuroectodermal and microglial differentiation of bone marrow cells in the mouse spinal cord and sensory ganglia. J Neurosci Res,70(6):721～733

Crigler L,Robey RC,Asawachaicharn A,et al. 2006. Human mesenchymal stem cell subpopulations express a variety of neuro-regulatory molecules and promote neuronal cell survival and neuritogenesis. Exp Neurol,198(1):54～64

Cuevas P,Carceller F,Dujovny M,et al. 2002. Peripheral nerve regeneration by bone marrow stromal cells. Neurol Res,24(7):634～638

Cuevas P,Carceller F,Garcia-Gómez I,et al. 2004. Bone marrow stromal cell implantation for peripheral nerve repair. Neurol Res,26(2):230～232

Daniela F,Vescovi AL,Bottai D. 2007. The stem cells as a potential treatment for neurodegeneration. Methods Mol Biol,399:199～213

Deng W,Obrocka M,Fischer I,et al. 2001. In vitro differentiation of human marrow stromal cells into early progenitors of neural cells by conditions that increase intracellular cyclic AMP. Biochem Biophys Res Commun,282(1):148～152

Deng YB,Yuan QT,Liu XG,et al. 2005. Functional recovery after rhesus monkey spinal cord injury by transplantation of bone marrow mesenchymal-stem cell-derived neurons. Chin Med J (Engl),118(18):1533～1541

Dezawa M,Takahashi I,Esaki M,et al. 2001. Sciatic nerve regeneration in rats induced by transplantation of in vitro differentiated bone-marrow stromal cells. Eur J Neurosci,14 (11):1771～1776

Dietrich J,Kempermann G. 2006. Role of endogenous neural stem cells in neurological disease and brain repair. Panminerva Med,48(2):87～96

Downward J. 2004. RNA interference. BMJ,328(7450):1245～1248

Einstein O,Ben-Hur T. 2008. The changing face of neural stem cell therapy in neurologic diseases. Arch Neurol,65(4):452～456

Faijerson J,Tinsley RB,Apricó K,et al. 2006. Reactive astrogliosis induces astrocytic differentiation of adult neural stem/progenitor cells in vitro. J Neurosci Res,84(7):1415～1424

Fox JM,Chamberlain G,Ashton BA,et al. 2007. Recent advances into the understanding of mesenchymal stem cell trafficking. Br J Haematol,137(6):491～502

Galli R,Borello U,Gritti A,et al. 2000. Skeletal myogenic potential of human and mouse neural stem cells. Nat Neurosci,3(10):986～991

Gu Y,Wang J,Ding F,et al. 2010. Neurotrophic actions of bone marrow stromal cells on primary culture of dorsal root ganglion tissues and neurons. J Mol Neurosci,40(3):332～341

Haoming Li,Guohua Jin ,Jianbing Qin,et al. 2011. Identification of neonatal rat hippocampal radial glia cells in vitro. Neurosci Lett,490 (3):209～214

Haoming Li,Guohua Jin,Jianbing Qin,et al. 2011. Characterization and identification of Sox2+ radial glia cells derived from rat embryonic cerebral cortex. Histochem Cell Biol,136(5):515～526

Haoming Li,Guohua Jin,Jianbing Qin,et al. 2011. Generation and identification of rat fetal cerebral radial glia-like cells in vitro. In Vitro Cell Dev Biol Animal,47(7):431～437

Heine W,Conant K,Griffin JW,et al. 2004. Transplanted neural stem cells promote axonal regeneration through chronically denervated peripheral nerves. Exp Neurol,189(2):231～240

Heyan Z,Guohua J,Meiling T,et al. 2011. Extract of deafferented hippocampus promotes in vitro radial glial cell differentiation into neurons. Neurosci Lett,498 (1):93～98

Hobert O,Westphal H. 2000. Functions of LIM-homecbox genes. Trends Genet,16(2):75～83

Hou SY,Zhang HY,Quan DP,et al. 2006. Tissue-engineered peripheral nerve grafting by differentiated bone marrow stromal cells. Neuroscience,140(1):101～110

Hu J,Zhu QT,Liu XL,et al. 2007. Repair of extended peripheral nerve lesions in rhesus monkeys using acellular allogenic nerve grafts implanted with autologous mesenchymal stem cells. Exp Neurol,204(2):658～666

Hung SC,Cheng H,Pan CY,et al. 2002. In vitro differentiation of size-sieved stem cells into electrically active neural cells. Stem Cells,20(6):522～529

Jin G,Tan X,Tian M,et al. 2005. The controlled differentiation of human neural stem cells into TH-immunoreactive (ir) neurons in vitro. Neurosci Lett,386(2):105～110

Jin K,Galvan V. 2007. Endogenous neural stem cells in the adult brain. J Neuroimmune Pharmacol,2(3):236～242

Kageyama R,Ohtsuka T,Hatakeyama J,et al. 2005. Roles of bHLH genes in neural stem cell differentiation. Exp Cell Res,306(2):343～348

Kamada T,Koda M,Dezawa M,et al. 2005. Transplantation of bone marrow stromal cell-derived Schwann cells promotes axonal regeneration and functional recovery after complete transection of adult rat spinal cord. J Neuropathol Exp Neurol,64(1):37～45

Kawasaki H,Mizuseki K,Nishikawa S,et al. 2000. Induction of midbrain dopaminergic neurons from ES cells by stromal cell-derived inducing activity. Neuron,28(1):31～40

Keilhoff G,Stang F,Goihl A,et al. 2006. Transdifferentiated mesenchymal stem cells as alternative therapy in supporting nerve regeneration and myelination. Cell Mol Neurobiol,26(7～8):1235～1252

Kim BG,Hwang DH,Lee SI,et al. 2007. Stem cell-based cell therapy for spinal cord injury. Cell Transplantation,16(4):355～364

Koda M,Okada S,Nakayama T,et al. 2005. Hematopoietic stem cell and marrow stromal cell for spinal cord injury in mice. Neuroreport, 16(16):1763～1767

Kokaia Z,Lindvall O. 2003. Neurogenesis after ischaemic brain insult. Curr Opin Neurobiol,13(1):127～132

Kopen GC,Prockop DJ,Phinney DG. 1999. Marrow stromal cells migrate throughout forebrain and cerebellum,and they differentiate into astrocytes after injection into neonatal mouse brains. Proc Natl Acad Sci U S A,96(19):10 711～10 716

Li Y,Carlstedt T,Berthold CH,et al. 2004. Interaction of transplanted olfactory ensheathing cells and host astrocytic processes p rovides a bridge for axons to regenerate across the dorsal root entry zone. Exp Neurol,188(2):300～308

Li Y,Chen J,Wang L,et al. 2001. Intracerebral transplantation of bone marrow stromal cells in a 1-methyl-4-phenyl-1,2,3,6-tetrahydropyridine mouse model of Parkinson's disease. Neurosci Lett,316(2):67～70

Li Y,Chopp M,Chen J,et al. 2000. Intrastriatal transplantation of bone marrow nonhematopoietic cells improves functional recovery after stroke in adult mice. J Cereb Blood Flow Metab,20(9):1311～1319

Li Y,Li D,Raisman G. 2005. Interaction of olfactory ensheathing cells with astrocytes may be the key to repair of tract injuries in the spinal cord: the pathway hypothesis. J Neurocytol,34(3～5):343～351

Liang P,Jin LH,Liang T,et al. 2006. Human neural stem cells promote corticospinal axons regeneration and synapse reformation in injured spinal cord of rats. Chinese Medical Journal,119 (16):1331～1338

Lin W,Chen X,Wang X,et al. 2008. Adult rat bone marrow stromal cells differentiate into Schwann cell-like cells in vitro. In Vitro Cell Dev Biol Anim,44(1～2):31～40

Lopez-Vales R,Fores J,Verdu E,et al. 2006. Acute and delayed transplantation of olfactory ensheathing cells promote partial recovery after complete transection of the spinal cord. Neurobiology of Disease,21(1):57～68

Lu D,Li Y,Wang L,et al. 2001. Intraarterial administration of marrow stromal cells in a rat model of traumatic brain injury. J Neurotrauma,18(8):813～819

Lu P,Blesch A,Tuszynski MH. 2004. Induction of bone marrow stromal cells to neurons: differentiation,transdifferentiation,or artifact. J Neurosci Res,77(2):174～191

Macas J,Nern C,Plate KH,et al. 2006. Increased generation of neuronal progenitors after ischemic injury in the aged adult human forebrain. J Neurosci,26(50):13 114～13 119

Mahmood A,Lu D,Lu M,et al. 2003. Treatment of traumatic brain injury in adult rats with intravenous administration of human bone marrow stromal cells. Neurosurgery,53(3):697～702; discussion 702～693

Mahmood A,Lu D,Wang L,et al. 2001. Treatment of traumatic brain injury in female rats with intravenous administration of bone marrow stromal cells. Neurosurgery,49(5):1196～1203; discussion 1203～1194

Mahmood A,Lu D,Wang L,et al. 2002. Intracerebral transplantation of marrow stromal cells cultured with neurotrophic factors promotes functional recovery in adult rats subjected to traumatic brain injury. J Neurotrauma, 19(12): 1609～1617

Martinez C, Hofmann TJ, Marino R, et al. 2007. Human bone marrow mesenchymal stromal cells express the neural ganglioside GD2: a novel surface marker for the identification of MSCs. Blood, 109(10): 4245～4248

Mazzini L, Fagioli F, Boccaletti R, et al. 2003. Stem cell therapy in amyotrophic lateral sclerosis: a methodological approach in humans. Amyotroph Lateral Scler Other Motor Neuron Disord, 4(3): 158～161

Mazzini L, Fagioli F, Boccaletti R. 2004. Stem-cell therapy in amyotrophic lateral sclerosis. Lancet, 364(9449): 1936～1937

McDonald HY, Wojtowiez JM. 2005. Dynamics of neurogenesis in the dentate gyrus of adult rats. Neurosci Lett, 385(1): 70～75

Miles DK, Kernie SG. 2006. Activation of neural stem and progenitor cells after brain injury. Prog Brain Res, 157: 187～197

Miller FD. 2007. Riding the waves: neural and nonneural origins for mesenchymal stem cells, Cell Stem Cell, 1(2): 129～130

Mimura T, Dezawa M, Kanno H, et al. 2004. Peripheral nerve regeneration by transplantation of bone marrow stromal cell-derived Schwann cells in adult rats. J Neurosurg, 101(5): 806～812

Moviglia GA, Fernandez Viña R, Brizuela JA, et al. 2006. Combined protocol of cell therapy for chronic spinal cord injury. Report on the electrical and functional recovery of two patients. Cytotherapy, 8(3): 202～209

Murakami T, Fujimoto Y, Yasunaga Y, et al. 2003. Transplanted neuronal progenitor cells in a peripheral nerve gap promote nerve repair. Brain Res, 974(1～2): 17～24

Nishino H, Hida H, Takei N, et al. 2000. Mesencephalic neural stem (progenitor) cells develop to dopaminergic neurons more strongly in dopamine-depleted striatum than in intact striatum. Exp Neurol, 164(1): 209～214

Novitch BG, Chen Al, Jessell TM. 2001. Coordinate regulation of motor neuron subtype identity and pan-neuronal properties by the bHLH repressor Olig2. Neuron, 31(5): 773～789

Ogawa Y, Sawamoto K, Miyata T, et al. 2002. Transplantation of in vitro expanded fetal neural progenitor cells results in neurogenesis and functional recovery after spinal cord contusion injury in rats. J Neurosci Res, 69(6): 925～933

Okano H, Okada S, Nakamura M, et al. 2005. Neural stem cells and regeneration of injured spinal cord. Kidney Int, 68(5): 1927～1931

Okano H, Sakaguchi M, Ohki K, et al. 2007. Regeneration of the central nervous system using endogenous repair mechanisms. J Neurochem, 102(5): 1459～1465

Okano H, Sawamoto K. 2008. Neural stem cells: involvement in adult neurogenesis and CNS repair. Philos Trans R Soc Lond B Biol Sci, 363(1500): 2111～2122

Okano H. 2002. Stem cell biology of the central nervous system. J Neurosci Res, 69(6): 698～707

Ortiz LA, Gambelli F, McBride C, et al. 2003. Mesenchymal stem cell engraftment in lung is enhanced in response to bleomycin exposure and ameliorates its fibrotic effects. Proc Natl Acad Sci U S A, 100(14): 8407～8411

Park KW, Eglitis MA, Mouradian MM. 2001. Protection of nigral neurons by GDNF-engineered marrow cell transplantation. Neurosci Res, 40(4): 315～323

Pereira Lopes FR, Camargo de Moura Campos L, Dias Corrêa J Jr, et al. 2006. Bone marrow stromal cells and resorbable collagen guidance tubes enhance sciatic nerve regeneration in mice. Exp Neurol, 198(2): 457～468

Pittenger MF, Mosca JD, McIntosh KR. 2000. Human mesenchymal stem cells: progenitor cells for cartilage, bone, fat and stroma, Curr Top Microbiol Immunol, 251: 3～11

Pluchino S, Zanotti L, Deleidi M, et al. 2005. Neural stem cells and their use as therapeutic tool in neurological disorders. Brain Res Brain Res Rev, 48(2): 211～219

Qu T, Brannen CL, Kim HM, et al. 2001. Human neural stem cells improve cognitive function of aged brain. Neuroreport, 12(6): 825～835

Revishchin AV, Korochkin LI, Okhotin VE, et al. 2008. Neural stem cells in the mammalian brain. Int Rev Cytol, 265: 55～109

Rosenfeld JV, Gillett GR. 2004. Stem cells and spinal cord repair. Med J Aust, 180(12): 637～639

Sanchez-Ramos J, Song S, Cardozo-Pelaez F, et al. 2000. Adult bone marrow stromal cells differentiate into neural cells in vitro. Exp Neurol, 164(2): 247～256

Shi J, Jin G, Zhu H, et al. 2010. The role of Brn-4 in the regulation of neural stem cell differentiation into neurons. Neurosci Res, 67(1): 8～17

Shi Y, Hu G, Su J, et al. 2010. Mesenchymal stem cells: a new strategy for immunosuppression and tissue repair. Cell Res, 20(5): 510～518

Song H, Stevens CF, Gage FH. 2002. Neural stem cells from adult hippocampus develop essential properties of functional CNS neurons. Nat Neurosci, 5(5): 438～445

Storch A, Schwarz J. 2002. Neural stem cells and Parkinson's disease. J Neurol, 249(Suppl 3): 30～32

Sugaya K. 2003. Neuroreplacement therapy and stem cell biology under disease conditions. Cell Mol Life Sci, 60(9): 1891～1902

Syková E, Jendelová P. 2005. Magnetic resonance tracking of implanted adult and embryonic stem cells in injured brain and spinal cord. Ann N Y Acad Sci, 1049: 146～160

Taga T, Fukuda S. 2005. Role of IL-6 in the neural stem cell differentiation. Clin Rev Allergy Immunol, 28(3): 249～256

Tan XF, Qin JB, Jin GH, et al. 2010. Effects of Brn-4 on the neuronal differentiation of neural stem cells derived from rat midbrain. Cell Biol Int, 34(9): 877～882

Tanigaki K, Nogaki F, Takahashi J, et al. 2001. Notchl and Notch3 instructively restrict bFGF-responsive multipotent neural progenitor cells to an astroglial fate. Neuron, 29(1): 45～55

Tohill M, Mantovani C, Wiberg M, et al. 2004. Rat bone marrow mesenchymal stem cells express glial markers and stimulate nerve regeneration. Neurosci Lett, 362(3): 200～203

Tuszynski MH, Conner J, Blesch A, et al. 2002. New strategies in neural repair. Prog Brain Res, 138: 401～409

Van Praag H, Schinder AF, Christie BR, et al. 2002. Functional neurogenesis in the adult hippocampus. Nature, 415 (6875): 1030～1034

Vaquero J, Zurita M, Oya S, et al. 2006. Cell therapy using bone marrow stromal cells in chronic paraplegic rats: systemic or local administration?, Neurosci Lett, 398(1～2): 129～134

Vincent AJ, Taylor JM, Choi-Lundberg DL, et al. 2005. Genetic expression profile of olfactory ensheathing cells is distinct from that of Schwann cells and astrocytes. Glia, 51(2): 132～147

Walton NM, Sutter BM, Laywell ED, et al. 2006. Microglia instruct subventricular zone neurogenesis. Glia, 54(8): 815～825

Wang J, Ding F, Gu Y, et al. 2009. Bone marrow mesenchymal stem cells promote cell proliferation and neurotrophic function of Schwann cells in vitro and in vivo. Brain Res, 25(1262): 7～15

Wang TT, Jing AH, Luo XY, et al. 2006. Neural stem cells: isolation and differentiation into cholinergic neurons. Neuroreport, 17(13): 1433～1436

Woodbury D, Schwarz EJ, Prockop DJ, et al. 2000. Adult rat and human bone marrow stromal cells differentiate into neurons. J Neurosci Res, 61(4): 364～370

Wu S, Suzuki Y, Ejiri Y, et al. 2003. Bone marrow stromal cells enhance differentiation of cocultured neurosphere cells and promote regeneration of injured spinal cord. J Neurosci Res, 72(3): 343～351

Wynn RF, Hart CA, Corradi-Perini C, et al. 2004. A small proportion of mesenchymal stem cells strongly expresses functionally active CXCR4 receptor capable of promoting migration to bone marrow. Blood, 104(9): 2643～2645

Xiang C, Guohua J, Xinhua Z, et al. 2011. Stage-dependent STAT3 activation is involved in the differentiation of rat hippocampus neural stem cells. Neurosci Lett, 493 (1～2): 18～23

Xin Y, Guo-Hua J, Mei-Ling T, et al. 2011. Porous chitosan scaffold and NGF promote neuronal differentiation of neural stem cells in vitro. Neuroendocri Lett, 32(5): 101～106

Xinhua Z, Guohua J, Lei W, et al. 2009. Brn-4 is upregulated in the deafferented hippocampus and promotes neuronal differentiation of neural progenitors in vitro. Hippocampus, 19(2): 176～186

Xinhua Z, Guohua J, Meiling T, et al. 2007. The denervated hippocampus provides proper microenvironment for the survival and differentiation of neural progenitors. Neurosci Lett, 414(2): 115～120

Xinhua Z, Guohua J, Wei L, et al. 2011. Ectopic Neurogenesis in the Forebrain Cholinergic System-Related Areas of a Rat Dementia Model. Stem Cells Dov, 20(9): 1627～1638

Xue-Feng T, Guo-Hua J, Mei-Ling T, et al. 2011. The co-transduction of Nurrl and Brn4 genes induces the differentiation of neural stem cells into dopaminergic neurons. Cell Biol Int, 35(12): 1217～1223

Ye P, D'Ercole AJ. 2006. Insulin-like growth factor actions during development of neural stem cells and progenitors in the central nervous system. J Neurosci Res, 83(1): 1～6

Zhang P,Zhang H,Hu SS,et al. 2005. Plasmid transfection of rat bone marrow mesenchymal stem cells by cationic lipid for gene-modified cell transplantation therapy,Zhongguo Yi Xue Ke Xue Yuan Xue Bao,27(4):504～508

Zhao LR,Duan WM,Reyes M,et al. 2002. Human bone marrow stem cells exhibit neural phenotypes and ameliorate neurological deficits after grafting into the ischemic brain of rats. Exp Neurol,174(1):11～20

Zhou JM,Chu JX,Chen XJ. 2008. An improved protocol that induces human embryonic stem cells to differentiate into neural cells in vitro. Cell Biol Int,32(1):80～85

Zou L,Jin G,Zhang X,et al. 2010. Proliferation,migration,and neuronal differentiation of the endogenous neural progenitors in hippocampus after fimbria fornix transection. Int J Neurosci,120(3):192～200

第5章 糖生物学与神经再生

糖生物学(glycobiology)是研究聚糖及其衍生物的结构、化学、生物合成及生物功能的一门科学。“糖生物学”一词是由 Rademacher、Parekh 和 Dewk 等于 1988 年将糖化学和生物化学的传统原则与现代细胞和分子生物学对聚糖的研究相结合首次提出的,是生物医学各学科中在基础研究、生物医学和生物技术方面发展较快的一门学科。研究的领域包括从糖类的化学、聚糖修饰的酶学与糖链的生物合成,到聚糖在复杂生物系统中的功能,以及对聚糖进行各种加工处理的技术。继后基因组学蛋白组学之后,糖生物学已发展成为专门的学科-糖组学(glycomics),糖组学是研究糖链的表达、调控和生理功能的科学,通过研究糖链确定基因所携带的遗传信息与其功能之间的关系。因此糖组学的产生是基因组学和蛋白质组学研究的必然结果,对糖组学的研究将会极大地促进基因组学和蛋白质组学的发展,可以说,糖组学正是基因组学和蛋白质组学的传承。

糖生物学的研究涉及许多学科,包括分子生物学、细胞生物学、神经生物学、免疫学等。同时,糖生物学研究的发展也大大推动了这些学科的发展。糖类作为信息分子在受精、发生、发育、分化、神经系统和免疫系统平衡状态的维持等方面起重要作用;在炎症和自身免疫性疾病、老化、癌细胞的异常增殖和转换、病原体感染等方面都有糖类的介导。

单糖、寡糖或多糖与蛋白质和脂质连接形成糖缀合物(glycoconjugate)。形成糖蛋白(glycoprotein)和糖脂(glycolipid)的糖部分,一般都是复合的杂聚物,与作为贮积糖的重复的纯聚多糖(如糖原和直链淀粉)不同。通常把糖蛋白和糖脂的糖部分称为聚糖(glycan)。聚糖是以一些提供能量贮存的相同的单元构成,如葡萄糖,而其他单糖单元也可以构成。连接蛋白质和脂质的聚糖具有多方面的功能,糖缀合物的结构性功能反映聚糖自身的物理性质,而连接结构性聚糖的蛋白质和脂质可以看作是在组织中起作用的支架,同时聚糖也可以对连接蛋白质和脂质的固有性质产生影响。聚糖为了在穿行、黏附和信号传导方面发挥作用,必须与众所周知的称为凝集素(lectin)的受体蛋白质相互作用。因此,糖生物学这一学科领域应该包括对糖缀合物的研究,以及对催化生物合成的酶和识别它们的凝集素的研究。

糖链几乎参与了真核生物的所有生命过程。在分子内,糖链影响蛋白质的折叠、抗原性和其他生物活性;在分子间,能通过糖缀合物糖链与蛋白质的相互作用来介导细胞的识别,调控生命过程;糖脂糖链不仅有识别功能,本身也是信号传导分子。总之,生物的受精、发生、发育、细胞分化、内分泌、免疫、神经传导、癌变等生命过程,都离不开糖的参与。

单糖是不能再水解成为更简单的糖单位的一类糖,是聚糖的基本结构单位。单糖可形成的连键变化比氨基酸和核苷酸要复杂得多,因为蛋白质和核苷酸都是线性的多聚体,都只有一种基本的连接键,而每一个单糖可通过 α 或 β 键与链中的另一个单糖的 1 个或几个位点相连接,或与其他分子相连,产生多种变体,因此其功能也复杂得多。糖链一般由相同或不同型的单糖聚合而成,可独立存在,也可与配基结合成更复杂的复合体。3 个不同的氨基酸分子只有 27 种三肽排列方式,而 3 个不同的单糖分子可组成数千种三糖结构,表明糖结构的复杂性远远高于蛋白质和核酸。聚糖可以组成糖缀合物(糖蛋白、糖脂)的主要部分，聚糖可大概分为与脂质相连接的聚糖、通过氮原子与蛋白质连接的聚糖（*N*-连接聚糖）和通过氧原子与蛋白质连接的聚糖（*O*-连接聚糖）这 3 大类。

机体中具有重要生理和病理作用的糖缀合物是指含糖链的生物大分子，包括糖蛋白、糖脂、蛋白多糖和杂多糖等。其中糖链的合成需要各种各样功能专一的糖基转移酶，糖基转移酶对供体和受体有严格的专一性要求，在特异的连键上一种酶只能添加一种形式的糖，这种现象被称为"一种酶、一连键"规则（one enzyme, one linkage rule）。糖基转移酶主要存在于内质网和高尔基体中，将翻译的蛋白质加工成成熟的糖蛋白。不同组织的不同细胞存在不同的糖蛋白质，相同的蛋白质可存在不同的糖链，这样导致糖基转移酶的种类很多。并且糖基转移酶的底物也复杂多样，不同的糖基转移酶可有相同的底物，而同一种糖基转移酶可有不同的底物。由于存在糖基转移酶组织和细胞的特异性，以及生理和病理下细胞功能的改变，形成千变万化的糖链，导致复杂的细胞信号改变，从而产生各自的特殊功能。

Neuritin 蛋白是小分子量的糖蛋白，重组体 Neuritin 促进神经突起的生长和分支，无论是神经活动的刺激还是神经营养因子的直接作用，都能诱导神经突起的生长。Neuritin 是与神经祖细胞分化和移行有关的基因，能够促进轴突出芽、神经突起生长和棘的形成，在学习和记忆的突触重塑和神经系统的发育和再生过程中发挥重要的作用。在脊髓损伤后 Neuritin 基因簇表达时序性调节为神经再生和运动功能恢复提供了有利的微环境；在周围神经再生过程中，血供非常重要，它会影响轴索再生和髓鞘的再形成，而 Neuritin 能促进真皮微血管内皮细胞增殖和聚集形成，从而提示 Neuritin 在周围神经再生过程中发挥重要的作用。

糖基化在神经系统的发育过程中发挥重要作用，已有研究证实在缺失 *N*-乙酰葡糖胺基转移酶的小鼠，由于严重神经管的形成受损导致小鼠在胚胎期便发生死亡。同时有研究证明，干扰多聚唾液酸（poly sialic acid, PSA）在神经细胞黏附分子（neural cell adhesion molecule, NCAM）上的表达可以导致两栖动物的神经管发育受阻。这些结果显示，*N*-寡聚糖的唾液酸化在脊椎动物胚胎发育过程中发挥至关重要的作用。

神经节苷脂属于鞘糖脂，其分子是由一个亲水基团（唾液酸低聚糖）和亲脂基团（酰基鞘氨醇）组成。它是大多数哺乳动物细胞膜双脂层（包括神经细胞突触终板、高尔基体膜、内质网膜和溶酶体等生物膜）的组成成分，并构成其膜表面的免疫标志特征之一。在神经系统特别是大脑皮质中尤为丰富。GM1 的生物学功能主要集中在亲神经性和神经再生两方面。GM1 在细胞膜上可作为一种受体，能与许多毒素如破伤风毒素、霍乱毒素结合，减轻细胞毒素损害。目前研究采有的 Gg 大多数是从牛脑中提取的纯化单唾液酸四已糖神经节苷脂（GM1）或由 GM1、GD1a、GD1b 和 GT1b 等成分组成的混合物。体外培养的 Gg 能促进神经细胞轴索增生，增强神经营养因子的作用，可通过血-脑屏障嵌入神经细胞膜，参与神经元的生长、分化和再生过程。GM1/GD2 或 GD3 缺失可引起补体激活、炎症反应等，从而导致神经退行性变。GM1/GD2 还可引起神经营养因子及其受体如 CNTF，P75，NTR，TrkB 等表达水平下降，从而影响损伤后的舌下神经再生。髓鞘相关糖蛋白（myelin associated glycoprotein, MAG）有选择地与唾液酸聚糖上的 NeuAcα3Galβ3GalNAc 结构相结合，而这种结构主要存在于神经元细胞膜神经节苷脂上。乙酰肝素蛋白聚糖可以通过与一些神经生长因子结合来增强这些因子对神经的诱导作用及促神经生长作用；而硫酸软骨素蛋白聚糖却可通过降低神经轴突与细胞基质中的黏附分子的黏附来抑制神经的生长，但硫酸软骨素蛋白聚糖的神经蛋白聚糖和磷酸蛋白聚糖在脑发育的过程中，非但没有抑制作用，反而对于皮层神经元的发生和延伸还有促进作用。壳聚糖可作为再生神经支架，对周围及中枢神经损伤后的神经修复均具有非常重要的作用。

糖生物学与酶学关系密切，酶是进行糖生物学研究不可缺少的工具。糖生物学和糖工程中所有重大课题都离不开糖链生物合成，而糖链生物合成必须有糖基转移酶参与。糖基转移酶是广泛存在的一大类酶，参与了聚糖、糖苷和复合糖类中糖部分的生物合成，具有高度的底物专一性。*N*-乙酰氨基葡萄糖基转移酶Ⅴ（*N*-acetylglucosaminyltransferase Ⅴ，GnT-Ⅴ）是重要的高尔基体糖基转移酶，是糖蛋白 *N*-糖链加工酶之一，具有决定 *N*-糖链类型及复杂型糖链结构的重要作用，催化 GlcNAc 基团转移至 *N*-糖链核心 α1，6 臂的 α-甘露糖的反应，形成 *N*-糖链的 β1，6 分支结构，能形成 2、3、4 天线的 *N*-糖链产物。已有研究表明 GnT-Ⅴ高表达修饰神经生长因子受体，能引起低浓度 NGF 刺激下神经轴突的生长，GnT-Ⅴ在神经中可能通过修饰糖蛋白受体调节 NGF 诱导的信号通路，可能在与神经生长因子受体相关的神经退行性病变中起作用。我们课题组对 β-1，4-GalT 在周围神经与中枢神经损伤后再生过程的作用进行了系列的研究，现阐述如下。

第 1 节　糖生物学与周围神经再生

半乳糖基转移酶属于糖基转移酶这一大家族中的一个亚类，它们都以 UDP-半乳糖苷为糖基供体。与该亚家族中的其他成员（如 α1，6-半乳糖基转移酶或 α1，3-半乳糖基转移酶等）功能不同的是，β-1，4-半乳糖基转移酶（β-1，4-galactosyltransferase，β-1，4-GalT）在高尔基体上负责将半乳糖苷基团从 UDP-半乳糖苷转移到 *N*-多糖复合物的末端 *N*-乙酰氨基葡萄糖或葡萄糖上，形成 β1，4 糖苷键。目前，已克隆出 7 种 β-1，4-GalT，根据与最早克隆的 β-1，4-GalTⅠ同源性的高低，分别命名为 β-1，4-GalTⅡ、Ⅲ、Ⅳ、Ⅴ、Ⅵ、Ⅶ，初步研究表明，β-1，4-GalTⅠ、Ⅱ和Ⅴ与 *N*-糖苷键合成有关。

一、β-1，4-半乳糖基转移酶

β-1，4-半乳糖基转移酶Ⅰ（β-1，4-galactosyltransferaseⅠ，β-1，4-GalTⅠ）是最早被克隆的一种糖基转移酶，为单链跨膜Ⅱ型膜糖蛋白，分布于高尔基体和细胞膜上，细胞膜上的 β-1，4-GalTⅠ通过结合毗邻细胞质膜上或细胞间质中的糖复合物末端的 *N*-乙酰氨基葡萄糖或半乳糖基而发挥细胞黏附作用。

（一）β-1，4-半乳糖基转移酶家族的发现

Shaper 于 1986 年筛选牛的 cDNA 文库时克隆出第 1 个哺乳动物糖基转移酶——β-1，4-GalT Ⅰ。通过基因敲除小鼠体内 β-1，4-GalTⅠ后发现，大脑中糖蛋白的半乳糖基化水平发生变化，但除上皮分化异常、生长迟缓和新生死亡率高外，β-1，4-GalTⅠ敲除的小鼠没有其他明显的器官生长发育障碍。在 *N*-寡糖链合成方面，与许多神经细胞识别分子修饰调节相关的在神经系统发挥重要作用的唾液酸和 HNK-1 抗原，在基因敲除的小鼠仍正常存在，并无明显的表达降低。这些结果提示，可能有其他 β-1，4-GalT 在神经系统中存在并参与糖蛋白的半乳糖基化。Sato 等设计简并引物从人乳腺癌细胞系 MRK-nu-1 中克隆 β-1，4-*N*-酰基葡萄糖基转移酶和 β-1，4-GalTⅠ并得到了几段 PCR 产物。用其中一种 PCR 片段作探针筛选 MRKnu-1 cDNA 文库，最后得到一段含 5′非翻译区（112bp）和 3′非翻译区

(3.4kb)的基因。将其转入 COS-7 细胞后,检测到 β-1,4-GalT 活性。将其定名为 β-1,4-GalTⅡ,后改为 β-1,4-GalTⅤ。自 1997 年,人们应用 EST 数据库的信息相继克隆出 β-1,4-GalTⅡ、Ⅲ、Ⅳ、Ⅵ,它们氨基酸序列与 β-1,4-GalTⅠ分别具有 55%、44%、41%、31%的同源性。1999 年,β-1,4-GalTⅦ被克隆。

(二) β-1,4-半乳糖基转移酶家族的结构

通过缺失和定点突变等方法,β-1,4-GalT 的蛋白结构已被阐明,以牛的 β-1,4-GalT 氨基酸序列为例,N 端区域(1-129 位氨基酸)与蛋白质的膜定位有关;130-257 位的氨基酸残基包含了结合 *N*-乙酰基葡萄糖胺的结构域;C 端 258-402 位氨基酸是结合 UDP-半乳糖基的关键区域,其中的 Tyr286,Tyr311,Trp313 和 Trp314 是催化转移半乳糖基的关键位点。

β-1,4-GalTⅠ与其他的糖基转移酶相同,也属于Ⅱ型糖蛋白,由胞质区(C)、跨膜区(transmembrane domain, TM)、一段茎区和催化区组成。它以 2 种形式:长型(long β-1,4-GalTⅠ, Lβ-1,4-GalTⅠ)和短型(short β-1,4-GalTⅠ, Sβ-1,4-GalTⅠ),广泛存在于各种组织细胞中。二者具有相同的催化区和跨膜区,但是由于其从不同的转录起始点开始编码 mRNA,使二者在胞质区产生了差异。Sβ-1,4-GalTⅠ在胞质区有一个长度为 11 个氨基酸的尾巴,而 Lβ-1,4-GalTⅠ在胞质区却有 24 个氨基酸(图 5-1),正是由于这 13 个氨基酸的差别造成了长型和短型 β-1,4-GalTⅠ在分布及功能上的不同。目前已经证明 2 类不同的 β-1,4-GalTⅠ在体细胞中是由同一基因编码,定位于第 9(人),第 4(鼠)和第 18(牛)号染色体。3 种不同来源的酶有 90%以上的同源性,但和其他糖基转移酶同源性很少,其基因有 6 个外显子组成,总长约 50kb,基因含有两个启动子 P1 和 P2,及两个 ATG 起始位点。鼠的 β-1,4-GalTⅠ基因在体细胞中转录 2 种大小不同的 mRNA,分别为 3.9kb 和 4.1kb。2 种不同的转录起始位点被第 1 个外显子中间 200bp 隔开,即一个在阅读框内的两个 ATG 的前面(4.1kb),一个在两者的中间(3.9kb)。两种转录产物经剪切加工成长短不同的 mRNA,在翻译出胞内氨基酸相差 13 个氨基酸残基的 Lβ-1,4-GalTⅠ和 Sβ-1,4-GalTⅠ。牛和人的 β-1,4-GalTⅠ基因表达产物也这样。Lβ-1,4-GalTⅠ转录时利用第一个启动子 P1 和第 1 个 AUG/ATG,Sβ-1,4-GalT 转录时利用 P2 和第 2 个 AUG/ATG(图 5-2)。1997 年,Shaper 等在非哺乳动物鸡中克隆到非等位的 β-1,4-GalTⅠ基因,两者的氨基酸的同源性是 52%,两者相对应牛的同源性分别是 62%和 49%。

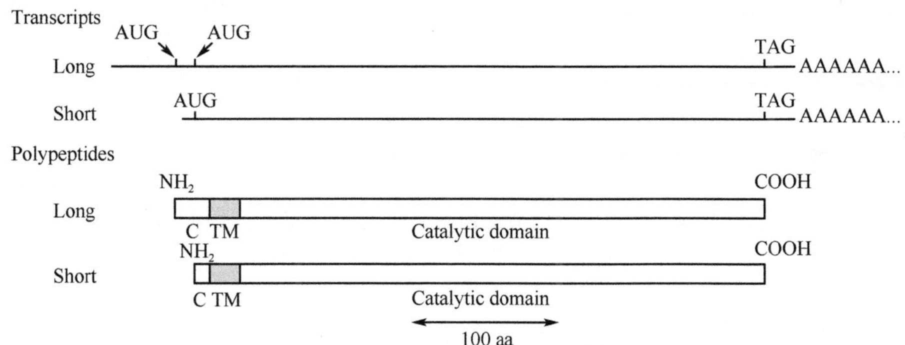

图 5-1　β-1,4-GalTⅠ基因结构模式图(引自 Wang et al.,Biochem Biophys Res Commun 1994)

对 β-1,4-GalTⅠ、Ⅱ、Ⅲ、Ⅳ基因组成的研究发现,在它们的编码区中,都含有 5 个位置相近的内含子。另外,β-1,4-GalTⅡ、Ⅲ的 5′非翻译区还含有一个内含子。这些相近的内含

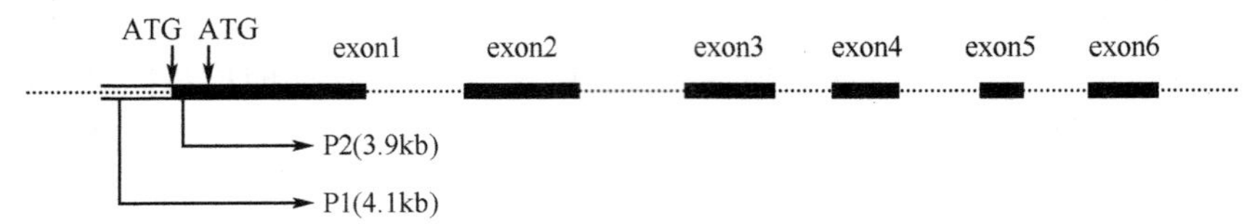

图 5-2 β-1,4-GalT Ⅰ 的基本结构(引自 Wang et al.,Biochem Biophys Res Commun 1994)

子以及它们序列的同源性说明它们具有进化中的相关性。β-1,4-GalT Ⅴ与Ⅵ的氨基酸序列具有很高的同源性(70%的氨基酸序列相同,尤其在编码区)。在 β-1,4-GalT Ⅰ、Ⅱ、Ⅲ、Ⅳ、Ⅴ、Ⅵ的催化区均含有 4 个保守的半胱氨酸,相反,β-1,4-GalT Ⅶ则无。β-1,4-GalTⅤ、Ⅵ的茎区(跨膜区)含有多个保守的 *N*-糖基化位点。β-1,4-GalTⅡ～Ⅵ的 C-端含有一个潜在的 *N*-糖基化位点。每一个 β-1,4-GalT 茎区的长度都不相同,β-1,4-GalTⅢ～Ⅳ最短。在这 7 种酶中均有一高度保守的氨基酸序列 WGWGGEDDD,而 β-1,4-GalTⅦ却有一个(G/R)的非保守和保守(D/E)替换(WGWGREDDE),主干序列内的几个残基对于 β-1,4-GalTⅠ的催化活性有非常重要的关系,而且 X 线晶体衍射分析表明 β-1,4-GalT 的保守基序在催化槽内,它包括供体和受体结合位点(图 5-3)。β-1,4-GalTⅦ虽然同样含有其他 β-1,4-GalTs 中保守的序列,但它的基因组成却与 β-1,4-GalTⅠ、Ⅱ、Ⅲ、Ⅳ完全不同。7 种 β-1,4-GalTs 位于不同的染色体上。

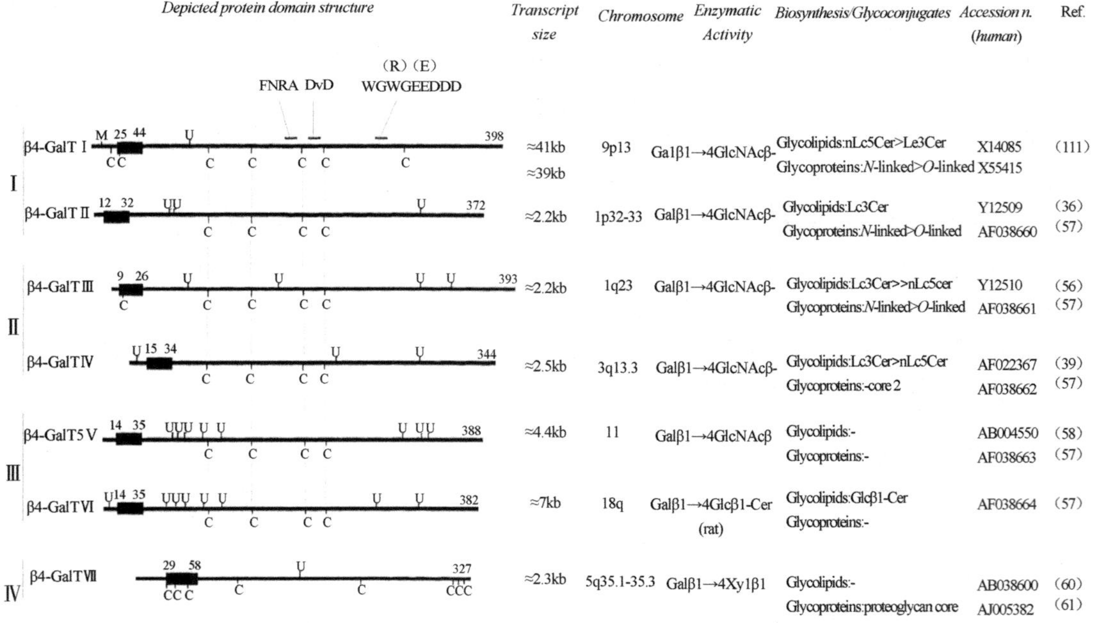

图 5-3 β-1,4-半乳糖基转移酶家族的结构示意图(引自 Lo et al.,Glycobiology 1998)

C. 半胱氨酸;T. *N*-糖基化位点;■. 跨膜区

(三)β-1,4-半乳糖基转移酶家族在不同组织中的表达

β-1,4-GalTs 各个成员均存在组织表达特异性。β-1,4-GalTⅠ在组织中表达最广泛。其在哺乳动物的乳腺中高表达且随哺乳过程表达逐渐增高;在肺、小肠中表达量很少。在胎脑中有一定的表达,在正常成年脑中则检测不到 β-1,4-GalTⅠ的表达。β-1,4-GalTⅡ在

胎脑中有较高表达，并且主要表达于骨骼肌、前列腺、睾丸、卵巢和小肠。β-1，4-GalTⅢ的表达部位广泛，但不同部位表达水平变化很大，主要在胎盘、胰腺、前列腺、睾丸、卵巢和小肠表达。β-1，4-GalTⅣ则主要表达于胎盘、肾脏、胰腺，在心脏、肺、肝、骨骼肌中有少量表达。β-1，4-GalTⅤ也存在着组织广泛表达的现象，提示它与β-1，4-GalTⅠ相似，对维持人体正常生理功能发挥重要作用。值得注意的是β-1，4-GalTⅤ在脑组织发育中持续增高。β-1，4-GalTⅥ主要在脑组织中表达，骨骼肌中有少量表达，而在其他组织中很少有表达。

（四）β-1，4-GalT在神经轴突向外生长中的功能

层黏连蛋白是基底膜的主要组成成分之一，一系列的研究表明，层黏连蛋白会诱导中枢神经系统神经元、外周神经系统神经元以及神经元细胞神经轴突的形成。在铺有层黏连蛋白的基质上，PC12细胞轴突的生长能够被细胞表面β-1，4-GalTⅠ的刺激剂或抑制剂刺激或抑制。阻断或者移除层黏连蛋白表面β-1，4-GalTⅠ的结合位点能够抑制神经细胞轴突的生长。此外，β-1，4-GalTⅠ还能在已经存在轴突的神经元轴突的继续延长上发挥功能。Paul等人的实验进一步证实，细胞表面β-1，4-GalTⅠ能与层黏连蛋白E8区内*N*-连接寡糖的*N*-乙酰氨基葡萄糖残基相结合，进而诱导轴突的生长，并且E8区的生物活性依赖于与其相互作用的细胞表面的β-1，4-GalTⅠ。

细胞表面β-1，4-GalTⅠ与层黏连蛋白E8区的结合还介导了细胞的迁移。细胞最初是通过整合素与层黏连蛋白相黏附的，在后继的迁移过程中，细胞表面β-1，4-GalTⅠ也发挥着十分重要的作用，其作用机制与其诱导神经轴突生长的机制相似。细胞表面β-1，4-GalTⅠ定位于处于迁移状态的细胞的层状伪足；处于稳定状态的细胞，其表面的β-1，4-GalTⅠ水平很低，但当细胞在层黏连蛋白上发生迁移时，细胞表面，β-1，4-GalTⅠ会与层黏连蛋白E8区*N*-连接的寡糖特异性地结合，使细胞发生极化，生成层状伪足，进而诱导细胞的伸展与迁移。Raymond等人将小鼠的黑色素瘤细胞B16-F10分别接种于包被了层黏连蛋白、纤黏连蛋白，被BSA封闭以及未经任何处理的平皿上，结果发现细胞仅仅黏附在层黏连蛋白和纤黏连蛋白上。将铺过层黏连蛋白和纤黏连蛋白的培养板与β-1，4-GalTⅠ的抗体和β-1，4-GalTⅠ的修饰蛋白α-乳白蛋白共孵育，然后再接种细胞，结果发现β-1，4-GalTⅠ的抗体和β-1，4-GalTⅠ的修饰蛋白α-乳白蛋白阻断了β-1，4-GalTⅠ的活性，抑制了黑色素瘤B16-F10细胞在层黏连蛋白上的迁移，而其最初的黏附并不受影响。但这些试剂均没有影响黑色素瘤B16-F10细胞在纤黏连蛋白上的迁移。用*N*-聚糖酶预处理层黏连蛋白的表面，发现细胞最初与层黏连蛋白的黏附不受影响但细胞不发生迁移了。一系列试验结果表明，细胞表面β-1，4-GalTⅠ并不参与细胞最初与层黏连蛋白的黏附，但通过β-1，4-GalTⅠ与其相配的*N*-连接的底物相黏附，介导了细胞后续的迁移。

二、β-1，4-半乳糖基转移酶Ⅰ与周围神经再生

（一）β-1，4半乳糖基转移酶Ⅰ与施万细胞

施万细胞（Schwann cell，SC）是周围神经系统（peripheral nervous system，PNS）特有的并且是最重要的胶质细胞，起源于胚胎的神经嵴细胞，形成PNS的髓鞘。SC不但在PNS的发生发育和功能维持方面起重要作用，在神经损伤后再生中也起关键作用：①吞噬作用：坐骨神经损伤后，损伤神经段发生Wallerian变性，损伤远端的SC迅速增殖形成Büngner带，为再生轴突提供生长通道，并和巨噬细胞共同吞噬变性的轴突与髓鞘碎片；

②对再生神经的的营养作用:损伤后增殖的施万细胞能合成和分泌神经元营养因子(neurotrophic factors, NTFs)、神经生长因子(nerve growth factor, NGF)、睫状神经节营养因子(ciliary ganglion trophic factors, CNTF),促神经突起生长因子(neurite promoting factors, NPFs)等多种活性物质,诱导、刺激和调控轴突的再生和髓鞘的形成;③生成基底膜,施万细胞合成和分泌形成基底膜的主要成分如层黏连蛋白(laminin,LN)、纤黏连蛋白(fibronectin, FN)、Ⅳ型胶原(collagen Ⅳ)、内皮黏连素(entactin)等多种黏附分子引导轴突再生;④ SC 包绕再生轴突,形成无髓及有髓纤维,促进再生轴突的成熟。

有髓神经纤维的髓鞘和无髓神经纤维的神经内膜均由施万细胞形成,具有保护轴突的作用。有髓神经的髓鞘具有很好的绝缘作用,并且能加速轴突的信号转导;另外施万细胞形成正常的轴突膜内外的离子浓度和轴突营养的生理状态,对维持轴突功能的发挥提供良好的微环境。

施万细胞是周围神经纤维损伤远侧端发生 Wallerian 变性后,唯一分裂增殖并对轴突再生具有重要作用的细胞。施万细胞除了在 PNS 中发挥髓鞘形成和促进神经再生等作用外,还与小胶质细胞和星形胶质细胞(中枢神经系统中的非髓鞘形成胶质细胞)一样,发挥一定的免疫功能:在炎症情况下,SC 能通过表达主要组织相容性(抗原)复合物-Ⅱ(major histocompability complex-Ⅱ, MHC-Ⅱ)分子向免疫效应细胞提呈抗原,产生单核细胞趋化因子、巨噬细胞炎症蛋白以及促炎和抗炎的细胞因子等,参加 PNS 损伤后局部的炎症反应。Wagner 等发现大鼠 PNS 损伤后,损伤部位的 SC 被激活并产生肿瘤坏死因子 α(tumor necrosis factor-α, TNF-α),且表现出许多巨噬细胞样的特点。Colomar 等用脂多糖(lipopolysaccharide,LPS)和 ATP 刺激还能诱导 SC 中 IL-1β 的成熟和释放。格林-巴利综合征(Guillain-Barre syndrome,GBS)和慢性炎性脱髓鞘性多发性神经根神经病(chronic inflammatory demyelinating polyneuropathy,CIDP)分别是累及周围神经系统的急、慢性炎症脱髓鞘性疾病。实验性变态反应性神经炎(experimental allergic neuritis,EAN)则为公认 GBS 的动物模型。CIDP 患者的 SC 细胞表达 B7 分子上调,SC 还表达黏附分子 CD58,与 T 细胞和自然杀伤细胞的 CD2 相互作用,并随 IFN-γ、IL-2 和 TNF-α 增高而表达增加,说明 SC 细胞在 CIDP 的发病机制中起重要作用。SC 细胞还拥有“死亡分子”CD95 及其配体,可诱导细胞程序化死亡,既可作为保护机制,也可是疾病的易感因素。越来越多的证据显示,SC 是 PNS 中重要的免疫活性细胞,可能在周围神经损伤和病变过程中发挥重要作用。

炎症反应是神经系统诸多疾病的共同症状。在损伤、感染性疾病、神经退行性病变以及其他多种类型的疾病病程中,均包含了免疫系统的激活、炎症细胞的活化及炎症介质的合成与释放,这些炎性介质具有“双刃剑”的作用,一方面,这些炎性介质具有诱发细胞免疫、促进吞噬、保护神经元等作用;但另一方面,炎性介质的过多积聚则会改变机体的内环境,影响细胞正常状态下生物学功能的发挥,导致神经元、胶质细胞损伤,是促使神经元凋亡、神经纤维脱髓鞘等发生的重要原因,从而导致严重的神经疾患。SC 除了在 PNS 中发挥维持正常神经功能和促进神经再生等作用外,还在 PNS 损伤后,参与免疫应答与炎症反应。所以,积极发挥 SC 的促神经再生作用,防止其炎症反应产生的副作用,应该是 PNS 损伤和疾病防治的关键。

众所周知,细胞膜表面和细胞内密布有大量复杂多样的糖复合物包括糖蛋白、糖脂、蛋白多糖等含糖链的生物大分子。它们广泛参与组织结构形成和功能维持、肿瘤浸润与转移以及免疫性疾病发生与发展等许多生理和病理过程,这些糖复合物中的糖链在其中发挥着非常重要的作用。糖链的合成需要各种各样功能专一的糖基转移酶,细胞可通过调节糖基转移酶的表达、活性、底物特异性和组织表达特异性来调节各类糖复合物中糖链的生物合成,从而影响细胞的功能。在病原体感染与免疫应答过程中,糖基转移酶及其糖链合成也发挥很大的作用。在感染及炎症反应过程中,内皮细胞表面选择素与表达在白细胞上的相应糖配体(sialyl Lewis x, sLex)结合,使白细胞在内皮细胞上滚动,继而穿出血管趋向炎症部位,这一过程得以顺利完成有赖于相应的糖基转移酶对糖配体糖链的加工修饰,而这个过程中 sLex 的唾液酸化修饰是与 β-1,4-GalT 密切相关的。已有研究发现,β-1,4-GalT Ⅰ与免疫应答和炎症反应关系密切:①以 β-1,4-GalT Ⅰ 催化合成的 Galβ1-4GlcNAc 为底物,合成 sLex,在 e-selectin、P-selectin 等选择素参与的炎症过程中内皮细胞与中性粒细胞的黏附过程中发挥重要作用。在 β-1,4-GalT Ⅰ 缺失的小鼠中白细胞膜上的糖蛋白缺少 Galβ1-4GlcNAc,并且选择素—配体的生物合成也受到抑制,从而导致急、慢性炎症反应降低,浸润到炎症部位的中性粒细胞减少;②TNF-α 可诱导人脐静脉内皮细胞中 β-1,4-GalT Ⅰ 表达水平稳定性增高。本课题组研究发现,在 LPS 刺激炎症模型中,炎症大鼠大部分脏器中 β-1,4-GalT Ⅰ 都表达增加;在大鼠皮肤损伤后,β-1,4-GalT Ⅰ 在损伤局部炎症细胞中也表达增加;有文献报道 β-1,4-GalT Ⅰ 缺失的小鼠皮肤损伤愈合减慢;③在 T 淋巴细胞活化过程中,β-1,4-GalT Ⅰ 的表达明显增高,这与其他报道的活化 T 淋巴细胞表面 β-1,6-分枝-*N*-糖苷表达增加相吻合。有些学者报道 β-1,4-GalT Ⅰ 通过参与巨噬细胞、树突状细胞表面相应选择素配体的合成来调控免疫反应。

体外培养的施万细胞是研究周围神经系统发育过程中一系列事件的重要的模型材料,并可以通过移植入损伤的周围和中枢神经系统,研究其增殖、分化和促进神经再生的机制。近 10 年来,电子技术、分子生物学手段的突飞猛进,在细胞培养的基础上,结合电压钳(voltage clamp)、膜片钳(patch clamp)、基因克隆等新技术,对施万细胞的形态、生理、药理、生化、免疫、移植等方面进行了广泛的研究。

为了研究 LPS 对施万细胞表达 β-1,4-GalT Ⅰ 的影响,采用不同浓度 LPS 处理细胞,RT-PCR 结果显示正常施万细胞 β-1,4-GalT Ⅰ mRNA 表达水平较低。然而,在 1ng/ml LPS 处理 β-1,4-GalT Ⅰ mRNA 表达水平明显升高,当浓度达到 10μg/ml 时 β-1,4-GalT Ⅰ 表达水平达到高峰。

采用免疫荧光染色对 β-1,4-GalT Ⅰ 在施万细胞中的定位进行观察,在未用 0.2% Triton X-100 进行通透处理的情况下,在细胞表面可检测到 β-1,4-GalT Ⅰ 有表达,且采用 1μg/ml LPS 4h 处理后的 β-1,4-GalT Ⅰ 荧光染色明显增强;使用 0.2% Triton X-100 通透处理后发现 β-1,4-GalT Ⅰ 主要定位于细胞内高尔基体上,且 LPS 处理组的表达水平高于对照组。

β-1,4-GalT Ⅰ 是负责半乳糖基化的一种重要的糖基转移酶。因此,也有必要对施万细胞上糖蛋白的半乳糖基化水平作一个检测。RCA-I 能够与糖链中的 β-1,4-糖苷键结合,因此可以用 lectin blot 对施万细胞糖蛋白的 β-1,4-半乳糖基化水平作分析。结果显示,施万细胞糖蛋白的 β-1,4-半乳糖基化水平在 LPS 处理有所增强,这表明 LPS 可能促进施万细胞蛋白半乳糖基化水平增强。

大多数黏附分子如整合素等都是糖蛋白。通过免疫荧光染色发现整合素 α5 表达于施万细胞并且与 RCA-Ⅰ 有共定位,提示整合素 α5 可能发生了半乳糖基化。为了进一步证实这种可能性,进行了免疫沉淀来研究 β-1,4-GalT Ⅰ 的催化作用与整合素 α5 半乳糖基化之间可能存在的相关性。实验结果显示,LPS 处理组沉淀下来的整合素 α5 的半乳糖基化水平明显比对照组强，这表明整合素 α5 的半乳糖基化水平在 LPS 处理施万细胞后是增强的。

为了研究 β-1，4-GalT Ⅰ在施万细胞中的不同表达水平对神经元生长的影响，将转染有正、反义 β-1，4-GalT Ⅰ的表达质粒和 pcDNA3.1 空质粒的施万细胞和神经元共培养，观察不同 β-1，4-GalT Ⅰ水平对神经轴突生长的影响。根据共培养背根神经节(dorsal root ganglion，DRG)所延伸神经突起的数目及其延伸所占面积，来判断施万细胞不同 β-1，4-GalT Ⅰ表达水平对神经元生长的影响。

损伤神经元的生长锥生长是多种作用的结果。①机械导向作用：生长锥需要能在上面附着和生长的固体基质。层状伪足和线状伪足在基质上的黏附、收缩是生长锥边缘前移的重要条件。周围神经微环境的基质包括施万细胞基膜、纤黏连蛋白和胶原等。基质的主要作用是构成与神经纵轴一致的基质桥，连接神经的远、近断端，来自断端的细胞成分，如施万细胞、束膜样细胞、内膜细胞等贴附于基质桥长出，远、近断端借此汇合。生长锥将沿着基膜的表面轮廓，沿着伴行的细胞和大分子复合物通道生长；②细胞表面黏附作用：神经再生过程中生长锥的延伸及导向包含了细胞和基质间识别性联系的形成。基质中介导生长锥生长神经黏附分子研究最多的是层黏连蛋白(laminin，LN)和纤黏连蛋白(fibronectin，FN)，体外培养显示，LN 和 FN 能显著促进神经突起生长。尤其是 LN 总是分布在施万细胞基膜管的内表面，生长锥表面具有识别 LN 长臂的受体，通过受体与长臂特异性粘合，长臂发挥杠杆作用将生长锥顶端的线状伪足不断抽出延伸，使轴突长长。空腔管移植物加入 LN、FN 等能促进神经纤维再生；③神经营养和神经诱向作用：周围神经损伤后施万细胞膜上 NGF 受体表达属低亲和性(Ⅰ型)，而轴突膜上 NGF 受体却是高亲和性(Ⅱ型)，Ⅰ型受体介导对 NGF 的营养反应，Ⅱ型受体可能和生长锥与支持细胞之间相互诱向性营养作用有关。施万细胞分泌的 NGF 先结合在施万细胞表面的Ⅱ型受体。当近端神经再生轴突生长锥接触到施万细胞表面时，NGF 介于生长锥与施万细胞上的Ⅰ、Ⅱ型受体之间，随之脱离施万细胞上的低亲和性受体，与轴突膜上高亲和性受体结合，进而被胞饮入轴突内，经逆行轴浆转运至神经元胞体，调节神经元代谢、维持损伤神经元的存活、修复与再生。施万细胞分泌许多具有神经营养和神经诱向的活性分子。

以上影响生长锥生长的各种作用都与施万细胞功能相关，而施万细胞和神经轴突保持一定的接触是施万细胞发挥其促神经生长的关键。例如，体内施万细胞未成熟之前表面不合成基膜，体外施万细胞和神经元联合培养时才形成基膜。基膜主要成分 LN、FN、Ⅳ型胶原、硫酸肝素蛋白多糖(HSPG)、内皮黏连素、乙酰胆碱酯酶、Ⅴ型胶原等。基膜除了在胚胎时期能引导神经嵴细胞的迁移并促其分化外，最主要的是在神经再生过程中能促进轴突生长和生长导向作用。体外用基膜样物质作底物对运动、感觉和交感神经均有促轴突生长作用。胚胎发育过程中基膜路径的出现早于神经纤维，当人为阻断基膜路径时，神经纤维生长方向会发生紊乱。

将过表达正、反义 β-1，4-GalT Ⅰ 的施万细胞和大鼠背根神经节共培养，结果发现转染正义 β-1，4-GalT Ⅰ的施万细胞能够促进共培养神经元轴突的生长和延伸，并且在一定的转染浓度范围内，这种促进神经生长作用与质粒的转染浓度成正比；转染反义 β-1，4-GalT Ⅰ的施万细胞则会抑制神经元轴突的生长和延伸。

细胞表面的 β-1，4-GalT Ⅰ除了作为一种细胞表面的黏附分子参与细胞-细胞、细胞-细胞间基质的相互作用外(如：精卵识别、神经系统形成、乳腺发育等)，还能调节细胞的增殖。早期的研究表明，正常成纤维细胞表面的 β-1，4-GalT Ⅰ可以结合并催化相邻细胞表面的寡糖底物，相反，转化的成纤维细胞(缺乏细胞间接触性抑制特性)表面的β-1，4-GalTⅠ则不能半乳糖基化相邻或自身细胞表面的寡糖底物，当加入UDP-半乳糖后，转化的成纤维细胞的生长受到抑制。转染不同质粒施万细胞倍增时间的计数和^{3}H-TdR掺入测定细胞增殖发现增加β-1，4-GalTⅠ的表达能抑制施万细胞的增殖，流式细胞仪检测发现施万细胞中β-1，4-GalTⅠ的表达增高导致G_1期细胞数量明显增加，且未发现凋亡峰。Maibay用血清饥饿处理NIH 3T3细胞2d使之处于静息期之后，再用血清刺激使细胞进入S期，结果发现2～4小时后，β-1，4-GalTⅠ表达明显增加；8小时后，其表达水平又呈下降趋势。其原因可能是血清中含有一些作用因子直接作用于β-1，4-GalTⅠ所致。Hinton等研究了细胞表面β-1，4-GalTⅠ对Swiss 3T3细胞生长的调节。首先，他们用0.5％血清饥饿后再用10％血清刺激使之重新进入细胞周期证实了以前的结果：β-1，4-GalTⅠ的表达具有细胞周期依赖性，但长链、短链的表达情况不同—长链β-1，4-GalTⅠ在血清刺激后0.5～1小时、4小时，出现2次表达高峰，而短链型只在刺激后4小时出现1次表达高峰。这表明细胞表面和高尔基体上的β-1，4-GalTⅠ表达是受不同机制调控并彼此独立的。将这2种不同形式的β-1，4-GalTⅠ分别转入NIH 3T3细胞发现，膜结合型β-1，4-GalTⅠ的高表达使得细胞生长受到抑制。而短链型β-1，4-GalTⅠ由于和内源性长链β-1，4-GalTⅠ竞争性地与细胞膜骨架蛋白的结合，减弱了长链型在细胞膜上的定位，从而加速了细胞的生长。对这种现象的进一步研究证实，细胞表面β-1，4-GalTⅠ通过与细胞表面的表皮生长因子(epidermal growth factor，EGF)受体结合，抑制其磷酸化，进而抑制细胞生长。然而，也有一些实验结果与此不一致：Maillet用β-1，4-GalTⅠ的抑制剂β-1，4-GalTⅠ抗体、UDP-半乳糖、α-乳清蛋白等处理细胞发现并不能使细胞生长加快，反而出现细胞抑制现象。Zhang等的研究发现，反义TGF-β1转化人肝癌细胞系SMMC-7721引起S期细胞增多，然而，β-1，4-GalTⅠ的表达仅为对照的25％。作者认为可能是某些细胞周期特异性蛋白调节了β-1，4-GalTⅠ的表达。根据这些结果推测β-1，4-GalTⅠ的表达确实存在细胞周期依赖型，而且它的表达反过来影响细胞周期。Roth和Klohs认为细胞表面寡糖底物的半乳糖基化可能向细胞内传递了生长抑制信号抑制细胞转化。

已有研究发现β-1，4-GalTⅠ在周围神经损伤修复的过程中有表达变化，并主要表达在施万细胞中。施万细胞在成年保持相对静止状态，而在周围神经纤维损伤后施万细胞受到增殖信号的刺激，重新进入细胞分裂活跃期。那么施万细胞表达β-1，4-GalTⅠ在细胞增殖方面有什么影响呢？当转染正义长链β-1，4-GalTⅠ于施万细胞后，发现转染细胞增殖变慢，流式细胞仪分析细胞周期被阻滞在G_1期。有文献报道，在体外培养的施万细胞和同时培养的成纤维细胞相比，在培养过程中，尽管它们产生细胞增殖抑制相关的p16INK4a和p19ARF的时相相差不多，但成纤维细胞能发生复制性衰老(replicative cellular senescence)，而施万细胞不会发生这种增殖抑制现象。当然细胞在体外培养的条件和细胞于机体生理病理的刺激是不可能相同的。

施万细胞的有丝分裂均始于伤后第2天，第3天达高峰，持续于高峰至第8天。而坐骨神经损伤后施万细胞表达β-1，4-GalTⅠ于损伤后第2、3天达到高峰，随后持续表达下降。同时还发现Galβ1→GlcNAc也于损伤后1、2天持续下降。故推测施万细胞在成年正常状态保持相对静止状态，刺激增殖和抑制增殖处于平衡状态。而在周围神经纤维损伤后，这种平衡被打破，施万细胞受到增殖信号的刺激而增殖，而抑制信号的信号量和/或其抑制作用受到抑制，β-1，4-GalTⅠ可能就是其中抑制增殖信号之一。

β-1,4-GalTⅠ是施万细胞在LPS诱发炎症过程中表达的一种重要的糖基转移酶。LPS引起的施万细胞β-1,4-GalTⅠmRNA上调,并且也引起了糖蛋白半乳糖基化水平增强。另外,LPS刺激也引起施万细胞表达的一类主要的黏附分子—整合素α5亚基的半乳糖基化水平增强。因此,β-1,4-GalTⅠ可能在施万细胞的活化和功能改变中发挥着重要作用,其中一种可能的机制是通过调节糖蛋白特别是整合素类黏附分子的半乳糖基化水平实现的。

施万细胞是周围神经再生过程中一种重要的胶质细胞。为了清楚施万细胞表达的β-1,4-GalTⅠ是否参与LPS应答并且进一步了解β-1,4-GalTⅠ在周围神经炎症过程中的作用,首先通过体外培养施万细胞的方法观察了不同浓度LPS对β-1,4-GalTⅠ表达影响。与先前的研究一致,RT-PCR结果显示LPS能够引起的β-1,4-GalTⅠ上调。这个结果证实施万细胞对LPS刺激是敏感的,同时也证明β-1,4-GalTⅠ参与了LPS引起的炎症反应。

由于长型和短型β-1,4-GalTⅠ的功能不同,也有必要对这两种不同的亚型作检测。免疫荧光实验结果显示LPS处理组比对照组施万细胞高尔基体上的β-1,4-GalTⅠ染色更加明显,表明复合型寡糖链合成在LPS刺激下可能被增强。已有报道指出细胞表面β-1,4-GalTⅠ参与PC12细胞、交感神经节和感觉神经元的神经突生长。结合本文所得的实验结果,推测施万细胞膜型β-1,4-GalTⅠ的表达增强是作为黏附分子促进了施万细胞的黏附与迁移,从而加速了周围神经再生过程。

周围神经损伤过程一般伴随着糖蛋白半乳糖基化水平的增强。施万细胞能够表达多种黏附分子。已有研究证明,L-selectin, E-selectin, 细胞间黏附分子(intercellular adhesion molecule, ICAM-1)和血管细胞黏附分子(vascular cell adhesion molecule-1, VCAM-1), 和Mac-1在周围神经炎症过程中表达均上调。细胞表面绝大部分黏附分子都是被糖基化的,不同的糖链片段对膜结合蛋白的胞外区域进行修饰。Galβ1→4GlcNAc结构在N糖链的末端,与黏附分子的生物学功能息息相关,如细胞黏附和癌细胞侵袭等。因此,本文着眼于Galβ1→4GlcNAc结构的表达来研究LPS诱发炎症过程中施万细胞β-1,4-GalTⅠ的作用。Lectin blot显示施万细胞上糖蛋白的半乳糖基化水平在LPS处理后增强。HNK-1是施万细胞和其他神经细胞识别分子的特征性表达,Galβ-1→4GlcNAc结构又是合成HNK-1碳水化合物的基础,因此有理由推测β-1,4-GalTⅠ与炎症过程相关是通过改变参与施万细胞黏附和迁移的糖蛋白半乳糖基化水平实现的。

为了进一步验证这个假设,接下来检测了整合素α5亚基的半乳糖基化水平变化。整合素α5是施万细胞上研究较多的一种整合素。以前的研究发现整合素α5含有14个潜在N连接糖基化位点。整合素α5上的糖链是形成αβ二聚体和与基质结合所必需的。用RCA-I进行lectin-荧光染色及免疫沉淀显示施万细胞上整合素α5亚基与RCA-I有共定位,表明整合素α5的糖链上含有半乳糖残基。在LPS刺激下,整合素α5的半乳糖基化水平被上调。因此β-1,4-GalTⅠ可能对整合素α5的半乳糖基化起调节作用从而影响施万细胞的黏附。

以上部分结果说明,高尔基体上短型β-1,4-GalTⅠ的表达增强可能导致糖蛋白半乳糖基化改变,最终影响施万细胞的黏附和迁移能力。同时,细胞表面的长型β-1,4-GalTⅠ可能作为黏附分子直接介导细胞的黏附和迁移。基于以上结果,可以推测β-1,4-GalTⅠ可能在施万细胞炎症过程中发挥着重要作用。β-1,4-GalTⅠ在周围神经炎症过程中的精确作用还有待更加深入的分析研究。

无论是在周围神经还是中枢神经的修复过程中,施万细胞的主要功能涉及一系列细胞活性,如黏附、迁移、基质的生成和成髓鞘。先前的研究已经证明在坐骨神经损伤后施万细

胞表达 β-1,4-GalTⅠ的水平和糖蛋白糖基化水平是上调的。检测了 β-1,4-GalTⅠ在炎症情况下对施万细胞黏附能力的影响。LPS 处理后,施万细胞的黏附能力增强,并且在形态上较对照组更为伸展。这种细胞黏附能力的增强可能是由于细胞表面黏附分子糖基化水平上调引起。

整合素是施万细胞黏附和迁移过程中发挥主要作用的黏附分子。有研究表明 LPS 能够刺激整合素的表达。整合素亚基的 N 糖基化对于其在细胞表面的表达是很关键的。为了研究 LPS 刺激引起施万细胞伸展和黏附相关的分子机制,接着进行了 α6 整合素在施万细胞表面的表达水平检测。结果显示,LPS 处理组比对照组细胞表面表达 α6 整合素的水平明显增高。FAK 是一种酪氨酸激酶非受体蛋白,由整合素或者 β-1,4-GalTⅠ的聚集而活化,在细胞黏附和迁移过程中发挥重要的介导作用。为了进一步证明 LPS 引起施万细胞黏附能力增强是由细胞表面黏附分子的表达上调所致这一假设,接着用实验观察 FAK 的活化水平是否发生改变。免疫荧光染色显示 LPS 促进施万细胞骨架重排,同时诱导 FAK 定位于富含肌动蛋白的细胞伪足部位。将细胞在培养皿上培养不同时间后提取蛋白,结果发现当黏附时间为 30min 时,LPS 预处理组比对照组的 FAK 酪氨酸磷酸化水平明显增强。这个结果提示,细胞表面 β-1,4-GalTⅠ和整合素的表达上调可能导致下游信号分子的活化进而增强施万细胞的黏附。

在周围神经系统的发育和修复过程中,胞外基质分子对于施万细胞的分化起重要作用。基膜中层黏连蛋白对于施万细胞的分化、轴突成髓鞘和周围神经的再生是很关键的。因此层黏连蛋白可以作为培养基质来检测施万细胞黏附能力的变化。细胞黏附试验结果表明,LPS 预处理和未处理组在层黏连蛋白上的黏附能力都比未包被组强。另外,α-乳清蛋白能够抑制施万细胞在层黏连蛋白上的黏附,但是这种抑制作用不是十分明显。由此推测,施万细胞表面的 β-1,4-GalTⅠ在介导细胞黏附过程中的作用是比较微弱的,而其他受体如 α6 整合素等可能在施万细胞与层黏连蛋白结合过程中发挥了较为关键的作用。

综上所述,此研究发现 LPS 上调 β-1,4-GalTⅠ的表达,Galβ1→4GlcNAc 结构的合成也相应增强。糖基化水平的增强可能促进整合素在细胞表面的表达从而影响施万细胞的黏附。FAK 酪氨酸磷酸化水平在 LPS 预处理组增强较对照组明显,反过来又证实了细胞表面的黏附分子的表达可能发生了上调。最后,细胞黏附试验发现施万细胞在层黏连蛋白包被的培养皿上的黏附能力比在未包被的塑料培养皿上有所增强。因此可以推测,细胞表面的 β-1,4-GalTⅠ和 α6 整合素可能共同促进了施万细胞在层黏连蛋白的黏附。然而,关于周围神经炎症过程中施万细胞黏附能力改变的精确机制还有待进一步研究。

(二) β-1,4-GalTⅠ与坐骨神经损伤

正常坐骨神经是运动和感觉神经纤维组成的混合性神经,其髓鞘是由施万细胞包裹而成。周围神经损伤后,损伤神经的远侧端发生 Wallerian 溃变,其主要特征为轴突蛋白的降解和施万细胞的增生。为了适应这些反应,在损伤神经施万细胞中的 DNA 和 RNA 的合成在损伤 3 天内急剧上升。同时,在损伤 3 周内,施万细胞去分化而发生迅速增殖。这些激活的髓鞘形成施万细胞改变原来形成髓鞘,传递动作电位的功能,而主要形成一个促进神经再生的适宜环境。为了检测 β-1,4-GalTⅠ在损伤后坐骨神经中的表达与损伤时间的关系,采用了 real-time PCR 进行检测,结果显示,β-1,4-GalTⅠmRNA 在坐骨神经夹伤后 2 周时表达水平明显增高,与正常对照组及其他各组相比,具有统计学意义,β-1,4-GalTⅠmRNA 在正常组及其他时间组中的表达均较低,这些结果表明 β-1,4-GalTⅠ的表达与坐骨神经损

伤的时间有关。同样，real-time PCR 结果显示 β-1，4-GalT Ⅴ 在坐骨神经夹伤后 2 周、切断后 1 周近远侧中呈高表达，与其他各组相比，均具有统计学意义。

根据 real-time PCR 显示的 β-1，4-GalT Ⅰ 在坐骨神经中的表达结果，即 β-1，4-GalT Ⅰ 在正常坐骨神经中的表达水平较低，而在坐骨神经夹伤 2 周时表达水平最高，为了进一步检测 β-1，4-GalT Ⅰ 在坐骨神经中的具体定位，采用了原位杂交和免疫组化相结合的方法，结果发现在正常坐骨神经中可检测到 β-1，4-GalT Ⅰ 的阳性信号，且 β-1，4-GalT Ⅰ mRNA 主要表达于 S100 阳性的施万细胞中。阴性对照未见有阳性信号。

由于 real-time PCR 结果显示 β-1，4-GalT Ⅰ mRNA 在夹伤后 2 周的坐骨神经中的表达最高，因此选用夹伤 2 周时的坐骨神经进行原位杂交，结果显示 β-1，4-GalT Ⅰ mRNA 广泛表达于夹伤后 2 周的坐骨神经中，无论是在纵切还是在横切的坐骨神经中均可检测到很强的阳性信号，同样 β-1，4-GalT Ⅰ mRNA 也主要表达于 S100 阳性的施万细胞中（图 5-4）。

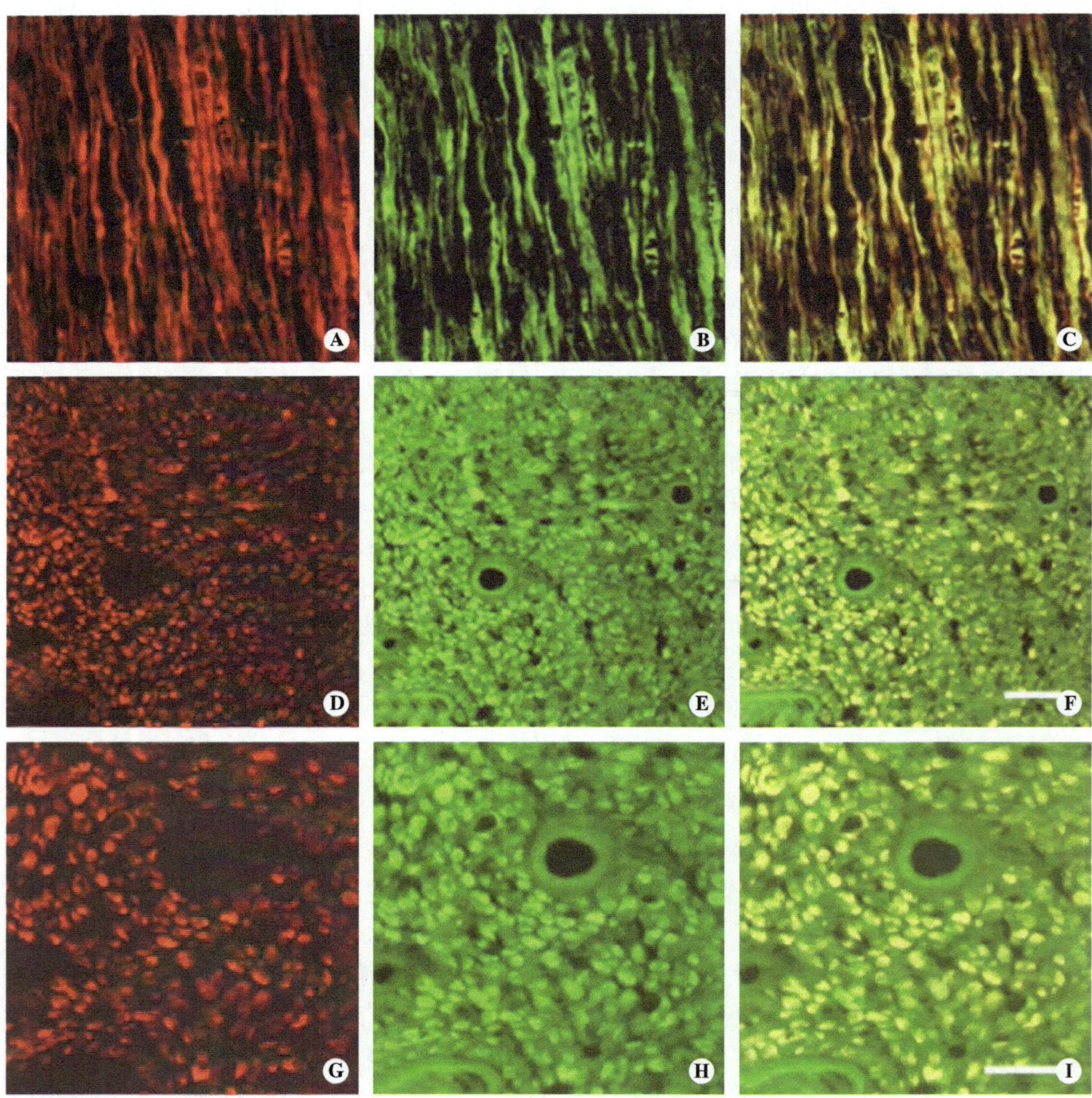

图 5-4　β-1，4-GalT Ⅰ 在夹伤 2 周坐骨神经中的表达（引自 Yang，et al.，J Cell Biochem 2009）

A～C. 纵切面；D～I. 横切面；β-1，4-GalT Ⅰ（绿色），S100（红色），C，F，I 分别为 A 和 B，D 和 E，G 和 H 的合图；A～C，G～I：Bar＝40μm；D～F：Bar＝20μm

尽管 real-time PCR 显示 β-1,4-GalT Ⅰ mRNA 除了在坐骨神经夹伤 2 周时表达水平变化较显著外,其他时间段的表达与正常组相比没有多大变化,为了进一步检测在坐骨神经损伤过程中 β-1,4-GalT Ⅰ 的分布情况,采用了原位杂交对其进行定位,结果发现坐骨神经夹伤 1 天时在夹伤处中可检测到强的 β-1,4-GalT Ⅰ 阳性信号,而在其近侧端及远侧端仅可见少量阳性信号。原位杂交与免疫组化相结合的方法检测发现 β-1,4-GalT Ⅰ 主要表达于 S100 阳性的施万细胞中。同样,对夹伤 1 周的坐骨神经中 β-1,4-GalT Ⅰ 的分布进行了检测,结果发现,无论是在夹伤处还是在近侧端或远侧端 β-1,4-GalT Ⅰ 的阳性信号均较弱。原位杂交结果显示 β-1,4-GalT Ⅴ 在正常坐骨神经中有表达,原位杂交和免疫组化联合检测结果发现 β-1,4-GalT Ⅴ 主要表达于 S100 阳性的施万细胞中。β-1,4-GalT Ⅴ 正义探针未检测到阳性信号。原位杂交和免疫组化联合检测结果显示 β-1,4-GalT Ⅴ mRNA 广泛表达于切断后 1 周的坐骨神经中,无论是近侧还是远侧的坐骨神经中均可检测到很强的阳性信号,同样 β-1,4-GalT Ⅴ mRNA 也主要表达于 S100 阳性的施万细胞中。

同样,对夹伤 1 天坐骨神经中 β-1,4-GalT Ⅴ 的分布进行了研究,原位杂交结果显示 β-1,4-GalT Ⅴ 主要表达于夹伤处,随着与夹伤处的距离的增长其信号也逐渐减弱,原位杂交与免疫组化相结合的方法检测结果发现 β-1,4-GalT Ⅴ 主要表达于 S100 阳性的施万细胞中。

既然 β-1,4-GalT Ⅰ mRNA 的表达在坐骨神经损伤后的表达发生变化,那么在其他病理情况下表现如何?为了检测这一点,选用腹腔内注射 LPS 导致的炎症模型,观察在炎症病理条件下 β-1,4-GalT Ⅰ 和 Ⅴ mRNAs 的表达情况。Real-time PCR 结果显示 β-1,4-GalT Ⅰ mRNA 的表达与 LPS 作用的浓度有关,但 1mg/kg 的 LPS 对 β-1,4-GalT Ⅰ mRNA 的表达影响不大。由于 0.5mg/kg 的 LPS 对 β-1,4-GalT Ⅰ mRNA 的表达影响明显,因此选用 0.5mg/kg 的 LPS,观察注射后不同时间 β-1,4-GalT Ⅰ mRNA 的表达情况,发现 β-1,4-GalT Ⅰ mRNA 的表达与 LPS 作用时间有关,0.5 小时表达开始上升,到 6 小时时达到高峰,以后逐渐下降,与正常对照组相比,均具有统计学意义。

与 β-1,4-GalT Ⅰ 相似,β-1,4-GalT Ⅴ mRNA 的表达与 LPS 作用的浓度有关,但 1mg/kg 的 LPS 对 β-1,4-GalT Ⅴ mRNA 的表达影响不大。由于 0.5mg/kg 的 LPS 对 β-1,4-GalT Ⅴ mRNA 的表达影响明显,因此选用 0.5mg/kg 的 LPS,观察注射后不同时间 β-1,4-GalT Ⅴ mRNA 的表达情况,发现 β-1,4-GalT Ⅴ mRNA 的表达与 LPS 作用时间有关,0.5 小时表达开始上升,到 6 小时时达到高峰,以后逐渐下降,至 24 小时时恢复至正常水平。

为了进一步证实 real-time PCR 的结果,使用了普通的 RT-PCR,结果发现 β-1,4-GalT Ⅰ mRNA 在正常的坐骨神经中表达水平较低,1mg/kg LPS 处理后的表达水平轻度升高,而其他各浓度的 LPS 均可显著增加 β-1,4-GalT Ⅰ mRNA 的表达。这些结果与 real-time PCR 的结果相一致,同样 β-1,4-GalT Ⅴ mRNA 的 RT-PCR 与 β-1,4-GalT Ⅰ mRNA 相似。

为了观察 β-1,4-GalT Ⅰ mRNA 在 LPS 处理后坐骨神经中的具体定位情况,由于 real-time PCR 显示 β-1,4-GalT Ⅰ mRNA 在 0.5mg/kg LPS 处理 6 小时时表达最高,因此选用 0.5mg/kg LPS 处理 6 小时的坐骨神经进行原位杂交,结果可检测到 β-1,4-GalT Ⅰ mRNA 的强阳性信号,原位杂交与免疫组化联合检测发现 β-1,4-GalT Ⅰ mRNA 主要定位于 S100 阳性的施万细胞中,同样,0.5mg/kg LPS 处理 6 小时的坐骨神经检测到 β-1,4-GalT Ⅰ mRNA 的强阳性信号,原位杂交与免疫组化联合检测发现 β-1,4-GalT Ⅴ mRNA 主要定位于 S100 阳性的施万细胞中。阴性对照均未检测到阳性信号。

为了检测 LPS 对施万细胞中 β-1,4-GalT Ⅰ 和 Ⅴ mRNAs 表达的影响,实验选用 1ng/ml

至 10μg/ml 的 LPS 处理施万细胞 1～12 小时，观察不同时间不同浓度 LPS 作用后施万细胞内 β-1，4-GalTⅠ和Ⅴ mRNAs 的表达变化。实时荧光定量 PCR 结果显示：β-1，4-GalTⅠ mRNA 在 1ng/ml 的 LPS 处理时表达水平开始上升，在 10ng/ml 处理时达高峰，之后随着浓度的增高逐渐降低。由于 10ng/ml 的 LPS 的作用最强，因此选用 10ng/ml 的 LPS 作用 1～12 小时后观察 β-1，4-GalTⅠmRNA 的表达变化，结果发现，β-1，4-GalTⅠmRNA 在 10ng/ml 的 LPS 作用 4 小时时开始升高，6 小时达到高峰，随后逐步恢复至正常水平。

β-1，4-GalTⅤmRNA 在 1ng/ml 的 LPS 处理时表达水平开始上升，在 100ng/ml 处理时达高峰，之后随着浓度的增高逐渐降低。由于 100ng/ml 的 LPS 的作用最强，因此选用 100ng/ml 的 LPS 作用 1～12 小时后观察 β-1，4-GalTⅤmRNA 的表达变化，结果发现，β-1，4-GalTⅤmRNA 在 10ng/ml 的 LPS 作用 4 小时开始升高，6 小时达到高峰（$P<0.05$），12 小时恢复至正常水平。

免疫细胞化学染色显示 β-1，4-GalTⅠ在正常施万细胞中有表达，主要分布于细胞质，但信号较弱，而在 LPS 处理后 β-1，4-GalTⅠ的表达强度明显增强，分布的区域较正常组广，除胞质中有阳性信号外，细胞突起中也可检测到较强的阳性信号。

原位杂交结果显示，在正常施万细胞中 β-1，4-GalTⅤ的表达强度很弱，而在 100ng/ml LPS 处理 6 小时后 β-1，4-GalTⅤ的表达强度明显增强，主要分布于细胞质中。

考马斯亮蓝蛋白染色显示：正常施万细胞与用 LPS 处理的施万细胞相比蛋白谱相似，即其蛋白组成相似。由于寡糖末端的半乳糖残基多被唾液酸化，所以 RCA-I Lectin Blot 分析前用 25mmol/L H_2SO_4 溶液去除唾液酸。RCA-I Lectin Blot 结果表明：N 糖链在 1ng/ml LPS 处理下表达开始上升，在 100ng/ml 处理时达到高峰，然后随浓度的增高表达不断下降。由于 100ng/ml LPS 的作用最明显，因此选用该浓度作时间梯度的测定，结果发现，N 糖链在 100ng/ml LPS 作用 1 小时时表达开始升高，6 小时达到高峰，然后随着时间的推移表达不断下降，至 12 小时时基本恢复至正常水平。这些结果与 β-1，4-GalTⅠ和 β-1，4-GalTⅤ的表达趋势相一致。

为了有效地敲除 β-1，4-GalTⅤ在施万细胞中的表达，由 Invitrogen 公司合成了 β-1，4-GalTⅤsiRNA 质粒。Real-time PCR 检测结果显示，转染了 β-1，4-GalT Ⅴ2-3(20nm)48 小时的施万细胞 β-1，4-GalTⅤ的表达明显下降，其干扰效率大约有 50%，而转染了 β-1，4-GalTⅤ-1 的施万细胞中的 β-1，4-GalTⅤ的表达不受影响，因此在以后的实验中则以 β-1，4-GalTⅤ-1 siRNA 作为阴性对照。

一般认为 β-1，4-GalTⅤ与 N 糖链的合成有关，因此通过干扰施万细胞中的 β-1，4-GalTⅤ，进一步观察 N 糖链的合成情况，Lectin Blot 结果显示，与阴性对照组或未处理的正常施万细胞相比，转染了 20nM β-1，4-GalTⅤ-siRNA-2 和 β-1，4-GalTⅤ-siRNA-3 的施万细胞中 N 糖链的合成明显降低。

大量研究报道认为 MAPK 信号通路与 LPS 诱导的炎症反应有关。一般认为 LPS 可以诱导 MAPK 信号通路的激活，对细胞因子的表达具有重要的介导作用。为了检测 MAPK 信号通路在 LPS 诱导 β-1，4-GalTⅠ过程中所起的作用，使用 MAPK 信号通路的抑制剂，U0126，SB202190 以及 SP600125，real-time PCR 结果显示 3 种抑制剂均可不同程度地抑制 LPS 诱导的 β-1，4-GalTⅠ的产生，同样这 3 种抑制剂也可不同程度地抑制 LPS 诱导的 β-1，4-GalTⅤ的产生，这些结果提示在 LPS 处理后的施万细胞中 β-1，4-GalTⅠ和 β-1，4-GalTⅤ的表达是受 ERK、p38，以及 SAPK/JNK 的 MAPK 信号通路来调节的。

β-1,4-GalT Ⅰ在细胞的生理和病理情况下发挥着多种功能,例如在小鼠卵细胞的受精反应;间充质细胞和神经嵴细胞的迁移;桑葚胚后期密集过程;表皮细胞增殖;肿瘤细胞转移及神经元轴突的延伸等生理和病理过程中,β-1,4-GalT Ⅰ作为细胞膜黏附分子发挥重要的作用。

β-1,4-GalT Ⅴ与 β-1,4-GalT Ⅰ具有 37%的同源性,然而对不同病理状态下坐骨神经中 β-1,4-GalT Ⅰ和 β-1,4-GalT Ⅴ的研究则很少见。建立了坐骨神经损伤模型和炎症模型,目的是为了检测在病理状态下 β-1,4-GalT Ⅰ与 β-1,4-GalT Ⅴ在不同病理过程中的表达变化。

坐骨神经夹伤后神经外膜依然保持完整,有利于轴突生长及神经肌肉的接触,从而有利于肌肉再生。相比较而言,坐骨神经切断后神经的连续性被破坏,导致肌肉的去神经化。研究发现在坐骨神经夹伤后 6 小时至 1 天 SFI 为-100,提示此时神经纤维完全离断,此后随着时间的推移 SFI 不断升高,至 4 周时接近正常水平。而在坐骨神经切断后 6 小时～4 周 SFI 均为-100。这些结果提示已成功建立了坐骨神经夹伤和切断模型,夹伤可引起坐骨神经再生,而切断则可导致坐骨神经退行性变。

在中枢神经系统中,β-1,4-GalT Ⅰ主要表达于胚胎期大脑中,而 β-1,4-GalTⅤ主要表达于生后及成年阶段,但在周围神经系统中 β-1,4-GalTⅤ的表达尚不清楚。研究报道了 β-1,4-GalT Ⅰ和 β-1,4-GalTⅤ在生理和病理状态下的坐骨神经中的表达,在夹伤 2 周坐骨神经与切断 1 周的近侧及远侧坐骨神经中表达水平达到高峰,这种 β-1,4-GalT Ⅰ和 β-1,4-GalT Ⅴ在不同损伤坐骨神经中表达高峰时期的差异可能与损伤本身的性质有关,即可能与其基膜是否完整有关,基膜的完整性遭到破坏可能是导致 β-1,4-GalT Ⅰ和 β-1,4-GalTⅤ表达高峰提前的一个重要原因。神经夹伤后,损伤近侧端神经纤维可沿基膜伸长入神经远侧端或原来的靶组织,而神经切断后,由于基膜的完整性遭到破坏,近端的神经纤维不能准确地进入原来相匹配的远侧端神经纤维和靶组织。β-1,4-GalT Ⅰ和 β-1,4-GalTⅤ在夹伤 2 周坐骨神经与切断 1 周的近侧及远侧坐骨神经中表达水平达到高峰,这与施万细胞在此阶段增殖达到高峰及 Büngner 带的形成有关,从而提示 β-1,4-GalT Ⅰ和 β-1,4-GalTⅤ在外周神经系统的再生和退变过程中起重要的作用。

施万细胞在外周神经再生过程中起重要的作用,已经知道施万细胞在外周神经轴突切断后发生去分化和增殖,这些失神经支配的施万细胞可使大量细胞表面分子的表达上调,包括有神经细胞黏附分子,L1,CHL1 以及 P75 等,这些分子均有助于神经轴突的再生。目前 β-1,4-GalT Ⅰ与神经生长发育和损伤修复研究最彻底是其作为细胞表面黏附分子和 laminin 一起参与神经元的发芽和延伸。laminin 作为 β-1,4-GalT Ⅰ的一种配体,在切断和再生的神经纤维中,细胞外基质分子 laminin 在神经内膜的表达上调。原位杂交与免疫组化联合检测结果发现 β-1,4-GalT Ⅰ和 β-1,4-GalTⅤ都主要定位于施万细胞上。这些结果提示 β-1,4-GalTⅤ和 β-1,4-GalT Ⅰ相似,在周围神经损伤后再生修复过程中起一定的作用。结果还发现 β-1,4-GalT Ⅰ和 β-1,4-GalTⅤ在坐骨神经夹伤 1 天时的表达与损伤位置有关,这种结果以前尚未见报道,即 β-1,4-GalT Ⅰ和 β-1,4-GalTⅤ均主要表达于损伤处坐骨神经,随着与损伤处距离的增长其阳性信号也逐渐减弱,提示 β-1,4-GalT Ⅰ和 β-1,4-GalTⅤ的表达除了与损伤时间有关外,还与损伤部位有关。

已有研究发现,β-1,4-GalT Ⅰ与炎症反应关系十分密切:①在 β-1,4-GalT Ⅰ缺失的小鼠中白细胞膜上的糖蛋白缺少以 β1,4 连接的半乳糖,并且选择素-配体的生物合成也是受损的,从而导致急、慢性炎症反应降低,浸润到炎症部位的中性粒细胞减少;②β-1,4-GalT Ⅰ缺失的小鼠皮肤损伤愈合减慢,并且在皮肤损伤的炎症阶段中,浸润到损伤部位的白细胞明显减少;③在T淋巴细胞活化过程中,β-1,4-GalTⅠ的表达明显增高,这与另一研究报道的活化的T淋巴细胞表面β-1,6-分枝-N-糖苷表达增加相吻合,因为β-1,4-GalTⅠ是后者合成过程中的一个重要的酶;④肿瘤坏死因子α(TNF-α)刺激人脐静脉内皮细胞(human umbilical vein endothelial cells, HUVECs),引起β-1,4-GalTⅠ表达增高。但对LPS构建的整体炎症模型中β-1,4-GalTⅠ和β-1,4-GalTⅤ的表达及其作用却未见报道,因此建立了LPS腹腔内注射后的整体炎症模型,对在炎症环境下坐骨神经的β-1,4-GalTⅠ和β-1,4-GalTⅤ进行研究,结果发现β-1,4-GalTⅠ和β-1,4-GalTⅤ的表达水平与LPS的作用浓度及作用时间有关,呈剂量和时间依赖性。具体表现为与正常对照组相比,β-1,4-GalTⅠ和β-1,4-GalTⅤ在0.5,5及10mg/kg LPS作用下表达明显增高,而1mg/kg LPS对其影响不大。这些结果与IL-1β与TNF-α在AMPA诱导的神经退行性变过程中作为双向高节因子的报道相似,也就是高剂量的IL-1β和低剂量的TNF-α在AMPA受体介导的神经毒性过程中具有神经保护作用,而低剂量的IL-1β和高剂量的TNF-α则具有神经毒性作用。这些结果提示不同种细胞因子或同种细胞因子在不同浓度时对相同组织或细胞所起的作用不同。有文献报道β-1,4-GalTⅠ在TNF-α处理的人内皮细胞中的表达上调是呈剂量和时间依赖性的,其机制在于TNF-α增加了β-1,4-GalTⅠ mRNA转录本的稳定性。由于无论是在坐骨神经损伤还是在炎症状态下的坐骨神经中,β-1,4-GalTⅠ和β-1,4-GalTⅤ都主要定位于施万细胞中,因此对体外培养的施万细胞进行研究,观察体外与体内的施万细胞在炎症状态下β-1,4-GalTⅠ和β-1,4-GalTⅤ是否均有改变,结果发现在β-1,4-GalTⅠ和β-1,4-GalTⅤ的表达与LPS作用于体外培养的施万细胞时的浓度及时间有关。Lectin Blot检测结果显示N糖链的表达趋势与β-1,4-GalTⅠ和β-1,4-GalTⅤ的变化一致,进一步证实β-1,4-GalTⅠ和β-1,4-GalTⅤ与N糖链的合成有关。为了进一步地证实β-1,4-GalTⅤ与N糖链的相关性,采用RNAi技术,合成了β-1,4-GalTⅤ RNAi质粒,在干扰了β-1,4-GalTⅤ表达后N糖链的合成减少。

一般认为在LPS可以诱导MAPK信号通路的激活,对细胞因子的表达具有重要的介导作用。采用MAPK信号通路抑制剂U0126,SB201290及SP600125后可明显抑制LPS诱导的β-1,4-GalTⅠ和β-1,4-GalTⅤ表达水平的增高,这些结果与文献报道的MAPK信号通过与LPS诱导的炎症反应有关一致。因此可以认为β-1,4-GalTⅠ和β-1,4-GalTⅤ的表达是受ERK、P38以及SAPK/JNK这些MAPK信号通路来调节的。

第2节　糖生物学与脊髓再生

神经系统的蛋白70%是糖蛋白,蛋白的糖基修饰是神经信号精确传递的重要调节机制。神经系统是最富含脂类的组织,而糖脂是神经髓鞘的主要成分。这些糖复合物在神经的发育和再生过程中担当的角色是人们关心的课题。这是因为:在胚胎神经发育和损伤神经再生过程中,神经突起能否正确和顺利地延伸,离不开诸如神经营养因子、神经黏附分子和神经诱向分子等的表达。但是,当人们合成和应用如NGF等许多神经生长相关物质后,其治疗效果和人们的期望值相去甚远。目前生命科学的研究已进入后基因组时代,这些神经生长相关物质的修饰调控已成为研究热点,其中糖基化和糖化则是重要的修饰调节形式。

糖链的复杂性和目前研究手段的滞后,导致对生物机体寡糖及多糖结构与功能关系的研究比较困难。但是糖链的合成离不开各自功能专一的糖基转移酶。以糖基转移酶作为切入点,利用成熟的分子生物学手段,大大降低了研究的难度。糖基转移酶主要存在于内质网和高尔基体中，将翻译的蛋白质加工成成熟的糖蛋白。由于糖基转移酶存在表达组织和细胞的特异性，并随着生理和病理下细胞功能的改变，形成千变万化的糖链，导致复杂的细胞信号改变，从而产生各自的特殊功能。

β-1,4-GalT 与神经元的生长关系密切，主要表现为：①在神经元轴突生长和靶向过程中发挥重要作用的神经细胞黏附分子(neural cell adhesion molecule, N-CAM)、髓鞘相关糖蛋白(myelin associated glycoprotein, MAG)、L1 和 P0 蛋白等要被 HNK-1 糖链和唾液酸修饰而成为活性形式，而 Galβ1-4GlcNAc 是 HNK-1 糖链和唾液酸合成的底物。研究还表明 N-CAM、L1 和 P0 等在周围神经损伤修复过程中的发生表达变化；②细胞膜上的 β-1,4-GalT Ⅰ和与神经再生有着密切关系的 Laminin E8 结构域结合，质膜型 β-1,4-GalT Ⅰ的胞内段则与细胞骨架结合，接受胞外结构与配体作用的影响，调整其同骨架蛋白的极性。因此，细胞表面的 β-1,4-GalT Ⅰ和神经基板部的 Laminin 的各自时空分布和相互作用影响着神经元的轴突发生及其方向性生长；③增加或促进 β-1,4-GalT Ⅰ的表达，能增强神经元轴突的发芽和延伸，而抑制或干扰 β-1,4-GalTⅠ的表达则有相反的作用。将 β-1,4-GalTⅠ的抗体注入胚胎神经管中，则导致发育神经管叠折的失败；④干扰 *N*-糖苷键的胚胎合成，则导致胚胎神经管发育障碍。而与 *N*-糖苷键合成有关的 β-1,4-GalT Ⅰ和Ⅴ在小鼠大脑发育过程中有表达：β-1,4-GalT Ⅰ随脑发育过程逐步降低；而 β-1,4-GalT Ⅴ 则随发育过程逐步增高。

一、β-1,4-半乳糖基转移酶在脊髓发育过程中的作用

脊髓(sipnal cord)，作为神经系统的初级反射中枢，通过沟通脑与周围神经之间的联系，从而在感觉传导、运动传导以及维持机体正常反射和内环境稳态中发挥其特有的功能。

(一) β-1,4-GalT Ⅰ在脊髓发育过程中的表达

本课题组研究发现 β-1,4-GalT Ⅰ mRNA 在胚胎发育中晚期脊髓(胚胎 18 天)表达水平显著增高，之后逐渐降低，与成年大鼠脊髓相比，β-1,4-GalT Ⅰ mRNA 在胚胎发育脊髓中的表达明显增高。原位杂交与间接免疫荧光双标结果显示，在胚胎 18 天的大鼠脊髓中 β-1,4-GalT Ⅰ mRNA 广泛表达在神经元中，在脊髓白质中仅有少量表达。免疫荧光双标结果显示在脊髓胚胎发育晚期(胚胎 18 天)，β-1,4-GalT Ⅰ蛋白的表达定位与其 mRNA 基本相一致：即 β-1,4-GalT Ⅰ与 NeuN 有明显的共定位，在脊髓发育早期，即生后 1 周，β-1,4-GalT Ⅰ神经元标记物 NeuN 有少量共定位，但不及胚胎晚期 18 天多。在成年大鼠脊髓(12 周)，β-1,4-GalT Ⅰ阳性信号较少。PSA 富含负电荷，可使 NCAM 分子间相互引力减弱，因此在此时期含多量 PSA 的 NCAM 除参与神经细胞间的特异性识别外，还可使此期细胞间黏附能力减低而利于神经突起的生长及延伸，当延伸的神经突起到达靶器官后，PSA 的合成则急剧下降。PSA 在成年以后进行性表达减少，只有在海马中持续表达，被认为与海马在学习记忆过程中的突触重塑有关。因此，β-1,4-GalT Ⅰ半乳糖苷键的合成可能在 NCAM 介导神经元的发育中发挥重要作用。

(二) 脊髓发育过程中 RCA-1 和 NCAM 糖链免疫荧光染色

RCA 免疫荧光染色发现，Galβ1-4GlcNAc 在胚胎发育晚期表达水平明显增高，而在成年大鼠中 Galβ1-4GlcNAc 的表达不如胚胎脊髓(胚胎 18 天)明显。以往的研究发现，β-1,4-GalT Ⅰ与神经元的生长和发育关系十分密切，主要表现在：在神经元轴突生长和靶向过程中发挥重要作用的 NCAM，髓鞘相关蛋白(myelin-associated glycoprotein, MAG)、L1 和

P0 蛋白等要被 HNK-1(human natural killer carbohydrate)糖链和唾液酸修饰而成为活性形式，而β-1,4-GalTⅠ的产物 Galβ1,4-GlcNAc 则是 HNK-1 糖链和唾液酸合成的底物。研究发现，与成年大鼠相比，在脊髓胚胎发育中晚期 NCAM 的 Galβ1-4GlcNAc 修饰明显升高，在胚胎 18 天脊髓，NCAM 与 Galβ1-4GlcNAc 有明显的共定位。

（三）β-1,4-GalTⅤ mRNA 在大鼠脊髓发育过程中的表达变化

荧光定量 PCR 检测大鼠不同发育时期脊髓中 β-1,4-GalTⅤ mRNA 的表达情况，结果显示：在生后 1 天 β-1,4-GalTⅤ mRNA 表达水平开始增高，3 天时达到高峰，之后逐渐下降，表明 β-1,4-GalTⅤ mRNA 在新生大鼠脊髓中的表达水平高于成年大鼠脊髓。

在实时荧光定量 PCR 的基础上，利用原位杂交与间接免疫荧光双标对 β-1,4-GalTⅤ mRNA 的组织与细胞定位进行研究。结果显示，在新生 3 天的大鼠脊髓中 β-1,4-GalTⅤ mRNA 广泛表达于神经元中，在脊髓白质中有少量的表达，而在生后 8 周大鼠脊髓，虽然 β-1,4-GalTⅤ mRNA 在神经元中有表达，但是数量远不及新生大鼠脊髓。

Naohito 研究了 β-1,4-GalTⅠ，Ⅱ和Ⅴ在小鼠脑发育中的表达，结果显示，β-1,4-GalTⅤ表达于生后的小鼠脑中，并运用原位杂交发现 β-1,4-GalTⅤ在脑组织中主要表达于小鼠脑的海马结构中的神经元当中，这与我们的研究结果相似，因此推测，β-1,4-GalTⅤ可能在对脊髓发育中起着和在脑中相似的作用。β-1,4-GalTⅤ与神经元有明显的共定位，提示 β-1,4-GalTⅤ的这种半乳糖基化可能参与了大鼠生后早期(P3d)脊髓神经元的发育。

二、β-1,4-半乳糖基转移酶在脊髓损伤过程中的作用

脊髓损伤(spinal cord injury, SCI)是一种致残率很高的疾病，随着交通业和建筑业的迅速发展，这样的患者数呈逐年上升趋势。SCI 具有高致残率、高耗费等特点，已经成为严重危害人类健康的疾病。SCI 患者多为青壮年，丧失劳动能力，生活质量极低，使家庭和社会承受着巨大的经济和精神负担。目前人们对脊髓损伤患者的治疗仍缺乏有效的手段，原因是脊髓损伤后的病理生理机制非常复杂，人们对此认识还很不全面及深入，脊髓损伤的治疗仍是世界性的难题，SCI 修复是目前神经科学基础和临床研究的热点之一。自 20 世纪 80 年代初，Aguayo 等最先将周围神经移植至中枢系统发现神经再生现象以来，许多学者一直致力于探索和发展脊髓损伤后的再生修复技术。细胞移植治疗和基因治疗中枢神经损伤是近些年来颇受关注的治疗策略，不仅可替代丢失的细胞，还可发挥产生促进再生的分子、调节神经免疫反应、清除细胞碎片及创建新的网络联系等多种有利作用。

外伤性脊髓损伤所引发的原发性以及继发性的脊髓损伤可以导致一系列的细胞及分子级联反应。现有大量研究已经证明继发性损伤与脊髓损伤的神经病理过程密切相关，而炎症反应在继发性脊髓损伤的急性及慢性病理过程中发挥了至关重要的作用。在炎症过程中，白细胞，如中性粒细胞及单核巨噬细胞浸润到炎症部位，去除坏死组织，并释放各种生长因子及细胞因子促进损伤的恢复。通常认为只有中性粒细胞游出血管到达炎症局部方可诱导组织的愈合，而白细胞的浸润只有在有选择素及选择素识别的糖链修饰下才能够顺利完成，β-1,4-GalTⅠ就是合成糖链的一种重要的酶。已有研究发现，β-1,4-GalTⅠ与炎症反应关系十分密切，例如，在 β-1,4-GalTⅠ缺失的小鼠白细胞膜上的糖蛋白缺少 β-1,4-连接的半乳糖，并且选择素-配体的生物合成也是受损的，从而导致急、慢性炎症反应降低，浸润到炎症部位的中性粒细胞减少。再如，β-1,4-GalTⅠ缺失的小鼠皮肤损伤愈合减慢，并且在皮肤损伤的炎症阶段中，浸润到损伤部位的白细胞明显减少。

（一）β-1，4-GalT Ⅰ与脊髓炎症

炎症是神经变性疾病中的一种常见现象，最近研究发现，炎症是神经退变性疾病发生发展的一个重要原因。炎症过程中，白细胞黏附到炎症部位毛细血管内皮细胞，穿过内皮细胞进入炎症组织，从而消灭入侵微生物。研究发现 β-1，4-GalT Ⅰ在中枢神经系统的炎症过程中发挥了重要作用。

1. β-1，4-GalT Ⅰ与小胶质细胞

小胶质细胞占脑细胞的 10%左右，是 CNS 独特的细胞类型，它作为免疫细胞在 CNS 疾病中发挥重要作用，一方面对损伤的神经组织起修复和营养作用，另一方面又通过过度的炎症反应妨碍神经组织再生，并能进一步对神经组织造成伤害，从而参与神经损伤和退变性疾病的病理过程。因此，如何积极发挥小胶质细胞修复和营养作用的促神经再生作用，防止它们在炎症反应中产生的副作用，是 CNS 神经损伤和退变性疾病防治中的难点和关键所在。正常状态下的小胶质细胞胞体较小，具有向各个方向伸出的细胞突起，且突起细而长，同神经元和星形胶质细胞有着紧密联系。

小胶质细胞对神经元损伤的作用是转化为激活状态。几乎所有导致脑细胞损伤的因素如感染、炎症外伤、缺血或毒性物质等刺激时都能使小胶质细胞迅速活化，体积增大，突起伸长、增多，释放多种细胞毒性物质，如 NO、促炎因子（TNF-α，IL-1β）、活性氧、谷氨酸等促发多巴胺能神经元变性。

LPS 是革兰阴性菌细胞壁的组成成分。它是引起炎症的强大的诱导物。黑质内注射 LPS 引起小胶质细胞的活化。荧光双标显示，β-1，4-GalT Ⅰ和 Galβ1-4GlcNAc 糖链均表达于活化的小胶质细胞上。推测在大鼠 PD 模型中，β-1，4-GalT Ⅰ在介导免疫细胞迁移到炎症部位病理过程中发挥了重要作用。

一直以来，导致神经退变性疾病的病因还不清楚。认为长期的小胶质细胞激活和炎症可能是导致神经退变性疾病的原因。本课题组研究发现，LPS 能够活化小胶质细胞并且释放促炎因子和自由基，如 TNF-α、NO 等。LPS 能够导致体外神经元-胶质细胞培养中的小胶质细胞活化，并且释放 TNF-α 和 NO。β-1，4-GalT Ⅰ抗体可抑制 LPS 引起的小胶质细胞活化和 TNF-α 释放。但是，β-1，4-GalT Ⅰ抗体并不能明显地抑制 LPS 引起的 NO 的释放。因此，推测在炎症中 NO 的产生过程中没有 β-1，4-GalT Ⅰ的参与。小胶质细胞激活后的另外一个功能是吞噬功能。除了清除损伤神经元的碎片，最近还研究发现吞噬作用可能参与神经退变性疾病。β-1，4-GalT Ⅰ抗体降低了 LPS 导致的小胶质细胞的吞噬作用，这表明了 β-1，4-GalT Ⅰ在小胶质细胞激活中的重要作用。

总之，研究发现 β-1，4-GalT Ⅰ在调节免疫细胞迁移到炎症部位和介导小胶质细胞激活中发挥了重要作用。因为小胶质细胞的活化对神经退变过程有着重要的作用，发现 β-1，4-GalT Ⅰ参与调节小胶质细胞激活。因此，β-1，4-GalT Ⅰ可能是一个潜在的靶位，用来开发针对一些神经退变性疾病的新的治疗药物。

2. β-1，4-GalT Ⅰ与星形胶质细胞

星形胶质细胞在中枢神经系统（central nervous system，CNS）中数量最多、分布最广，是神经元数量的 10 倍以上。传统观点认为，星形胶质细胞为神经元提供结构及营养支持，是被动的次要角色。随着研究技术的不断发展，对星形胶质细胞新的结构及功能的相继发现，证明它们在神经系统发育、突触传递、神经组织修复与再生、神经免疫以及多种神经疾病中的病理机制等方面，都起着十分重要的作用。星形胶质细胞相互之间可以传递和交流

信息，并能以多种方式和神经元相互作用，影响神经元的生物学活性。研究表明，胶质细胞对正常脑发育、神经元调控和中枢再生等方面所产生的影响，已不亚于神经元本身。Raff等于1983年根据星形胶质细胞的发生和抗原表达的不同，将其分为1型星形胶质细胞(type 1 astrocyte, T1A)和2型星形胶质细胞(type 2 astrocyte, T2A)两型。尽管目前对星形胶质细胞有大量的研究，但多集中于1型星形胶质细胞或混合型星形胶质细胞，而对2型星形胶质细胞的研究在国内外报道均较少见。已有学者对2型星形胶质细胞的生物学性状进行研究，首先采用恒温振荡法和差速贴壁法，并结合使用1型星形胶质细胞条件培养液获取纯度高、活力好的O2A祖细胞，采用1型星形胶质细胞条件培养液加bFGF 10ng/ml和2%B27，培养3～5天，前O2A祖细胞分裂、增殖并分化为O2A祖细胞。分裂增殖的O2A祖细胞在含20%胎牛血清的DMEM中培养3～5天，分化为2型星形胶质细胞；在无血清的化学限定条件培养基中培养3～5天，分化为少突胶质细胞。其次在获取纯化的1型星形胶质细胞和2型星形胶质细胞的基础上，有报道采用基因芯片技术对两型星形胶质细胞的基因谱进行了比较分析，基因芯片上检测点4 096个，共有差异表达基因138条，其中60条在1型星形胶质细胞中高表达，78条在2型星形胶质细胞中高表达，并对其中的胰甘油三酯脂酶基因进行了验证，结果证实无论是mRNA水平还是蛋白水平，胰甘油三酯脂酶在2型星形胶质细胞中的表达均高于1型星形胶质细胞。还有研究发现2型星形胶质细胞具有干细胞的性质，2型星形胶质细胞在干细胞培养基中培养10天时形成能增殖和连续传代的细胞球，细胞球巢蛋白标记阳性。贴壁后分化细胞具有神经元、星形胶质细胞和少突胶质细胞样形态；但相同培养条件下的O2A祖细胞和T1A生长方式无改变。

本课题组为了检测炎性因子TNF-α对2型星形胶质细胞中β-1,4-GalT Ⅰ mRNA表达的影响，实验选用0.1～5ng/ml的TNF-α处理0.5～12小时，观察不同时间不同浓度TNF-α作用后2型星形胶质细胞内β-1,4-GalT Ⅰ mRNA的表达变化。实时荧光定量PCR检测结果显示：β-1,4-GalT Ⅰ mRNA在0.1ng/ml的TNF-α处理时表达有所下降，而在1ng/ml处理时表达水平显著增高，之后降至约正常水平。由于1ng/ml的TNF-α的作用比较明显，因此选用1ng/ml的TNF-α作用0.5～12小时后观察β-1,4-GalT Ⅰ mRNA的表达变化，结果发现，β-1,4-GalT Ⅰ mRNA在1ng/ml的TNF-α作用0.5小时时开始升高，4小时达到高峰，随后逐步下降，到12小时时基本恢复至正常水平。由于0.1ng/ml的TNF-α作用后β-1,4-GalT Ⅰ mRNA的表达水平有所下降，因此对其不同时间的作用进行了检测，结果发现，0.1ng/ml的TNF-α作用后0.5小时时明显下降，以后不断增加，至6小时时基本恢复至正常水平。

为了检测LPS对β-1,4-GalT Ⅰ mRNA表达的影响，选用0.1ng/ml至10μg/ml的LPS处理2型星形胶质细胞0.5～12小时，观察不同时间不同浓度LPS作用后2型星形胶质细胞内β-1,4-GalT Ⅰ mRNA的表达变化。提取各实验组2型星形胶质细胞总RNA，逆转录获取cDNA模板，进行实时荧光定量PCR。结果显示：β-1,4-GalT Ⅰ mRNA在1ng/ml的LPS处理时表达水平开始上升，在10ng/ml处理时达高峰，之后随着浓度的增高逐渐降低。由于10ng/ml的LPS的作用最强，因此选用10ng/ml的LPS作用0.5～12小时后观察β-1,4-GalT Ⅰ mRNA的表达变化，结果发现，β-1,4-GalT Ⅰ mRNA在10ng/ml的LPS作用0.5小时时开始升高，4小时达到高峰，随后逐步下降，到12小时时基本恢复至正常水平。

已经知道1型星形胶质细胞在炎症条件下可以分泌出TNF-α，而对2型星形胶质细胞的反应却未见报道。为了检测2型星形胶质细胞中TNF-α和TNFR的表达情况，采用

RT-PCR,结果发现,在未处理的正常的 2 型星形胶质细胞中表达有 TNFR1 和 TNFR2,其中 TNFR2 的表达水平比较低,而未检测到内源性的 TNF-α。与正常对照组相比,1ng/ml TNF-α 和 10ng/ml LPS 处理后 TNF-α、TNFR1 以及 TNFR2 的表达均明显升高。

TNF-α 的释放量以 ELISA 结果检测培养液上清的原始数据与释放的最大值之间的比来表示。结果显示:10ng/ml 和 100ng/ml LPS 作用于 2 型星形胶质细胞后均显著增加 TNF-α 的释放。

为了进一步检测 TNFR1 和 TNFR2 在 2 型星形胶质细胞中的具体细胞定位,运用免疫荧光双标记观察 TNFR1、TNFR2 与 A2B5 的定位情况。结果显示,在正常未处理的 2 型星形胶质细胞中 TNFR1 广泛分布于细胞核、细胞质以及细胞突起中,信号较弱,而在 10ng/ml LPS 处理后 TNFR1 的表达信号明显增强,且其在核中的表达减少,主要定位于细胞质与细胞突起中(图 5-5)。与此相似,在正常未处理的 2 型星形胶质细胞中 TNFR2 主要分布于细胞核中,10ng/ml LPS 处理后 TNFR1 在核中的表达显著降低,几乎检测不到,主要定位于细胞膜与细胞突起中(图 5-6)。

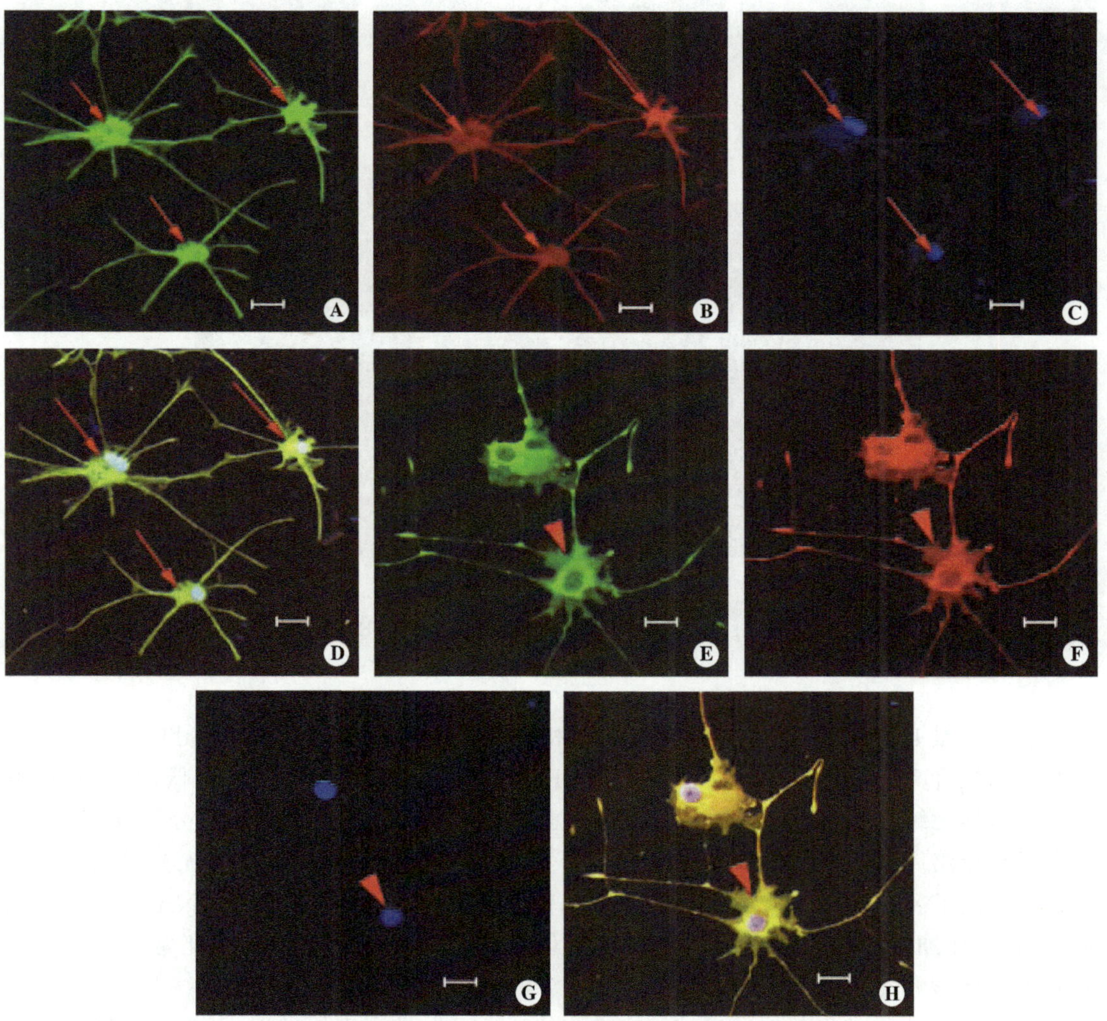

图 5-5　TNFR1 在正常和 LPS 处理后 2 型星形胶质细胞中的表达(引自 Yan et al.,Cell Mol Neurobiol 2008)
A2B5(绿色),TNFR1(红色),Hoechst(蓝色);A～D:正常 2 型星形胶质细胞,E～H:10ng/mL LPS 处理的 2 型星形胶质细胞;D 和 H 分别为 A～C 和 E～G 的合图;箭头示 A2B5 与 TNFR1 具有共定位(黄色)。比例尺＝20μm

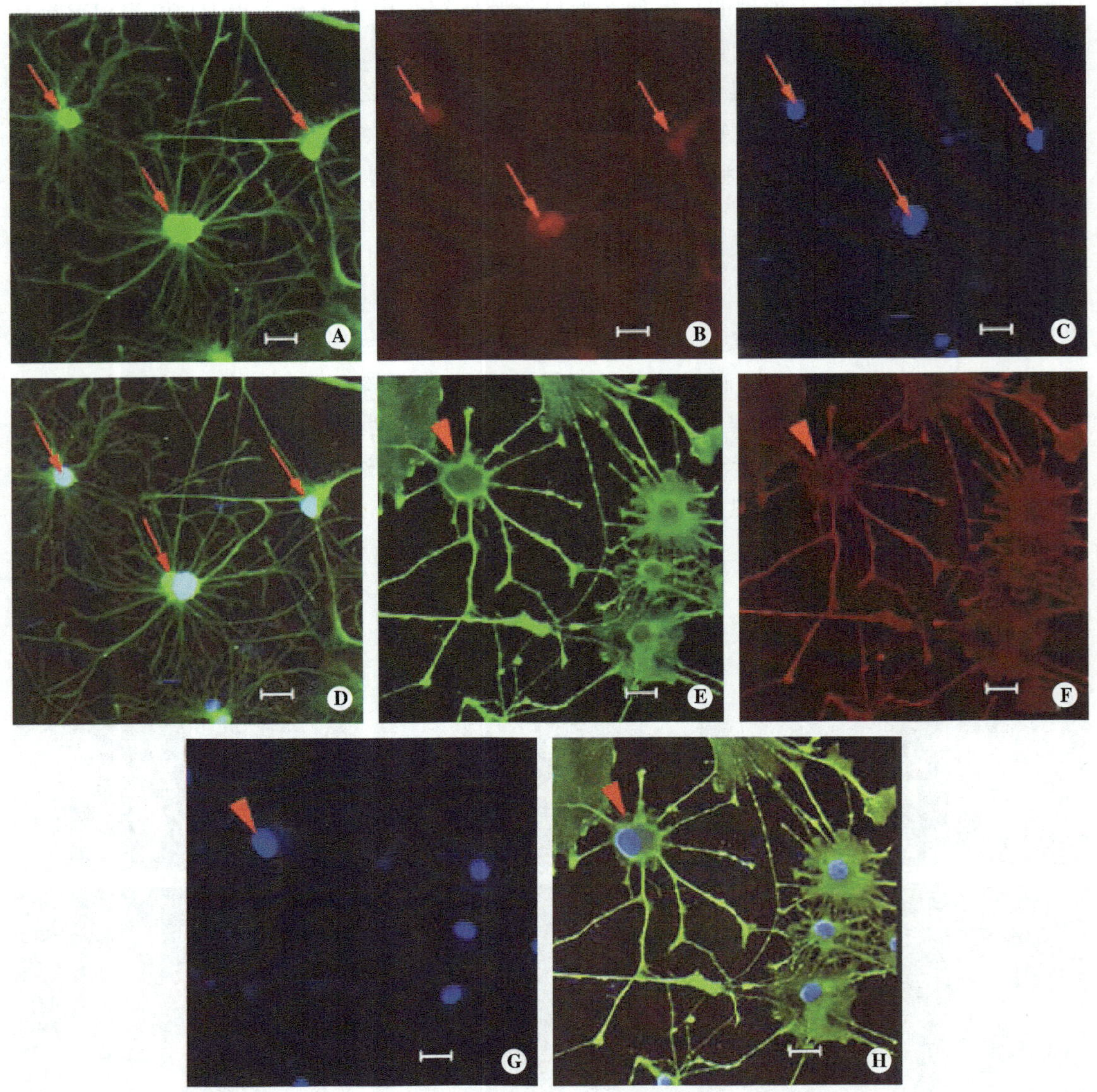

图 5-6 TNFR2 在正常和 LPS 处理后 2 型星形胶质细胞中的表达(引自 Yan et al. ,Cell Mol Neurobiol 2008)
A2B5(绿色),TNFR2(红色),Hoechst(蓝色);A～D:正常 2 型星形胶质细胞,E～H:10ng/mL LPS 处理的 2 型星形胶质细胞;D 和 H 分别为 A～C 和 E～G 的合图;箭头示 A2B5 与 TNFR2 具有共定位(黄色)。比例尺＝20μm

实时定量 PCR 结果显示,与正常对照组相比,TNF-α 作用后的 β-1,4-GalT Ⅰ mRNA 表达水平明显升高,而加入 TNFR1 抗体或 TNFR2 抗体后其表达水平明显降低,与正常对照组相比差异无统计学意义。同样,由于 LPS 处理后 2 型星形胶质细胞可以分泌 TNF-α,那么通过自分泌产生的 TNF-α 对 β-1,4-GalT Ⅰ mRNA 的表达是否也受影响呢?因此在实验中同样采用了 TNFR 进行了检测,结果显示,LPS 处理后 β-1,4-GalT Ⅰ mRNA 表达水平明显升高,而在加入 TNFR1 抗体或 TNFR2 抗体后其表达水平明显降低,与正常对照组相比差异无统计学意义。

TNF-α 在中枢神经系统通过控制白细胞的运动而促进疾病的进程,可能机制是诱导了黏附分子和细胞因子的产生而起的作用。β-1,4-GalT Ⅰ 作为一种细胞黏附分子,通过与细胞外基质中存在的含 *N*-乙酰葡萄糖胺寡聚糖底物作用后发挥黏附功能。我们检测了炎症过程中β-1,4-GalTⅠmRNA在2型星形胶质细胞的表达变化。首先,对培养的2型星形胶质细胞进行鉴定,相差显微镜下细胞形态呈神经元样,免疫细胞化学染色结果显示细胞A2B5和GFAP均为阳性,这些结果证实了所培养的细胞为2型星形胶质细胞,与Raff所报道的结果一致。然后观察了TNF-α和LPS作用于2型星形胶质细胞后β-1,4-GalTⅠmRNA的表达情况,real-time PCR结果显示,与正常对照组相比,β-1,4-GalTⅠmRNA的表达与TNF-α和LPS处理的时间和剂量有关,呈时间和剂量依赖性,这些结果与β-1,4-GalTⅠmRNA在人内皮细胞的表达与TNF-α作用的时间和浓度有关相似。

由胶质细胞分泌产生的TNF-α在神经系统疾病的发生发展过程中起重要的作用,包括直接产生的神经毒性作用以及诱导产生其他炎性介质而起的间接作用,炎性因子有一氧化氮(nitric oxide, NO),白介素-1β(interleukin -1β, IL-1β)与IL-6等。TNF-α的炎性功能主要是通过TNFR1起作用的。TNF-α对星形胶质细胞中NGF及GDNF的诱导作用是通过TNFR1和TNFR2两条通路起作用的。通过RT-PCR检测发现TNFR1和TNFR2两种受体在2型星形胶质细胞均有表达,经TNF-α和LPS处理后TNF-α、TNFR1和TNFR2的表达水平明显增加,其中TNF-α、TNFR2表达水平的增加与1型星形胶质细胞在炎性因子作用后的结果相似。免疫细胞化学染色结果发现TNFR1广泛分布于正常2型星形胶质细胞的胞核、胞质以及细胞突起中,而TNFR2则主要定位于细胞核中,而在LPS处理后TNFR1和TNFR2则由细胞核转移至细胞质和细胞突起中,提示在炎症因子作用的条件下,TNFR1和TNFR2则通过转位发挥重要作用。

TNFR1和TNFR2抗体均可抑制因TNF-α或LPS诱导的β-1,4-GalTⅠmRNA的产生,提示TNFR1和TNFR2这2种受体在TNF-α或LPS诱导β-1,4-GalTⅠ的产生过程中起介导作用,这些结果与抗TNFR可抑制NGF和GDNF的表达结果相似。由于小胶质细胞来源的TNF-α是通过自分泌的方式来调节炎性介质的分泌的,包括TNF-α本身,且小胶质细胞的自动激活系统对其在慢性炎症性疾病过程中的持续激活起重要的作用。研究结果发现,在LPS处理后的2型星形胶质细胞产生的TNF-α通过自分泌方式影响β-1,4-GalTⅠ的表达,因此在2型星形胶质细胞中TNF-α可能作为一种自分泌调节因子在CNS的慢性炎症过程中发挥作用。

脊髓内注射LPS后,β-1,4-GalTⅠ表达增加。β-1,4-GalTⅠmRNA在脊髓损伤后6~8小时达到高峰,β-1,4-GalTⅠ蛋白在脊髓损伤后24小时达到高峰。β-1,4-GalTⅠ催化合成的Galβ1-4GlcNAc糖链也在损伤后24小时表达明显增加。因此推测在CNS炎症过程中,β-1,4-GalTⅠ在Galβ1-4GlcNAc糖链的生物合成起着重要作用。

免疫荧光双标显示:β-1,4-GalTⅠ和Galβ1-4GlcNAc糖链主要定位于白细胞,比如活化的小胶质细胞、巨噬细胞、中性粒细胞,而很少与星型胶质细胞共定位。有资料显示白细胞向炎症部位迁移黏附主要由选择素介导,即白细胞表面的E-、P-选择素配体分别与其受体E-、P-选择素相互作用,从而影响白细胞在血管内皮上的黏附和移行。应用针对皮肤淋巴细胞相关抗原(cutaneous lymphocyte-associated antigen, CLA)、P-选择素糖蛋白配体-1(P-selectin glycoprotein ligand-1, PSGL-1)的单克隆抗体可以分别阻断它们之间的配/受体结合,说明CLA表位、PSGL-1表位分别起着E-选择素配体、P-选择素配体的作用。研究表明CLA、PSGL-1需要唾液酸化的路易斯寡聚糖(sialyl Lewis X, sLe^X)的糖基化修饰调控才能够结合E-、P-选择素,同时sLe^X自身也能够作为E-、P-选择素配体进行选择素配/受体反应,而sLe^X的生物合成又需要许多糖基化转移酶的序贯作用。虽然目前只有α-1,3-

FucT-Ⅳ和 α-1,3-FucT-Ⅶ等少数几个糖基转移酶被确证参与了其中的糖基化调节,但是已有研究人员在实验中发现除此以外,还有其他糖基转移酶在 $CD4^+$ Th 细胞表面 CLA、PSGL-1、sLe^X 及其衍生物等生物合成中发挥重要作用,推测这个酶可能就是 β-1,4-GalT Ⅰ。有研究报道,β-1,4-GalT Ⅰ基因敲除的小鼠,急、慢性炎症反应均受到抑制,并且迁移到炎症部位的中性粒细胞减少。β-1,4-GalT Ⅰ基因敲除的小鼠皮肤损伤愈合减慢,并且也抑制中性粒细胞和巨噬细胞向损伤部位迁移。形态学研究发现,β-1,4-GalT Ⅰ及其催化合成的 Galβ1-4GlcNAc 糖链结构均表达在中性粒细胞、巨噬细胞上。这些结果提示 β-1,4-GalT Ⅰ及其催化合成的糖链结构可能参与白细胞向炎症部位迁移的过程。

本课题组研究发现 E-选择素与 Galβ1-4GlcNAc 糖链共定位表达于小胶质细胞上。炎症过程中,白细胞穿过血管壁迁移到炎症部位,这个过程由选择素、细胞因子和整合素介导。在 3 种选择素之中,P-选择素和 E-选择素是白细胞穿血管壁过程中最重要的介导物质。Asano 等研究发现 β-1,4-GalT Ⅰ在 P-选择素介导的白细胞滚动中起着重要的作用。本课题组通过免疫荧光双标和免疫共沉淀显示在脊髓炎症病理过程中 E-选择素和 Galβ1-4GlcNAc 糖链存在相互作用。这表明糖基转移酶在 E-选择素介导白细胞浸润到损伤的脊髓这一病理过程中发挥了重要作用。

(二)β-1,4-GalT 与创伤性脊髓损伤

1. β-1,4-GalT Ⅰ与创伤性脊髓损伤

实时荧光定量 PCR 显示:在脊髓撞击模型中,β-1,4-GalT Ⅰ mRNA 在损伤后 8 小时开始增高,并在 1 天达到表达高峰,之后逐渐下降,至损伤后 14 天表达渐趋于假手术水平。在实时荧光定量 PCR 的基础上,利用原位杂交与间接免疫荧光方法对 β-1,4-GalT Ⅰ mRNA 的表达定位进行研究。结果显示:假手术组的脊髓中只有较低水平 β-1,4-GalT Ⅰ mRNA 的表达。脊髓损伤后 8 小时时,β-1,4-GalT Ⅰ mRNA 在损伤部位及其周围白质有增多,尤其在损伤 1 天最为显著;而在损伤脊髓的其他部位如脊髓前角,后角等部位,损伤前后 β-1,4-GalT Ⅰ mRNA 表达没有明显的改变。

为了进一步研究 β-1,4-GalT Ⅰ在脊髓损伤后的表达变化,运用 Western 免疫印迹来观察 β-1,4-GalT Ⅰ在蛋白质水平的改变。结果显示:β-1,4-GalT Ⅰ在损伤后 8 小时呈现了明显增高的趋势,并在损伤后 1 天、3 天时达到高峰,之后逐渐下降,至损伤后 14 天下降至低于假手术水平。

在 Western 免疫印迹的基础上,运用免疫荧光方法对 β-1,4-GalT Ⅰ的表达进行观察,结果显示:β-1,4-GalT Ⅰ在假手术组大鼠脊髓表达甚微,而在损伤后 1 天,3 天损伤周边 β-1,4-GalT Ⅰ阳性信号明显增加,在损伤后 7 天,14 天显著减少。

为了进一步验证 β-1,4-GalT Ⅰ在脊髓中的细胞定位,运用免疫荧光双标记观察 β-1,4-GalT Ⅰ与 MPO(中性粒细胞标记物)、ED-1(巨噬细胞标记物)、OX-42(小胶质细胞标记物)、CNPase(少突胶质细胞标记物)和 GFAP(星型胶质细胞标记物)的共定位。如 β-1,4-GalT Ⅰ阳性信号集中于在脊髓损伤周围白质。免疫荧光双标显示:在损伤周围脊髓白质,β-1,4-GalT Ⅰ与 MPO 有部分共定位现象,与巨噬细胞标记物 ED-1 有明显共定位,且与小胶质细胞标记物 OX-42 也存在共定位,但与少突胶质细胞标记物 CNPase 以及星形胶质细胞的标记物 GFAP 有较少共定位。

用 RCA-Ⅰ凝集素免疫荧光双标研究了脊髓损伤后 Galβ1-4GlcNAc 的变化,结果显示:在脊髓损伤后 Galβ1-4GlcNAc 也发生了明显的改变,与假手术组相比,在损伤后 1 天和 3

天 RCA-I 阳性信号明显增强。

同样,为了观察脊髓损伤后 Galβ1-4GlcNAc 与细胞定位,运用了各种细胞标记物,免疫荧光双标结果发现:Galβ1-4GlcNAc 的定位情况与 β-1,4-GalT Ⅰ 脊髓损伤后的定位情况基本一致,即,与巨噬细胞和小胶质细胞有较多的共定位,与少突胶质细胞和星形胶质细胞共定位较少。

选择素以及选择素识别的糖链修饰对白细胞的浸润发挥重要的作用,β-1,4-GalT Ⅰ 是 E-选择素糖基化修饰的最重要的糖基转移酶之一。为了证明 β-1,4-GalT Ⅰ 是否通过影响 E 选择素 Galβ1-4GlcNAc 在脊髓损伤的继发性炎症反应发挥作用的,运用了 E-选择素免疫沉淀和免疫荧光双标来进一步验证,结果发现:脊髓损伤后 E-选择素的 Galβ1-4GlcNAc 水平在脊髓损伤后 3 天明显高于假手术组,同样,免疫荧光双标的结果显示,与假手术组相比,在脊髓损伤后 3 天,β-1,4-GalT Ⅰ 与 E-选择素的共定位现象明显增多。

脊髓损伤为一种严重的伤害性刺激,初次损伤以及继发性损伤均可以激发一系列的细胞以及分子的反应。继发性损伤后的炎症反应产生的物质不仅可以导致脊髓发生继发性的损伤,而且可能在损伤后修复过程中也起到作用。因此,脊髓损伤后炎症反应的水平,可能对脊髓损伤的愈后起到至关重要的作用。炎症反应以巨噬细胞和中性粒细胞浸润到炎症部位而发挥作用的为特点。在此过程中,炎症介质活化血管内皮细胞,使其表达黏附分子相应的配体。首先是选择素与其配体结合,介导白细胞与血管内皮细胞最初的接触和滚动,E-选择素和 P-选择素即参与介导滚动,在内皮细胞表面得以大量表达,随后与表达在白细胞上的相应糖配体,如:sialyl Lewis^x(sLe^x)相互识别、黏附,使白细胞在内皮细胞上滚动,继而穿出血管趋向炎症部位。另外,淋巴细胞上表达的 L 选择素和高层内皮静脉上的 sLe^x 相互识别、黏附,从而介导淋巴细胞穿越高层内皮静脉归巢到外周淋巴结中。在这些过程中,选择素特异性的识别 sLe^x,是由于它能特异性的识别 sLe^x 的糖链结构,而 β-1,4-GalT Ⅰ 就是合成糖链的一种重要的酶。Ryoichi 等研究发现在 β-1,4-GalT Ⅰ 缺失的小鼠中白细胞膜上的糖蛋白缺少以 β1,4 连接的半乳糖,并且选择素-配体的生物合成也是受损的,从而导致急、慢性炎症反应降低,浸润到炎症部位的中性粒细胞减少。同时,已有的研究都证明在 β-1,4-GalT Ⅰ 缺失的小鼠皮肤损伤愈合减慢,并且在皮肤损伤的炎症过程中,浸润到损伤部位的白细胞明显减少,发现在大鼠皮肤损伤后 β-1,4-GalT Ⅰ 的表达增高,这些结果都提示 β-1,4-GalT Ⅰ 可能通过促进中性粒细胞和巨噬细胞浸润到炎症部位发挥作用。

损伤后的炎症反应通常是在损伤部位的一些细胞或组织释放的前炎症因子和化学趋化因子而发挥作用的。这些物质反过来又可以促进内皮细胞表达一些黏附分子,包括选择素,ICAM-1(intercellular adhesion molecule)和 VCAM-1(vascular cell adhesion molecule-1),它们可以促进中性粒细胞与相应的配体相结合(如 E-选择素,L-选择素等)促使其游出内皮细胞,从而在损伤后很快到达损伤部位。巨噬细胞在啮齿类动物脊髓损伤过程中早期产生多效的细胞因子如肿瘤坏死因子-α(tumor necrosis factor-alpha, TNF-α)而在损伤后的炎症反应中发挥作用。在炎症反应中,TNF-α 可以刺激内皮细胞大量表达黏附分子,从而促进白细胞在内皮细胞表面滚动,黏附,最终游出内皮细胞到达炎症部位。已有文献报道 TNF-α 在脊髓损伤后有所增高,且在神经元,胶质细胞及血管内皮细胞都有 TNF-α 的产生。因此,β-1,4-GalT Ⅰ 的增高可能是巨噬细胞,中性粒细胞,小胶质细胞及产生的细胞因子刺激所致。最近的研究也发现,TNF-α 刺激可以导致 β-1,4-GalT Ⅰ 和 Ⅴ mRNA 的升高。也有研究显示 TNF-α 调节内皮细胞的糖基化是通过增加 β-1,4-GalT Ⅰ mRNA 的稳定性来实现的。因此，推测脊髓损伤后的β-1，4-GalTⅠmRNA上调，也有可能是通过增加β-1，4-GalTⅠ的稳定性来实现的。

综上所述，脊髓损伤后，β-1，4-GalTⅠ主要存在于损伤后的炎症细胞，即中性粒细胞，巨噬细胞和小胶质细胞，并且这一作用可能与E-选择素的Galβ1-4GlcNAc调节有关。因此，β-1，4-GalTⅠ可能参与了脊髓损伤后早期的炎症反应，然而，这种功能的具体机制还不够清楚，有待于进一步研究，为临床脊髓损伤的治疗提供重要的理论基础。

2. β-1，4-GalTⅤ与创伤性脊髓损伤

(1) 脊髓损伤后β-1，4-GalTⅤ的表达变化：实时荧光定量PCR检测β-1，4-GalTⅤmRNA基因。结果显示：在脊髓撞击模型中，β-1，4-GalTⅤmRNA在损伤后8小时开始增高，并在1天达到表达高峰，之后逐渐下降，至损伤后14天，β-1，4-GalTⅤmRNA表达降至假手术以下；而在脊髓横断模型中，β-1，4-GalTⅤmRNA在横断的上下段的表达高峰出现了不一致，即β-1，4-GalTⅤmRNA分别在损伤后的8小时和1天在脊髓的上、下段达到表达高峰，之后逐渐下降。

在实时荧光定量PCR的基础上，原位杂交与间接免疫荧光单标对β-1，4-GalTⅤmRNA在脊髓横断模型的组织细胞分布进行研究。结果显示：在假手术组的脊髓中有较低水平β-1，4-GalTⅤmRNA的表达。脊髓损伤后(横断下段)1天，β-1，4-GalTⅤmRNA在损伤后脊髓白质以及灰质的后角浅层大量表达，为P物质和IB4标记的伤害性感觉传入末梢所在的脊髓后角第二板层，表现为局部绿色荧光信号增多。脊髓前角，在损伤前后β-1，4-GalTⅤmRNA的表达没有明显的变化。

为了进一步检测β-1，4-GalTⅤ在脊髓中的定位，原位杂交与间接免疫荧光双标对β-1，4-GalTⅤmRNA的组织细胞分布进行研究，观察β-1，4-GalTⅤ与ED-1(巨噬细胞标记物)、OX-42(小胶质细胞标记物)、Tau-1(少突胶质细胞标记物)的共定位。结果显示：在损伤部位脊髓白质，β-1，4-GalTⅤ巨噬细胞标记物ED-1有明显共定位，与小胶质细胞标记物OX-42也存较少在共定位，并与病理状态下的少突胶质细胞标记物Tau-1有部分共定位。

(2) β-1，4-GalTⅤ可能在脊髓损伤继发性病理过程中发挥作用：脊髓损伤作已经成为严重危害人类健康的疾病，因而研究外伤性脊髓损伤的病理机制以及脊髓损伤继发性损伤所导致一系列的神经病理性过程便显得尤为重要。由于β-1，4-GalTⅤ在脑发育和外周神经系统损伤后都发生了明显的表达变化，基于这些研究，对β-1，4-GalTⅤ在脊髓损伤后的表达做了初步的研究，结果发现：β-1，4-GalTⅤ在损伤后表达于巨噬细胞，小胶质细胞以及少突胶质细胞，提示β-1，4-GalTⅤ可能与脊髓损伤所致的继发性病理损伤相关。已有研究证明巨噬细胞在脊髓损伤后产生一些炎症因子如白介素-1β，白介素-6以及TNF-α在损伤后的炎症反应中其作用。TNF-α作为一种重要的细胞因子在炎症介导的细胞死亡以及脊髓损伤后的继发性病理过程(如少突胶质细胞的死亡)中发挥了至关重要的作用。已有文献报道TNF-α在脊髓损伤后有所增高，且增高的在神经元，胶质细胞及血管内皮细胞都有TNF-α的产生。已有研究证明在炎症刺激作用下细胞可以通过自分泌作用产生TNF-α而导致β-1，4-GalTⅠ和ⅤmRNA的升高。同样有研究证明TNFR1和TNFR2在脊髓损伤后的神经元，星型胶质细胞和少突胶质细胞均有增高，而且TNF-α和其相应的受体增加是相一致的。因此，β-1，4-GalTⅤ的增高可能是由巨噬细胞或小胶质细胞等产生的一些细胞因子所致，最终可能在脊髓损伤后少突胶质细胞的死亡中发挥生物学功能。但是，这只是根据观察到的现象所做的推测，对β-1，4-GalTⅤ在脊髓损伤后的确切生物学作用，还需要更进一步研究。

(3) β-1,4-GalTⅤ在脊髓损伤后感觉神经元的活化中发挥作用：脊髓损伤后β-1,4-GalTⅤ mRNA表达于脊髓后角浅层的感觉神经元当中。众所周知，外周神经损伤常常会导致神经病理性疼痛，以往的非军事化结果显示大鼠坐骨神经损伤后β-1,4-GalTⅡ和Ⅴ均发生明显的改变。然而，对于脊髓损伤后所致的慢性病理性疼痛以及痛觉增敏现象却少有报道。在外伤性脊髓损伤中缺血再灌注被认为是致痛的重要原因之一。在缺血再灌注过程中氧自由基的产生发挥了重要的作用，它可以激活单核巨噬细胞，从而是其通过NF-κB和AP-1途径产生TNF-α。而这些损伤后产生的前炎症因子以及自生抗体在介导损伤后的并发症中发挥了重要的作用，同样，在损伤后所致的神经病理性疼痛中也至关重要。综上所述，脊髓损伤后的继发性炎症反应产生大量的炎症因子，如TNF-α，IL-6等，而这些炎症因此可以导致β-1,4-GalTⅤ可能上调，增高的β-1,4-GalTⅤ可能在神经病理疼痛过程中发挥作用。

除了β-1,4-GalTⅠ和β-1,4-GalTⅤ外，机体内尚存在其他不同类型的β-1,4-GalT，对β-1,4-GalT在中枢神经系统损伤后再生过程中的作用还需进一步的研究，采用过表达β-1,4-GalT质粒或构建β-1,4-GalT干扰的病毒载体来干预机体内不同类型β-1,4-GalT的表达，从而观察其在神经再生过程中所起的作用。除了β-1,4-GalT外，机体内还存在有其他不同类型的糖基转移酶或其他糖类，对其在中枢神经损伤过程中的作用，还需做大量的工作。

（严美娟）

参考文献

傅雷．2006. 糖生物学的产生和发展．生物学通报，41(12)：27～28

贾晓慧．2005. 糖生物学——生命科学研究的新热点．洛阳大学学报，20(2)：41～44

金城．2001. 糖生物学：基因组学和蛋白质组学的延伸．世界科技研究与发展，23(2)：31～34

莫琳·E·泰勒，库尔特·德里卡．2006. 糖生物学导论．北京：化学工业出版社．1～4

瓦尔基．张树政，朱正美，王克夷译校．2003. 糖生物学基础．北京：科学出版社．15～240

王川．2005. 糖组学：破解生命信息的第3种途径．生物学通报，40(5)：8～9

余工．2002. 糖生物学研究的现状与展望．生物学教学，27(10)：47～48

张树政．1999. 糖生物学：生命科学中的新前沿．生命的化学，19(3)：103～106

Kittaka D, Itoh M, Ohmi Y, et al. 2008. Impaired hypoglossal nerve regeneration in mutant mice lacking complex gangliosides: Down-regulation of neurotrophic factors and receptors as possible mechanisms. Glycobiology, 18(7): 509～516

Niu S, Fei M, Cheng C, et al. 2008. Altered beta-1,4-galactosyltransferase I expression during early inflammation after spinal cord contusion injury. J Chem Neuroanat, 35(3): 245～256

Ohmi Y, Tajima O, Ohkawa Y, et al. 2009. Gangliosides play pivotal roles in the regulationof complement systems and in the maintenance of integrity in nerve tissues. PNAS, 106 (52): 22405～22410

Qian J, Cheng C, Liu H, et al. 2007. Expression of beta-1,4-galactosyltransferase-I in rat during inflammation. Inflammation, 30(1-2): 59～68

Shen A, Chen J, Qian J, et al. 2009. Elevated beta1,4-galactosyltransferase-I induced by the intraspinal injection of lipopolysaccharide. Glycoconj J, 26(1): 19～31

Shen A, Qian J, Liu L, et al. 2008. The role of beta-1,4-galactosyltransferase-I in the skin wound-healing process. Am J Dermatopathol, 30(1): 10～15

Shen A, Wang H, Zhang Y, et al. 2002. Expression of beta-1,4-galactosyltransferase Ⅱ and V in rat injured sciatic nerves. Neurosci Lett，327(1)：45～48

Shen A，Yan J，Ding F，et al. 2003. Overexpression of beta-1，4-galactosyltransferase I in rat Schwann cells promotes the growth of co-cultured dorsal root ganglia. Neurosci Lett，342(3)：159～162

Shen A，Zhu D，Ding F，et al. 2003. Increased gene expression of beta-1，4-galactosyltransferase I in rat injured sciatic nerve. J Mol Neurosci，21(2)：103～110

Yan M，Cheng C，Ding F，et al. 2008. The expression patterns of beta-1，4-galactosyltransferase Ⅰ and Ⅴ mRNAs，and Galbeta1-4GlcNAc group in rat gastrocnemius muscles post sciatic nerve injury. Glycoconj J，25(7)：685～701

Yan M，Cheng C，Shao X，et al. 2008. Expression change of β-1，4 galactosyltransferase Ⅰ，Ⅴ mRNAs and Galβ-1，4GlcNAc group in rat sciatic nerve after crush. J Mol Histol，39(3)：317～328

Yan M，Xia C，Niu S，et al. 2007. The role of TNF-α and its receptors in the production of β-1，4 galactosyltransferase I and V mRNAs by primary rat astrocytes. J Mol Neurosci，33 (2)：155～162

Yan M，Xia C，Niu S，et al. 2008. The Role of TNF-α and its receptors in the production of β-1，4-galactosyltransferase I mRNA by rat primary type-2 astrocytes. Cell Mol Neurobiol，28 (2)：223～236

Yang H，Hu L，Chen J，et al. 2009. Lipopolysaccharide induced upregulation of beta-1，4-galactosyltransferase- Ⅰ in Schwann cell. Inflammation，32(5)：279～286

Yang H，Yan M，Cheng C，et al. 2009. Expression of β-1，4 galactosyltransferase I in rat Schwann cells. J Cell Biochem，108：75～86

第 6 章　祖国医学与神经再生

中医药(traditional Chinese medicine, TCM)是我国人民传统智慧的结晶,迄今已有几千年历史,其认识和使用以中医理论为基础,具有鲜明的理论体系和独特的应用形式,是中华民族文化的瑰宝。

祖国医学对神经功能缺损疾病的治疗有着深刻的理论认识和丰富的临床经验,中药、针灸治疗神经损伤疾病,在中国历代名家医案以及近代文献中都不乏成功之例。这些留存下来的宝贵资料和精辟见解,值得我们借鉴和学习。关于神经再生的研究为中医药现代化引入新的切入点,既有助于了解中医药的作用机制,也为中药治疗神经损伤的临床应用提供现代医学理论。

第 1 节　中医对神经损伤的认识和治疗

中医对神经损伤疾病的认识和研究可追溯至三千多年前。中医理论涉及中国古代哲学、科技、文化和思维方式,具有很强的民族特性和传统文化属性。中药的四气(寒、热、温、凉)五味(辛、甘、酸、苦、咸)、升降浮沉、归经、毒性、配伍与禁忌、炮制和用法,中医的七情(喜、怒、忧、思、悲、恐、惊)六邪(风、寒、暑、湿、燥、火)致病学说、阴阳学说、五行(木、火、土、金、水)学说、脏腑学说、八纲(阴、阳、表、里、寒、热、虚、实)辨证和针灸等,这些都体现了祖国医学对人体和生命的独特认识。

传统中医理论对神经损伤疾病各有详细的病因病机描述和治疗方法,这对筛选神经损伤疾病的治疗药物和方案具有重要的指导意义,在西药和手术之外,提供另外的预防和治疗手段。本章主要从中医理论角度,分别阐述中枢神经系统和周围神经系统损伤疾病。

一、中　风

中风(apoplexy),是由于气血逆乱,产生风、火、痰、瘀,导致血液在脑脉中痹阻,或是血液溢出脑脉之外,即缺血性中风和出血性中风。临床主要症状是突然晕倒、不省人事,伴有口舌歪斜、言语蹇涩或不语、半身不遂,或未经昏仆仅有口歪、半身不遂。另外还有头痛、眩晕、呕吐、二便失禁或不通、烦躁、抽搐、痰多等次症。舌象有舌强、舌卷、舌歪,舌质暗红带紫或红绛、舌上有瘀斑;舌苔薄白、白腻、黄或黄腻;脉象多弦,或弦细、弦滑,或结或代等。往往发病急骤,病情变化迅速,与"风"善行数变的特点相似,故名中风。

在《黄帝内经》中,中风始见于《素问·通评虚实论篇》,当中将中风描述为"仆击""偏枯"。其他各篇依据不同症状和阶段各有不同的论述。如中风昏迷期有"仆击"、"大厥"、"薄厥"的论述,偏瘫期则有"偏枯"、"偏风"、"身偏不用"等论述 。

病因方面,《内经》论述颇为详细。如《灵枢·刺节真邪篇》云:"虚邪偏客于身半,其入深,内居营卫,营卫稍衰则真气去,邪气独留,发为偏枯。"又如《素问·调经论篇》有云:"血之余气,并走于上,则为大厥,厥则暴死,气复返则生,不返则死。"《素问·生气通天论篇》云:"阳气者,大怒则形气绝,而血菀于上,使人薄厥。"此外,《内经》还认识到中风的发病与个体体质、饮食习惯、精神刺激、烦劳过度等因素密切相关，正如《素问·通评虚实论篇》云“……仆击、偏枯……肥贵人则膏粱之疾也。”另外，部分学者认为，中风也可因外邪侵袭而引发。如风邪乘虚而入中经络，气血痹阻，肌肉筋脉失于濡养；或外因引动痰湿，痹阻经络而致中风。

综观本病，由于患者脏腑功能失调，或素来气血两虚，加上劳倦内伤、恼怒忧思、饮酒饱食、用力过度等，导致瘀血阻滞、痰热内蕴，或阳化风动、血随气逆，导致脑脉痹阻（缺血性中风）或血溢脑脉之外（出血性中风），引起昏仆不遂，发为中风。病位在脑，与心、肾、肝、脾密切相关。病机概括起来有：虚（阴虚、气虚）、火（肝火、心火）、风（肝风、外风）、痰（风痰、湿痰）、气（气逆）、血（血瘀）六因，此六因在一定条件下可相互影响，相互作用。中风病性多为本虚标实，上盛下虚。在本为肝肾阴虚，气血衰少，在标则为风火相煽，痰湿壅盛，瘀血阻滞，气血逆乱。

需要指出的是，传统中医理论对中风并无缺血性与出血性的明确区分，因此对二者病因的认识和表述也无区分，但这并不影响中医对中风病的诊断和治疗，因为中医乃辨证施治，而非辨病施治。同时，借助CT、MRI等现代医学影像学手段，临床区别缺血性中风与出血性中风并不困难，为中医对二者的证型认识创造了条件。

（一）缺血性中风

缺血性中风是指由于脑供血障碍引起脑组织缺血、缺氧而发生坏死、软化，形成梗死的脑血管疾病。严重心律失常、心肌梗死等引起机体血压过低，脑动脉供血严重不足等也能导致缺血性中风的发生。临床常见的类型有脑血栓形成和脑栓塞。如施救及时，一般患者神经损伤症状在起病半年内可迅速好转，合并高血压、心脏病、糖尿病者，功能恢复不佳。

缺血性中风又称“中风”、“中经络”、“偏枯”、“偏风”等。其病因以内因引发者居多，如情志郁怒，心火暴甚，引动内风而发病；或饮食不节，脾失健运，痰郁化热，引动肝风；或劳累过度，阴血损耗，虚阳化风扰动。此外，本病与季节气候变化有关。病理变化为患者平素气血亏虚，五脏阴阳失调，内生风、痰、湿、火，加之忧思恼怒，或饮酒饱食，或劳累过度，或外邪侵袭等诱因，以致气血运行受阻，筋脉失于濡养；或阴亏于下，肝阳暴张，阳化风动，气血逆乱，夹痰夹火，横窜经络，蒙蔽清窍，形成上实下虚、阴阳互不维系之证。

1. 病因病机

脑血栓形成指颅内外供应脑部的动脉血管壁发生病理性改变，如动脉粥样硬化等，形成血栓，使脑血管闭塞，如侧支循环补偿不足，其供血区脑组织将因血流中断而很快发生梗死，引起中风。其好发部位主要为大脑中动脉，颈内动脉的虹吸部和椎动脉，以及基底动脉的中断等。

祖国医学认为，本病由于情志所伤，生活起居失宜，阴阳平衡失调，气血亏虚，气滞血瘀，痹阻经络，或饮食不节，劳倦神伤，脾失健运，痰湿化热，肝阳上扰，风痰流窜于经络，因而发病。年老肾虚、肾阴不足、肝失所养、肝阴不足者，更易发病。综上可知，本病病因与风（肝风）、火（肝火、心火）、痰（风痰、湿痰）、气（气虚、气厥）、血（血虚、血瘀）等密切相关。

脑栓塞指栓子经血循环进入脑动脉引起脑血管阻塞，导致相应的供血区脑功能障碍。栓子大多是心源性的，另外，肿瘤、空气、脂肪等均可形成栓子产生脑栓塞。栓塞大多发生于大脑中动脉及其分支，血管被阻塞后，其支配的脑组织发生缺血、软化、水肿和坏死。

祖国医学认为，本病同样与风、火、痰、气、血关系紧密，其中尤以肝风为主。年老体弱、脏腑功能失调、气血阴阳失衡、忧思恼怒、饮食不节、烦劳过度等，皆可发为本病。

2. 辨证论治

缺血性中风大多属于“血瘀证”范畴。血液运行不畅即为“瘀血”，由瘀血内阻经脉或脏腑引起的病变即为血瘀证。缺血性中风是由于脑血栓形成或栓子堵塞，或全脑严重缺血导致血行不畅，因此属于血瘀证。其临床症候如头痛、半身不遂、偏瘫麻木、舌暗紫或有瘀斑、脉涩或结、代等，也与血瘀证表现相同。临床应用活血化瘀法治疗缺血性中风，取得了明显疗效，证实血瘀证是缺血性中风的基本证型。

缺血性中风的其他证型都与血瘀证有关。祖国医学概括其主要证型有：气虚血瘀、阳亢化风、风痰瘀血、痹阻脉络、风痰入络、痰热阻络等。这些证型之间的划分并非绝对，但都与瘀阻有关。总的来说，本病的发生是气虚、阴虚、阳亢、痰热与血瘀互动互化的结果，是一个相当复杂的病理过程。对于某一位具体的病人，往往以一种病机为主，兼有其他病机。因此，辨证施治显得尤为重要。

(1) 中药治疗

1) 气滞血瘀，经络闭阻

主证：面色苍白，气短乏力，肢软无力，偏身麻木，半身不遂，口眼歪斜，口角流涎，自汗出，言语蹇涩或不语，手足肿胀，心悸便溏，舌质淡，苔薄白，脉细缓。

证候分析：气为血之帅，气虚则不能运血，气不能行，血不能荣，气血瘀滞，脉络痹阻，则出现半身不遂，口舌歪斜，言语蹇涩或不语，偏身麻木；气虚则不固津，流涎自汗；心气虚则心悸；脾气虚，水湿不运，泛于肌肤则手足肿胀，运化失司则便溏；舌质黯淡，苔薄白或白腻，脉沉细、细缓或细弦，均为气虚血瘀之征象。

治则：益气活血，通经活络，扶正祛邪。

方药：补阳还五汤加减。

生黄芪、当归尾、赤芍、桃仁、红花、川牛膝、鸡血藤、全蝎。加减：气虚明显者，加太子参、党参以益气通络；言语蹇涩或不语者，加远志、石菖蒲、郁金以祛痰利窍；大便稀溏者，减桃仁、加炒白术、山药健脾；手足肿胀者，加茯苓利水渗湿、桂枝温阳健脾通络；肢体麻木者，加木瓜、伸筋草、防己以舒筋活络；上肢偏废者，加桂枝以通络；下肢瘫软者，加川断、桑寄生、牛膝、杜仲以强筋健骨；小便失禁者，加益智仁以温肾固涩；血瘀重者，加莪术、水蛭以破血通络。

2) 脾虚痰湿，痰浊上扰

主证：胸脘痞闷，倦怠少食，乏力多寐，发作时突然眩晕，恶心呕吐，视力不明，舌强语蹇，肢体麻木。舌胖，质暗，苔白腻，脉弦滑。

证候分析：脾失健运，故胸脘痞闷，倦怠少食，痰浊内生，郁久化热，痰热互结，壅滞经脉，上扰清窍，至眩晕呕吐，舌强语蹇，肢体麻木。舌胖，苔白腻，乃脾气虚兼带寒湿之征。脉弦滑乃痰热内扰之征。

治则：燥湿化痰，熄风通络，醒神开窍。

方药：半夏白术天麻汤加减。

法半夏、天麻、茯苓、橘红、炒白术、钩藤、川芎、郁金、菖蒲、葛根、生姜。加减：肢体瘫痪者，加羌活、川牛膝、威灵仙、丹参以活血通络；舌苔黄腻、脉滑数者，为痰积郁久化热之征，加黄芩、炒栀子、黄连以清热。

3) 风痰瘀血，痹阻脉络

主证：突然半身不遂，口眼歪斜，口角流涎，舌强语蹇或不语，手足麻木，头晕目眩，恶寒发热，肢体拘急，舌质暗淡，苔薄白或白腻，脉弦细。

证候分析：正气不足，脉络空虚，卫外不固，风痰血互结，得以乘虚入中经络，阻塞脉络；正气不足，气血衰弱，故肌肤不仁，手足麻木，头晕目眩；痹阻气血，故口眼歪斜，语言不利，口角流涎；风邪外袭，营卫不和，正邪相争，故可兼有恶寒发热，肢体拘急，关节酸痛。苔薄白，脉弦细，乃阴虚、血虚兼有湿证之象。

治则：平肝熄风，活血化瘀，化痰通络。

方药：大秦艽汤加减。

秦艽，当归尾，赤芍，川芎，生地，熟地，羌活，川牛膝，生石膏，黄芩，防风，茯苓。加减：肝火旺盛，头晕头痛，面红目赤者，加夏枯草、磁石等清肝潜阳；手足拘急者，加白僵蚕、全蝎、蜈蚣等熄风止痉；言语蹇涩者，加郁金、石菖蒲化痰开窍；大便秘结者，加大黄以涤除痰热积滞，泻热凉血。

4）痰热腑实，风痰入络

主证：平素头痛头晕或伴有心悸怔忡，多梦易醒，胸闷烦躁，咯痰或痰多，手足有麻木感，腹胀便秘，突然发病，半身不遂，口眼歪斜，唇角流涎，舌强语蹇，手足拘急。舌质暗红或暗淡，苔黄腻，脉弦滑。

证候分析：心血不足，故心悸怔忡，烦躁不寐；脾失健运，湿聚生痰，故咯痰或痰多；肝火上炎，头痛头晕，腹胀便秘；肝阳化风，则眩晕欲仆，言语不利，或猝然昏倒，不省人事，口眼歪斜，唇角流涎，半身不遂，舌强语蹇。舌质暗红或暗淡，乃瘀血之征，苔黄腻，乃湿热之征。

治则：平肝熄风，化痰通络。

方药：星蒌承气汤加减。

大黄，芒硝，瓜蒌，胆南星。加减：热象明显者，加山栀、黄岑清热；年老体弱津亏者，加生地、麦冬、玄参滋阴补肾，清热润燥；加丹参以活血通络。

5）肝阳暴亢，风火上扰

主证：平素头晕头痛，耳鸣目眩，少寐多梦，五心烦热，面红耳赤，口苦咽干，心烦易怒，尿赤便干，突然口眼歪斜，舌强语蹇，半身不遂。舌质红或红绛，苔薄黄，脉弦滑。

证候分析：肾阴虚亏，水不润木，肝阳上亢，故平时头晕头痛，耳鸣目眩；肾阴不足，心肾不交，则少寐多梦；风阳内动，夹痰窜行于经络，脉络不畅，故突然口眼歪斜，舌强语蹇，半身不遂；脉弦主肝风，舌质红或红绛，乃肝肾阴虚而生内热，苔腻则是兼有痰湿。

治则：滋阴潜阳，平肝泻火，熄风通络。

方药：天麻钩藤饮加减。

天麻、钩藤、石决明、川牛膝、黄芩、山栀、夏枯草。加减：头晕头痛者，加菊花、桑叶、白芷清肝热，祛风止痛；心烦易怒，失眠多梦者，加丹皮、白芍、茯神、夜交藤以镇静安神；舌强语蹇者，加菖蒲、郁金化痰开窍；痰热较重者，加胆星、竹沥、川贝母以清热化痰；若症见神志恍惚迷蒙者，为风火上扰清窍，可配合服用安宫牛黄丸以开窍醒神。

（2）其他中医疗法

1）中成药治疗：如华佗再造丸、大活络丹、丹参注射液、脉络宁注射液、牛黄清心丸、神经生长液等，治疗缺血性中风均有一定疗效，可根据病情发展及症候特点，遵医嘱服用。

2）针灸治疗

A. 毫针疗法：采用远近配穴法，平补平泻。主穴为：百会，风池，合谷，太冲，环跳，阳陵泉，绝骨，手三里。配穴如下：

脉络空虚，经脉痹阻：太渊，尺泽，曲池；

气虚血瘀，经络闭阻：足三里，膈俞，关元；

肝肾阴虚，风痰上扰：太溪，肝俞，蠡沟；

脾虚痰湿，痰浊上扰：丰隆，内关，解溪。

穴位加减：

言语不利者，加廉泉、哑门；

口角歪斜者，加牵正、地仓；

吞咽困难者，加风池（双）、风府、翳风（双）；

足内翻者，加纠内翻、丘墟。

手法：用毫针刺，每次选用6～8处穴位，每日针刺1～2次，每次留针40分钟，每20日为1疗程。

B. 头针疗法：患者取坐位，不能坐者可取用仰卧位。于病灶一侧（即偏瘫肢体的对侧）头部取穴，可参照《中国头皮针施术部位标准化方案》取顶中线、顶颞前斜线。顶中线在头顶部前后正中线，自百会向前至前顶。顶颞前斜线在头部侧面，起于前顶穴，止于悬厘穴。局部常规消毒拟刺激部位。采用指切进针法，先用左手拇指切按在治疗线旁边，右手持针，紧靠指甲快速将针刺入，针尖至帽状腱膜下层。针尖方向在顶中线由前顶刺向百会，在顶颞前斜线则由前顶刺向悬厘的上2/3节段，用两根毫针接力刺法。

针尖刺入帽状腱膜下层后，使毫针与头皮呈15°～30°角，在腱膜下层进入皮肤1寸（25mm）左右，指下感觉不紧不松，且有吸针感。接着施行针操作，用爆发力向外速提3次（约5秒钟），每次至多提出1分（2.5mm）许，再缓插至1寸，如此反复，运针10遍，共约5分钟。间歇动留针2个小时，每隔30分钟运针5遍（约2分30秒）。行针和留针期间，可结合患肢运动。至出针时，应先以左手拇指按住针孔周围皮肤，右手持针慢慢提至皮下，将针迅速拔出。若有出血，即迅速用消毒棉球压迫止血。此法每日针1次，每周3次，每12次为1疗程。

C. 眼针疗法：主穴为上焦、下焦，主穴均取，以患侧为主，可根据情况配合健侧。先用点眼棒或三棱针柄在眼周眶区的范围内，轻轻按压穴区，以出现酸、麻、胀、重或发热、发凉及有舒适感处作为刺激点。针刺时，以左手指压眼球，使眼眶皮肤绷紧，右手以29号直径0.34mm、长15mm的毫针轻轻刺入，在经区界限内沿皮直刺或横刺，不用手法。根据症状，顺着眼针经穴分布顺序进针为补，反之为泻，留针5～15分钟，每日1次（图6-1）。

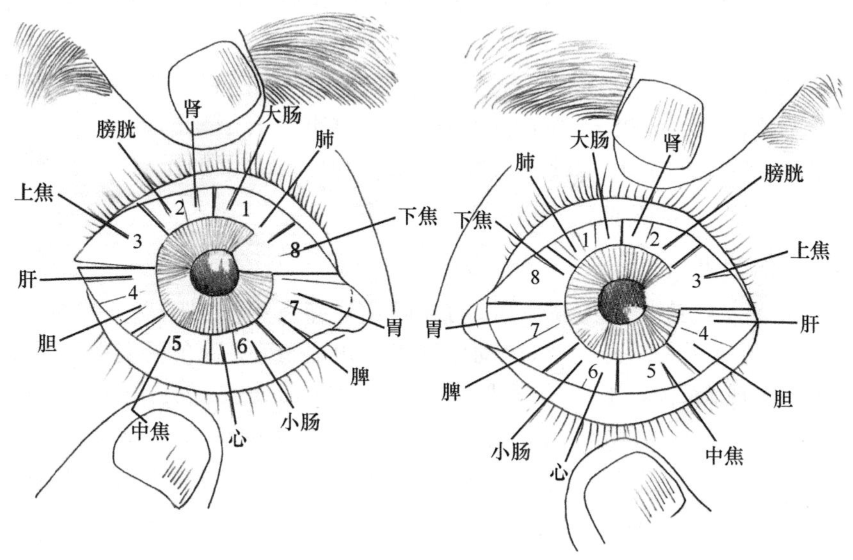

图6-1 眼针经穴分布

D. 穴位注射法：采用穴位内注射药物的方法，穴位有：肩髃，曲池，合谷，风市，阳陵泉，足三里。可供注射的药物有：红花注射液，当归注射液，川芎注射液，维生素 B_1 注射液，维生素 B_{12} 注射液。将上述药物的一种，按水针常规操作，每个穴位注射 1～2ml，每隔 1 日注射 1 次，10 次为 1 疗程。

E. 艾灸疗法：用艾炷灸足三里和悬钟。方法如下：艾炷约苍耳子大小，当燃烧至 1/2～2/3，患者感到灼热难忍时换下一炷，每次每穴灸 3 炷。每天 1 次，20 天为 1 疗程。

3）穴位埋线法：在手三里、足三里、阳陵泉、承山、三阴交等处，埋羊肠线，每次选用 1～3 个穴位，每月 1 次。

4）推拿治疗：于百会、曲鬓、印堂、太阳、风池、肩髃、曲池、合谷、环跳、足三里、昆仑、委中、行间、太冲、涌泉及头部运动和感觉区域等处，以一指禅推法、按法、抹法、拿法、揉法、滚法、击法、叩法、抖法治疗。大致流程如下：患者先取仰卧位，以一指禅推法从百会至曲鬓一线推 4 遍，以抹法于印堂至太阳往返 5 次，指叩击头部运动区、感觉区各 5 分钟。点肩髃、曲池、合谷、足三里、行间、太冲各 1 分钟，揉涌泉 3 分钟，滚、拿双上肢各 2 遍。患者取俯卧位，拿风池 2 分钟，肘部重力点按环跳 2 分钟，点昆仑、委中各 1 分钟，分别以肩、肘、腕、膝关节为轴心，摇 2 次，施抖法于四肢各 1 遍，结束治疗。15 日为 1 疗程，休息 3 日，再继续下一疗程。

5）外用药方

A. 治半身不遂：穿山甲、大川乌头、红海蛤各 100g，捣为粉末，每用 15～20g，另将葱白捣汁和上药成饼，直径约 5cm，外敷于左右脚心，令患者坐于密室，将两脚置于热水盆中，使其出汗，感到下肢发麻即停用。每周 2 次。

B. 治手足挛缩：槐枝、楮枝、柳枝、茄枝、白艾各 50g，煎水 3 桶，浸泡手足至腕踝以上，每次 15～20 分钟，每日 1 次。

（3）康复治疗：中风后的康复宜尽早开始，包括精神、心理、运动、功能等方面的综合治疗。其中，功能训练包括主动运动、被动运动、抗阻运动等，分为床边康复和离床康复。床边康复主要是医生指导病人的功能锻炼，在起病后 3～5 天即可开始，主要是偏瘫肢体的关节活动；而离床训练主要是依靠器械加速患者偏瘫肢体肌力的恢复，亦须在康复师指导下循序渐进地进行。

及时有效的康复治疗对降低患者致残率、恢复其生活自理能力和工作能力具有积极重要的意义。对于缺血性中风患者，应戒除吸烟、酗酒等可导致中风的不良嗜好，同时培养健康的生活习惯，如适当运动、均衡饮食、定时作息、按时服药、定期体检，有效控制中风病的危险因素，预防中风的再次发作。

（二）出血性中风

出血性中风绝大多数是由于高血压、动脉硬化症伴有脑内小动脉病变如变性、坏死等而形成微动脉瘤，当血压骤然升高时，微动脉瘤破裂出血，出血后在脑实质内形成急性占位性损害。临床上表现为头痛，呕吐等颅内压增高的症状和偏瘫、语言和意识障碍等神经系统病征，可分为脑出血、蛛网膜下腔出血两类。出血性中风的病人约有 80%发生在大脑半球，主要在基底节附近，少数可发生于额、顶、枕或颞叶，其余 20%发生在脑干和小脑。常见诱因有情绪激动、气候变化、腹内压增高（如用力解大便）等。本病预后差，死亡率高，存活者往往留有严重后遗症。

出血性中风亦称“中风”、“偏枯”。其病因有内外之分：脏腑功能失调，气血亏虚，形成风、火、痰、瘀等病理产物，是为内因；饮食不节，劳伤过度，五志过极，气候骤变，是为外因。内外因相结合，导致气血逆乱，血液溢于脑内而发病。病理变化为年老体衰，气血亏虚，气血阴阳失调，加之忧思愤怒，饮食不节，冷热失调，操劳过度等，致肝肾阴虚，肝阳暴亢，阳化风动，气血逆乱。内风或逆乱的气血上冲脑部，溢于脉外，使脑髓受损，出现舌强语蹇，肢体偏瘫，神志昏蒙等证。

1. 病因病机

脑出血指原发出血部位在脑实质内，并非外伤性出血。其常见病因有高血压和动脉硬化。如高血压使脑内小动脉形成微动脉瘤，血压骤然升高时，微动脉瘤破裂导致出血；或高血压引起脑内小动脉痉挛，造成远端管壁和脑组织缺血性损害，引起血管破裂出血或渗出性病理改变。脑出血同时常伴有脑室内积血及蛛网膜下腔出血，大多突然发病，也有头痛、头昏。或短暂性缺血发作等先兆症状，发病前血压升高，且波动性大，本病发病率和死亡率均较高。

祖国医学认为，脑出血的发病原因主要是肝肾阴虚，肝阳偏亢，肝风挟痰上扰，血菀于上，或痰浊痹阻经络，蒙闭清窍，致猝然昏仆，舌强语蹇，半身不遂等。其他因素如年老体弱、素体肥胖、痰浊湿盛、情绪激动、过食甘肥、饮酒过度等，也是本病的主要诱因。

蛛网膜下腔出血，是血液流入蛛网膜下腔的症状之统称，有自发性与外伤性之分。自发性又可分为原发性和继发性两类。原发性蛛网膜下腔出血，是由脑表面的血管破裂，血液直接流入蛛网膜下腔所引起；而脑实质内出血，血液穿过脑组织而流入脑室及蛛网膜下腔者，则为继发性蛛网膜下腔出血。出血后，血液进入蛛网膜下腔、脑底、脑沟等处，引起轻度脑膜炎及脑水肿，甚至脑积水。部分病人甚至可能因为出血导致脑动脉痉挛，引发脑梗死。

祖国医学认为，本病由于情志所伤，肝失调达，郁而化火，肝阳暴亢，肝风上扰，血随气逆，蒙闭清窍，肾阴不足，心火暴盛，心神不宁，脾失健运，湿聚生痰，痰浊上扰，阻遏清阳。发作时剧烈头痛，突然昏仆，不省人事。

2. 辨证论治

治疗出血性中风，首先应区别闭证和脱证。闭证，指邪气内闭清窍，症见神昏、牙关紧闭、口噤不开、肢体强直或痉挛，属实证范畴。根据有无热象又有阳闭与阴闭之分：阳闭，指痰热内闭清窍，症见面赤身热、口臭气粗、心神不宁、烦躁不安、舌苔黄腻、脉弦滑而数；阴闭，指湿痰内闭清窍，症见面白唇暗、四肢寒凉、静卧不烦、痰涎壅盛、舌苔白腻、脉沉滑而缓。阳闭与阴闭之间可相互转化，施治可根据舌象、脉象等症状进行判断。

脱证，指五脏之真阳散脱于外，症见昏聩无知、目合口开、四肢瘫软无力、寒凉汗多、二便失禁、鼻息微弱，乃中风之危急症候。临床也有内闭清窍未开而外脱之虚象已显，即"内闭外脱"之证，是本病转化过程中决定安危的关键时机，在治疗中当引起高度重视。

（1）中药治疗

1）闭证

A. 阳闭：主证：突然昏仆，不省人事，牙关紧闭，口噤不开，口眼歪斜，舌强语蹇或不语，偏身麻木，半身不遂，眩晕耳鸣，五心烦热，失眠多梦，二便失禁，面红气粗，舌质红绛或暗红，苔黄腻，脉弦滑有力。

证候分析：肝阳暴涨，阳化风动，气血上逆，蒙闭清窍，故突然昏仆，不省人事；痰火壅盛内闭，火性急迫，故牙关紧闭，面红气粗；风痰痹阻经脉，气血运行不畅，故偏身麻木，半身不遂。舌质红绛或暗红、苔黄腻、脉弦滑有力，正是肝阳痰火内盛之象。

治则：清热化痰，醒神开窍。

方药：羚羊角汤，配合灌服或鼻饲安宫牛黄丸。

羚羊角、珍珠母、竹茹、天竺黄清热化痰；石菖蒲、远志化痰开窍；夏枯草、牡丹皮清肝凉血。痰多者，加胆南星、竹沥；热甚者，加山栀，黄芩；神昏者可加郁金。

B. 阴闭：主证：素体阳虚，湿痰内蕴，突然昏仆，不省人事，牙关紧闭，口噤不开，肢体强痉拘急，四肢不温，二便失禁，静而不烦，面白唇暗，痰涎壅盛，舌质暗淡，苔白腻，脉沉滑或沉缓。

证候分析：痰浊偏盛，上扰清窍，蒙塞心神，突然昏仆，不省人事；风痰阻络，阳气郁闭，故面白唇暗，四肢不温。苔白腻、脉沉滑，皆为痰湿之征。

治则：豁痰熄风，辛温开窍。

方药：涤痰汤配合灌服或鼻饲苏合香丸。

半夏、陈皮、茯苓健脾燥湿化痰；胆南星、竹茹清热化痰；石菖蒲化痰开窍。寒象明显者，加桂枝以温阳化饮；兼有风象者，加天麻、钩藤以平肝熄风。

2）脱证：主证：突然昏聩，不省人事，肢体瘫软，面色苍白，目合口张，鼻息微弱，手撒，肢冷，汗多，二便失禁，舌萎缩，舌质暗紫，苔白腻，脉沉细欲绝或浮大无根。

证候分析：正不胜邪，元气衰微则突然昏聩，不省人事，面色苍白；精气尽，神气脱，阴气不能濡养机体，阳气不能温煦机体，则目合口张，鼻息微弱，手撒，汗多，二便失禁，舌萎缩。脉沉细欲绝或浮大无根，乃阴阳衰竭，人之将死之征。

治则：益气，回阳，固脱。

方药：参附汤合生脉散加减。

人参，附子，麦冬，五味子。汗多不止者，加黄芪、龙骨、牡蛎、山茱萸，以敛汗固脱；有瘀血之象者，加丹参以活血化瘀。

3）恢复期：本病在恢复期的治疗也须辨证施行，如风痰瘀阻型，证见口眼歪斜、舌强语蹇、唇角流涎、肢体麻木、半身不遂、舌苔滑腻、舌质暗淡、脉象弦滑，治疗当以祛风化痰、行瘀通络为主。方药可用星蒌承气汤。方中用生大黄、芒硝荡涤肠胃，通腑泄热；栝蒌、胆南星清热化痰；有气虚血瘀之证者，则加丹参以活血通络；小便失禁者，加桑螵蛸、益智仁、五味子以补肾收涩；下肢瘫软无力者，加桑寄生以补肾壮筋；上肢偏废者，加桂枝以通络；兼见语言不利者，加郁金、石菖蒲、远志以祛痰利窍；大便秘结者，加火麻仁、肉苁蓉以润肠通便。

肝肾亏虚型，证见半身不遂、患侧肢体拘急变形或肌肉痿软、舌强不语、口角流涎、舌红苔腻、脉象沉细。治疗当以滋补肝肾，濡养经脉为主。方药可用地黄饮子加减。生地、山茱萸、巴戟天、石斛、肉苁蓉、五味子、麦冬、石菖蒲、远志、赤芍、当归、甘草。加减：肝阳上亢者，加石决明、珍珠母以平肝潜阳；筋脉拘挛者，加白芍、木瓜以缓急通络；大便秘结者，加柏子仁、郁李仁以润肠通便。

（2）其他中医疗法

1）中成药治疗：可用清开灵注射液 40mg 加入 100ml 生理盐水或 200ml 葡萄糖溶液内，静脉滴注，每日 1 次。安脑丸对于出血性脑中风也具有醒神、止痉、开窍的作用。另外还有安宫牛黄丸、大活络丹、苏合香丸、活血通脉胶囊等，均可用于本病治疗。

2）针灸治疗

A. 毫针疗法：采用远近配穴法，主穴为：水沟、内关、三阴交。配穴有合谷、足三里、太冲、委中、极泉、风池、翳风。

本法用于脑出血后1～4周病情相对稳定阶段。手法：先针刺双内关，直刺1～1.5寸，施提插结合捻转泻法，运针1分钟，复刺水沟，向鼻中隔下斜刺5分，用雀啄（震颤）法泻之，至流泪或眼球湿润为度；刺三阴交，针尖向后斜刺，与皮肤呈45°角，进针1～1.5寸，提插补法，至病人下肢抽动3次为度。极泉，直刺进针1～1.5寸，提插泻法，至上肢连续抽动3次为度，尺泽同极泉。仰卧抬腿取委中穴，进针1～1.5寸，提插泻法，以下肢抽动3次为度。针风池，针尖向结喉，进针1.0～2.0寸。采用快速捻转手法，运针半分钟。针刺翳风，同风池。针合谷，针尖斜向三间，第二掌骨下缘部位，采用提插泻法。每日针2次。

B. 电针疗法

主穴为：风府、哑门。

配穴如下：

意识障碍：脑清、百会、人中；

高血压：曲池、太冲；

二便障碍：秩边、阴陵泉；

上肢瘫痪：肩髃、尺泽、外关、二间；

下肢瘫痪：环跳、风市、阳陵泉、三阴交。

本法适于出血性中风急性期患者。治法：从急诊入院起，每次选一主穴，风府或哑门，两穴交替，以得气为度（昏迷患者进针深度以不超过颈围的12%～14%为宜）。配穴每次取6～10个，用针刺法，得气后留针15～20分钟。如为闭证，可用三棱针点刺井穴出血；如为脱证，可艾卷雀啄灸足三里、气海。症状稳定后，用电针仪通电10～20分钟。每日1次，14次为一疗程，每疗程间隔3天。

出血性脑中风的针灸治疗要求手法轻捷、熟练，用弱刺激；症状稳定、情况较好的病人可酌情用中强刺激或强刺激。除极少数穴位外，均不宜留针。治疗过程中要监测血压变化，如血压明显升高者，操作需谨慎，必要时暂停针刺。

3）穴位敷贴法：本法适于中风后遗症，尤其智力有障碍者。敷药用黄芪、威灵仙、鹿角霜各60g、赤芍20g、川芎30g，混匀，醇提成浸膏。另取肉桂、丁香各9g，提取其挥发油加入浸膏中，脱去乙醇，制成乳剂，低温保存备用。使用时，将乳剂均匀涂在两块小方纱布上（涂药面积4cm×4cm），分别置于气海、命门两个主穴上，然后在纱布上用坎离砂腰带固定后加温。每日1～2次，每次1小时，2周为1疗程。

4）外用药方

A. 治急性期脑出血：生石膏适量，打碎装入杭芯，令患者枕之，可凉血止血。

B. 治半身不遂：将红海蛤、生川乌、炙山甲各60g，伸筋草30g，上药共为末，每料15g，捣葱汁调成厚饼状，直径约半寸，贴于患肢脚心或手心，纱布固定，避风，隔3日换1次，5次为1疗程。

本病的其他疗法，如按摩、理疗等，亦可根据症状病情，参考前节所述缺血性脑中风之治则施行。本病急性期标实症状突出，急则治其标，治疗当以祛邪为主，常用平肝熄风、清化痰热、化痰通腑、活血通络、醒神开窍等治疗方法。在恢复期及后遗症期，邪实未清而正虚已现，治宜扶正祛邪，常用益气活血等法。未发病之前，如有中风先兆，应积极防治，以清心安神、调理气血等为主。

二、脊髓损伤

脊髓损伤(spinal cord injury)是指由于外界直接或间接因素导致的原发性与继发性脊髓急性创伤,在损害的相应节段造成不同程度的运动、感觉功能丧失,由此产生诸多后果,如运动感觉功能障碍、二便困难、呼吸障碍、自主神经功能异常等、肌张力异常等。原发性脊髓损伤是指外力直接或间接作用于脊髓所造成的损伤。继发性脊髓损伤是指外力造成的脊髓水肿、椎管内小血管出血形成血肿、压缩性骨折及破碎的椎间盘组织等形成脊髓压迫所造成的脊髓进一步损伤。

传统中医典籍文献资料中,并未记载"脊髓损伤"这样的病名,也缺乏与之相关疾病的系统描述,只能从一些散在的描述中见到与之相似或相关的病因病机和症状。如《灵枢·寒热病》有记载:"身有所伤,血出多,若有所堕坠,四肢懈惰不收,名为体堕。"其中所描述的外伤所致的截瘫,与脊髓损伤极为相似,故"体堕"可认为是有关脊髓损伤的最早的病名记载。

现代中医根据本病病变损伤部位和督脉的生理功能,认为本病的基本病机为督脉受损,从而导致督脉与其他经络、督脉与脏腑、督脉与气血之间相互功能紊乱,出现一系列症状。《难经·二十八难》中记载:"督脉者,起于下极之俞,并于脊里,上至风府,入属于脑。"可见在解剖位置上,督脉贯穿脊髓(图6-2)。在功能上督脉不仅与六阳经有联系,有调节全身阳经经气的作用,而且督脉与任脉、冲脉、阳维脉也有联系,对全身气血起调节作用,在经络系统中处于中心地位,这与现代医学描述的脊髓作为中枢神经的功能相似。

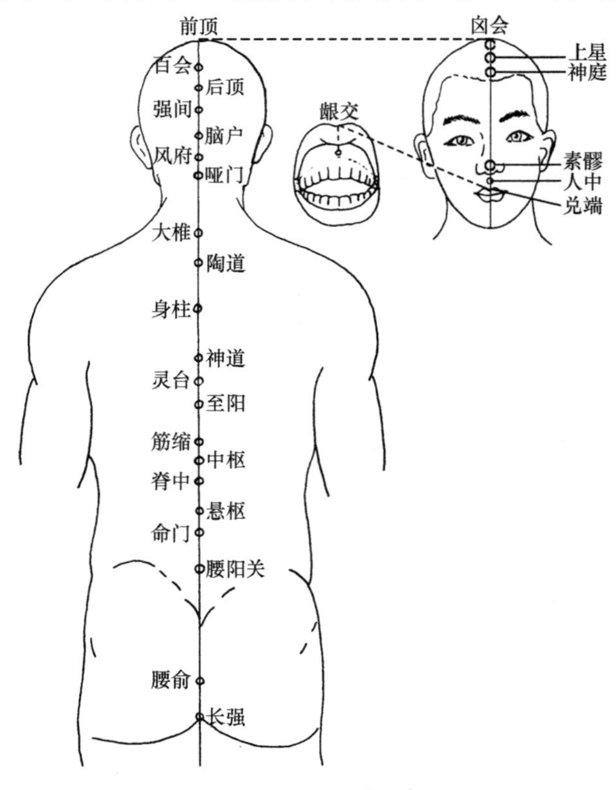

图 6-2 督脉

脊髓损伤早期，如《内经》中所述：“人有所堕坠，恶血留内。”又如《医宗金鉴·正骨心法要旨》云：“伤损腰痛，脊痛之症，或因坠堕，或因打扑，瘀血留于太阳经中所致。”由于椎管内组织受挫，血离络脉，瘀血阻滞，气机不畅，涉及手足之阳经，引起经络不通，导致肢体麻木不仁，痿软失用。及至本病中期，瘀血虽去，但督脉贯脊络肾，肾司二便，故督脉受损会导致二便失司，督脉又与冲任二脉相联系，导致脏腑气机失调，气血运行不畅。晚期督脉受损，阳气大伤，久则阳损及阴。因此，本病治疗应根据不同病因病情分期施行。

1. 病因病机

本病的主要病机为督脉受损，督脉总督全身之阳经，手足三阳经与督脉交会，因此，督脉为阳脉之海，有统摄元阳、振奋督率全身阳经之功能。督脉受损，伤及手足三阳经，气血不能濡养肢体，则肢体麻木，不能活动，伤及太阳膀胱经，则出现排尿功能失常，伤及手阳明大肠经，则出现大便功能障碍。

《素问·痿论》中云：“肾主身之骨髓，肾气热，则腰脊不举，骨枯而髓减，发为骨痿。”《灵枢·海论》云：“脑为髓之海，髓海有余，则轻动多力，自过其度。髓海不足，则脑转耳鸣，胫痠眩冒，目无所见，懈怠安卧。”骨、髓、脑，属奇恒之腑，与肾脏有密切关系。肾主骨藏精，精生骨髓。骨髓、髓海充足，则肢体骨骼强壮有力，骨髓、髓海不足，则肢体骨骼痿软，甚至失用。督脉贯脊属肾，督脉损伤则导致肾阳不足，肾开窍于二阴，主司二便，阳气不足，气化失司，可导致二便潴留或失禁，肢体失去肾阳之温煦，导致四肢发凉，痿软不用。

经络具有运行气血的功能，督脉主一身之阳，气血运行，有赖于阳气的温煦推动，督脉损伤，则气血运行不畅，气滞血瘀，瘀血不祛，新血不生，进一步又会损伤督脉。总之，脊髓损伤导致的不仁不用、肢体麻痹，多由于瘀血阻滞督脉、经络不通、气血逆乱所引起。其病因主要有以下几点：

(1) 瘀血凝滞：脊髓损伤，髓腔瘀血，瘀血凝滞郁结，压迫闭阻经络，使得经络功能发生障碍。

(2) 经脉损伤：督脉总督全身十二经脉之阳经，外联四肢、手足、皮肤、肌肉，内联五脏六腑，一旦督脉损伤或离断，轻则肢体麻木不仁，重则肢体不用，半身不遂，甚至截瘫。

(3) 气机逆乱：脊髓损伤，元气消耗，气机散乱。气以平和为顺，散乱为逆。经气散乱，则经脉功能丧失。

2. 辨证论治

中医对脊髓损伤主要采取分期治疗。在疾病早期，骨断筋伤，督脉受损，瘀滞络阻，气机紊乱，阴阳失调，肢体瘫痪，二便结涩，治疗宜采用行气消瘀、疏泄郁热、疏通督脉之法。至疾病中后期，督脉损伤络阻日久，气血耗损，脏腑虚弱，肾阳不足，气化失常，肢体痿弱不用，小便失禁或无力，大便秘结，治疗宜以接骨续筋、益肾壮阳、益气活血、温通经络为主。对于脊髓损伤后的阴津大伤，或伤阴之后复感外邪，或周身疼痛，则当加以滋阴散热，调补脾胃，理气止痛之法。

(1) 中药治疗

1) 经脉瘀阻型

主证：肢体麻木不仁，新伤多伴有局部红肿热痛，旧伤多半疼痛、麻木固定。

证候分析：多由经脉遭受震荡，或伤后瘀斑，或旧伤残留、瘀血未散，气血凝滞，痹阻经脉，或骨折脱位，造成督脉损伤、受压或离断导致。

治则：活血，化瘀，通络，止痛。

方药：复元活血汤加减。

柴胡、天花粉、当归、红花、生甘草、炮山甲、大黄、桃仁。方中用柴胡疏理肝气；当归、红花、桃仁、炮山甲祛瘀止痛，消肿散结；大黄、天花粉清热散瘀，生甘草调和诸药。加减：气滞甚者，可加郁金、川芎、香附、枳壳、木香以疏肝理气；血瘀较甚者，加田七、乳香、没药、玄胡以散瘀止痛。

2）气血亏虚型

主证：四肢麻木，不知痛痒，或如蚂蚁爬行，重症可见肢体痿软拘急，如经络受累及，则阳经行走区域可出现麻木或放射样疼痛，少气懒言，乏力自汗，面色苍白或萎黄，舌淡而懒，脉细弱。

证候分析：损伤导致失血过多，气血损耗，或长期卧床致元气大亏，或素体脾胃虚弱，气血不足，不能濡养肢体肌肉，导致四肢麻木，不知同样，严重者肢体痿软，甚至瘫痪。

治则：补气养血，疏通经络。

方药：人身养荣汤。

人参、白术、茯苓、甘草、陈皮、黄芪、当归、白芍、熟地黄、五味子、桂心、远志。方中以熟地、当归、白芍补血养血，滋阴荣肝；人参、黄芪补气理气；甘草、陈皮、茯苓、白术健脾渗湿；五味子、远志滋阴安神；桂心温通经脉。

3）伤经断络

主证：经络受伤离断，轻则肢体麻木不仁，重则肢体失用，甚至半身不遂，导致截瘫。

证候分析：颈椎、胸椎、腰椎等部位骨折、脱位，造成督脉损伤、受压或离断。督脉总督全身之阳经，外联四肢手足皮肤肌肉，内联脏腑器官，与之一损俱损，一荣俱荣。

治则：接骨止痛，活血祛瘀。

方药：新伤续断汤。

当归尾、地鳖虫、乳香、没药、丹参、自然铜（醋煅）、骨碎补、泽兰叶、延胡索、苏木、续断、桑枝、桃仁。方中以当归、地鳖虫、桃仁、泽兰叶、苏木、丹参、没药等活血化瘀，消肿止痛；以乳香、延胡等血中之气药，活血祛瘀，理气止痛，推动血行；以骨碎补、续断、醋煅自然铜、桑枝等散瘀血，利关节，续伤断，使新血生长，筋脉通畅，折骨续合。

4）肌肉痿软，筋骨不用

主证：肌肉萎缩，经络拘急，关节活动受限，病程久者关节变形严重。

证候分析：经络关节，以刚为用，以柔为顺，以用为常，如损伤后患侧固定时间过长，或卧床时间太久，缺乏锻炼，久而久之，则会引起肌肉萎缩，经络拘急，关节强直，甚至痿软不用。

治则：补益肝肾，补阳益阴，调和气血，强健筋骨。

方药：健步虎潜丸，大小活络丹。

健步虎潜丸方组为：熟地、当归、锁阳、牛膝、虎骨、龟板、黄柏、知母、白芍、陈皮、净瘦羊肉。方中以熟地补虚损，当归补血、活血，锁阳大补阴气、补益精血，牛膝益肝肾、强筋骨，虎骨祛风止痛、强健筋骨，龟板、黄柏、知母滋阴潜阳，而羊肉则温中补虚、开胃健脾、壮阳益髓。

大活络丹方组为：白花蛇、乌梢蛇、威灵仙、两头尖、草乌、天麻、全蝎、何首乌、龟板、麻黄、贯众、甘草、羌活、肉桂、藿香、乌药、黄连、熟地黄、大黄、木香、沉香，细辛、赤芍、没药、丁香、乳香、僵蚕、天南星、青皮、骨碎补、白豆蔻仁、安息香、附子、黄芩、茯苓、香附、玄参、白术、防风、葛根、虎胫骨、当归、血竭、地龙、犀角、麝香、松脂、牛黄、冰片、人参。方中以人参、白术、茯苓、甘草、当归、赤芍、熟地黄补气生血，扶正祛邪，为主药；虎胫骨、何首乌、龟甲、骨碎补，补肝肾，强筋骨，利关节；麻黄、细辛、葛根、肉桂、草乌、附子，祛体表之风邪，逐内里之湿冷；威灵仙、羌活、防风、两头尖、白花蛇、乌梢蛇，透骨搜风，通络止痛；乳香、没药、血竭、松脂，活血散瘀，舒筋止痛；香附、木香、乌药、青皮、沉香、丁香、藿香、白豆蔻仁，理气和中，畅通气血；黄芩、黄连、大黄、贯众，清热燥湿，泻火解毒；犀角、玄参，清热凉血，解毒定惊；麝香、冰片、安息香，芳香开窍，通经达络；天麻、僵蚕、天南星、地龙、全蝎，平肝潜阳，化痰熄风；牛黄清心凉肝，豁痰熄风。

小活络丹方组为：川乌、草乌、地龙、天南星、乳香、没药。旨在祛风除湿，化痰通络，活血止痛。

（2）其他中医疗法

1）中成药治疗：如脊髓神经再生丹、髓复康（脊髓Ⅰ号）等，可用于脊髓损伤的辅助治疗。

2）针灸治疗

A. 毫针疗法：采用远近配穴法。主穴取损伤平面上下各 1～2 个棘突旁的夹脊穴 2～4 对。

配穴：上肢取曲池、外关、合谷，下肢取环跳、委中、承山、绝骨、昆仑、太冲、次髎、三阴交、阳陵泉。

手法：一般针刺夹脊穴时，针尖稍向内倾斜，深度根据部位约合 1～1.5 寸。其他穴位则按常规针法，用提插与捻转相结合的补法。每日 1 次，每次留针 30 分钟，其间捻针 2 次，6 次后休息 1 日。

B. 穴位注射法：采用穴位内注射药物方法，取夹脊穴、环跳、肾俞、次髎、足三里，注射丹参、维生素 B_1、B_{12} 注射液，每穴 0.5～1ml，隔日 1 次。

C. 电针疗法：穴位配伍同毫针疗法。将导线上下连接，主穴夹脊穴正极在上，负极在下，痉挛性瘫痪用密波，弛缓性瘫痪则用疏波，电流量以患者耐受限为度。配穴不通电，或与夹脊穴交替通电。每日 1～2 次，每次 30 分钟，6 次后休息 1 日。

3）推拿治疗：于百会、肺俞、肝俞、胆俞、脾俞、肾俞、环跳、风市、阳陵泉、足三里、委中、承山、昆仑、解溪穴，以滚法、按法、拿法、揉法、拍法、摇法、抖法治疗。操作如下：患者取俯卧位，按揉百会 5 分钟，施滚法于腰、背部 5 遍，病变脊椎节段以下手法可稍重。点按肺俞、肝俞、胆俞、脾俞、肾俞、环跳、风市、阳陵泉、足三里、委中、承山、昆仑、解溪穴，每穴 1 分钟，拍打脊背，至皮肤发红为止。施摇法、抖法于下肢，结束治疗。每 15 次为 1 疗程，休息 3 日，继续下一疗程治疗。

（3）康复治疗

1）脊髓电刺激疗法：脊髓电刺激疗法是将电极植入脊柱椎管内，以脉冲电流刺激脊髓神经治疗疾病的方法。由于该方法有创伤性，病人不易接受，故其应用范围受到限制，目前一般将其作为某些顽固性、难治性疾病或其他方法无效的疼痛症的最后一道保守治疗方法。

2）功能锻炼：中医素来重视疾病早期的康复锻炼，脊髓损伤疾病在恢复期间，康复治疗发挥着重要的作用，其目的主要是最大限度利用残余肢体功能，促进全身气血流通，加快新陈代谢，提高机体抵抗力，同时防止并发症的发生。在脊柱稳定性重建和病情相对稳定后，低位截瘫者即可进行床上五点、三点支撑法锻炼腰背肌。高位截瘫在保证瘫痪肢体处于良好功能位的前提下，可进行被动关节锻炼，防止关节和肌肉萎缩及骨质疏松，未受累的肢体和肌肉也应积极进行主动活动，同时可结合对瘫痪肢体的按摩，手法由浅入深，常用拿法、揉法、滚法、搓法、一指禅推阳明经等。

三、周围神经损伤

传统的祖国医学理论中，并无对周围神经损伤系统论述。周围神经损伤，尤其是创伤性损伤后，神经受到牵拉、挤压，甚至离断，被骨折端刺扎压迫或血肿压迫，经脉痹阻不畅，气血运行受阻，筋骨肌肉失于濡养，导致肢体感觉丧失或感觉异常，肌肉无力或失用。鉴于其早期症状有筋骨、肌肉、关节疼痛、活动不利等，类似于中医理论中的“痹病”之征，而后期症状以肢体筋脉弛缓、软弱无力、日久不用、肌肉萎缩或瘫痪为特点，同时可见肢体麻木、表皮干燥等症状，大致可归于“痿证”范畴。

在中医理论中，痹病指机体正气不足，卫外不固，邪气乘虚而入，导致气血凝滞，经脉痹阻，引起的相关疾病的总称。周围神经损伤的症状如肌肉、关节、筋骨疼痛、酸楚、麻木、重着、灼热、屈伸不利，甚至关节肿大变形，与痹病中的“五体肢节痹”表现甚为相似。所谓五体肢节痹，系由肢体经络为邪气所伤，气血不通，痹阻经络所引起。周围神经损伤后，骨断筋伤，气滞血瘀，经脉痹阻，血壅不畅，气塞不通，肌肉筋骨失于濡养，形成痹证。《素问·痹论》中有云：“风寒湿三气杂至，合而为痹”；“痹者，各以其时，重感于风寒湿之气也”；“以冬遇此者为骨痹”；“其风气胜者为行痹”；“寒气盛者为痛痹”；“湿气胜者为着痹”。由此可见，痹病之病因多与风、寒、湿、热之邪有关，可分型为行痹、痛痹、着痹、热痹等。

肢节痹病久治不愈，因肢体疼痛，筋脉弛缓，软弱无力，活动困难，日久不用，逐渐痿瘦，属中医痿病范畴。痿者，萎也，枯萎之义，即指肢体痿软无力，肌肉萎缩。表现为手足软弱无力、筋脉弛缓不收、不能随意运动。《素问·生气通天论》云“因于湿，首如裹，湿热不攘，大筋软短，小筋弛长，软短为拘，弛长为痿。”《景岳全书·痿证》强调“非尽为火证……而败伤元气者亦有之”，并强调精血虚亏致痿：“元气败伤，则精虚不能灌溉，血虚不能营养者，亦不少”。《临证指南医案·痿》指出本病为“肝肾肺胃四经之病”。可见痿证之因也与湿热浸淫、气血瘀滞、肝肾虚亏等有关。

1. 病因病机

机体正气不足，或先天禀赋不足，则对外不能抵御邪气，对内则缺乏抗病能力，如果久住湿地、汗出经风、冒雨涉水、热毒浸淫，使得风、寒、湿、热之邪得以内侵肌肉筋骨关节，壅滞于经，淤塞于络，导致气血凝滞，脉络痹阻，发为痹病。风属阳邪，既能开发腠理，又有穿透之力，寒邪伺机乘风而入，风邪又借寒凝之力，使寒气入骨入髓。湿邪具黏着、胶固之性，与风寒相佐，造成经络壅塞，气血运行不畅，筋脉失养，疼痛骤发。湿邪尚有内外之分，外邪多由雨露雾霜等所引起，内邪则多由于脾胃虚损所导致。如机体素来阳盛，或阴虚内热，感受外邪后易从热化，而风寒湿气郁久，也易从阳化热，热邪导致肢体关节红肿热痛，发为热痹。因此，肢节痹病的病机即为经络闭塞，气血不畅，脉络绌急。

痿病在临床上以手足软弱无力、筋脉弛缓不收、肌肉萎缩为主要证候特征。其病因主要有：①机体感受温热之邪，高热不退，或病后余热尚在，伤津耗气，都会令“肺热叶焦”，不能布送津液以润养五脏，导致四肢筋脉失养，痿弱不用。正如《素问·痿论》中有云：“五脏因肺热叶焦，发为痿病”。此病机的重点在于肺热叶焦，导致五脏失濡，筋脉失养。②如果久处湿地，或因雨露浸淫经脉，导致营卫运行受阻，郁遏生热，久而久之，气血运行不利，筋脉肌肉失去濡养，弛纵不收，亦发为痿病。饮食不节，如过食肥甘、嗜酒、喜食辛辣，会损伤脾胃，湿热内生，运化受阻，脾不能健运，筋脉肌肉失养，发为痿病。同时，阳明湿热不清，易灼伤肺金，加重痿病。此病机重点在于脾胃，湿热困脾，久则伤及中气，转为脾虚湿热，虚实互见，或流注于下，伤及肾阴。③机体素来肾虚，或因劳役太过，阴精亏损，导致肾中水亏火旺，筋脉失其营养，而成痿病。情志失调，火起于内，肾水虚而不能制火，以致火烁肺金，肺不能通调津液以溉五脏，脏气伤则肢体失养，发生痿病。此外，脾虚湿热不化，流注于下，久之也能损伤肝肾，导致筋骨失养。此病机重点在肝肾二脏，亦可因肺燥、脾虚、湿热久滞而致。

痿病的以上主要病机，常可互相转变。如肺热叶焦，津失输布，久则五脏失濡，内热互起；肾水下亏，水不制火，则火烁肺金，导致肺热津伤；脾虚与湿热更是互为因果，湿热亦能下注于肾，伤及肾阴。所以，本病病证常涉及诸脏，而不仅仅局限于某一经一脏。总之，肝藏血主筋，肾藏精生髓，津生于胃，散布于肺，本病与肝肾肺胃关系最为密切。

2. 辨证论治

对本病的辨治，首先应区分“肢节痹证”与“痿证”的不同。肢节痹证以筋骨、肌肉、关节疼痛、活动不利为主要特征，多发生于周围神经损伤早期，根据风、寒、湿、热邪的不同，临床表现亦各有不同。痿证则以肢体痿软失用、肌肉萎缩为主要特征，多在损伤后期出现。痹与痿的区别在于，前者疼痛突出，后者则多无疼痛，而是以肢体羸弱、痿软无力甚至瘫痪为主要征候。二者之间可独立存在，也可在疾病转归过程中同时存在，治疗时当辩其轻重主次进行论治。

鉴于痹病多由瘀血凝滞所引起，因此，祛瘀为治疗痹病之首要原则。根据风、寒、湿、热痹证的不同，辅以祛风、散寒、除湿、清热等法施治。关于痿证的治疗，传统中医理论多推崇《素问・痿论》中“治痿者独取阳明”之说。“取”者，去阳明之热邪，即清阳明之热。另外还当补益后天，即益胃养阴，健脾益气。脾胃虚者益其损，脾胃实者调其气。肺之津液来源于脾胃，肝肾的精血则依赖于脾胃的生化，若脾胃虚弱，受纳运化功能失常，津液精血生化之源不足，肌肉筋脉失养，则肢体痿软，不易恢复。若脾胃功能健旺，饮食得增，气血津液充足，肌肉筋脉得以濡养，利于痿病康复。至于因七情六欲太过而成痿者，则需调理气机，疏通百脉，其病可愈。此即所谓“气血流通即是补”之理。

（1）中药治疗

1）风寒湿痹型

主证：肌肉关节疼痛酸麻，或有肿胀，遇阴雨寒冷则疼痛加剧，得热痛减，口淡不欲饮或喜热饮。舌质淡苔白腻，脉弦紧。

治则：祛风，散寒，除湿，通络。

方药：蠲痹汤加减。

方中用羌活、威灵仙、秦艽、海风藤以祛风散寒除湿，通络止痛；独活、桂枝、川芎活血行气，祛瘀止痛；当归、白芍补血活血。加减：若风胜者，加防风、白芷以祛风散寒，通窍止痉。湿胜者，加防已、薏苡仁、萆薢以利水消肿，祛风除痹。寒胜者，加川乌头、熟附子、细辛以温经止痛，祛风散寒。

2）风湿热痹型

主证：关节疼痛，局部灼热红肿，得冷稍舒，痛不可触，可病及一个或多个关节，多兼有发热、恶风、口渴、烦闷不安。苔黄腻，脉滑数。

治则：清热通络，祛风除湿。

方药：宣痹达经汤加减。

方中以蜂房、乌蛇、土鳖虫、螳螂通经活络；威灵仙、羌活、防风、秦艽、豨莶草、清风藤疏风祛邪；当归养血活血；穿山甲化瘀导滞。加减：化火伤阴者，可加生地黄、玄参、麦冬以养阴生津。

3）邪瘀痹阻型

主证：肢体微肿，指压有凹陷，体表稍凉，肌肤麻木，肢冷恶风，遇寒加重，得热则缓，肌肉疼痛，关节屈伸不利，舌质淡红或暗淡，苔薄白或白腻，脉弦紧。

治则：活血祛风，散寒除湿，疏经通络。

方药：独活寄生汤加减。

方中独活、防风、秦艽、细辛、肉桂祛风除湿，散寒止痛；当归、川芎、牛膝活血化瘀。加减：去人参、地黄、杜仲等滋补之品，以防止助邪滋生；加地龙、全蝎、白花蛇以通络止痛。

4）气虚血亏型

主证：四肢乏力，骨节酸沉，疼痛缠绵，时重时轻，汗出畏寒，心悸，纳呆，面色青白，形瘦无力。舌质淡，脉沉细无力。

治则：养血益气，舒筋活络，滋补肝肾。

方药：气血并补荣筋汤。

方中以薏苡仁、茯苓、白术、首乌、当归、砂仁、熟地、黄精益气补血荣筋，以蜂房、乌蛇、豨莶草、络石藤、狗脊、秦艽活络导滞痛经，宣痹，止痛；菟丝子补肝肾，强筋骨，暖腰膝。

5）脾胃亏虚型

主证：肢体痿软，无力日重，食少纳呆，腹胀便溏，面色不华，神疲乏力，舌质淡，舌体胖大，舌苔薄白，脉沉细或沉弱。

治则：益气健脾。

方药：参苓白术散加减。

方中以人身、生白术、山药、扁豆、莲子肉健脾益气，茯苓、薏苡仁健脾渗湿，陈皮、砂仁理气和胃。加减：素体肥胖，痰多者，加服六君子汤以补脾化痰；中气不足者，加服补中益气汤；脾胃虚弱者，加谷芽、麦芽、山楂肉、神曲以导食滞。

（2）其他中医疗法

1）针灸治疗

A. 毫针疗法：根据不同部位的周围神经损伤，采用不同的配穴方案。

臂丛神经损伤：主穴为肩三针、扶突、手五里，配穴为曲池，合谷。

桡神经损伤：主穴为肩三针、曲池、合谷，配穴为手三里，外关，三间。

尺神经损伤：主穴为肩三针、极泉、少海、后溪，配穴为支正、中渚。

正中神经损伤：主穴为肩三针、曲池、内关，配穴为手三里、臂中、合谷。

坐骨神经损伤：主穴为肾俞、环跳、殷门、足三里，配穴为阳陵泉、委中。

腓总神经损伤：主穴为秩边、阳陵泉、足三里，配穴为委中、绝骨。

胫神经损伤：主穴为髀关、伏兔、足三里、阳陵泉，配穴为巨虚、解溪。

手法：用毫针刺，进针得气后退至浅层，再依次向两旁斜刺，用“合谷刺法”使针感向远端放射。每日 1 次，留针 30 分钟，每 10 次为 1 疗程。

B. 穴位注射法：取穴方案同毫针疗法，取2～3穴位供注射用。用当归注射液2ml加维生素$B_1$100mg、维生素B_{12}500mg，于穴位内注射，隔日1次，每12次为1疗程。如遇患者发热则暂停注射。

C. 电针疗法：取穴方案同毫针疗法，取4～6穴，进针得气后，予以通电，先用密波5分钟后改用疏密波，通电时间为1～20分钟，强度以肌肉出现抽动为度。隔日1次，每10次为1疗程。疗程结束，间歇1周，根据病情决定是否继续电针或采用其他针法。

2）推拿治疗：取穴方案同毫针疗法。先以按、摩、揉、搓等手法兴奋肌肉，再用点揉、指推、指压、指拨等手法在四肢穴位施治。在神经恢复早期即可行适当的按摩治疗，行气活血，疏通经络，促进血液循环，改善神经、肌肉的营养供应，减缓肌肉萎缩进程，预防关节挛缩。

3）外用药方

A. 治上肢神经损伤：荆芥、防风、透骨草、千年健、升麻、桂枝、川椒、威灵仙各15g，伸筋草、钩藤、苏木各30g，水煎后倒入盆中，将患侧肢体置于盆上并用毛巾覆盖，先用蒸汽熏蒸10～15分钟，再后煎剂搓洗患肢。每日2次，每次30～40分钟。

B. 治下肢神经损伤：苏木、凤仙草、卷柏各30g，木瓜、牛膝、大力草、川椒、卧毛姜、防风各15g，水煎后同上法熏洗治疗。

（3）康复治疗

1）电刺激疗法：这是周围神经损伤后的康复治疗中比较成熟的一种方法，它能使失神经支配的肌肉收缩，改善神经肌肉的血液循环和营养供应，延缓肌萎缩，减轻水肿，抑制肌肉纤维化，同时，电刺激能提高受损神经的兴奋性，减轻神经轴索退变，刺激神经膜细胞增生，有利于周围神经的再生。

2）功能锻炼：早期进行肢体的主动或被动锻炼，对肢体功能恢复，防止关节囊的挛缩及肌肉的失用性萎缩，意义重大。功能锻炼可采用综合性的器械疗法，如果是不完全性的神经损伤，应尽可能多做关节运动，能负重运动时可给予一定量的负重锻炼。至于完全性的神经断裂，则当以手术为首要治疗方案，康复治疗仅适合于术后辅助性治疗。

第2节　单味中药及有效成分与神经再生

无论是中枢神经，还是周围神经，都需要有相应的再生微环境。单一的营养因子或细胞因子不能满足再生的需要，多种因子联合应用则有较好的效果。中药制剂在这方面具有独特的优势，在促进神经再生时，能够提供比例更接近神经再生需要的生长活性因子环境。多年来，在中风、脊髓损伤、周围神经损伤性疾病的治疗中，已经积累了许多临床方剂，它们可从整体上改善神经的再生过程。虽然不能作为促进神经再生的特效药，但由于中药毒副作用小、来源广泛、疗效明确，逐渐成为国内外医学研究的热点之一。复方中药成分复杂，究竟是哪些有效成分发挥作用仍不明确，因此，对单味中药及其有效成分的研究势在必行，以期为临床配伍用药提供合理依据，促进中药在神经损伤疾病中的临床应用。

一、单味中药及有效成分与中风

由于缺血性中风和出血性中风在发病机制方面的差异，两者在治疗上也不尽相同，虽然都强调活血化瘀，但在药物选择和用药时机方面却各有侧重。

（一）缺血性中风

祖国医学认为缺血性中风的主要病机是气虚血瘀，为本虚标实之证。治疗依据是气血相关和活血化瘀理论，以养血活血、祛风通络、燥湿豁痰、熄风开窍为主，临床联合应用活血药及益气药进行治疗，有良好疗效，但其具体作用机制尚不清楚。西医的治疗策略则主要是尽快恢复再灌注，活血化瘀是主要的，同时还要强调对脑组织的保护，在此前提下神经可塑性才能得以维持。

局灶性脑缺血由严重缺血的中心区和处于低灌流状态的边缘区即缺血半暗带组成，缺血中心区的脑组织在短时间内即发生不可逆性损伤，成为梗死区。缺血半暗带区的神经细胞死亡则以凋亡为主。大脑中动脉是人类缺血性中风的多发部位，大脑中动脉缺血（middle cerebral artery occlusion，MCAO）模型被普遍认为是研究局灶性脑缺血的标准动物模型。因此，大量研究均采用 MCAO 模型动物作为实验对象，观察单味中药对神经元增殖、迁移、分化、凋亡、突触形成及其周围支持神经再生微环境的影响，以探索应用中医药促进神经功能恢复的治疗策略。

目前，关于缺血性中风的治疗研究中，以活血化瘀药及补益药较多，主要有川芎、牛膝、当归、人参、党参、黄芪、鹿茸以及银杏等。

1. 活血化瘀药

（1）川芎：川芎味辛，性温，归肝、胆、心包经，有活血行气、祛风止痛之功效，主治气血瘀滞所致的痛症。其主要成分有挥发油、生物碱如川芎嗪等、酚性物质如阿魏酸等、内脂素、维生素 A、叶酸、甾醇、蔗糖、脂肪油等。川芎嗪（tetramethylpyrazine，TMP）是从川芎中分离提纯出来的一种生物碱单体，是川芎的主要有效成分之一，化学结构为四甲基吡嗪。川芎嗪可透过血-脑屏障，对中枢神经系统发挥作用。主要通过以下机制实现：①阻滞钙离子通道，减轻钙超载；②清除氧自由基，影响内皮素和 NO 合成；③抗神经细胞凋亡；④抑制血管平滑肌收缩，增加脑血流量；⑤降低血小板表面活性，抑制血小板聚集，预防血栓形成。国内外多项研究均发现川芎嗪能减少局灶性脑缺血动物的脑梗死体积，减轻脑水肿，保护神经元。临床试验也表明川芎嗪对脑缺血有保护作用，可减少因脑缺血引起的死亡。

钙通道开放引起细胞内钙超载是造成缺血缺氧后脑损伤的重要原因之一，作为胞内第二信使的 Ca^{2+} 内流在脑缺血再灌注诱导促凋亡基因 Fas-L 与 Fas 基因的表达及神经细胞的凋亡中发挥着重要作用。川芎嗪通过抑制细胞膜上电压依赖型钙通道、提高 Ca^{2+}-ATP 酶活性而控制 Ca^{2+} 内流，防止细胞内 Ca^{2+} 超载，改善脑缺血再灌注的能量代谢、电生理及线粒体功能，下调脑缺血再灌注诱导的 Fas-L 蛋白表达，阻止细胞凋亡，对脑缺血及再灌注后神经元起保护作用。

缺血再灌注损伤过程中可产生大量的自由基，从而破坏线粒体功能，造成细胞进一步损伤、组织水肿等一系列伤害，加重脑组织损伤。川芎嗪能通过降低脂质过氧化物（lipid peroxide，LPO）与超氧化物歧化酶（super oxide dismutase，SOD）的比值，提高脑缺血再灌注损伤时对自由基的清除能力，减少自由基对脑组织的损害。研究发现，川芎嗪能显著抑制 MCAO 诱导的局灶性脑缺血区硝基氨酸和诱导型一氧化氮合酶（inducible nitric oxide synthase，iNOS）的表达增加，还能抑制中性粒细胞的呼吸爆发，减少人中性白细胞羟基自由基的形成。由此推测，川芎嗪在体内对局部脑缺血的神经保护作用可能是通过增强自由基清除活性、减少 NO 合成和抑制中性白细胞活性来发挥的，最终使得脑缺血再灌注损伤后脑梗死体积缩小。

川芎嗪可以使局灶性脑梗死周围区神经元数量增多,但神经元变性改变减少。其机制可能是下调脑 c-Fos 的表达,上调 Bcl-2 的表达,降低 Bax 的表达,从而抑制神经细胞凋亡,提高神经细胞对缺血缺氧的耐受性,保护脑组织。研究表明,200mg/L 的川芎嗪对缺氧损伤的海马神经元有保护作用,且川芎嗪的剂量与神经元活性之间存在一定的量-效关系。但当川芎嗪剂量增加到 800mg/L 时,海马神经元活性降低,而且在应用川芎嗪治疗肿瘤的研究中也发现 500mg/L 川芎嗪对人胃癌细胞株 MKN45 细胞有直接杀伤作用,可见临床上治疗脑缺血不能使用大剂量的川芎嗪,否则不仅达不到治疗效果,还有可能造成更为严重的损伤。

核因子-κB(nuclear factor-κB, NF-κB)被认为是脑缺血再灌注炎性反应机制的核心调控因素和血管内皮细胞受损的始动机制之一,川芎嗪能显著抑制缺血再灌注后鼠原代神经细胞中 NF-κB 的表达,抑制缺血再灌注的炎性细胞活化及培养的胶质细胞中前列腺素-2 的产生,从而对脑缺血再灌注损伤具有治疗作用,提示川芎嗪对抗脑缺血损伤的神经保护作用机制之一可能涉及抗炎作用。体外实验和临床应用结果均显示川芎嗪可抑制血小板聚集,作用效果相当于噻氯匹定,且无特殊不良反应。综上可知,川芎嗪可能通过多种途径发挥对脑缺血损伤的保护作用。

(2) 丹参:丹参味苦、性微寒,归心、肝经,具有活血调经、凉血消痈、安神之功效,广泛用于各种瘀血症。丹参含脂溶性菲醌类成分,如丹参酮、隐丹参酮、二氢丹参酮等,此外还含有水溶性成分丹参素等。丹参素为活血化瘀的主要成分,丹参酮-A 也有耐缺氧和活血化瘀的作用。丹参的药理作用主要有强心、扩血管、抗血栓、改善微循环、增加脑组织三磷酸腺苷(adenosine triphosphate, ATP)含量,促进纤溶和前列腺环素生成,降低血栓素 A_2 (thromboxane A_2, TXA_2)生成,促进组织的修复与再生等。丹参能部分抑制缺血后脑组织 c-fos 基因的表达,拮抗缺血后脑组织的单胺类介质、兴奋性氨基酸的异常变化,使 Bcl-2 免疫阳性细胞数量明显增加,说明丹参能通过上调脑缺血后 Bcl-2 的表达,发挥其神经保护作用。

2. 补益药

(1) 当归:当归味甘、辛,性温,归肝、心、脾经。其质地滋润,能补肝养心益脾,以滋生血液为主,兼具滋阳肝肾之功。具有补血和血、调经止痛、润燥滑肠、生肌健骨等功效,被广泛应用于心脑血管疾病。主要成分为挥发油和水溶性成分。挥发油有月桂油、樟脑酸、正丁烯基酞内酯、当归酮等,水溶性成分有多糖、蔗糖、氨基酸、阿魏酸和多种微量元素及维生素等。现代医学研究证明当归的有效成分具有多种药理学效应,如活血化瘀、抑制平滑肌收缩、抗血小板聚集和抗血栓、抗炎、增强机体免疫功能、保护脑缺血损伤、抗肿瘤、抗氧化、促进细胞增殖、保护肝肾等。当归所含成分超过 30 种,具体是哪一种成分还是几种成分的有效组合而形成协同作用,还有待于进一步研究。阿魏酸是主要的水溶性成分,其钠盐为阿魏酸钠,阿魏酸钠(sodium ferulate, SF)经临床初步验证对缺血性脑血管疾病有一定疗效,其机制可能与其促进血管生成有关。藁苯内酯(Z-ligustilide, LIG)是挥发油的主要成分,可通过抗氧化和抗凋亡作用保护缺血再灌注损伤。以具保护神经活性为导向,从当归中分得 4 个新的二氢吡喃香豆素,它们皆为紫花前胡醇的衍生物,这些分离出来的化合物对谷氨酸诱导的神经毒性具有抑制作用,能显著提高谷氨酸损伤的胎鼠大脑皮质细胞的存活率,为进一步研究当归的有效成分提供了实验依据。

多项研究发现,采用当归注射液治疗脑梗死患者后,脑梗死病灶明显缩小,临床神经功能缺损评分改善，提示其能减少血栓形成，对缺血性脑组织具有保护作用。通过对当归及其有效成分阿魏酸钠的比较研究发现，两者均能改善脑缺血再灌注后的神经功能，减小脑梗死体积，减轻脑水肿，但阿魏酸钠的作用时间更早，作用更强，由此推测阿魏酸可能是当归治疗脑缺血再灌注损伤的主要有效成分。

当归对脑缺血治疗作用的具体机制尚不清楚。以往的研究表明，当归注射液有效成分中的挥发油及藁苯内酯、正丁烯酞内酯能缓解血管平滑肌痉挛，扩张外周血管，降低阻力，增加血流量，改善微循环，同时能够抑制子宫平滑肌收缩，增加子宫血流量，还能减少 Ca^{2+} 内流，抑制 Ca^{2+} 超载，清除氧自由基和抗脂质过氧化，但仍有待于进一步研究证实。缺血性脑损伤后，当归可减轻脑组织的结构破坏，提高微管相关蛋白（microtubule-associated protein, MAP-2）、生长相关蛋白（growth-associated protein, GAP-43）和突触素（synaptophysin, SYN）的表达水平，促进树突的重建、轴突的出芽伸长和新突触的建立；增加神经再塑过程中颞叶皮质神经细胞黏附分子（cell adhesion molecule, NCAM）的表达，增加神经元维持结构和功能的标志代谢物 *N*-乙酰天门冬氨酸的相对比值，增加血管数目，促进血液循环的重建，改善代谢能力；促进局灶性脑缺血再灌注损伤后血管内皮生长因子（vascular endothelial growth factor, VEGF）的表达；通过抑制 iNOS 的激活，减轻继发 NO 水平的升高，干扰 NO 所介导的各种途径的细胞毒性作用。由此可见，当归对大鼠缺血脑组织的保护作用是多方面综合作用的结果。

宫内缺氧是胚胎发育中的常见症，多种疾病均可引起宫内缺氧，其结果将影响胚胎的生长发育，特别是神经系统的发育，因此，研究当归对早期胚胎发育缺氧的保护作用也成为目前的热点。将孕 15 天大鼠采用低张性缺氧模型造成鼠胚宫内缺氧，研究发现当归注射液治疗组中 c-Fos、神经元特异性烯醇化酶（neuron specific enolase, NSE）双染阳性细胞减少，提示当归能抑制缺氧刺激的胚鼠大脑神经元内 c-Fos 的表达。缺氧前应用当归注射液，胚鼠大脑皮质 c-Fos 和 NOS 阳性细胞数较缺氧组明显减少，说明当归注射液减弱了缺氧引起的神经细胞伤害性刺激。其机理可能包括扩张血管、抑制子宫平滑肌收缩和拮抗自由基对组织的损害等，但是目前尚未发现对该推测的进一步证明。

当归还能影响干细胞的增殖分化过程。在含当归注射液的牛血清的诱导下，间质干细胞能够分化成为神经元样细胞。研究发现一定程度的缺氧可刺激神经干细胞增殖，巢蛋白免疫反应阳性细胞数量增多；而采用当归注射液治疗后，胎鼠神经干细胞巢蛋白免疫反应阳性细胞数量较缺氧组减少，染色减弱，说明当归注射液减弱了缺氧刺激引起的神经干细胞的增殖和分裂，提示其对宫内缺氧新生大鼠神经干细胞可能具有保护作用。

（2）黄芪：黄芪味甘、性微温，归脾、肺经。能补气升阳、益卫固表、利水消肿、托疮生肌，李时珍的《本草纲目》中称其为“补药之长”。自补阳还五汤应用以来，黄芪在治疗缺血性脑血管疾病方面逐渐得到重视。其主要成分有苷类、氨基酸、糖类、胆碱、叶酸和微量元素等。有效成分主要有 3 种：黄芪酮（flavonoids of astragalus, FA）、黄芪皂苷（saponins of astragalus, SA）、黄芪多糖（polysaccharide of astragalus, PA），研究认为黄芪这 3 种有效成分对氧自由基作用有影响，其中 FA 和 SA 有良好的清除氧自由基作用，FA 效果最好，SA 次之，而 PA 对氧自由基有部分清除作用。总黄酮和总皂苷能加强代谢、提高机体免疫能力、促进 DNA 合成、调节血糖、抗自由基损伤、减少缺血后脑水肿、降低血液黏度、抗血小板聚集、扩张血管、降低血脂、改善微循环、保护血-脑屏障等，被广泛应用于治疗缺血性脑血管病，用于气虚血瘀之偏枯和半身不遂等证，主要取其补气益血以养筋脉之功。

多项临床报道显示，对缺血性中风的几种证型，采用黄芪注射液治疗均有较好的疗效。但目前对于黄芪能否在缺血性中风的急性期使用这个问题上争议仍较多。有人认为急性期治疗上应以活血化瘀为主，急性期应禁用黄芪，待病情稳定后再用。但也有研究发现黄芪不但对缺血性中风恢复期疗效好，而且在急性期早期应用还可有效地预防脑组织的不可逆性损伤。因为根据中医"气为血帅，血为气母，气虚则血滞，瘀血阻滞经络则成中风"以及"气行则血行，瘀血消散则经络通"的理论，通过益气活血，可及时改善缺血区的脑水肿，有助于中风后神经功能及早恢复，而且剂量要大，这样才能补元气，调通血脉，达到益气行血之功效。通过临床实验分析发现，黄芪注射液治疗组患者的血液流变学多项指标均优于对照组，且无副作用。

黄芪对缺血性中风的保护作用机制可能与以下几点有关：①调节凋亡相关基因的表达。研究发现，脑缺血再灌注后使用黄芪可以促进 Bcl-2 的表达，抑制 Bax、Fas-L、Fos 和 Jun 的表达，提高 Bc1-2/Bax 比值，促使 Bax/Bc1-2 异源二聚体形成，减少 Fos 和 Jun 结合而产生的异源二聚体 AP-1 复合物，减少脑缺血再灌注后的神经细胞凋亡，这可能是其对脑缺血再灌注损伤具有神经保护作用的机制之一。黄芪对未成熟脑新生儿缺氧缺血脑损伤(hypoxia-ischemia brain damage, HIBD)后海马部位具有明显的神经保护功能，其神经保护作用与抑制 caspase-3 的表达有关，特别是能减少未成熟脑 HIBD 后迟发型神经元死亡所致的学习能力的降低。②影响线粒体功能，减少自由基损伤。在撤血清造成的胎鼠大脑皮层神经细胞损伤中，黄芪能提高神经细胞线粒体活性，减少乳酸脱氢酶(lactate dehydrogenase, LDH)、K^+ 流出量，在 0.05～0.5g/ml 范围内黄芪的抗损伤作用呈剂量相关性增加。黄芪还能增加脑外伤后脑组织线粒体 SOD 的表达，降低丙二醛(malondialdehyde, MDA)的表达，抑制脂质过氧化，减轻创伤性脑损伤的继发性脑损害，从而改善预后。③影响血-脑屏障和脑血流的影响。全脑缺血和局灶性脑缺血再灌注后应用黄芪均能减轻脑水肿，改善血-脑屏障通透性，使大脑局部血流量显著增加。

由于黄芪补气行血的特点，使得黄芪在治疗缺血性中风中具有较好的应用前景，但在使用时机、用药剂量等方面还有待于进一步的研究。

(3) 人参：人参味甘、微苦，性微温，归心、肺、脾经，能大补元气、补脾益肺、生津安神。人参根含有多种人参皂苷，总皂苷含量约为 5%，还含有少量挥发油、维生素等，对高级神经系统的兴奋和抑制都有增强作用。人参皂苷(ginsenosides, Gs)是人参的主要活性成分，近年来研究显示人参皂苷在中枢神经系统中具有神经营养和神经保护作用，能够增强学习记忆，抗衰老、抗氧化、抗凋亡及抗兴奋性毒性作用。目前已从人参中分离提取到 40 多种 Gs 单体，都属于三萜类皂苷，可分为三类：人参皂苷二醇型，有 Rbl，Rb2，Rc，Rd，Rh2 等；人参皂苷三醇型，有 Re、Rf、Rgl、Rg2、Rh1 等；齐墩果酸型，有 Ro、Rh3 等。人参皂苷二醇型和人参皂苷三醇型在 Gs 中占大多数，是主要活性成分。近年来研究显示 Gs 在中枢神经系统中具有神经营养和神经保护作用。人参总皂苷可能通过抑制高浓度谷氨酸和 K^+ 引起的钙浓度增高，增加膜流动性，清除自由基，延长衰老神经细胞的存活时间，抗缺血后脑水肿，抗细胞凋亡等途径提高神经细胞的抗缺血损伤作用。人参总皂苷还能改善 MCAO 再灌注后 24 小时神经行为学评分，大鼠顶叶皮层缺血半暗带区神经元存活增多。

各种人参皂苷单体对神经系统的作用不尽相同。其中 Rg1 和 Rb1 含量较高且活性较强，被认为是作用于神经系统的主要成分，因此目前的研究主要集中在这两种成分。有文献报道 Rg1 可兴奋中枢神经系统，而 Rb1 具有抑制中枢神经功能、镇静安神的作用，但 Rb1

和 Rg1 对神经细胞缺血缺氧损伤都具有保护作用,作用机制主要有:①减少缺氧神经细胞的凋亡率。Rg1 能减少缺氧损伤的大鼠皮质神经细胞上清液中 LDH 释放,减轻细胞核形态改变,增加细胞膜流动性,减少 DNA 断裂。Rb1、Re 也能通过抑制促凋亡相关基因 Bax、Bad 等的表达,从而抑制细胞凋亡。②抗氧化应激,减轻氧自由基的损伤。Rb1 和 Rg1 都能使缺氧损伤的大鼠皮质神经细胞 NO 分泌量减少,而细胞匀浆中 SOD 含量明显增加,MDA 生成显著降低。Rb3 能增加神经细胞的结构型一氧化氮合酶(construtive nitric oxide synthase, cNOS),降低 iNOS 的活性,有些报道认为结构型 NOS 具有保护作用,但是这种变化的具体机制还需要进一步的研究。③减少 Ca^{2+} 内流。人参总皂苷及其单体 Rg3 和 Rg1 都能有效防止缺血引起的皮层和海马细胞内 Ca^{2+} 的增高,抑制 KCl 引起的 Ca^{2+} 的转运,在背根神经节细胞中能抑制高电压激活的钙通道,且对 L、N、P 型钙通道均有抑制作用,可能与增加 Na^{+}、K^{+}-ATP 酶的活性,导致 Na^{+}/Ca^{2+} 交换增加有关。人参萜二醇在浓度为 1.5g/L 时可抑制正常和缺氧时 L-型钙通道活性,通道开放时间减少,对缺氧时 L-型钙通道的活性抑制更强。④调节神经递质的释放。人参提取物能抑制大鼠突触小体对 γ-氨基丁酸(gamma-aminobutyric acid, GABA)、谷氨酸、多巴胺等多种神经递质的摄取,影响神经元 GABA 受体的配体结合位点。人参皂苷 Rb3 能抑制缺氧时大鼠脑组织 GABA 的耗竭,促进抑制性神经递质作用,对神经细胞的谷氨酸毒性损伤具有保护作用,使细胞形态保持完整,活力增加,细胞膜损伤减轻。⑤促进神经干细胞分化。Rg1 能促进新生大鼠大脑皮质神经干细胞的分化,能显著提高 NSE、胶质纤维酸性蛋白(glial fibrillary acidic protein, GFAP)、半乳糖苷酶(galactocerebrosides, GalC)阳性细胞数。通过制作成年大鼠大脑中动脉闭塞模型,发现脑缺血后侧脑室下区存在溴脱氧尿嘧啶核苷(bromodeoxyuridine, BrdU)阳性处于增殖状态的神经干细胞,应用人参皂苷 Rg1 后,BrdU 阳性细胞数及 BrdU/NSE 和 BrdU/GFAP 双标阳性细胞明显增多,证明人参皂苷 Rg1 能诱导侧脑室下区神经干细胞的增殖分化,提示其具有促进神经生长的能力。

(4) 鹿茸:鹿茸味甘、咸,性温,归肾、肝经。主要功效为壮肾阳,益精血,强筋骨,调冲任,托疮毒。始载于《神农本草经》,是我国的传统名贵中药,属于补阳药。鹿茸中含有激素——鹿茸精等,能提高机体免疫能力,改善能量代谢,促进发育生长等,还能促进长期不愈的伤口恢复,抗肿瘤,增强胃肠功能和肾脏的利尿功能等。鹿茸的化学成分复杂,其中粗蛋白占干重的 50%以上,梅花鹿茸中粗蛋白占干重高达 61.24%。已经从鹿茸中分离了几个粗蛋白和粗多肽,从马鹿鹿茸中分离出两个相对分子质量为 3215.8 和 3095.1 的多肽,并做了初步的活性研究,从梅花鹿鹿茸中分离得到 3 个单一蛋白化合物 CNTPⅠ、CNTPⅡ、CNTPⅢ,其中 CNTPⅢ 具有促进小鼠海马神经细胞(HT22)增殖的作用,为进一步开发鹿茸中高活性药物提供了参考。

(5) 党参:党参味甘、性平,归脾、肺经,能补中益气、生津养血、健脾益肺。党参含有生物碱、皂苷、维生素、氨基酸和多种微量元素,对神经系统有兴奋作用。活性部分为总黄酮和总皂苷。总黄酮有扩张脑血管、改善脑组织供血的作用。党参多糖是其主要活性成分之一,具有抗肿瘤、增强免疫功能、增强抗应激能力及抗氧化等多种药理活性。采用神经干细胞硫代硫酸钠损伤模型模拟脑梗死中神经元的缺氧性损伤,损伤后加入不同浓度的党参多糖,结果发现党参多糖能减轻神经干细胞的损伤,细胞死亡率和乳酸脱氢酶漏出率较低,提示党参多糖对神经干细胞硫代硫酸钠损伤有明显的保护作用。党参皂苷 L1 是党参治疗中风急性期的主要效应成分,能显著提高缺氧缺糖的胚鼠大脑皮质神经细胞存活率,降低细胞坏死率和凋亡率,降低细胞内 Ca^{2+} 浓度。

3. 其他

(1) 银杏:银杏味甘、苦、涩,性平,有毒,归肺经,具有敛肺定喘、止带缩尿之功效,可用于治疗肺虚咳喘和心脏疾患。作为地球上存活最久的植物之一,也是我国的特产植物,始载于《本草品汇精要》,已有数千年的应用历史,其开发利用价值很大。银杏叶为银杏树的叶,主要成分为银杏黄酮和银杏内酯,能敛肺平喘,活血止痛。银杏叶提取物(extract of ginkgo bilobo, EGb)主要药效成分为黄酮糖类和烯内酯类,对中枢神经系统有良好的作用。EGb761 是目前国际上标准的银杏叶提取物,是银杏叶的醇提物,主要有效成分为 24% 类黄酮和 6% 萜内酯,是目前天然抗血小板活化因子(platelet activating factor, PAF)受体拮抗剂中最有临床应用前景的天然药物,能清除自由基,扩张血管,增加脑血流量,改善脑缺血、缺氧,减轻脑水肿,还能拮抗血小板活化因子,影响神经介质的释放,对脑缺血损伤起到保护作用。目前国内外都有 EGb 的药剂,主要用于防治心血管系统疾病,也有用于治疗老年性痴呆症并取得较好疗效的报道,不仅可以改善学习记忆,还可延长痴呆的发展。银杏叶提取物注射液加早期康复组治疗急性缺血性中风后,血脂、红细胞压积、纤维蛋白原均降低,神经功能缺损评分减少,临床基本痊愈率高于对照组,提示银杏叶提取物结合早期康复能减轻急性缺血性中风患者的神经功能缺损,提高临床疗效。其作用机制主要有:①抑制细胞凋亡。EGb 可通过上调 Bcl-2 蛋白表达,下调 Bax 蛋白表达,减少脑缺血再灌注后神经细胞凋亡,对脑缺血再灌注损伤起保护作用,疗效与剂量有关。②清除自由基。银杏黄酮苷和银杏苦内酯是氧自由基的捕捉剂和清除剂,参与清除氧自由基,抵制脂质过氧化反应,使血清 SOD 活性升高,MDA 含量明显下降,银杏内酯直接保护神经细胞,抑制自由基诱导的细胞凋亡,从而起到保护脑细胞的作用。③调节神经递质释放。EGb 能明显提高脑缺血损伤的大脑皮质的单胺类递质去甲肾上腺素(norepinephine, NE)、多巴胺(dopamine, DA)的含量,并且剂量增加,作用增强。④增加营养因子表达。应用银杏叶提取物治疗后,能有效阻止梗死灶进一步扩大,半暗带区脑源性神经营养因子(brain derived neurotrophic factor, BDNF)表达明显增强,起到保护缺血神经元,防止神经元死亡或凋亡的作用。大鼠局灶脑缺血再灌注后,应用银杏内酯,可以改善大鼠神经功能缺损评分,减小脑梗死体积,增加 BDNF 表达,减少缺血灶周围皮质神经细胞凋亡。⑤拮抗血小板活化因子。

(2) 雷公藤:雷公藤味苦、性寒,有大毒,归心、肝经,具有祛风除湿、活血通络、消肿止痛、杀虫解毒之功效,常用于风湿痹痛等,善于治疗风湿性关节炎、坐骨神经痛等,能改善活动,减轻疼痛。雷公藤根含多种生物碱成分,以及雷公藤甲素、葡萄糖等。雷公藤内酯醇(triptolide, TL)是雷公藤的主要活性成分之一,与 FK506 有相似的作用,能抗炎和抑制免疫。研究发现 FK506 在体内和体外均有神经营养活性,提示免疫抑制剂在神经再生方面可能有一定的作用,因此推测雷公藤内酯醇也具有神经营养和保护作用。实验证明,雷公藤内酯醇确实能增加原代培养的中脑神经元神经突起生长,保护多巴胺能神经元免受 1-甲基-4-苯基吡啶离子(1-methyl-4-phenylpyridinium ion, MPP^+)引起的损伤,这种作用可能与刺激神经营养因子 BDNF mRNA 的表达有关。在体内,雷公藤内酯醇可明显改善局灶性脑缺血再灌注大鼠神经功能的受损程度,抑制脑缺血再灌注时脑组织肿瘤坏死因子(tumor necrosis factor α, TNF-α)的表达,减少 TUNEL 染色阳性细胞数;抑制血管内皮细胞间黏附分子-1(intercellular adhesion molecule-1, ICAM-1)的表达,减少白细胞在缺血区脑组织的浸润;减少脑缺血再灌注时脑组织自由基引起的脂质过氧化损伤。提示雷公藤内酯醇具有抑制局灶性脑缺血再灌注时白细胞浸润和抗神经细胞凋亡作用，从而改善受损的神经功能。

(3) 红景天：红景天是景天科红景天属(*Rhodiola* L.)植物，多年生草本或亚灌木，常具肉质匍匐的根状茎，是珍稀药用植物之一，其主要有效成分有红景天苷(salisroside)及酪醇(tyrosot)。此外含有淀粉、蛋白质、脂肪、鞣质、黄酮类化合物、酚类化合物、微量挥发油以及微量元素铁、铝、锌、银、钴、铜、钛、钼、锰等，叶与茎中含有少量生物碱。近几十年的研究表明，红景天具有抗缺氧、抗寒冷、抗疲劳、抗辐射、抗病毒等多种显著功能，还具有延缓机体衰老，防止老年疾病的功效，主要应用于加强新陈代谢、调节生理机能、轻身延寿的营养保健。研究发现红景天苷能抑制谷氨酸诱导的海马神经细胞凋亡，拮抗钙离子内流引起的钙超载。在PC12细胞氧糖剥夺模型中，红景天苷也能增加Bcl-2/Bax的比例从而抑制细胞的凋亡，说明红景天苷对于神经系统也有一定的保护作用，能对抗缺血缺氧损伤。

(二) 出血性中风

脑出血病因主要表现在虚、风、火、气、痰、瘀六个方面，病机虽然复杂多样，但气血逆乱是病机的核心，是离经之血瘀阻脑络。治疗以化瘀通腑、涤痰开窍为常法，临床上主要有清热泄火、通腑泄下、平肝潜阳、破瘀通络、涤痰开窍、醒脑开窍、益气开闭等疗法，常加如活血化瘀、通腑泻热、息风化痰、清热解毒等品，在实际运用中各有侧重。中医理论认为“见血休止血，益当祛瘀”，故治疗急性脑出血，不宜应用止血剂，益气活血是治疗的关键。活血化瘀药能降低血液黏稠度，消散血肿，改善局部血运，从而达到瘀去病除的目的；通腑泻热药则使腑气通畅，痰瘀速下，风火上升之势缓解，而诸症自除。西医脑出血治疗原则为控制颅内压增高、减轻脑水肿、调整血压、防止再出血和减轻血肿造成的继发性损害，抑制细胞凋亡，保护神经细胞，促进神经功能恢复，并改善脑出血病人的预后。脑出血早期及时有效的治疗对于减少死亡率、降低致残率、提高生存质量尤为重要。

1. 化瘀止血药

本类药物既能止血，又能化瘀，能消散瘀血而止血，适用于因瘀血内阻而不循经之出血证。此种出血，瘀血不去则血不归经而出血不止。三七是本类药物的代表，味甘、微苦，性温，归肝、胃经。主要功效为化瘀止血和活血定痛。适用于各种内外出血证，尤以有瘀者为宜。既能止血，又能散瘀，有止血而不留瘀、化瘀而不伤正之特点。近年来多用于冠心病、缺血性脑血管病和脑出血后遗症等，疗效显著。主要成分有三七皂苷、黄酮苷、β-谷甾醇等。三七主要药理作用有：扩张微动脉和微静脉，增加血流量；降低红细胞比容和血液中纤维蛋白原含量，使血液黏度下降，血流增快；对抗自由基和钙超载作用，增强血清SOD的活力，降低MDA的含量，从而减轻缺血缺氧对脑组织所产生的损害作用；抗凝作用，缩短凝血时间，抑制血小板聚集。三七总皂苷是三七中提取的有效活性成分，含人参皂苷Rb1、Rg1等，对神经系统、心血管系统、消化系统以及骨科疾病均有一定疗效。

三七治疗脑出血目前还存在很多的问题，如脑出血急性期使用三七是否安全，会不会引起血肿扩大，脑出血后何时开始给药最安全，疗效最好，这些问题都亟待解决。对于超早期脑出血采用活血化瘀中药治疗，大部分临床医师持慎重怀疑态度，认为对急性脑出血超急性期内(发病0～4小时)，病人应慎用活血化瘀的中药及复方，可通过使用活血止血的中药或适当的配伍防止加重再出血，以免加重病情。有人发现三七总皂苷超早期治疗脑出血，可加剧脑水肿，引起大鼠神经功能缺损积分增加。但在脑出血早期(发病24小时后)应用改善微循环治疗，大剂量应用三七总皂苷类药物治疗脑出血是安全而有效的，治愈率明显提高。多项研究发现，三七总皂苷能改善微循环，促进血肿吸收，抑制脑水肿的发生、发展，并且显著缩短水肿带的消失时间，减轻脑出血后的继发性缺血性损害，并有抑制细胞凋亡的作用，改善脑出血患者神经功能缺损评分。大鼠脑出血后注射三七总皂苷能促进肢体功能恢复，其机制可能与血肿周边 MAP-2、GAP-43 的表达上调有关，说明三七总皂苷可以促进神经轴突和树突再生，增强突触可塑性。三七总皂苷还具有促进脑出血后侧脑室背外侧角室管膜下区神经干细胞增殖、分化，并向病灶迁移，促进损伤修复的作用。

2. 活血化瘀药

(1) 川芎嗪：已经有报道采用川芎嗪治疗急性高血压脑出血取得较好疗效，治疗原则上应在甘露醇等治疗基础上使用，对出血量在 50ml 以下的可在确诊后内 24 小时使用，对出血量较大、血压明显波动、有再出血可能的，应在 72 小时后应用。其临床显效率、总有效率、血肿吸收率均明显优于对照组，且能减少甘露醇的肾损害作用。观察发现川芎嗪干预后的脑出血血肿周围及远隔部位的局部脑血流量明显增加，脑水份含量降低，神经行为学明显改善，提示川芎嗪对实验性脑出血有疗效。川芎嗪还可以通过抗氧自由基、抗脂质过氧化反应和保护氧化酶活性等途径，起到抑制氧自由基对脑组织的损害作用。

(2) 丹参：早期应用丹参治疗脑出血可明显改善患者血流动力学状态，使血肿的吸收加快，使脑出血患者的颅内高压持续时间大大缩短。丹参醇能下调脑出血及脑缺血再灌注损伤中 ICAM-1 和血管细胞黏附分子-1(vascular cell adhesionmolecule-1，VCAM-1)的表达，从而抑制白细胞的浸润，减轻脑组织的炎症反应，这可能是其脑保护的作用机制之一，但仍需进一步研究。

3. 补虚药

急性脑出血患者给予脑出血常规治疗同时加用补气药黄芪注射液静脉滴注，经过 3 周治疗，卒中评分及恢复良好率均明显提高，说明黄芪注射液能有效减轻急性脑出血后的神经功能缺损，降低致残率。采用黄芪多糖治疗大鼠脑出血后，大鼠神经行为学评分明显减少，血肿周围 NF-κB 阳性细胞数明显减少，神经元超微结构改变较轻，提示黄芪多糖可抑制 NF-κB 激活和补体 C_9 的表达，减轻炎症反应，改善神经功能缺损症状。机制可能是通过直接发挥抗炎作用，也可能是通过清除氧自由基，减少 NF-κB 的表达和活化。黄芪多糖还可促进脑出血后脑组织含铁血红素氧合酶-1(hemeoxygenase-1，HO-1)的表达，使脑组织在出血早期对血红蛋白的清除能力明显增强，从而切断含铁血红素介导的氧化应激级联反应，减少神经元和血-脑屏障损伤，减轻脑水肿。黄芪还能抑制脑出血急性期星形胶质细胞的过度活化和 GFAP 的过度表达，并在维持脑出血损伤后星形胶质细胞的适度增生活化状态中发挥重要作用，从而有利于脑出血损伤后神经功能的恢复。由于以上作用，黄芪多糖在出血性脑损伤的治疗中有良好的应用前景。

4. 其他

(1) 银杏：银杏叶具有抗血小板活化因子的作用，使血肿不易凝固、液化，防止血管痉挛，改善血液循环，从而促进血肿的吸收，银杏叶还能调节血管壁的张力，阻止水肿形成的作用，清除血管毒性物质，保护血-脑屏障。分别于脑出血后急性期、恢复期静脉点滴银杏叶制剂，神经功能运动缺失评分 BI 指数评分在急性期引用者中提高 30 分，而恢复期应用者 BI 指数评分提高 10 分，提示脑出血急性期应用银杏叶制剂疗效优于恢复期应用。临床研究结果显示，中少量出血性脑梗死患者的短期预后明显优于无出血性脑梗死者，因此认为即使有少量再出血，但由于血液循环得到改善，毒性物质得到清除，使药物能到达血肿周围，减轻了脑水肿，保护了脑组织，结果还是利大于弊。

银杏达莫为银杏叶提取物，主要活性成分黄酮苷类及银杏内酯类化合物，具有改善血液流变状态、抑制血小板聚集、抗氧化、清除自由基、缓解缺血、缺氧和舒张血管平滑肌等药理作用。静脉滴注银杏达莫 15、30 天后，治疗组患者神经功能评分明显高于对照组，银杏达莫提高了脑出血微创颅内血肿碎吸术患者的疗效。对出血性中风患者早期给予银杏达莫等活血化瘀药物，可促进脑血肿及坏死脑组织的吸收，减轻血肿周围的炎症反应，缓解颅内压增高，改善局部脑的血液循环，有利于神经功能的恢复，还有保护损伤的血-脑屏障的作用。一般高血压脑出血急性期，对出血灶形状大致规则，无明显出血禁忌证者，可以早期应用银杏达莫等活血化瘀治疗，有利于促进患者神经功能的恢复，缩短疗程。其作用机制主要有：①直接保护神经细胞，加强神经传导，加快神经递质更新。②扩张脑血管和改善微循环，增加血流量。③清除氧自由基，稳定细胞膜，降低过氧化脂质的形成，提高细胞 SOD 的活性。④抑制血小板聚集，防止血栓形成。⑤降低毛细血管通透性，防止血管的通透性升高而引起的脑水肿。⑥增强缺血局部的组织代谢，增加神经细胞对缺氧的耐受能力，减少缺血损伤的面积。

(2) 天麻：天麻味甘，性平，归肝经，有息风止痉、平抑肝阳、祛风通络之功效。主要含有香荚兰醇、香荚兰醛、维生素 A 类物质、微量生物碱等。能降低外周血管和冠状血管阻力，降低血压，强机体免疫功能。天麻提取液能明显抑制超氧离子的形成，表明天麻是一种强天然抗氧化剂，对自由基致膜过氧化损伤具有明显保护作用。天麻素是由天麻提取的单体成分 4-羟甲基-β-*D*-葡萄吡喃糖苷，具有镇静、抗癫痫、增强免疫功能，能改善动脉血管顺应性和保护神经元。天麻素对神经衰弱、血管性头痛，眩晕及坐骨神经痛等症状具有确切的疗效。天麻素还能上调血肿周围组织的细胞免疫水平及促进微血管增生，使机体达到免疫平衡，对于病灶的修复具有促进作用。

(3) 葛根：葛根味甘、辛，性凉，归脾、胃经，具有解肌退热、透发麻疹、生津止渴、升阳止泻之功效。主要含黄酮类物质，如大豆素、大豆苷，还有葛根素、葛根醇、葛根藤素以及异黄酮和淀粉等。葛根能扩张脑血管，增加脑血流量；直接扩张周围血管，使外周阻力下降，具有降压作用。葛根总黄酮能降低心肌耗氧量，增加氧供。葛根素注射液是由野生葛根的有效成分异黄酮化合物制成的中药针剂，葛根素具有抑制脑血管收缩、减少脑血管阻力的作用，可以明显减轻缺血再灌注所致的脑损伤，并有促进微循环作用，还能抑制血小板聚集，防止血栓形成。葛根素主要成分为 8-β-*D*-葡萄吡喃糖-4,7-二羟基异黄酮，属异黄酮化合物，常用于治疗脑缺血、脑梗死、心绞痛、心肌梗死、视网膜动静脉阻塞等缺血性疾病。其临床作用广泛，近年来新的临床适应证不断拓展。已有少量关于葛根素治疗脑出血并取得良好效果的临床报道，但其确切机制尚不清楚，也很少有相关动物实验的研究。研究者认为可利用葛根辛凉之性以祛脑出血发生时风火之邪，真正实现"邪去正安"的目的。经葛根素治疗后，血肿周围补体 C_3 表达减少，脑含水量下降，组织肿胀减轻，大鼠神经功能得到改善，说明葛根素可能部分抑制脑出血后脑内补体的活化及后续的炎性反应，减轻脑水肿，以保护大鼠脑组织。

(4) β-七叶皂苷钠：β-七叶皂苷钠是从中药婆罗子的干燥成熟果实中提取的三萜皂苷的钠盐，在结构上具有与维生素 E 同样的酚羟基，因而具有与之相似的清除自由基的作用，还具有糖皮质激素样作用，能增加体内前列腺素 PGF2a 分泌，抑制前列腺素 E 释放量，并能促进肾上腺皮质分泌皮质类固醇，对抗组胺和缓激肽等炎性介质作用，因此能抗炎消肿，减少渗出，减轻水肿，并能稳定血管内皮细胞，改善微循环，促进血肿周围新生血管的生长，使血肿的溶化和吸收过程提前，促进脑功能恢复的作用。在常规治疗的基础上，加用 β-七叶皂苷钠治疗急性脑出血，神经功能恢复和血肿吸收明显好于对照组，血清 NO、IL-6、TNF-α 含量有明显降低。

二、单味中药及有效成分与脊髓损伤

目前，脊髓损伤的治疗方法很多，但效果都不尽如人意。中药治疗脊髓损伤的实验研究已经广泛开展，为临床治疗脊髓损伤提供了理论依据。虽然积累了大量的临床经验，但临床研究还处于起步阶段。因此，如何从根本上解决脊髓损伤后功能恢复仍是一个期待解决的难题。原发性脊髓损伤（spinal cord injury，SCI）是伤后短期内出现灰质内血管破裂出血、白质水肿以及损伤中心区域的出血性坏死，损伤后数小时到数天内，启动一系列细胞和分子水平的生化级联反应，导致组织缺血、细胞死亡、轴突脱髓鞘以及胶质瘢痕形成，广泛微血管障碍引起微循环障碍等继发损伤。因此，脊髓损伤的最终结局不但取决于原发损伤，更与继发损伤的发展程度有关。因此，对脊髓损伤的治疗进行的大量的实验研究主要在预防脊髓的继发性损伤方面。其中改善微循环，防止脊髓组织发生不可逆的进行性变性、坏死成为治疗的关键。根据脊髓损伤的病因病机，在其中药治疗中，目前研究较多的主要也是活血化瘀药和补益药。

1. 活血化瘀药

研究发现川芎嗪对于脊髓损伤也存在一定的保护作用，作用机制与其脑保护作用相似，主要是改善微循环和组织代谢、拮抗自由基损伤、减轻钙超载、抑制细胞凋亡等。川芎嗪可以通过对抗血管紧张素引起的血管收缩作用，直接与血管平滑肌 α-肾上腺素受体结合，拮抗肾上腺素的缩血管效应或抑制血小板激活、聚集，抑制 SCI 后伤区脊髓组织中 TXA_2 的合成，扩张小动脉，改善微循环，从而达到减轻脊髓继发性损伤的作用。川芎嗪能够明显抑制脊髓损伤后线粒体 MDA 的生成，降低磷脂酶 A_2（phospholipase A_2，PLA_2）活性，提高 SOD 活性和谷胱甘肽过氧化物酶的含量，并能防止线粒体 Ca^{2+}-Mg^{2+}-ATPase 酶活性的降低，提示川芎嗪能拮抗 SCI 后线粒体膜酶的活性变化，其机理可能是提高氧自由基清除能力和抑制脂质过氧化反应。川芎嗪能减轻脊髓损伤区电解质的紊乱，尤其是水、钙储留，证明川芎嗪能阻滞 Ca^{2+} 内流，调节细胞内 Ca^{2+} 浓度，阻止钙超载所引发的一系列病理生理损害和减轻 SCI 后的水肿。川芎嗪还可以促进损伤后 Bcl-2 基因表达和蛋白产物的增加，抑制 Bax 基因的表达和蛋白产物的增加，抑制 c-Fos 基因表达和 Caspase-3 表达，明显减少损伤区的坏死和萎缩，从而保护了神经元并抑制继发性损害的发生，并促进大鼠后肢运动功能的恢复。川芎嗪除了通过其改善微循环、抑制脂质过氧化、减少细胞钙内流、抑制凋亡等作用防治继发 SCI 外，还能抑制 iNOS 以及有害的细胞因子如 IL-8、血小板生长因子的表达，减小出血范围及程度，降低血清和脑脊液中髓鞘碱性蛋白 MBP 的表达，改善脊髓功能评分。

2. 补益药

（1）黄芪：脊髓损伤后给予黄芪注射液腹腔注射后，脊髓组织中 MDA 浓度明显降低，SOD 活性显著升高，脊髓组织的出血、水肿明显减轻，坏死区范围减小，神经功能评分明显改善。提示在脊髓损伤过程中，黄芪虽然不能逆转已经受损的神经细胞，但可以保护尚未受损或轻度受损的神经细胞免受继发性损伤，可能是通过抑制脊髓损伤后的脂质过氧化损伤，减轻脊髓继发性损害，促进脊髓损伤后的神经功能恢复。

（2）人参：脊髓损伤后使用人参皂苷治疗，神经细胞凋亡指数降低，而 Bcl-2 表达明显增高，MDA 含量下降，组织形态学亦有明显改善，脊髓神经功能有显著恢复，推测人参皂苷可能通过抗神经细胞凋亡的保护作用，进而保护脊髓神经功能。其机制可能是通过改善微循环及组织能量代谢、提高组织抗缺氧能力、抑制血小板聚集和 Ca^{2+} 拮抗作用。人参皂苷从以上不同环节阻断了自由基的产生及发展的恶性循环，从而抑制了自由基反应。人参皂苷还能使损伤脊髓中表达 NGF 的施万细胞百分率增高，通过神经营养因子的作用间接促进了神经损伤的修复。

（3）鹿茸：鹿茸多肽治疗脊髓损伤大鼠后运动功能有所恢复，并且随着治疗剂量增加，疗效增强，病理组织切片显示组织水肿和炎性细胞浸润减轻，提示鹿茸多肽对脊髓损伤大鼠具有一定的治疗作用，且呈剂量依赖性。

3. 银杏

早在 20 世纪 70 年代在法国和德国开始用于心血管临床。现在研究发现 EGb 对损伤脊髓细胞具有保护及恢复作用，能促进下肢运动功能恢复，促进斜板试验法临界角度，改善 BBB 评分。其中黄酮苷类具有清除自由基和抗脂质过氧化作用，黄酮类中的槲皮素能有效抑制氧自由基，其作用与抑制黄嘌呤氧化酶的活性有关，这种作用主要是由于中心吡喃环的 $C^2—C^3$ 双键和 B 环邻位羟基的存在。银杏内酯是血小板活化因子天然的特异性拮抗剂，能显著改善血小板活化因子所造成的损伤。

EGb 的作用主要体现在以下几方面：①通过抑制 Bax 表达、提高 Bcl-2 表达，抑制脊髓损伤后神经元凋亡，尤其在凋亡发生的高峰第 5 天，可以显著降低凋亡细胞的百分率，在运动功能恢复、损伤脊髓组织保护上发挥其有益作用，1 周后 EGb 仍能抑制脊髓损害后的继发性损伤。②使脊髓横断损伤后神经元数量增加，神经营养因子 NGF、BDNF 表达增加。③显著抑制脊髓继发损伤后 iNOS 的表达，尤其在 iNOS 表达的高峰 3～7 天，从而减轻受伤脊髓的继发性损害。④提高脊髓组织 SOD 活性，降低 MDA 和 NO 含量，减少氧自由基所致继发损伤。⑤减轻炎症反应，使脊髓组织空泡变性范围减小，神经元变性坏死减轻，神经功能恢复得到改善。⑥降低神经元细胞内 Ca^{2+} 水平，稳定神经元的生物膜，防止溶酶体造成细胞功能结构的损坏，从而减轻了脊髓的继发损伤。这些研究为 EGb 的临床应用提供了理论基础。

三、单味中药及有效成分与周围神经损伤

周围神经在中医属于“经络”范畴，周围神经损伤属于“痿症”、“痹症”，损伤早期由于创伤导致筋脉受损，瘀血不散，筋疲力乏致四肢瘫痪，中晚期则由于气滞血瘀不能改善，损伤部位以下气血两虚，瘀阻日久导致肾阳受损。目前，中药治疗周围神经损伤已经积累了很多临床方剂，但主要是从整体上改善受损神经，促进周围神经再生，作用机制还不明确，为了进一步临床配伍用药，从中药方剂中提取单体及其有效成分以研究其神经保护机理成为研究的重点。研究发现，促进周围神经再生的单味中药主要以活血化瘀，益气通络为主，后期重用补肝肾强筋骨之药。

1. 活血化瘀药

牛膝属于活血调经药，味苦、甘、酸，性平，归肝、肾经，能活血通经、补肝肾、强筋骨，利水通淋，引火下行。牛膝有怀牛膝和川牛膝之分，两者功效基本相似，怀牛膝长于补肝肾和

强筋骨,川牛膝则偏于活血化瘀。牛膝中含促脱皮甾酮,牛膝甾酮,皂苷等。神经再生素(nerve regeneration factor, NRF)是从怀牛膝中提取的中药有效组分,属甾酮类。

近年来的研究发现 NRF 在促进神经生长方面有较好的作用,对兔腓总神经夹伤有一定的修复作用,使神经传导速度(nerve conduction velocity, NCV)基本接近正常,刺激坐骨神经近侧端或远侧端均能在胫前肌记录到复合肌肉动作电位,再生神经干有完整外膜包裹,神经纤维束的数量和分别与坐骨神经近侧端相似,束膜的结缔组织较薄,束内的再生轴索贯通桥接物全长,排列较整齐和密集,再生神经近段的再生轴索外周出现髓鞘,再生神经的桥接段可见较多的被包裹薄层髓鞘的再生轴索或许多再生单位,坐骨神经干截面积、有效面积、轴索数达到或超过正常(图 6-3),胫前肌肌萎缩程度减轻(图 6-4)。电镜下见再生轴索密度较高,直径较粗,但横截面形状不规则,部分单根轴索被单个施万细胞包裹,形成成熟程度不同、厚薄不等、但排列规则且电子密度高的髓鞘,同时可见单个施万氏细胞包裹多根再生轴索形成的无髓神经纤维。使用人工组织神经移植物辅加 NRF 修复长距离神经缺损获得了较好的效果。移植物辅加 NRF 桥接大鼠坐骨神经 10mm 缺损及狗坐骨神经 30mm 缺损后,均能促进损伤神经的再生,恢复对肌肉的支配。以上的体内实验表明 NRF 具有良好的促神经生长作用,为了进一步研究其促神经生长的作用机理,从体外细胞培养水平进行了一系列实验,初步探讨了其作用机制。

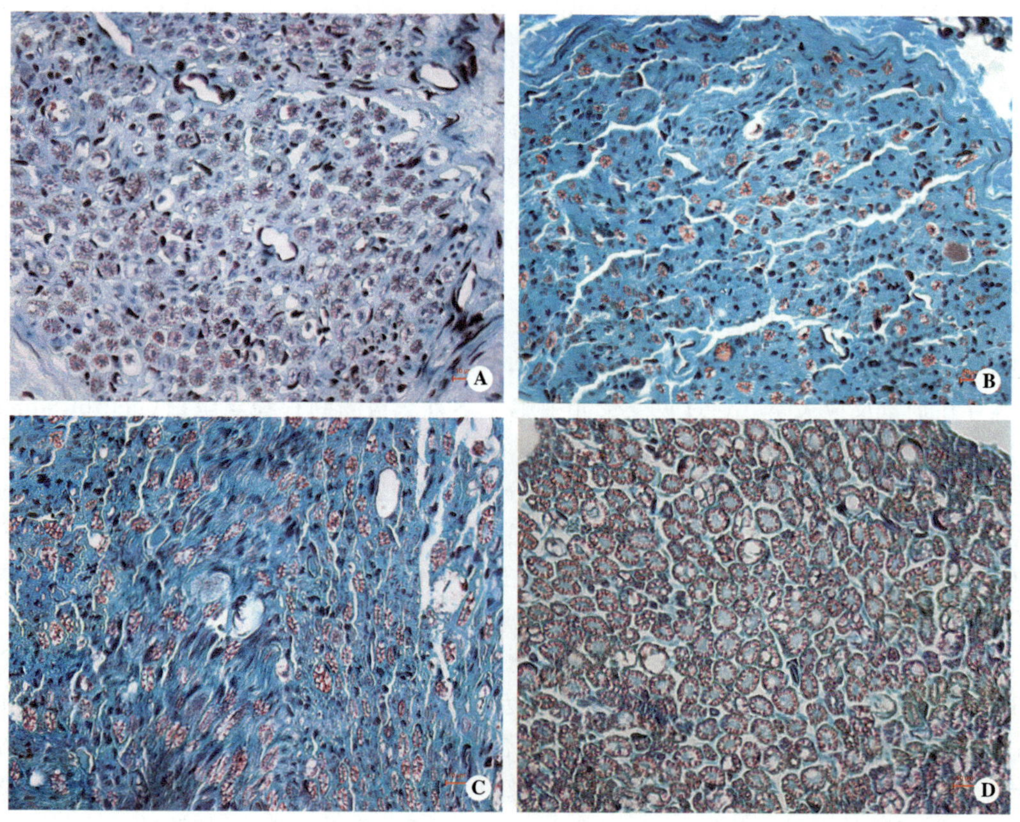

图 6-3 兔腓总神经改良 Meyer's 三色染色(引自 Ding, et al., Fitoterapia 2008)

A. 阴性对照;B. NRF;C. 阳性对照(弥可保);D. 正常对照

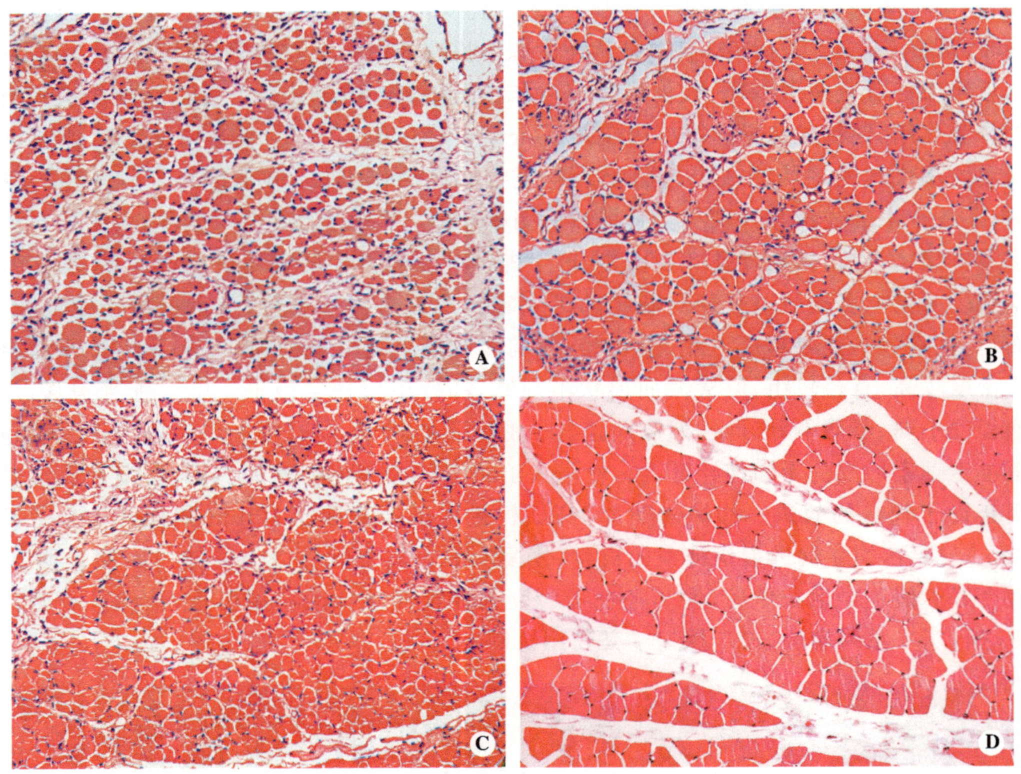

图 6-4 兔胫前肌 HE 染色(引自 Ding,et al. ,Fitoterapia 2008)

A. 阴性对照;B. NRF;C. 阳性对照(弥可保);D. 正常对照

PC12 细胞系即大鼠肾上腺嗜铬细胞瘤细胞株,可在 NGF 诱导下增殖和分化。NRF 可以显著提高无血清培养的 PC12 细胞存活率。低血清培养的 PC12 细胞中加入 NRF 后,部分细胞开始出现神经元样的形态,有明显的类似于神经元突起的生长,细胞停止增殖,随着加药时间延长具有神经元样的细胞逐渐增多,到培养 14 天时可以见到细胞突起形成的网络,且存在剂量反应关系。通过免疫荧光细胞化学方法检测到神经丝蛋白(neurofilament,NF)标记阳性的分化细胞(图 6-5),虽然 NRF 诱导的 PC12 细胞发生分化的时间比 NGF 迟(第 7 天 vs 第 3 天),但是通过对 NRF 诱导分化的 PC12 细胞占培养总细胞的百分比的统计结果分析,表明 NRF 和 NGF 同样具有较强的诱导 PC12 细胞分化的能力,提示 NRF 具有较强的神经活性。与 NGF 相似,NRF 对神经细胞的保护作用以及其促神经生长的作用很有可能是通过激活细胞外信号调节蛋白激酶(extracellular signal-regulated kinases 1/2,ERK1/2)通路而实现的,ERK1/2 上游激活物 MEK1/2 的特异性抑制剂可以阻断 NRF 对 ERK1/2 的激活作用。NRF 能使 c-Fos 的表达上调,作用在 2 小时后达到峰值,c-Fos 和 c-Jun 可以形成异源二聚体,即 AP-1,后者可结合 TPA 反应元件(TRE),从而调节核内的基因转录;而且活化的 ERK1/2 也可以作为转录因子调控一些即早基因如 c-Fos 表达。由此可见,NRF 诱导的 PC12 细胞分化可能是与 c-Fos 的活化有关。PC12 细胞的分化需要一个复杂的信号调节过程,其中有诸多因子和信号途径的参与,而 NRF 对胞内信号转导途径的作用如何还有待于进一步研究。

NRF 能提高原代培养大脑皮层神经元的存活率,促进背根神经节和海马神经元神经突起的生长(图 6-6),上调 GAP-43、NF 等神经元特异性基因和蛋白的表达。通过分析差异表达基因发现,NRF 在基因转录的调控活动中参与了增殖基因的上调、反式因子的表达,并通过 tRNA 合成酶参与了相应结构基因的合成。采用基因芯片技术,进一步观察到 NRF 能使促进细胞生长代谢、分裂增殖的相关基因表达增强,抑制细胞分裂基因表达减少,从而促进神经细胞分裂增殖,这些差异表达的基因为寻找药物作用的基因靶点提供了基础。

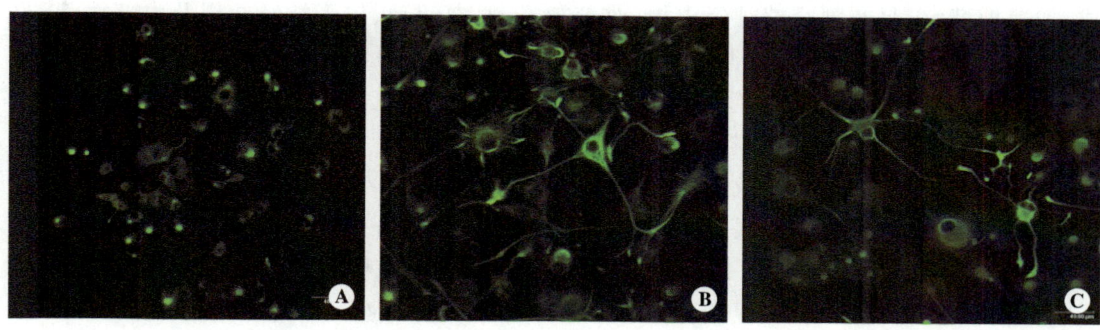

图 6-5　牛膝提取物 NRF 对 PC12 细胞突起生长的影响(引自强亮等,中国组织化学与细胞化学杂志 2003)
A. 阴性对照;B. NRF;C. NGF(图中绿色荧光标记的为 NF)

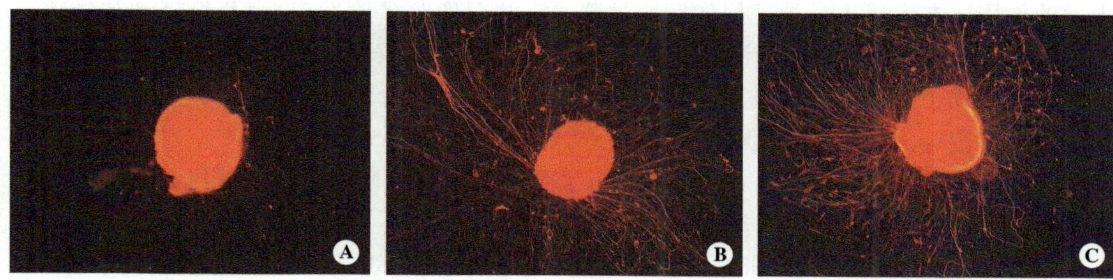

图 6-6　牛膝提取物 NRF 对背根神经节神经突起生长的影响(引自张琦等,解剖学报 2006)
A. 阴性对照;B. NRF;C. NGF　×50 倍(图中红色荧光标记的为 NF)

2. 补益药

(1) 当归:缺血再灌注时周围神经包括坐骨神经中会产生大量的自由基。正常生理条件下,由于机体有强大的自由基防御系统,如 SOD 等可以及时清除产生的自由基,但病理条件下,自由基产生增多而清除能力下降,导致大量自由基堆积。当归可明显减轻周围神经再灌注损伤时自由基含量的增加和神经内 Ca^{2+} 的增加,说明其有自由基清除剂和抑制 Ca^{2+} 内流的作用。当归还可以抑制神经再灌时潜伏期延长,传导速度减慢和振幅下降,减轻轴突空泡,线粒体增多、肿大、溶酶体增多等病理变化,有髓神经纤维髓鞘的周长、最大径、最小径和面积均优于对照组。坐骨神经损伤后其支配的肌肉萎缩会发生萎缩,当归能延缓这种肌肉萎缩,并增加肌肉组织 MDA、SOD 的含量,可能与当归促进肌肉血液循环改善代谢有关。因此,当归可用于防治周围神经的再灌注损伤,其具体机制可能是通过抗氧化、扩张血管、减轻自由基反应、抑制血小板聚集和血栓素的生物合成,改善微循环、促进蛋白质合成等作用的综合结果。

(2) 鹿茸:古籍记载鹿茸主治漏下恶血,寒热惊痫,益气强志,生齿不老,生精补髓,养血益阳,强筋健骨,治一切虚损。现代药理学研究表明,对心血管系统,外周及中枢神经系统,免疫系统,创伤修复,以及抗肿瘤等方面均有作用。鹿茸生长速度非常快,可以达到每天

1～2cm，因此推测其中可能存在特殊的促进神经、骨骼和上皮组织快速生长的活性物质。鹿茸里含有丰富的蛋白质、氨基酸，磷脂、胆固醇、前列腺素及钙离子等，其中氨基酸含量高达50%以上。冻干鹿茸中分子量大于10 000D的组分有明显的NGF样作用及促分化作用，说明鹿茸是一个天然的细胞生长因子库，是鹿茸临床作用的生物化学基础。鹿茸多肽是从鹿茸里提取的多肽类生物活性物质。近年来研究发现其具有促进RNA和蛋白质合成，加速糖酵解，兴奋副交感神经末梢，改善神经、肌肉活动、扩张神经外周及内部血管、改善损伤神经的微环境、提高微动脉血流量等作用。在周围神经损伤后，鹿茸多肽还能够加快变性坏死物质的清除，增加对神经再生相关物质的合成、恢复轴浆运输，进而防止神经元死亡，达到促进神经再生的功能。此外，还能促进软骨和成骨样细胞增殖及骨折愈合，促进表皮细胞和成纤维细胞增殖及皮肤创伤愈合。将鹿茸多肽与聚乳酸(PLA)、聚羟基乙酸(PGA)制成50μm的鹿茸多肽-PLGA复合膜，该膜可包裹在修复后的神经周围，具有较好的通透性，葡萄糖、维生素、蛋白质等生物大分子均可透过该膜，从而不会阻碍神经从周围吸收营养。鹿茸多肽-PLGA复合膜中的鹿茸多肽可以稳定地缓慢释放到损伤神经周围，与局部注射鹿茸多肽的疗效接近，研究显示在周围神经损伤后应用鹿茸多肽，再生的有髓纤维数量、直径及截面积均明显增加，并呈现剂量依赖效应，提示鹿茸多肽具有促进周围神经再生的作用。在大鼠坐骨神经损伤后通过靶器官注射鹿茸多肽发现，用药组坐骨神经功能指数、潜伏期及诱发电位恢复率优于对照组，有髓神经纤维数、纤维直径、截面积、髓鞘厚度和成熟度也优于对照组。通过对鹿茸多肽促进神经再生的分子机制的深入研究，有助于将其应用于周围神经损伤患者，促进患者神经功能恢复。

(3) 淫羊藿：淫羊藿味辛、甘，性温，归肝、肾经，有温肾壮阳、强筋骨、祛风湿之功效。其有效成分为淫羊藿总黄酮、淫羊藿苷、多糖、生物碱、甾醇等。淫羊藿能促进核酸、蛋白质的合成，提高机体免疫能力，扩张血管，改善微循环，还有抗缺氧、镇静、抗肿瘤等作用。淫羊藿总黄酮(total flavonoids of epimedium，TFE)主要含有淫羊藿苷(icariine，ICA)和淫羊藿次苷等。淫羊藿对神经精神系统的作用近年来逐渐受到重视，越来越多的证据表明淫羊藿具有改善脑供血、促进睡眠、局麻、抗抑郁等作用。研究发现，淫羊藿能够明显地促进体外培养的鸡胚背根神经节神经突起生长和神经细胞的DNA和RNA的生物合成。中医理论认为，“肾藏精、精生髓”，淫羊藿通过促进神经细胞的核酸和蛋白质的合成代谢，使肾中精气充盈，肾精增多，肾生则髓满，从而为神经突起的再生与生长提供了所必需的物质基础，通过“补肾生精”达到“精满髓长”的目的，体现了“精”与“髓”之间，“补肾”与神经再生和生长之间的内在的联系，证明了通过补肾确实能促进损伤神经再生。淫羊藿素(icaritin，ICT)为5,7-二羟基-4′甲氧基-8-异戊烯基黄酮，具有雌激素样活性和抗氧化活性，能通过抗凋亡作用保护大鼠原代培养神经细胞免受Aβ肽损伤，具有防治神经退行性改变的作用。采用拟胚体培养法发现ICT的浓度在10^{-7}mol/L时能诱导胚胎干细胞定向分化为神经细胞表型，分化率可高达80%，并呈良好的量效和时效关系，分化的细胞能表达神经前体细胞特异性标志蛋白巢蛋白(nestin)，以及神经元特异性微管蛋白tubulin-Ⅲ和GFAP，为补肾中药在神经再生中的应用提供了理论基础。

(4) 黄芪：黄芪多糖主要成分为α-1,4(1,6)葡聚糖、阿拉伯-半乳多糖、鼠李-半乳糖醛酸多糖和阿拉伯-半乳蛋白多糖所组成，平均分子质量为2万～6万。由于血-神经屏障的选择性通透作用，黄芪多糖不能直接进入神经内膜为神经再生提供能量支持，但可以通过间接免疫途径发挥作用。大鼠坐骨神经损伤后给予腹腔注射黄芪多糖20mg/kg，能显著增加术后坐骨神经传导速度和有髓神经纤维数目，提示黄芪多糖可以促进损伤周围神经的再生。连续 7 天腹腔注射黄芪多糖后，脾 T 淋巴细胞增殖能力巨噬细胞增殖能力明显增强，脾细胞、巨噬细胞上清 IL-1β 水平增高，而血清中 IL-1β 水平没有显著改变，说明黄芪多糖对坐骨神经沃勒变性大鼠细胞免疫功能有调节作用，并可能通过此方式影响神经再生。

家兔左髂总动脉夹闭后用黄芪治疗，能对抗自由基损伤，抵抗脂质过氧化反应，保护 SOD 酶活性，神经传导速度、动作电位显著增加，潜伏期缩短，这可能也是黄芪抗坐骨神经缺血再灌注损伤的重要机制之一。黄芪还能够在体外诱导神经细胞的分化。骨髓间充质干细胞在体外传代培养后一般呈现成纤维细胞样形态，培养 5～10 代的细胞在黄芪诱导液中诱导后形态发生改变，分化为神经元样细胞或胶质细胞样细胞，免疫组织化学染色显示 nestin 阳性，NSE 阳性，GFAP 既有阳性又有阴性。通过基因芯片检测发现在 9052 个基因中，有 379 个基因表达下调，其中下调倍数大于 2 倍的有 19 个；表达上调的基因共有 151 个，其中有 7 个基因的上调倍数大于 2 倍，包括成纤维生长因子 9 等基因，Ngn21 和 Wnt21 基因也明显上调。对于神经元前体细胞和神经干细胞，黄芪也能诱导其向熟神经细胞分化，并随着药物浓度增加作用增强，在分化的细胞中，高达 60％的神经元为酪氨酸羟化酶(tyrosine hydroxylase，TH)阳性神经元，推测黄芪除了对神经元具有一定的保护作用外，还能够对神经干细胞的增殖和分化甚至凋亡均具有一定影响，从而调控神经系统的发育与再生。

(5) 人参皂苷：具有类似神经营养因子样作用，能促进周围神经损伤后结构修复和功能的恢复，能够提高神经细胞抗氧化能力，保护缺血神经元，促进损伤神经的修复再生等。大鼠实验性坐骨神经损伤后使用人参皂苷对有髓纤维的再生具有一定的作用，损伤给药 2 周后感觉 NCV、坐骨神经功能指数(sciatic nerve function index，SFI)及有髓纤维的密度均优于对照组。人参皂苷对人胚胎神经干细胞的增殖也有促进作用，能增强表皮生长因子(epidermal growth factor，EGF)、碱性成纤维细胞生长因子(basic fibroblast growth factor，bFGF)诱导的细胞增殖作用，并能促进神经干细胞定向分化为多巴胺能神经元。

近年对人参皂苷单体的作用及其机制的研究较多。人参皂苷 Rg1，Rb1，Re，Rf，Rh1 具有促进感觉神经元轴突生长作用，而 Rb3、Rd、Rg2、Rh2 对脊髓神经元活力无明显影响。人参皂苷单体 Rb1 有促进大鼠施万细胞分裂增殖作用，人参皂苷 Rg1 可诱导骨髓间充质干细胞部分转变为神经元样细胞，分化的神经元样细胞可能表达 NGF mRNA，免疫细胞化学 NSE 染色呈阳性。而人参皂苷复合物中的其他单体如人参炔醇(panaxynol，PNN)、人参环氧炔醇(PND)等炔醇类化合物也对缺血缺氧的损伤神经元具有保护作用，并具有类神经生长因子作用，以及对抗氧应激造成的神经损伤等多种生物学作用。人参环氧炔醇在一定剂量范围内可促进体外培养施万细胞 NGF 及 BDNF 的表达，并提高胞内 cAMP 含量，提示 cAMP 可能是 PND 提高体 NGF、BDNF 表达的调控机制及信号传导通路。人参炔醇可时间、剂量依赖性地促进细胞轴索生长，促进细胞分化标志物 MAP-2B 表达；可与神经生长因子协同促进大鼠脊髓背根神经轴索的延长；对叠氮钠致细胞损伤有剂量依赖性保护作用，提示人参炔醇对细胞具有类似神经生长因子的神经营养和神经保护作用。但临床上人参皂苷的应用还是以多种单体组成的混合物为主，有效成分的应用较少，治疗方案也存在较大差异，有待于进一步摸索。

(6) 银杏：EGb 有促进外周神经再生及减少神经元凋亡的作用，对大鼠坐骨神经损伤后脊髓运动神经元和背侧神经节感觉神经元也有一定的保护作用，乙酰胆碱酯酶、酸性磷酸酶活性、损伤侧前角运动神经元数目及前角运动神经元超微结构、线粒体、内质网及溶酶体体积密度变化程度，均有明显的改善。在研究用含有施万细胞的导管移植修复周围神经时，发现 EGb 可以促进周围神经再生。EGb 局部应用也可有效促进大鼠坐骨神经损伤的早期再生，加快神经再生速度与神经功能恢复，术后 14 天可见施万细胞增生成索，与相应细胞组织重新建立联系，而对照组轴突和髓鞘溃变断裂，神经纤维再接未成，且未测得运动神经传导速度，说明 EGb 影响了局部的微循环，改善了微环境条件，从而缩短了瓦勒变性期，促进了神经早期再生。EGb 的作用机制可能与以下几点有关：①降低神经元细胞内 Ca^{2+} 水平，对抗谷氨酸毒性，从而减少对神经元的损伤；②直接清除脂多糖和干扰素诱发的 NO 产生，同时还可抑制 NOS 的活性及其 mRNA 的表达；③对抗 PAF，后者可引起神经系统神经元的炎症和功能失调；④扩张血管，促进毛细血管再生，有利于神经改善缺血状态，清除溃变的髓鞘，促进施万细胞的分裂和增殖。

SPAR(spine-associated Rap guanosine triphosphatase (GTPase) activating protein)是一种树突棘相关的 Rap 特异性 GTPase 活化蛋白，是调节活动依赖性突触重构的重要蛋白之一。突触活化诱导产生的血清诱导激酶 Snk(serum-induced kinase)可以靶向作用于树突棘，导致 SPAR 降解，引起树突棘的形态学变化。此即突触活化过程中的 Snk-SPAR 信号途径。此途径可能会通过调控树突棘的稳定性在一定程度上参与中枢神经系统兴奋毒性损害与修复过程。EGb 能明显阻断突触活化后 Snk-SPAR 途径的激活，并对谷氨酸刺激后神经元突起上 Snk 分布增多及其所导致的 SPAR 分布减少有明显的干预作用，说明对树突棘内结构蛋白的调节以及对树突棘结构的稳定作用是 EGb 神经保护作用的一个重要靶点。

银杏内酯 B 是 EGb 的有效成分之一。用电生理和组织学方法证实银杏内酯可减少大鼠坐骨神经损伤后肌肉接受重新排列再生的神经支配的时间，即对神经再生有一定的影响。银杏内酯 B 具有类似 BDNF 的作用，能诱导神经干细胞分化为神经元，促进胚基底前脑胆碱能神经元发育，而且具备来源方便、价格低廉、能被机体吸收、容易透过血-脑屏障等 BDNF 没有的诸多优点，具有潜在的应用前景，但其具体作用机制有待于进一步研究。对于骨髓基质细胞，银杏内酯 B 也可以促进其向神经样细胞分化，一部分分化为 NSE 阳性神经元样细胞，一部分分化为 GFAP 阳性星形胶质样细胞，对 Oligo4 阳性少突胶质样细胞的分化影响不大。

银杏酮酯 EGb50 作为新一代银杏叶提取物，其有效成分达到了总黄酮 44%，萜内酯 6%以上，理论上亦有助于周围神经再生。大鼠坐骨神经损伤后使用银杏酮酯，术后坐骨神经功能指数(SFI)、运动神经传导速度(MNCV)、小腿三头肌肌张力、小腿三头肌肌湿重的恢复率及有髓神经纤维通过率在各时间点上组均优于对照组，早期可促使坐骨神经及相应节段脊神经节和脊髓组织中的 NGF 和 GAP-43 蛋白表达增加，说明银杏酮酯可以促进损伤神经的再生，明显提高神经肌肉功能的恢复。

3. 其他

雷公藤甲素是雷公藤的主要成分之一，将日本大耳兔的神经移植于 Wistar 大鼠坐骨神经后，给予雷公藤甲素，术后不同时间观察可见再生神经纤维长入移植神经并向远段坐骨神经生长，移植神经和远段神经内的再生神经纤维中既有有髓纤维，又有无髓纤维，大部分再生神经纤维聚集成束，并可见再生神经纤维与运动终板相连，爪部皮下出现再生神经束，真皮层出现游离神经末梢。而未服用雷公藤甲素的对照组因免疫排斥反应而神经不能再生,提示雷公藤甲素在异种神经移植中具有免疫抑制作用,从而促进神经再生。

目前,国内外均有大量关于单味中药及其有效成分对神经再生影响的研究,使用的药物种类也非常多,但多数集中在活血化瘀及补中益气等方面,而且研究主要是集中在体外细胞培养和动物模型方面,对其作用机制的研究还有待于进一步深入。要获得有促进神经再生和神经保护作用的确切成分,还有很长的路要走,为这些药物的临床应用提供更为充分的基础理论依据。

第3节　中药复方与神经再生

中医中药在临床应用了几千年,其疗效已为数千年实践所证明,并成为世界文化的一朵奇葩。中药多不单用,复方是中医用药的主要形式。所谓复方(方剂),系指两种或两种以上的药物,按照中医的四诊八纲、辨证论治的原则,针对病情配伍而成的方剂,是适应现代药物学对多成分药物的认识范畴,是对多组分化学特征的中医方剂通称,也是中医治法、治则在组方用药上的具体运用。中药复方显示了传统医药防病治病的特色,是中医药的精髓所在,其君臣佐使等配伍的独特规律及效用的优越性已为数千年临床实践所证明。由于疾病的病程和性质复杂多变,往往寒热交错,虚实并见,一时一身而数病相兼,只凭单味药难以照顾全面,故须将多种药物适当配合,利用其相互间的协同或拮抗作用,提高疗效或减少不良反应,以适应复杂病情的治疗。故中药复方的数量为中药数量的十倍以上。

中医认为,"肾藏精、精生髓",补肾能益精生髓。髓有骨髓、脊髓和脑髓,外周神经是脊髓向外周的自然延伸,也理应属髓。中医理论认为,机体凡遇损伤必伤气血,伤气为滞为虚,伤血为凝为瘀,治当益气活血、行气化瘀。损伤必然导致经络的闭塞不通,故要通经活络。我国科学工作者通过体外大量的药物筛选实验,发现有促进神经生长的中药多为补肾益气、活血化瘀之品。据统计,在古书《要药方剂》中记载了420种中药,其中1/4以上是活血化瘀类药物。而在另一本古书《医方集解》中包括了795中药复方,其中的123种(1/7)左右的方剂具有活血化瘀的效果。探讨中药对损伤神经的修复和再生的作用,寻找治疗神经损伤的方药,是中医伤科基础和临床研究的一个重要课题。目前已发现有不少的经验方,如神经生长液、补阳还五汤、补气通络方、活血康元汤等,用于临床治疗神经疾病以及用于促进神经再生方面的研究。

神经系统损伤的治疗在临床上是个棘手的问题,特别是中枢神经系统,损伤不但将神经元间的联系破坏,而且还会导致细胞的变性和死亡,其后果往往是灾难性的。传统观点认为,中枢神经细胞是不能再生的,而今研究显示,处于特殊的微环境时,部分中枢神经细胞可以再生。施加某些因素,如药物、电磁场、激光等,模仿那种特殊的微环境,可以促进中枢神经系统再生和修复的进程,从而让脑及脊髓神经损伤的患者得到修复。

一般来说,神经再生需要以下几个步骤。首先,受损神经元必须存活下来;其次,受损神经元的轴突要延伸到它原来的靶区,一旦建立靶接触,最后还需要进行重新髓鞘化和突触形成。脑损伤后,在室下区、齿状回颗粒下区、室管膜、室管膜下和脉络丛细胞等部位均可发生神经再生。神经再生与环境因素、细胞因子、肾上腺素、递质及受体、遗传因素、年龄和生活习惯等多种因素有关。神经干细胞的生成、增殖、迁移、分化是其关键。外源性干细胞移植在技术和伦理学方面存在许多不可逾越的障碍,故促进内源性神经干细胞增殖成为研究的焦点。促进损伤后中枢神经再生的研究重点是如何建立神经元及支持再生的微环境，创造适合内源性 NSC 增殖和分化的内部条件，促进中枢神经再生，提高中枢神经系统疾病的疗效，具有重要的理论意义。

（一）中药复方促进中枢神经再生的可行性

我国科学工作者以中国医学为基础，结合现代神经生物学理论，采用传统的中医引药入脑的理论，改善脑的微环境，增强星形胶质细胞神经营养因子的合成和分泌能力，改善突轴再生的营养供给，证实了中药促进中枢神经细胞的再生的可能。

传统中医理论指出，肝肾精血之盛衰与神经生成密切相关。首先，神经干细胞（neural stem cell，NSC）向神经元或胶质细胞诱导分化是胚胎发育期及之后成体神经细胞形成的源泉，因而又是维持脑髓正常功能和结构的重要组成单位，故含有 NSC 的脑组织又有“脑髓”之称。中医范畴的“脑髓”涵盖了神经元、神经干细胞、神经祖细胞、神经胶质细胞、基质细胞、胞外基质等脑内基本结构和功能单位。《灵枢 · 经脉》云：“人始生，先成精，精成而脑髓生。”中医的先天之本，肾是对神经、内分泌、泌尿等系统功能的高度整合，肾气通于脑，藏精而生髓，骨髓、脊髓、脑髓皆由肾精所化，肾中精气为脑胚胎发育期脑髓形成的源泉，其盛衰与脑髓之充盈关系尤为密切。正如《医学入门 · 天地人物气候相应图》所言：“脑者髓之海，诸髓皆属于脑，故上至脑，下至尾骶，髓则肾主之。”肾精充盈，则脑髓充满，发挥各种正常功能。肝肾同源，肝藏血而且主疏泄，封藏于肾之精，需依赖于肝血的滋养而维持充足；肾脏生髓的功能，也依赖于肝气的疏泄作用而将血量调节得当。肝肾一损俱损，一荣俱荣，休戚相关。肝肾封藏疏泄有度，则血液运行正常；肝肾精血充盈，则脑髓生长旺盛。肝脏还具有生升阳气以启迪诸脏的作用，维持脑髓再生之动力。因此肝肾无疑在维持脑内神经元的相对恒定及抗损伤修复机制中占主导地位。肝肾功能协调正常对 NSC 的形成、增殖、分化具有重要意义。

脑损伤后，邪盛正衰，络脉闭塞，神明失司，神机失用，导致神经功能受损，如果通过中药补益肝肾，使肝主生发疏泄藏血、肾藏精生髓功能正常，肝肾精血不衰，封藏疏泄有度，则易损区神经生长因子作用增强、抑制因子作用解除、诱向因子作用协调，在一定程度上可维持脑内环境稳定以及细胞间相互作用与突触联系相对恒定，诱导 NSC 增殖和定向分化，促进神经再生，使神经功能得以重建和恢复。顾晓松等以往的研究表明，补益肝肾的中药复方可增加缺血性卒中模型（middle cerebral artery occlusion，MCAO）大鼠脑内（basic fibroblast growth factor，bFGF）、血管内皮细胞生长因子（vascular endothelial growth factor，VEGF）、血小板源生长因子（platelet-derived growth factor，PDGF）的表达，而在神经元保护和再生方面发挥一定作用。李彭涛等的研究也发现，中药复方有促进突触再建和增强、完善再建突触效能的作用。还有一些中药，例如温补肾阳中药附子，活血化瘀中药丹参等，对神经系统损伤有较好的修复作用，但是作用机制不清楚，据目前的研究证实，可能与神经再生有一定的关系，这些多年研究取得的成果，使我们有理由相信，补肾中药可以通过多水平的中药作用机制推动中枢神经损伤的临床治疗。

（二）中药复方促进中枢神经再生的研究方法

1. 研究病种和动物模型的选择

由于中药方剂与现代化学药物不同，不是首先诞生在实验室，其基本上都是来自临床实践，临床方面的研究，如神经功能缺损情况、影像学改变、神经化学、神经电生理等，虽然能够反映疗效和某些作用机制，但要探讨神经生成作用机制，只能间接反映问题，不够客观和直接，因此进行动物实验方面的研究是必要的。因此设计实验、选择动物造型，首先应尽可能贴近中医药理论和临床，这样才能体现中医药理论和实践的一致性。

缺血性卒中是最常见的神经系统损伤性疾病之一，发病率和致残率均较高，始终是基础和临床医学研究的重要课题，其康复机制与神经再生等因素有关，中医对缺血性卒中的治疗有不可替代的优势，但作用机制不十分清晰，因此可以选择缺血性卒中的动物模型进行中药促进中枢神经系统再生的研究。大脑中动脉（middle cerebral artery，MCA）是人类缺血性卒中的多发部位。MCAO 模型被普遍认为是局灶性脑缺血的标准动物模型。

近年来，多种动物被应用于卒中的实验研究，其中啮齿类最适合于卒中研究：①价格便宜，来源充足；②近亲繁殖，品种纯化；③模型制作简单，存活率高；④脑血管解剖和生理接近人类；⑤在生态学和伦理学方面容易为公众接受。因此，可采用 MCAO 模型大鼠作为实验对象，观察中药对神经元增殖、迁移、分化，突触延伸、形成以及其对周围支持神经再生微环境的影响，不仅能从细胞和分子水平上探索中药治疗急性缺血性脑血管病（acute ischemic cerebral disease，AICD）的作用机制，为临床提供确切有效的治疗方法，而且可发现中药对神经再生的促进作用，为中枢神经系统损伤疾患治疗提供研究思路。

2. 研究复方的选择

可从以下几方面选择研究的目标中药复方：①根据临床经验或从文献中筛选对缺血性卒中或其他神经系统损伤性疾病有效的复方；②根据现代药理研究成果筛选与神经生长具有相关作用的复方；③根据"肾主骨生髓通于脑"等传统中医理论，选择具有补肾、益气活血等作用的复方。已有研究成果表明，补肾生髓、益气活血的中药复方具有促进神经生长的作用。

目标复方应尽可能符合下列条件：临床疗效确切，可用现代药理学实验表达；药味尽可能简单，且涉及的药材品种比较明确；能体现中医用药特色，最好是传统的经典方。目标处方一旦选定后，应在考察经典遗著及著名中医实践经验的基础上，选择标准处方，然后从产地选购批量的标准药材，按照制定的标准工艺做成标准汤剂，采用现代药理学研究方法确认标准汤剂的药效。这是整个中药复方研究的前提。

3. 研究指标的选择

评估中药复方在神经再生中的作用，应建立多指标评估体系。所选指标应与药效学实验结果平行，并能反映临床的主要药效；同时所选指标应尽可能简单、灵敏、准确，以便能用于指导活性成分的追踪分离过程。

中枢神经再生与神经元和微环境密切相关，故可围绕它们确定研究指标。可选择神经元特有的蛋白评定神经元的增殖、迁移、分化、轴突延伸、突触形成，如巢蛋白（nestin，神经干细胞的特异性标记蛋白）和 5-溴脱氧鸟苷嘧啶（5-bromodeoxyuridine，BrdU，标记脑内增殖细胞）作为神经元增殖的评价指标；多唾液酸-神经细胞黏附分子（polysialic acid-neural cell adhesion molecule，PSA-NCAM，参与神经细胞黏附和轴突生长和促进突触可塑性的糖蛋白）作为神经元迁移的评价指标；生长相关蛋白（growth-associated protein，GAP-43，神经生长和再生的标志物）和 NeuN 作为神经元分化的评价指标；突触素 P38（synaptophysin38，SYN38，突触重建的重要标志）作为轴突延伸、突触形成的评价指标。微环境主要包括正性调控因子、负性调控因子和诱向因子。正性调控因子有表皮生长因子（epidermal growth factor，EGF）、转化生长因子（transforming growth factor，TGF）、胰岛素样生长因子（insulin-like grow factor，IGF2I）、睫状神经营养因子（ciliary neurotrophic factor，CNTF)、神经白细胞素、5-羟色胺（5-HT)、成纤维细胞生长因子(fibroblast growth factor，FGF)、血小板源性生长因子(platelet-drived growth factor，PDGF)、胶质细胞源性神经营养因子(glial derived neurotrophic factor，GDNF)等，这些因子对神经元增殖和分化有重要影响，并可维持神经细胞存活、促使突触增长、促进细胞有丝分裂。负性调控因子有神经营养素(neurotrophin-4，5，NT-4，5)、勿动蛋白或髓鞘抑制蛋白(如 Nogo)、谷氨酸受体、肾上腺皮质激素等，可抑制轴突生长，若通过一定途径解除其抑制作用，则可促进神经生长。诱向因子有脑源性神经生长因子(brain derived neurotrophic factor，BNDF)、崩溃蛋白(collapsin)、trkB 等，这些因子在轴突寻路和致靶过程中发挥关键作用。

4. 现代药理学与中枢神经再生

血清药理学这一概念的提出，为中医药的研究开辟了一条新途径。中药血清药理学是指给动物灌胃或人服用一定剂量的中药或复方制剂，一定时间后采集血液，分离血清，用此血清进行体外实验的一种实验方法。与传统的将中药粗提物直接加入反应体系中的方法相比具有明显优势，在某种程度上可克服中药本身的理化性质不确定因素对实验结果的干扰，而且相对接近药物在体内生物转化的真实过程，能在一定程度上揭示中药复方在体内代谢过程中的转化和转变，有助于中药真正有效部位、活性成分的发现，能比较客观地阐明中药的药效和作用机制。

目前，含药血清试验方法已成为中药研究的热点，研究层次已从器官培养到细胞培养、基因表达、受体和酶活性、DNA 合成等，以细胞药效学的研究最多；研究领域广，主要涉及对细胞分裂增殖的影响、抗肿瘤作用、对细胞凋亡的作用、调节免疫、抗病毒、抗菌等方面。

至今为止，含药血清试验方法似乎偏重于药效研究，而没有对血清中有效成分作更深层次的分析，尚缺乏血清中所含药物成分定性、定量的分析，在体内的代谢过程也还未知，血清中多种成分都可能与中药成分或实验室中外加酶系、培养细胞等产生作用，其相互影响是用简单的空白对照无法解释的。从血清中寻找有效成分，以血清为材料的生药学的方法论称为“血清药化学”，与从植物药的煎液中分离有效成分，应用于药理研究进行新药化学一样，以口服中药后的血液为材料，分离有效成分是可能的。若同时监测多种成分的血药浓度变化及其药效变化，建立药效-药动-时间三维模型，研究其相关性，血清药理学、血清药化学、药物动力学同步进行，系统研究，综合考察。

一、中药复方与脑卒中

脑卒中(中风)是中医“风劳鼓膈”四大顽症之一，具有高患病率、高复发率、高致残率、高死亡率的特点。其包括缺血性卒中和出血性卒中，缺血性卒中占脑卒中的 60%～80%。二者虽发病机制不同，但按照中医理论的认识，缺血性中风的脑脉闭阻和出血性中风的血溢脑脉均与瘀血有关。医学理论和临床实践都认为，早期溶栓治疗是本病治疗的关键。中医治疗认为，应从平肝熄风、豁痰开窍、活血化瘀着手。

在我国，中药制剂治疗脑卒中历史悠久，已积累了许多治疗脑卒中的传统名方。祖国医学认为，中风急性期主要表现为风、火、痰、瘀、虚五大证候，因此在 2004 年国家基本药物目录中按证候将中成药划分为肝阳化风证、痰热闭阻证、风痰阻络证、瘀血阻络证、气虚血瘀证、其他六大类。1995 年版《中国药典》中，罗列有 12 种中成药与治疗脑卒中有关。《卫生部药品标准，中药成方制剂》1～20 册中，近 60 种可用于脑卒中治疗。近几年卫生部及国家医药监督管理局批准生产的新药中，也有许多治疗脑卒中的中药新药，中成药在我国已成为临床治疗脑卒中的常用药物之一。

（一）中药复方与缺血性脑卒中

缺血性脑卒中，又称急性缺血性脑血管病（AICD），是一种比较常见的脑血管病。由于脑部供血障碍，缺血、缺氧而引起的局限性脑组织缺血性坏死或脑软化。因此，对缺血性脑卒中的治疗探索成为人们关注的问题。基于其病因，目前治疗缺血性脑卒中主要有早期的溶栓（再灌注）；脑保护（抗氧化、抗兴奋；氨基酸毒性；抗钙超载；抗炎；抗凋亡等）抗凝和介入治疗。

中药复方在缺血性脑卒中的治疗中具有独特优势。其组方原则多以活血化瘀、清热解毒、化痰通络、醒脑开窍和益气养阴等作用为主。实验研究发现其作用机制主要有以下几个方面。①消除供血障碍，改善脑部血循环。缺血性脑卒中存在着微循环障碍。中医认为，活血易伤阴耗血，有致血液妄行之嫌，而复方由不同作用的几味药组成，活血化瘀药与滋补药相辅相成，取长补短，因而中药方剂在脑卒中的治疗中极具重要意义。通脑汤、溶栓追风汤、仙方口服液、活脑方都有显著的活血化瘀、抗血栓、抗凝血、扩张血管等作用，从而促进血液循环，改善脑缺氧。②清除氧自由基，保护脑细胞。脑卒中后引起大量自由基释放，通过脂质过氧化反应，造成神经细胞结构变化，及至死亡。因此，及时有效地清除自由基有利于脑梗死后神经细胞的功能恢复。中药方剂抗自由基的作用如醒脑静注射液；四君子汤、四物汤、四逆汤、葛根黄芪饮和广枣三味颗粒剂等。③对脑组织形态学影响。太极通天液能显著降低脑梗死模型大鼠毛细血管通透性，明显减轻血管内皮细胞水肿、线粒体空泡状、血管管腔狭窄等缺血后变化。经清开灵等治疗的缺血大鼠胶质细胞轻度肿胀、毛细血管结构也基本正常。复方北芪液、华佗再造丸能减少脑缺血后大鼠神经元的脱失、促进胶质细胞增生和脑组织修复、减轻脑组织超微结构的损害、缩小梗死软化灶。春归活络口服液等可增加脑血流量、减轻急性脑缺血动物模型脑组织的损伤、防止体内血栓形成并阻止血栓的进一步扩大。④对动物整体学影响。牛黄熄风胶囊、益气活血口服液等能够减轻脑缺血再灌注早期所致的神经损伤症状。醒脑静、清开灵等中成药能提高脑卒中后生存率，脑血康可缩短体感诱发电位的潜伏期；黄芪能提高大鼠学习获得和记忆巩固能力。

以往治疗缺血性脑卒中的实验研究多集中在神经保护机制上，对缺血损伤后神经发生则关注较少。近来研究表明，成年脑缺血后可以发生神经再生，正常的生理刺激和病理刺激均可调控神经再生。Gage FH 等报道，神经细胞的再生发生在两个区域：一个是位于侧脑室壁的脑室下层（subventricular zone，SVZ），该区可产生新的内源性神经元，并沿嘴侧迁移路径（rostral migratory stream，RMS）迁移至嗅球（olfactory bulb，OB）；另一区域为海马齿状回（dentategyrus，DG）的颗粒下层（subgranularzone，SGZ），SGZ 的干细胞可发育形成新的颗粒细胞。近年来国外很多研究表明，FGF22 和干细胞因子（stem cell factor，SCF）、BNDF 和红细胞生成素（erythropoietin，EPO）可促进缺血后的神经再生。但由于价格昂贵，临床疗效还不确切，走向临床尚需较长时间。中药复方有着疗效确切、毒副作用小、多因素作用、整体调节的优点，越来越受到研究人员的关注。

1. 神经生长液

神经生长液（nerve growth decoction，NGD，中国专利号：ZL99120671.1）系南通医学院神经科学研究所研制。在传统验方的基础上，经过现代生物学技术筛选，按中医学理论配伍而成的一种新型口服液（主要成分为：当归、黄芪、红花、菟丝子、牛膝等）。其中黄芪有补气升阳、固表利水、消肿生肌的功效；当归可补血养血，通脉止痛；红花则可活血养血，去瘀止痛;菟丝子、怀牛膝具有养血益肾、强筋健骨之功能。经过多年研究发现,NGD有镇痛消炎、活血化瘀提高耐力、延缓衰老和促进损伤神经的修复与再生之功效,有望开发为中药新药用于治疗神经损伤和神经退行性病变。

柯开富等学者应用*D*-半乳糖衰老模型小鼠,观察神经生长液对学习记忆的影响及对海马神经元标记物—低分子量神经丝蛋白(NF-L)表达的影响。结果提示,神经生长液可有效防止由*D*-半乳糖所致的NF-L表达下降,改善*D*-半乳糖所引起的突触后致密物质(PSD)厚度的改变,从而提高衰老小鼠的学习记忆能力。在此基础上,该研究小组进一步观察了中药复方制剂NGD的脑保护作用。程琼等采用小鼠常压耐缺氧实验,观察小鼠从断氧到死亡的时间;采用小鼠不完全性脑缺血后再灌注模型,比较各组脑含水率及脑组织活性与含量;采用电磁流量计测量大鼠脑血流量等研究发现,3.6g/kg体重NGD能显著延长缺氧情况下小鼠的存活时间,降低脑含水率,增高脑组织活性,降低脑含水量。1.8g/kg、3.6g/kg体重能明显增加大鼠脑血流量。结果提示,NGD对脑损伤有保护作用,其保护机制与增强神经元耐缺氧能力,降低脑耗氧量,减轻缺血导致的脑水肿,增强脑组织活性,增加脑血流,降低脑血管阻力等有关。张俊芳等研究还发现,MCAO模型大鼠使用NGD后,神经功能评分明显改善;血清SOD活性增加;血清MDA含量降低;梗死体积减小。该研究进一步表明,NGD能改善大鼠局灶性脑缺血再灌注3天后的病理组织学损害及细胞超微结构改变,对实验性脑缺血再灌注损伤具有保护作用,其作用机制可能与减轻自由基损伤,增加脑血流量等相关。

2. 补阳还五汤

补阳还五汤系清代名医王清任所创,始见于其著作《医林改错》,由黄芪、当归尾、地龙、川芎、桃仁、红花、赤芍等中药组成,其中黄芪为君药,是益气活血之名方。方中重用生黄芪补元气,使气旺而促血行,祛瘀而补伤正;当归尾、地龙、川芎、桃仁、红花、赤芍等皆能活血通络。临床用于治疗缺血性脑血管疾病及其后遗症,并广泛用于治疗高血压、冠心病、类风湿关节炎、糖尿病及周围神经炎、慢性肾衰竭等疾病。此方问世后,以其新颖的制方思想和卓越的临床疗效受到医家推崇。现代医学的发展对该方的药理和机制研究日趋深入。

临床很多学者先后研究了该复方对缺血性中风病程不同阶段(急性期、恢复期、后遗症期、预防复发和提高生存率)患者的功效。研究表明,以病程短,病情轻疗效好;黄芪用量大,疗效好。这符合补阳还五汤药物的配伍原则,亦符合缺血性中风发病的病理生理规律。

对补阳还五汤的实验研究也较多,同时对复方中主药黄芪的剂量做了有益的探索,为临床疗效的提高提供了理论根据。对缺血性中风的实验研究表明,补阳还五汤可明显减少百日咳菌液致大鼠急性脑水肿时的脑蛋白、丙二醛含量,使降低的脑组织超氧化物歧化酶和谷甘肽过氧化物酶SOD、GSH2Px活性增高,轻度减轻大脑皮质毛细血管周围星形胶质细胞突与神经元线粒体水肿,显著减少脑毛细血管内皮细胞内吞咽水泡的运转。韩东等根据中医基本理论将补阳还五汤拆方用于实验性脑缺血研究,观察各拆方对冷光源化学诱导血栓形成的大鼠模型的梗死面积、血管损伤半暗带面积及程度,局部脑组织血流、血浆t2PA、PA I活性及血浆ET含量的影响。结果表明,总方对上述指标均有显著影响;补气药和活血药均可缩小梗死面积,减轻血管损伤程度,改善梗死区上游供血区脑组织血流,抑制血浆PAI活性;活血药可显著降低血浆ET含量;补气药可显著提高血浆t2PA活性,缩小血管损伤半暗区的范围。提示补阳还五汤的配伍原则符合脑血栓发病的病理生理规律,重用补气药,不仅对纤溶活性增强有显著作用,而且可减少血管损伤半暗区的范围,其中的活血药已表现出对 PAI 及 ET 的抑制，从其他环节减轻了组织损伤程度。邓常青等研究了补阳还五汤抗脑缺血的有效成分部位及其配伍关系。发现补阳还五汤具抗脑缺血作用的有效成分部位主要为总生物碱、总多糖、总苷元、总苷和挥发油，它们按一定比例配伍可发挥较好的作用。李晨旭等观察到补阳还五汤及其有效成分对正常细胞膜流动性无影响，但可使损伤大鼠脑细胞膜流动性增大使其接近正常细胞水平。

现代药理学还研究发现，补阳还五汤能促进局灶行缺血后 NSC 的增殖、移行、分化，有助于缺血性脑卒中的神经再生和修复。

3. 脑络欣通

脑络欣通主要由黄芪、三七、川芎、蜈蚣等组成，具益气活血功效。

多年来，安徽中医学院王键教授的课题组对临床治疗缺血性脑卒中的有效中药复方脑络欣通进行了系列研究。研究表明，脑络欣通可增加脑组织局部血流量，降低全血黏度、血浆黏度、纤维蛋白原含量、红细胞聚集指数，提高红细胞变形指数，调整 TAX2/PGI2、t-PA/PAI 动态平衡，调节神经递质及 NO、IL-1β、TNF-α 的平衡，抗神经细胞凋亡等作用，对气虚血瘀脑缺血再灌注模型鼠通具有良好的保护作用，其脑保护作用机制与下列因素有关：①抑制 Fas、FasL 蛋白表达和 Fas mRNA 表达；②抑制热休克蛋白 70(heat-shock protein 70，HSP70)、GDNF 和 bFGF 的表达；③抑制缺血皮质或海马 CA1 区 Fas 相关死亡蛋白(fas-associated death domain protein，FADD)、caspase-3 的蛋白表达；④促进 bcl-2 基因的表达，抑制 bax 基因的表达；⑤抑制 P53 蛋白的表达、抑制 NMDAR 蛋白表达；⑥能够诱导神经干细胞分化，并使其分化更加成熟，且在一定程度上促进培养的神经干细胞的增殖。⑦促进脑缺血再灌注模型鼠脑组织 eNOS 蛋白的表达，降低 iNOS 蛋白的表达。⑧降低脑缺血再灌注模型鼠 TNF-α、c-Myc 蛋白的表达。

4. 华佗再造丸

华佗再造丸为川芎、红花、吴茱萸、冰片等药味经加工制成的浓缩水蜜丸，已经历 200 余年的临床实践，在缺血性脑中风的急性期和恢复期有独特的疗效。具活血化瘀，化痰通络，行气止痛之功效。方中川芎理气，有效成分为川芎嗪，能抑制血小板的聚集而抑制脑血栓的形成；红花活血化瘀；白芍和当归养血，能改善机体血液黏度和抗血栓形成；人参益气扶正，能增加血液流动性，抑制血小板聚集。其可影响大鼠实验性血栓形成；改善兔脑缺血时的脑微循环，清除自由基。保护大鼠缺血再灌注损伤机制与其减少反应性星形胶质细胞对脑组织损伤的反应，稳定内环境，上调反应性星形胶质细胞对神经元的保护作用，促进缺血半暗带内可逆性损伤神经元的修复，缩小梗死体积，从而改善预后。

5. 解毒通络方

该方包括栀子、丹参、黄芪、天麻等。是根据中风病本虚(脏腑虚损)、标实(瘀、痰、毒)病理特点，以清热解毒、养血活血通络为治法组成的复方。方中栀子善入血分解血络壅塞之热毒；丹参活血化瘀、解毒和络，辅助栀子以祛血络热毒之邪；黄芪既益气升阳，具有托毒生肌、利水消肿、活血化瘀等功效；天麻熄风柔络，其主要成分天麻素可对抗小鼠脑缺血再灌后脑内脂质过氧化损伤、抑制兴奋性氨基酸的升高。四药合用使毒祛络通，气血充润，脑神得养，神机可复。以往的实验研究表明，本方可以明显改善脑缺血再灌后损伤了的海马结构，可以降低自由基，可以提高机体抗氧化能力，从而，在缺血再灌早期阻断了脑缺血再灌后神经系统的损伤级联反应，保护神经元。

另有学者研究了该方对神经再生的影响。结果表明，解毒通络方能显著地抑制海马神经元突触密度降低和促进突触密度与相关形态学参数的恢复，而突触素 P38 的表达特征，显示着解毒通络方具有促进突触再建和增强、完善再建突触效能的作用。解毒通络方还能够诱导脑损伤修复过程中 GAP-43 的合成，抑制突触密度降低，促进突触结构再建和突触素 P38 等功能蛋白的调节，增强、完善再建突触效能而促进神经再生。

6. 脑力智宝胶囊

最近，我国广东高明脑病医疗医药研究院李子中教授推出一种能促进神经元生长发育、损伤修复、凋亡抑制，并促进中枢神经细胞再生、增殖的中药“脑力智宝胶囊”。该制剂日前已通过专家鉴定，该项发明被认为在中医药研究方面具有独创性，填补了国际医学的空白。

“脑力智宝胶囊”为李子中教授的验方“李氏五号方”系列组方之一。该组方经中国药科大学、广州中医药大学等单位采用 PC12 和原代皮层神经细胞培养方法研究，证实“脑力智宝”对中枢神经细胞损伤保护及凋亡抑制率达 93%，对中枢神经细胞增殖率达 63.9%，在中医药研究中枢神经细胞再生方面具有独创性，填补了国际医学的空白，达到国际领先水平。

（二）中药复方与出血性脑卒中

出血性中风包括脑出血和蛛网膜下腔出血，是因风阳上窜，痰火内扰，气血逆乱，或因头颅外伤，内生脑瘤，使脑络破裂，血溢于脑，出现突然昏仆、头痛、失语、偏瘫等临床表现的脑神经疾患。具有起病急、病情重、临床表现多样、致残率高和死亡率高等特点。辨证论治是中医药治疗出血性中风最常用也最灵活的方法。近来不少学者认为该症在不同阶段有不同病理基础，而在同一阶段大多数病人的基本病机相似，因而主张施以分期论治或分期与辨证相结合的治疗方法。多年来，我国学者在出血性脑中风治疗中不断探索，积累了丰富的治疗经验。

郑全章应用分期与辨证相结合的原则治疗出血性脑中风，取得了喜人疗效。①急性期：经络之肝肾阴虚、肝阳上亢者，宜滋阴潜阳，息风通络，用镇肝息风汤（由怀牛膝、代赭石、生龙骨、生牡蛎、生龟板和生杭芍等组成）加减；痰湿中阻者，平肝息风，宜健脾化痰，用半夏白术天麻汤（由法夏、天麻、云苓、化橘红、白术和生甘草等组成）加减；中脏腑属阳闭者，清肝息风，宜辛凉开窍，先予安宫牛黄丸（由牛黄、郁金、犀角、黄芩、黄连、雄黄和栀子等组成），继用羚羊角汤（由羚羊角、桑根白皮、木通、旋覆花、葳蕤、升麻和茯神等组成）加减；阴闭者，宜辛温开窍，豁痰息风，先服苏合香丸（苏合香、冰片、麝香、安息香、青木香、香附和白檀香等组成），并用涤痰汤（由茯苓、人参、甘草、橘红、胆星、半夏、竹如、枳实和菖蒲等组成）加减；脱证者，治宜救阴固脱，益气回阳，灌服或鼻饲参附汤（由人参、附子、山萸和五味子组成）合生脉散，神清后加当归、川芎、红花和水蛭。②恢复期：气虚血瘀者，宜补气通络，活血化瘀，用补阳还五汤加减；肝肾阴虚、肝阳上亢者，宜滋阴潜阳，息风通络，用天麻钩藤饮（由天麻、钩藤、石决明、山栀子、黄芩和川牛膝等组成）加减；痰湿阻滞者，宜健脾化痰，活血化瘀，用半夏白术天麻汤加减；肾虚精亏者，治宜滋阴补肾，填精益髓，用地黄饮子（熟地、巴戟、山萸肉、石斛、肉苁蓉、熟附片和五味子等组成）加减。

刘淑霞等亦以分期与辨证相结合之法治疗本病急性期，110 例中痊愈 57 例，好转 32 例，自动出院 8 例，死亡 12 例，总有效率为 82%。①脏腑者痰热郁闭心窍，治当清热化痰，醒脑开窍，以黄连温胆汤（半夏、陈皮、竹茹、枳实、茯苓和炙甘草等组成）加减；②肝火上扰清窍，治宜清热息风，醒脑开窍，以三黄石膏汤（黄连、黄芩、黄柏、栀子、麻黄、淡豆豉和石膏组成)合天麻钩藤饮加减;③痰浊蒙蔽心窍,以温阳化痰,开窍醒神,用涤痰汤加减;④元气败脱,心神散乱,宜益气回阳,固脱醒脑,用参附汤(由人参和制附子组成)加减;⑤中经络者,阴虚风动,宜滋阴息风,用镇肝息风汤加减;气虚血瘀,当益气活血通络,以补阳还五汤加减。

很多学者用专方治疗出血性脑卒中,也取得了满意疗效。如冯福海等降逆化瘀利水汤(由代赭石、地龙、生地黄、川牛膝、水蛭、茯苓和泽泻等组成),加减治疗出血性中风54例,基本治愈25例,显著进步8例,进步15例,有效率达到88.9%。周超杰等用汤剂“三七活络饮”(三七、黄芪各30g,天麻、牡丹皮各12g,西洋参15g)治疗出血性中风,显效率及总有效率分别为70.91%和87.28%,与西医对照组比较差异有显著性。郭宝平等以颅内消瘀汤(丹参15~20g、虫10g、川芎6g、香附6g、三棱10g、莪术10g、乳香10g、没药10g、桃仁10g、冰片冲服0.3~0.5g组成)合用安宫牛黄丸治疗老年急性出血性卒中40例,并设对照组观察,结果治疗组疗效明显好于观察组。

华佗再造丸是我国传统医学瑰宝,其在防治中风方面的功效获得了众多医家的首肯。赵永厚等对其保护出血性脑损伤机制进行了研究。结果表明,华佗再造丸能有效改善出血性脑损伤大鼠神经功能缺损的症状,明显减少中枢神经二次损伤。PLG和tPA mRNA的表达的上调被明显抑制。同时,华佗再造丸大鼠神经元变性坏死与脑水肿程度显著减轻;且能有效减轻血-脑屏障破坏,减少脑组织EB含量;t PA mRNA与PLG mRNA表达明显低于模型组。推测华佗再造丸可能通过干预脑出血大鼠继发纤溶亢进机制达到减少中枢神经二次损伤作用。

有学者打破传统,改变给药途径或辅以针灸治疗出血性脑卒中,疗效显著。如黄斌采用瘫康灵汤(党参、黄芪、当归、生地、夏枯草、地龙、钩藤和甘草等)加减,并用当归、丁公藤、夏天无注射液作患侧肩、环跳、风市及天枢、三阴交穴注射,每周1次。期间以毫针选刺曲池、手三里、合谷、阳陵泉、足三里、丰隆、悬钟、昆仑,配刺尺泽、太溪、太冲;口眼歪斜者酌用患侧阳白、攒竹、下关、颊车、太阳、牵正;舌强语蹇者加廉泉、通里;阳经腧穴予泻法,阴经腧穴予平补平泻法;每日1次,连续5日后与头针间日施行,并予连续脉冲电流以瘫痪肌肉明显收缩为度;头针刺对侧运动区及足运感区,失语用语言区,亦加电流刺激。以上治疗10日为1个疗程,一般2~3个疗程,总有效率68.6%。

目前临床上使用中药液体制剂静脉点滴的越来越多,而且使用效果也非常好。晁苑翔等辨病以活血化瘀为原则,用脉络宁(由中药玄参、牛膝等经化学提取后制成的复方注射液)配合西医常规治疗出血性中风193例,并设西医对照组观察,结果治疗组痊愈率46.4%,好转率29.1%,明显好于对照组的痊愈率30.1%,好转率24.8%,而未愈率和恶化率远小于对照组。李效华以活血化瘀的血塞通(中药三七提取而制成的针剂)配合西医常规治疗出血性中风28例,并设西医对照组观察,结果治疗组临床疗效明显优于对照组,而且CT复查血肿吸收情况治疗组疗效也优于对照组。

此外,治疗出血性脑卒中还有注射液、丸剂、散剂和栓剂等,但其中注射液较少,主要有刺五加注射液、醒脑静注射液、清开灵注射液和脉络宁注射液等。

综上所述,中医药在治疗出血性中风有其肯定的疗效,但仍然存在一些问题。①临床研究方法不规范:中医临床研究很强调治疗个体化,缺乏随机、多中心和大样本验证,因此需建立一个统一的研究平台使研究规范化。②疗效评判标准不统一:上述文章有的采用中华全国第二次脑血管病学术会议通过的《脑卒中临床疗效评定标准》,有的采用1995年全国第四届脑血管病学术会议通过的《脑卒中患者临床神经功能缺损程度评分标准》，有的采用1986年中华全国中医内科学会与卫生部中医急症中风病协作组于泰安市制定的《中风病中医诊断及疗效评定标准》，疗效标准不统一，疗效结果就无法比较与评价。因此，亟须制订一个相对规范的疗效评判标准。③基础实验研究薄弱：有关中药作用和机制的基础实验研究不多，中医药的现代化和国际化很大程度上取决于它的基础研究，临床疗效的比较辅以实验室相关指标的变化会更具说服力，因此今后要重视这方面的探讨。④对活血化瘀和醒脑开窍法的争议还悬而未决：对急性出血性中风早期是否适宜活血化瘀法仍未统一，复方使用均出自各自的自身经验，方剂众多，高低难辨。

二、中药复方与脊髓损伤

随着交通、工业和矿业的发展，并发于脊柱骨折产生的急性脊髓损伤（spinal cordinjury，SCI）也愈发常见。关于脊髓损伤的机制，国内外学者一致认为，大多数原发性脊髓损伤的组织结构完整性并未破坏，为可逆性损伤。但由于脊髓血流量少，缺乏侧支循环，一旦发生损伤，其血管直接受损或在刺激下发生广泛痉挛，脊髓的血流动力学、生物化学、物质代谢及能量代谢均发生变化并相互影响，形成恶性循环，病理上表现为微循环紊乱、出血、水肿、坏死与液化，这一损伤过程称为迟发性或继发性损伤。继发性损伤为不可逆损伤，最终将演变为永久性截瘫。因此，探索有效地防止脊髓继发性损伤发生的措施是恢复脊髓功能的关键。

祖国医学认为，脊髓损伤是因外力损伤督脉，致使气乱血逆，瘀阻经络，气血不能温煦濡养肢体所致。督脉贯脊，络肾，入络于脑而督诸阳，故督脉受损必致肾伤。肾伤则不能司二阴致二便功能障碍，不能总督诸阳而致血瘀络阻，经脉不通则出现肢体麻木，感觉、运动功能障碍。治疗上应使用活血化瘀的中药疏通督脉，通经活络，促进脊髓损伤的修复。这些认识与现代医学对本病的认识基本一致。

近年来，中药复方用于治疗SCI的临床和研究报道逐渐增多，其对SCI的治疗效果也得到了一定的肯定，展现了广阔的研究和应用前景。

（一）补阳还五汤

其方剂组成与促进中枢神经再生作用见前。近年来补阳还该方剂在SCI的治疗修复中展示了较好的应用前景。陈安等研究发现，SD大鼠$C_{3\sim4}$右侧红核脊髓束（rubrospinal tract，RST）横断后，灌胃给予补阳还五汤，第2周双侧前肢就有部分功能恢复或代偿，随着时间的延长，功能恢复进一步加强，第3周开始能单独使用右侧前肢，至第8周，实验组单侧伤肢的使用率和双侧使用率明显高于对照组，表明补阳还五汤能促进大鼠RST横断后运动功能的恢复。

加味补阳还五汤是以补阳还五汤为基本方，加三七、丹参、葛根、方中桃、当归、赤芍、川芎等组成，方剂内各味药均为活血要药。黄芪益气通络，助活血祛瘀之力；地龙熄风解痉，通络利尿；三七活血止血；丹参功同四物，具有活血祛瘀之力；葛根仲景用以治颈强直，可疏通督脉。全方具有疏通督脉、强筋壮骨、活血通络的作用。

李保林和胡晓梅等应用加味补阳还五汤治疗脊髓损伤模型大鼠，结果显示中药组脊髓神经功能联合行为记分（combined behavioral score，CBS）明显下降，运动诱发电位的波幅明显提高，脊髓轴浆运输能力改善，髓鞘、神经元细胞结构恢复理想。杨运东等的实验亦显示第2与第4周末CBS下降值、微囊计数、空腔容积与对照组均有显著性差异，补阳还五汤组动物髓鞘、神经元细胞结构恢复理想。提示加味补阳还五汤可以阻止脊髓继发性损伤，促进神经元与损伤神经纤维的修复与再生。

加味补阳还五汤治疗脊髓损伤的作用机制有：①改善脊髓微循环和缺血缺氧状态，阻止脊髓的继发性损伤。②调节神经细胞的物质和能量代谢，具有支持、保护和营养神经元细胞的作用。③激发神经纤维的修复、再生过程。这些结果充分证明，加味补阳还五汤治疗脊髓损伤有良好效果，为临床应用提供了理论依据。

（二）脊髓Ⅱ号（髓复康）及脊髓Ⅰ号

刘卫东等观察发现，下胸髓右半侧横断损伤的大鼠模型给予脊髓Ⅰ号（主要成分有：人参、白术、茯苓、黄芪、当归、五味子、防己、甘草）后，上、下行纤维束的始发核团中 HRP（辣根过氧化物酶）标记细胞数均明显多于空白对照组，且与正常组相比无明显统计学差异，神经细胞形态基本正常，没有明显逆行溃变现象。说明脊髓Ⅰ号方对大鼠损伤脊髓内的神经元具有保护作用，并可激动损伤神经元的修复再生，恢复被切断传导束内部分神经纤维的连续性，恢复正常的轴浆运输。刘卫东等的研究同样发现，与空白对照组相比，脊髓Ⅰ号应用大鼠运动诱发电位和感觉诱发电位，在潜伏期及波幅上均存在明显差异；脊髓Ⅰ号组潜伏期的延长及波幅的下降（相对正常而言）均少于空白对照组。苏衍萍等研究髓复康对下胸髓右半横断损伤的大鼠模型的保护作用发现，服用髓复康可保护脊髓损伤区神经元，促进受损神经元胞体、神经纤维的修复再生，增加脊髓损伤区毛细血管内皮细胞的饮液小泡数量，减轻脊髓星形胶质细胞和毛细血管周细胞的反应，表明髓复康可有效减少继发性脊髓损伤，缩小脊髓损伤波及的范围，增加脊髓损伤区毛细血管内皮细胞的转运功能，迅速消除损伤区的水肿，对损伤区的神经元起保护作用；抑制神经胶质细胞和周围细胞的反应性增生，创造有利于神经元再生的微环境。马育平等在使用脊髓Ⅰ号的超微结构研究中得出了相同的结论。韩风岳等在同样模型的另两组实验中观察了髓复康和脊髓Ⅰ号对大鼠背根节（dorsal root ganglion，DRG）神经元降钙素基因相关肽（calcitonin gene-related peptide，CGRP）表达的影响，结果：①空白组同侧首、尾侧各 3 个 DRG 内 CGRP 表达的明显和持续性下调；②补阳还五汤组、氢化可的松组均不能减轻脊髓损伤引发的 CGRP 表达下调；③髓复康及脊髓Ⅰ号可以明显减轻但不能完全阻止 CGRP 表达下调，且脊髓损伤区有明显修复再生。说明 CGRP 表达的变化与脊髓组织的损伤和再生有一定的关联，而且髓复康及脊髓Ⅰ号通过对 CGRP2 mRNA 表达的调节，影响神经元 DNA 的合成，可能是促进脊髓组织修复再生的机制之一。

（三）龙马自来丹

清代王清任著《医林改错》加减而成。章明等通过对纯种白兔 Allen's 脊髓损伤模型用龙马自来胶囊（地鳖虫、制马钱子、地龙、水蛭、全蝎、蜈蚣）研究后发现，中药组较空白组脊髓水肿、液化减少，但脊髓出血增多，并在脊髓灰质中观察到新生的毛细血管；激素组（甲基泼尼松龙）脊髓水肿轻，但明显萎缩，激素加中药组脊髓水肿不明显，无脊髓萎缩现象。认为龙马自来胶囊可减轻激素在脊髓损伤中的副作用，改善脊髓局部血流情况。俞杭平等用复方龙马自来胶囊对同样模型研究后显示中药组动物髓鞘、神经元细胞结构恢复理想，脊髓神经功能、损伤节段脊髓灰白质血流量及组织形态计量学分析结果均优于对照组。认为复方龙马自来胶囊可阻止脊髓的继发性损伤，改善脊髓微循环，促进神经元及损伤神经纤维的修复与再生。

（四）醒髓汤

杜良杰等用醒髓汤（大黄、厚朴、泽泻、木通、三七、当归、川芎、桃仁、红花、黄芪等）对大鼠 Allen's 脊髓损伤模型进行研究发现，模型组动物脊髓兴奋性氨基酸含量早期显著升高，而后期无显著性差异。造模前 30 分钟给药组动物脊髓组织兴奋性氨基酸含量显著降低，水、钠、钙含量显著减少，钾、镁含量显著升高，脊髓组织变性坏死轻。造模后 30min 给药组动物脊髓组织兴奋性氨基酸含量无显著性差异，水、钠、钙含量也无显著性差异，然而钾、镁含量显著增高，脊髓组织变性坏死程度重于造模前给药组，但较模型组为轻。可见早期应用醒髓汤能有效地抑制继发性脊髓损伤。

（五）脊髓康

"脊髓康"由补阳还五汤、小承气汤等经典方剂化裁和组合而来，包括鹿角胶（另煎）、炮穿山甲、土鳖虫、红花、川芎、黄芪、补骨脂、鸡内金、丹参、麝香。现代药理已证实补阳还五汤能改善脊髓微循环和缺血缺氧状态，阻止脊髓继发性损伤，且能支持、保护和营养神经元细胞，激动神经纤维的修复、再生过程。方中川芍、丹参的提取物川芍嗪和复方丹参注射液对脊髓损伤的治疗作用临床研究均有报道，研究发现丹参能改善脊髓微循环，提高组织耐受缺氧能力，提高过氧化物歧化酶含量，清除自由基，同时降低脊髓中丙二醛、NO 含量，从而减轻脊髓继发性损害，对脊髓轻度牵张性损伤有肯定的防治作用；川芍嗪可对抗 SCI 后 TXA_2（血栓素-A_2）的生成与活性，减轻 TXA_2 和 PGI_2（前列环素-2）的代谢失衡，抑制并清除自由基，使膜性结构得以保护，减缓继发性损害。

韦贵康等对新西兰兔经颈椎体前置入不锈钢螺钉多次缓慢加压造成的颈髓腹侧慢性受压模型用脊髓康进行研究，结果提示，脊髓康具有减少神经细胞坏死、凋亡，保护脊髓神经，改善局部血液循环，促进细胞再生功能，治疗组明显优于对照组，效果与临床一致。方中重用黄芪大补脾胃之元气，以滋气血生化之源，使气旺以促血行，癖去络通，祛癖而不伤正，并助诸药之力，是为君药；当归养血和营，如此则阴生阳长，血旺气生，有祛癖不伤好血之妙；川芍行气活血止痛，共为臣药；丹参、赤芍均能活血化瘀通络，赤芍尚能清热凉血，防治脊髓损伤后身热难退；水蛭、蜈蚣、地鳖虫均为虫类药，均能破癖散结，其中蜈蚣、地鳖虫尚有通络止痛、续筋接骨之功效；仙灵脾、肉从蓉补益肾阳，培本固元；大黄、厚朴、积实乃小承气汤，能泻热通便，行气散癖，正合《素问·缪刺论》"人有所堕坠，恶血留内，腹中满胀，不得前后，先饮利药"之意；泽兰、泽泻、车前子合用利水渗湿，清热通淋，有效解决脊髓损伤后二便不畅，湿热淋证；以上均为佐药。诸药合用共奏活血化癖、理气止痛、通络复髓、利尿通便之效，与"祛癖通督，补益肝肾，调和气血"的总治则相一致。

从本研究中发现"脊髓康"对感觉功能的治疗作用不如运动方面明显，分析其原因可能与以下几点有关：①感觉检查时，有病人的主观意识存在，病人可能不能表述清楚，且感觉评分中感觉少部缺失和大部缺失积分相同，不如运动评价客观准确；②观察时间太短；③样本量太少；④感觉功能是否确实较运动功能难恢复有待进一步研究。

三、中药复方与周围神经再生

周围神经损伤（peripheral nerve injuries）是指周围神经干或其分支受到外界直接或间接力量作用而发生的损伤。周围神经损伤后再生的速度缓慢，轴突需要相当长的时间才能到达周围靶器官。在靶器官重新获得神经支配之前，肌肉可能发生不可逆转的萎缩。周围神经损伤后肢体软弱、筋脉弛纵、肌肉萎缩属中医萎症、瘫痪范畴，其主要病理机制，有如张景岳所云："元气败伤，则精虚不能灌溉，血虚不能营养"。另外，神经纤维的错向生长导致损伤神经远侧原支配区域不相适合的神经支配，脊髓运动神经元和背根神经节的感觉神经元会因失去与周围靶器官的联系而死亡，这些因素影响着周围神经损伤治疗的效果。目前，周围神经损伤的治疗仍是临床的一个难题。

从生物学角度研究发现，周围神经再生是个相当复杂的过程，受到局部甚至是整体多种因素的影响，而且其再生所需微环境不是单一因子的作用，而是多因子、多因素的联合作用。因此，有效的中药复方制剂用于促进神经再生时，可能会提供更多，更接近生理需求的生长活性因子的微环境。中药复方治疗神经损伤性疾病具有疗效确切、毒副作用小的优点，不仅受到国内医学界，也受到世界同行的重视，有着开发利用的广阔前景。我国学者通过大量的实验研究和临床观察，在利用中医药促进受损周围神经组织恢复和再生方面取得了很好的成绩。

（一）补阳还五汤

其方剂组成与促进中枢神经再生作用见前。现代众多学者研究了其对周围神经再生的作用。

石关桐等用补阳还五汤对大、小鼠坐骨神经钳夹损伤模型进行治疗，发现灌服补阳还五汤4周时 $L_{4\sim5}$ 脊髓及脊神经节中HRP标记神经元胞体数量增多、再生社经髓鞘数量增加、神经传导速度加快、小腿三头肌湿重改善。此外，该学者研究还发现，补阳还五汤能改善大鼠神经挤压损伤的小腿三头肌湿重、血黏度和促进腓肠肌细胞直径的恢复；能提高坐骨神经切断后原位缝合大鼠的坐骨神经功能指数。

高飞等用足迹测定法评价了补阳还五汤对坐骨神经切断后再予以缝合的模型的治疗作用，表明中药组坐骨神经功能指数(sciatic functional index, SFI)恢复率要明显大于对照组。

王相利等研究显示，补阳还五汤用于治疗坐骨神经切断后硅胶管桥接的大鼠4～6周，能加速神经传导速度、增加再生神经纤维和神经中血管数量、使髓鞘增厚、轴突直径变大，再生轴突内有较多的线粒体。表明补阳还五汤的促进周围神经生长作用可能与它增强细胞内的能量代谢有关。

赵翠萍等以大鼠腓总神经挤压损伤为模型，灌喂加味补阳还五汤进行治疗。用药组再生神经细胞轴突数、类似正常结构髓鞘数目多与对照组，施万细胞增殖活跃，使神经肌肉萎缩均与对照组有显著性差异。

夏萍等用硅胶管桥接大鼠双侧坐骨神经中段两断端的方法制作坐骨神经损伤模型，并于术后给实验组动物连续灌服补阳还五汤4周，发现补阳还五汤可促进再生神经中血管的生成，改善血供，为再生轴突生长及施万细胞增殖提供丰富营养；电镜下可见再生神经纤维轴浆中有大量线粒体，说明该方能促进神经元的能量代谢，从而促进坐骨神经损伤后的结构修复和功能恢复。

许多临床工作者将补阳还五汤相应的病例，探讨其对神经损伤修复和再生的作用。修忠标等对周围神经损伤患者在西医常规疗法基础上加用补阳还五汤44例，与单纯西医常规疗法治疗34例作对照，结果显示服用药物组疗效优于对照组。韩卢丽等采用补阳还五汤对56例下肢神经损伤患者治疗，随访6～36个月，总有效率达96.4%。其作用可能与其促进神经纤维的再生，加速损伤神经的修复与愈合有关。徐绍东等对急性周围神经断裂伤患者于 12 小时行手术缝合后，随机分为两组，治疗组予以补阳还五汤煎液口服，对照给予维生素 B1，经过 1 年以上随访，治疗组神经恢复总优良率明显高于对照组。修忠标等对 78 例患者随机分为两组进行治疗，证实加用补阳还五汤治疗周围神经损伤可取得满意疗效。王昭佩用补阳还五汤治疗腰椎间盘突出症髓核摘除术后下肢麻痹 85 例，结果中药组优良率达 95.3%，明显优于西药组 81.2%，也表明补阳还五汤对周围神经损伤有确实疗效。张慧法等运用该方加党参、淫羊藿治疗胫腓骨中下骨折所致腓深神经拇长肌支损伤，于 2 个月内患者的神经功能完全恢复。

综上研究动物实验研究和临床应用表明，补阳还五汤确有促进周围神经损伤再生和修复作用，但中药应用多为全身用药，副作用难以避免，亦有报道补阳还五汤的抗血清作用与水杨酸钠接近，可致术中出血，因此目前临床尚不能广泛应用。

（二）神经生长液

神经生长液（nerve growth decoction，NGD，中国专利号：ZL99120671.1）系南通医学院神经科学研究所研制。对其促进周围神经再生与修复作用研究如下。

孙永等采用大鼠坐骨神经夹伤模型，通过坐骨神经损伤后的功能恢复、神经干动作电位传导速度、组织学检测和电镜超微结构来评价 NGD 对神经再生的促进作用。结果表明，NGD 可有效地促进神经再生，有助于坐骨神经功能的恢复。进一步研究表明，其有效提取成分可以上调某些神经生长相关基因，初步解释了 NGD 促进神经生长的分子机制。

张俊芳等采用腓总神经夹伤模型大耳白兔研究 NGD 对周围神经损伤的修复作用。结果表明，NGD 显著促进膝总神经传导速度的恢复和脊髓前角运动神经元的存活，增加再生髓鞘计数。超微结构观察给药组有髓神经纤维的髓鞘形态、厚度、成熟度均优于对照组，变性纤维的数目少于对照组。

该实验室还通过体外细胞培养法，进一步观察 NGD 对神经细胞生长的促进作用。研究发现，NGD 可有效地促进大鼠背根神经节细胞的生长，使神经突起的数量和长度显著增加。NGD 可使原代培养的大脑皮质神经元对 MTT 的代谢率显著增加，并呈现出显著的剂量效应关系。本研究结果提示，NGD 可有效地促进大鼠 DRG 及大脑皮质神经元的生长，但其机制还有待于进一步研究。

以上结果显示，NGD 是一种可有效促进神经元生长的中药合剂。这些可为 NGD 用于临床有效地治疗神经损伤、促进损伤神经修复提供实验依据。

（三）复方太子参颗粒

复方太子参颗粒由著名中医骨伤科专家林如高先生治疗损伤经验方理气补血汤化裁而来，其主要成分有太子参、黄芪、川芎、党参、制首乌、当归、白芍、续断、骨碎补、炙甘草等。

汪宝军等应用大鼠坐骨神经钳夹损伤模型，研究复方太子参颗粒对周围神经损伤后再生的功效。结果表明，每日灌胃给予复方太子参颗粒后 2、4、6 周，大鼠在坐骨神经功能指数、电生理学、组织形态学等方面显著优于对照组。可见复方太子参颗粒可以促进周围神经损伤的早期修复再生和功能恢复。

（四）补气通络方

该方由黄芪、人参、当归、川芎、丹参等中药组成。

有学者研究发现，此方中各味中药，尤其是黄芪，可通过促进蛋白质合成，提高神经元的活性及其受伤后的再生能力，减少神经脱髓鞘，减少线粒体损伤，增加血浆 cAMP 含量，延长二倍体细胞的生长周期等作用促进周围神经再生。何振辉等将补气通络方灌胃和注射给予坐骨神经横断后即刻原位吻合术的大鼠，结果显示补气通络方可促进坐骨神经功能指数、增加小腿三头肌湿重和神经轴突再生数量。从功能和结构两方面证明补气通络方能促进轴突再生修复。根据以往学者的研究分析其机制可能为：①促进神经断端处神经轴突的再生和神经传导功能的恢复；②促进肌肉合成代谢，抑制肌肉萎缩的进程，促进已萎缩的肌肉恢复；③改善全身营养状态从而间接改善肌肉营养等。

（五）复方红芪

该方由红芪、赤芍、地龙、当归、川芎、淫羊囊、桃仁和红花组成，是北京市人民医院创伤骨科自拟方剂，具有益络补肾之功效。

1. 复方红芪提取液

姜保国等通过复方红芪提取液局部用药作用于大鼠损伤后坐骨神经，观察到大鼠肌功能恢复明显优于未给药的对照组，运动功能恢复优于 NGF 对照组。该学者还观察了大鼠坐骨神经损伤后腹腔注射复方红芪提取液的效果。结果显示，使用该复方大鼠的神经传导速度及脊髓前角运动神经元计数均显著恢复，其疗效与 NGF 相当。同时经体外细胞培养实验发现该复方提取液可有效促进早期神经膜细胞增殖及分化，为其作用机制提供了依据。张殿英等的研究亦发现复方红芪提取液对于周围神经损伤后的再生以及防止神经元坏死与 NGF 具有同等作用，并能更早地发挥作用，其效果优于 NGF。其良好的促神经再生作用可能是本方在周围神经损伤后，能充分发挥其扩张神经外周及内部血管作用，改善损伤神经的微循环；能增强免疫功能，提高巨噬细胞的活性，加快损伤神经变性坏死物质的清除；能促进核酸、蛋白质合成代谢，增加对神经再生物质的供给；能促进轴浆流的恢复，进而防止神经元的变性坏死及促进其早期恢复。

2. 复方红芪减方

魏光如等为了加强复方红芪的专一药效，减轻副作用，根据研究现代中药研究理论对复方红芪进行了减方（仅保留红芪、淫羊藿及地龙）研究。研究发现，给予坐骨神经钳夹损伤大鼠灌服复方红芪提取液和复方红芪减方后，有髓神经纤维数均明显好于对照组，并且两用药组之间差别无显著意义。坐骨神经功能指数虽与对照组相比无统计学差异，但两用药组之间减方组优于对照组，差异有统计学意义，提示减方后药效更为专一，与原方比无明显差异。

（六）活血康元汤

该方由川芎、红花、丹参、当归等16味中草药组成，具有通经活络、活血化瘀之功效。冯凯等在活血康元汤对周围神经损伤后的保护作用研究中发现，该方能改善大鼠坐骨神经捻挫后感觉神经传导速度（SCV）、坐骨神经功能指数（SFI），增加有髓纤维密度、髓鞘厚度和轴突的直径，由此促进神经损伤后的有髓纤维再生和感觉运动神经纤维的恢复及施万细胞的增殖，是一种有效治疗周围神经损伤的中药复方。

（七）理气补血汤

该复方包括黄芪、党参、续断、川芎等主要成分。汪宝军等用理气补血汤治疗大鼠坐骨神经钳夹损伤动物模型，结果显示理气补血汤可促进坐骨神经功能指数、复合肌肉动作电位振幅、小腿三头肌肌湿重和最大收缩力的恢复率、增加线粒体和有髓神经轴突数量，促进损伤早期的神经再生和功能恢复。

汪宝军等应用理气补血汤治疗坐骨神经钳夹损伤大鼠时发现，给药后有髓神经轴突计数、再生轴突直径、髓鞘厚度的恢复率，实验组均显著大于对照组，且实验组再生轴突中细胞器丰富，髓鞘结构成熟，神经再生情况优于对照组，证实理气补血汤可以促进周围神经损伤早期的修复再生和功能恢复。

（八）复方神肌冲剂

由党参、黄芪、当归、桃仁、红花等组成。张烽等用复方中药神肌冲剂治疗大鼠坐骨神经切断后近端双重结扎动物模型，实验结果显示该药可增加脊髓运动神经元数量和减少感觉神经元的变性程度。

张峰等对中药复方神肌冲剂对大鼠坐骨神经损伤后神经元的作用进行了研究。给予切断坐骨神经后近端双重结扎的模型大鼠复方神肌冲剂 7、14 和 28 天，分别留取 $L_{4\sim6}$ 脊髓、L_5 背根神经节进行 TUNEL 标记，结果显示其凋亡细胞数少于对照组，脊髓运动神经元存活数目多于对照组，28 天时无显著差异。表明中药组复方神肌冲剂可保护周围神经损伤后引起的神经元细胞凋亡。张氏等还研究了复方神肌冲剂对周围神经损伤后感觉神经元超微结构的影响。电镜下观察术后 7、14 和 28 天的背根神经节。结果表明，随着时间的推移，对照组的线粒体肿胀、线粒嵴、基质丢失，细胞核逐渐变小，核质稀疏，卫星细胞与神经元细胞的紧密相连分离等，而中药组接近正常结构，显示复方中药神经冲剂同样有保护周围神经损伤后感觉神经元的作用。分析其机制可能是通过促进 DNA 蛋白质合成，促进糖酵解，增加神经组织能量代谢的作用，提高神经元的活性等方面促进神经损伤后的再生与修复。尹宗生等研究还发现，该方促进大鼠坐骨神经损伤后再生与修复的作用还与其促进 NGF 的表达密切相关。

（九）黄芪桂枝五物汤

该方系张仲景首创，由黄芪、白芍、桂枝、生姜、大枣组成。具有益气和营，温阳行痹的功效，是治疗气血阻滞，营卫失和，筋脉失养的血痹症主方。神经损伤后，肢体感觉和运动功能障碍以及因神经损伤后造成的神经营养不良性改变多属创伤后气血阻滞，营卫失和，与血痹的病机十分相似。目前该方不仅应用于骨伤科，还广泛应用于内科、儿科、妇科等，尚未发现明显的副作用。聂小圃报道以该方加减治疗陈旧性左臂丛神经牵拉伤 1 例，有较好疗效。隋秀芝选用黄芪桂枝五物汤治疗周围神经损伤 5 例，其中 1 例为左臂丛神经损伤，经治疗后功能得到明显改善。张天健应用加味黄芪桂枝五物汤治疗桡神经损伤 98 例，69 例痊愈。

（十）复方中草药合剂

由党参、黄芪、丹参、生地、当归红花等组成。其中党参具有补元气，固脱生津的作用，常用于治疗劳伤虚损；黄芪亦有强化机体的作用；当归有提高全身代谢的作用。这些中草药作用于机体，促进机体新陈代谢，增强体质，有利于提高神经元活性及损伤后的再生能力。此外，当归、桃仁、红花、丹参和生地还具有活血化瘀，凉血养血的作用，与黄芪配伍作用于机体，可提高机体对创伤的恢复能力，增加受损部位的血供，有利于神经再生。方有生等用复方中草药合剂治疗大鼠坐骨神经损伤，观察到该合剂可促进坐骨神经运动诱发电位潜伏期的延迟率、增加肌湿重及肌纤维的截面积。证明该药在损伤早期有促进神经再生的作用。分析其作用有二：①党参促进蛋白质 DNA 的合成与降解，黄芪强化机体，当归提高全身代谢，整方提高了能量代谢与蛋白质的合成；②当归类活血药，增强了扭伤局部的血供，有利于神经再生。

综上所述，中药促进周围神经生长确有一定疗效，研究也取得很多成果，虽然其机制仍未阐明，但各种实验显示中药具有促进周围神经损伤后神经生长因子蛋白表达、施万细胞增殖、保护受损神经元和促进神经再生及结构重建的作用。因此中药在非手术治疗周围神经损伤方面具有广阔的应用前景。但仍有许多问题亟待解决：①中药复方是多味中药的混合，其对于参与体内代谢后的作用机制尚缺乏研究。有学者提出将血清药理学方法用于中药复方活性成分的研究，根据药物应用前后血清中成分的变化寻找中药方剂中促周围神经生长的有效化学成分。②目前复方多以全身用药为主，药物种类繁多，量大，服用不方便，作用范围广，难免有副作用，不利于推广。应充分利用现代技术对现有药方精简和提纯，研制出适宜口服或静脉的用药，方便患者接受。③研究大多集中在体实验。应拓展研究思路充分利用离体实验。离体实验具有周期短、量少，可进行大量药物活性实验的优点，今后可将二者结合起来，分析药物有效成分，开发更加简便高效、毒副作用小的中药复方，无疑应是今后研究的重要研究方向之一。此外，中药复方治疗神经损伤性疾病、神经退行性疾病已积有许多临床方药，但迄今在临床上可有效促进神经生长、防止神经退行性变的中药新药却不多见，尚不能满足临床患者的需要。中药复方虽然有其独特疗效，但其组成的标准化、有效组分的确定和提纯，以及作用机制的阐明还有很长的路要走。

在今后应充分发掘中医理论资源和中药资源，利用现代医学的研究手段，探索中药复方治疗周围神经损伤的作用机制，并不断发现和补充中药方剂新的药理作用，为临床服务。今后的研究方向应该是：①充分发掘中医的理论资源和中药资源；②确立能较好反映人类周围神经损伤的动物模型；③充分利用现代化研究技术，多靶点、多方位探索中药治疗周围神经损伤的作用机制；④进一步发现和补充中药新的药理作用；⑤将中药、电针、推拿等中医治疗方法联合应用，为今后新药开发与临床治疗提供良好的基础。

（程　琼　张　琦　陈　霞　丁　斐）

参考文献

陈文，谭敏，梁立安等．2006．艾灸足三里、悬钟对缺血性中风脑血管功能的影响及其临床意义．中国针灸，26(3)：161～165

陈晓锋，巩文娟．2007．三七治疗脑出血的研究进展．中西医结合心脑血管病杂志，5(11)：1107～1108

陈旭东，钟小明，陈东丽等．2008．当归对宫内缺氧新生大鼠神经干细胞增殖的影响．时珍国医国药，19(2)：322～323

崔荣太，蒲传强，刘洁晓等．2008．人参皂苷 Rg1 对大鼠脑源性神经干细胞分化作用的实验研究．中国神经精神疾病杂志，34(2)：109～111

党杰，任学通．2007．中医药治疗脊髓损伤实验研究进展．中医药导报，13(10)：85～87

丁英，曾园山，张伟等．2004．不同浓度的银杏内酯 B 对培养的神经干细胞分化的影响．解剖学报，35(5)：484～488

董晓先，冷水龙，刘金保．2006．黄芪诱导大鼠骨髓间充质干细胞分化为神经样细胞的基因表达谱．中国临床康复，10(21)：1～3

樊兴娟，柯开富，姜正林等．2006．人参皂苷单体对大鼠局灶性脑缺血再灌注的神经保护研究．中华医学杂志，86(29)：2071～2074

樊永平，胡磷媛，周纤等．2008．β-七叶皂甙钠对脑出血后脑水肿患者的干预作用．中华中医药杂志，23(4)：353～357

高维滨．1996．神经病中西医治疗学．北京：中国中医药出版社

何晶，丁文龙，李锋，王文进等．2008．人参环氧炔醇对体外培养施万细胞表达神经营养因子的影响及可能机制的研究．解剖学报，39(1)：64～69

何立．2007. 当归对神经和免疫系统作用的研究现状与展望．时珍国医国药，18(9)：2282～2284
雷载权，陈松育，高学敏．2000. 中药学．上海：上海科学技术出版社
李冬梅，潘鑫鑫，马建华．2004. 人参皂甙单体 Rg1 对大鼠实验性局灶性脑缺血损伤的保护作用．中国临床医学杂志．6(6)：1～3
李洪敬，吕德成，张卫国等．2005. 川芎嗪对预防犬急性脊髓损伤神经保护作用的实验研究．实用手外科杂志，19(2)：87～89
李立军，路来金，陈雷等．2004. 鹿茸多肽促进大鼠坐骨神经再生的实验研究．辽宁中医杂志，31(4)：343～344
李文超，付光明，何振辉．2002. 中医药治疗脊髓损伤研究进展．中医正骨，14(11)：55～57
李振华，冷向阳，高忠礼．2008. 鹿茸多肽对脊髓损伤保护作用的实验研究．中国骨伤，21(4)：285～286
林浩东，王欢，陈德松等．2006. 银杏酮酯对大鼠坐骨神经损伤后神经生长因子基因表达的影响．中华手外科杂志，22(5)：305～307
刘兵荣，丁新生，张勇等．2007. 大鼠脑出血后核因子-κB 的表达及黄芪多糖的干预作用．中国神经免疫学和神经病学杂志，14(3)：160～164
刘兵荣，肖瑾，丁新生．2007. 黄芪多糖对脑出血大鼠脑组织含铁血红素氧合酶-1 蛋白表达及含水量、超微结构的影响. 临床神经病学杂志，20(5)：349～352
刘群，朱辉，范佳等．2004. 脑出血早期应用三七总皂甙治疗的临床观察．中风与神经疾病杂志，21(2)：144～146
刘悦，凌方明，蔡高宁．2004. 头部电针治疗缺血性中风的效应差异．中国针灸，24(8)：562～564
吕少杰．2004. 神经疾病针灸疗法．第 2 版．北京：人民卫生出版社
纳鑫，汪雪兰，皮荣标．2008. 川芎嗪对中枢神经系统的药理作用及其机制的研究进展．中药新药与临床药理，19(1)：77～80
彭昊，张忠礼．2005. 银杏叶提取物对实验性脊髓损伤的保护作用．中国临床康复，9(2)：134～136
曲友直，赵燕玲，高国栋．2007. 黄芪对脑缺血再灌注后神经细胞凋亡及 JUN 蛋白表达的影响．中国中医急症，16(6)：701～702
任宪盛，冷向阳，杨有庚等．2006. 黄芪对大鼠实验性脊髓损伤的神经保护作用．中国临床康复，10(7)：31～33
桑秋凌，魏壮，许则民等．2008. 黄芪多糖对大鼠损伤坐骨神经再生的作用研究．时珍国医国药，19(4)：851～853
沈洪妹，姜正林，顾晓松．2006. 人参皂甙 Rb3 对大鼠海马神经细胞谷氨酸损伤作用及相关机制的研究．中国应用生理学杂志，22(1)：31～34
司银楚，李巾伟，张丽娟等．2008. 三七总皂苷促进脑出血后侧脑室室管膜下神经干细胞的增殖和分化．中国组织工程研究与临床康复，12(8)：1414～1417
孙海燕，贾连顺，陈宣维等．2004. 川芎嗪对大鼠脊髓损伤后神经功能恢复作用的研究．颈腰痛杂志，25(6)：395～398
汤欣，陈益人，周松林等．2008. 神经再生素促大鼠海马神经元生长的研究．解剖学报，39(1)：7～11
童培建．2008. 古今中医骨伤病辨治精要．北京：人民军医出版社
王克利，路来金，宫旭等．2006. 鹿茸多肽-PLGA 复合膜促进大鼠周围神经再生．吉林大学学报(医学版)，32(2)：199～202
王明新，汪茜，姚共和．2004. 中医对脊髓损伤病机的认识．湖南中医导报，10(6)：7～8
王莎莉，李英博，王亚平等．2007. 人参总皂苷对人胚胎神经干细胞增殖及定向诱导为多巴胺能神经元的影响．中国中药杂志，32(13)：1310～1313
王新华．1995. 中医学基础．上海：上海科学技术出版社
王新生，崔慧先 马海东等．2007. 黄芪诱导骨髓间充质干细胞向神经干细胞分化．解剖学杂志，30(5)：534～537
王永炎．1997. 中医内科学．上海：上海科学技术出版社
王泽剑，陈红专，陆阳．2005. 人参炔醇对神经细胞的营养和保护作用．中国药学杂志，40(14)：1073～1076
韦登明，黄光照，张益鹄等．2004. 雷公藤内酯醇对大鼠脑局灶性缺血再灌注后脑神经细胞凋亡的影响．中国中药杂志，29(11)：1089～1092
韦贵康，陈锋，韦坚等．2001. 中药"脊髓康"内服治疗脊髓型颈椎病 32 例临床观察与实验研究，4(4)：86
翁梁，周秋丽，王丽娟等．2002. 鹿茸多肽促进表皮和成纤维细胞增殖及皮肤创伤愈合．吉林大学学报(医学版)，28(5)：817～820
吴兰香，孙长凯，张玉梅等．2007. 银杏叶提取物神经保护作用中 Snk-SPAR 途径机制探讨．神经解剖学杂志，23(2)：

199～204
武冰峰，杨娟，谢红等．2008. 党参多糖对神经干细胞硫代硫酸钠损伤的保护作用．时珍国医国药，19(2)：280～281
肖虹，肖荣华．2006. 黄芪注射液治疗急性脑出血．中国康复，21(3)：191
辛杰，张忠礼，张培良等．2007. 银杏叶提取物对实验性脊髓损伤后诱导型一氧化氮合成酶表达的影响．中国矫形外科杂志，15(22)：1735～1737
许东，胡治平，秦毅等．2008. 黄芪注射液对脑出血大鼠细胞凋亡影响的研究．临床神经病学杂志，21(1)：37～40
薛锋，顾玉东，陈德松．2002. 银杏叶提取物对周围神经损伤后运动神经元的保护作用．中华手外科杂志，18(1)：46～48
严铭铭，曲晓波，钟英杰等．2007. 梅花鹿鹿茸中促进海马神经细胞增殖蛋白的分离纯化．中草药，38(8)：1163～1167
杨斌，刘昌云，车春晖等．2005. 银杏内酯对大鼠局灶脑缺血再灌注后神经功能缺失评分、脑梗死体积及皮质神经元凋亡的影响．中国临床康复，9(13)：120～122
余鸿，程基焱，杨小红等．2005. 鼠胚神经干细胞增殖对缺氧的反应及当归的保护作用．中国临床康复，9(27)：20～23
郁伟，闰峻，张艳梅．2007. 人参皂苷 Rg1 诱导骨髓间充质干细胞分化为神经样细胞的作用．中风与神经疾病杂志，24(3)：282～285
曾建中，王鹏．2008. β-七叶皂甙钠治疗脑出血疗效观察．脑与神经疾病杂志，16(3)：188～190
张烽，冯炜炜，周海涛．2007. 银杏叶提取物对大鼠急性脊髓损伤后神经功能恢复的作用及其机制．中国脊柱脊髓杂志，17(9)：675～680
张建飞，王长松，晋光荣等．2007. 葛根素对大鼠脑出血后脑水肿、C3 和 C9 的影响．甘肃中医，20(4)：46～49
张京．2004. 大剂量黄芪注射液治疗缺血性脑卒中临床分析．中西医结合心脑血管病杂志，2(4)：205～207
张壮，闫彦芳，韦颖等．2005. 党参总皂苷抗缺氧缺糖再给氧诱导大鼠皮质神经细胞凋亡的作用．中国临床康复，9(1)：131～133
赵永华，罗小星，刘煜德．2007. 川芎嗪与外源性β-神经生长因子对缺氧大鼠海马神经元活性影响的研究．中国中西医结合急救杂志，14(3)：142～144
赵玉鑫，王洪，袁文旗等．2006. 川芎嗪对大鼠脊髓损伤后诱导型一氧化氮合酶表达及细胞凋亡的影响．中国临床康复，10(15)：59～61
郑婵娟，廖维靖，杨万同等．2005. 当归注射液对大鼠脑缺血再灌注损伤后 VEGF 表达的影响．中国康复理论与实践，11(12)：973～974
周琴，廖维靖，杨万同等．2006. 阿魏酸钠促进局灶性脑缺血再灌注后神经功能恢复和血管生成作用的研究．中国康复医学杂志，21(3)：200～203
周永红，刘伟，王新陆．2004. 中药促进中枢神经再生的研究思路和方法．山东中医药大学学报，28(6)：410～412
朱丹雁，张翔南，杜悦等．2007. 淫羊藿素诱导小鼠胚胎干细胞体外定向分化为神经细胞．浙江大学学报（医学版），36(3)：217～223
Ao Q，Sun XH，Wang AJ，et al. 2006. Protective effects of extract of Ginkgo biloba (EGb761) on nerve cells after spinal cord injury in rats. Spinal Cord，44(11)：662～667
Barinaga M. 1996. Forging a path to cell death. Science，9：7351
Chen X，Liu J，Gu X，et al. 2008. Salidroside attenuates glutamate-induced apoptotic cell death in primary cultured hippocampal neurons of rats. Brain Res，1238：189～198
Ding F，Cheng Q，Gu X. 2008. The repair effects of Achyranthes bidentata extract on the crushed common peroneal nerve of rabbits. Fitoterapia，79(3)：161～167
Ding F，Qiang L，Liu M，et al. 2004. Effect of nerve regeneration factor on differentiation of PC12 cells and its signaling pathway. Prog Nat Sci，14(11)：971～974
Hsiao G，Chen YC，Lin JH，et al. 2006. Inhibitory mechanisms of tetramathylpyrazine in middle cerebral artery occlusion (MCAO)-induced focal cerebral ischemia in rats. Planta Med，72(5)：411～417
Ji YC，Kim YB，Park SW，et al，2005. Neuroprotective effect of ginseng total saponins in experimental traumatic brain injury. J Korean Med Sci，20(2)：291～296
Kang SY，Lee KY，Sung SH，et al. 2005. Four new neuroprotective dihydropyrano- coumarins from Angelica gigas. J Nat Prod，68(1)：56～59

Kao TK, Qu YE, Kuo JS, et al. 2006. Neuroprotection by tetramathylpyrazine against ischemia brain injury in rats. Neurochem Int, 48(3):166~176

Kiewert C, Kumar V, Hildmann O, et al. 2007. Role of GABAergic antagonism in the neuroprotective effects of bilobalide. Brain Res, 1128(1):70~78

Kim S, Ahn K, Oh TH, et al. 2002. Inhibitory effect of ginsenosides on NMDA receptor-mediated signals in rat hippocampal neurons. Biochem Biophys Res Commun, 296:247~254

Kim S, Nah SY, Rhim H. 2008. Neuroprotective effects of ginseng saponins against L-type Ca^{2+} channel-mediated cell death in rat cortical neurons. Biochem Biophys Res Commun. 365(3):399~405

Kuang X, Yao Y, Du JR, et al. 2006. Neuroprotective role of Z-ligustilide against forebrain ischemic injury in ICR mice. Brain Res, 1102(1):145~153

Li FQ, Cheng XX, Liang XB, et al. 2003. Neurotrophic and neuroprotective effects of tripchlorolide, an extract of Chinese herb Tripterygium wilfordii Hook F, on dopaminergic neurons. Exp Neurol, 179(1):28~37

Liao B, Newmark H, Zhou R. 2002. Neuroprotective effects of ginseng total saponin and ginsenosides Rb1 and Rg1 on spinal cord neurons in vitro. Exp Neurol, 173(2):224~234

Mostardini C, Vicenzini E, Altieri M, et al. 2000. Neuroprotection and stroke. Cerebrovasc Dis, 10(suppl 4): 21~23

Oztürk G, Anlar O, Erdoğan E, et al. 2004. The effect of Ginkgo extract EGb761 in cisplatin-induced peripheral neuropathy in mice. Toxicol Appl Pharmacol, 196(1):169~175

Paganelli RA, Benetoli A, Milani H. 2006. Sustained neuroprotection and facilitation of behavioral recovery by the Ginkgo biloba extract, EGb761, after transient forebrain ischemia in rats. Behav Brain Res, 174(1):70~77

Rhim H, Kim H, Lee KY, et al. 2002. Ginseng and ginsenosides Rg3, a newly identified active ingredient of ginseng, modulate Ca^{2+} channel currents in rat sensory neurons. Eur J Pharmacol, 436:151~158

Shah ZA, Gilani RA, Sharma P, et al. 2005. Cerebroprotective effect of Korean ginseng tea against global and focal models of ischemia in rats. J Ethnopharmacol, 101(1~3):299~307

Yoshikawa T, Akiyoshi Y, Susumu T, et al. 2008. Ginsenoside Rb1 reduces neurodegeneration in the peri-infarct area of a thromboembolic stroke model in non-human primates. J Pharmacol Sci, 107(1):32~40

Yu S, Liu M, Gu X, et al. 2008. Neuroprotective Effects of Salidroside in the PC12 Cell Model Exposed to Hypoglycemia and Serum Limitation. Cell Mol Neurobiol, 28(8): 1067~1078

Zhang Q, Liu M, Zhou MM, et al. 2006 Nerve regeneration factor promotes nerve regeneration in rat. Prog Nat Sci, 16(12):1281~1287

第 7 章　失神经肌萎缩及其保护

周围神经与其靶器官一骨骼肌之间存在着相互营养的联系。骨骼肌不仅可以为相应的神经元提供营养因子，神经元也可以为相应的骨骼肌细胞提供营养因子。周围神经与骨骼肌之间的连续若发生中断，则相应的神经细胞会发生不同程度的变性，相应的靶肌则会发生不同程度的萎缩、纤维化。由于神经细胞是体内高度分化的细胞，也是有丝分裂后细胞的一种，即这种细胞一旦形成就会失去分裂能力。因此神经再生的速度非常缓慢(1mm/d)，再生轴突再支配靶肌肉需要相当长的时间，往往在靶肌肉还没获得神经再支配时，靶肌肉就已经发生不可逆性萎缩，致使靶肌功能丧失。所以，往往对有关失神经肌萎缩的防治以及保护环节主要包括对神经元胞体的保护、轴突再生和保护效应器的功能。

第 1 节　肌的结构与功能

肌组织(muscle tissue)主要由肌细胞、血管、神经以及少量的结缔组织组成。肌细胞呈长纤维形，因此肌细胞又称肌纤维(muscle fiber)。肌细胞的膜又称为肌膜(sarcolemma)，细胞质又称为肌浆(sarcoplasm)，肌浆中含有许多肌丝，其在肌细胞内的排列与细胞长轴相平行，肌丝对肌纤维的舒缩起重要作用。按照结构和功能的特点分类，肌组织可以分为骨骼肌、心肌和平滑肌。本章主要讨论骨骼肌的结构与功能。骨骼肌在人体分布极为广泛，约占体重的 40%。每块骨骼肌都由中间的肌腹(muscle belly)和两端的肌腱(tendon)构成。肌腹主要由肌纤维组成，色红、柔软，具有一定的收缩和舒张功能；肌腱主要由平行致密的胶原纤维构成，色白、强韧而无收缩功能，附着于骨骼。每一块骨骼肌都有丰富的血管、淋巴管和神经分布，所以每块肌肉都可以看成一个器官。骨骼肌在神经系统的调节支配下可以完成各种运动、动作，维持身体姿势。

一、骨骼肌的结构

骨骼肌由许多具有较强收缩能力的肌纤维所组成，这些肌纤维表面通常会覆盖一层结缔组织，这些结缔组织又被称为肌内膜(endomysium)，肌内膜内含有丰富的毛细血管；多条肌纤维组合在一起便构成了一个肌束(muscle bundle 或 fasciculus)，覆盖在肌束表面的结缔组织称为肌束膜(perimysium)；每块肌肉可以由不同数量的肌束组成，再由一层称为肌外膜(epimysium)的致密结缔组织膜所覆盖和维系，其内含有血管和神经。这些结缔组织膜对肌组织起到支持、连接、营养和保护的作用，同时对单条肌纤维的活动，乃至肌束和整块肌肉的活动也起到调节作用。

(一) 骨骼肌纤维的结构

骨骼肌纤维呈长纤维形，长 1～40mm，直径 10～100μm。肌纤维内含有多个细胞核甚至几百个细胞核；位于基膜下方，核呈扁椭圆形，异染色质较少，染色较浅。骨骼肌缺血损伤实验中，在光镜下观察到组织结构改变的同时，电子显微镜下就可以观察到凋亡小体，但在同一肌细胞内凋亡小体附近的肌细胞核结构依然完好，这种现象表明肌细胞内的每一个核都相对独立的执行着某种功能,但是它们之间的相互作用机理尚不明确。对于骨骼肌细胞(多核细胞)每一个细胞核的基因调控的研究已成为目前研究的热点。肌浆内含有大量肌原纤维,与肌纤维的长轴呈平行排列,将肌纤维横切,可以发现肌原纤维呈点状排列,聚集为许多小区,这些小区又称之为孔海姆区(Cohnheim field)。在肌原纤维之间还存在大量的线粒体、糖原以及少量脂滴,肌浆内还含有大量有运输氧和储氧功能的肌红蛋白。在基膜和肌纤维之间存在一种扁平突起的细胞,称为肌卫星细胞(muscle satellite cell)。当肌纤维受到损伤后,该细胞可分化为成熟的肌纤维。

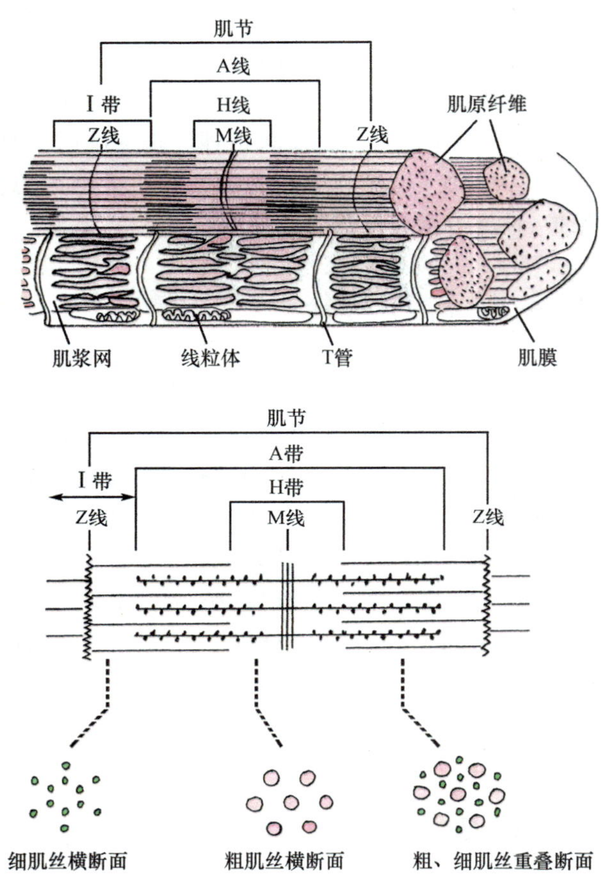

图 7-1 骨骼肌细胞的肌原纤维和肌管系统

1. 肌原纤维

骨骼肌肌原纤维(myofibril)的直径为 1～2μm,在每条肌原纤维上都有明暗交替存在的横纹(cross striation)。横纹由明带和暗带组成,明带(light band)又称 I 带,在肌肉安静时较长,长度可变,并且在一定范围内可因肌肉所随着牵引力的增加而变长;暗带(dark band)又称 A 带,不论肌肉静止还是被牵拉,长度比较固定,都保持在 1.5μm。在电镜下可以发现在暗带中央存在一段相对透明的区域,此区域称之为 H 带,而且在 H 带的中央还存在一条横向的暗线,称之为 M 线。在明带中央也存在一条横向的暗线,称之为 Z 线。位于两条相邻 Z 线之间的一段肌原纤维称之为肌节(sarcomere)(图 7-1)。每个肌节的成分为 1/2 I 带、A 带、1/2 I 带。肌节的长度在不同情况下可变动于 1.5～3.5μm 之间,它是骨骼肌收缩的基本结构单位。许多肌节连续排列就构成肌原纤维。

肌原纤维是由上千有规律地平行排列的粗、细两种肌丝组成,粗肌丝和细肌丝有规律地排布从而形成明带和暗带。粗肌丝(thick filament)的直径约为 15nm,其长度与暗带的长度相同,中央借 M 线固定,两端游离。细肌丝(thin filathent)的直径约为 5nm,长度约为 1μm,一端固定在 Z 线上,另一端游离,若肌节总长度小于 3.5nm,则另一端将会有部分要伸入粗肌丝之间,与粗肌丝形成交错、重叠的状态;若由两侧 Z 线伸入暗带的细肌丝未能相遇,而隔有一段距离,这一段距离就形成了 H 带。当肌肉收到张力被拉长时,肌节长度会增大,细肌丝则会由暗带重叠区被拉出,从而使明带长度增大,H 带也相应地增大。因此,A 带中央的 H 带内只有粗肌丝,在 I 带内只有细肌丝,在 H 带两侧的 A 带内既含有粗肌丝又含有细肌丝;因而在此处的横切面上一条粗肌丝周围可见 6 条细肌丝,一条细肌丝周围可见 3 条粗肌丝。

粗肌丝由众多肌球蛋白分子有序排列构成。肌球蛋白分子结构分为头和杆两部分，形如豆芽，头部像两个豆瓣，杆部如同豆茎。头和杆连接处类似关节，可以屈动。肌球蛋白在M线两侧对称排列，杆部均朝向M线，头部均朝向粗肌丝的两端并露出表面，被称之为横桥(cross bridge)。肌球蛋白头部是一种ATP酶，能与ATP结合。当肌球蛋白分子头部与肌动蛋白接触即可激活ATP酶，释放能量，驱使横桥发生屈伸运动。所以横桥被认为是真正产生收缩力量的所在。

细肌丝由肌动蛋白、原肌球蛋白和肌钙蛋白组成。肌动蛋白(actin)分子单体呈球形，许多肌动蛋白单体相互连接形成串珠状的纤维形，两条纤维形的肌动蛋白又相互缠绕形成双股螺旋链样的肌动蛋白。每个肌动蛋白单体上都存在一个可以与肌球蛋白头部相结合的位点。原肌球蛋白和肌钙蛋白属于调节蛋白，调节肌肉收缩。原肌球蛋白(tropomyosin)由较短的双股螺旋多肽链组成，首尾相连，嵌于肌动蛋白双股螺旋链的浅沟内。肌钙蛋白(troponin)由TnI和TnC、TnT 3个亚单位组成。TnI可以抑制肌动蛋白和肌球蛋白的相互作用，TnC可以与Ca^{2+}相结合，肌钙蛋白借TnT而附于原肌球蛋白分子上。

2. 横小管

肌膜向肌质内凹陷可以形成许多小管网，这些小管网广泛分布于肌原纤维之间，其走行方向与肌原纤维长轴垂直，故又称为横小管(transverse tubule，或称T小管)。横小管相互交通，管腔通过肌膜凹入处的小孔与细胞外液相通。哺乳动物与人的横小管位于肌原纤维的A带与I带交界处，同一水平的横小管环绕在每条肌原纤维的周围。横小管的功能通常是将肌细胞兴奋时出现在细胞膜上的电变化沿横小管膜传递给所有的肌原纤维。

3. 肌质网

肌质网(sarcoplasmic reticulum)相当于其他细胞的内质网，但没有核糖体，它是由薄膜构成的复杂管状系统，位于横小管之间，纵行包绕在每条肌原纤维周围，称肌小管(sarcotubules)，亦称纵小管(longitudinal tubule)。覆盖在A带上的肌小管沿肌原纤维的长轴纵行排列，在H带排列的肌小管彼此分支吻合，形成不规则的网状肌小管。在A带和I带的交界处，纵行排列的肌小管汇合成单条横向膨大的肌小管，称终池(terminal cisternae)。它使纵小管以较大的面积和横小管相靠近。终池之间则是相互吻合的纵行小管网。每条横小管与其两侧的终池共同组成骨骼肌三联体(triad)。有研究发现，横小管和纵小管中间存在间隙，此间隙的存在使得横小管膜和纵小管膜在三联体结构处不直接接触，即横小管和纵小管的管道内腔并不直接沟通。肌质网的膜上有丰富的钙泵，用以调节肌质中钙离子的浓度。肌肉安静时细胞内约有90%以上Ca^{2+}储存于终池中，细胞兴奋过后肌质网膜上的钙泵将肌质中的Ca^{2+}逆浓度递度转运回终池加以储存。终池和肌浆网的作用主要是通过对钙离子的储存、释放和再积聚，从而达到影响肌节的收缩和舒张活动；三联体结构的主要作用就是将肌细胞膜的电变化和细胞内的收缩过程衔接起来。

（二）骨骼肌的血管和神经

骨骼肌的血液供应 肌组织内含有丰富的血管和微血管，因此代谢非常旺盛。动脉和静脉沿着结缔组织进入肌肉，然后会在肌内膜中不断分支形成更细小的血管和微血管，形成一个非常庞大的毛细血管网，从而使得每个肌纤维都能够得到充足的养分，及时把有害的废物如二氧化碳等排出肌细胞之外。Ingjer等研究发现，经常参与体育锻炼的每条肌纤维可以有5至7条微血管环绕着，而习惯坐着不动的人平均每条肌纤维只有3至4条微血管环绕着。为了适应剧烈运动时肌肉所需的血液供应，人体还会作出一些其他改变包括：①

活跃肌肉交替地收缩及放松，周期性地对血管进行挤压，加速血液回流心脏，也就加快了血液重新供应到肌肉的速度；②减少血液供应到身体非活跃部位（如内脏、肾、皮肤），另一方面却增加血液供应到运动的肌肉组织，以调节血流量。

骨骼肌的神经支配 与血管一起进入肌肉的还有神经纤维，当中包括了运动神经纤维和感觉神经纤维。这些神经纤维在结缔组织内不断分支，最终分布于每条肌纤维上。中枢神经系统的信号传导到运动神经纤维，便会引起肌肉收缩。每一独立的运动神经纤维和所有受其支配的肌纤维被统称为一个运动单位（motor unit），而运动单位也是骨骼肌的基本运作单位。每一个运动神经纤维所支配的肌纤维数量与肌肉工作时要达到的精确度和协调性有关，与肌肉本身的大小关系不大。负责细致和精密工作的肌肉，每一个运动单内常含有多个肌纤维群；而专责粗重工作的肌肉，每一个运动单位内就含有成百上千个肌纤维群。肌肉内约有 60%为运动神经纤维，余下来的 40%为感觉神经纤维，主要是把痛楚以及来自身体各部位的信息传达到中枢神经系统。

二、骨骼肌的分型

所有骨骼肌运动单位有着相似的工作原理，但在运动单位的代谢和工作能力上并非完全一样。因此，按照骨骼肌的形态、结构、功能和代谢特征，骨骼肌纤维可以分为慢肌纤维（slow-twitch fibers）和快肌纤维（fast-twitch fibers）两大类。慢肌纤维适宜在有氧条件下工作，亦称作红肌纤维或Ⅰ型纤维；快肌纤维适宜在无氧条件下工作，亦称作白肌纤维或Ⅱ型纤维，Ⅱ型纤维又可以分为ⅡA、ⅡB 和ⅡC 三类。其中，ⅡC 型纤维被认为是一种未分化的较原始的肌纤维，而且含量极少。人类骨骼肌均由不同类型的肌纤维混合而成，各类肌纤维的分布是混杂的，但受同一运动神经纤维支配的所有肌纤维都具有相同的类型。

（一）快肌纤维

人体骨骼肌中的快肌纤维以ⅡA、ⅡB 型纤维为主。ⅡB 型纤维较粗，含肌原纤维较多，线粒体及肌红蛋白较少，支配它的运动神经较大，周围毛细血管较少，色白，所以又称白肌，其氧化酶活性较低，糖酵解酶活性较高，所以ⅡB 型纤维有氧代谢能力低，无氧酵解产生 ATP 的能力强，因此ⅡB 型纤维亦称快肌糖酵解型，可以在无氧条件下短时间内快速产生大量能量，但是持续时间较短，易疲劳，是典型的快肌。快肌纤维之所以能产生强而有力的输出，是因为其有较高的磷酸肌酸（PC）和糖原，而且与其相关的 ATP 酶活性亦较高。快肌纤维这种代谢特征和收缩能力使快肌纤维会倾向被征用于短时间而强度大的活动，如跳、急跑、举重等以速度和爆发力为主的活动。ⅡA 型纤维的形态与ⅡB 型纤维相似，但是线粒体、肌红蛋白的含量较多，周围毛细血管丰富，氧化酶活性较高，收缩速度快，不易疲劳，属于快肌氧化型。

（二）慢肌纤维

慢肌纤维亦即Ⅰ型肌纤维，较细，含肌原纤维较少，肌红蛋白和线粒体的含量较高，支配它的运动神经较小，周围毛细血管丰富，呈红色，故又称红肌，氧化酶活性较高，糖酵解酶活性较低，收缩速度慢，产生的力量小。由于较细小的运动神经的刺激阈值较低，所以慢肌纤维会较先被征用于活动之中，主要负责低强度的活动；慢肌纤维有氧氧化产生 ATP 的能力强，所以慢肌纤维有很强的抗疲劳性，适合于长时间有氧运动，如走或慢跑等；因其具有抗疲劳性，在以维持姿势为主的肌肉中，慢肌纤维的作用占主导地位。

人体骨骼肌主要由Ⅰ型、ⅡB型和ⅡA型三种肌纤维组成，他们在肌肉中所占的比例主要依赖该肌肉平时的作用。如维持姿势的颈部肌肉、背部肌肉当中含有高比例的Ⅰ型肌纤维；双肩和双臂部肌肉平时不断的、间隙性的活动，而且还可以产生很大的力量，这些肌肉当中就含有高比例的ⅡB型肌纤维。虽然大部分肌肉都是由这三型肌纤维组成，但是一个运动单位内的所有肌纤维都是同一型的。另外，同一肌肉内不同型的肌纤维都有各自的收缩特征。一般的情况下，当执行某一任务需要一个轻微的收缩，则Ⅰ型肌纤维会首先被其运动单位激活；对于中等强度的收缩，Ⅰ型和ⅡA型肌纤维会一同运作；若需要更高强度的收缩活动，则ⅡB型肌纤维也会很快地加入工作的行列。

（三）快和慢肌纤维的分布

Vogler等研究发现早期胎儿躯干及四肢的肌肉主要是由原始的、未分化的ⅡC型肌纤维组成，随后逐渐分化为Ⅰ型、ⅡA型及ⅡB型肌纤维。各种肌纤维的成熟速率不一样，Ⅰ型肌纤维在出生前发展比较慢，ⅡA及ⅡB型肌纤维在出生前发展比较快。在出生后，慢肌纤维发展速度非常快，满一岁后，超过50%的肌纤维是都属于慢肌类型，慢肌纤维数目的激增对保持身体姿势、运动和耐力非常重要。到成年时，人体肌肉内不同类型肌纤维的比例也有很大差异。比如，小腿比目鱼肌（soleus）中的慢肌纤维成分就比其他腿部肌肉多25%～40%，而三头肌（triceps）中的快肌纤维成分则比其他手部肌肉多10%～30%。一般来说，大部分肌肉内所含快慢肌纤维比例相似。总之，不论在不同的人体的同一块肌肉，在同一个人的不同肌肉，还是在同一块肌肉的不同区域，快慢肌纤维的分布都有所不同。

三、骨骼肌的功能

肌纤维通过收缩、舒张活动来调节人体各种形式的运动。每个肌纤维都是一个独立的功能和结构单位，一个肌纤维有时可接受多个运动神经末梢的支配，只有神经冲动经神经-肌肉接头传来时，骨骼肌纤维才能进行收缩活动。

（一）神经-肌接头的功能结构

支配骨骼肌的神经纤维不断分支，在神经-肌接头处失去髓鞘，以裸露的神经末梢嵌入到肌细胞膜上，在此处形成终板。在电镜下，靠近肌细胞膜的轴突末梢膜称为接头前膜，也称突触前膜，而与接头前膜相对应的那部分肌细胞膜则称为接头后膜，或称突触后膜，又称终板膜（图7-2）。突触前膜和突触后膜之间存在着一定的间隙，此间隙被称为突触间隙，突触间隙内充满着细胞外液，其中含有成分不明的基质。有时突触后膜还规律性地向细胞内凹陷形成许多皱襞，形成终板皱褶，以扩大其面积。突触后膜上有能与乙酰胆碱发生特异性结合的化学门控通道，该通道对电刺激不敏感；在终板皱褶处含有大量的能分解乙酰胆碱的胆碱酯酶。在轴突末梢的轴质中，有许多线粒体和大量无特殊结构的囊泡，囊泡内含有乙酰胆碱，此乙酰胆碱首先在轴浆中合成，然后储存在囊泡内。神经末梢未被刺激时，只有少数囊泡随机被释放，这些少量囊泡不会对肌细胞产生

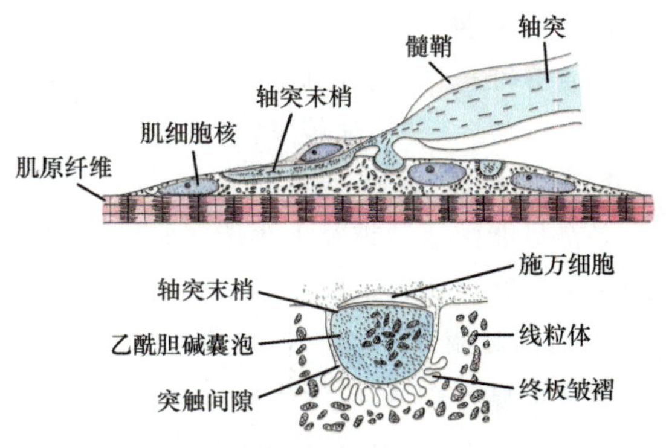

图7-2　神经-肌接头处的超微结构示意图

明显的影响。一旦神经末梢被神经冲动刺激，则神经末梢在动作电位去极化的作用下可引起突触前膜上特有的 Ca^{2+} 通道开放，Ca^{2+} 则顺着浓度梯度由细胞外液进入轴突末梢，使大量囊泡向突触前膜内侧面靠近，并与突触前膜融合，通过胞吐作用，以囊泡为单位"倾囊"释放，被称为量子式释放。据测算，一次动作电位到达运动神经末梢，能使 200～300 个囊泡释放，约有 10^7 个乙酰胆碱分子被释放进入突触间隙。Ca^{2+} 进入轴突末梢内的量，决定着囊泡的释放量，细胞外液中低浓度的 Ca^{2+} 或(和)高浓度的 Mg^{2+}，都会阻碍乙酰胆碱的释放，从而影响神经-肌肉接头的正常功能。

当乙酰胆碱经过突触间隙到达突触后膜表面时，立即同膜上化学门控通道的结合位点相结合。通道与乙酰胆碱结合后，分子构象随即发生变化而使通道开放，允许 Na^+、K^+ 以及少量 Ca^{2+} 同时通过，出现 Na^+ 内流和 K^+ 外流，从而减小了突触后膜原有的静息电位，逐渐向零电位靠近，最终出现膜的去极化效应，这一电位变化称之为终板电位(end-plate potential, EPP)。EPP 的出现要比神经冲动到达突触前膜晚 0.5～1ms。EPP 是一种局部兴奋，没有"全或无"现象，神经末梢释放的乙酰胆碱的量决定其电位的大小；没有不应期，可表现总和现象，我们平时记录到的 EPP 就是多数微终板电位(miniature end-plate potential, MEPP)的总和，MEPP 是指由个别囊泡自发释放从而在终板膜上引起的微小电位变化；EPP 通常以电紧张性扩布的形式影响其邻近的肌细胞膜，使后其发生除极，当除极达到肌膜的阈电位时，则会产生一次向整个肌细胞膜作"全或无"式传导的动作电位，并通过"兴奋-收缩耦联"机制，最终引起肌细胞出现一次机械收缩。

正常情况下，一次神经冲动所引起的乙酰胆碱的释放量，以及这些乙酰胆碱所引起的终板电位大约是引起肌细胞膜动作电位所需阈值的 3～4 倍，因此每有一次神经冲动到达末梢，都能较为准确地使肌细胞兴奋、产生一次机械收缩。这种情形的维持还要靠分布在突触间隙和突触后膜上的胆碱酯酶能够迅速清除每一次神经冲动所释放的乙酰胆碱，否则终板膜持续去极化，并影响下一次神经冲动的效应。胆碱酯酶可以在 2.0ms 内彻底清除一次神经冲动所释放的乙酰胆碱量。许多药物可以作用于神经-肌肉接头传递过程的各个阶段。如新斯的明和有机磷农药可有选择性地抑制胆碱酯酶的活性，引起乙酰胆碱在肌肉接头处和其他部位大量积聚，使终板膜持续去极化，从而引起多种中毒症状；α-银环蛇毒和美洲箭毒可以同终板膜上的乙酰胆碱受体亚单位结合，竞争性抑制乙酰胆碱的功能，从而阻断神经-肌肉接头传递，使肌肉失去收缩能力。

(二) 神经-肌接头的兴奋传递特点

1. 化学传递

神经纤维与骨骼肌细胞之间的信息传递，是通过神经末梢释放乙酰胆碱这种化学物质进行的，所以是一种化学传递。

2. 单向传递

兴奋只能由运动神经末梢传向肌肉，而不能作相反方向的传递。这是由神经-肌接头的功能性结构特点所决定的。

3. 时间延搁

兴奋通过神经-肌接头传递过程，包括乙酰胆碱的释放、扩散以及与后膜上通道蛋白质分子的结合等，均需花费时间，此过程至少需要 0.5～1.0ms，比兴奋在同一细胞上传导同样距离的时间要长得多。

4. 易受内环境因素变化的影响

递质的释放与扩散都是在突触间隙内进行的,同时突触间隙与细胞外液相通,递质与突触后膜上通道的结合也暴露于突触间隙。因此突触传递过程很容易受内环境理化因素改变的影响,如细胞外液的 pH、温度、药物和细菌毒素等的影响。

(三) 影响神经-肌接头兴奋传递的因素

由于神经-肌接头处的兴奋传递是化学传递,所以,某种因素影响递质的合成、释放、与通道蛋白质分子的结合,以及递质的消除,都能相应影响其兴奋传递。

1. 影响乙酰胆碱释放的因素

乙酰胆碱释放量受神经末梢膜电位的影响。在静息电位水平仅有少量释放;而在动作电位的影响下,则有大量释放。乙酰胆碱的释放量还受细胞外液 Ca^{2+}、Mg^{2+} 浓度的影响。Ca^{2+} 是兴奋-分泌耦联因子,能触发乙酰胆碱的释放。每当动作电位传到神经末梢时,末梢膜上的 Ca^{2+} 通道开放,Ca^{2+} 进入末梢内。Ca^{2+} 进入末梢内有两个作用:①降低轴质黏度,有利于囊泡向突触前膜移动;②消除突触前膜内侧负电位,便于囊泡和突触前膜接触、融合。乙酰胆碱的释放量决定于进入末梢内 Ca^{2+} 的量。如果细胞外液 Ca^{2+} 浓度降低和(或) Mg^{2+} 的浓度增高,可减少乙酰胆碱的释放量,从而影响神经-肌接头的兴奋传递。

肉毒杆菌毒素能选择性地阻滞神经末梢释放乙酰胆碱;而黑寡妇蜘蛛毒素则能促进突触前膜释放乙酰胆碱,最终将导致乙酰胆碱耗竭。两者都可引起接头传递阻滞。

2. 影响乙酰胆碱与通道结合的因素

美洲箭毒和 α-银环蛇毒能与终板膜上的 N 型乙酰胆碱门控通道结合,与乙酰胆碱竞争结合位点,从而影响神经-肌接头的兴奋传递。

3. 影响乙酰胆碱消除的因素

正常情况下,乙酰胆碱与通道结合产生肌肉地收缩效应后,乙酰胆碱能被存在于终板皱褶处的胆碱酯酶迅速地水解而消除,从而使肌肉在进行一次收缩后出现舒张;有机磷农药和新斯的明等胆碱酯酶抑制剂能抑制胆碱酯酶的活性,不能及时有效地水解乙酰胆碱,造成乙酰胆碱在突触间隙大量堆积,持续作用于突触后膜上的通道蛋白,导致肌肉出现颤动等一系列中毒症状。

(四) 骨骼肌的收缩机制

20 世纪 50 年代初,由 Huxley 等提出的解释骨骼肌收缩机制的肌丝滑行学说,已为大家所公认。此学说认为:骨骼肌的收缩是因肌细胞内的肌原纤维缩短所致;而肌原纤维的缩短,则是由于每个肌节中自 Z 线发出的细肌丝,向暗带中央(M 线)滑动,导致相邻的 Z 线相互靠近,即肌节缩短,从而表现为整个肌细胞和整块肌肉的收缩。肌肉收缩时暗带长度不变,即粗肌丝的长度不变;而明带长度缩短,并且发现暗带中央的 H 带也会相应地变窄,细肌丝在肌纤维收缩时也没有缩短,只是更向暗带的中央滑行,与粗肌丝之间发生了更大程度的重叠,这些现象就是肌丝滑行理论最直接的证明。

1. 骨骼肌收缩的分子机制

现从分子水平来阐明肌丝滑行的基本过程。肌肉安静时,细肌丝中的原肌球蛋白位于细肌丝中的肌动蛋白和粗肌丝肌球蛋白的横桥之间,掩盖肌动蛋白上能与横桥相结合的位点,从而阻碍横桥与肌动蛋白的相互结合;当动作电位引起肌质中 Ca^{2+} 浓度升高时,则高浓度的 Ca^{2+} 可与 TnC 结合,从而导致肌钙蛋白构象的改变,通过肌钙蛋白亚单位 TnI 的调节作用，可使原肌球蛋白的双螺旋结构发生某种扭转，从而减弱了原肌球蛋白和肌动蛋白的结合力，使原肌球蛋白向侧方移位，暴露出肌动蛋白上能与肌球蛋白横桥结合的位点。于是，横桥与肌动蛋白相结合，同时激活横桥上的 ATP 酶，水解 ATP 被提供能量，牵引着肌动蛋白向 M 线方向滑动；当完成一次滑动后，横桥与肌动蛋白脱离，然后与肌动蛋白分子上的下一个结合位点结合，完成新的滑动。如此重复的结合、扭动、脱离的过程，致使细肌丝不断地向粗肌丝中间的 M 线方向滑行，最终促使肌节逐渐缩短。Ca^{2+} 可通过与 TnC 的结合而诱发横桥和肌动蛋白之间的相互作用。当肌质中 Ca^{2+} 浓度下降时，Ca^{2+} 与 TnC 的结合解除，肌钙蛋白和原肌球蛋白的构型恢复，原肌球蛋白又重新掩盖肌动蛋白上的结合位点，阻止横桥与肌动蛋白的结合，促使细肌丝滑行回原来位置，即出现肌肉的舒张。

2. 骨骼肌细胞的兴奋-收缩耦联

从骨骼肌细胞兴奋到肌丝滑行之间，还存在着一个中间联系过程，此过程称之为兴奋-收缩耦联。兴奋-收缩耦联至少包括 3 个步骤。①电冲动经横管系统传向肌细胞深处：因为横管系统的膜是由一般肌细胞膜不断延伸形成，当肌细胞膜因兴奋而产生动作电位时，这一电变化完全可以沿着横管膜传导至肌细胞深处的三联管结构和肌节；②三联管结构处的信息传递：此过程尚不十分清楚，在横管膜上可能存在一种特殊的蛋白质，平时可能机械性阻塞肌质网上的 Ca^{2+} 通道，当横管膜有电位变化时即发生构型改变，从而解除原来的阻塞作用；也有研究认为横管膜因电变化而产生第二信使 IP3(肌醇-1,4,5-三磷酸)，第二信使作用于肌质网上的 Ca^{2+} 通道，使之开放；③纵管系统对 Ca^{2+} 的释放和再聚积：终池是肌细胞内的 Ca^{2+} 库，用放射性同位素自显影技术证明，肌肉安静时 Ca^{2+} 主要聚积于 Z 线附近，而肌质中的 Ca^{2+} 浓度很低(小于 10^{-7} mol/L)；当横管膜的电变化传向肌质网使 Ca^{2+} 通道开放时，肌质网终池内高浓度的 Ca^{2+} 依靠易化扩散进入肌质，使肌质中 Ca^{2+} 浓度在 1～5ms 内升高到 10^{-5} mol/L 的水平，从而引起肌肉收缩。当肌细胞完成收缩活动开始舒张时，肌质中的 Ca^{2+} 将被迅速除去。现已证明，肌质网膜结构上存在着钙泵，它是一种 Ca^{2+} 依赖式 ATP 酶，当肌质中 Ca^{2+} 浓度增高时，可分解 ATP 而获得能量，在逆浓度差的情况下将 Ca^{2+} 转运回肌质网内，从而引起肌肉舒张。所以肌肉的舒张也是个耗能过程。

由此可见，三联管和 Ca^{2+} 在兴奋-收缩耦联过程中具有重要作用。因此，生理学中通常将三联管看作是兴奋-收缩耦联的结构基础，而把 Ca^{2+} 视为兴奋-收缩耦联的耦联因子。

3. 骨骼肌收缩的外部表现

当肌肉收缩时，根据肌肉的长度是否缩短或者肌肉的收缩张力是否增加可分为等长收缩和等张收缩两种形式。等长收缩是指当肌肉收缩时，由于遇到足够大的外力或负荷的抵抗作用，肌肉长度不变，但肌肉收缩产生的张力却可逐渐增加，甚至达到最大，这种肌肉收缩形式称为等长收缩；而等张收缩是指肌肉收缩时肌肉长度缩短，但在肌肉缩短过程中肌肉收缩产生的张力却始终不变，这种收缩形式称为等张收缩。在体内，肌肉的收缩既有等张收缩，也有等长收缩，通常是两种收缩形式的复合。当肌肉在牵拉一个不太沉重的物体时，在肌肉开始收缩且物体还没有移动的这段时间内，仅表现为肌肉张力由零逐渐增加，肌肉长度不变，这段时间内的肌肉收缩形式即为等长收缩；当肌肉张力增加到能抵抗负荷时，物体开始移动，肌肉开始缩短，但肌肉张力却不变，正好等于被牵拉重物的阻力，此时的肌肉收缩便是等长收缩。

肌组织对于一个阈上强度的刺激，发生一次迅速地收缩反应，称为单收缩。单收缩的过程可分为 3 个时期：潜伏期、收缩期和舒张期。当刺激频率较低时，如果每次刺激都在前一次刺激引起的单收缩结束后出现，那么将记录到多个独立的单收缩；当刺激频率增加时，如果后一次收缩落在前一次收缩的舒张期，可出现收缩波的融合，此时记录到的曲线呈锯齿状，这种肌肉收缩形式称为不完全强直收缩；如果刺激频率不断增加，肌肉有可能在前一次收缩期结束之前开始新的收缩，从而使各次收缩的张力或长度变化可以融合而叠加起来，则记录到的收缩波形变成平滑的曲线，其幅度也明显增大，肌肉的这种收缩形式称为完全强直收缩。在正常情况下，骨骼肌几乎都是接受神经的连续刺激，因此骨骼肌的收缩几乎都属于完全强直收缩，只是每一次收缩持续的时间不等。这种强直收缩可产生更大的收缩效果，所产生的最大收缩力可达单收缩力的4倍。这是由于肌肉在只接受单一刺激时，释放到肌质中的 Ca^{2+} 很快被肌质网膜上的钙泵回收入肌质网，而连续刺激可使肌质中的 Ca^{2+} 维持在一个较高的浓度水平。

4. 影响骨骼肌收缩的因素

影响骨骼肌收缩的因素分为前负荷、后负荷和肌肉收缩能力等。肌肉收缩前就加到肌肉上的负荷被称为前负荷。它使肌肉收缩维持在一定初长度的情况下进行。在肌肉开始收缩时才遇到的负荷被称之为后负荷。它不能改变肌肉的初长度，但能影响肌肉缩短的长度和速度。

(1) 前负荷对骨骼肌收缩的影响：实验观察到，如果肌肉的初长度随着肌肉收缩的前负荷逐渐增加而增加，肌肉收缩所产生的张力也逐渐增大。当前负荷达到某一程度时，肌肉收缩张力达到最大；如果此时再继续增加前负荷，肌肉收缩张力则随前负荷的增加而逐渐减小。能使肌肉产生最大张力的前负荷，称为最适前负荷。最适前负荷时的肌肉初长度，称为最适初长度。骨骼肌在体内的自然长度，相当于它们的最适初长度。有研究显示，粗肌丝的长度为1.5μm，在M线两侧各为0.1μm的范围内的粗肌丝上没有横桥，因此在M线两侧有横桥的粗肌丝的长度为0.65μm。所以，当肌肉处于最适初长度时，肌节的长度是2.0～2.2μm，这样的长度正好使粗肌丝和细肌丝处于最理想的重叠状态，使收缩时能发挥作用的横桥数目最多，从而产生最有效的收缩。如果减少前负荷使肌节长度小于或等于2.0μm，尽管细肌丝和粗肌丝的重叠程度增加，但收缩时能发挥作用的横桥数目并没有增加，细肌丝甚至可能穿过M线和两侧肌丝相互重合和卷屈，导致肌肉收缩张力下降；相反，如果肌肉所承受的前负荷超过其最适前负荷，则收缩前肌节的长度将大于2.2μm，粗肌丝和细肌丝两者之间相互重叠的部分渐渐变小，从而使得肌肉收缩时起作用的横桥数目也越来越少，最终影响肌肉所产生的张力大小；当肌肉所承受的前负荷使肌节长度达到3.5μm时，此时细肌丝已全部被拉出暗带，肌肉受刺激时不会再产生主动张力。

(2) 后负荷对骨骼肌收缩的影响：实验表明，如果当肌肉作等长收缩时逐渐增加其后负荷，肌肉收缩时产生的张力也将随之增大，而肌肉开始缩短的时间却随之延迟。正常情况下，将肌肉的前负荷维持最适前负荷，然后在逐渐改变后负荷的情况下观察肌肉的收缩情况。发现所加后负荷如果超过了肌肉收缩时所能产生的最大张力，则肌肉收缩时不会出现肌肉长度的改变，只产生张力。所以，所加的后负荷不能超过这个最大张力。当肌肉收缩时产生的主动张力超过后负荷时，此时肌肉长度会出现缩短，并且可以算出一个缩短速度来。后负荷愈小，肌肉收缩时所产生的张力也比较小，但肌肉开始缩短的时间愈来愈提前，缩短的速度和长度也愈来愈大。当后负荷增加到某一数值时，肌肉缩短的长度和速度都等于零，但产生的张力则达到最大值。从理论上讲，假如后负荷减小到零，肌肉的缩短速度将达到最大。

由此可见，在一定范围内改变后负荷，肌肉收缩所产生的张力与后负荷呈正比关系；而肌肉缩短的速度和长度则与后负荷呈反比关系。如果将肌肉收缩产生的张力和肌肉缩短速度两者的关系绘制成曲线，称为张力-速度关系曲线。该曲线类似一条呈反比例关系的双曲线，横坐标表示肌肉所产生的张力，纵坐标表示收缩速度，即后负荷减小时，使肌肉产生的张力减小，但可得到一个较大的缩短速度。

(3) 肌肉收缩能力对骨骼肌收缩的影响：前负荷和后负荷的改变对肌肉收缩时所产生的张力、肌肉缩短速度以及收缩能力等产生重要影响，这些现象是在肌肉功能状态恒定的情况下对不同负荷条件所作出的不同反应。然而，肌肉的功能状态不是恒定的，它是可以改变的，因而可以影响肌肉收缩的效率。肌肉收缩能力是指与前、后负荷都无关的肌肉本身的功能状态和内在能力。体内有许多因素能影响肌肉收缩能力。如缺氧、酸中毒、低 Ca^{2+}、能源物质缺乏，以及各种原因导致兴奋-收缩耦联和横桥功能特性的改变，都可造成肌肉收缩能力的降低；而肾上腺素、Ca^{2+} 和咖啡因等体液因素可通过对肌肉收缩机制的影响，从而增强肌肉的收缩能力。肌肉收缩能力也受神经系统功能的影响；同时体育锻炼也能增强肌肉收缩能力。

第 2 节　失神经肌萎缩

肌纤维萎缩常见于遗传性和获得性的各种慢性肌肉疾病中，以脊髓前角细胞及末梢神经等下运动神经元的病变所引起的肌肉萎缩最为明显。肌肉的营养状况是否正常不仅取决于肌肉组织本身的病理变化，而且与神经系统关系更为密切。根据肌萎缩的原发病变，肌萎缩可分为神经源性肌萎缩、肌源性肌萎缩和失用性肌萎缩三大类。

一、失神经肌萎缩的分类

当神经系统原发性损害引起骨骼肌继发性萎缩或肌营养不良时，称为神经源性肌肉疾病。肌纤维成组或成簇性的萎缩是失神经肌萎缩的标志。失神经肌萎缩可按解剖位置-上运动神经元和下运动神经元-而分类，绝大多数肌肉疾病系继发于下运动神经元的损害，某些疾病仅有运动神经元或感觉神经元受损，另一些病例可涉及上位和下位神经元的损害，通常按下列解剖部位分类：①脊髓前角细胞或(和)脑干运动神经核(脑神经Ⅲ～Ⅶ和Ⅸ～Ⅻ)，②脊髓或脑神经运动根，③周围神经干，④神经肌肉接头-神经元的终末轴索支。

(一) 脊髓前角细胞或(和)脑干运动神经核的病变

运动神经元疾病是指一组病变位于中枢神经系统灰质运动神经核(包括皮质运动区和脑干运动神经核)和锥体束(包括皮质脊髓束和皮质脑干束)及脊髓前角细胞的疾病，但感觉系统不受侵犯。其临床症状和体征根据相应的上、下运动神经元的功能障碍，表现为受损部位肌无力、肌萎缩和锥体束征群，病变主要是神经元的变性使病情呈进行性加重。由于病损部位和临床性质不同，本组疾病有下列类型：①肌萎缩侧索硬化，兼有上、下运动神经元损害，表现为肌萎缩、肌束颤动和锥体征并存；②进行性脊髓性肌萎缩，以下位运动神经元损害为主，仅表现肌萎缩、肌无力而无锥体束征；③进行性延髓(球)麻痹，可累及脑桥、延髓的运动神经核，出现咽喉部肌肉瘫痪和舌肌萎缩；④原发性侧索硬化症，仅累及上运动神经元而只出现锥体束征。

除了运动神经元疾病，还有近端型脊髓性肌萎缩症、远端型脊髓性肌萎缩症、少年型进行性延髓麻痹、急性脊髓前角灰质炎、脊髓血管病、脊髓肿瘤、脊髓损伤以及脊髓空痛症等。

（二）脊髓神经根疾病

本病多由椎间孔或其邻近营养血管供血不足或神经根直接受压所致。神经根受压有电击样痛和脑脊髓液检查蛋白升高、细胞数不增多的蛋白细胞分离现象，也可伴有运动和感觉障碍。颈椎病性神经根病是由于狭窄的椎间孔刺激运动神经根所引起的，在肢体相应节段出现肌萎缩、无力，有时有肌束颤动及腱反射低下。感觉神经根受累时表现带状区域的疼痛，甚至可有感觉消失。

（三）周围神经干病变

神经干通常为混合神经，损伤后除可引起该神经支配的靶肌下运动神经元性瘫痪外，还并发相应区域的感觉和植物神经功能障碍。常见的神经干病变有：①桡神经损害：表现为手腕下垂，手腕和手指不能伸直，如果损伤位置比较高则上肢伸肌会全部瘫痪，前臂桡侧感觉丧失。多见于外伤和压迫性病变。②尺神经损害：主要表现为掌屈力弱，小指活动和拇指内收障碍，各指分开、拼拢障碍，骨间肌、小鱼际肌萎缩而呈爪状。③正中神经损害：主要表现为前臂旋前困难，手腕外展屈曲以及第一、二、三指屈曲障碍，鱼际肌明显萎缩，形如“猿手”，伴第一至三指及无名指的挠侧感觉功能减退。外伤及压迫性损伤多见。④坐骨神经干损害：损伤后的主要特点有：沿坐骨神经走行的放散性疼痛，包括股后侧肌群、小腿以及足部肌肉的肌力减退，肌肉出现萎缩，致屈膝及伸屈足困难；小腿外侧部痛觉减退，牵拉坐骨神经时出现疼痛，故 Kernig 征、Laseque 征阳性。此种情况多见于炎症、梨状肌综合征等。⑤腓总神经损伤：主要表现为足下垂，足不能转向外侧，足、趾不能背屈，小腿前外侧肌肉萎缩明显，同时伴有小腿前外侧及足背部皮肤感觉障碍，常见于外伤。

（四）神经-肌接头及肌肉疾病

累及神经-肌接头最突出的疾病是重症肌无力，其次为肌无力综合征。重症肌无力是体内对横纹肌乙酰胆碱受体产生自身免疫反应所致，80％以上患者血清中乙酰胆碱受体抗体阳性，这种自身抗体可促进突触后膜上受体发生退行性变化并阻碍其再生过程，更通过补体导致整个突触后膜的水解，使受体数量减少，从而导致神经-肌肉的冲动传递障碍，表现为受累肌肉极易疲劳，朝轻夕重，女性多见。肌无力综合征是一组累及胆碱能突触的自身免疫性疾病，其自身抗体直接作用于周围神经末梢突触前膜的电压依赖性钙通道，阻断了三联管结构处的信息传递，从而影响骨骼肌的收缩。男性居多，约 2/3 患者伴发癌肿，以小细胞肺癌最多见。

二、失神经肌萎缩的病理生理

肌肉失神经支配后主要表现为形态学、酶组织化学、细胞增殖动力学以及电生理学等方面的明显变化。

（一）肌肉湿重、肌纤维直径和截面积的变化

失神经支配后，骨骼肌因失用和失去神经的营养作用而发生萎缩。Sunderland 发现运动神经元与肌细胞之间存在着非依赖于神经冲动的复杂关系，神经营养因子对于维持肌细胞正常形态结构起非常重要的作用，骨骼肌失神经支配后最大变化就是失去神经营养因子的营养作用，从而造成肌肉在形态结构、生理生化及新陈代谢等方面发生改变。而失神经支配后骨骼肌在形态学上的主要表现为肌质丢失及肌纤维直径减小。徐建广等发现失神

经支配后大鼠腓肠肌的肌肉湿重、肌细胞直径及截面积不断下降，肌细胞直径及截面积在失神经支配2周时下降至正常值的40%左右，以后随失神经支配时间的延长，呈进行性下降；这与肌肉湿重变化有所不同，失神经支配2周时肌湿重下降约50%，而以后一直保持在正常值的20%～30%，此现象可能与肌纤维间结缔组织增生及组织间水分增多有关。因此，肌细胞直径及截面积作为反映肌肉萎缩的形态学指标比肌肉湿重更可靠。

（二）基膜的变化

在肌纤维肌膜外，紧贴着一层30～50 nm厚的膜叫基膜，与肌膜一起共同组成肌纤维膜。基膜和肌膜两层紧贴一起，当肌纤维强烈收缩时，肌膜与基膜两层一起并列形成皱褶。基膜对许多有害因子的抵抗力较肌膜强，坏死肌纤维中，当肌膜已缺失或受损害时基膜可仍保留着而称之为肌纤维膜管，吞噬细胞可侵入管内清除纤维碎片，随后坏死纤维的再生也在肌纤维膜管内发生，在肌纤维再生过程中基膜可能起支架作用。现在已知基膜对再生的重要影响有两方面，即在失神经支配的肌纤维中它引导轴突回至原先的突触部位，同时它又使乙酰胆碱受体堆积局限在再生肌纤维的原发突触部位。在病变肌肉中基膜最常见的变化是广泛地皱褶形成杂乱的线管状，另一非特异性变化是增厚。基膜增厚程度与肌原纤维损害程度相关。这种基膜增厚的机制及在疾病肌肉中的影响尚不清楚。

（三）超微结构的改变

1. 肌原纤维

在失神经支配早期，肌纤维周边部的肌原纤维即有轻度变化，肌丝排列紊乱、Z线呈水纹状变化，继之肌原纤维数量减少，体积变小，形态不规则，肌膜下的收缩成分缺失而变空，使肌膜呈锯齿状，肌原纤维间距轻度增宽，但肌纤维中央部肌原纤维的空间位置仍保持正常。当萎缩进一步发展时，其中央部结构也全部紊乱。至2～3个月后肌丝缺失使肌纤维极度萎缩。由于肌原纤维崩解呈局灶性分布，且疾病一开始就发生肌纤维的萎缩，故残留的肌原纤维沿长轴方向可见有节段性变化的图像，肌纤维这种成组或成簇性的萎缩是失神经肌萎缩的标志。

2. 线粒体

失神经支配早期肌纤维中的线粒体即出现一系列复杂的变化，原本在肌原纤维周围环形排列的线粒体变为沿肌原纤维长轴方向成行排列，其形态圆而小，这种形态和排列方向的改变可能与肌原纤维收缩功能的丧失有关。失神经支配6天后，可见线粒体结构变化，如嵴消失，基质致密度增加，出现颗粒或小泡物质等。这些异常变化在正常大鼠线粒体代谢周期中呈小范围内存在，被认为是老化现象。但在失神经支配的肌肉中这种异常改变的线粒体数量增多。有时可转化成髓鞘样结构或见陷入自噬泡内。

3. 横管系统、肌质网和游离的核糖体

失神经支配后横管可由水平位变为垂直位而使空间位置排列紊乱，且伴有横管系统和肌质网局部扩张。失神经支配后1周内肌原纤维表面膜管系统增多，随后逐渐减少，但比其他成分的变化缓慢。在成熟肌肉中粗面内质网和游离核糖体不明显，失神经支配后可立即在肌膜下见到粗面内质网和游离核糖体，这可能是由于变性肌纤维合成乙酰胆碱受体和酶等蛋白所需要的。

4. 溶酶体结构

失神经支配后数天肌纤维内酸性水解酶增加，在I带水平的肌原纤维之间或紧贴在高尔基体周围出现大量初级溶酶体，自噬泡中含有无结构物质或某种细胞器。其他溶酶体成分如髓鞘样结构、多泡小体和致密小体等均可在病变第1周内见到。Thesleff 等研究认为在正常肌纤维中胞饮极为缓慢，溶酶体系统也未完全发育，当受多聚阳离子蛋白入泡的刺激作用后，溶酶体活性增强而发生肌纤维变性。研究认为增加胞饮活动，可引起早期膜变化，这些变化可导致肌纤维发生变性。

5. 肌细胞核

失神经支配后1～2个月可观察到肌细胞核的外形不规则，有深凹陷，染色质分布不均，核膜下可见致密的异染色体。失神经支配后肌卫星细胞表现出明显的增生性反应，主要分布在突触周围。肌卫星细胞可能对机体骨骼肌的正常发育和再生修复有重要意义。正常情况肌卫星细胞处于相对静止状态，但在特定的应激条件下，如负重锻炼、创伤等，可以被激活进入分裂、增殖期产生成肌前体细胞，并进一步分化、融合形成肌管参与骨骼肌的修复。

6. 运动终板

神经纤维在到达骨骼肌之前反复分支，每一分支形成葡萄状终末与骨骼肌纤维建立突触连接，我们称此连接部为运动终板，当神经末梢受到刺激时，突触前膜可通过释放乙酰胆碱作用于突触后膜的胆碱受体，产生终板电位，引起肌肉收缩，从而发挥神经的支配作用。用组织化学法检测运动终板内胆碱酯酶活性发现失神经支配后3个月内终板变化不明显，3个月后运动终板变化较为明显，数量减少，胆碱酯酶含量只有正常的50%左右，而4个月时只有正常的15%，5个月后运动终板基本无法检出。运动终板的再生依赖于周围神经的修复。具有正常结构和功能的运动终板是骨骼肌再生的必需条件。

（四）酶组织化学改变

骨骼肌失神经支配后，线粒体发生退变，三羧酸循环过程中关键性的琥珀酸脱氢酶以及糖酵解过程中的乳酸脱氢酶活性均下降，从而导致ATP生成障碍，Na^+，K^+-ATPase活性也随之下降，出现一系列细胞代谢及膜电位紊乱显现。研究表明失神经支配后早期骨骼肌内Na^+，K^+-ATPase活性随失神经支配时间延长而逐渐减弱，后期稳定于正常活性的30%～40%，此变化规律与肌细胞的直径、截面积及超微结构变化基本一致，可作为反映肌肉萎缩程度的一个重要的酶组织化学指标。

Ca^{2+}-ATPase的活性直接关系到细胞摄取Ca^{2+}的能力，对肌细胞兴奋性与收缩性具有重要意义。神经再支配后肌肉功能的恢复有赖于保持较高活性水平的Ca^{2+}-ATPase。正常生理条件下，细胞内外Ca^{2+}浓度梯度维持，主要依靠钙泵耗能的主动转运。骨骼肌失神经支配后，线粒体功能减退，依赖ATP供能的Ca^{2+}-ATPase活性下降，造成细胞内Ca^{2+}超载，可引起一系列代谢紊乱。徐建广等研究发现，失神经支配4周时Ca^{2+}-ATPase活性下降30%，以后一直维持在正常值的60%～70%，由此可见，骨骼肌随失神经支配时间的延长，肌肉收缩功能的生理基础依然存在，一旦骨骼肌获得神经再支配后仍有恢复其收缩功能的希望。而殷琪等研究发现晚期修复四肢主要神经损伤，也能取得较好的恢复率，从而强调周围神经损伤晚期修复的可行性，失神经支配后酶组织化学的变化特点为晚期神经修复后肌肉收缩功能恢复提供了生理基础。

（五）胶原纤维的变化

失神经支配后骨骼肌内间质结缔组织大量积聚，随着失神经支配时间的延长，间质胶原逐渐增多，骨骼肌内毛细血管及其他小血管被多层致密的胶原所围绕，使其与相邻肌纤维分离，从而影响血管床和肌纤维间的物质交换以及再支配过程中神经轴突的长入和延伸。最近研究表明，骨骼肌失神经支配后由血液渗透至骨骼肌中的单核/巨噬细胞表达大量的 TGF-β1，在 TGF-β1 作用下肌源性干细胞增殖形成成纤维细胞，生成大量的细胞外基质，导致间质结缔组织积聚。肌肉结缔组织中最主要的蛋白是胶原，控制失神经支配骨骼肌内胶原等结缔组织的增生，对维护失神经支配骨骼肌的功能具有重要意义。

（六）电生理变化

大鼠周围神经损伤后，骨骼肌由于失去了神经系统的抑制性调节作用，从而对乙酰胆碱及其他化学物质的敏感性大大提高，可出现单个肌纤维的自发兴奋和震颤运动，而在肌电图上则表现为自发产生的、独立而无规律的、短时程的低电压动作电位，即纤颤电位。同时，骨骼肌细胞由于失神经支配后而发生变性和坏死，因此还会出现损伤电位，它与周围相对正常肌纤维的膜电位之间出现电位差，易引发一正相电位的正尖波。正尖波在肌电图上表现为与纤颤电位伴发的正相波形，一般认为在肌肉失神经支配的晚期容易正尖波出现，此波可与纤颤电位同时出现。而 Kraft 等研究认为神经损伤后正尖波要比纤颤电位出现的更早。

（七）肌细胞增殖动力学的变化

细胞分裂增殖的实质是 DNA 复制，DNA 含量的变化可作为直接反映细胞增殖能力的生物学指标。宋浩东等研究发现在失神经支配后 3～4 月内，人骨骼肌内胶原纤维和 DNA 的含量一直维持在较高水平，提示在这段时间内失神经支配后的人骨骼肌细胞保持较高的增殖水平，此后增殖能力逐渐降低。这些发现和临床上在这一时间以后行神经修复术效果大大降低的现象相吻合。大鼠骨骼肌细胞在失神经支配 4 周时，S 期细胞开始明显增多，G_2-M 期细胞逐渐减少。S 期的增多和 G_2-M 期的减少在术后第 6 周达到顶点，以后就趋向恢复过程，16 周时接近手术前的水平。这说明肌肉失神经支配后骨骼肌内的成肌细胞在这段时间内处于增殖前期活跃状态，由于种种原因而不能发展到 G_2-M 期，因而不能完成整个细胞的分裂过程，故难以产生足够的新生的肌细胞作为萎缩肌肉的补充。从而出现了 DNA 含量增加而肌细胞增殖停滞的现象。二者的关系仍有待于进一步研究。深入了解增殖动力学的变化对临床治疗时机的选择具有重要意义。

三、失神经肌萎缩的机制

骨骼肌一旦与周围神经的连续性中断，即失去神经分泌的营养因子的营养作用，另外失神经后肌纤维一直处于松弛状态，丧失对应力反应的能力，导致肌纤维结构的重新塑形，大量肌肉蛋白质丢失，以及发生各种病理生理变化，最终将不可避免地会造成不同程度的肌肉萎缩、纤维化。

（一）血管床重塑与失神经肌萎缩

骨骼肌代谢非常旺盛，所以肌肉内有大量的血管和微血管，这些血管不仅有与肌纤维平行的血管束，而且有丰富的肌内血管袢、袢状血管丛、渔网型血管网、血管球及血管索等，互相缠绕，形成了骨骼肌内特有的血管立体网络。以确保每条肌纤维都能够得到充足的养分，及时把有害的废物如二氧化碳等排出肌细胞之外。亦有学者研究认为，工作状态下骨骼肌的氧耗量可达到全身组织耗氧量的第二位，每根肌纤维周围都有一个网状的毛细血管围绕，即使短期阻断骨骼肌的正常血供，也会对肌细胞造成严重的损害。

失神经支配后，骨骼肌的收缩功能丧失，血液淤积在静脉系统内，组织内动脉血灌流量减少。Borisov 等研究发现：骨骼肌失神经支配后，骨骼肌内毛细血管的退化和丧失要比肌纤维更为迅速，这就会导致失神经支配后骨骼肌中毛细血管/肌纤维比例(capillaries-to-fiber ratio, CFR)的下降；在失神经支配后的最初 7 个月内，CFR 值呈现迅速下降趋势，而后变化比较缓慢并逐渐趋于稳定。同时，骨骼肌微血管的解剖模式也将发生巨大变化：正常情况下，每根肌纤维直接接受 3～5 根毛细血管的血液供应，而长期失神经支配骨骼肌的一组肌纤维仅有一根毛细血管的血液供应，而且这些肌纤维和毛细血管之间常被密集的胶原所阻隔，甚至形成血管完全缺如区。这种失神经支配后骨骼肌内血管床的重新构建，严重影响了骨骼肌的有氧代谢。因此，这种不充足的血液供应及大量的胶原聚集可能是阻止长期失神经支配骨骼肌获得神经再支配的重要原因之一。

（二）运动终板的变化和失神经肌萎缩

骨骼肌是周围神经系统的靶器官，支配骨骼肌神经纤维在到达靶肌之前反复分支，每一分支又形成葡萄状终末与一个骨骼肌纤维建立突触连接。突触前膜即神经纤维终端，通过释放乙酰胆碱(Ach)作用于突触后膜的神经受体，产生终板电位，引起肌肉收缩，从而发挥神经的支配作用。

骨骼肌失神经支配后 3 个月内运动终板的变化不明显，失神经 3 个月后运动终板变化较为明显，数量减少，AchE 含量只有正常的 54.4%，而 4 个月时只有正常的 15.1%，5 个月后运动终板甚至无法检出。殷琦等报道 1 个月之内修复损伤神经，其运动终板恢复比较明显，与正常几乎没有差异。同时发现人失神经后 3～4 个月内其骨骼肌细胞保持高增殖水平，而后明显降低，成肌细胞的细胞周期在失神经支配后的一定时间内(4～12 周)停滞于 S 期，完整的细胞分裂进程减少。另外，形态学研究也发现，3 个月内修复神经，其靶肌的肌纤维直径基本可以恢复正常，肌纤维间纤维结缔组织也比较少；3 个月后修复神经，其靶肌的肌纤维直径平均只能恢复到正常的 78%，电生理检测也提示晚期修复神经，肌肉传导速度慢，波幅低。因此运动终板的存在与再生和骨骼肌功能恢复密切相关。

（三）肌细胞凋亡与失神经肌萎缩

细胞凋亡，又称程序性细胞死亡(programmed cell death，PCD)，是细胞本身内在的一系列基因调控的生理性死亡，与 DNA 的降解有关。进入 20 世纪 90 年代后，国外有学者研究发现在失神经支配的骨骼肌中也存在细胞凋亡现象，因此推断在骨骼肌萎缩过程中可能有细胞凋亡机制的参与。Schmalbruch 等研究发现，婴儿和新生大鼠失神经支配后骨骼肌萎缩变性的细胞核，核周池扩大、染色质浓缩、肌纤维减少，同时在原位缺口末端标记中也发现了少量有凋亡改变的细胞核，并观察到肌萎缩时有大量 NK 细胞和巨噬细胞的聚集。正常的骨骼肌细胞中没有呈阳性反应的凋亡细胞核，而在失神经支配的骨骼肌细胞中出现有凋亡特征的细胞核，且随着失神经时间的延长，凋亡现象越来越明显，凋亡的细胞核数也逐渐上升。由此可见，失神经支配骨骼肌萎缩越严重，凋亡的肌细胞数越多。失神经支配早期骨骼肌细胞 DNA 染色质聚集、核周池扩大、核缩小、皱褶增多，随后肌肉细胞出现 DNA 碎片，凋亡相关蛋白 Bcl-2、Bcl-xL 表达处于低水平，神经再支配 7 周后可见 Bcl-2 表达增高，Bax 表达下降。Bcl-2 的高表达有助于维持肌细胞的存活，持续增加的 Bcl-2 可以对抗 Bax 促进凋亡的作用。另外还发现骨骼肌萎缩时肌细胞内的促进凋亡相关基因 Fas、

FADD、Caspase-8 等表达增加，而抑制凋亡相关基因 Bcl-2 表达下降。Fas 分子可以通过其胞质部分的死亡区域将凋亡信号转导给 FADD 蛋白，FADD 进而通过死亡效应区（DED）将凋亡信号传递给下游的 Caspase-8，进一步活化 Caspases 系统。Caspase 系统活化可以降解 PARP(Poly（ADP-ribose）polymerase，多聚（二磷酸腺苷-核糖）聚合酶）、DFF-45（DNA fragmentation factor-45，DNA 分解因子 45），导致 DNA 修复的抑制，并启动 DNA 的降解。一些凋亡促进基因如 Tfar15、Mtd、Bid 等在大鼠臂丛神经损伤后萎缩骨骼肌中表达均上调。此外，Oliveira 等发现去神经后骨骼肌纤维 Clusterin 表达明显升高，认为 Clusterin 可能与细胞凋亡有关。

Alpha B-crystallin 是一个小的分子伴侣蛋白，Alpha B-crystallin 除了具有分子伴侣的作用还具有抗多种刺激诱导的凋亡作用。研究发现，alpha B-crystallin 可通过结合 caspase-3 前体的活化中间产物 P24，并阻止 P24 的进一步自体水解活化，从而抑制 caspase-9（线粒体通路）和 caspase-8（死亡受体通路）对 caspase-3 的激活。本课题组前期研究发现在坐骨神经损伤后 alpha B-crystallin 表达下降，从而使其抗凋亡能力下降，肌细胞凋亡增加，萎缩加重。本课题组还发现，RKIP 在失神经肌萎缩过程中表达上调，在肌肉发育过程中表达下调。RKIP 是磷脂酰乙醇胺结合蛋白家族的成员之一，RKIP 不仅可以干扰 Raf-1-MEK1/2-ERK1/2 信号通路，而且还可以抑制 NF-κB 和 G 蛋白偶联受体激酶等信号传导过程，从而废除细胞的生存和抗凋亡特性。RKIP 在失神经肌萎缩过程中的表达模式可能与抑制肌细胞的增殖、分化和促进肌细胞凋亡有关。

研究发现，随着失神经支配时间的延长，失神经支配骨骼肌纤维中的细胞核呈进行性下降，而且也发现这种细胞核的减少与凋亡有关。以往的研究提示在失神经支配骨骼萎缩过程中，肌细胞凋亡往往只累及很少一部分细胞核，且都处于凋亡早期，因此可以推测，这些细胞核可能具有细胞的完整性，并具有维持肌细胞存活相当长一段时间的功能。随着失神经时间的延长，越来越多的细胞核发生凋亡，当失神经肌萎缩达到一定程度时，这些具有凋亡早期特征的肌细胞就不能维持其基本功能，这也是导致长期失神经支配骨骼肌功能恢复效果欠佳的一个主要原因。因此对骨骼肌细胞凋亡进行检测有助于判断神经修复术后的效果和预后情况，从而进一步指导手术方案的制定。

（四）肌卫星细胞的耗竭与失神经肌萎缩

失神经支配后肌卫星细胞的种种变化使人们逐渐认识到它在失神经肌萎缩过程中的作用。1961 年 Mauro 利用电子显微镜从青蛙胫前肌中首次发现了肌卫星细胞，根据其形态学特点以及与成熟肌纤维的位置关系，推测肌卫星细胞可能是一种处于休眠状态下的成肌细胞，对机体骨骼肌的正常发育和再生修复可能具有重要意义。肌卫星细胞是一种很薄的有突起的细胞，紧密贴在骨骼肌细胞膜表面，主要集中分布于运动终板的周围，与骨骼肌细胞之间无细胞间连接，是可移动的。近年来研究证实，肌卫星细胞是具有增殖和自我更新能力的成肌干细胞，这种性能特异的祖细胞在出生后骨骼肌的生长发育、损伤、修复和维持中起着非常重要的作用。在静止时，肌卫星细胞位于基底膜和肌纤维膜之间。出生后，在损伤、锻炼或牵拉等应激条件下，肌卫星细胞可被激活，进入增殖分裂期，转化为成肌细胞，在骨骼肌细胞生长和再生时提供细胞核，并在正常肌细胞核的转化中发挥重要作用。Dodson 等在研究鼠肌卫星细胞生长曲线时发现，随着大鼠年龄的增大，分离所得到的肌卫星细胞增殖期前的潜伏期明显延长。但若大鼠骨骼肌在被取材前数日内受伤，则分离出的肌卫星细胞在增殖期前几乎没有潜伏期，大多数卫星细胞在分离出来时已处于 S 期，即处于增殖前期活跃状态，但不能完成整个分裂过程，即难以为萎缩的肌纤维补充细胞核。究竟是何种原因使肌卫星细胞处于增殖前期状态，仍有待于进一步研究。肌细胞正常形态、结构的维持和损伤后萎缩肌细胞的再生有赖于骨骼肌纤维中肌卫星细胞的含量的变化。肌纤维坏死后可继发肌卫星细胞的增生和新肌纤维的形成。Rodrigues 等对失神经支配骨骼肌中肌卫星细胞数量变化的研究表明：肌卫星细胞数量在失神经支配后早期（2 个月内）的骨骼肌中会增加，早期增生的肌卫星细胞往往表现为代谢活跃，出现较大的核仁，胞质突起增多，胞质容积增大，细胞器增多，高尔基体、核糖体、线粒体和粗面内质网等均发育良好。由于肌卫星细胞主要集中在运动终板处，与 Schwann 细胞邻近，神经损伤后其远端的 Schwann 细胞也呈代偿性增生肥大，因此肌卫星细胞在失神经支配后早期可能得到了 Schwann 细胞提供的营养支持。失神经支配 2 个月以后，肌卫星细胞数量会随着失神经支配时间的延长而迅速下降，最终导致肌卫星细胞的耗竭。Viguie 等推测肌卫星细胞消耗乃至耗竭的可能原因主要包括以下几个方面：①长期失神经支配骨骼肌中肌卫星细胞死亡后无再生替代；②肌卫星细胞合并到萎缩或新生的肌纤维中的速度快于其增殖的速度，而失神经支配下肌卫星细胞的再生所形成的类似肌管的结构属于非神经性再生，不能发育为成熟的骨骼肌纤维，从而导致肌卫星细胞的消耗。Carlson 等以失神经不同时间的骨骼肌进行游离肌肉移植，发现骨骼肌中运动终板和肌卫星细胞数量与肌肉功能密切相关。失神经时间越长，运动终板和肌卫星细胞数量越少，肌肉功能恢复越差；反之肌肉功能恢复较好。据此推测骨骼肌中运动终板和肌卫星细胞的数量可作为衡量肌肉功能恢复的标志。

（五）细胞因子与失神经肌萎缩

1. 成肌调节因子

自从 1987 年 Davis 等人用克隆法证明了肌肉发生决定基因 MyoD 的存在以来。人们发现包括 MyoD、Myf-5、Myogenin、MRF4 在内的整个 MyoD 家族成员在肌肉发生与分化过程中起着重要的作用，称之为成肌调节因子（myogenic regulating factors，MRFs）。它们有着相似的结构特征，即都有一个高度同源的碱性螺旋一环一螺旋（basic helix-loop-helex，bHLH）结构域。它们在骨骼肌发生发育过程中起重要作用，其联合作用可诱导前成肌细胞分化发育形成肌纤维。根据结构和功能的相似性，又可以分为两个亚类。第一亚类是 MyoD 和 Myf-5，它们与成肌细胞的发生有关，决定着肌卫星细胞是否能被激活并具有成肌特性。第二亚类是 Myogenin 和 MRF4，它们与成肌细胞的终末分化有关，具有调节肌肉干细胞终末分化为肌管、肌纤维的功能。处于静止状态的肌卫星细胞不能检测到 MRFs 的表达。但当肌肉受到各种刺激后，肌卫星细胞 MRFs 表达均上升，迅速修复肌肉损伤。

（1）MyoD 和 Myf-5：MyoD 和 Myf-5 在表达的时间、结构上更加接近，且与成肌细胞的发生关系更为密切。两者均在成肌细胞分化前表达，是成肌分化的决定因子。但 MyoD 和 Myf-5 在时间上有不同的生肌作用插入位点：Myf-5 基因是建立早期的生肌节所必需的，MyoD 基因是形成后期的生肌节细胞（或叫肌祖细胞）所必需的，在生肌节发育后期，两基因又同时表达。Braun 和 Rudnick 等研究发现：单独敲除 MyoD 基因的小鼠出生时可以有正常的肌肉形成；单独敲除 Myf-5 基因的小鼠多死于严重的脊柱和胸廓畸形，但肌肉形成正常；联合敲除 MyoD 和 Myf-5 基因的小鼠因无肌肉形成出生即为死胎。上述研究表明，MyoD 和 Myf-5 基因在功能上有很大的重叠性，但这种重叠是不完全的，例如，在缺少 Myf-5 的情况下所导致的肋骨缺陷、呼吸困难致死等是不能被 MyoD 所补救的。MyoD 和 Myf-5 在胚胎发育中是早期表达的成肌调节因子。Koishi 等研究发现在新生和再生的骨骼肌卫星细胞含有高水平的 MyoD 蛋白,在成年和老年大鼠肌肉中未发现有 MyoD 蛋白阳性细胞。Cooper 等通过实验证实:小鼠骨骼肌再生时,肌卫星细胞激活早期表达 MyoD 和 Myf-5,随后所有增生的肌卫星细胞均表达 MyoD,此过程无肌纤维类型特异性。因此,MyoD 在成体大鼠骨骼肌被认为是被激活的肌卫星细胞一个很好的标记蛋白。

在失神经早期通过 MyoD 和 Myf-5 途径可以激活肌卫星细胞,使其开始成肌分化过程。由于神经的营养作用对维持肌卫星细胞含量和功能是非常重要的,在失神经支配条件下,肌细胞即失去神经的营养作用,所以再生的肌细胞难以形成成熟的肌纤维,是一种无效再生过程。由于神经再生速度比较慢(1mm/d),因此对于长距离周围神经损伤的骨骼肌不可能在短期内获得神经再支配。失神经早期肌卫星细胞通过 MyoD 和(或) Myf-5 途径激活、增殖、分化,此过程并不利于骨骼肌功能的恢复,反而消耗了肌卫星细胞,甚至于再生的不成熟的肌纤维发生退变,从而可能加剧肌组织的纤维化过程。因此,对长期失神经骨骼肌的治疗不可忽视肌卫星细胞库的保护,以维持骨骼肌的再生能力。

(2) 肌形成蛋白(myogenin)和 MRF4:myogenin 和 MRF4 之间也具有很大的同源性,主要在成肌分化过程中表达,与成肌细胞的终末分化成熟有关。Myogenin 可能与肌纤维母细胞起始分化成肌管相关。MRF-4 可能与完成肌肉蛋白质的合成以及将肌管转变为成熟肌纤维相关。Myogenin 是骨骼肌分化所必需的,其他生肌调节因子无法代替其功能,它可启动一系列骨骼肌特异的基因表达,如肌肉肌酸激酶、肌钙蛋白、胚胎型乙酰胆碱受体等,具有 HLH 结构的 E-protein 及 Id-protein 可以调节 myogenin 的功能,E-protein 具有正向调节作用,而 Id-protein 具有负向调节作用。myogenin 基因敲除的小鼠因成肌细胞不能融合成肌管,所以没有肌肉形成,MRF4 基因敲除的小鼠可以形成正常的肌肉,但因 myogenin 的表达量增加,可导致新生小鼠肋骨严重畸形。因此 Myogenin 是成肌过程中必需的分化因子。成体骨骼肌中,肌调节因子在不同类型肌纤维中的表达有所不同,Hughes 等报道 MyoD 在快肌纤维中高表达,而在慢肌纤维中是 myogenin 相对高表达。但这种表达模式的差异可能仅提示不同成肌调节因子对不同肌纤维内环境的相应反应。动物实验证实,失神经支配后成体骨骼肌内所有成肌调节因子的表达均上升。Voytik 等实验发现大鼠失神经支配后骨骼肌 myogenin 表达上调的时间要早于 MRF4 表达上调,失神经 1 周时达到高峰,4 周时表达水平变得稳定。他认为 myogenin 和 MRF4 在失神经支配骨骼肌中主要表达于肌纤维的细胞核,表明肌纤维细胞核重新进入再生状态。上调的 myogenin 可以启动骨骼肌特异的胚胎性蛋白(胚胎型乙酰胆碱受体)的表达,这些胚胎性蛋白的表达是失神经支配骨骼肌接受神经再支配的必要前提。因此 myogenin 蛋白在失神经骨骼肌中表达水平的高低决定了骨骼肌接受神经再支配的能力,可以作为考察失神经支配骨骼肌的再生能力。Adams 等研究发现大鼠骨骼肌失神经后 myogenin 与胚胎型乙酰胆碱受体的表达变化相一致并且参与胚胎型乙酰胆碱受体的表达调节,而胚胎型乙酰胆碱受体的表达对失神经骨骼肌重新获得新生神经纤维的再支配起重要作用。失神经支配 1 周后,肌纤维中 myogenin 的表达已增加 150~200 倍。随着 myogenin 表达的增加,胚胎型乙酰胆碱受体即大量表达。失神经后短期内骨骼肌之所以具有强大的再生反应及被再支配能力,正是由于胚胎型乙酰胆碱受体的存在维持了肌细胞膜表面的某种特殊状态,这种状态对再生轴突再支配肌肉起非常关键的作用。失神经后期胚胎型乙酰胆碱受体表达大大下降,可能是造成再生反应及神经再支配反应能力低下的关键原因之一。沈燕国等研究发现人体骨骼肌失神经后 myogenin 和 MRF4 在失神经支配后 1 年内均保持较高水平,myogenin 在失神经支配后7～12个月达到顶峰，而MRF4在失神经支配后3～6个月达到顶峰，1年后表达迅速下降。因此，他认为在1年以内修复损伤神经，靶肌的功能恢复较为理想；1年以后修复，则相反。这一现象提示myogenin蛋白表达程度可以作为不可逆肌萎缩的检测指标。此变化规律同样代表了人体骨骼肌失神经后的再生情况，这与临床上周围神经损伤后神经修复越早骨骼肌功能恢复越好的原则是一致的。

2. 肌肉抑制素

1997年，美国John Hopkins大学的McPherron等首先从小鼠骨骼肌cDNA文库中克隆出一个新基因——肌肉抑制素（myostatin, MSTN）。通过蛋白质同源性比较后证明，MSTN是TGF-β超家族的新成员，序列高度保守，又名生长分化因子8（growth and differentiation factor-8, GDF-8），与TGF-β超家族的其他成员一样，MSTN也是先合成前体蛋白质(52kD)，由信号肽、编码前肽(26KDa)的N-末端区和编码成熟肽(12.5kD)的C-末端区三部分组成，在N-末端区和C-末端区之间有一蛋白酶解加工位点(图7-3)。MSTN为近年来发现的骨骼肌特异性抑制因子，在骨骼肌中广泛表达，分泌后形成的初级肽在RSRR区被切除掉N-端大部分(266个氨基酸)，剩余的成熟区通过二硫键形成二聚体与细胞膜上的受体发生作用，通过3种Smad蛋白的介导使信号传入细胞核，然后作用于靶基因的调控区，调节肌肉组成蛋白基因和调节蛋白基因的表达，从而使肌肉的纤维组成(红、白肌的比例)及重量发生变化。

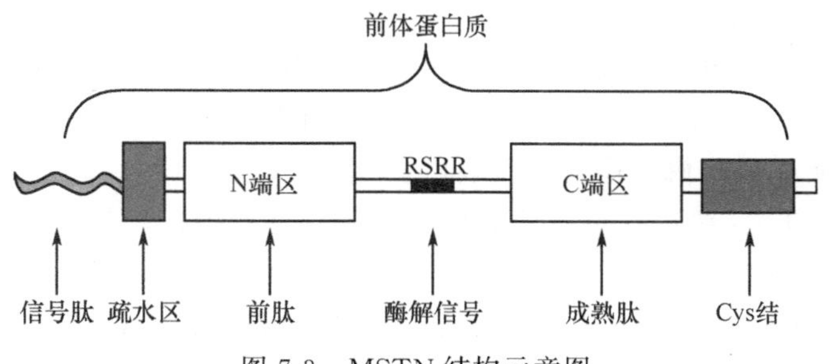

图7-3 MSTN结构示意图

在胚胎早期发育过程中，MSTN仅表达于肌节区的体节，在其后发育期与成体中MSTN主要表达于骨骼肌中。故MSTN被认为可能是骨骼肌发育与生长的主要调控因子。研究发现，剔除MSTN基因的小鼠以及MSTN基因突变的牛的肌肉组织发生肥大与增生，从而导致其肌肉重量增加2～3倍。在一些慢性消耗性疾病、HIV感染及衰老过程的肌肉组织中的肌肉抑制素表达水平均有不同程度的升高。失神经支配骨骼肌中的MSTN表达也明显升高，我们课题组前期研究也发现肌肉抑制素Myostatin在失神经支配后骨骼肌中的表达水平逐渐增高，这可能与抑制肌细胞增殖分化有关。人们还发现，通过不同方法(如应用抗体或反义RNA技术)阻断肌营养不良症动物模型小鼠的内源性MSTN后，其肌肉萎缩表型和肌肉功能可得到明显改善。这些结果表明MSTN具有抑制肌肉生长与发育的功能。目前，人们对MSTN发挥抑制作用的分子机制仍知之甚少。Thomas等研究发现MSTN控制成肌细胞数量的途径是通过调控细胞周期进程来抑制成肌细胞增殖的。细胞周期受细胞周期素(cyclin)、细胞周期素依赖性蛋白激酶(Cdks)、细胞周期素依赖性蛋白激酶抑制因子(CKIs)的共同作用。Cdks作为细胞周期循环的必需因子，帮助细胞完成细胞周期循环，促进肌管的生成。CKIs包括2个家族，P16和P21家族通过调控Cdks的活性来阻断细胞周期，抑制成肌细胞的增殖。MSTN 可特异性上调 P21，而对其他 CKIs 没有影响，同时降低成肌细胞中 Cdk2 的表达水平及其活性，从而影响 Rb 蛋白（视网膜细胞瘤蛋白）的磷酸化状态，最终抑制细胞从 G_1 期转到 S 期。活化的 MSTN 能与肌细胞膜表面的 Activin Ⅱ型受体结合，通过磷酸化 Smad3 将信号传入细胞核，从而抑制 MyoD 等肌肉分化转录因子的表达，最终抑制成肌细胞的分化。MSTN 基因启动子区域存在 MyoD 的结合位点，说明 MyoD 可以控制 MSTN 基因的表达受到，它们之间存在负反馈调节。目前对 MSTN 基因及其表达产物功能的研究尚处于起步阶段，对 MSTN 基因作用机制及功能的研究将有助于为临床治疗人类各种与肌萎缩相关的疾病提供理论依据，并为研制肌萎缩的药物提供新的靶点。

3. 肌肉营养因子

肌肉营养因子是一类能够调节肌细胞的分裂、分化、成熟、维持其正常形态和功能的蛋白质和多肽类物质。现今，已有许多物质被证明具有肌肉营养作用。

（1）生长因子类

1）胰岛素样生长因子：胰岛素样生长因子（insulin-like growth factor，IGF）是一类参与调节碳水化合物、脂类和蛋白质代谢，促进细胞增殖和分化的小分子多肽类生长因子，因与胰岛素氨基酸序列存在同源性而得名，在生物体内可分为 IGF-1 和 IGF-2 两种多肽；两种细胞表面受体分别是：IGF-1 R 和 IGF-2 R；6 种结合蛋白：IGFBP1-IGFBP6。人类 IGF-1 和 IGF-2 在氨基酸水平的同源性为 70%。胰岛素样生长因子参与几乎体内每个器官的生长和功能，目前研究发现 IGF 与骨骼肌的损伤修复有密切关系。骨骼肌细胞不仅是 IGF 作用的靶细胞，也是 IGF 的制造者。IGF 可通过刺激肌卫星细胞的增殖和分化，调节生肌调节因子的功能，从而在肌肉修复中起着重要的作用。

IGF 与骨骼肌再生：在正常情况下，体内有许多因子维持静态，一旦骨骼肌受到损伤后，这些因子可以立刻激活肌卫星细胞，在肌卫星细胞的增生、分化、融合过程中发挥重要作用。体外实验发现 IGF-1 和 IGF-2 分别是增殖阶段和分化阶段十分重要的调节剂。在增殖阶段，IGF-1 表达明显升高；在分化阶段，IGF-2 表达明显升高。IGF-1 在骨骼肌损伤修复过程中发挥营养因子的作用，增加骨骼肌的蛋白质合成，减少骨骼肌的蛋白质降解。有研究报道，骨骼肌失神经后肌肉缺血性损伤可引起 IGF-1 表达水平的增加。在过度负重的骨骼肌组织中，IGF-1 蛋白水平增高早于肌肉蛋白含量增高，并且与骨骼肌 DNA 含量增高有关。IGF-1 不仅可以激活肌卫星细胞刺激肌肉再生，还可以有效阻止老年鼠与衰老有关的肌肉发生变化。在骨骼肌损伤后的自然愈合过程中，IGF-1 的 mRNA 于伤后 2 天开始升高，到 14 天仍保持较高水平；IGF-2 的 mRNA 于伤后 3 天开始升高，4～6 天升高明显，持续到骨骼肌损伤后 9 天，此后迅速下降，14 天时基本消失。这可能与再生修复过程的需要相吻合：研究发现骨骼肌损伤后 IGF-1 首先升高，并一直维持较高的水平，刺激成肌细胞增殖，继而融合成肌纤维，等到肌纤维修复停止时，IGF-1 表达下降；IGF-2 接着升高，诱导增殖的成肌细胞分化成肌管，而后下降。Stewart 等发现，IGF-2 的过度表达可加速成肌细胞的分化，分化的成肌细胞也可以自己分泌 IGF-2。当再生的成肌细胞分化成肌管时，局部 IGF-2 mRNA 表达升高，并且 IGF-2 水平与分化的成肌细胞中的生肌基因水平直接相关。Florini 等认为，在生肌基因和 IGF-2 基因表达之间存在着一个自分泌环，两者形成一个正反馈环路，持续到到 IGF-2 水平升高到足以刺激成肌细胞分化。

2）睫状神经营养因子：睫状神经营养因子（ciliary neurotrophic factor，CNTF）是一种由200个氨基酸组成的酸性蛋白质，因发现其对鸡胚睫状神经元具营养作用而得名，目前已发现CNTF具有广泛的生物学活性；如对运动神经元、感觉神经元、交感神经元、副交感神经元、海马神经元、少突胶质细胞等均具有营养作用。但其主要作用对象是运动神经元，具有促进分化、生长、发育，促进其损伤后再生，维持其生物功能。CNTF在周围神经尤其是施万细胞中含量非常丰富，由于缺乏信号肽，一般情况下CNTF只是储藏在施万细胞内而不分泌，一旦有神经肌肉受到损伤则大量释放。有研究发现大鼠坐骨神经损伤后早期(1周内)，施万细胞中的CNTF mRNA表达降低，但存在于施万细胞内的CNTF大量释放于细胞间隙中，并逆行转运到神经元胞体中，有助于神经元存活及轴突再生。由于运动神经元和靶肌肉之间存在相互营养作用，CNTF可通过对神经的营养作用而间接发挥其对肌肉的营养作用，而当运动神经元再生时，肌肉在形态和功能两方面受益于运动神经元再支配。有研究发现，出生后早期应用外源性CNTF可以使新生的骨骼肌纤维得到多神经支配，而正常情况下应为单神经支配。内源性CNTF的水平与脊髓运动神经元的病理变化呈负相关。另外研究还发现，周围神经损伤施万细胞内CNTF大量释放的同时，骨骼肌细胞上CNTF受体的表达迅速增加，这表明CNTF除了具有神经营养作用外，还可能具有对肌肉的直接营养作用，维持骨骼肌的正常结构和功能，参与神经肌肉损伤后的修复。沈尊理等应用CNTF基因转染方法防治失神经支配骨骼肌萎缩，发现治疗后2周和4周CNTF基因转染组的肌肉湿重维持率、肌纤维截面积和肌肉蛋白含量均明显高于失神经对照组($P<0.05$)，而胶原纤维与肌细胞面积比和细胞凋亡数明显低于失神经对照组($P<0.05$)。CNTF能改善失神经所致的骨骼肌萎缩和继发性功能丧失，现已有人开展了用CNTF防止骨骼肌失神经性萎缩的药效动力学研究。

3) 肝细胞生长因子：肝细胞生长因子(hepatocyte growth factor, HGF)是间质细胞衍生的一种促进细胞有丝分裂的多功能因子，它具有抗凋亡特性，并能调节细胞生长和运动，促进多种细胞组织形态的发生，在胚胎生长、组织形成、肝肾再生、肿瘤转移及损伤修复中起着重要作用。有研究表明面神经离断后局部应用肝细胞生长因子能够促进面神经轴突的再生。近来研究还发现，HGF可激活静止的肌卫星细胞，促进其迁移至肌肉损伤部位增殖分化为成肌细胞，刺激体内骨骼肌的修复与再生，防治肌萎缩。有研究显示：处于生长期的成肌细胞和肌管交互表达HGF及其受体c-Met，而静止期的肌卫星细胞只表达c-Met，新形成的肌管则仅表达HGF。Anastasi等研究发现增殖期的成肌细胞能够同时表达c-Met和HGF，形成一个自我反馈环。HGF与c-Met作用后能使处于静止期的骨骼肌肌卫星细胞脱离G_0期，重新进入细胞周期开始分裂。创伤后处于修复期的肌组织内含有大量HGF，这都提示HGF有可能具有激活肌卫星细胞的作用，促进正在修复和再生的肌组织内成肌前体细胞分裂增殖。为进一步验证HGF/c-Met信号在成肌前体细胞增殖中发挥的作用，有学者在实验中促使C2C12细胞大量表达c-Met，结果导致细胞发生形态改变，促进了分化。肝细胞生长因子在肌卫星细胞的增殖和成肌终末分化中发挥着多种重要作用，HGF既是一种强趋化因子，同时又是肌卫星细胞的增殖因子和肌肉干细胞成肌分化的抑制因子。它可选择性促进肌卫星细胞增殖，并可通过抑制MRFs(如MyoD、Myogenin)的转录逆转肌卫星细胞的成肌分化。

4) 成纤维细胞生长因子：成纤维细胞生长因子(fibroblast growth factor, FGFs)有酸性和碱性两种，即aFGF和bFGF，它们有53%的氨基酸残基同源。不少生物学活性也类似，aFGF具有广泛的生物学效应，如促进细胞增殖与分化，促进组织修复。aFGF能有效保护受损伤神经的运动终板及其靶肌纤维。aFGF 也是一种形态发生因子，其靶细胞有成纤维细胞、成肌细胞、血管内皮细胞等。在重建神经肌肉接头时能激活成纤维细胞，促进肌细胞基底膜的形成，而骨骼肌基膜是神经肌肉接头形成的重要条件；亦有研究表明 aFGF 能调节细胞内钙离子，有利于黄嘌呤氧化酶的生成，从而有益于自由基的清除而保护运动终板等膜性结构。此外，aFGF 也促进成肌细胞的增殖分化，融合形成肌管，有助于防止骨骼肌萎缩。bFGF 广泛分布于人体组织中，是人体内含有的一种微量活性蛋白。当细胞受损时可大量释放 bFGF，它对源于中胚层和神经外胚层的细胞和组织具有促进其分裂、分化和调节作用，是创伤愈合和上皮形成的重要调节物。许多离体及在体实验表明 bFGF 是一种强大的促生肌细胞增殖的因子，在较低的浓度（1ng/ml）即可发挥作用。许蕙等应用外源性 bFGF 植入失神经支配的骨骼肌中，发现 bFGF 有激活肌卫星细胞，促进其分裂增殖的作用。bFGF 还能增强了内源性生长因子的分泌，从而进一步促进细胞增殖。研究认为激活的肌卫星细胞，可跨越基膜形成并行的肌纤维，参与附近肌细胞增殖，替代损伤和变性肌纤维。另据 Bischoff 报道在众多生长因子中，只有 bFGF 具有促进单一培养的肌卫星细胞分裂增殖的能力，抗 bFGF 抗体可减少小鼠失神经趾长伸肌再生纤维的数量和直径。

5）血小板源性生长因子：血小板源性生长因子（platelet-derived growth factor, PDGF）是一种为来源于血小板的分子量约 30kD 的碱性糖蛋白，由两条相似的多肽链（A 链和 B 链）组成的同或异二聚体，含两个二硫键，其有三种存在形式：PDGF-AA、PDGF-AB 和 PDGF-BB。血小板源性生长因子是一类具有多种功能的生长调控分子，在肾和神经发生中发挥至关重要的作用。有研究表明，周围神经损伤后施万细胞和神经元可合成和分泌 PDGF-BB 来供给损伤神经，PDGF-BB 在正常及损伤修复后的神经轴突和施万细胞中的定位提示其可能在轴突-施万细胞相互作用中发挥重要的信号传导功能。PDGF 也存在于肌肉组织的微血管系统，以特定的形式调节哺乳类骨骼肌成肌细胞增殖，其中 PDGF-AB 和 PDGF-BB 能通过 PDGF-B 受体促进 C2C12 细胞增殖，其中以 PDGF-BB 作用最强。

6）表皮生长因子：表皮生长因子（epidermal growth factor, EGF）是由 53 个氨基酸残基组成的多肽因子，分子量约为 6kD，含 3 个二硫键，具有神经营养活性，能够促进体外培养的大鼠神经元的存活，促进周围神经的再生作用。另外 EGF 还能和 FGF、IGF-1 等共同促进成肌细胞增殖和分化。

7）其他：除上述提及的细胞因子外，还有一些因子具有肌肉营养作用。巨噬细胞集落刺激因子（macrophage colony-stimlating factor, M-CSF）能刺激生肌细胞增殖。胶质生长因子-2（glial growth factor-2, GGF-2）具有较强的促生肌作用，但对 myogenin mRNA 水平无影响，这一点与 IGFs 不同。另外，转铁蛋白（transferrin, Tf）也是一种肌肉营养因子，小鸡坐骨神经纯化的 Tf 可促进离体去神经的小鸡肌肉细胞的分化、成熟并维持其正常形态和功能。

（2）激素类

1）胰岛素：胰岛素（insulin）主要通过影响肌肉的蛋白质代谢发挥肌肉营养作用。离体及在体实验均表明注射胰岛素能促进动物肌肉蛋白质合成、抑制蛋白质分解代谢。Bennet 等证明同时应用胰岛素和氨基酸能促进人腿部肌肉蛋白质的合成，不同浓度的胰岛素和氨基酸对小鼠肌肉蛋白质合成的影响是不同的。有文献报道胰岛素主要促进快肌纤维而不是慢肌纤维蛋白质合成，并且主要是通过加快蛋白质合成的翻译发挥其促进肌肉蛋白质合成的作用。

2）生长激素：生长激素(growth hormone，GH)也能够通过影响肌肉蛋白质代谢发挥肌肉营养作用。联合应用能够促进肌肉蛋白质合成GH和IGF-1效应明显增强，其中GH可能是通过激发IGF-1而发挥其促进蛋白质合成作用。Yarasheski等研究发现在去除垂体的小鼠中，GH能提高肌肉IGF-1 mRNA的表达水平、促进肌肉蛋白质合成。临床资料也证明GH能促进肌肉蛋白质合成、增加萎缩肌肉的体积、改善肌肉功能，抑制口服泼尼松引起的分解代谢。除此以外，研究发现以进行性肌肉萎缩为特征的脊髓灰质炎后综合征患者，其IGF-1水平比同年龄对照组低，可能是造成进行性肌肉萎缩的一个原因。这种低水平的IGF-1继发于受损的GH分泌，能被生理剂量的重组人GH所纠正。

3）促肾上腺皮质激素：促肾上腺皮质激素(adrenocorticotropin，ACTH)被证明是哺乳动物生肌细胞特异的有丝分裂原。促黑激素(melanocorfin，MSH)是一段包含于ACTH(1～13)中的多肽序列，早期应用MSH能加速神经肌肉发育，促使神经和肌肉早熟，而且该效应与年龄密切关系。MSH对于胚胎肌肉作用非常明显，而对于成熟的神经肌肉系统却几乎没有作用。周围神经损伤或病理条件下MSH又可成为有效的促神经再生和肌肉神经再支配的生长因子。MSH-a和ACTH(4～10)，均有利于创伤后运动终板正常形态的恢复，ACTH(4～10)的衍生物BIM22015是一种强效的肌肉营养因子，同时具有神经营养作用。

（六）失神经骨骼肌蛋白质含量下降的分子机制

骨骼肌萎缩的特征是蛋白质含量下降、肌纤维直径减小、肌肉张力以及抗疲劳能力下降。有研究表明：骨骼肌废用(包括失神经、制动、悬吊等)性萎缩早期蛋白质合成减少，随后蛋白质降解增加。已有多项证据支持此观点，在肌萎缩过程中收缩蛋白的转录、翻译水平下降，降解能力上升，并且此降解过程受上调的钙蛋白酶水解系统、溶酶体水解系统和泛素依赖的蛋白酶水解系统所调节。肌原纤维蛋白大约占肌纤维蛋白含量的75%。骨骼肌失神经支配后肌肉的肌原纤维蛋白迅速降解。Wing等认为失神经后蛋白质的迅速减少是由于非溶酶体ATP依赖性蛋白水解过程加快造成的，研究发现泛素结合蛋白在萎缩肌肉中明显升高，表明蛋白降解可能与泛素降解通路有关。现有的研究表明，在肌萎缩过程中除了收缩蛋白选择性的丢失外，非收缩性蛋白(如组织蛋白和酶蛋白等)也发生变化。

在肌萎缩过程中关于蛋白合成减少的机制了解的还比较少。研究发现IGF-I能够促进骨骼肌蛋白质合成，抑制骨骼肌蛋白分解，从而减轻失神经骨骼肌的萎缩程度。Stevenson等发现在骨骼肌废用萎缩过程中IGFBP-5 mRNA明显表达上调，从而抑制IGF-I的功能；蛋白质合成抑制因子eEF2K表达增高，使eEF2磷酸化，从而降低核糖体的能力，使蛋白质合成减少；另外在肌萎缩过程中4E-BP-1表达上调，抑制eIF-4E的功能，从而导致蛋白翻译水平降低；Hornberger等发现失神经骨骼肌中p70S6激酶磷酸化水平降低，从而导致蛋白翻译水平降低，蛋白质的合成减少。

肌肉组织中的蛋白以肌原纤维蛋白为主，在肌萎缩过程中肌原纤维蛋白的丢失速率比其他肌肉蛋白要快。有关骨骼肌肌原纤维蛋白的降解途径主要有三条：依赖钙的蛋白酶途径、依赖ATP的泛素蛋白酶体途径和溶酶体组织蛋白酶途径。

1. 依赖钙的蛋白酶途径

钙蛋白酶(calpain)是一种需要Ca^{2+}来活化的中性蛋白酶，广泛分布于绝大多数哺乳动物组织中，既可存在于细胞质中，也可存在于质膜和其他细胞器膜中。近年来研究表明calpain 是细胞质中主要的蛋白水解酶，在骨骼肌肌原纤维蛋白降解中起着重要的作用。在正常生理条件下，细胞内外 Ca^{2+} 浓度梯度的维持，主要是依靠钙泵耗能的主动转运。骨骼肌失神经支配后，线粒体功能减退，依赖 ATP 供能的 Ca^{2+}-ATPase 活性下降，造成细胞内 Ca^{2+} 的超载，从而使大部分 calpain 活化，对骨骼肌肌原纤维蛋白进行降解。但最近的研究表明，calpain 可能仅在细胞内蛋白质的降解过程中起调节作用，而并非直接参与整个降解过程。体外试验表明，calpain 能够降解肌原纤维骨架蛋白，如结合蛋白（desmin）、丝蛋白（filament）、C-蛋白、原肌球蛋白、肌原蛋白 T、连接蛋白（titin）、nebulin、vinculin 等，但不降解 alpha-肌动蛋白（alpha-actin）、肌球蛋白（myosin）及 alpha-辅肌动蛋白（alpha-actinin）。因此，推测 calpain 可能通过对肌原纤维蛋白进行特异的局部降解发挥其调控结构和功能的功能。Raynaud 等研究发现 calpain 主要集中于 Z 线，因此认为，降解从此处开始。但近期研究发现，calpain 首先水解的是 N2 线，据报道 N2 线是 titin 和 nebulin 丝蛋白所在区域，它们分别连接粗肌丝和细肌丝，最终通过 I 带伸向 Z 线。在降解 N2 线的同时也会降解一些骨架蛋白如 desmin，使肌纤维释放肌丝。Calpain 导致肌肉降解可分为两步：首先其攻击肌原纤维的肌节（两个相邻 Z 盘之间的一段肌原纤维）部位，使之降解为小片段，然后被泛素化通过泛素化途径进一步降解或被溶酶体所捕获而进一步降解。

另外研究发现在肌萎缩过程中与凋亡相关的蛋白 caspase 也具有与 calpain 相似的功能，使肌原纤维蛋白先降解为碎片，之后被泛素化，通过泛素化途径进一步降解。因此可以认为 calpain 和 caspase 参与肌原纤维蛋白降解是肌肉蛋白质水解过程中早期的限速步骤。

2. 依赖 ATP 的泛素蛋白酶体途径

Medina 等研究发现失神经诱发的蛋白质降解受 ATP 产物的抑制，而对溶酶体途径和 Ca^{2+} 依赖性途径抑制剂的作用不敏感，同时发现萎缩肌肉中泛素-蛋白质复合物的含量与泛素基因的表达均有所增加。Heng 等有研究发现在后肢悬吊过程中，比目鱼肌逐渐萎缩，萎缩肌肉中同时伴有 26S 蛋白酶体亚单位的高表达。由此可以推测蛋白酶体途径参与了失神经骨骼肌蛋白的降解。ATP 依赖的高度保守的泛素-蛋白水解酶复合体通路（Ubiquitin-proteasome path way，UPP），由 3 部分组成：泛素（ubiqutin），泛素连接酶和 26S 蛋白水解酶复合体。泛素蛋白酶体途径可特异的降解细胞中的各种蛋白，而其特异性主要是通过靶蛋白的泛素化实现的。UPP 对靶蛋白的降解可分为两个相对独立的过程：靶蛋白的泛素化修饰，26S 蛋白水解酶复合体识别并降解多聚泛素化标记的靶蛋白。泛素连接酶的作用是将泛素共价连接到靶蛋白赖氨酸的 ε-氨基，分为 E1（泛素活化酶）、E2（泛素转运酶或泛素偶联酶）和 E3（泛素-靶蛋白连接酶）。靶蛋白的泛素化则通过 3 步机制完成：E1 利用 ATP 水解的能量与泛素 C 末端偶联形成稳定的 E1 泛素中间体；E2 的半胱氨酸巯基接受活化的泛素形成 E2 泛素中间体或将泛素直接连接到靶蛋白上；E3 可与 E2 一起将泛素与靶蛋白相连，E3 泛素之间的硫酯键是泛素与蛋白质底物之间形成酰胺键的供体。有研究表明泛素-靶蛋白连接酶 E3（Nedd4、MuRF1 和 atrogin-1 等）在失用性萎缩的肌肉中明显高表达。26S 蛋白水解酶复合体由 20S 圆柱形蛋白水解酶核心和两端 19S 帽状识别亚基组成，可将泛素化的蛋白质分解成（3-22）个氨基酸残基的小肽段。20S 是具有蛋白酶体催化活性的核心颗粒，具有 3 个不同的肽酶活性，它们分别是糜蛋白酶样、胰蛋白酶样和半胱氨酸蛋白酶样活性；19S 是具有调节功能的调节颗粒。靶蛋白必须经多聚泛素标记后才能被蛋白水解酶复合体所识别并水解。

3. 溶酶体途径

溶酶体途径主要降解膜相关蛋白(受体、离子通道、转运体等),在应急状态下,也降解细胞内蛋白尤其是结构蛋白。有研究表明在肌萎缩蛋白降解过程中,溶酶体途径和泛素蛋白酶体途径可相互作用。例如当膜蛋白或离子通道被多聚泛素化,则可被泛素蛋白酶体途识别降解;如被单或双泛素化则可被溶酶体途径降解。

第3节　失神经肌萎缩的保护对策

神经损伤是临床的常见疾病,若神经损伤后长时间未能恢复,则神经远端发生退行性病变,神经干内纤维化,神经膜管萎缩,再生的神经纤维难以顺利通过;同时,由于长时间失神经支配,靶器官发生不可逆的退行性变和萎缩,此时即使再生轴突到达也难以恢复至原先的形态的功能。因此神经损伤后的有效修复在于以下两个方面:①早期修复损伤神经,尽快恢复神经支配;②延迟肌萎缩的发生发展,等待再生轴突到达。靶肌的功能恢复才是损伤神经修复的真正意义所在。然而靶肌在失神经支配后发生一系列生理和形态学改变,直至出现不可逆肌萎缩,因此寻找失神经肌萎缩的因子以及临床治疗中如何延缓肌萎缩的进程,一直是周围神经科学研究中的热点问题。目前的科研和临床中,一般采取三种方法来延缓失神经肌萎缩的进程:其一,采用神经再生术,即使用人工或在体神经来修复损伤神经,保护失神经支配的靶肌功能;其二,使用中国传统医术来治疗肌萎缩,大量实验证明中医中药具有很好的延缓肌萎缩的功效;其三,就是使用一些辅助疗法来延缓肌萎缩,比如低频电刺激、被动运动、一些药物等。

一、神经再支配对失神经肌萎缩的保护作用

神经损伤的实质是神经元的完整性遭到破坏,胞体不能将物质顺利运输到神经末梢,从而使神经元的胞体和其所支配的效应器发生不同程度的变性和死亡。目前显微外科技术应用于周围神经损伤的修复已有四十余年,虽然技术上不断取得进步,但仍不能改变目前的神经再生速度(1mm/d),因此设法缩短神经再生距离成为防治失神经支配骨骼肌萎缩的迫切需求。

(一) 运动神经植入术

运动神经植入术是指通过直接转移某个运动神经支或游离移植神经缝接,将神经末端植入失去神经支配的瘫痪肌肉中形成运动终板,使该肌重新获得运动功能。杨川等行神经血管肌束植入晚期面瘫患者的瘫痪肌肉中,发现其修复效果较好,比单纯运动神经植入疗效佳。对于神经植入部位,多数学者主张神经植入肌肉终板区—神经入肌处较为理想,带神经、血管的肌束植入使肌束各断面上裸露的大量分支断端与瘫痪肌肉接触更为紧密,从而通过神经-神经再生、直接神经-肌肉再生、肌肉-肌肉再生三种模式使瘫痪的肌肉重获神经支配。

(二) 神经吻合技术

神经端侧吻合技术是将损伤神经的远端残枝与伴行的支配骨骼肌功能相似的神经进行端侧缝合,虽在20世纪初就有人应用,但直到20世纪90年代才被重视,经大量实验研究并已应用于临床。徐清贵等将大鼠腓总神经距坐骨神经分支8mm处切断,远端与同行的

胫神经行端侧吻合,7 个月后进行肌湿重和组织学检查,结果提示实验组的胫前肌饱满有弹性,各项观察指标均优于对照组,同时发现供体神经外膜开窗与待缝残端呈 45°斜面缝合时,轴突再生速度更快。

与神经端侧吻合技术较为相似的神经侧侧吻合法也有相似的作用。张少成等已将侧侧吻合法应用于临床治疗周围神经缺损平均 4 个月的患者 9 例,经平均 16 个月的随访,有 6 例的主要支配区达到 M3S3,3 例达到 M2S3,而供体神经无明显影响。端侧吻合和侧侧吻合的轴突再生机制目前尚不清楚,而这两种方法均要求有功能相似的未受损的伴行神经供体,存在着吻合后动作不协调的不足;因此这两种技术主要适用于常规方法不能解决的长距离神经缺损和高位神经损伤者等。

(三) 感觉神经保护法

近年又有将感觉神经近端和运动神经远端吻合,为失神经骨骼肌提供营养的"感觉神经保护法",以延缓失神经骨骼肌的萎缩。这种方法主要适用于神经近端损害严重的高位损伤者。Hynes 等将大鼠胫神经远侧断端和在同一水平的腓肠神经(腓肠神经在同一水平被切断)近端行端端吻合,术后 1、2 个月观察发现:失神经的肌肉湿重分别相当于正常的(23.0±2.6)%和(14.5±0.9)% ,而行腓肠神经近端和胫神经远端吻合的分别相当于正常的(26.7±2.8)%和(21.1±3.1)%,两组间比较有显著差异。作者认为感觉神经可为骨骼肌提供必需的营养,直到近端神经再生到断端水平,保存了失神经骨骼肌的功能。但确切的机制尚不完全清楚,有待进一步研究。

(四) 神经元移植

神经元移植也被用于防治失神经骨骼肌萎缩,主要由于其可缩短神经再生距离并能提供肌肉维持功能的营养。姜广良等将大鼠胚胎运动神经元种植到成年鼠失神经腓肠肌内,极大地缩短了神经元和腓肠肌之间的距离,手术后 9、22 周观察其湿重残存率(%)分别为 31.85±5 和 29.2±2.3,而未种植组仅为 18.36±1.73 和 17.93±1.68。其他观测指标如肌纤维截面积、肌动蛋白含量等种植组均优于未种植组。庞水发等则将胚胎运动神经元注入切断的胫神经的远端,术后 3 个月,检测其腓肠肌湿重、肌力恢复率(%)分别为 0.501±0.162、0.641±0.984,而对照组分别为 0.172±0.016 和 0.359±0.115,有显著差异。王欢等将通过将感觉神经(元)种植于失神经骨骼肌中,发现正常和节前撕脱的感觉神经种植,不论短期还是长期,都有延缓失神经肌萎缩的作用,而背根神经节剪碎种植的作用时间短,感觉神经寄养需较长时间才能发挥作用。移植活的神经元可长期、持续提供营养肌肉的物质,由于将胚胎运动神经元移植至入肌点的神经内,大大缩短了神经再生的距离,使靶组织便于获得营养,极大地减少靶组织失神经的时间,延缓失神经肌肉的萎缩,但该研究方法尚处于实验阶段。

(五) 人工神经

近年来,随着神经细胞学、分子生物学的深入研究,特别是组织工程学的迅猛发展,为神经修复带来新的出路和希望。组织工程的基本原理和方法是将体外培养扩增的正常组织细胞吸附于一种生物相容性良好并且可被机体吸收的生物材料上形成复合物,将细胞生物材料复合物植人机体组织,细胞在生物材料逐渐被机体吸收降解过程中形成新的具有形态和功能的相应组织、器官,达到修复创伤和重建功能的目的。其研究包括四方面内容:种子细胞的分离培养;生长因子等组织诱导因子的制备;细胞外基质替代物(生物材料)的研制;组织工程化神经的构建、移植替代研究。施万细胞是周围神经系统的胶质细胞,在周围神经组织工程修复中充当为种子细胞,能分泌表达多种神经营养因子(NTFs),如神经生长因子、脑源性神经营养因子、睫状神经营养因子、胰岛素样生长因子,防止受损神经元胞体的死亡,协助形成神经内膜,清除细胞碎片,促进轴突髓鞘化。生物相容性材料在组织工程研究中发挥非常重要的作用。生物材料可作为自体或异体神经移植物的替代品,并构建神经再生的三维空间复合体,如神经导管,为研究神经再生的微环境提供理想的"窗口"。神经导管由天然或人工合成材料构成用以桥接损伤神经的两端,它们可引导轴突近中端再生、防止纤维组织浸润、保持轴突再生所需的神经营养因子浓度。这类材料在使用中应注意:①控制降解速度,使其对神经再生的整个过程始终能提供稳定地支持,一旦再生过程完成,很快降解吸收;②材料应具有一定的弹性和厚度,便于其与神经外膜缝合;③导管内径应能容纳降解时聚合物的膨胀;④材料应可吸附神经营养因子(NTF)等,在材料降解过程中释放营养因子供神经再生之需。Evans 等研制了一种聚左旋乳酸导管,管内注入施万细胞和胶原基质构建成移植物,桥接大鼠坐骨神经 12mm 缺损,显示了一定的效果。Young 等用聚羟基丁酸盐导管桥接兔腓总神经 44 mm 缺损,术后 42 天,再生神经纤维免疫染色区域比自体神经移植组大,提示聚羟基丁酸盐可以用于较长距离的神经缺损。顾晓松等用壳聚糖制成多孔的、便于物质交换和血管长入的导管,管腔内放置有利于施万细胞和神经突起有序导向生长的聚乙醇酸支架,辅加能促神经生长的物质(神经再生素),构建成移植物,桥接狗坐骨神经 30 mm 缺损,术后 6 个月,神经功能恢复良好,各项形态和功能指标与自体神经移植组相近;同时还应用聚乳酸聚乙醇酸包被壳聚糖作为支架,和骨髓间充质细胞一起制成组织工程神经移植物来修复犬坐骨神经 50mm 缺损,术后 6 个月发现,自体骨髓间充质细胞和聚乳酸聚乙醇酸壳聚糖支架制成的神经移植物能够促进坐骨神经的再生和功能恢复。尽管"人工神经"支架和细胞外基质材料、种子细胞和促神经生长物质的研究已经取得了一定进展,但仍需对现有支架材料作进一步改进,或选用新的支架材料,研制出真正具有神经内膜样结构、能充分黏附施万细胞和促进轴突再生的神经支架;施万细胞的分离增殖、功能增强或干细胞的定向分化等也有待进一步研究;还需开发一些廉价有效的、能诱导和促进神经生长的物质。因此,探索使用"人工神经"的道路还很漫长。相信随着神经科学、分子和细胞生物学、材料科学、组织工程学、纳米技术以及其他相关学科技术的发展,"人工神经"的研究在本世纪将会有长足的进展。

二、中药对失神经肌萎缩的保护作用

骨骼肌是周围神经系统的靶器官,骨骼肌一旦失去神经支配,将失去其收缩功能,肌纤维会逐渐萎缩,并逐渐被结缔组织所替代,肌肉体积减小,肌细胞同时也发生一系列生理生化改变。失神经支配骨骼肌的萎缩既是失营养性萎缩,又是失用性萎缩,只有重新获得神经再支配才是防止肌萎缩的最佳方案。由于神经再生的速度极为缓慢,周围神经损伤虽经修复,但轴突往往需要相当长的时间才能到达周围靶器官,在再生轴突到达靶器官之前以发生不可逆的萎缩和变性。失神经支配后骨骼肌发生不可逆萎缩是周围神经损伤后一个尚未解决的治疗难题。因此如何延缓失神经支配肌肉萎缩的速度和程度,是提高靶肌重获神经再支配能力的关键。传统医学认为周围神经损伤多属外伤后气血瘀滞,营卫失和,筋脉失养。因此临床治疗中多以活血化瘀类方药为主。

汪宝军等研究发现复方太子参颗粒(太子参、黄芪、川芎等)可以促进周围神经损伤的早期修复再生和功能恢复。复方太子参颗粒可能是通过抑制肌细胞的凋亡、胶原纤维的形成、蛋白质的分解，改善微循环，从而延缓失神经支配骨骼肌的萎缩。赵建勇等研究表明中药神康胶囊对失神经肌萎缩具有一定的保护作用，4～8 周末，实验组运动终板染色及形态的退变均迟于对照组，骨骼肌纤维的截面积及直径明显大于对照组。薛锋等研究发现银杏叶提取物能提高大鼠失神经支配骨骼肌中 Na^{+}-K^{+}-ATP 酶和 Ca^{2+}-ATP 酶的活性，有效改善失神经肌肉的功能，对 Ca^{2+}-ATP 酶的作用更为突出。Ca^{2+}-ATP 酶为骨骼肌舒缩功能的基本要素，银杏叶提取物的这一作用对改善失神经肌肉的功能显得尤为重要。银杏叶提取物对 Ca^{2+}-ATP 酶及 Na^{+}-K^{+}-ATP 酶活性影响的机制可能是通过改善线粒体功能，加强线粒体氧化磷酸化的能力，增强细胞的能量代谢；其次，在稳定细胞膜、抑制一氧化氮合酶的活性和清除自由基等方面也起到一定作用。另外，大鼠坐骨神经损伤后，银杏叶提取物 EGb761 还可以明显改善其乙酰胆碱酯酶、酸性磷酸酶的活性、损伤侧前角运动神经元数目及前角运动神经元超微结构等。可见，EGb761 可以保护大鼠坐骨神经损伤后脊髓前角运动神经元。补阳还五汤对周围神经损伤的再生有明显的促进作用，其中黄芪的作用最为显著。补阳还五汤可促进再生神经组织中血管的生成，改善微循环，为再生轴突的生长及施万细胞的增殖提供丰富的营养；电镜下可见再生神经纤维轴浆中有大量线粒体，这也提示补阳还五汤能促进神经元的能量代谢，从而促进神经损伤后的结构和功能恢复。杨万同等研究显示当归能够保持失神经支配骨骼肌的湿重和促进神经损伤后的功能恢复，并认为其机制可能与当归改善肌肉和坐骨神经血液循环，增强组织代谢有关。通过补气通络方（主要成分为黄芪、人参、当归、川芎、丹参等）对周围神经损伤后肌肉重量的恢复有肯定的促进作用，其可能的机制是：① 促进神经轴突的再生和神经传导功能的恢复；②抑制肌肉萎缩的进程；③促进肌肉合成代谢，延缓肌萎缩的进程；④改善全身营养状态，间接改善肌肉的营养状况。姜保国等发现复方红芪提取液局部用药可有效促进大鼠坐骨神经损伤后的再生。健步丸对周围神经再生和损伤局部的毛细血管增生有明显促进作用，并有改善微循环、促进神经细胞损伤后的结构重建和轴浆运输等的作用。潘树义等发现人参皂苷 Rg1、Rb1、Re、Rf、Rh1 可明显提高体外培养神经元的活力，促进节神经元轴突的生长。他们认为人参皂苷可能增强神经元的代谢功能，从而可合成出更多的蛋白；同时线粒体可以提供足够的能量，将营养物质通过轴浆运输输送到轴突远端，使轴突生长得到加强。人参皂苷 Rb1 在适当的浓度范围内可不同程度地促进施万细胞的增殖，其中以 10ug/ml 作用最为明显，而高浓度的人参皂苷 Rb1 (1 mg/ml) 则使细胞生长明显受到抑制。

综上所述，中药或其有效成分在治疗周围神经损伤方面具有切实可靠的作用，虽然其机制尚未阐明，但各种研究结果显示中药具有促进周围神经损伤后神经生长因子的表达、施万细胞的增殖、保护受损神经元、促进神经再生、结构重建以及延缓靶肌的萎缩等作用。因此中药在治疗周围神经损伤方面具有广阔的应用前景。但目前的研究仍存在很多问题，如研究所涉及的中药或复方种类比较局限，而且多为验方，其配伍组成及配比缺乏客观的科学依据，所研究的内容零乱，对其作用机制研究不够深入。因此在今后应充分发掘中医的理论资源和中药资源，利用现代医学的研究手段，探索中药治疗周围神经损伤的作用机制，并不断发现和补充中药新的药理作用，为临床服务。

三、康复治疗对失神经肌萎缩的保护作用

（一）持续被动活动

被动活动：即用外加条件，使失神经支配的骨骼肌进行活动的过程。研究发现持续被动活动可以减慢肌萎缩的进程，由于被动活动的失神经骨骼肌的肌纤维可以得到充分伸展，保持弹性，还可以减轻麻痹肌肉内的瘀血和淋巴液的淤积，改善肌纤维的微循环，从而起到延缓肌萎缩的进程。目前，肢体被动活动已被广泛应用于临床防治肌肉萎缩。

正常骨骼肌的血液供应与肌肉的代谢及功能状态相适应，这种调节是通过机体的神经体液调节以及局部代谢产物的量来实现的。骨骼肌失神经支配后，肌肉活动能力丧失，肌肉的正常舒缩活动对血液回流的“泵样”挤压作用消失，血液在静脉系统淤积，组织液渗出增多；同时肌肉活动时所产生的代谢产物，如腺苷、K^+、H^+ 及乳酸等在局部堆积，使毛细血管扩张加剧，最终使肌肉的血液供应及营养发生障碍。肢体的被动活动，可以使瘫痪肌肉发生被动性的缩短与拉长，这不仅促进了肌肉血液循环，加速了静脉及淋巴回流，使组织间水肿得以减轻，缩短血液中氧及营养物质与肌细胞之间的弥散距离，有利于肌肉内氧及代谢产物交换；而且通过机械性地将肌纤维拉长与缩短，使肌肉保持一定的弹性，可以防止关节僵直以及废用性骨质疏松的发生，为再生的神经纤维到达靶器官提供良好的肌肉及关节功能准备。被动伸长使不能主动收缩的肌纤维活动，显著影响肌纤维数量和类型，而且可以诱导开启或关闭不同基因表达，使骨骼肌更能适应变化的功能强度。被动伸长可增加细胞内 Ca^{2+} 的浓度，启动许多涉及生长的信号通路。被动伸长可使细胞膜双分子层变形，影响膜相关蛋白的构象改变，从而可机械地激活一些门控通道，启动与生长有关的一系列级联反应。Madsen 等研究发现锻炼可以减轻人类肌肉运动时细胞质 K^+ 的升高，长期有计划训练可以使肌肉 Na^+-K^+-ATP 酶活性提高 30%～40%。中等强度训练对 Ca^{2+}-ATP 酶活性有正性调节作用，可以提高细胞质对 Ca^{2+} 的清除能力，延缓肌肉疲劳时间。锻炼可以增强肌肉的氧化磷酸化产生 ATP 的能力，从而提高参与糖氧化、长链脂肪酸氧化、三羧酸循环及线粒体呼吸链的各种酶的活性，增强肌细胞利用脂肪酸进行氧化供能的能力，增加肌细胞糖原储备，增强肌肉的耐力及收缩力。尽管被动活动可以使失神经后不能活动的肌肉恢复活动，恢复了骨骼肌代谢和血液循环，激活了一些因子的表达，在一定程度延缓了骨骼肌萎缩的进程，但没有神经支配的电活动和神经营养作用，随着失神经时间的延长，骨骼肌不可避免要发生萎缩。

为了使被动活动达到较好疗效，尚需注意以下几个方面：①被动活动开始的时间越早越好；②尽可能增加每天活动的次数；③每次活动务必使肌纤维达到最大伸缩长度。

（二）功能性电刺激

电刺激治疗失神经支配骨骼肌萎缩的主要原理是，利用感应电、疏密波、直流电刺激神经肌肉，并使其呈节律性的震颤活动，从而加强和帮助神经、肌肉的功能恢复，促使血液循环加快及提高机体各组织中的代谢过程，达到营养神经、肌肉，纠正其病理状态的目的。电刺激可使正常肌组织内动脉血流量显著增加。电刺激后可以明显提高肌细胞线粒体内枸橼酸合成酶、琥珀酸脱氢酶的活性。电刺激能全面促进线粒体的功能，改善肌肉细胞的供能状态。Lim 等研究发现电刺激可以延缓肌肉的萎缩，降低

Bax、Bcl-2 的表达。徐建广等发现电刺激对反映肌细胞活力和肌肉收缩功能的 Na^{+}-K^{+}-ATP 酶及 Ca^{2+}-ATP 酶活性有较好的保护作用。低频电刺激延缓肌萎缩是一个多分子事件参与的复杂过程。最近 Yutaka 等使用低频电刺激作用于小鼠腓肠肌以后，通过差异显示 PCR（differential display PCR）发现肌肉内一系列基因的表达发生了变化，这些基因包括控制细胞周期相关基因、蛋白质代谢相关基因以及与信号传递相关的基因。尽管电刺激引起的肌肉收缩与正常神经支配引起的肌肉收缩方式不同（前者是直接作用，后者是化学传递）。但最终都是使肌纤维产生动作电位，都是在“主动”收缩运动中维持其自身所特有的新陈代谢特点，这是其他治疗如按摩、体疗、针灸等所不能比拟的。但因电刺激不是通过化学传递将兴奋传给肌纤维，也就不能引起运动终板内某些化学成分，酶系统及膜结构的改变，也就使肌纤维内某些物质的生成及排泄与化学传递比较产生了差异，肌纤维的张力将受到影响，这也是电刺激不能完全替代神经功能的主要原因。

四、生物和化学疗法对失神经肌萎缩的保护作用

（一）生物疗法

运动神经元与效应器-骨骼肌之间存在着一种相互依存的营养关系。运动神经元如与靶组织失去联系，则可能发生营养障碍甚至退变死亡；骨骼肌组织如失去神经支配，则会因失去神经营养而退化萎缩。神经提取液含有多种可溶性蛋白成分，包括由运动神经元所产生的肌肉营养成分。顾玉东等研究发现大鼠坐骨神经提取液（SE）及中枢神经提取液（CE）可以防止肌肉失神经后截面积的减少而进一步起到减缓失神经肌肉萎缩及纤维化的作用。快肌纤维失神经后导致明显的收缩时间延长同时伴有微白蛋白的减少，胞质内微白蛋白（parvalbumin）的聚焦与肌纤维的收缩有关，SE、CE 可能通过调节微白蛋白的浓度而达到对收缩时间延长的控制作用。同时 SE 与 CE 还可促进肌肉的摄钙能力，从而提高肌肉兴奋收缩耦合与去极化的速度。

有研究表明，正常骨骼肌提取物（normal muscle extract，NME）可以增强培养的脊髓运动神经元的胆碱能活性和突起生长的能力，可支持至少 21％的运动神经元在培养中存活 6 天。正常神经纤维只有在损伤后才出现出芽再生现象，而失去神经支配的骨骼肌具有一种独特的诱导邻近正常运动神经纤维发芽的能力。失神经支配的骨骼肌可诱使邻近的正常运动神经纤维在郎飞结处和末梢处生出许多新芽，沿着失神经支配的骨骼肌纤维基膜生长入神经肌接头部并与运动终板发生联系。此现象提示骨骼肌失神经后可发生某些代谢上的改变而分泌某种具有运动神经元营养活性的成分。而且，有人应用分子生物学手段将正常肌肉提取液和失神经支配肌肉提取液中所含的 mRNA 分别用非洲蟾蜍卵母细胞进行表达，结果显示失神经肌肉提取液中所含运动神经元生长促进因子的 mRNA 水平远比正常肌肉提取液的含量为高，说明失神经支配肌肉所含运动神经营养成分是肌纤维分泌的。近年来，有学者研究了失神经支配肌肉提取物（denervated muscle extract，DME）对周围神经损伤的保护作用及对失神经支配骨骼肌的作用。冯广友等研究发现，周围神经损伤后施万细胞（Schwann cells，SCs）可能是由于受到失神经支配的骨骼肌产生某些物质的刺激而增殖加快。Peña 等则连续 6 天分别给 DME 处理组、NME 处理组和生理盐水组大鼠腹腔注射 DME、NME 和生理盐水，然后处死大鼠，取其比目鱼肌进行组织化学与形态计量分析。结果发现：在 DME 处理组的大鼠比目鱼肌中，肌纤维截

面积及直径显著大于生理盐水组和NME处理组($P<0.05$)；同时显示DME处理组大鼠比目鱼肌肌纤维的再生现象。由此推断DME能够引起大鼠骨骼肌的肥大、再生，并可能与肌肉在失神经后的分泌代谢变化有关。上述研究为从生物学角度进行失神经支配骨骼肌萎缩的防治提供了一个新的思路。

针对肌肉功能的维持和神经支配的密切关系，将神经营养因子作用于肌肉组织也可以缓解骨骼肌的萎缩。Day等将IGF-1局部注射于失神经腓肠肌内，发现IGF-1能提高受损肌肉的再生，增加肌组织湿重和肌纤维的横截面积。马金忠等将NGF注入神经再生室中，术后3个月发现肌肉再生的终板结构接近正常，这也充分证实神经对肌肉的营养作用。

基因治疗方法目前已广泛应用于失神经肌萎缩，其策略是通过转基因技术将外源基因导入相应的神经、肌肉中，使之分泌大量营养因子，促进神经再生和防治肌萎缩。Haase等将腺病毒-NT-3表达载体注射入大鼠失神经骨骼肌内，运用ELISA和RT-PCR方法检测到肌肉和脊神经节内均有NT-3 mRNA和蛋白质的表达，但不稳定。近年来随着基因重组技术的成熟，已成功合成了NGF、CNTF、b-FGF等神经营养因子，利用基因工程技术防治失神经骨骼肌萎缩已成为一种可能和需要。基因载体腺病毒已能将lacZ基因导入骨骼肌细胞并表达其产物β-半乳糖苷酶。研究证实，bFGF、IGF-1和NGF在体外可以促进成肌细胞的增殖和分化，并能在体内促进损伤肌肉的修复，因此可以利用适当的载体将它们的基因导入受损局部肌肉内，通过它们的表达而促进肌肉修复。有学者将IGF-1和纤维黏附载体植入神经远端，发现能使失神经的肌肉神经再植入更加容易，同时可能会刺激Ach受体形成或重新活化。同样，用IGF-1的非病毒载体对大鼠失神经喉肌进行转基因治疗，结果在肌纤维直径、运动终板长度及运动终板与神经接触的百分比等方面都取得了明显的效果。通过RNA干扰技术阻断肌营养不良症动物模型小鼠的内源性MSTN(肌肉生长抑制素)后，其肌肉萎缩表型和肌肉功能得到明显改善。Thomas等将MSTN的干扰质粒注射进正常大鼠腓肠肌内，经过几周以后，发现肌纤维重量、肌纤维横截面积都明显增加。

（二）化学疗法

1. 氨哮素(克仑特罗)

近年来研究发现β_2-肾上腺受体激动剂在许多动物种类中具有强力的促生长作用，可戏剧性地促进肌肉生长、对抗肌肉萎缩。其中氨哮素可显著地抑制失神经支配骨骼肌的萎缩，成为近年来的研究热点。徐向阳等给坐骨神经缺损的SD大鼠每天口服200μg/kg的氨哮素，2周后测定大鼠的肌张力、肌肉湿重、肌纤维截面积和肌蛋白含量比对照组分别增加100%、19.8%、100%和42.2%。姜广良等用氨哮素治疗27例因臂丛神经损伤所致肌皮神经功能完全丧失的患者，1次口服60g，每日2次，结果提示经用氨哮素后失神经的肱二头肌细胞膜自发动作电位得到了一定维护，自然衰减抑制率达300%，对Ⅰ、Ⅱ型肌纤维的萎缩抑制率分别为66%与60%，显著保存肌细胞内肌动蛋白含量30%～50%。

氨哮素防治骨骼肌萎缩的机制目前尚不完全清楚，吴朝晖等给臂丛神经损伤的大鼠灌服氨哮素$10mg/(kg \cdot d)^{-1}$，6周后测定其肌细胞凋亡率为(19.35±6.32)%，明显低于蒸馏水灌服的对照组(58.42±14.32)%，免疫组化检测Fas、Caspase-8、P21，显示Fas、Caspase-8表达减少，P21表达增加，但对健侧肌肉不产生该效应，推测氨哮素可能是通过部分阻断

Fas 介导的信号传导通路，部分阻滞了肌细胞的凋亡，使肌细胞蛋白质降解减少，萎缩程度减轻，P21 的表达增加可以减少 DNA 损伤的细胞进入 S 期，有助于减少细胞凋亡，从而延缓骨骼肌的萎缩。氨哮素对失神经支配骨骼肌作用的酶学研究显示：氨哮素可能通过降低蛋白降解酶的活性而使肌组织内的蛋白质降解速率 K_d 值减小，缓解肌肉萎缩。此外，β 受体几乎存在于所有的细胞；许多内分泌器官对肌肉的生长起调节作用，而 β 受体激动剂对一些内分泌器官有作用；因此 β 受体激动剂有可能通过内分泌器官间接地作用于肌组织，参与此作用的内分泌器官可能为一个或几个。

2. 三磷酸腺苷(ATP)

细胞外 ATP 对失神经支配肌肉有保护作用。Fu 等证实 Ach 是肌肉营养的重要物质，神经肌肉突触前膜内具有含 Ach 和 ATP 共同储存的囊泡，而 ATP 的释放可以促进和加强由 Ach 引起突触后膜自发高频电流的产生，认为 ATP 对于突触成熟可能具有一定的作用。另外，细胞外 ATP 还可以通过受体引起平滑肌细胞增殖。Rathbone 等报道细胞外 ATP 对神经细胞具有营养保护作用，ATP 能联合神经营养因子促进神经轴突的生长。进一步研究发现，经失神经支配肌肉内局部注射 ATP 能起作用的途径可能有两种：1)细胞外 ATP 直接作用于突触后膜或(和)肌细胞膜，增强经由轴浆转运的营养因子或其他营养因子(如 Ach)的作用，甚至促进肌细胞的有丝分裂；2)ATP 或其代谢产物通过促进神经再生最终恢复对肌肉的营养。

3. 其他药物

具有促进合成代谢作用的激素类药物，如生长激素(GH)，它可以通过 IGF-1 促进蛋白质的合成，因而可用于失神经支配骨骼肌萎缩的防治。具有抗氧化性能的药物，如维生素 E 能保护生物膜免遭过氧化物的损害，最终起到防止或减缓肌肉萎缩的作用。Ca^{2+} 通道阻断剂可通过对抗废用状态下胞质和线粒体内的 Ca^{2+} 超载，从而维持细胞内 Ca^{2+} 稳态，避免细胞的自溶反应和线粒体呼吸功能的损害，因而也可能具有防治失用性肌肉萎缩的作用。糖皮质激素抑制剂具有对抗应激反应中糖皮质激素的促蛋白质分解和抑制蛋白质合成的作用，似乎也可以考虑用作肌肉萎缩的防治药物之一。

综上所述，有关失神经支配骨骼肌萎缩的研究报道很多，但目前仍未能获得理想的防治效果。因此，应重视对失神经支配骨骼肌萎缩的研究，明确失神经支配骨骼肌萎缩的发生机制，争取找到确实有效、切实可行的防治失神经支配骨骼肌萎缩的方法。未来对失神经肌肉萎缩的发病机制及防治方法的研究仍将是重点。在研究中，应该更多考虑到综合因素而非单一因素参与肌萎缩的发生。失神经肌萎缩病理机制的研究已呈多角度多方面，但目前仍不能明确在整个失神经肌萎缩过程中，是各种因素共同起作用，还是其中哪种因素起主导作用，抑或还有别的什么因素，这些尚待深入研究。随着分子生物学技术的进一步发展，使高通量高重复性的技术运用于失神经肌萎缩的研究成为可能。本实验室正致力于应用高通量的双向凝胶电泳以及同位素标记相对和绝对定量(iTRAQ)等技术从整体水平上分析失神经肌萎缩的病理机制，以期弄清楚到底是哪种因素在肌萎缩过程中起主导作用。也可通过基因敲除、转基因或 RNAi 等技术来研究某基因在肌萎缩过程中的具体作用。目前在失神经肌肉萎缩治疗方面已有了针对性的措施，但在防止细胞凋亡、抑制胶原过度生长、改善微循环以及如何应用基因治疗的方法在基因水平改变 MRF 的表达，如何解决肌肉功能的部分性恢复问题等方面，还有大量的工作需要做。相信通过基因组学和蛋白质组学技术的结合使用，很快会弄清楚失神经肌肉萎缩的分子机制，并可为失神经肌肉萎缩的防治提供可靠的依据。

（孙华林）

参考文献

柏树令，高杰．1995. 人骨骼肌微循环血管主体构筑的实验研究．中国烧伤创疡杂志，3(3):6～8

陈涛，张金涛，赵焕蒂．2000. 失神经支配肌肉提取物对大鼠骨骼肌作用的组化与形态计量研究．泰山医学院学报，21(1):29～31

党育，姜保国，张殿英．2002. 局部应用复方红芪对周围神经损伤修复后影响的实验研究．中华手外科杂志，18(1):40～42

范存义，顾玉东，陈德松．1998. 神经提取液对失神经肌肉的保护作用．中华骨科杂志，18(1):36～38

范存义，顾玉东．1995. 坐骨神经提取液对失神经肌肉的作用．中华手外科杂志，11(2):90～92

范存义，顾玉东．1997. 中枢神经提取液对失神经肌肉的作用．中华手外科杂志，13(1):46～48

冯广友，常晓兰，王勇．2001. 失神经骨骼肌提取液对雪旺细胞体外增殖的作用．汕头大学医学院学报，14(4):235～238

顾晓松，张沛云，王晓冬等．2002. 人工组织神经移植物修复狗坐骨神经缺损的实验研究．自然科学进展，12(4):381～386

何振辉，姚珍松，劳镇国．2001. 补气通络方对大鼠坐骨神经损伤后小腿三头肌湿重的影响．中国中医骨伤杂志，9(1):10～13

胡韶楠，顾玉东，徐建光．2000. 臂丛神经损伤后不同部位失神经骨骼肌萎缩后细胞凋亡的研究．中华手外科杂志，16(4):194～197

姜广良，顾玉东，张丽银．1998. 胚胎运动神经元失神经骨骼肌内种植防治肌萎缩的研究．中华实验外科杂志，15(4):364～365

姜广良，顾玉东．1998. 氨哮素防治失神经骨骼肌萎缩的临床研究．中华手外科杂志，14(3):164～166

姜浩，徐建光．2002. 失神经骨骼肌萎缩的研究现状．国外医学(骨科学分册)，23(1):12～14

金曼林，童坦君．1994. 成纤维细胞生长因子研究进展 生理科学进展，25(2):157～160

李陶，陈意生，王禾等．2002. 大鼠坐骨神经损伤后脊髓及坐骨神经中睫状神经营养因子及其受体 mRNA 的表达．中华实验外科杂志，19(2):122～124

李永平，梁炳生．2006. 失神经骨骼肌萎缩防治研究进展．国际骨科学杂志，27(6):341～344

李云霞，陈世益，马昕等．2001. 骨骼肌损伤修复过程中组织胰岛素样生长因子．中国运动医学杂志，20(2):171～174

李志勇，杨象民，王树荣．2004. 中药治疗周围神经损伤的研究进展．时珍国医国药，15(3):175～176

刘阳，苏俊波，骆文龙．2004. 肝细胞生长因子对面神经损伤后运动终维修复作用的研究．重庆医学，33(8):1231～1233

马金忠，罗永湘．1998. 神经生长因子对运动终板变性与再生的研究．中华显微外科杂志，21(2):118～120

潘树义，刘大庸，余磊．2000. 人参皂苷对 NGF 引导的鼠胚脊髓神经节细胞轴突生长的影响．中国神经科学杂志，16(4):345～348

庞水发，汪华侨，卢晓林．2001. 胚胎运动神经元移植对失神经肌肉影响的实验研究．中华显微外科杂志，24(2):284～286

沈燕国，徐建光，顾玉东等．2002. 成肌调节因子 Myogenin 和 MRF4 在人体失神经骨骼肌中的表达及其临床意义．中华手外科杂志，18(3):177～180

沈尊理，王丰，贾万新等．2004. 睫状神经营养因子基因转染延缓失神经肌萎缩的作用．中国临床康复，8(34):7828～7829

宋浩东，徐元鼎，李文彦．1996. 人骨骼肌失神经后胶原纤维和 DNA 的定量变化．中华显微外科杂志，19(4):277～279

孙华林．2006. 蛋白质组学技术分析坐骨神经夹伤后大鼠腓肠肌蛋白表达变化．南通大学

汤晓芙．1991. 临床肌电图学．北京：北京医科大学协和医科大学联合出版社．167

田涛，吴朝晖，金惠铭．1999. 大鼠失神经肌萎缩后成肌细胞增殖动力学的变化．中华手外科杂志，15(1):36～38

田涛，吴朝晖．1999. 大鼠失神经肌萎缩后肌细胞增殖动力学的变化．中华手外科杂志，15(1):36～38

汪宝军，王竹风，王和鸣．2007. 复方太子参颗粒对失神经支配骨骼肌萎缩细胞凋亡的影响．中国中医骨伤科杂志，

15(4):26～28
王欢，顾玉东，徐建光．2000. 不同方法的感觉神经(元)营养失神经骨骼肌实验研究的疗效比较．中华手外科杂志，16(1):49～52
邬江，钟世镇，李主一．1999. 卫星细胞在骨骼肌再生中的作用．国外医学(创伤与外科基本问题分册)，20(1):3～6
吴朝晖，顾玉东，金惠铭．2002. 大鼠臂丛神经损伤后萎缩骨骼肌基因谱的变化．中华创伤杂志，18(6):357～360
吴朝晖，田涛．2000. 氨哮素延缓臂丛神经损伤后骨骼肌萎缩的机理研究．中华手外科杂志，16(4):198～200
徐建广，顾玉东，李继峰．2003. 肢体制动对失神经支配骨骼肌萎缩的影响．复旦学报(医学版)，30(3):246～248
徐建广，顾玉东，屠永全等．2003. 被动活动对失神经支配骨骼肌萎缩的影响．中华显微外科杂志，26(3):210～211
徐建广，顾玉东．2000. 失神经支配骨骼肌退变形态学及酶组织化学研究．中华显微外科杂志，(3):29
徐建广，屠永全，顾玉东等．2003. 电刺激对失神经支配骨骼肌萎缩的影响．中国修复重建外科杂志，17(5):396～399
徐清贵，洪光祥，王发斌．1999. 神经端侧缝合法防治失神经肌肉萎缩的实验研究．中华手外科杂志，15(1):42～44
徐荣祥，萧摩．2003. 烧伤皮肤再生疗法与创面愈合的机制．中国烧伤创疡杂志，15(4):253～261
徐向阳，顾玉东．1996. 氨哮素对成年大鼠失神经支配肌肉的作用．中华手外科杂志，12(s1):42～45
许蕙，辛畅泰．2008. 经硅胶管缓慢释放碱性成纤维细胞生长因子对失神经骨骼肌的作用．中国组织工程研究与临床康复，12(19):3738～3742
薛锋，顾玉东，陈德松．2002. 周围神经损伤后银杏叶提取物 EGb761 对感觉神经元的保护作用．复旦学报(医学版)，29(4):251～254
薛锋，顾玉东，李继峰等．2003. 银杏叶提取物对失神经骨骼肌酶活性的影响．中华外科杂志，41(5):395～396
杨川，蔡佩佩，董佳生．1995. 带神经血管肌束移植术在晚期面瘫修复中的应用．中国修复重建外科杂志，9(2):84～87
杨洪发，李伟，张丽红等．2004. 血小板源性生长因子 B 在损伤周围神经再生中的作用．吉林大学学报(医学版)，30(2):244～246
杨绍安，靳安民，蔡宝塔等．2006. 酸性成纤维细胞生长因子预防失神经支配肌运动终板退变及肌萎缩的实验研究．中华显微外科杂志，29(3):213～214
杨万同，廖维靖，田俊．1996. 足迹分析评定中药当归对大鼠坐骨神经操作的功能恢复．中国康复，10(2):53～55
殷琪，陆裕朴，诸晓朝．1995. 晚期周围神经损伤治疗临床及实验研究．中华骨科杂志，15:596～598
张烽，顾玉东，徐建光等．2000. 外源性表皮生长因子对大鼠坐骨神经损伤后神经元保护的实验研究．上海医学，23(7):411～413
张少成，张雪松，刘会仁．2002. 侧侧吻合法治疗周围神经损伤的临床应用初步报告．中华骨科杂志，22(7):398～401
赵建勇，邵新中，李胜水等．2006. 中药神康胶囊对失神经骨骼肌及运动终板作用的实验研究．中国中西医结合外科杂志，12(3):210～213
周中，宋知非．2003. 失神经骨骼肌萎缩的研究进展．临床骨科杂志，6(3):285～288
Adams GR, Haddad F. 1996. The relationships among IGF-1, DNA content, and protein accumulation during skeletal muscle hypertrophy. J Appl Physiol, 81(6):2509～2516
Adams GR, McCue SA. 1998. Localized infusion of IGF-I results in skeletal muscle hypertrophy in rats. J Appl Physiol, 84(5):1716～1722
Adams L, Carlson BM, Henderson L, et al. 1995. Adaptation of nicotinic acetylcholine receptor, myogenin, and MRF4 gene expression to long-term muscle denervation. J Cell Biol, 131(5):1341～1349
Anastasi S, Giordano S, Sthandier O, et al. 1997. A natural hepatocyte growth factor/scatter factor autocrine loop in myoblast cells and the effect of the constitutive Met kinase activation on myogenic differentiation. J Cell Biol, 137(5):1057～1068
Arnold HH, Winter B. 1998. Muscle differentiation: more complexity to the network of myogenic regulators. Curr Opin Genet Dev, 8(5):539～544
Baldwin KM, Herrick RE, Ilyina-Kakueva E, et al. 1990. Effects of zero gravity on myofibril content and isomyosin distribution in rodent skeletal muscle. FASEB J, 4(1):79～83
Baracos VE, DeVivo C, Hoyle DH, et al. 1995. Activation of the ATP-ubiquitin-proteasome pathway in skeletal muscle of cachectic rats bearing a hepatoma. Am J Physiol, 268(5 Pt 1):E996～1006
Barton-Davis ER, Shoturma DI, Musaro A, et al. 1998. Viral mediated expression of insulin-like growth factor I blocks

the aging-related loss of skeletal muscle function. Proc Natl Acad Sci U S A, 95(26):15603～15607

Bennet WM, Connacher AA, Jung RT, et al. 1991. Effects of insulin and amino acids on leg protein turnover in IDDM patients. Diabetes, 40(4):499～508

Bischoff R. 1986. A satellite cell mitogen from crushed adult muscle. Dev Biol, 115(1):140～147

Bischoff R. 1986. Proliferation of muscle satellite cells on intact myofibers in culture. Dev Biol, 115(1):129～139

Bodine SC, Stitt TN, Gonzalez M, et al. 2001. Akt/mTOR pathway is a crucial regulator of skeletal muscle hypertrophy and can prevent muscle atrophy in vivo. Nat Cell Biol, 3(11):1014～1019

Boissonneault G, Tremblay RR. 1989. Effect of denervation on the androgen-induced expression of actin and CPK mRNAs in the levator ani muscle of the rat. FEBS Lett, 257(2):329～332

Borisov AB, Huang SK, Carlson BM. 2000. Remodeling of the vascular bed and progressive loss of capillaries in denervated skeletal muscle. Anat Rec, 258(3):292～304

Braun T, Rudnicki MA, Arnold HH, Jaenisch R. 1992. Targeted inactivation of the muscle regulatory gene Myf-5 results in abnormal rib development and perinatal death. Cell, 71(3):369～382

Brown MC. 1984. Sprouting of motor nerves in adult muscles: a recapitulation of ontogeny. Trends Neurosci, 7(1):10～14

Carlson BM, Billington L, Faulkner J. 1996. Studies on the regenerative recovery of long-term denervated muscle in rats. Restor Neurol Neurosci, 10(2):77～84

Chen G, Birnbaum RS, Yablonka-Reuveni Z, et al. 1994. Separation of mouse crushed muscle extract into distinct mitogenic activities by heparin affinity chromatography. J Cell Physiol, 160(3):563～572

Chen G, Quinn LS. 1992. Partial characterization of skeletal myoblast mitogens in mouse crushed muscle extract. J Cell Physiol, 153(3):563～574

Ciechanover A. 1994. The ubiquitin-proteasome proteolytic pathway. Cell, 79(1):13～21

Cooper RN, Tajbakhsh S, Mouly V, et al. 1999. In vivo satellite cell activation via Myf5 and MyoD in regenerating mouse skeletal muscle. J Cell Sci, 112 (Pt 17):2895～2901

Currier DP, Ray JM, Nyland J, et al. 1993. Effects of electrical and electromagnetic stimulation after anterior cruciate ligament reconstruction. J Orthop Sports Phys Ther, 17(4):177～184

Daughaday WH, Rotwein P. 1989. Insulin-like growth factors I and II. Peptide, messenger ribonucleic acid and gene structures, serum, and tissue concentrations. Endocr Rev, 10(1):68～91

Day CS, Riano F, Tomaino MM, et al. 2001. Growth factor may decrease muscle atrophy secondary to denervation. J Reconstr Microsurg, 17(1):51～57

Dellon AL. 1996. Nerve grafting and end-to-side neurorrhaphies connecting phrenic nerve to the brachial plexus. Plast Reconstr Surg, 98(5):905

Depraetere V, Golstein P. 1997. Fas and other cell death signaling pathways. Semin Immunol, 9(2):93～107

DiStefano PS, Boulton TG, Stark JL, et al. 1996. Ciliary neurotrophic factor induces down-regulation of its receptor and desensitization of signal transduction pathways in vivo: non-equivalence with pharmacological activity. J Biol Chem, 271(37):22 839～22 846

Dodson MV, Mathison BA, Mathison BD. 1990. Effects of medium and substratum on ovine satellite cell attachment, proliferation and differentiation in vitro. Cell Differ Dev, 29(1):59～66

Doumit ME, Koohmaraie M. 1999. Immunoblot analysis of calpastatin degradation: evidence for cleavage by calpain in postmortem muscle. J Anim Sci, 77(6):1467～1473

Du J, Wang X, Miereles C, et al. 2004. Activation of caspase-3 is an initial step triggering accelerated muscle proteolysis in catabolic conditions. J Clin Invest, 113(1): 115～123

Eccleston PA, Funa K, Heldin CH. 1993. Expression of platelet-derived growth factor (PDGF) and PDGF alpha- and beta-receptors in the peripheral nervous system: an analysis of sciatic nerve and dorsal root ganglia. Dev Biol, 155(2): 459～470

Evans GR, Brandt K, Katz S, et al. 2002. Bioactive poly (*L*-lactic acid) conduits seeded with Schwann cells for peripheral nerve regeneration. Biomaterials, 23(3):841～848

Fang CH, Li BG, Wang JJ, et al. 1998. Treatment of burned rats with insulin-like growth factor I inhibits the catabolic response in skeletal muscle. Am J Physiol, 275(4 Pt 2):R1091～1098

Florini JR, Magri KA, Ewton DZ, et al. 1991. "Spontaneous"differentiation of skeletal myoblasts is dependent upon autocrine secretion of insulin-like growth factor-II. J Biol Chem, 266(24):15 917～15 923

Florini JR, Samuel DS, Ewton DZ, et al. 1996. Stimulation of myogenic differentiation by a neuregulin, glial growth factor 2. Are neuregulins the long-sought muscle trophic factors secreted by nerves? J Biol Chem, 271(22):12 699～12 702

Fu WM, Liu JJ. 1997. Regulation of acetylcholine release by presynaptic nicotinic receptors at developing neuromuscular synapses. Mol Pharmacol, 51(3):390～398

Furuno K, Goodman MN, Goldberg AL. 1990. Role of different proteolytic systems in the degradation of muscle proteins during denervation atrophy. J Biol Chem, 265(15):8550～8557

Goldspink DF, Morton AJ, Loughna P, et al. 1986. The effect of hypokinesia and hypodynamia on protein turnover and the growth of four skeletal muscles of the rat. Pflugers Arch, 407(3):333～340

Gonzalez-Cadavid NF, Taylor WE, Yarasheski K, et al. 1998. Organization of the human myostatin gene and expression in healthy men and HIV-infected men with muscle wasting. Proc Natl Acad Sci U S A, 95(25):14 938～14 943

Grigoriadis N, Albani M, Simeonidou C, et al. 2004. Recovery, innervation profile, and contractile properties of reinnervating fast muscles following postnatal nerve crush and administration of *L*-Dopa. Brain Res Dev Brain Res, 153(1):79～87

Grobet L, Martin LJ, Poncelet D, et al. 1997. A deletion in the bovine myostatin gene causes the double-muscled phenotype in cattle. Nat Genet, 17(1):71～74

Haase G, Pettmann B, Vigne E, et al. 1998 Adenovirus-mediated transfer of the neurotrophin-3 gene into skeletal muscle of pmn mice: therapeutic effects and mechanisms of action. J Neurol Sci, 160 (Suppl1):97～105

Hasty P, Bradley A, Morris JH, et al. 1993. Muscle deficiency and neonatal death in mice with a targeted mutation in the myogenin gene. Nature, 364(6437):501～506

Helgren ME, Squinto SP, Davis HL, et al. 1994. Trophic effect of ciliary neurotrophic factor on denervated skeletal muscle. Cell, 76(3):493～504

Herbison GJ, Jaweed MM, Ditunno JF. 1979. Muscle atrophy in rats following denervation, casting, inflammation, and tenotomy. Arch Phys Med Rehabil, 60(9):401～404

Hochstrasser M. 1996. Ubiquitin-dependent protein degradation. Annu Rev Genet, 30:405～439

Hornberger TA, Hunter RB, Kandarian SC, et al. 2001. Regulation of translation factors during hindlimb unloading and denervation of skeletal muscle in rats. Am J Physiol Cell Physiol, 281(1):C179～187

Huang J, Forsberg NE. 1998. Role of calpain in skeletal-muscle protein degradation. Proc Natl Acad Sci U S A, 95(21):12 100～12 105

Hynes NM, Bain JR, Thoma A, et al. 1997. Preservation of denervated muscle by sensory protection in rats. J Reconstr Microsurg, 13(5):337～343

Ingjer F. 1978. Maximal aerobic power related to the capillary supply of the quadriceps femoris muscle in man. Acta Physiol Scand, 104(2):238～240

Jackman RW, Kandarian SC. 2004. The molecular basis of skeletal muscle atrophy. Am J Physiol Cell Physiol, 287(4):C834～843

Jakubiec-Puka A, Kordowska J, Catani C, et al. 1990. Myosin heavy chain isoform composition in striated muscle after denervation and self-reinnervation. Eur J Biochem, 193(3):623～628

Jeong SJ, Oh TH, Markelonis GJ. 1991. A neurite-promoting factor from muscle supports the survival of cultured chicken spinal motor neurons. J Neurobiol, 22(5):462～474

Jiang GL, Zhang LY, Shen LY, et al. 2000. Fibrillation potential amplitude to quantitatively assess denervation muscle atrophy. Neuromuscul Disord, 10(2):85～91

Johnson MA, Polgar J, Weightman D, et al. 1973. Data on the distribution of fibre types in thirty-six human muscles. An autopsy study. J Neurol Sci, 18(1):111～129

Joulia D, Bernardi H, Garandel V, et al. 2003. Mechanisms involved in the inhibition of myoblast proliferation and differentiation by myostatin. Exp Cell Res, 286(2):263～275

Jurasinski C, Gray K, Vary TC. 1995. Modulation of skeletal muscle protein synthesis by amino acids and insulin during sepsis. Metabolism, 44(9):1130～1138

Kandarian SC, Schulte LM, Esser KA. 1992. Age effects on myosin subunit and biochemical alterations with skeletal muscle hypertrophy. J Appl Physiol, 72(5):1934～1939

Kasemkijwattana C, Menetrey J, Somogyl G, et al. 1998. Development of approaches to improve the healing following muscle contusion. Cell Transplant, 7(6):585～598

Kawada S, Tachi C, Ishii N. 2001. Content and localization of myostatin in mouse skeletal muscles during aging, mechanical unloading and reloading. J Muscle Res Cell Motil, 22(8):627～633

Koishi K, Zhang M, McLennan IS, et al. 1995. MyoD protein accumulates in satellite cells and is neurally regulated in regenerating myotubes and skeletal muscle fibers. Dev Dyn, 202(3):244～254

Kornitzer D, Ciechanover A. 2000. Modes of regulation of ubiquitin-mediated protein degradation. J Cell Physiol, 182(1):1～11

Kraft GH. 1996. Are fibrillation potentials and positive sharp waves the same? No. Muscle Nerve, 19(2):216～220

Krystosek A, Seeds NW. 1981. Plasminogen activator release at the neuronal growth cone. Science, 213(4515):1532～1534

Langley B, Thomas M, Bishop A, et al. 2002. Myostatin inhibits myoblast differentiation by down-regulating MyoD expression. J Biol Chem, 277(51):49 831～49 840

Levinovitz A, Jennische E, Oldfors A, et al. 1992. Activation of insulin-like growth factor II expression during skeletal muscle regeneration in the rat: correlation with myotube formation. Mol Endocrinol, 6(8):1227～1234

Lim JY, Han TR. 2010. Effect of electromyostimulation on apoptosis-related factors in denervation and reinnervation of rat skeletal muscles. Muscle Nerve, 42(3):422～430

Liu M, Zhang D, Shao C, et al. 2007. Expression pattern of myostatin in gastrocnemius muscle of rats after sciatic nerve crush injury. Muscle Nerve, 35(5):649～656

Loughna P, Goldspink G, Goldspink DF. 1986. Effect of inactivity and passive stretch on protein turnover in phasic and postural rat muscles. J Appl Physiol, 61(1):173～179

Lu DX, Huang SK, Carlson BM. 1997. Electron microscopic study of long-term denervated rat skeletal muscle. Anat Rec, 248(3):355～365

MacGregor J, Parkhouse WS. 1996. The potential role of insulin-like growth factors in skeletal muscle regeneration. Can J Appl Physiol, 21(4):236～250

Madsen K, Franch J, Clausen T. 1994. Effects of intensified endurance training on the concentration of Na,K-ATPase and Ca-ATPase in human skeletal muscle. Acta Physiol Scand, 150(3):251～258

Magee TR, Artaza JN, Ferrini MG, Vernet D, Zuniga FI, Cantini L, Reisz-Porszasz S, Rajfer J, Gonzalez-Cadavid NF. 2006. Myostatin short interfering hairpin RNA gene transfer increases skeletal muscle mass. J Gene Med, 8(9):1171～1181

McPherron AC, Lawler AM, Lee SJ. 1997. Regulation of skeletal muscle mass in mice by a new TGF-beta superfamily member. Nature, 387(6628):83～90

Megeney LA, Rudnicki MA. 1995. Determination versus differentiation and the MyoD family of transcription factors. Biochem Cell Biol, 73(9-10):723～732

Miller KJ, Thaloor D, Matteson S, Pavlath GK. 2000. Hepatocyte growth factor affects satellite cell activation and differentiation in regenerating skeletal muscle. Am J Physiol Cell Physiol, 278(1):C174～181

Muntener M, Berchtold MW, Heizmann CW. 1985. Parvalbumin in cross-reinnervated and denervated muscles. Muscle Nerve, 8(2):132～137

Oliveira AS, Corbo M, Duigou G, et al. 1993. Expression of a cell death marker (Clusterin) in muscle target fibers. Arq Neuropsiquiatr, 51(3):371～376

Papakonstantinou KC, Kamin E, Terzis JK. 2002. Muscle preservation by prolonged sensory protection. J Reconstr Microsurg, 18(3):173-182; discussion 183～174

Pena J, Jimena I, Luque E, et al. 1995. New fiber formation in rat soleus muscle following administration of denervated muscle extract. J Neurol Sci, 128(1):14～21

Perrini S, Laviola L, Carreira MC, et al. 2010. The GH/IGF1 axis and signaling pathways in the muscle and bone: mechanisms underlying age-related skeletal muscle wasting and osteoporosis. J Endocrinol, 205(3):201～210

Quinn LS, Haugk KL. 1996. Overexpression of the type-1 insulin-like growth factor receptor increases ligand-dependent proliferation and differentiation in bovine skeletal myogenic cultures. J Cell Physiol, 168(1):34～41

Rathbone MP, Middlemiss PJ, Gysbers JW, et al. 1999. Trophic effects of purines in neurons and glial cells. Prog Neurobiol, 59(6):663～690

Rodrigues Ade C, Schmalbruch H. 1995. Satellite cells and myonuclei in long-term denervated rat muscles. Anat Rec, 243(4):430～437

Rudnicki MA, Braun T, Hinuma S, et al. 1992. Inactivation of MyoD in mice leads to up-regulation of the myogenic HLH gene Myf-5 and results in apparently normal muscle development. Cell, 71(3):383～390

Rudnicki MA, Schnegelsberg PN, Stead RH, et al. 1993. MyoD or Myf-5 is required for the formation of skeletal muscle. Cell, 75(7):1351～1359

Saltin B, Henriksson J, Nygaard E, et al. 1977. Fiber types and metabolic potentials of skeletal muscles in sedentary man and endurance runners. Ann N Y Acad Sci, 301:3～29

Schmalbruch H. 1996. Natural killer cells and macrophages in immature denervated rat muscles. J Neuropathol Exp Neurol, 55(3):310～319

Servais S, Letexier D, Favier R, et al. 2007. Prevention of unloading-induced atrophy by vitamin E supplementation: links between oxidative stress and soleus muscle proteolysis? Free Radic Biol Med, 42(5):627～635

Shao C, Liu M, Wu X, et al. 2007. Time-dependent expression of myostatin RNA transcript and protein in gastrocnemius muscle of mice after sciatic nerve resection. Microsurgery, 27(5):487～493

Shavlakadze T, White JD, Davies M, et al. 2005. Insulin-like growth factor I slows the rate of denervation induced skeletal muscle atrophy. Neuromuscul Disord, 15(2):139～146

Sheehan SM, Allen RE. 1999. Skeletal muscle satellite cell proliferation in response to members of the fibroblast growth factor family and hepatocyte growth factor. J Cell Physiol, 181(3):499～506

Sheehan SM, Tatsumi R, Temm-Grove CJ, et al. 2000. HGF is an autocrine growth factor for skeletal muscle satellite cells in vitro. Muscle Nerve, 23(2):239～245

Shenkman BS, Nemirovskaia TL. 2009. [Role of calcium-dependent mechanisms in the development of atrophy in postural muscle deprived of gravitational loading]. Aviakosm Ekolog Med, 43(4):12～20

Shetty KR, Rao UP, Gupta KL, et al. 1995. Studies of growth hormone/insulin-like growth factor-I in polio survivors. Ann N Y Acad Sci, 753:276～284

Singh MA, Ding W, Manfredi TJ, et al. 1999. Insulin-like growth factor I in skeletal muscle after weight-lifting exercise in frail elders. Am J Physiol, 277(1 Pt 1):E135～143

Stein TP, Wade CE. 2003. Protein turnover in atrophying muscle: from nutritional intervention to microarray expression analysis. Curr Opin Clin Nutr Metab Care, 6(1):95～102

Stevenson EJ, Giresi PG, Koncarevic A, et al. 2003. Global analysis of gene expression patterns during disuse atrophy in rat skeletal muscle. J Physiol, 551(Pt 1):33～48

Stewart CE, James PL, Fant ME, et al. 1996. Overexpression of insulin-like growth factor-II induces accelerated myoblast differentiation. J Cell Physiol, 169(1):23～32

Stewart CE, Rotwein P. 1996. Insulin-like growth factor-Ⅱ is an autocrine survival factor for differentiating myoblasts. J Biol Chem, 271(19):11 330～11 338

Strand FL, Saint-Come C, Lee TS, et al. 1993. ACTH/MSH(4～10) analog BIM 22015 aids regeneration via neurotrophic and myotrophic attributes. Peptides, 14(2):287～296

Strand FL, Zuccarelli LA, Williams KA, et al. 1993. Melanotropins as growth factors. Ann N Y Acad Sci, 680:29～50

Sun H, Li M, Gong L, et al. 2012. iTRAQ-coupled 2D LC-MS/MS analysis on differentially expressed proteins in denervated tibialis anterior muscle of Rattus norvegicus. Mol Cell Biochem, 364(1～2):193～207

Sun H, Liu J, Ding F, et al. 2006. Investigation of differentially expressed proteins in rat gastrocnemius muscle during denervation-reinnervation. J Muscle Res Cell Motil, 27(3～4):241～250

Sun H, Liu J, Ding F, et al. 2006. Investigation of differentially expressed proteins in rat gastrocnemius muscle during denervation-reinnervation. J Muscle Res Cell Motil, 27(3～4):241～250

Sun H, Zhu T, Ding F, et al. 2009. Proteomic studies of rat tibialis anterior muscle during postnatal growth and development. Mol Cell Biochem, 332(1～2):161～171

Sunderland S. 1991. Factors influencing the development and severity of the changes in denervated muscle. Nerve injury and their repair. London. 241～263

Svanberg E, Zachrisson H, Ohlsson C, et al. 1996. Role of insulin and IGF-I in activation of muscle protein synthesis after oral feeding. Am J Physiol, 270(4 Pt 1):E614～620

Taillandier D, Aurousseau E, Meynial-Denis D, et al. 1996. Coordinate activation of lysosomal, Ca^{2+}-activated and ATP-ubiquitin-dependent proteinases in the unweighted rat soleus muscle. Biochem J, 316 (Pt 1):65～72

Takaoka Y, Ohta M, Ito A, et al. 2007. Electroacupuncture suppresses myostatin gene expression: cell proliferative reaction in mouse skeletal muscle. Physiol Genomics, 30(2):102～110

Taniuchi M, Clark HB, Schweitzer JB, et al. 1988. Expression of nerve growth factor receptors by Schwann cells of axotomized peripheral nerves: ultrastructural location, suppression by axonal contact, and binding properties. J Neurosci, 8(2):664～681

Taylor RG, Geesink GH, Thompson VF, et al. 1995. Is Z-disk degradation responsible for postmortem tenderization? J Anim Sci, 73(5):1351～1367

Tedesco FS, Dellavalle A, Diaz-Manera J, et al. 2010. Repairing skeletal muscle: regenerative potential of skeletal muscle stem cells. J Clin Invest, 120(1):11～19

Tews DS, Goebel HH, Schneider I, et al. 1997. DNA-fragmentation and expression of apoptosis-related proteins in experimentally denervated and reinnervated rat facial muscle. Neuropathol Appl Neurobiol, 23(2):141～149

Thomas M, Langley B, Berry C, et al. 2000. Myostatin, a negative regulator of muscle growth, functions by inhibiting myoblast proliferation. J Biol Chem, 275(51):40 235～40 243

Thomason DB, Booth FW. 1989. Influence of performance on gene expression in skeletal muscle: effects of forced inactivity. Adv Myochem, 2:79～82

Viguie CA, Lu DX, Huang SK, et al. 1997. Quantitative study of the effects of long-term denervation on the extensor digitorum longus muscle of the rat. Anat Rec, 248(3):346～354

Vogler C, Bove KE. 1985. Morphology of skeletal muscle in children. An assessment of normal growth and differentiation. Arch Pathol Lab Med, 109(3):238～242

Voytik SL, Przyborski M, Badylak SF, Konieczny SF. 1993. Differential expression of muscle regulatory factor genes in normal and denervated adult rat hindlimb muscles. Dev Dyn, 198(3):214～224

Welle S, Bhatt K, Shah B, et al. 2002. Insulin-like growth factor-1 and myostatin mRNA expression in muscle: comparison between 62-77 and 21-31 yr old men. Exp Gerontol, 37(6):833～839

Whittemore LA, Song K, Li X, et al. 2003. Inhibition of myostatin in adult mice increases skeletal muscle mass and strength. Biochem Biophys Res Commun, 300(4):965～971

Wilkie RS, O'Neill IE, Butterwith SC, et al. 1995. Regulation of chick muscle satellite cells by fibroblast growth factors: interaction with insulin-like growth factor-I and heparin. Growth Regul, 5(1):18～27

Wing SS, Haas AL, Goldberg AL. 1995. Increase in ubiquitin-protein conjugates concomitant with the increase in proteolysis in rat skeletal muscle during starvation and atrophy denervation. Biochem J, 307 (Pt 3):639～645

Wingertzahn MA, Zdanowicz MM, Slonim AE. 1998. Insulin-like growth factor-I and high protein diet decrease calpain-mediated proteolysis in murine muscular dystrophy. Proc Soc Exp Biol Med, 218(3):244～250

Wu D, Yang CM, Lau YT, et al. 1998. Mechanism of extracellular ATP-induced proliferation of vascular smooth muscle cells. Mol Pharmacol, 53(2):346

Xiaoping C. 2003. Progress in the study of muscle satellite cells. Prog Physiol Sci, 34(2):136～139

Yang H, Alnaqeeb M, Simpson H, et al. 1997. Changes in muscle fibre type, muscle mass and IGF-I gene expression in rabbit skeletal muscle subjected to stretch. J Anat, 190 (Pt 4):613～622

Yarasheski KE, Zachwieja JJ, Campbell JA, et al. 1995. Effect of growth hormone and resistance exercise on muscle growth and strength in older men. Am J Physiol, 268(2 Pt 1):E268～276

Yoshimura K, Harii K. 1999. A regenerative change during muscle adaptation to denervation in rats. J Surg Res, 81(2):

139～146

Young RC, Wiberg M, Terenghi G. 2002. Poly-3-hydroxybutyrate (PHB): a resorbable conduit for long-gap repair in peripheral nerves. Br J Plast Surg, 55(3):235～240

Zhang D, Liu M, Ding F, et al. 2006. Expression of myostatin RNA transcript and protein in gastrocnemius muscle of rats after sciatic nerve resection. J Muscle Res Cell Motil, 27(1):37～44

Zhang W, Behringer RR, Olson EN. 1995. Inactivation of the myogenic bHLH gene MRF4 results in up-regulation of myogenin and rib anomalies. Genes Dev, 9(11):1388～1399